U0244660

中华名医传世经典名著大系

丁甘仁传世名著

丁甘仁◎著

潘华信　点校

天津出版传媒集团

天津科学技术出版社

本书配有读者交流群
品读经典名著
拓展医学视野

使用说明

微信扫码加入读者交流群，回复关键词或点击链接获取资源，
参与线上交流互动，开拓医学视野，解决实际临床难题。

资源介绍

购买链接 · 相关中医图书推荐，并附有购买链接。

读书卡片 · 记录书中精彩片段，分享读书心得感悟。

微信扫描二维码
加入读者交流群

图书在版编目（CIP）数据

丁甘仁传世名著 / 丁甘仁著；潘华信点校. -- 天
津：天津科学技术出版社，2020.1
  ISBN 978-7-5576-7217-1

Ⅰ.①丁… Ⅱ.①丁… ②潘… Ⅲ.①中医临床-经
验-中国-民国 Ⅳ.①R249.6

中国版本图书馆CIP数据核字（2019）第254609号

丁甘仁传世名著
DINGGANREN CHUANSHIMINGZHU

责任编辑：梁　旭　陈震维

责任印制：兰　毅

出　　版：天津出版传媒集团
　　　　　天津科学技术出版社

地　　址：天津市西康路 35 号

邮　　编：300051

电　　话：（022）23332393（发行科）23332369（编辑部）

网　　址：www.tjkjcbs.com.cn

发　　行：新华书店经销

印　　刷：天津兴湘印务有限公司

开本 710×1000　1/16　印张 45.75　字数 725 000
2020年1月第1版第1次印刷
定价：228.00 元

目　录

脉学辑要 / 57

喉痧症治概要 / 93

丁甘仁用药一百一十三法 / 113

丁氏外科丸散膏丹验方录 / 151

沐树德堂丸散集 / 181

新增丁氏经验内科丸散膏丹 / 217

丁氏经验外科丸散膏丹汇编 / 225

丁氏戒烟局批示及膏丸防单稿 / 233

丁氏百病医方大全 / 245

丁甘仁医案 / 397

丁甘仁医案续编 / 549

霍乱新论、疟疾新论合编

序

霍乱与疟疾两症，自古有之。《素问》曰："土郁而发，民病霍乱。"又曰："夏伤于暑，秋为痎疟。"霍乱，近代以壬寅夏季流行最烈，蚩蚩之氓，罹此厄者，几数千万。医士皆迷信于《素问》之说，摸索于五里雾中，病之原因，病之诊断，皆茫然不知，若疗法则无论已。我四万万同胞，将殄灭于不知生理解剖，不解理化之庸医之手，吾为此惧。

霍乱之为病也（欧美人名"哭列辣"，日人译作"虎列剌"），凶猛剧烈，为八种传染病之一，文明各国法律所公认者也。其发病原因为一种固有之弯曲形杆菌，德人古弗氏于一千八百八十四年由患者肠内容物检出。霍乱流行之际，该菌随地皆有，或栖息于河流之内，或混迹于食物之中。一旦入于人之肠胃，即滋生蔓衍，化生毒素，呈吐泻之症，是为"虎列剌"焉。其症状有虎列剌下利、轻症虎列剌、重症虎列剌、干性虎列剌、电击性虎列剌，其中虎列剌下利与轻症虎列剌，只呈呕吐与下利，腹亦不痛，无他合并症状（如四肢抽搐，冷如尸体，眼球陷没，面如死灰及真性窒扶斯状等。）。其治法以消毒、兴奋为主，而粪便消毒尤为必要，以防传染他人，此为治法之大要也。

疟疾之为病也，先冷后热，后汗，我邦罹者最多，欧美人名麻拉里亚，日人亦同。其原因为一种之有机体，有动物之本性，属原虫类，泥沼地方最多，由蚊属之螯刺为媒介，而侵入人之血液中。迨既入之后，先成无色略圆之寄生体，渐次增大并化生一种类黑色之色素，充满脾脏中。脾脏为之肿大，即我邦之所谓"疟母"是也。久则渐次而多，充满于全体赤血球中，更破坏赤血球以分裂，续其生机。分裂之后，其成熟之期不同，有每日、间日、三日、四日之别，故疟有每日、间日、三日、四日之分。其治法以杀有机体为主（规尼涅最佳），更补其血液（用铁剂），此为治法之大要也。

霍乱、疟疾之新学说如此，吾国医生无有能道其只字者，岂不恫欤！无锡丁仲祜先生研习医学十余载，任京师大学译学馆生理学教授者且三载，曾应南洋大臣医科考试。得有最优等文凭，并特派为考察日本医学专员，医界之巨子也。顷出所译霍乱、疟疾新论，以示余，余不文且又学识谫陋，何足以序先生之书。而先生以为余学医有年，辞之不获。先生学术闳博，方将合中西而陶冶之。此霍乱、疟疾新论尤为至精至确之作，先得我心。先生嚆矢之功，其寿世寿民，讵可量哉？

宣统元年五月既望，阳湖李祥麟振轩甫序于沪江商务印书馆编译所。

霍乱新论

霍乱　亚细亚虎列剌(日本名)，Asiatische Cholera(德)，Cholera Asiatica(拉丁)，Asiatic Cholera（英），Cholera indien（法）。（一名真霍乱，又名霍乱吐泻，又名绞肠痧，俗名吊脚痧，又名霍乱转筋，《瘟疫论》谓之瓜瓢瘟，《医林改错》谓之瘟毒痢。）

（一）定义　霍乱由一种固有之"虎列剌"菌而发，以剧甚之下痢，呕吐为特征，而于夏期传染流行之急性病也。

（二）原因　霍乱之发源地为印度，又以血液中含有病源之"虎列剌"菌，名曰"印度虎列剌"，欧人以与欧洲"虎列剌"（病名）相混淆也，又名之曰"亚细亚虎列剌"。而亚细亚虎列剌之名于世界上遂为是病之定称，于千八百三十年时，始由人民之交通而入于欧，其输入之径路二：一绕行俄罗斯之南，由骆驼队之商道；一经苏士海峡，更以邮船为媒介，而入于美。逾年，蔓延遍地球。而"虎列剌"病流行于世，盖自千八百三十年以来。绕地球而大流行者，已五次矣。中国与印度境壤相错，流行之疾甚于置邮。沉沉五千年，统《灵》《素》《伤寒》《千金》《景岳》诸书，绝未一发明所谓病源菌者。（《素问》曰："土郁而发，民病霍乱。"《伤寒论》曰："呕吐而利，是名霍乱。"又曰："霍乱，头痛，发热，身疼痛，多欲饮水者。"晋·王叔和《脉经》曰："脉伏者，霍乱。"唐·孙思邈《千金方》曰："原霍乱之为病，皆因饮食，非关鬼神。"成无己《明理》曰："伤寒霍乱，上吐而下利，挥霍而撩乱。"朱震亨《心法》曰："霍乱之病，挥霍变乱，起于仓卒。与中恶相似，俗呼为触恶，但有吐泻为异耳。"《景岳全书》曰："霍乱一症，以其上吐下泻，反复不宁，而挥霍撩乱。"故曰："霍乱，此寒邪伤脏之病也。"福保按此，皆但据其症状言之而已。壬寅之夏，大河南北，罹兹厄者，几数千万。呜呼！长此滋蔓，不待兵凶战危而亡种之惨无宁日矣。

"虎列剌"之发病，素为洛氏（｜ベトコシホ）（一千八百八十四年）所发

见之"虎列刺"杆菌，即谷氏考貌（Comma）杆菌，可由患者之肠内容物取出。

杆菌呈类于考貌状（Comma）之弯曲形，考貌意即长点，系谷医生检出之故名。

然如考貌状弯曲之杆菌，非必皆虎列刺杆菌。以于菌牙之附着物中、干酪中及水中亦有无量数之考貌状杆菌。与谷氏考貌杆菌绝相似者，故欲确知虎列刺杆菌，非多经验不可。检查生活状态之虎列刺菌法，于悬滴中，以显微镜窥之，其末端挺出鞭毛，运动活泼，其鞭毛之染色法，与肠窒扶斯菌同（伤寒之病源菌），用来氏（レオフレル）之媒染法即可。病源菌之侵入门以消化器为主，虽亦有由吸入而传染者，皆不外自其人吸入后，误咽下之。消化器侵入之路以口腔为最，间亦有从直肠传染者，是皆患病者所用之灌肠器，或直肠消息子，及使用之溷圊未消毒供他人之用耳。

此病搬运之最有力者，为粪便及吐物，尤以粪便为最，中含虎列刺菌甚多。以镜检之，有纯粹培养之感。在吐物者，实不外肠内容物逆流于胃中，致含有多数之虎列刺菌，故患者之粪便吐物及所污染之器具，此菌必尚能生活其中，而均足为传染是病之媒介也。今就媒介物之主要者，记述于下。

（1）饮料水为搬运此病原因之最大者。"虎列刺"流行之际，饮料水含有虎列刺菌甚多，其混于饮料水也，由以不洁物于水源洗之，或病者之厕接近井泉，或以患者之衬衣洗于公共水道。

（2）食物中混有"虎列刺"便及"虎列刺"菌，亦足为传染之媒介。如以不洁之水稀释牛乳，及由此牛乳所制之牛酪及干酪，与夫蔬果之生食者。

（3）衬衣为"虎列刺"便所污染者，亦足传染，故洗濯妇最易传染此病。

（4）苍蝇喜触接臭秽污物，亦足为传染之媒介。昔库氏（ゲロヴスキ丨）曾证明蝇之腹部及脚部密附"虎列刺"菌。

（5）交通最足为此病传染之媒介。当汽车汽船未行之时，此病蔓延，为日已久，而所传播者，特附近诸国，故流行是病其地之人而至他处，此病即传至其地。一千九百零二年时，"虎列刺"病始仅流行于俄之阿德撒市，后远传至亚尔丁堡是其例也。"虎列刺"流行地之健康者，其粪便中亦恒带有虎列刺菌，故即健康者旅行其地，亦得为是病媒介。而欲发见其传染之原因，至为困难。

以上所述诸件。为传染此病之媒介。其他又有促此病传染后而为蔓延之诸因者，名之曰传染病补助原因。HilfSur-sache 列记于下。

（1）商业地及商港与疫病流行地交通最盛，每足促疫病之传染。

（2）都会低湿之地，因潴有不洁之水，疫病流行独甚。

（3）贫民受疫病侵袭独多，盖贫民于居室不洁不整都不介意，又有饮食秽物之习惯。

（4）牛饮暴食，亦为助本病传染之原因。泰西于休息日有盛饮食之风，故其翌日，患本病者颇多。

（5）精神的兴奋，与此病甚有关系，当疫病流行时，每有恐怖其侵袭者，其后果罹是病。

（6）聚众群居，亦为补助蔓延原因之一。如市场及宴会，此病最易传染。

（7）时季与本病亦有关系，虎列剌流行时，概自阳历六月以至八月，及冬则患者稀。

（8）土地粗松而液体浸淫者，易摄取病源菌，以使蔓延，亦为补助原因之一。

（9）气候于传播本病虽无甚关系，然久雨之地，蔓延必盛。"虎列剌"疫病之流行，其初在患者先侵袭于其最接近之人体（看护妇，浣妇），延及于其近亲，日渐传播于四方。若流行之原因在于水道，则都会市府倏忽遍布，病初发甚剧，至终熄则甚徐缓，又有名后发流行（Nachepidemie）者，流行终期后，经一定时期，而复发现，名曰后发流行。是病无免疫性，罹是病后或亦复染。年龄及男女，与是病无甚关系。

丁福保曰：余尝译《内科全书》，于"虎列剌"后，有案语一则曰："张锡驹《伤寒直解》云，'霍乱者不从表，入不涉形层。大邪从口鼻而入，直中于内，为病最急。'又云，'痧者，天地间不正之气，湿热熏蒸，从口鼻而入，不吐不泻，腹中绞痛，俗所谓绞肠痧也。'"沈明宗《金匮注》云："中恶之症，俗谓绞肠痧。即臭秽恶毒之气，直从口鼻入于心胸肠胃脏腑也，以上所谓之大邪。"所谓不正之气。所谓臭秽恶毒之气，皆细菌也。惜古时无显微镜，不能实验其形状耳。此种学说确与新理相合，然在古书中选出之，如披沙拣金，往往日诵万言而不得一二语也。余尝时喜读古书，附识于此，以发其凡。

（三）症候　此病之潜伏期，自数时以至三日为常，而无前兆期。

由疾病之轻重，分本病为三种：曰"虎列剌下利"，曰"轻症虎列剌"，曰"假死性虎列剌"。其他虎列剌病，传染之最轻者，仅呈腓肠筋痛，腹部雷鸣，心窝苦闷而已。

（1）虎列剌下利（Choleradiarrhoe）

夜间俄然发者最多，往往睡时尚健全，及醒觉，则腹部紧缩，及腹中雷鸣，有急迫就便之意，然腹部不感疼痛，其泻出物，为肠内容物之稀薄液。下利一次，衰弱殊甚，再就蓐，因痢泻未毕，少顷，复促上圊，至翌朝，下利及五六次。大便愈多，则溺愈少，尿呈暗褐色，每含蛋白质及圆柱体，又富于"インチカン"，溺后，尿道后部发灼热性疼痛。此时食思缺乏，舌被厚苔，烦渴甚，又有轻度之腓肠挛痛。体温虽如故，然脉搏数甚，且失紧张，下利虽幸遏止，利尿复旧，口渴及腓肠痛亦消失，食欲稍进，患者历数日尚觉倦怠。

是病经半周日及一周日复原，此际虽或治愈，然每易变成第二症（轻症虎列剌）。故名是病为前征性虎列剌下利（PramonitorischeCholeradiarrhoe）。

（2）轻症虎列剌（Cholerine）

蹱虎列剌下利之症状而起，下利外复兼呕吐，先吐出内容物。稍缓，发胆汁性呕吐，成水样性。

下利之数益繁，粪便益失胆汁性，以至无色，成所谓米泔汁样便者。（Reiswasserstuhl）患者症状渐重笃，倦益甚，声音微弱，四肢厥冷，脉搏愈数，且细小，腓肠痛益剧，利尿日渐减少。

是病治疗之法得宜，经一二周后即瘥，但转归不良，有直移于假死性虎列剌病者。（按：转归者疾病之究竟也）

（3）假死性虎列剌（Chelera asphyctica）

以下利及呕吐为主征，此外之症状，皆由此而致，大便亡失水分，已至其极，因血液浓厚，而循环机能，全被障害焉。若由虎列剌毒素而发者，乃为重笃之中毒症。

虎列剌便，不疼痛不里急后重而泻泄者，其性带米泔汁状，下利之数甚多，二十四时间，自二十至三十次以上，其量多至五立得耳（リ｜テル）者，则失胆汁性，变灰白色，寻常之粪臭消失，放精液状之臭气，是因其泄便富于"カダウエリン"故也。此外之粪便，又有如水稀薄者，内混无色或白色之絮片，是乃肠黏膜所膨大之上皮细胞有剥离者也，故粪便呈米泔汁性，设有絮片时，则疾病益重笃，衰弱之状益进，甚至有大便失禁者。

虎列剌便，有亚尔加里性反应，比重为一〇〇六至一〇一四，且乏蛋白质，富于食盐能为糖化作用之酸酵母，加硝酸则变赤色。

吐物初期，虽由食物之残余而成，未几，即带胆汁色，其外观渐呈米泔汁状，是因肠内容物逆流胃中故也，呕吐缺乏，转致呕气时，其吐出作用颇易，此时食欲消失，烦渴剧甚，制之实难，吐物之量，一日至达三万五千立方仙迷之多，患者摄取液体愈多，呕吐愈甚，且愈频发，一日有至二三十次者。

由屡次下利及呕吐，患者身体之水分缺失，全身之血液，其量消减，且浓厚，致循环机能迟钝不待言矣。

皮肤之血行沉滞，故外皮之温度下降，触之其寒冷如尸体，故有厥性虎列剌（Cholera algidea）之称，又皮肤之紧张力甚微弱，而作皱襞状，久不复形，且流黏稠之冷汗，触之，与两栖动物之皮肤相等。

颜面呈苍白色，胸部、口唇呈铅状灰白色，失光泽，颧骨及鼻梁隆起，眼球深陷于眼窝内，其周缘呈青灰色，眼筋，因衰弱而闭锁阻碍，每呈眼睑半闭之状，名曰虎列剌兔眼（Lagophalmus cholericus）。又眼球结膜及角膜，因干燥而呈灰白色之斑纹及混浊，鼻孔呼出之气，甚寒冷，舌及口腔之黏膜，干燥生粘。

虎列剌病患者之外貌，因有上之变状，而现一种特异之态，名之曰虎列剌颜（Faciescholerica）。

心音幽微，第一音不起，桡骨动脉，微弱细小，甚至似无脉息者，此即假死性虎列剌名称之所由来也。试切开其一部，仅能滴出血液少许，若切开静脉管，漏出之血液，亦浓稠而寡，此乃大循环（即全身循环）障害之明证，时或呼吸困难，有延长性，此乃基于肺循环之障害故也。

声音微弱，多钝浊，且带一种之高调，名之曰虎列剌声（Vox cholerica），是缘声带筋肉衰弱之故。

腹部呈轻度之膨满，腹壁下，随处见肠管之隆起，触之，如入动摇之液体囊，是因肠管内液性内容物充盈故也。又有时腹部虽觉雷鸣，而无自然之疼痛及压痛。

利尿之量顿减，少顷即闭止，今检其尿质，富于"インヂカン"又往往含蛋白及肾圆柱体，外皮之温度虽甚下降，然体内则甚热，直肠之温度达四十度以上。

意识，至死不失，时或因全身衰弱迅速之故，呈无欲状态，间有发谵妄者，其他因恐怖，苦闷，心悸亢进，而现烦恼之感。

现困苦之掣痛性筋肉痉挛，即虎列剌筋痉（Crampi cholerici）之发作性为此病特征之一。筋肉痉挛，常发于腓肠筋，间或现于上肢及下颚筋。患者意识尚存之时，其疾苦不可名状，发作时，每号叫烦闷，握持收缩于其板状之筋肉，历数秒时即渐缓解，此发作性筋肉痉挛。古以此原因归于筋实质之干燥，近时始论定为毒素作用之所致。盖如糖尿病然，亦见有此种之筋肉痉挛发作者，此由其人中毒之所致也。

假死性虎列剌患者。历一二日后，即死，间亦耐持数日，虎列剌异常症中之当记者，为干性虎列剌（Cholera sicca），及电击性虎列剌（Cholera fulminans）二种，此两者经过期颇急剧，大率发病后，经数时间即死，是不外细菌毒素之剧中毒耳。患干性虎列剌者，亦具以外虎列剌之症状，下利甚稀，甚至无便溺，死后剖检，有多量之液质，充盈肠管，此病之并发症盖寡，有时起心囊性摩擦音，是因心囊干燥故也，又粪便呈血液状，放腐败臭。

假死性虎列剌之转归有二种，一为治愈，二为反应期（Reaktionsstadium）症状，反应期之原因二，一因肾脏机能不灵，利尿甚少，一因细菌毒素之剧中毒，下利渐次轻快，呕吐全止，脉搏稍形强实，但尿量不增，且含蛋白圆柱，有多量之"インヂカン"及铜液还原性之亚尔加里物质，反应期之症状，临床时虽多，总称之为虎列剌泰裴土（Choleratyphoid），大别为三。

（1）真性窒扶斯症状

利、尿减少之回复期愈久，则此病取治愈的转归愈难，患者之意识渐次不明，颇发谵妄，体温升腾，脉搏充实，且频数，舌甚干燥，往往于皮肤，现蔷薇疹状之发作，故其状如肠窒扶斯，有时停滞于血液内之尿素，由皮肤之汗腺中排出。若汗液蒸散，则皮部遗留尿素之白色沉淀物，即尿汗症（Urhidrosis）是也。此种虎列剌泰裴土，虽有一二日后，即能治愈者，亦仅移行于次所记述之第二种耳。

（2）重症局处症状

在一切之器官。独于肠管发重笃之实扶的里亚性炎症，泻泄血便、脓便且起肺炎，化脓性支气管炎，又因静脉及动脉之血塞，致皮肤发生坏疽。

（3）尿毒症状

利、尿甚减少，至全闭止，因发有尿毒症，头痛剧甚，起呕吐，发痉挛，昏愦，谵语，此症于此病发生后，经一周日而来者也。

（4）诊断

是病之确诊，由细菌学上检查之，而始成是病之诊断，则由最精确之检查而得。若他疾患误，诊定为虎列剌，则致病者畏惧。设是病之诊定又失其期，怠于紧要之遮断法及消毒法，又因以酿成传染蔓延之祸。故初发时，患者须从速确诊，乃预防上最紧要之件。

在细菌学上，欲证明虎列剌之存在与否，须实行以下诸件。

第一，显微镜的检查：取便中絮片，延布之于覆盆玻璃上，于空气中干燥之，干燥后熔熏三次，以十倍稀释之诺氏（ノチル）、石碳酸（フクシン）染色，用水浣洗。

"フクシン"	一.〇
纯石碳酸	五.〇
无水亚尔个保尔	一〇.〇
蒸馏水	一〇〇.〇

上混合为染色液，临用时，十倍稀释之。

虎列剌菌，染着赤色，相集如群鱼，游泳于徐缓之水流，此团集之状态乃所固有，故可略得是病诊断之要领。有时与大肠菌共散见，则富施第二法。

第二，（ペプトン）培养：取1%之乌氏（ゥ井ッテ）"ペプトン"及1%之食盐所成之水溶液，和以曹达，使为弱亚尔加里性，加入便中之絮片，纳于三十七度之孵灶，历十一小时或十二小时，当于（ペプトン）水之表面，呈膜状之混浊，此由有虎列剌菌而然，用白金线取其一片，检于镜下，当见本菌之纯粹培养。

第三，虎列剌红反应：今以第二法所制作之，"ペプトン"培养，滴加纯硫酸或盐酸，培养后，历十八小时，其"ペプトン"水变红色。

第四，阿胶培养：宜行平板培养与穿刺培养。

阿胶平板培养者，纳阿胶于二十二度之孵灶，历十五小时以至二十四小时，生黄白色及黄色之圆形聚团，至二十四小时或三十六小时，于培养基表面，已呈孔状之陷凹，是此菌有液化阿胶之证也，检之显微镜下，若培养已历有十六小时，其边稍凹凸不正，内部呈松粗之颗粒，其后历时益久，其状益明，如撒布玻璃之碎片。是为此菌所固有者。

阿胶穿刺培养者，纳阿胶于二十二度之孵灶，历二十四小时以至三十六小时，于阿胶表面，呈细小之孔状陷凹，此陷凹未几即成漏斗状，向管底而进，是为此菌所作营阿胶液化之状态也。

第五，为寒天培养基：贮之于温室，历八时至十时许，其表在性聚落，带黄褐色，稍有透明之小斑点，于镜下窥之，呈微细之颗粒状，周边菲薄，其深在性聚落，略呈砥石状，有暗褐色。

第六，为动物试验：取此菌之寒天培养者，一白金耳，移植于体重二〇〇至三〇〇瓦之兔之腹腔内，未几，此动物即呈体力衰脱之状，体温下降，历十二时或十六时，遂死。

第七，库氏（ダル丨ベル）反应：此反应，基于以虎列剌菌而使免疫之动物之血清，遇一定量之比例之虎列剌菌，俾其运动麻痹，遂致菌为凝集沉降之主义，与肠窒扶斯条下之理相同，今欲行之，则于寒天培养者试验之，（历二十四小时生熟者）并试验菌之聚落，取其二至四密瓦，混搅于〇.五立方仙迷之肉羹汁或生理的食盐水中，此〇.五立方仙迷之肉羹汁或生理的食盐水，即曾和一〇密瓦之免疫血清者，于是其试验菌，成虎列剌菌，历十分至十五分时，得于显微镜下，检出其凝集之现象，又历一小时，菌块乃沉降管底，液色成透明。

第八，派氏（バイフエル）现象：本为库氏（ゲル丨ベル）反应之源泉，此行于试验动物体内者，派氏欲示虎列剌病免疫动物之血清，对于虎列剌菌麻痹作用之程度，因定该血清之力价（Titer）而此血清之力价，与混有虎列剌培养之二密瓦于一立方仙迷之肉羹汁者相和，注射于体重二百瓦兔之腹腔内，历一小时，使其菌触解坏废，此谓最小血清，而兔之最有效之免疫血清，乃有〇.五密瓦之力价者也。

今欲检派氏现象，则将兔之虎列剌免疫血清，约一〇至三〇密瓦，与一〇立方仙迷之肉羹汁或生理的食盐水相混，试验的此肉羹汁或生理的食盐水。曾和虎列剌菌培养之一白金耳者，注射体重二〇〇乃至三〇〇瓦之兔之腹腔内，历十分时取之，其后每过五分时，则于显微镜下检之，若试验菌，有真正之虎列剌菌，则历二十分时至三十分时，当毁坏。

呈类似虎列剌病之症候者，为欧洲虎列剌病，及他之中毒症状。中毒症中，由吐酒石、砒石、升汞贝类有毒菌类藜芦根及古尔矢屈谟而致者，往往与虎列剌病之症状相似，其鉴别虽甚难，然征其既往症，及行粪便之细菌学的检查，当能了解。

肠管箝顿症，虽亦类虎列剌病，若精查其原因，自易明了。

已诊定是病之存在，其各期自得依各种之症状而判别之，即虎列剌下利，现单纯之下利。轻症虎列剌随下利而起呕吐及疼痛。假死性虎列剌，诸症外又有米泔汁状便，虚脱及绝脉。

（5）预后

是病之预后，决不可轻视，虽甚轻之疾病，其经过，往往移行于重笃，第虎列剌下利，其预后比轻症虎列剌为佳良，轻症虎列剌又比假死性虎列剌为轻，虎列剌泰裴土呈窒扶斯状之症，与此两者相较为佳。

（6）解剖的变化

尸体亦呈著明之虎列剌颜，两肢筋肉，于其区划皮下，颇显著，且两肢每呈一种特别之位置，即剑容姿势（Fecerstellung）是也，死后之筋肉收缩，又宜注意者为死后二时间半，其各指节及全肢之运动，有时与临死时，其容貌全变，而起世俗种种之谜想，误为假死，而复与以食物者亦有之。

内部脏器，呈苍白色，且干燥，浆液膜（肋膜、心囊、腹膜、脑膜）湿润，且呈石碱状之黏稠，其空洞内，通常死后漏出液缺乏，心脏内有浓稠之血液少许，两肺呈苍白色，乏血液，且起气肿，胃及肠有多量之米泔汁状液，肠黏膜之上皮细胞被抬起，且多剥离，而浮游于肠内容物中，一切黏膜，呈贫血状，而独于黏膜皱襞及肠绒毛之顶部，显呈充血，其充血状态，回肠部最甚，大肠稍轻微，肠滤胞往往呈轻度之肿胀，肠管浆膜现旺盛之充血，而呈蔷薇红色，至疾病之后期，肠黏膜往有现格鲁布实布的里性者，脾脏及肝脏，无大变状，胆囊少含灰白色之黏液性胆汁，肾脏血液缺乏，且弛缓。

以镜检内部脏器，于肠黏膜之上皮细胞上，有坏疽及崩坏之种种阶级，肠腺内部，有无数虎列剌菌，上皮细胞与腺管固有膜之间，亦呈此状态，此菌有时且分播各部，如胆道、肾脏、脾脏及脑髓之蜘蛛网膜下，肠黏膜及浆膜之血管，扩张而充血殊甚，各种之腺细胞间及黏膜下组织，圆形细胞之集簇殊多，肾脏之曲细尿小管，其上皮细胞，多广泛性坏疽，是因血液循环障害为毒素作用之所致也。

（7）疗法：患此病者，虽疾病甚轻，至治愈后，必令静卧养息，以稍息往往续发重症候故也。

食物唯与以流动物，如粥汁、咖啡、肉羹汁，（ゾマトｌセ）或（子ｌルストッフ，ハィデン）等是也。烦渴甚时，使咽冰块一小片，或于冷汤中、混武兰垤少许，而令饮之，凡饮料不可过量，因饮用液体愈多，则恶心呕吐愈繁故也。若呈虚脱症状，当与以武兰垤（シャンパン）赤酒，腹部施温罨法，用热水瓶贴四肢，以救四肢之厥冷，药用疗法，遇虎列剌下利及轻症虎列剌，当先与以多量之甘汞，后投阿片剂。

处方：

阿片丁几	五．〇
依的儿性缬草丁几	五．〇

上混合，一日三次，以十滴乃至二十滴，稀释于一盏之水而与之。

处方：

阿片丁几	一〇．〇

依的儿制缬草丁几   一〇.〇

芳香丁几   一〇.〇

薄荷油   一.〇

上混合为滴剂，每半小时服自十五滴乃至三十滴。（ハゥク氏）

处方：

阿片丁几   三.〇

吐根酒   三.〇

依的儿制缬草丁几   二〇.〇

薄荷油   〇.一五

上混合为滴剂，一日三次，每次自二十滴乃至三十滴，（ゥンデルリヒ氏）假死性虎列剌当以阿片、甘汞，混合适当而用之。

处方：

阿片末   〇.〇三

甘汞   〇.一

乳糖   〇.五

上为一包，当与十包，一日三回，每回一包。

呕吐过甚，当于心窝之皮肤内，注射莫儿比涅，腓肠痉挛，亦当以莫儿比涅、注射于此部。

处方：

盐酸莫儿比涅   〇.三

倔里设林   五.〇

蒸馏水   五.〇

上混合为杀菌注射料，发作时，用一筒四分之一至二分之一。

又于腓肠部贴芥子泥，涂布哥啰，仿谟樟脑丁几等分之合剂，皆不甚著效。欲补全身液体之缺失，有用许多液体，注射于皮下或血管及肠管者，如生理的食盐溶液之注入皮下，及移入血管内，又麻醉药及收敛药之灌入于肠是也。

食盐溶液皮下之注入法，用〇.七五％之溶液，自一至二立得耳，注入于胸廓侧部，或腹部皮下，至静脉管内之移入法，当以同量之液，于上膊静脉内行之，因此患者稍呈轻快之感，但仅有片时之效，毕竟无甚效验也。

肠管移入法，当用配阿片丁几于毕宁酸者。

处方：

单宁酸	三〇.〇——一〇.〇
水	二〇〇.〇
亚利伯护谟末	三〇.〇
阿片丁几	二十滴

上混合，温至摄氏三十度或四十度，为一次之灌肠料（此为カンタ二一及マラゲリァ氏之法）。

库氏以〇.一至〇.二％之单宁酸溶液十五立得耳。温至摄氏四十度，为一次之灌肠料。

虎列刺之特效药，今尚未知，血清疗法，有行之者，而以今所见，其效仍有可疑，在反应期内，行微温浴（温度在列氏二十八度，一日浴三次，每次约二三十分时）为最宜。

预防法，于疫病流行之初，即宜重视。因以隔离患者，行粪便、吐物及衬衣等之消毒法，而得遏其传播。其他自虎列刺流行地之旅人，宜行检疫法，及禁其地所输入之食料。疫病之所，与健康之所，隔离遮断，虽为防遏上最确之法，然行之甚难，因一切之贸易，为其障害者不少，而关于一国之利害故也。唯警守虎列刺流行地之境，防病毒之传染于他所，实为最要之件而已。

虎列刺病流行时，宜戒不摄生之食饵。演会及群集之事，宜早禁之，饮料宜煮沸之。肉菜等，防昆虫之触接，当贮于玻璃钟下，设起轻度之消化器疾患时，当速延医诊视。

虎列刺患者，使卧于隔离之病室，吐物、粪便，当以同量之石灰乳消毒，衬衣，当浸于二十倍石碳酸溶液中，历二十四小时，然后洗之。

虎列刺尸体，当以二十倍石碳酸溶液所浸之麻布缠络之，而后纳于密闭之棺，葬仪主静寂，禁众人送葬，其所有物品及病室，当依普通之法，严密消毒。

上水之供给，及下水之疏通，为是病防遏上最要之件，宜清洁，疑有病毒侵入之者，则施严密之清净法。

案：诊断中有寒天培养法，寒天乃洋菜也，非冬日，学者不可误解。

疟疾新论

疟疾 麻刺里亚（日本名）Sumpffieber（德）Malaria（拉丁）Malariae disease（英）Fievre paludienne（法）

福保案：古医书中之所谓疟母，即新医学中所称之脾脏肿大也，惟古人以为由痰水瘀血结成痞块者非是。

（一）定义 疟疾于一定时期，流行于一定之区域，又由一定固有之病原素而发，且以症候之发作性而现，遂有传染性疾患聚合之名称，其全经过之症状，虽或相异，其原因则相等，用规尼涅疗法皆能奏效，故总称之曰麻刺里亚。

又案：卢氏子孙著疢疟论疏，泛引经文，食古未化，以疢属阳，疟属阴，尤为穿凿，然古医家之论疟，其名目，其原因，亦颇繁多矣。谓冬伤于寒，伏藏于内，郁而为热者，曰温疟、瘅疟；而外感温邪者，亦曰温疟；暑邪深入者，亦曰瘅疟；邪在足少阳者曰正疟，邪在足少阴者，曰牝疟；受暑即发，与暑伏兼感外邪而发者，皆曰暑疟；受湿即发，与湿伏重感外邪而发者，皆曰湿疟；先伤于寒，后伤于风者，曰风疟。而俗医概以小柴胡汤为主剂。丹溪则以二陈为主，因无痰不成疟也，王孟英曰："果为正疟，则参甘姜枣。"补胃充营，半夏利其枢，柴芩解其热，无不立愈。温热暑湿诸疟，苟执小柴胡汤奉为圣法，则参甘姜枣温补助邪，骤则液涸神昏，缓则邪留结痞，且有耗伤阴血而成疟劳者。沈再平曰："若疟系他经（不在足少阳）而用柴胡，必使他经之邪，辗转而入少阳，迁延乃毙。"故叶天士有时不用柴胡，改用青蒿，截疟之最效者则用砒石，此中医治疟之大略也．录之以备参考。

（二）原因 疟疾多发生于泥沼地方，如意大利、洪葛利、希腊及热带之泥沼地方，皆其著者，故又有泥沼热之称。大河巨川，分数多支流，徐行人海之所，是病亦蔓延甚广，如德国之美美尔河（メｌメル），伯莱开鲁河（ブレｌゲル），外古赛尔河（ワイクセル），沃牒尔河（ヲｌデル），易北河，莱茵河，多瑙河

及南欧半岛大河之沿岸是也，而潮流干满最甚之海滨，及泥炭之地，湖泽之畔，亦有泥沼地方之性质。往昔瑞西诸湖地方，颇有疟疾之患，顷年以来，水道既兴，遂免此害。

凡土地营作之破坏及荒废者，每易促是病之发生，如兴复之，则即消灭。总之凡停滞之水，且不甚深者，皆足为发生是病之原因。凡滞留疟疾地方之人，殆不免感染，盖疟疾之病毒，大半固着于土壤，其搬传于空气中者，相距甚近，不能致远，因有此特异之性，故别称为瘴疠毒，以之为瘴疠性传染病焉。

人与人交相传染者，虽有而殊少，昔人实验疟疾之病毒，谓其质重，艰于运动，故层楼之上，城垣之巅，多为蔓延不及之处。

泥沼性地方之发生是病，为流行性，每有一定之时期，于晚夏及秋日为多；非泥沼性地方，虽有是病，而为散在性，且多来自他处。

疟疾之传染毒素，千八百八十一年，腊氏（ラヴエラン）于患者热发作时，发见此病毒（Plasmodiae malariae）于血液中者也。此有机物体有动物之本性，属原虫类，实非细菌，惟精密之动物学的分类。尚无一定耳。

当疟疾之热发作也。该病毒侵入赤血球中，先成无色略圆之么微寄生体，运动活泼，更如滴虫之屡变易其状态，继则渐次增大，乃复于已体中，呈类褐色及类黑色之圆形颗粒，（不含铁）此颗粒亦跳跃敏捷，若其数愈多，则赤血球之色愈淡，至减少其色素。然则谓此颗粒，为赤血球之色素，因疟疾之病毒而造成者，其说殆非无因也。至后该病毒长育日盛，不惟充塞于赤血球中，且令赤血球从而扩张，较大于平日，是时该病毒次第现增殖及分裂之机转，先破赤血球，游离而出，遂自分裂。分裂之际，于该病毒中央之色素颗粒，自行收缩，他部则俱被绞扼，而成圆球或长形之物体，与向日葵花相类似，未几绞扼部即互相分离．成不含色素之小病毒。此小病毒于二次热发作时，亦侵入赤血球而起变化，一如前状。而其含有色素之部分，则半为白细胞所摄取，半沉积于其他脏器之中。

此外又有鞭毛形（Geisselfol'm）及半月形（Halbmond-form）等种类。鞭毛形者，为自由运动于血浆中之病毒，常出一枚或数枚之突起，似鞭毛而长，以营其蛇行状之运动。突起之游离端，有微细之结节状膨胀，若突起脱离该病毒之体，即成独立体，而营蛇行运动如前。血液中往往发见之，特其本性犹未确知耳，或以此为发育之极点，或以此为退行的变成物，未知孰是。半月形之种类，亦如鞭毛形，惟吾人仅知患恶性之热带麻剌利亚病者，其血液中常存有此种病毒，其他则每附着一种之膜。

疟疾之种类颇多，独间歇热有种种相同之病毒，经验丰富之医师，辄能于显微镜下辨别之，生物学上，可区别之特征，在于成熟期之时日，各不相同，如三日间歇热之成熟期，需四十八时，四日热需七十二时，每日性间歇热，又区别为二种是也，三日热之病毒，因还流于血液中而起。亦有谓每日热，有特别之病毒者。

疟疾病毒之纯粹培养，自古未知，以之传移于动物或人体，亦不能奏效，仅由人体之接种试验，得证明其传染毒素，含有于血液中耳，其他于鸟类、鳖属及蜥蜴属之血液中。亦得发见同一之机生体。

欲洞悉疟疾病毒之发育状态，可于发作时，贴水蛭于患者之上膊部，后将此水蛭蓄诸水中，历四十八时，则可见该病毒之发育。

疟疾病毒之由何径路而侵入人体也，迄未确知，有以空气水及昆虫（蚊）等为传染之媒介者，亦不过臆度耳，今据库氏（ゲラシ丨）等之研究，及古弗氏探检之结果，始知因蚊属 Anopheles 之螫刺，而侵入血液之中。

于临床上之目的，可以新鲜标本之病毒，于显微镜下检知之，唯其时不可与赤血球内部空隙之寄生原虫相混，是宜注意。

欲制该寄生体之标本，当依布伦（プレ丨ン）氏之染色法而经予所改良者，其染色液如下。

浓厚"メチレン"青水溶液	四〇.〇
六十％亚尔个保尔中之"エオジン"二％溶液	四〇.〇
蒸馏水	四〇.〇
二十％加里卤液	十二滴

将该标本浸渍于此溶液中，十五分时后，取出，以水灌洗之，用滤纸使干燥，包于加拿陀拔尔撒谟中，此时病毒被染为淡青色，赤血球成赤色。

若血液中除疟疾病毒之外，兼存有"エオゾン"好嗜性细胞者，则用阿氏（アルデホフ）Aldehoff 及卡氏（ガブリチエ丨スキ丨）（Cabritschewsky）之法最宜，如下。

（1）如通常之方法，以盛血液之覆盖玻璃，浸于浓厚亚尔个保性之"エオシン"溶液中，约半时，加温二三分时已可。

（2）用蒸馏水洗涤之。

（3）次以上之覆盖玻璃，没入（メチレン）青之浓厚水溶液中一二次。而后染之。

（4）终再以蒸馏水洗涤，用滤纸使干燥，包于加拿陀拔尔撒谟中。

行此法时，当速就患者采取血液，且即须检视之，否则呈深青色之血小板，致有误认为病毒者。

由此法. 则疟疾病毒. 被染为淡青色，赤血球为淡红色，"エオジン"好嗜性颗粒，为深赤色。

其他陆氏（ロマノ｜スキ｜チマン｜）Romanowsky–Zieman 之染色法，亦颇呈美妙之像，今欲行之，当先作下之二液。

| "メチレン"青粉末 | 一．〇 |
| 蒸馏水 | 一〇〇．〇 |

上混合振荡，静置二十四时备用。（第一液）

| 一%'エオジン'水溶液 | 一〇．〇 |

上于临用时稀释十倍。（第二液）

今以此二液相混，其第一液对于第二液，为一与五至六之比，若第一液陈旧者，则稍减第二液之量，若第一液经三周余者，则对于其一之比，第二液当为四、五至五、五以此液染三十分时，则疟疾病毒之内部，呈'カルシン'紫色，其原形质呈青色。

疟疾或有与肠室扶斯、再归热、赤痢等传染病，同时侵于一人者，在热带地方，往往疟疾与赤痢，同时流行。

（三）症候及诊断　疟疾所现之症状有种种，故别为间歇热（Febris intermittens）、假面性间歇热（Febris intermittens lar-vata）、稽留性及弛张性热（Febris continua et re-mittens）、恶性热（Febris pernieiosa）、麻剌里亚恶液质（Cachexia malariae）等，其潜伏期有自数时至数月之差，前兆期、每以苍白色及倦怠之增进，为其前驱。

（甲）间歇热（Wechselfieber、Febris intermittens）

间歇热者，每流行于非热带地方，为疟疾中最多之症，其特征为热发作必经数时，反复之时间，秩然不乱，且为定规的经过。

本病之热发作，分为三期。

（第一期）恶寒期（Froststadium）：此期起一次之剧甚战栗，时或以身体

19

倦怠，全躯弛缓，与皮肤呈强甚之苍白色，为其前驱。小儿则不起战栗，仅呈无欲状态或全身痉挛，因之四肢现紫蓝色，患者䦧齿，全身震动，肢节间觉冷如水，触之则觉寒冷。此时在呈痉挛状态者，试以针刺其皮肤血管，则自针刺口泄少许之黑赤色血液，且皮肤亦失其充张性，如指间戴约指，顿觉过大，自然脱落，眼球深陷而变青色，屡起过度之欠伸，试于直肠检测体温，则身体内部之温度，于恶寒时即已增升，故皮肤与内部之体温，相差殊甚。恶寒期之持续，虽大不同，然自一时至二时者，为最多数。

（第二期）发热期（Hitzestadium）：此期继恶寒期而至，患者自觉内部之温热，渐向外表而出，消失不快之冷感，而即继以烧灼状之热感，身体遂致消耗，向日苍白色之外貌，一变而为活泼之热红色，寒冷之皮肤，亦一变而为燥热，升至摄氏三十九或四十度，充张性复显著，脉搏频数，有百至或百二十至，且甚充实。患者每觉头部搏动，兼觉疼痛，甚至眩晕，烦渴特甚，食欲缺乏。此时以显微镜检其血液，可发见疟疾病毒，脾脏肿大甚著，压之则呈过敏性，有时得于脾脏闻心脏收缩期之脉管音，肝脏亦多肿大，带压痛性，且每于口唇或鼻间，发生蔺行疹，颈椎及胸椎上部，俱甚疼痛，尿量减少，（恶寒及发热期皆然）比重殊高，排泄轻微之热性蛋白尿亦有之，发热期通例自四时至六时。

（第三期）发汗期（Schweitsssadium）：此期继发热期而至，初时汗汁浸淫，衣服透湿，皮肤每发有粟粒疹，同时体温低降，约二时至四时以内，再复常温，其后虽仍觉病苦及困惫，然暂时即止，恢复异常迅速。

二次发作之中间期内，其血液中之疟疾病毒，系数消灭，或虽有而亦甚少，而患者全体及该病毒所含有之色素颗粒，其运动亦甚缓，脾脏之肿大微减，至二次热发作时，乃复增加，凡热发作多起于昼间，入夜发作者，间有之耳。

二次续起之热发作，其经过之时日，各有长短，因区别间歇热之种类如下。

每日热发作者，谓之每日性间歇热（Febris intermittenspuotidiana），热发作之两日间，必有一日无热者，谓之隔日性间歇热，即第三日间歇热（Febris intermittens tert-iana）；一次热发作后必间二日无热，始起二次之热发作者，谓之第四日间歇热（Fe-bris intermittens quartana）。此外又有第五日、第六日、第七日、第八日间歇热（Febris intermittens quintana，sex-tana，septana，ocutana）等。旧时医师因间歇之度，每分为数多之种类，然在吾人所居之地方，则患隔日性间歇热及每日性间歇热者为多，又每日发二次作者谓之重复，每日性间歇热（In-termittens qnotidiana duplicata）；隔日大发作而又间以小发作者，谓之重复三日间歇热（Intermittens tertiana duplic-ata）。是皆间有之种类。

本病每次之热发作，虽常为同一之时间，然亦恒有较前次稍早，或微迟者。其稍早者，谓之前进性间歇热（Febris in-termittens postponcns），微迟者，谓之后退性间歇热（Febris in-termittens postponcns），前进性者每从隔日性之症渐移于每日性，后退性者由每日性之症，变而为隔日性。

间歇热之诊定，视其血液中之病毒，事易而确。若但恃热度曲线而诊断之，则宜与粟粒性结核，隐匿之化脓及败血脓毒性疾患（溃疡性心内膜炎）相鉴别。昔时鉴别类症之际，惟视规尼涅之奏效如何而定之耳，此药，对于前记之他疾患，全无效验，惟对于间歇热，于极少时间，有确实除去之之效耳。

（乙）假面性间歇热（Febris intrmittens larvata）

假面性间歇热之特征，为一种内脏之病的障碍，与完全之间歇热之热发作同。在定期内，反复而发生者也。其疾患，有时以轻恶寒始，次则仅微之体温升腾，此体温，间有消失于轻发汗之下者，脾脏有时肥大，可触知。至于血液中之麻刺里亚病毒之如何，则无从知悉。盖规尼涅为对于一切麻刺里亚之特效药，而于假面性间歇热，则更有确实之奏效。

假面性间歇热。每现间歇性神经痛，此痛特于三叉神经分枝之上眼窝神经为多。此外，又有间歇性呕吐、胃痛、咳嗽、喘息、声带麻痹、利尿困难、下利、眩晕、昏倒、麻痹、痉挛、挛缩、谵妄、失语症、精神病及其他种种疾患。

假面性间歇热之疾患，与麻刺里亚之感染，大抵无甚关系，特神经痛，其患者在于麻刺里亚疾病地，则无之，有呈间歇性者，若与规尼涅服之，则易消退。

诊断之际，在注重发见其血液中之病毒，脾脏稍肥大，即可确认为假面性间歇热之疾病。

（丙）恶性间歇热（Febris intermittens perniciosa）

恶性间歇热，非一种特别之麻刺里亚病，乃寻常之间歇热也。甲症候及乙症候，于生命甚有危险，往往有致死者。患者在恶寒期中，其体温之低降，渐次增进，甚至厥冷，有未及发热期而毙死者，故特名此症，为冻冷性恶性间歇热

（Febrisintermittens per-niciosa algida），或当发汗期，因发汗过多，致身体疲倦，终至虚脱而死，是名发汗性恶性间歇热（Febrisintermittens perniciosa diaphoreica）。

此两种状态，本为间歇热所固有之症候，但因其度甚剧，致起异常之障害，甚有因此而陨厥生命者，又有在战栗时，起昏倒、不醒之危，又起卒中、癫痫，或强直之偶发症，致成危险之气管枝性、喘息性及肺炎性疾苦，有发生心悸动发作，肋膜炎、心囊炎、腹膜炎、胃痛、下利、黄疸、内出血、丹毒等之疾病，各从其障害之种类，而与以昏倒性、卒中性、癫痫性、强直性、气管枝炎性、喘息性、肺炎性、胃痛性、间歇热等之名称。

血色素尿性麻刺里亚热（haemoglobinurisches Malaria-Fiebel）（德）（Haematumre-mittent）（英）（Fiévre biliuse héma-turique）（法），亦为此症之一种类，别称之为黑水热（Schwarzwasserfieber）（德）（Rlackwaterfever）（英），概流行于热带地方，其起也，强度之战栗，至历数时，（即恶寒期是也）体温达四十度，或其以上，患者呈强度之全身衰弱状．甚致胸膈苦闷不安，其发热期短，仅持续二三时，而即移于发汗期，故其热候，非完全之间歇，稍弛缓，即为第二发作，其症重者，于二十四小时内，至起第三发作。

患者初期，即起剧甚之呕吐及腹痛，又往往继以下利，肝脏及脾脏肿大，压之，则疼痛，距发病不出二十二、四小时，即生黄疸。

强度之贫血，每为不可缺之症候，血液中之血色素量，减少为四〇％至六〇％，于镜检上有无数之巨球，中等数之小球，及多形球，又有有核赤血球，尿减其量，发热前，已富有血色素，由其含量之多寡，带有黄赤色及暗褐赤色，而不透明，有〇．五％至二％之蛋白质，胆汁色素之存在与否，则未能定。于镜检上，见膀胱上皮细胞、肾脏上皮细胞、血色素球、玻璃圆柱、颗粒圆柱、上皮圆柱、血色素圆柱，甚至有含有赤血球者。

患者之体力，已早衰惫，脉搏频数且细小，每因此而起衄血，齿龈出血，皮下出血，大抵发病后，经两周间，即由尿毒症及心筋衰弱而死。

（丁）弛张热及稽留热（Febris remittens et continua）

弛张热及稽留热，专于热带及亚热带之地发现，其患者呈弛张性或稽留性之不定型热候，脾脏肥大，肝脏亦多肥大，血液中有麻刺里亚病毒，为半月形者甚多，患者觉全身倦怠，食气亡失，呕气，又起重之黄疸，或来血尿，吐血，下血等症，神志朦胧，间或陷于谵妄，此病之持续，有亘数日、数周及数月之差，非诊断及治疗适正，恐因衰弱而致死。

（戊）麻刺里亚恶液质（Malariakachexie）

淹留于麻刺里亚之地者，则渐现非常之苍白色，后殆成土灰色，体力沉衰，劳动之际，心悸亢进，呼吸促迫，偶或食气缺乏，慢性下利，间或起常习便秘，不眠，头重，屡屡脱汗者，又有顽固之筋肉痛及关节痛，所谓特有之热发作，则全缺乏。

某症，有比前记之症状增恶，而发重笃之神经症状，起麻痹，及痉挛，或剧甚之肠症状，频发呕吐及下利，随起黄疸，又于皮肤及诸黏膜出血，脾脏及肝脏，呈著明之肥大，故此症，无他种麻刺里亚之疾患为之前驱，惟因麻刺里亚病毒之障害血液形成机耳，若不除去麻刺里亚之恶液质，则终因衰弱增进而死。

麻刺里亚之后发症，所当言者，为黑血病及淀粉状变性之两症，其他。虽尚有各种之后发症，但以慢性肾脏炎，慢性间质性肝脏炎，及白血病等揭之可也。

黑血病（Melanamie），其血液中，有类褐色及类黑色之色素颗粒，及色素碎屑，是或由游离而移动于血浆中，或被包于血球中，有时其色素颗粒，集为圆柱状体，或栓状体，或包于纺锤状细胞（脾之血管内皮）中。此色素颗粒，一部从麻刺里亚病毒来者，其增殖时，由此而游离，一部值赤血球之崩坏，由赤血球析出之血色素变化而生者，从血球生者，含有铁分，即"ヘモジデリン"是也。

此色素颗粒，由白细胞输送于种种之组织，因此以起百般变化，其色素颗粒，若沉积于真皮中，及"マルピキー"氏网之最下上皮细胞层中，则皮肤起烟灰变色及黑铅状变色，终至一见患者之面。即得诊断其为黑血病。

时或发重脑障害，使患者陷于昏睡状，致来剧谵妄，间代性痉挛及麻痹等，患者死亡之时，则脑皮质呈灰色，且色素颗粒充盈于此，而堆积于毛细血管之中，随处可见其形成之色素栓。

又有起胃肠、肝脏及肾脏之障害者，是等之脏器中，皆有色素颗粒之沉着。

脾脏、骨髓及淋巴腺，亦集积多量之色素。

淀粉状变性（Amyloiddegeneration）多发于强度之麻刺里亚、恶液质之经久性麻刺里亚。

（四）预后　麻刺里亚之预后，能永离泥沼地者则为佳良。盖此病之永久的治癒，惟于此条件下望之耳。

其他麻剌里亚之种类，其预后，种种不同，在恶性、弛张性或稽留性麻剌里亚，比寻常间歇热及假面性间歇热，其疾患为重笃。此于热带地方麻剌里亚之最可危者。

（五）解剖的变化　此病之解剖的变化，所当注目者，如前文所述之外，第一为脾脏之状态，脾脏甚涨大，于新症，虽有柔软性质，然于旧症，则因纤维素性结缔组织之增殖，而成硬固。脾囊在新症，每现纤维素性脾脏周围炎，在经久症，则肥厚。有时与腹膜癒着，脾脏中，往往充满许多之类褐色及类黑色之色素，一部，见于脾脏细胞中，一部，见于纤维素性结缔组织中，在恶液质及恶性麻剌里亚，有呈淀粉状变性者。

肝脏，亦每增大其容积，慢性者，其质亦易变硬。

脑皮质，其毛细管，有色素沉着，呈带褐色或黑铅色。髓质反之，带白色，但其血管，亦含有色素，每现黑褐色之线条。

（六）疗法麻剌里亚之最妙特效药为规尼涅，规尼涅实有杀灭麻剌里亚病毒之作用。间歇热则用盐酸规尼涅一瓦，于恶寒发现之前，约五时间服之，或更早服之，亦可。

处方

盐酸规尼涅　　　　　　　　　　　　　　　　　　一.〇

上包于"ヲブラ︱ト"而与之，用法口授。

有时规尼涅之用量，当增加至二倍者，此际，每隔半时，服一次，每次一瓦，服后，设热发作因此而不复至，至次日，仍宜连用之，大约须连服至七日，每日〇.五即可。欲使脾脏速行缩小，当常贴水囊，盖此时脾脏肿大之原尚存，恐再发耳。

于贫血后之处宜，置混合铁剂与砒石而与之，其处方如下。

处方

乳酸铁　　　　　　　　　　　　　　　　　　　一〇.〇

臭素那笃僧谟　　　　　　　　　　　　　　　　一〇.〇

亚砒酸　　　　　　　　　　　　　　　　　　　〇.〇五

亚尔答亚根末　　　　　　　　　　　　　　　　适宜

上混合为百丸，一日三次，于食后，约半时许，服二丸。

上混合为百丸，一日三次，于食后，约半时许，服二丸。

若患者服规尼涅后，自觉非常眩瞑，屡起呕吐，耳鸣，谵妄，皮疹，又于用量太多之时，至起黑内障，如此当用浣肠剂，以试规尼涅应用之如何。即以盐酸规尼涅三.○，搅和于五十立方仙迷之微温汤中，加阿片丁几十滴，淀粉五瓦，将此混合物，徐徐注入之。其他，尚有经由皮肤之法，以规尼涅，温之，则能溶解于倔里设林中，故为白色结晶粥，于寒冷时，起沉淀之溶液，临使用，可置其器于温汤中，以促其溶解，其处方如下。

处方

盐酸规尼涅	五.○
倔里设林	五.○
蒸馏水	五.○

上混合与之，用一筒注射皮下。

设用种种之法，不能耐规尼涅之苦，则可用砒石，例如下。

处方

亚砒酸加僧谟液	五.○
苦扁桃水	五.○

上混合与之，一日三次，食后约服用十滴。

"メチレン"青，亦有杀麻剌里亚病毒之力，较规尼涅为确实，故此物有协赞规尼涅之力。

处方

"メチレン"青	一○.○
亚拉毗亚护谟末	适宜
亚尔答亚根末	适宜

上分为百丸，一日三次至六次，每次一丸。

于假面性间歇热，规尼涅及砒石，为最有效之药，故以规尼涅，用其大量（五.○甚或其以上）而处方者甚众，其他，间歇性神经痛，施电气疗法，则立见效。

于恶性、稽留性、弛张性麻剌里亚，欲除其迫切之危险，迅速而有力者，必用规尼涅，于麻剌里亚恶液质，可以规尼涅配合于铁，其处方如下。

处方

硫酸规尼涅	二.○
硫酸铁	二.○
龙胆越几斯	适宜

上混合为五十丸，食后半时许服之，一日服三丸以至六丸，如前记之处方，以铁及砒石配伍之。

若赅留腺肿慢性，当于局处施冷罨法，并应用感传电气，（每日约五分时施于局处）及水银涂擦法。

处方

赤色沃度汞	〇.五
樟脑	二〇.〇
单软膏	二〇.〇

上混合外用。

麻剌里亚，以预防为最要，先就个人之预防法言之。滞留于麻剌里亚之地者，宜常服规尼涅少许，（每日〇.三）或一二月间，服砒石少许，（一日三次至六次、〇.〇〇〇五之亚砒酸、为丸剂服之。）早晨及日晡后，不可久在户外，地上不可睡眠，不可久憩，寝室不可在平屋，宜迁移于楼，饮食摄生，宜遵守土人所经验之方法，最有害者，为开窗睡眠，及食鱼类与酸味之果（西瓜桃）。

永久的治愈之最大要件。则永离麻剌里亚之地是也。

麻剌里亚地方，欲失其有毒性，宜令泥沼地干燥，或使没入于高水平下，以防遏暑热之侵入，及植物之腐朽，土地干燥法中之称善者，为种植驱热树（即有加利树），时而整理河流区域，条理堤防，即得驱除麻剌里亚之病原，除去恶劣水溜，及由船中排泄船底蓄滞之水，则亦得灭其巢窟。

喉痧症治概要

时疫烂喉痧麻正痧风痧红痧白喉总论

时疫喉痧，由来久矣，壬寅春起，寒暖无常，天时不正，屡见盛行，予临诊二十余年，于此症略有心得，爰述其大概，与同志一商榷之。凡痧麻种类甚多，有正痧，有风痧、红痧，惟时疫喉痧为最重，传染迅速，沿门阖境，竟有朝发而夕毙，夕发而朝亡者。暴历夭札，殊深浩叹，业是科者，当谨慎而细察，悉心而辨治焉。如幼时初次出痧，谓之正痧，因胎中有伏热，感时气而发，寒热咳嗽，烦闷泛恶，咽喉或痛或不痛，即有咽痛，亦不腐烂，此正痧之病形也。夏秋时红痧、风痧，初起时寒热骨痛，胸闷呕恶，舌苔白腻，外热极重，而里热不盛，咽喉不痛，或咳嗽，或不咳嗽，此红痧、风痧之病情也。其病源良由夏受暑湿，秋感凉邪，郁于太阴阳明，太阴者肺也，阳明者胃也，肺主皮毛，胃主肌肉，邪留皮毛肌肤之间，则发为红痧、风痧。凡痧子初发时，必有寒热咳嗽，胸闷泛恶骨痛等证，揆度病因，盖外邪郁于腠理，遏于阳明，肺气不得宣通，胃气不得泄越也。必用疏散之剂疏表解郁，得汗则痧麻透，而诸症俱解，此治正痧、风痧、红痧之大略也。独称时疫烂喉痧痧者何也，因此症发于夏秋者少，冬春者多，乃冬不藏精，冬应寒而反温，春犹寒禁，春应温而反冷，经所谓"非其时而有其气"，酿成疫疠之邪也。邪从口鼻入于肺胃，咽喉为肺胃之门户，暴寒束于外，疫毒郁于内，蒸腾肺胃两经，厥少之火，乘势上亢，于是发为烂喉痧痧，痧与痧略有分别，痧则成片，痧则成颗。其治法与白喉迥然不同，《白喉忌表》一书立滋阴清肺汤，原宗仲圣猪肤汤之遗意，由少阴伏热升腾，吸受疫疠之气，与内蕴伏热，相应为患，若至音哑气喘，肺炎叶腐，危在旦夕间矣，滋阴清肺，尚恐不及，宜加珠黄、金汁，或救十中一二。苟与表散，引动伏火，增其炎焰之势，多致夭枉。此时疫喉痧当与白喉分别清楚，不容稍混也。白喉固宜忌表，而时疫喉痧初起，则不可不速表，故先用汗法，次用清法，或用下法，须分初、中、末三层，在气在营，或气分多，或营分多，脉象无定，辨之宜确，一有不慎，毫厘千里，初则寒热烦躁呕恶，咽喉肿痛腐烂，舌苔或白如积粉，或薄腻而黄，脉或浮数，或郁数，甚则脉沉似伏。此时邪郁于气分，速当表散，轻则荆防败毒、清咽利膈汤去硝黄，重则麻杏石甘汤。如壮热口渴烦躁，咽喉肿痛腐烂，舌边尖红绛，中有黄苔，痧瘰密布，甚则神昏谵语，此时疫邪化火，渐由气入营，即当生津清营解毒，佐使疏透，仍望邪从气分而解，轻则用黑膏汤、鲜石斛、豆豉之类，重则犀豉汤、犀角地黄汤，必待舌色红或焦糙，痧子布齐，气分之邪已透，当用大剂清营凉解，不可再行表散，此治时疫喉痧用药之次第也。假使早用寒凉，则邪遏在内，必至内陷神昏或泄泻等症，致成不救。如表散太过，则火炎愈炽，伤津劫液，引动肝风，发为痉厥等险象，仍当大剂清营凉解，或可挽回。先哲云："痧瘰有汗则生，无汗则死。"金针度人，二语尽之矣，故此症当表则表之，当清则清之，或用釜底抽薪法，亦急下存阴之意，谚云："救病如救火，走马看咽喉。"用药贵乎迅速，万不可误时失机。此症有不治难治数条，开列于下。

脉伏者不治；泄泻不止者不治；会厌腐去，声哑气急者不治。始终无汗者难治；痧瘰遍体虽见，而头面不显者，难治。

此皆时疫喉痧危险之症，其余用药得宜，虽重亦可挽回，此不过言其大略耳，其中变化条目甚多，非数言可尽，敢情海内明达，匡我不逮，则幸甚矣。

内服方自订

解肌透痧汤

专治痧麻初起，恶寒发热，咽喉肿痛，妨于咽饮，遍体酸痛，烦闷泛恶等症（痧麻见咳嗽为轻，无咳嗽为重）。

荆芥穗钱半　净蝉衣八分　嫩射干一钱　生甘草五分　粉葛根二钱　熟牛蒡二钱　轻马勃八分　苦桔梗一钱　前胡钱半　连翘壳二钱　炙僵蚕三钱　淡豆豉三钱　鲜竹茹二钱　紫背浮萍三钱

如呕恶甚，舌白腻，加王枢丹四分冲服。

加减麻杏石甘汤

专治痧麻不透，憎寒发热，咽喉肿痛，或内关白腐，或咳嗽气逆之重症。

净麻黄四分　熟石膏四钱　象贝母三钱　鲜竹叶三十张　光杏仁三钱　射干八分　炙僵蚕三钱　白菜菔汁一两　生甘草六分　连翘壳二钱　薄荷叶一钱　京元参钱半

加减升麻葛根汤

专治痧麻虽布，而头面鼻独无，身热泄泻，咽痛不腐之症。

川升麻五分　生甘草五分　连翘壳二钱　炙僵蚕三钱　粉葛根钱半　苦桔梗一钱　金银花三钱　干荷叶一角　薄荷叶八分　京赤芍二钱　净蝉衣八分　陈莱菔三钱

加减黑膏汤

专治疫邪不达，消烁阴液，痧麻布而不透，发热无汗，咽喉肿红燥痛白腐，口渴烦躁，舌红绛起刺，或舌黑糙无津之重症。

淡豆豉三钱　薄荷叶八分　连翘壳三钱　炙僵蚕三钱　鲜生地四钱　熟石膏四钱　京赤芍二钱　净蝉衣八分　鲜石斛四钱　生甘草六分　象贝母三钱　净萍草三钱　鲜竹叶三十张　茅芦根各一两，去心节

凉营清气汤

专治痧麻虽布，壮热烦躁，渴欲冷饮，甚则谵语妄言，咽喉肿痛腐烂，脉洪数，舌红绛，或黑糙无津之重症。

犀角尖五分，磨冲　鲜石斛八钱　黑山栀二钱　牡丹皮二钱　鲜生地八钱　薄荷叶八分　川雅连五分　京赤芍二钱　京元参三钱　生石膏八钱　生甘草八分　连翘壳三钱　鲜竹叶三十张　茅芦根各一两，去心节　金汁一两，冲服

如痰多加竹沥一两冲服，珠黄散每日服二分。

加减滋阴清肺汤

专治疫喉白喉，内外腐烂，身热苔黄，或舌质红绛，不可发表之症。

鲜生地六钱　细木通八分　薄荷叶八分　金银花三钱　京元参三钱　川雅连五分　冬桑叶三钱　连翘壳三钱　鲜石斛四钱　甘中黄八分　大贝母三钱　鲜竹叶三十张　活芦根一两去节

如便闭加生川军三钱，开水泡，绞汁冲服。

败毒汤

专治痧麻未曾透足，项颈结成痧毒，肿硬疼痛，身热无汗之症。

荆芥穗钱半　薄荷叶一钱　连翘壳三钱　生蒲黄三钱　熟石膏四钱　炒牛蒡二钱　象贝母三钱　益母草三钱　生甘草六分　京赤芍三钱　炙僵蚕三钱　板蓝根钱半

如大便泄泻，去牛蒡、石膏，加葛根、黄芩、黄连。此肺胃疫毒，邪移于大肠也，如初病泄泻，可仿喻氏逆流挽舟之法，荆防败毒加减。如挟食滞，可加查曲之类，亦不可执一而论。

加减竹叶石膏汤

专治痧麻之后，有汗身热不退，口干欲饮，或咽痛蒂坠，咳嗽痰多等症。

青竹叶三十张　桑叶皮各钱半　金银花三钱　鲜苇茎一两去节　熟石膏三钱　光杏仁三钱　连翘壳三钱　白菜菔汁一两　生甘草六分　象贝母三钱冬瓜子四钱

吹药方

玉钥匙（贮瓶勿令出气）

治一切喉症肿痛白腐，将此药吹之，能退炎消肿，唯阴虚白喉忌用。

西瓜霜五钱　西月石五钱　飞朱砂六分　僵蚕五分　冰片五分

金不换（贮瓶勿令出气）

功效较玉钥匙尤胜，治疫喉，生肌长肉。

玉钥匙料加人中白三钱　青黛三钱　西黄三钱　珠粉三钱

加味珠黄散（贮瓶勿令出气）

治喉症立能消肿止疼，化毒生肌。

珠粉七分　西黄五分　琥珀七分　西瓜霜一钱

锡类散（贮瓶勿令出气）

治一切喉痧喉疳，腐烂作痛，痰涎甚多，渴饮难下，此散吹入，能豁痰开肺，
去腐生新。

象牙屑四分　壁钱三十个　西黄七厘　冰片五厘　青黛七分　人指甲七厘
珠粉四分

外贴药方

贴喉异功散

治喉症肿痛，用太乙膏上药少许，贴人迎穴，半日起泡，即揭去。

斑蝥四钱　血竭六分　乳香六分　没药六分　全蝎六分　元参六分　麝香三分　冰片三分

斑蝥去头翅足，用糯米拌炒，以米色微黄为度，除血竭外，合诸药共研细末，另研血竭，拌匀，瓷瓶收贮，勿令出气。

敷药方

三黄二香散

清火解毒，用菜油调敷。

大黄二两　蒲黄一两　雄黄二钱　麝香三分　冰片三分

冲和膏

消肿止痛，用陈醋、白蜜调，炖温敷。

紫荆皮五两　独活三两　白芷三两　赤芍二两　石菖蒲两半

紫金锭（即玉枢丹）

消肿解毒，用陈酒磨敷。

山慈姑二两　川文蛤即五倍子二两，捶破洗刮内桴　红大戟一两　当门子三钱

千金子二两

治案十一则

温邪喉痧

陈右　年三十余岁，住紫金桥，患喉痧六天，痧布隐隐，壮热，汗泄不多，口渴，咽喉腐烂，汤饮难退，数医不效，举室彷徨，邀余诊治，诊其脉洪数，视舌色前半红绛，中后薄腻而黄，余曰，此瘟疫之邪化热，半以入营伤津，半以蕴蒸气分。拟清营解毒清气达邪之剂，犀角地黄汤合竹叶石膏汤，加荆芥、薄荷复方治之，数剂而愈。

烂喉疴痧

王左　年二十岁，本丹阳人，客居沪上，患烂喉疴痧甚重，疴痧虽布，壮热不退，烦躁不寐，汤饮难咽，且是新婚之后，阴液早伤，疫火充斥，合家老幼，焦灼万分，延余诊治。病已七天，诊脉弦洪而数，舌红绛起刺，余曰：此瘟疫之邪，化火入营，伤阴劫津，内风欲动，势将痰涌气喘，危在旦夕间矣。随用犀角地黄汤合竹叶石膏汤，加陈金汁、竹沥、珠黄散等药，数日而痊。

时疫喉痧热入心包

夏童　扬州人，患时疫喉痧五天，疴痧虽已密布，而头面鼻部俱无，俗云白鼻痧，最为凶险，曾经服过疏解药数帖，壮热如焚，烦躁谵语，起坐狂妄，如见鬼状，彼家以为有祟为患，余诊其脉实大而数，舌红唇焦，咽喉外内关均已腐烂，滴水难咽。余曰：此疫疠之邪化火，阳明腑热，熏蒸心包，逼乱神明，非鬼祟也，虽头面鼻部不见痧显，非升麻、葛根可治，随用犀角地黄汤合白虎汤加硝黄之品，一面生津清营，一面釜底抽薪，服后过数时，得大便，即能安睡，次日去硝黄，照原方加金汁、竹油、珠黄散，服数剂，即热退神清，咽喉腐烂亦去，不数日而告痊矣。

喉痧寒热无汗痧麻隐约

顾左　年三十余岁，在沪南开设水果行，患喉痧七天，寒热无汗，痧麻布而隐约，咽喉肿痛，牙关拘紧，甚则梦语如谵，诊其脉郁数不扬，视舌色薄腻而黄。余曰：此疫邪将欲内陷，失表之症也，急进麻杏石甘汤，得畅汗，痧麻满布，热解神清，咽喉肿红亦退。数日而安。

寒束温邪痧麻不透

李右　年四十余岁，南京人，住沪城老北门内，因侍他人之喉痧，而随传染，发热五六天，痧麻布而不匀，咽喉肿痛，牙关拘紧。前数医意谓此妇素体阴亏，仅用元参、薄荷、桑丹、茅芦根等，方药平淡，而咽关肿闭益甚，喉中痰声漉漉，滴水难下，殊属危急，余诊其脉，郁数不扬，舌不出关，苔薄腻黄，问其便，数日不行。余曰：此瘟疫之邪，为外寒所束，痰热交阻膈中，壅塞肺胃之间，危在旦夕，随投透痧解毒汤加六神丸、凉膈散、竹沥、白莱菔汁等，解其表邪，通其腑气，一日两剂，服后得汗与便，外以香菜煎水，揩其肌肤，以去外束之寒，次日痧布，喉关渐开，数日而愈。

咽喉肿痛白腐痧布身热

王右　喉痧一候，痧麻渐布，咽喉肿痛白腐，身热，口舌前半淡红，中后腻黄，脉濡数而滑，胸闷泛恶，烦躁懊侬，阅前方辛凉清解，尚属平稳，不过方中有元参、茅芦根等，据述服后胸闷泛恶，烦躁懊侬，更甚于前，颇觉难以名状。余曰：此痧麻未曾透足，疫疠之邪，郁遏肺胃，不得泄越于外，痰滞交阻中焦，浊垢不得下达之故，仍用透痧解邪，加涤痰导滞之品，如枳实、竹茹、玉枢丹，服二剂，始得痧点透至足心，呕恶烦躁随定，热退，喉腐亦渐渐脱去而愈，但元参、茅芦根小小寒凉，不可早用，若大寒大凉之剂，可不慎之又慎乎。

白喉两关腐烂

叶女　白喉四天，咽喉左右两关腐烂，蒂丁且去其半，身热不壮，舌质淡红，中后薄黄，脉象濡数，四日之中，粒米未人。余曰：此疫疠之邪，熏蒸肺胃，心肝之火内炽，用滋阴清肺汤加川连、通草，一剂，咽喉腐烂渐脱，反觉掀痛。余曰：此腐烂虽去，新肉未生，故焮痛也，仍用原方加花粉、鲜石斛，因未大便，加生川军三钱，开水泡绞汁冲服，得大便甚畅，胃热下行，白喉随愈，肺与大肠为表里，腑热下达，肺火亦从下降矣。

白喉腐烂身壮热烦闷口渴

叶右　白喉六天，身热甚壮，咽喉腐烂，汤饮难退，烦闷口渴，连进辛凉清解，毫无应效，意谓此妇因侍其夫喉痧而得此疾，深恐其亦出痧麻，未敢骤用滋阴清降，讵知发热更甚，烦躁不安，起坐如狂，甚则谵语妄言，咽喉满腐，蒂丁去其大半，舌灰黄，唇焦，脉洪数有力，一派炎炎之势，有痉厥之象，遂投大剂犀角地黄汤合竹叶石膏汤，一日夜进四剂，即热退神清，咽喉腐烂亦脱，三四日即愈。此疫疠之邪由口鼻而直入肺胃，疫邪化火，由气入营，伤津劫液，内风欲动，危险之至，得庆更生，亦可谓幸矣，可见有痧麻而喉不腐者，有之，有喉腐而不出痧麻者，亦有之矣。

喉痧壮热畏寒滴水难咽

傅左 年廿余岁，患喉痧八天，壮热无汗，微有畏寒，痧麻隐约，布而不显，面色紫暗，咽喉肿腐，滴水难咽，烦躁泛恶，日夜不安。傅氏数房，仅此一子，老母少妻，哭泣求救。余曰：症虽凶险，正气未败，尚可挽回。诊其脉郁数不扬，舌苔腻黄，阅前服之方，竟是滋阴清肺汤等类，随投透痧解毒汤加枳实、竹茹，一日夜服两剂，兼刺少商出血，开闭泻火，服药后，即得畅汗，痧麻渐布，面色转红，咽喉肿腐亦减，连进数剂，三四日即愈，喉痧之症，有汗则生，验之信然。

烂喉痧麻色紫暗邪陷三阴

刘右 年廿余，患喉痧四天，痧麻虽布，麻色紫暗，发热烦躁，梦语如谵，咽喉肿腐，不能咽饮，适值经临之际，前医以其热壮神糊，早投清凉鲜生地、鲜石斛、茅芦根等，据述即腹中绞痛，少腹结块，大便溏泄，壮热即衰，绞痧点隐，谵语撮空，牙关拘紧，痰多气粗，邀余往诊，其脉空数无神，亦不能视其舌色。余曰：此瘟疫之邪，已陷入三阴，血凝毒滞，残阳欲绝，无药可救，果于是晚而殁。早投寒凉，百无一生，过用疏散，尚可挽回，益信然也。

喉痧腹泻颈项肿痛成毒

周童 患喉沙八天，痧虽布而未透足，热势不退，喉关肿腐，颈项左右肿硬疼痛，欲成痧毒，加之泄泻，苔黄，脉滑数，颇有内陷之象。拟葛根黄芩黄连汤，服后即得汗热减，泄泻即止，而痧毒肿硬益甚，喉关肿腐不脱，汤饮难进，用败毒汤去牛蒡加元参，并外敷药，痧毒即消，咽喉肿腐亦去，数日而安。

余行道数十年，诊治烂喉痧麻之症，不下万余人，仅录十数案于上，汗清下三法，皆在其中，读者宜细心揣摩，庶能获益。内经云："知其要者，一言而终，不知其要者，流散无穷。"信不诬也。

录慈豁邵琴夫先生喉痧有烂喉白喉之异论

喉痧一证，皆因瘟疫之气，由口鼻吸入，直犯肺胃，流行经络，蕴而为患，上窜肺系（喉名肺系）则肿痛，（外治异功散、外治蒜泥拔毒散，烂喉，白喉，皆可按法施治。）外达皮肤为痧疹，而医治法，或从宣解（宣字宜易透字 甘仁志），或从降化（降字宜易清字 甘仁志），往往有效有不效，虚实之问，不可不早辨也。试先就烂喉论之，其证多发于冬春之间，良由冬不藏阳，无冰少雪，温邪为寒所束，初起形寒头疼，胸闷鼻塞，喷嚏咳嗽，发热泛恶，脉来濡细，或现浮洪，浑身酸痛（火为寒郁，邪热由气分而达血分），咽喉赤肿（或旁见白点亦见之），宜乘势表散，取火郁发之之义。其有颈之两旁，肿出如瓮者，即俗所谓喉痧袋是也，宜加解毒退肿之品（僵蚕、赤芍、嫩射干、轻马勃、生甘草、贝母、樱桃核、青棉纱线，外用冲和赶毒散，方见外科，用桂枝一钱，附子七分，煎水，入陈酒调涂其上，以手巾围裹，如嫌干燥作痛，可入蜂蜜同调即润）。其有颜若渥丹，痧不出肌者，乃风寒外束，皮毛密闭也，亦有余处皆见，面部独否者，即俗呼为白面痧、白鼻痧也（阳气从上，头面愈多者吉），总宜发散开达，再加发表透邪之剂（西河柳、鲜芫荽、紫背萍，或煎汤熨之，闷痧可用），俟其汗畅（是症有汗则生，无汗则死），痧透（粒细而红，密布无间），邪从外泄，胸闷渐舒，喉痛即轻，倘执内经诸痛属火，红肿为热，而用苦寒抑遏（清火适以动火），或佐辛凉疏散，以为双解之法，必致痧不透达，喉即腐烂，悬痈白腐，壮热呓语，肌肤无汗，齿鼻流血，舌缩唇焦，气促痰升，音哑口噤，惊痫泄泻，发痉发厥，邪从内窜，命归泉路。至于白喉，乃阴虚之体，适值燥气流行（阴被热灼），或多食辛辣，过食煎炒，热伏于胃（阳明有余，少阴不足），胃失降令，上逼于肺（肺之灼由于胃之蒸），初起脉象浮紧（肺气虚损未形），发热（郁勃之火，全集肺胃），恶寒（火极似水），头痛背胀，神疲骨楚，喉中或极痛，或微痛，或不痛，而觉介介如哽状（此时热毒内盛，气化不宣），有随发而白随现者，有至二三日而始现者（此症喉中一白，寒热自除），或白点、白条、白块，渐至满喉皆白如粉皮样者（乃肺虚见本象也）。此症多见于小儿，想雏年纯阳，阴气未足，肺更娇嫩也，且格外强躁，不令细视者，以心肺相通，肺热炽甚，心气不宁也。治法宜以滋清为主，若见胸脘胀闷者，佐以扫除其中，溲便闭塞者，佐以开导其下（客岁杨士章夫人患喉症，误表增剧，投以养阴清肺汤而痊，于此可见一斑，邵彭寿母甲午秋患喉症，投大承气汤而愈，此釜底抽薪法也），则或发痧疹（邪从外泄），或便黏痰（邪从下泄），可冀霍然。昧者妄投辛散，犹天气旱亢，非雨不润，扇之以风，则燥更甚，迨肺阴告竭，肾水亦涸，遂令鼻塞音哑，痰壅气喘，咽干无涎，白块自落，鼻孔流血，面唇皆青，恶候叠见，难为力矣，是故犹是风热（烂喉、白喉，总名喉痧），有因风而热者，风散则火自熄（烂喉所以宜外解也），有因热而生风者，热退则风自灭（白喉所以宜内清也）。古人治法，一则曰升阳散火，一则曰滋阴降火，岂两端其说，以生后人疑窦哉。外因内因，不容混也。

琴夫茂才、邵大年先生之孙，痧痘圣手也，悉心医学，无微不至，在沪时常与余讨论，良深佩服，今读白喉烂喉论，分析应表忌表各治法，实为当世良医，洵为后起之秀，沪地人烟稠密，蕴郁之气必甚，非比北地亢燥之气，故患烂喉多而白喉少，若将白喉之方，以治烂喉，贻害匪浅。至于果患白喉，理应清润，临诊亦不可不察耳，倘邵君在沪，定能挽回陋习，沪地人命，决不遭如此大劫也。

沪滨聋道人张骧云评

琴夫先生论"喉痧应表，有汗则生，白喉忌表，误表则危"之说，确切病情，洵医家不易良箴，余读其论，如见其人，诚见科中之妙手也，谨录之为后学之津梁。

孟河丁甘仁识于思补山房

录元和金保三先生烂喉痧痧辑要说

烂喉痧痧，至危之症也，寒暖非时，染成厉毒，一乡传染相同，即是天行之瘟疫也，与寻常咽喉，通行痧疹，俱迥然不同。道光丙戌、己酉两年，吴下大盛，余亲友患者甚众，医者不能深察，杂用寒凉，目击死亡者多矣。良由冬不藏阳，无冰少雪，温邪为寒所束，若乘势表散，邪从畅汗者得生，否则无有不殒命者。予亦患此症，赖陈君莘田，重为表汗，始得痧透而痊，由是潜究喉科痧症诸书，颇自致疑，后得经验阐解一编，不著撰人姓氏，寥寥数页，要言不烦。痧症治法，另辟一途，足补喉科之未备，余于此症，固已深知灼见矣，因考古证今，删增阐解原文，备采要法，著为此编，非逞臆说也，实以阅历有年，方知此症重在发表，不在治喉，其喉科自有全书，毋庸夹杂，若乃此症，四时皆有，随时活变，总之畅汗为第一义也。

叶天士先生烂喉痧医案

雍正癸丑年间以来，有烂喉痧一症，发于冬春之际，不分老幼，遍相传染，发则壮热烦渴，疹密肌红，宛如锦纹，咽喉疼痛肿烂。一团火热内炽，医见其热火甚也，投以犀、羚、芩、连、栀、膏之类，辄至隐伏昏闭，或喉烂废食，延俟不治，或便泻内陷，转条凶危，医者束手，病家委之于命。孰知初起之时，频进解肌散表，温毒外达，多有生者。《内经》所谓"微者逆之，甚者从之。"火热之甚，寒凉强遏，多致不救，良可慨也。

喉痧应表，如不透表，必致变端，读此案可知，凡遇烂喉疹痧，以得畅汗为第一要义。

录烂喉寒喉经验阐解

近年喉痧一症，日甚一日，且多殒命者，其故何也，只缘舍本求末，重于咽喉，忽于痧子，早进寒凉，遏伏厉邪之故耳。盖天有六气，俱能生杀万物，凡疾风暴雨，酷暑严寒，四时不正之气，即为厉气，人若感之，便能为害。迩年天道南行，冬不藏阳，每多温暖，及至春令，反有暴寒折伏，皆为非时不正之厉气，感触者蕴酿成病，所以其症发必一方，长幼男女相似，互为传染，与疠疫同。禀气旺者，虽感重邪，其发亦轻，禀气弱者，即感微邪，其发亦重。夫人肺主身之气，肺主皮毛，脾主肌肉，肺开窍于喉鼻，鼻气通于天气，受邪之时，从口鼻而入于肺脾，而出于肌表，当厉毒发作之时，热淫之气，浮越于肺之经隧，所以必现咽喉肿痛，鼻塞喷嚏，咳嗽胸闷呕恶，浑身酸痛等形，此非厉邪痧子为本，咽喉咳嗽等形为末乎。今医不究其受病之因，乃执《内经》诸痛属火，红肿为热，急进寒凉，甚至用犀、羚、石膏、金汁、黄连等味，稍兼辛凉表散，以为双解之法，体质强旺者，幸藉元气充足，或以敌邪致愈，禀单弱者，即变音哑喉腐，气促腹泻，齿鼻流血，舌缩唇焦，肤干无汗，发厥口噤，种种险候，医家见之，犹曰病重药轻，更以寒凉倍进，必致痧毒内陷、燔灼愈腾、喉闭痰升、命归泉路。要知头面红肿焮赤，正痧毒外达之势，当此之时，须进表散开达之剂，寒凉清腻等药，一味不可兼杂，使其痧从汗透，则其毒自然不留。其毒既泄，咽喉岂有不愈，所以先贤诸败毒散中，皆用表散. 亦同此意命名也。余非业医者，因从前子女惨遭其害，爰是潜心医学，研究岁运司天，数年以来，稍悟一斑，凡有亲友患此症者，商治于余，皆以表散开达为主，直待痧回肿退，鼻有清涕，遍身作寒，脱皮，方进凉血清解之味，靡不应手速效。近见苏杭此症盛行，殒命者不少，予仰体上苍好生之德，敢将一得管见，布告四方，并非立异忌能，炫玉求售，惟冀医林高士，药业仁人，鉴余微忱，勿加讪詈，则患者幸甚，余亦幸甚。

此论透达，佚其姓字，诚高尚士也，所论痧痧发表清解等法，头头是道，于症经验宏富，已见一斑。沪上有某医，以喉科著名，遇喉症无论喉痧白喉，概以银翘、金钥匙、挂金灯等品混统治之，更加石斛、沙参，吾不知其依据何法，若见此论，问心能无愧乎。

论症六则

一、凡形寒壮热，咽喉肿痛，头痛咳嗽胸闷，鼻塞呕恶，两目汪汪，手足指冷，脉来濡数，或见浮数，此即厉痧症，须进后方荆防葛根汤两三剂，俟其畅汗，痧点透至足心，舌有杨梅刺，方进辛凉清解之味，总之痧慎于始，若有一毫胸闷未清，便是痧症未透，不可早进寒凉遏伏，以致不治。

二、丹痧症欲出未出之时，宜早为发散，以解其毒，则无余患，若不预解使之尽出，或早投寒凉遏伏，多致毒蓄于中，或为壮热。日久枯瘁，或成惊痫，或为泻痢，或为腐烂，咯血喘促，或作浮肿疳蚀而死，此虽一时戾气之染，然未有不由于人事之未尽也。

三、凡痧疹逡巡不出者，乃风寒外束，皮肤闭密也，宜荆防葛根汤主之，外用芫荽酒，苎麻蘸酒揩之，恐露体冒风，亦可不必用，咽喉如有肿痛腐烂者，宜合玉钥匙散频频吹之。

四、凡形寒发热，面若装朱，痧不出肌，即现上吐下泻，腹痛如绞，甚至发厥口噤，目闭神昏，此乃内夹湿滞痧秽，外感戾毒，暴寒折伏，表里为病，阴阳不通，最属危候，每至朝发夕死，不能过二三日，若投寒凉清解，有如操刀急进，藿香正气散加煨葛根、牛蒡子、蝉衣、焦曲等味，一两剂得畅汗，吐泻止厥痛停，痧得焮赤，扶过三日，庶无妨碍。但此症吐泻之后，津液大伤，必然发渴思冷，切勿与吞冷水、甘蔗、水梨，一切寒凉之物，切忌切忌。

五、凡热邪壅于肺，逆传于胞络，痧疹不得出，或已出而复没者，乃风寒所遏而然，若不早治，毒必内攻，以致喘急音哑而死，急用升麻葛根汤加荆芥、牛蒡子、桔梗、蝉蜕、樱桃核、净萍草、枇杷叶等煎服，外用芫荽酒、苎麻蘸酒揩之，痧疹复出喘定，乃可无虞。倘体质单弱者，不能透达，须用透邪煎，或柴归饮发之，如进二汤，仍不焮赤者，急进托里举斑汤。

六、凡痧疹只怕不能出，若出得畅尽，其毒便解，故治痧疹者，贵慎于始，发热之时，当察时令寒热，酌而治之，倘时令严寒．即桂枝葛根汤或麻黄汤俱可用，拘辛温迟疑，二汤内俱加入牛蒡子、蝉衣、桔梗发之，如果热火充炽，稍加生石膏三四钱亦可，倘时令平和，以荆防葛根汤加浮萍草发之，务使发得透畅，莫使其丝毫逗留，以致生变幻缠绵，痧后切忌大荤海鲜酸咸涩辣之物，以杜后患，切嘱。

论症续要六则

一、凡服表散之剂，必得汗至足心，疹痧透，咽痛止，胸闷舒，方无余邪，若有痧汗少，或痧现即隐，症势最险，或痧后重感风邪，或食新鲜发物，必有余毒为患，俗称痧尾是也，痧膨、痧癫、痧痨，内外诸症百出，慎之。

二、凡服待之人，最为要紧，必须老成可靠者，终日终夜，不得倦怠，人不可脱离，以被紧盖，出汗后不可使露。致汗不畅，若任性贪凉，虽方药中病，亦难奏效，盖痧邪当发出之时，病人每闷不可耐，稍一反侧于被内，使稍露以为适意，痧点即隐，毒从内陷，适意乃速死之道也。

三、凡痧多属于肺，阳气从上，头面愈多者为吉。若余处见而面部不见者，名白面疹、白鼻痧，症最重，必多用升发之剂，至于疹多属于脾，隐在皮肤之间，或成块如云头而突，多起于手足身背之上，发则多痒，或麻木，是兼湿痰之故，药宜佐以渗湿祛痰，有先见疹后见痧，亦有疹而不痧，痧而不疹，亦有喉腐不见疹痧者，表汗则一也。

四、凡喉痧由来已久，《纲目》云："天行喉痧。"一乡相似，属运气之邪火，或寒药下之，酸药点之，郁其邪于内，不得出也，《正传》云："火性急速，发必暴悍。"必以从治之法，柑橘、荆防，加温药为导，徐徐频与，不可顿服，切不可骤用寒凉之药，缪仲淳曰："痧疹不宜依症施治，惟当治肺，使痧疹发出，则了无余蕴矣。"

五、凡神昏谵语，唯当透肺邪，不宜用寒凉，即使痧回脱皮，舌红唇燥，余火炽盛，只需轻清泄肺为主，是集后方药中所不载者，明眼人当深注意。

六、凡咽喉闭，毒气归心，胸前肿满，气烦促，下部洞泄不止者死。若初起咽喉，呕吐清水，神昏谵语，目光上窜，脉涩伏，痰声如锯者不治，又三四日内津涸舌光，唇齿焦黑，鼻煽口张，目无神者，亦不治。

以上所论，专为治疹痧烂喉之症，凡遇白喉，一味不可用也，临证之际，须细辨之。

要方备查

荆防葛根汤

葛根一钱或钱半，牛蒡子三钱，桔梗钱半，荆芥钱半，枳壳一钱，杏仁三钱，去皮尖，便溏者勿研，生甘草四分，土贝三钱去心研，炒防风钱半，加浮萍草三钱，防风不炒亦可。

升麻葛根汤（痧点隐隐不透者用之）

升麻五分，葛根钱半，赤芍钱半，荆芥钱半，牛蒡三钱，桔梗钱半，蝉衣一钱，樱桃核三钱，浮萍草二钱，生甘草四分。

托里举斑汤

升麻一钱，见点后不可用，柴胡五分，归身五分，泻者勿用，赤芍一钱，炒浮萍三钱，水炙甘草五分，原方白芷一钱，制山甲一钱，当酌用之。

蝉衣、牛蒡、荆芥、象贝随症可加，惟便溏泄者，去牛蒡为是。

透邪煎（柴归饮与此相同加柴胡）

防风　荆芥　升麻　炙草　蝉衣　牛蒡　归身　赤芍

藿香正气散（茅术厚朴湿重舌白腻者用）

苏叶　藿梗　桔梗　陈皮　制茅术　厚朴　生甘草　牛蒡　茯苓　焦神曲　半夏曲　煨葛根

申字漱喉散

元明粉七两，雄黄三钱。

上研细末，用二三钱，调入莱菔汁炖温一大碗，以毛笔蘸汁洗扫之，或漱喉，吐去老痰，如有杜牛膝打汁调和，更妙，但不可多咽，防作泻。

辰字探吐方

治牙关紧闭，吐药之最灵者。

真胆矾三钱，即石胆也，冬月用青鱼胆拌，阴干，研细末，水调送下，此药入口，无有不呕者，一切喉肿乳蛾，吐出顽痰立松，如无青鱼胆制者，亦可用。

一字散

猪牙皂角七钱，雄黄二钱，生矾、藜芦各一钱，蝎尾七枚。上为末，吹少许入鼻，即吐痰，皂角捣烂，一味，醋调入喉四五匙，亦吐。

刺法

少商穴，在大指内侧之端，离甲角如韭菜许，左右同，以针刺出血。治喉闭。

委中穴在膝盖对后交界缝中，治同之。

急治法

凡喉症初起，一日内，头顶有红点一粒，急将银针挑破，挤出毒血，用水姜蘸桐油擦之，若过一周时，此点即隐。

证治论要

论治中风

中风有真中类中之殊。论治真中风，可分中脏、中腑、中经三端。盖谓真中风虽因风从外来，实由脏腑内虚，外风引动内风，贼风入中脏腑、经络、营卫，致以痹塞不行，陡然跌仆成中，此之谓真中风也。若阳气本虚，痰湿稽留，灵机堵塞，重则一蹶不振，轻则嗜卧不醒，肢体偏枯。故急治以小续命汤合苏合香丸加减，助阳祛风，开其痹寒，兼通络道，加竹沥姜汁以涤痰，庶几心窍开通，而神明复苏。有因高年营阴亏耗，风自内起，外风引动，兼因痰热蒙蔽清窍，横窜经络者，方用河间地黄饮子、至宝丹加减。治以育阴熄风、化痰清神者，用生地、麦冬、石斛、萸肉、牡蛎、羚羊角以滋阴熄风，天竺黄、胆星、川贝、远志、菖蒲以化痰开窍。凡属诸真中风轻重各证，谨守病机，发挥古方，皆可获转危为安矣。

类中风，所云类者，有似外风也。类中风多因于风痰火三者所伤，皆明辨类中之病机也。至迩来叶氏阐明内风之说，以肝为风脏，体阴而用阳，因其气阴本亏，木失滋涵，虚风内动，故肝阳化风上扰，其变也速。有因痰湿或痰热阻于廉泉之窍，横窜络道，而见半体不用，足痿不良行，舌强言謇，口角流涎征象，即是风痱重症也。治宜扶正养阴，熄风租络，仿古今录验续命汤、地黄饮子加减，方用人参、石膏、当归、川芎、南沙参、西洋参、石斛、麦冬，珍珠粉、真猴枣粉、鲜竹沥化服。肝火内炽，风阳上僭，痰热阻窍，神志不清者，方用羚羊角、石决明、青龙齿、天麻、僵蚕、蝎尾、钩藤及牛黄清心丸、至宝丹。若见阳明热盛者，可加石膏、知母；痰阻舌根者，加竹沥半夏、川贝、天竺黄、胆南星、蛇胆陈皮、远志、菖蒲；半身不遂，口眼歪斜，项强不能转侧者，用牵正散之竹节白附子、僵蚕、全蝎及当归、丹参、秦艽、木瓜、地龙、丝瓜络、嫩桑枝，虎潜丸、大活络丹等；痰盛气逆者，用礞石滚痰丸、竹沥、姜汁化服，以缓其急；正气虚而手足麻木无力者，用人参再造丸、指迷茯苓丸。总缘肝肾阴亏为其本，风阳痰热为其标，标急于本，先治其标，标由本生，缓图其本，实为上工之法度也。

论治肝气、肝阳

《经》云：肝为风木之脏，体阴而用阳，其性刚，主动主升，性喜条达畅遂，动而有静，乃得柔和之体，显条达之性，何病有之。但一有怫郁，则肝气郁遏，厥气横逆，性急而动，故治肝当以疏肝解郁为主。《经》云：肝为将军之官，刚劲之质，辄致木旺侮土，胃失降和，肝病其脉必弦。病邪在上，则脘胁胀痛，恶心呕吐；病邪在下，则腹胀疝坠，大便溏泄。肝气常用方药，以芍药、甘草、当归三味为肝气治本之要药。若用以疏肝散郁，为金铃子、延胡索、软柴胡、制香附、广郁金、合欢花、绿萼梅、木蝴蝶、青皮、佛手之类；用以平肝降逆，为旋复花、代赭石、仙半夏、陈皮、云茯苓之类；用以柔肝健脾，为焦白芍、炙甘草、党参、炒白术、煨葛根之类。由于寒胜者，宜紫苏梗、佩兰叶、桂枝、吴茱萸、沉香、白檀香、附子、干姜、枸橘、香橼皮、荔枝核、小茴香、煅瓦楞、荜澄茄，以温散止痛；由于热胜者，宜川雅连、黑山栀、粉丹皮，以清肝泻火；由于肝气入络者，宜路路通、枳壳、橘络、丝瓜络，以行气通络；因湿火相杂，而用左金丸、戊己丸；因气滞血瘀，而用失笑散、逍遥散；因兼虫积，而用酸苦杀虫之乌梅丸。所引用诸药，皆不离乎《经》旨，所谓肝苦急，急食甘以缓之，酸先入肝，肝欲散，急食辛以散之，用辛补之，酸泻之，木郁达之义也。

肝阳，即肝风肝火之类也。《经》云：东方生风，讽生木，木生酸，酸生肝。因肝主藏血，内寄相火，体阴用阻，故顺其性则条达畅遂，逆其性则化为风火，上蒙清窍，发为眩晕头痛。正如《经》云：诸风掉眩，皆属于肝。而于妇女患此尤甚。若心肝火旺，暗吸肾阴，水不涵木，厥阳独亢，神明不安，挟痰火堵塞神机，则发为惊悸，甚则瘛疭癫狂。肝快常用方，初起多主柔肝潜阳，如生地、白芍、桑叶、滁菊、薄荷、钩藤、稽豆衣、白蒺藜、胡麻仁；肝血不足者，加制首乌、归身、女贞子、梅杞子；阴液亏耗者，加北沙参、西洋参、天麦冬、金石斛、天花粉；肾水亏损，肝阳上亢者，而欲潜其阳，必滋其阴，王太仆云：壮水之主，以制阳光。须用介类以镇潜之，如珍珠母、石决明、紫贝齿是也。又如重用清肝熄风者，宜加羚羊角、明天麻、龙腮草、粉丹皮、夏枯草、地龙、僵蚕；惊悸癫狂者，宜加玳瑁片、珍珠粉、龙骨、龙齿、灵磁石、全蝎、金器；心肝火旺，彻夜不寐者，宜加黄连、阿胶、鸡子黄、淮小麦、夜交藤、琥珀；目糊赤肿者，加用杭白菊、女贞子、决明子、青葙子、谷精草、密蒙花；有用龟板、鳖甲、生牡蛎，乃取诸血肉有情之品，有益养肝之体耳。挟痰浊痰热者，加用天竺黄、陈胆星、枳实、竹茹、竹沥半夏、北秫米，以和胃安神，皆有助肝之条达畅遂也。

论治咳嗽

咳嗽一证，始为微邪所伤，致病轻浅，但咳久不平，最为难治，须察其病因病机所在。《经》云：五脏六府，皆令人咳，非独肺也。六淫外感，七情内伤，皆能致咳。咳为气不顺，嗽为有黏痰，合称咳嗽，不离肺脏为患也。

若因于风寒客肺，肺气失宣，治宜辛散宣肺，如麻黄、杏仁、桔梗、甘草、紫菀、款冬、百部；风热犯肺，清肃失司，治宜辛凉苦降，如蝉衣、前胡、牛蒡子、桑叶皮；痰多湿重者，加姜半夏、橘红、莱菔子、白芥子；痰热恋肺者，加川贝母、黄芩、瓜蒌、海浮石、葶苈子、冬瓜子。若论五脏之咳，心咳，为心火烁金，用玄参、麦冬、甜杏仁、玉竹、百合、冬瓜子；肾咳，为劳心耗精，用熟地、山萸肉、冬虫夏草、蛤粉、山药；肝咳，为肝郁化火，木火刑金，用沙参、麦冬、石决明、阿胶、女贞子、木蝴蝶；脾咳，为肺虚内热，脾虚气陷，用培土生金法，如党参、白术、山药、诃子、白扁豆；肺虚久咳成痨者，《经》云：劳者温之，虚者补之。以补肺为主，如黄芪、桂枝、白芍、炙甘草、饴糖之类，建中补肺是也。

此外，有小儿顿咳者，宜肃肺止咳，如麻黄、杏仁、甘草、桑白皮、地骨皮、苏子、莱菔子之类。有妊娠七月丽咳嗽者，因乎太阴司胎，胎火迫肺所致，宜清肺安胎，顺气止咳，如黄芩、生白术、桑叶皮、光杏仁、生甘草、炙兜铃、款冬花、前胡、川贝母、枇杷叶、生梨汁之类。如见咳甚，胎动漏红者，可加阿胶二苎麻根，以保胎止血也。

论治消渴

消渴证。古称三消为火病也，须分上中下治之。《经》云：二阳结谓之消。《金匮》云：厥阴之为病，消渴。消渴小便反多，以饮一斗，小便一斗。皆言其阴分不足，自上而下，阴：虚火炽所致。多饮为上消，多食为中消，多溲为下消，咸属肾虚火不归元。盖兰消以肾为主，善治三消者，必补肾水真阴之虚，兼泻心火柔肝阳，除胃中燥热之邪，俾得水舞火降，阴阳既济，则阴胜阳消，三消可治矣。

论三消病因病机，读许叔微书曰：一者，渴而饮水多，小便数，脂似麸片，甜者，消渴病也。二者，吃食多，不甚渴，小便少，似有油而数者，消中病也。三者，海饮水不多，腿肿，脚先瘦小，阴痿弱，小便数，此肾消病也。特忌房劳。通常认为上消在肺，肺气焦满，水源告竭，咽燥烦渴，引水不休，肺火炽盛，阴液消亡，宜大剂清润之中佐以化痰之品，盖火盛则痰燥，其消烁之力，痰为之助也。如南北沙参、天麦冬、石斛、玉竹、胡黄连、蛤粉、贝母、二陈、枇杷叶、生梨汁等。中消属胃病，胃为阳土，痰入胃中与火相结，其力尤猛，食入即易消烁。《经》所谓除中，言常虚而不能满也。宜清胃润燥化痰，如鲜石斛、石膏、天花粉、北沙参、麦冬、山药、玉竹、二陈、蔗汁、人乳等。下消属肾，肾阴既耗，孤阳无依，水亏则火旺，于是饮一溲一，或饮一溲二，浑如膏脂而尿甜者，腿股枯瘦。宜培养真阴，加清利之品，如龟板、生地、天冬、五味子、沙参、牡蛎、蛤粉、知母、女贞子、黑料豆、山药、茯苓、泽泻、车前子、猪肾汤、鲜藕煎汤代水等。

《经》云：二阳之病发心脾，不得隐曲，女子不月，其传为风消。风消者，火盛而生风，渴饮而消水也。三消为水火失济，偏胜用事，阴液消烁干枯，久而不愈，必发痈疽外症。治消渴，总以养阴润燥，凉血清火为主，探其虚实，和谐阴阳，斯为得法也。

论治虚劳

虚劳者损证也，其患大矣。书云：久虚不复谓之损，损极不复谓之劳。必其先虚损，久不愈而成虚劳。虚者，气血之虚也；损者，脏腑之损坏也。《难经·十四难》论五脏之损云：损其肺者，益其气；损其心者，调其营卫；损其脾者，调其饮食，适其寒温；损其肝者，缓其中；损其肾者，益其精。此治损之大法也。

张仲景于《金匮》述虚劳证治，颇为翔实。以建中崇土为主。《经》云：衰者补之，劳者温之，损者益之。然当以五脏分治之。凡自上至下者，先治其上；自下及上者，先治其下，过胃则亡。故治以温补五脏为主，尤以调理脾胃为急务。若劳伤心血，心肾失交者，用生熟地、酸枣仁、阿胶、麦冬、龙齿、石决明、珍珠母、川连、上肉桂、柏子仁、远志、夜交藤、怀山药、茯神；劳伤乎肺，气阴两伤者，用北沙参、西洋参、天麦冬、玄参、柿霜、蛤粉、阿胶、冬虫夏草、凤凰衣、猪肤、甜杏仁、石斛、燕窝、蛤蚧；劳伤乎脾，土不生金者，用党参、白术（白术）、炙甘草、桂枝、白芍、饴糖、龙骨、怀山药、附子、干姜、大枣；劳伤乎肝，气郁血瘀者，用当归、赤白芍、川芎、红花、制首乌、柴胡、金铃子、广郁金、白蒺藜；劳伤乎肾，精损于下者，用黄芪、熟地、苁蓉、山萸肉、熟女贞、鹿角霜、补骨脂、益智仁、潼沙苑、怀牛膝、秦艽、鳖甲、当归、翎母、猪脊髓。可谓虚劳之治具备矣。然而尚有补充者，如阴虚甚者加人参；阳虚甚者加附子；汗多者加麻黄根、五味子、糯稻根、浮小麦、瘪桃干；潮热者加银柴胡、青蒿、地骨皮、白薇；胃弱中虚，不思食者，加砂仁、炙甘草、谷芽、鸡内金、白扁豆；步履艰难加怀牛膝、川断、杜仲；杀虫用百部、雷丸、使君子、水獭肝；便结用油当归、胡麻仁、松子仁；溏泄者加诃子皮、御米壳；痰红失音者，用茜草根、侧柏叶、炙兜铃、凤凰衣、木蝴蝶、冬瓜子、白茅花、藕节、枇杷叶；挟痰饮者，可用化痰饮之品，如苏子、白芥子、莱菔子、旋复花、橘红。其他成药，如补中益气丸、《金匮》肾气丸、天王补心丹、归脾丸、六味地黄丸、八珍丸、人参养荣丸、香砂六君子丸、七味都气丸、全鹿丸、三才封髓丹、金锁固精丸、琼玉膏、十全大补膏等，可随证选用。

论治胸痹心痛

胸痹与胸痞不同，胸痹证《内经》未见，心痛则有记载，必其症见胸痹而心痛短气，方属本病也。张仲景言之甚详，有症脉，有方药，实为多见之证，辄被忽视。立方用药多主辛散温通法。《金匮》曰："胸痹而痛，所以然者，责其极虚也。今阳虚知在上焦，所以胸痹心痛者，以其阴弦故也。"因其阳衰阴弦，寒客中焦，是知其为胸中气塞短气，清阳失展。尤有甚者，心痛彻背，背痛彻心，取法补虚散寒，温通气机，方用瓜蒌薤白白酒汤、瓜蒌薤白半夏汤、枳实薤白桂枝汤。三方鼎立，无与伦比。若见胸中气塞短气者，茯苓杏仁甘草汤主之，橘皮枳实生姜汤亦主之；心痛彻背者，乌头赤石脂丸主之；虚极者，人参汤亦主之。有见胸痞者，满而硬痛或不痛，此为结胸，此为痞，非属胸痹证，务须辨明勿误。

论治癫痫

癫痫证，癫痫有别。癫者可见狂，其病原同一也。癫狂为重，痫疾为轻，论癫痫则并称。其病多因心神有伤，水火失济，则心肾两亏，肝火上升无制，火灼津液为痰，痰热上蒙清窍所致。论其病机，书云：心为君主之官，神明出焉；肝为将军之官，谋虑出焉；脾为谏议之官，思想出焉；肾为作强之官，伎巧出焉。五官作用于神志而病也，由于曲运神机，劳伤乎心；谋虑过度，劳伤乎肝；持筹握算，劳伤乎脾。病邪深入，心肝之阴耗伤，君相之火亢盛，则精关不固，于是暗吸肾阴，水不涵木，厥阳独亢，致脾虚不能为胃行其津液，水谷之湿聚而生痰，阳升于上，痰浊随之，蒙蔽清窍，堵塞灵机，而致神志失常，得之不易求近功也。若见狂发者，少卧不饥，或大怒骂詈，其候多急躁狂妄，登高而歌，弃衣而走。癫证，初发意有不悦，言语错乱，精神恍惚，或笑或哭，如醉如痴，神呆而昏沉。由于忧郁积压，病在心脾，痰血郁结，神情混淆。妇人患癫，可见月信失调。痫证，发作无时，卒然仆地作声，醒则口吐涎沫，甚则筋脉瘛疭是也。后人因其有似禽畜牲口呼叫声，而分马牛鸡羊猪五痫之名，但未分五痫治法。此述癫痫之大略耳。

癫痫治法，初起多主清肝解郁，调益心脾，化痰开窍。如南北沙参、石决明、珍珠母、天麻、钩藤、姜汁炒川连、全瓜蒌、川象贝、僵蚕、竹沥半夏、陈胆星、远志、菖蒲、茯神、枳实、竹茹、细木通、生甘草、蛇胆陈皮等。病沉重者，治宜清心火以安神明，滋肾水以平肝木，如川连、龙胆草、黄芩、羚羊角粉、珍珠粉、猴枣粉、玳瑁片、青龙齿、左牡蛎、麦冬、朱茯神、合欢皮、天竺黄、淮小麦、马宝粉、生铁落、金器等。治癫痫成药，有实证之白金丸、礞石滚痰丸、控涎丹、至宝丹、紫雪丹、清心丸、当归龙荟丸、秘方甘遂丸、妙功丸等；虚证之人参养荣丸、河车丸、三才封髓丹等。对证投药，皆为治癫痫之要药。

论治惊风

惊风，又名痉证、惊厥。多发于儿童，成人亦有患之。但本病有急慢之别，急惊属风热火化，慢惊主虚寒阳越，不可不辨。

急惊风，病起突发痉厥，头项强痛，角弓反张，渴喜冷饮，神志不清，身热不解。急宜清热熄风，开窍涤痰，重用羚羊角、石决明、明天麻、广郁金、天竺黄、鲜石菖蒲、竹沥半夏、橘皮络、川象贝、枳实、竹茹、黑山栀、钩藤、金器、淡竹沥、珍珠粉、猴枣粉、生姜汁、至宝丹等。欲达邪以退高热时，可重用葛根芩连汤、白虎汤、白虎加人参汤；甚则用犀角地黄汤合万氏牛黄清心丸以清热定惊。

慢惊风，病因吐泻交作，久病不愈，形体消瘦，目开惊搐，潮热肢冷。治宜温运脾肾，抑木和中，用四君子汤、附子理中汤，可加怀山药、木瓜、白扁豆、荷叶等。脾虚湿热交阻者，亦可加用黄连或香连丸、连理汤之剂。

论治崩漏

崩漏为妇女多见病。崩者为重，漏者为轻，皆月经失调之故。血热血崩者，因君相火动，心主血脉，冲任失固，而致血热妄行也。宜滋阴降火，清经止血，用芩连四物汤加鲜藕汁，或藕节炭。血虚血崩者，水亏不能制火，而月水错经妄行，潮热时作，头晕腰酸，所谓阴虚于下，阳浮于上者，可用归脾汤合左牡蛎、炙龟板、炙鳖甲同用，即三甲饮也。余如炒丹皮、杭白菊、生白芍、稽豆衣、嫩钩钩、怀牛膝炭、黑芝麻、白薇等均可加减用之。肾虚加川断、杜仲、菟丝子；湿胜者加米仁、怀山药；心悸加紫贝齿、麦冬等。气虚血崩者，因正气大伤，气不摄血，血脱宜益气引血归经法，可用归脾汤、补中益气汤、胶艾四物汤，加减药用贯众炭、血余炭、丝棉炭、陈棕炭等作药引。经漏不止者，因肾亏肝旺，奇经不固，宜滋肾清肝，用荆芩四物汤加黄檗、知母、炙龟板、白薇等。

论治血证

血证又名失血，有上下失血之别。概括言之，血证在上者，症见衄血、吐血、咯血；血证在下者，症见便血、尿血、痔血。

《经》云：阳络伤则血外溢。又谓血上溢。如治衄血者，病因水亏不能涵木，肝火骤犯肺穴，则为鼻衄；相火上升，则为耳衄；心脾火升，则为舌衄；胃火上炎，则为齿衄，又称牙衄。上述各症须用北沙参、大麦冬、鲜石斛、鲜生地、粉丹皮、炒荆芥、薄荷炭、茜草根、怀牛膝、竹茹、鲜芦根、鲜茅根花、夏枯草、鲜藕、生白芍、生石决明等品，甚则用羚羊角、犀角、石膏大凉清营之品；如属虚火上僭，可加生牡蛎、龟板、淡秋石以清降止血，区别对待，辨证施治可也。治吐血者，病因肝火内炽，迫冲任之血而妄行于上，则为吐血，须用西洋参、大麦冬、生石决明、炒丹皮、冬桑叶、生白芍、茜草根、侧柏炭、山茶花、鲜竹茹、鲜茅根花、连翘、山栀、丹参、仙鹤草、鲜藕、枇杷叶露、蚕豆花露、黛蛤散等加减。若血色紫暗，此为有瘀血，宜用参三七粉三分，鲜藕汁冲服；如因风温伏邪犯肺，由营达气，增入炒荆芥、薄荷炭；咳嗽者，加入甜杏仁、川贝母、冬瓜子、瓜蒌皮、海蛤粉。

《经》云：阴络伤则血内溢。又谓血下溢。如治便血者，病因脾肾阴虚，湿热入营，肝不藏血，脾不统血，血渗大肠，则内热便血，方用生地、粉丹皮、炒黑荆芥、炒赤白芍、炒当归、地榆炭、炒黄芩、银花炭、槐角、赤小豆、鲜藕、柿饼、脏连丸，甚则可加黄檗炭、白头翁，倘使便血如喷如溅而出，谓之肠风，加晚蚕沙、防风炭。若气阴两伤，气不摄血者，当加西洋参、炙黄芪、炒白术、清炙甘草、炒枣仁、茯神、白菊花、煅石决明、嫩钩钩、水炙远志、稽豆衣，或归脾汤法。肝经郁热者，加银柴胡、薄荷炭，亦用阿胶、地榆炭同炒，或阿胶、蒲黄炭同拌炒，均为养血清营之法，内痔便血与此相同，可加槐角、刺猬皮之品。正所谓便血之治，寒者温之，热者清之，脾虚者宜温经止血，可用熟附子、炮姜炭之品。《金匮》有云："下血先便后血，此远血也，黄土汤主之；下血先血后便，此近血也，赤小豆当归散主之。"为古方之不二法门也。治尿血，又名溲血，如溺血不痛者，为尿血，乃肾阴不足，君相之火下移小肠，逼血妄行也。王太仆云：壮水之主，以制阳光。宜育肾阴清相火，用山药、茯神、生地、丹皮、龟板、阿胶、炒川连、黄檗炭、蒲黄炭、生赤芍、生草梢、血余炭、藕节炭，及滋肾通关丸等。如因病本在肝脾，病标在膀胱，统藏不固，移热州都者，可进以归脾汤或丸剂，加琥珀屑同服。

脉学辑要

自 序

盖闻泰西医用听声筒，审察疾病之器也。中国医重诊脉法，审察痰病之诀也。道固不同，学亦有异。医有中西之分，由来久矣。溯自《灵》、《素》、《甲乙》、《难经》，创言脉诀，至晋王叔和先生，推著《脉经》，为脉法之大成。自后诸家论脉，各有至理，然皆词语繁重，旨意深远，纵能潜心考究，未易豁然贯通，所以然者，因未得易简之方耳。因念《经》称望闻问切，神圣功巧，莫近于切脉之道。而切脉之道，莫要于寸口之脉。盖百脉皆会于寸口，如江河之朝宗于海，苟能探得其要，而于今之疾病，思过半矣。予更近敢譬之，以为人一身之经脉，犹电线也。电线设有阻梗，视电机能知损之所在，犹脏腑或有乖违，诊寸口能知病之所在。电机也，寸口也，名虽不同，而理则一也。故诊寸口之脉，能知三因之百病。果能三部九候，指下分明，则病之浅深吉凶，人之穷通寿夭，皆可于二十七脉之中，决断其变化焉。人谓医道通乎仙道，非虚语也。吾乡费晋卿先生，兴于前清嘉道咸同间，名震大江南北。至其诊脉之神，出类拔萃，决断生死，历历术爽。盖深得蒋趾真先生之秘传脉诀者也。先生脉诀，世无刻本，先兄松溪，儒而习医，从学于晋卿先生之门，得趾真先生脉诀抄本，泽周咀嚼玩味，得其奥窍，不敢自私，恐滋淹没，用是厘订校正，加入李、陈两家脉法合编本。取其简而约，显而明，俾学生易于心领神会，胸中了然。若能熟读而深思之，则诊脉之理庶得其要领矣。爰述巅末，付诸剞劂，亦不忘趾真先生之苦心云尔。

丁巳孟秋七夕孟河甘仁丁泽周氏识于上海之思补山房。

脉学辑要

脉学为四诊之一，辨之不详，则临诊茫然。因考前贤所集，觉条理清真，有俾实用者，莫如李濒湖、蒋趾真、陈修园三家。濒湖取二十七脉体状、相类、主病，一一分注，而系以歌诗。趾真踵之，复将各脉主病，分左右寸、关、尺六部，而缕晰之。修园恐学者不易省记，更取浮、沉、迟、数、虚、实、大、缓八部为纲，而以兼见之脉，分附之。由繁归约，仍包举靡遗，允推捷法。兹特首录陈说，继取李、蒋两家合订为一编。医门志士，熟而玩之，持脉之道其庶几乎。

诊脉歌

病人双腕仰，高骨定为关（依掌后之高骨定为关脉），寸脉量虎口，尺脉准臂弯（关前距虎口一寸，故曰寸。关后距臂弯一尺，故曰尺）。左寸心包络，左关胆与肝，左尺司何职，膀胱肾系焉。右寸胸中肺，胃脾属右关，要知大肠肾，右尺自昭然。口鼻一呼吸，脉来四五跳；此是无病者，平和气血调。三至为迟候，六至作数教；迟则寒之象，数则热之标。一二寒愈盛，七八热更饶；轻举得皮面，表邪脉故浮。若是病在里，重取须沉求；洪长征实健，细弱识虚柔。水湿并痰饮，滑利又弦遒；紧促气内乱，伏涩气凝留。妊娠中止代，失血中空芤（代脉中止，芤脉中空）；只此尚易见，其他渺以幽。

陈修园论脉篇

脏腑之分配（以濒湖为准，馀做参考）

《内经》：左寸（心、膻中），左关（肝、胆），左尺（肾、腹中）；右寸（肺、胸中），右关（脾、胃），右尺（肾、腹中）。

王叔和：左寸（心、小肠），左关（肝、胆），左尺（肾、膀胱）；右寸（肺、大肠），右关（脾、胃），右尺（命门、三焦）。

李濒湖：左寸（心、膻中），左关（肝、胆），左尺（肾、膀胱、小肠）；右寸（肺、胸中），右关（脾、胃），右尺（肾、大肠）

张景岳：左寸（心、膻中），左关（肝、胆），左尺（肾、膀胱、大肠）；右寸（肺、胸中），右关（脾、胃），右尺（肾、小肠）。

按：大小二肠，《经》无明训，其实尺里以候腹，大、小肠、膀胱俱在其中。王叔和以大、小二肠配于两寸，取心肺与二肠相表里之义也。李濒湖以小肠配于左尺，大肠配于右尺，上下分属之义也。张景岳以大肠配左尺，取金水相从之义；小肠配于右尺，取火归位之义也，皆有其理。当以病证相参，如大便秘结，右尺宜实，今右尺反虚，左尺反实，便知金水同病也。小便热淋，左尺宜数，今左尺如常，而右尺反数，便知相火炽盛也。或两尺如常，而脉应两寸，便知心移热于小肠，肺移热于大肠也。一家之说，俱不可泥如此。况右肾属火，即云命门亦何不可？三焦鼎峙两肾之间，以应地运之右转，即借诊于右尺，亦何不可乎。

脉法统论

何谓无病之脉？呼吸之间四五至是也。何谓五脏平脉？心宜洪，肺宜涩，肝宜弦，脾宜缓，肾宜沉，又兼一团冲和之气，谓之胃气也。何谓四时平脉？春宜弦，夏宜洪（《素问》谓钩），秋宜涩（《素问》谓毛，又谓浮），冬宜沉（《素问》谓石），四季之末宜和缓是也。何谓男女异脉？男为阳，宜寸大于尺；女为阴，宜尺大于寸是也。何以知妇人有孕之脉？尺寸而旺，或心脉大而旺是也（神门穴脉动甚为有子，一云心脉大为男，右尺大为女）。何以知妇人血崩？尺内虚大弦数是也。何以知妇人半产？诊得革脉是也。何以知妇人产期？曰脉离经常是也。何以知妇人无子？曰尺脉微弱涩小，腹冷身恶寒是也。小儿之脉曷别？曰以七至为准也。

八脉二十八字脉象

旧诀以浮、芤、滑、实、弦、紧、洪为七表，以沉、微、迟、缓、濡、伏、弱、涩为八里，以长、短、虚、促、结、代、牢、动、细为九道，不无可议。浮、沉、迟、数，为诊脉四大纲，旧诀竟遗去"数"字，谬甚。当就李濒湖、李士材二十七字外，更增入大脉方足。然病无定情，脉不单见，学无头绪，指下茫然。兹以浮、沉、迟、数、虚、实、大、缓八脉为主，而以兼见之脉附之，总括以诗，为切脉之捷法。

浮脉（浮兼芤、革、散三脉），轻手乃得，重手不见，为阳为表（除沉、伏、牢三脉之外，皆可互见）。浮而中空为芤（有边无中，如以指着葱之象），主失血；浮而搏指为革（似以指按鼓皮之状，视芤脉中更空而外更坚），主阴阳不交；浮而不聚为散（按之散而不聚，形似杨花，去来指下不明），主气散。

浮为表脉病为阳，轻指扪来指下彰；

芤似着葱知血脱，革如按鼓识阴亡。

从浮辨散形缭乱，定散非浮气败伤；

除却沉中牢伏象，请君象外更参详。

浮，不沉也，沉中诸脉不能兼见。

沉脉（沉兼伏、牢二脉），轻手不得，重按之至肌肉以下乃见，为阴为里（除浮、革、芤、散四脉之外，皆可互见）。沉至筋骨为伏（着骨始得，较沉更甚），主邪闭；沉而有力为牢（沉而强直搏指），主内实。

沉为里脉病为阴，浅按如无按要深；

伏则幽潜推骨认，牢为劲直着筋寻。

须知诸伏新邪闭，可悟诸牢内实侵；

除却浮中芤革散，许多活法巧从心。

沉，不浮也，浮中诸脉不能兼见。

迟脉（迟兼结、代二脉），一息三至或二至，为在脏，为寒（除数、紧、促、动四脉之外，皆可互见）。迟而时止为结（迟中而时有一止也，但无定数），主气郁、血郁、痰滞，亦主气血渐衰；迟而更代为代（缓中一止不能自还而更代也，止有定数），主气绝，亦主经坠（似应为。"隧"）有阻，妊妇见之不妨。

迟为在脏亦为寒，一息难逢四至弹；

结以偶停无定数，代因不返即更端。

共传代主元阳绝，还识结成郁气干；

除却数中紧促动；诸形互见细心看。

数脉（数兼紧、促、动三脉），一息五六至，为在腑，为热（除迟、结、代三脉之外，俱可兼见）。数而牵急为紧（如索绳转索之状），主寒邪而痛，亦主表邪；数而时止为促（数中时有一止，亦无定数），主邪气内陷；数见关中为动（形圆如豆，厥厥摇动见于关部），主阴、阳相搏，主气与惊，男亡阳，女血奔（似应为"崩"）。

数为腑脉热居多，一息脉来五六科；

紧似转绳寒甫闭，动如摇豆气违和。

数中时止名为促，促里阳偏即是魔；

除却迟中兼结代，旁形侧出细婆娑。

数，不迟也，迟中诸脉不能兼见。

虚脉（虚兼弱、濡、微、涩、细、短六脉），不实也，应指无力，浮、中、沉三候皆有之。前人谓豁然空大，见于浮脉者非。主虚（有素禀不足，因虚而生病者；有邪气不解，因病而致虚者）。虚而沉小为弱（沉细而软，按至沉部乃得），主血虚（亦分阴阻胃气）；虚而浮小为濡（如絮浮水面，浮而甚软），主气虚，亦主外湿；虚而模糊为微（若有若无，指下不明，浮、中、沉三候皆是），主阴阳气绝；虚而艰滞为涩（往来干涩，如轻刀刮竹之象），主血虚，亦主死血；虚而形小为细（形如蛛丝之细，指下分明）主气冷；虚而形缩为短（寸不通鱼际，尺不通尺泽），主气损，亦主气郁。

虚来三候按如绵，元气难支岂偶然；

弱在沉中阴已竭，濡居虚分气之愆。

癠成脉隐微难见，病剧精干涩遂传；

冷气蛛丝成细象，短为形缩郁堪怜。

实脉（实兼滑、长、洪、弦四脉），不虚也，应指有力，浮、中、沉俱有之。《四言脉诀》云：牢甚则实，独附于沉脉者非。大抵指下清楚而和缓，为元气之实；指下逼逼而不清，为邪气之实，主实也。实而流利为滑（往来流利，圆滑如珠），主血治，亦主痰饮；实而迢长为长（上至鱼际，下至尺泽），主气治，亦主阳盛阴虚；实而涌沸为洪（应指满溢，如群波涌起之象），主热极，亦主内虚；实而端直为弦（状如弓弦，按之不移），主肝邪，亦主寒主痛。

脉来有力，指下清而不浊，滑长不洪弦之象，正气实也。如指下浊而不清，但见洪紧，不见滑长，是邪气实也。

实来有力象悠悠，邪正全凭指下求；

流利滑呈阴素足，迢遥长见病当瘳。

洪如浪涌邪传热，弦似弓张木作仇；

毫发分途须默领，澄心细辨得缘由。

大脉（大与洪不同），即洪脉而形兼阔大也。邪气盛则胃气衰，故脉大而不缓。旧本统于洪脉，今分别之。

大脉如洪不是洪，洪兼形阔不雷同；

绝无舞柳随风态，却似移兵赴敌雄；

新病邪强知正怯，宿疴外实必中空；

《内经》病进真堪佩，总为阳明气不充。

阳明胃气不充，故大而不缓。

缓脉，脉来一息四至，从容不迫，是谓胃气。大致和缓之缓，主正复；怠缓之缓，主中湿。

缓脉从容不迫时，诊来四至却非迟；

胃阳恰似祥光布，谷气原如甘露滋。

不问阴阳欣得此，任他久暂总相宜；

若还怠缓须当辨，湿中脾经步履疲。

胃气复则邪气退，脉缓而不大。缓者，主脉之气象从容不迫而言，非指往来之迟缓也。迟字对数字言，迟则不数，数则不迟也。缓之所包者广，迟中有缓，数中亦有缓，非浅人所能领会。故《内经》与大字对言，不与数字对言，其旨深哉。

陈修园补徐灵胎诊脉论诗

微茫指下最难知，条绪寻来悟治丝（旧诀以浮、芤、滑、实、弦、紧、洪为七表，沉、微、迟、缓、濡、伏、弱、涩为八里，以长、短、虚、促、结、代、牢、动、细为九道，共二十四字。李濒湖、李士材增入数、革、散，共二十七字，愈多则愈乱也。试观治丝者，必得其头绪而始有条不紊）；三部分持成定法（谓寸、关、尺三部），八纲易见是良规（浮、沉、迟、数、大、细、长、短八字显而易见，起四句总是切脉之大纲）。胃资水谷人根本（三部俱属于肺，而肺受气于胃），土具冲和脉委蛇（不坚直而和缓也，脉得冲和之生气如此，此以察胃气为第一要）；脏气全凭生克验（审脏气之生克为第二要，如脾病畏木弦，木克土也。肺病畏火洪，火克金也。反是则与脏气无害），天时且向逆从窥（推天运之顺逆为第三要，如春气属木，脉宜弦，夏气属火，脉宜洪之类，反是则与天气不应）。阳浮动滑大兼数（仲景以浮、大、动、滑、数为阳，凡脉之有力者俱是），阴涩沉弦弱且迟（仲景以沉、涩、弱、弦、迟为阴，凡脉之无力者皆是。此又提出阴阳两字，以启下四句，辨脉病之宜忌为第四要）；外感阴来非吉兆（外感之证，脉宜洪浮。而反细弱，则正不胜邪矣），内虚阳陷实堪悲（脱血之后，脉宜静细。而反洪大，则气亦外脱矣）。须知偏胜皆成病（偏阳而洪大，偏阴而细弱，皆病脉也），忽变非常即弗医（旧诀有雀啄、屋漏、鱼翔、虾游、弹石、解索、釜沸七怪之脉，总因阴阻离失，忽现出反常之象）；要语不烦君请记，脉书铺叙总支离（病之名有万，脉之象不过数十种，且一病而数十种之脉，无不可见。何能诊脉而即知为何病耶？脉书欺人之语，不可全凭）。

节录病机赋（修园重订）

赋曰：能穷浮、沉、迟、数、虚、实、大、缓八脉之奥，便知表、里、寒、热、盛、衰、邪、正八要之名（表者，病不在内也。里者，病不在外也。盛者，本来气血不衰也。寒者，脏腑积冷也。热者，脏腑积热也。邪者，非脏腑正病也。正者，非外邪所中也）八脉为诸脉纲领，八要是众病权衡（量度诸病由此八要）。虚为气血不实，举按无力，如兼弱涩之象（举者，轻手取之皮肤之上；按者，重手按之肌肉之内；无力，言指下举按应指无力。弱者，痿而不起也，主气虚；涩者，往来干涩也，主血少。虚脉兼此二象）。实为气血不虚，举按有力，且该长滑之形（长者，过于本位，主气有余；滑者，流利不滞，主血有余。实脉兼此二象。此以虚、实二脉，探血气盛衰之情也）。迟寒数热，纪至数之多少（平人脉以四至为准。不及曰迟，一息三至也。太过曰数，一息六至也。《经》云：数则为热，迟则为寒。此以迟、数二脉别其寒、热也）。浮表沉里，在下指之重轻（浮者，轻手即得，重按乃无。沉者，重按乃得，轻举却无。《经》云：浮为在表，沉为在里。此以浮、沉二脉别其表里也）。缓则正复，和若春风柳舞。大财病进，势如秋水潮生（邪退正复，故脉有胃气，如春柳之和而缓。病进而危，故脉大如秋涛之汹涌。此以缓、大二脉验其邪正也）。六脉同等者，喜其勿药（两手六部脉息调匀同等，不治自愈。王肯堂误解为大、小、浮、沉、迟、数同等，不可从也）；六脉偏盛者，忧其采薪（偏盛六脉中，哪一部独异也，又于哪一部推其于八脉中，见出哪一象也。王肯堂旧解亦误）。

七绝脉歌

雀啄连来三五啄（连连搏指，忽然止绝，少顷复来，如雀啄食，肝绝也），屋漏半日一滴落（如屋残漏下，半时一滴，胃绝也）；弹石硬来寻即散（沉于筋间，劈劈急硬，如指弹石，肾绝也），搭指散乱如解索（指下散乱，乍数作疏，如索之解，脾绝也）。鱼翔似有亦似无（本不动，而末强摇似有似无，如鱼之翔，心绝也），虾游静中忽一跃（浮于指下，始则冉冉不动，少焉而去，久之忽然一跃，进退难寻，如虾之游，大肠绝也）；更有釜沸涌如羹（浮于指下，有出无入，无复止数，如釜汤之沸，肺绝也），旦占夕死不须药。

李濒湖、蒋趾真论脉篇

此篇脉状主病及相类脉诸诗，皆出李氏。各脉分六部主病，逐条注释，皆出蒋氏。李诗便于诵读，蒋注便于详参。两家各有妙处，割爱殊难，故汇为一编，取全璧之意焉。

浮脉

浮脉体状

浮为阳，举之有余，按之不足，如微风吹鸟背上毛，厌厌聂聂，如循榆荚，如水漂木。

浮脉法天，有轻清上浮之象。在卦为乾，在时为秋，在人为肺，《素问》谓之毛。太过，则中坚旁实，如循鸡羽，病在外也；不及，则气来毛微，病在中也。

浮脉唯从肉上行，如循榆荚似毛轻，

三秋得令知无恙，久病逢之却可惊。

浮脉相类

浮而有力为洪，浮而无力为芤，浮而柔细为濡，浮而迟大为虚，虚甚为微。

浮如木在水中浮，浮大中空乃是芤；

拍拍而浮是洪脉，来时虽盛去悠悠。

芤脉轻平似捻葱，虚来迟大豁然空；

浮而柔细方为濡，散似杨花无定踪。

按： 虚脉浮、中、沉三候皆见，此说专属浮分，未确当，从修园之说为是。又革脉却属于浮，此说遗之亦未合。

浮脉主病

浮为阳为表，得此脉或兼他脉，皆有表无里，邪盛正衰，内虚外实。

浮脉为阳表病居，迟风数热紧寒拘；

浮而有力多风热，浮而无力是血虚。

寸浮头痛眩生风，或有风痰聚在胸；

关上土衰兼木旺，尺中溲便不流通。

浮脉主表，有力表实，无力表虚，浮迟中风，浮数风热，浮紧风寒，浮缓风湿，浮濡伤暑，浮芤失血，浮洪虚热，浮散劳极。

左寸浮，有力则为外感头痛（邪气在上也），或为眩晕（木生火，兼火化也）；无力则为心血不足而有火（无力正气衰也，气衰血亦衰矣），为怔忡（血虚故也），为虚烦（有火也）。浮洪为躁怒（木旺），或面赤（火上升也）。浮滑为舌强，痰涎迷闷（痰随火上也）。浮紧浮弦，为心中隐痛心悬（血衰不能养心，故或痛或悬也）。浮数，口舌生疮（火上升也）。浮芤，失血之候（别有芤脉）。大浮为心之本脉。浮数之脉应发热，今反恶寒，若有痛处，当发痈疽也。

左关浮，肝气不和，胁下气满（邪在中焦）。浮大有力，眼珠赤痛（为实大）。浮弦为头眩头痛（肝风上升），或胁下痞痛（左为肝气），若与寸同浮弦有力，必主麻痹眩掉（火助木，木不畏金），久则致为中风、中气之症。浮数，肝热吐血（肝藏血，火盛则血妄行）。

左尺浮，有力为小便赤涩（邪火涸水），无力肾虚，为下部困乏（浮则肾气不固，况无力乎？肾主骨，故下部无力）。浮紧，耳聋（肾气通于耳，紧则气塞）。浮弦，腰痛。浮涩为伤精梦遗（火炎则浮，水少则涩）。

右寸浮，为肺之本脉。兼短涩，亦肺之本脉（五脏惟肺位最高，故其脉宜浮）。浮大为伤风，或头眩，或咳嗽（火烁金也），或耳鸣（木反悔金，金不能生水矣），或鼻塞浊涕（肺气不清也）。浮数为咽痛，或咽干（火伤肺也）。浮紧为伤寒头痛（表有邪也）。浮滑为吐逆（有痰），为胸中不宽（气逆）。弦亦为头痛（风邪），或风寒气促头眩。若同左关强硬有力，必主中风麻痹之症。

右关浮，浮大而濡，脾之本脉。浮实为痞胀，或胃痛（实邪），或呕逆（气滞）。浮滑口臭（气衰），或痰多，或呕逆（气衰），或吞酸（木克土）。浮弦为中焦痛（土受木克），或饮食难下，或恶心恶食，或痰饮窄痛（木气有余，则生痰火诸症）。浮滑无力，财脾虚不能化痰，亦主呕逆，当从虚治。

右尺浮，为命门病脉。浮弦为腰痛，或梦遗（相火），或耳鸣耳聋（真火不固使然）。浮滑，男子为溺有余沥（湿热下注），或小便赤涩（火邪），或小腹胀满；妇人为有子，女子为带下。浮大为小腹不宽（真气不固，相火上升），或膈噎，或二便秘结。浮涩为房劳过度，或梦泄（水衰），或虚汗自出（汗为肾之液）。浮数，男子为房劳之后（相火炽盛不宁），或远行方止，或下部无力（真气上越，则下无力）。尺脉宜沉，右尺尤宜，以命门相火贵收藏也。故浮在右尺，其病当剧，两尺俱不宜浮。

沉脉

沉脉体状

沉为阴，重手按至筋骨乃得，如绵裹砂，内刚外柔，如石投水，必极其底。

沉脉法地，有渊泉在下之象，在卦为坎，在时为冬，在人为胃，《素问》又谓之石。太过则如弹石，按之益坚，病在外也。不及则气来虚微，去如数者，病在内也。

水行润下脉来沉，筋骨之间奭滑匀；

女子寸兮男子尺，四时如此号为平。

沉脉相类

沉行筋骨，伏着骨上。沉而长大有力为牢，沉而细软如丝为弱。

沉帮筋骨自调匀，伏则推筋着骨寻；

沉细如绵真弱脉，弦长实大是牢形。

沉脉主病

沉为阴为里，得此脉者，有里无表，热少寒多，证属于阴，清气不能上升，气部妇人多见之。三冬得之为平脉，痛疽得之为难治，咳嗽得之为难愈，诸病见之为朝轻暮重。

沉为水蓄阴经病，数热迟寒滑有痰；

无力而沉虚与气，沉而有力积并寒。

寸沉痰郁水停胸，关主中寒痛不通；

尺部浊遗并泻痢，肾虚号及下元疴。

沉脉主里，有力里实，无力里虚。沉则有气，又主水蓄，沉迟里寒，沉数内热，沉滑痰食，沉涩气郁，沉弱寒热，沉缓寒湿，沉紧冷痛，沉牢冷积。

左寸沉，为心气郁结，悒悒不乐，心气闭塞，精神不爽（清气不上升也）。沉濡，痰饮停于胸府（气不能运）。沉细，心血衰少，梦寐不安（心血不足，则邪火生）。沉弦，心中结痛（气滞）。沉迟，面无华色（血滞），身寒心惕（阳不足也）；沉数，心热烦渴（血少则内热）。沉紧，心中冷痛（寒气凝结），伤寒头痛（火为寒伏也）。

左关沉，肝气气不舒，中气下陷（木主升发，沉则木气不畅）。沉弦，肝胀痛（木部），眼暗涩痛（肝血少也）。沉滞，腰冷足痛（阴气盛）。

左尺沉，沉缓而滑，肾之本脉。沉散，肾经气虚，腰酸尿难（肾宜敛，散则真气不足，而溺难）。沉实，膀胱热，小便不通（气郁）。沉弦，小腹作痛（气下陷），腰间沉重。沉滑，腰脚发热。

右寸沉滑，久嗽难痊，日轻夜重。沉弦为木反侮金，胸中闷痛（浊气不降），气喘痰壅，饮食难进。沉细而滑，骨蒸劳热，皮毛干涩（血衰阴火用事）。沉数，肺中郁热，小便迟难（肺病不能生肾水），咽中干燥（内热刑肺则干燥）。

右关沉，中气瘀滞，脾气不升，饮食停滞（清浊不分）。沉滑，脾热，气粗口臭，胃热痰壅。沉实，吞酸气痛（浊气不降）。沉迟，寒痰冷积（有力为积，无力则为寒气凝滞）。沉紧，悬饮。

右尺沉，沉滑而缓，命门之本脉也，男子好淫，女子结孕。相火生土，胃强能食。沉滑而长，寿高强健（正脉）。沉实而长，六腑秘结。沉数，肠风时时下血（湿热下注）。沉迟，固冷内积，火衰食绝（真火衰弱），呕吐完谷及吐涎沫。

迟脉

迟脉体状

迟为阴脉，一息三至或二至，去来极慢，为阳不胜阴，故脉来不及。

迟来一息至惟三，阳不胜阴气血寒；

但把浮沉分表里，消阴须益火之源。

迟脉相类

一息三至为迟，小驶于迟为缓，迟细而难为涩，迟而有止为结，止有定数为代。

缓来四至驶于迟，迟细而难作涩持；

迟有停时知是结，停时有定代无疑。

黎氏曰：迟为阴盛阳衰，缓为卫盛营弱，宜别之。

迟脉主病

迟脉为阴，乃阳气萧索之状，为寒为虚，可温可补。

迟司脏病或多痰，沉痼癥瘕仔细看；

有力而迟为冷痛，迟而无力定虚寒。

寸迟必不上焦寒，关主中寒痛不堪；

尺是肾虚腰脚重，溲便不禁疝牵丸。

迟脉主脏，有力冷痛，无力虚寒，浮迟表寒，沉迟里寒。

左寸迟，心火气衰，精神困惫（心主火令），心腹暴痛（寒邪），或吐清涎。（大抵迟脉不宜于心君）。

左关迟，肝胆气寒，如人将捕之，手足冷，胁下痛，筋脉寒急，恶食不食（凡此证皆宜补养心血）。

左尺迟，肾虚腰痛，不得俯仰《气寒》，手足厥冷，面黧腹痛，耳鸣头倾（坎中有真阳，迟则阳气衰微，孤阴不能独生矣），肾虚便浊，女人不月。

右寸迟，恶寒颤掉（阳气不升），语言无力，喘嗽声嘶，鼻出清涕。

右关迟，饮食不化（火不能生土），见食则呕，或吐泻完谷，或四肢不举（凡此证皆宜温补）。

右尺迟，相火衰微，迟而无力，小腹引阴痛（寒气郁），迟而无力，为下虚逆冷（阳火衰也）。

数脉

数脉体状

数为阳脉，一息六至，或七八至，来去疾薄，为阴不胜阳，故脉栗太过。

数脉息间常六至，阴微阳盛必狂烦；

浮沉表里分虚实，唯有儿童作吉看。

数脉相类

数而弦急为紧，数而流利为滑，数而时止为促，数而形圆如豆为动。

数且如珠滑脉名，紧来数急似弹绳；

数而时止知为促，圆似豆摇动脉形。

数脉主病

数脉为阳，有热无寒，有表有里，有虚有实。肺病见此，必殂于秋。虚损见之，必毙于夏。

无病见此，必发痈疽。疮疡见此，主脓已成。唯小儿见此，号为平脉。

数脉为阳热可知，只将君相火来医；

实宜凉泻虚宜补，肺病秋深却畏之。

寸数咽喉口舌疮，吐红咳嗽肺生疡；

当关胃火并肝火，尺属滋阴降火良。

数脉主腑，有力实火，无力虚火，浮数表热，沉数里热，气口数实肺痈，数虚肺痿。

左寸数，为口舌生疮，或吐血狂烦，或不眠身热，或头目大痛（皆君火有余之证也）。

左关数，两胁胀满（木挟火邪），或善怒目赤，或心下坚满，甚则吐血（火甚伤母）。弦数则头眩骨痛（木旺血少）或寒热筋痛，或掉挛不便，或胁痛连小腹（皆肝之部分，木旺则兼金化矣，木生火而烁金也）。浮数，头面生疮。

左尺数，为阴虚亏损，足心蒸热，阴虚喘嗽汗出，舌燥咽干（水不足则火上升）。浮数，小便赤涩。

右寸数，肺热喘咳，咽干胸满，或为鼻赤，又为咽肿喉痹（凡肺脉见数，其病必深）。

右关数，胸膈烦闷（脾阴之火）。浮数，齿龈肿烂（胃火）。沉数，胃热吞酸（宜升阳散火），或为胀满。

右尺数，浮数，咽肿舌燥（虚火上炎），沉数，肠风体重骨蒸（血少），足心痛不能久立，足跟酸痛（阴虚）或舌根肿强，色白苔厚而滑（火不归原）。

滑脉

滑脉体状

滑为阳脉，往来前却，流利辗转，圆滑如珠，应指漉漉欲脱。

滑为阳气有余，故脉来流利如水，脉者血之府，血盛财脉滑，故肾脉宜之。

滑脉如珠替替然，往来流利却还前；

莫将滑数为同类，数脉唯看至数间。

滑则如珠，数则六至。

滑脉主病

滑脉为阳，主痰滞有余。兼浮洪为火盛，沉细为郁积，弱而滑者为胃气，女子见之为有孕，平人见之为无病。

滑脉为阳元气衰，痰生百病食生灾；

上为停饮下蓄积，女脉调时定有胎。

寸脉膈痰生呕吐，舌强咳嗽或吞酸；

当关宿食肝脾热，渴痢癫淋尺部看。

滑主痰饮，浮滑风痰，沉滑食痰，滑数痰火，滑短宿食。

左寸滑，五心烦热，喜笑恐悸（痰火）。浮滑，风痰，舌强语滞，或为肺痈，或头重眩晕（风火生痰）。沉滑，心经郁热，胃燥烦心。弦滑，心前隐痛（痰气）。

左关滑，浮滑，血热妄行（浮则上升，滑则为动）。沉滑，吞酸舌强（痰疾），或为胸膈膜胀（积为气遏），或为寒热骨蒸（内热）。弦滑，筋骨酸疼。弦细，阴虚少食。

左尺滑，沉滑，肾之本脉也，女人为有子。浮滑，舌燥咽肿（相火上升），小腹胀满，溺黄骨蒸（阴虚）。细滑，肾虚血热。弦滑，腰脚重。

右寸滑，胃膈浮热，恶心畏食（痰也）。滑数，痰火，咳嗽喘急（火伤膺），或咽喉肿痛。洪滑，热痰，喘嗽眩晕（热甚则生风生痰）。短滑，酒伤水逆（火为水折故短滑）。

右关滑，胃中痰热，胸中膜胀或宿食。沉滑，气郁，浮滑，呕逆。

右尺滑，沉滑，圆厚而和缓，命门之本脉也。浮滑，虚火上炎，上为头眩口渴，下为泻痢淋漓（火上升则下衰，故泻痢，俱宜引火归元），少年嗜色游思（相火），老人劳心思虑。

涩脉

涩脉体状

涩为阴脉，细而迟，缓丽难，短而散，往来涩滞，如雨沾沙，如轻刀刮竹，如病蚕食叶。

涩为阴气有余，血少则气盛，故脉来蹇滞，唯肺脉宜之。

细迟缓涩往来难，散止依稀应指间；

如雨沾沙容易散，病蚕食叶慢而艰。

涩脉相类

迟细短散，时一止曰涩。极细而耎，重按若绝曰微。浮而柔细曰濡。沉而柔细曰弱。

参伍不调名曰涩，轻刀刮竹短而难；

微似杪芒微冥甚，浮沉不别有无间。

涩脉主病

涩脉为阴，主血少精伤之病，平人见之为不足，女人见之为不孕，有妊见之为胎痛。涩脉

独见尺中，形同代者为死脉。

涩缘血少或伤精，反胃亡阳汗雨淋；

寒湿入营为血痹，女人非病定无经。

寸涩心虚痛对胸，胃虚胁胀察关中；

尺为精血俱伤候，肠结溲淋或下红。

左寸涩，为心血虚耗，或心痛，或恐畏，或情绪不宁（心主血，血少则心失所养）。沉涩，心腹隐痛。涩而大，阳火咽燥，或汗多亡阳。

左关涩，肝胆血虚，关节不利，或目暗生花（肝虚），或爪甲枯燥，或如人将捕之（胆虚）。涩大，骨蒸寒热，或两胁胀满（肝藏血，血少则肝失所养），或血痹作痛。细涩，筋骨疼痛（血不荣筋）。

左尺涩，足胫酸弱（阴虚亏损也），吸吸短气，或两耳虚鸣，或肌肉枯燥，或小便迟难（肾气衰弱），或面目黧黑。沉涩则体重骨蒸（血不足以养营），或腰背拘急，或喘嗽虚汗（阴火发越），或小便赤涩，或足心热痛（肾伤）。

右寸涩，浮涩而短，肺之本脉也。涩而大喘促咳嗽（气虚），咽中不利，少气不足以息。

右关涩，膈噎吞酸，或卒不下（胃无津液），或心胸闷塞（中气不足），或食无办，或反胃吐食（虚火上升故吐）。

右尺涩，命门气弱，阳痿（真火不足），或饮食不化，或小腹胀满，或两耳虚鸣（虚火），或呼吸少气，或大便秘结，或肠风下血，或小便淋沥，女子为月水不通（《经》云：脉滑者伤热，涩者中雾露金革）。

虚脉

虚脉体状

虚为阴脉，迟大而濡，按之无力，应指豁然而空，又云形大力薄，其虚可知。

举之迟大按之松，脉象无涯类谷空；

莫把芤虚为一例，芤来浮大似捻葱。

虚脉浮大而迟，按之无力。芤脉浮大，按之中空。虚为血虚，芤为脱血。

虚脉主病

虚脉为阴，虚缓无力，有不足，无有余，正气衰弱之候。《经》云：血虚脉虚，气来虚微为不及。又曰：久病脉虚者死。夏月得之为伤暑，六部得之为虚汗自出，血虚劳热。

脉虚身热为伤暑，自汗怔忡惊悸多；

发热阴虚须早治，养营益气莫蹉跎。

血不荣心寸口虚，关中腹胀食难舒；

骨蒸痿痹伤精血，却在神门两部居。

左寸虚，或心虚自汗，或怔忡梦寐多惊（血少）。虚数失血（虚火），心慌如捕。

左关虚，阴虚发热（肝藏血，虚则血少面发热），中气虚怯，无力运动，不得太息。

左尺虚，骨蒸痿痹（真水不足），男子伤精，女子带下。

右寸虚，少气不足以息（气虚），意思不乐。虚数为喘嗽（虚火灼金），为虚烦消息。虚迟，食难化（中气弱）。虚弦为中气虚痛。

右关虚，溏泻肠鸣（脾胃气虚），或语言无力，或食少胸满，或肢体困乏。

虚滑，呕逆吞酸（痰疾），虚弦，血虚胃痛（火证）。

右尺虚，丹田气少，阳气衰微。虚滑，梦遗精滑（相火动也），女子带下崩中。虚弦，精枯腰痛，虚浮为伤精，沉虚为气陷（两尺不宜见虚脉，见之为房劳过度）。

实脉

实脉体状

实脉为阳，浮、中、沉三候皆有力，有有余，无不足，大小匀平，幅幅应指。无病得此，为元气充实之象。然其性多火，色黑之人，多见此脉。

浮沉皆得大而长，应指无虚幅幅强；

热蕴三焦成相火，通肠发汗始安康。

实脉相类

浮沉有力为实，弦急弹指为紧，沉而实大弦长为牢。

实脉浮沉有力强，紧如弹索转无常；

须知牢脉绑筋骨，实大微弦更带长。

实脉主病

实为阳脉。《经》云：血实脉实。又曰：实者水谷之病。又曰：气来实强，是谓太过，病自外也。

实为阳脉火郁成，发狂谵语吐频频；

或为阳毒或伤食，大便如硬或气疼。

寸实应知面热风，舌强咽痛气填胸；

当关脾热中宫满，尺实腰疼胀不通。

左寸实，火郁狂躁，面热身热，或口舌生疮，或咽痛头疼，或舌强口臭，或口禁不省，或胸膈胀疼，或烦躁不眠，或发热谵语（君火太甚，所以逆折）。

左关实，两胁胀痛，痛引小腹，或气逆善怒，或项直背强（肝脉不宜实，见之必损胃气）。

左尺实，肠秘不通（邪火使然），小腹胀痛，腰背拘急，或小便赤涩淋痛。

右寸实，咽痛（火灼金）面赤，饮水无度，或肩背生疮。

右关实，善饥能食（火甚），或心腹膨胀，或食入即吐（有积），或伤食便秘，或发热谵语，或畏食不眠（皆可消积行滞）。

右尺实，多欲阳强（太过），便溺阻涩（火烁金宜滋阴）。

长脉

长脉体状

长为阳脉，不大不小，迢迢自若，如循长竿木梢（当为末梢），为平。如引绳，如循长竿，为病。

长脉有三，在时为春，在人为肝，在症为有余之病。又曰：心脉长，神强气旺；肾脉长，蒂固根深。《经》云：长则气治。皆言平脉也。

过于本位脉名长，弦则非然但满张；

弦脉与长争较远，良工尺度自能量。

实、牢、弦、紧皆兼长脉。

长脉主病

长脉主阳，为气有余而多血。《经》云：长则气治。若和平缓滑，人长脉长，皆为无病，兼见他脉，则为有病也。

长脉迢迢大小匀，反常为病似牵绳；

若非阳毒癫痫症，即是阳明热势深。

长主有余之病。

左寸长，神全气旺。洪数而长，热甚癫狂，或气疼闷乱（气有余即是火）。

左关长，弦缓而长，肝之本脉也。长而有力或弦，皆主胸胁急痛（肝气太过）。长而兼数，为伤寒发热（阳明胃经脉）。

左尺长，男主疝痛，女结癥瘕，经候愆期。

右寸长，痰郁胸中，上气喘逆（木反侮金）。若上过鱼际，主气郁火（火主痰），眩晕噎塞。

右关长，长而浮濡，脾胃气强（胃气平和）。长而兼弦，为气痛（木克土也），为痰积。或胀满少食。兼滑为食积。沉弦而长，痞气积聚（木盛则土郁）。若过关位，中风痰壅（木挟火邪）。

右尺长，寿高强健（命门为根本，脉长则气治）。兼数为二便秘结，腹痛引阴（火也）。

浮洪而长，热极癫狂。

短脉

短脉体状

短脉为阴，不及本位，应指而还，不能满部，只见尺寸，不可见于两关；若关中见短，上不及寸，下不及尺，为阴阳隔绝之脉，必死。故关不诊短。

黎居士云：长短未有定位，诸脉按之而过于本位者，为长。不及本位者，为短。长脉属肝，宜于春。短脉属肺，宜于秋。但诊肝肺，长短自见。

两头缩缩名为短，涩短迟迟细且难；

短涩而浮秋见喜，三春为贼有邪干。

涩微动结，皆兼动脉。

短脉主病

短脉主阴，为气滞血凝之病。《经》云：短则气病。气病则血亦凝矣。气虚不充，主胀痛虚吐，或短气不足以息，或宿食壅滞，气郁不舒。

短脉惟于尺寸寻，短而滑数酒伤神；

浮为血涩沉为痞，寸主头疼尺腹疼。

短主不及之病。

左寸短，为心气不足，见事多惊（心血虚），志意不乐。弦短为头痛（清气不升）。

右寸短，浮涩而短，肺之本脉也，宜于秋时，宜于肺病。沉短亦主痰厥头痛（肺气抑塞）。

两尺短，为小腹引阴而痛（虚寒），足冷筋急。沉滑而短，为元气收敛之脉。细涩而短，则血气俱衰之极。

洪脉

洪脉体状

洪为阳脉，指下极大，来盛去衰，在卦为离，在时为夏，在人为心。《素问》谓之木，亦曰钩。

脉来洪盛去还衰，满指滔滔应夏时；

若在春秋冬月分，清阳散火莫狐疑。

洪脉相类

来盛去衰为洪，去来均盛为实。

洪脉来时拍拍然，去衰来盛似波澜；

欲知实脉参差处，举按弦长幅幅坚。

洪脉主病

洪脉为阳，主阳盛阴虚之病，泻痢失血久嗽者忌之。《经》云：脉大则病进。又曰：形瘦脉大，多气者死。

脉洪阳盛血应虚，相火炎炎热病居；

胀满胃翻须早治，阴虚泻痢可踌躇。

寸洪心火上焦炎，肺脉洪时金不堪；

肝火胃虚关内察，肾虚阴火尺中看。

左寸洪，洪缓而平，为心之本脉。洪大有力，为上焦火炎（实火），心烦狂躁，头疼口渴，疮疡发热。

左关洪，肝胆热甚（子令母实），失血骨蒸（火涸水），头目赤痛，或胁痛气胀，或伤寒壮热，阳盛狂躁。

左尺洪，肾虚阴火咳嗽（真水不足，邪火用事，水不胜火也），二便秘结（火秘）。

右寸洪，为火克肺金，咳嗽咯血，焦躁烦渴，面赤气粗，或咽喉噎塞。浮洪，感风头疼（木挟火以侮金），气急咳涕稠粘。沉洪，内热，夜重日轻（金虚则失生化之源）。

右关洪，脾胃有热，非呕则泻，或为痞结。

右尺洪，相火妄炎（虚火）。沉洪，二便秘结，沉滑洪缓，为命门气旺，老人得之，期颐可决（缓滑真火能生土也）。

微脉

微脉体状

微为阴脉，极细而耎，按之如欲绝，若有若无，细而稍长。《素问》谓之小。又曰：气血微则脉微。

轻诊即见，重按如欲绝者，微也。往来如丝而常有者，细也。

仲景曰：脉瞥瞥如羹上肥者，阳气微。萦萦如蚕丝细者，阴气衰。长病得之死，卒病得之生。

微脉轻微瞥瞥乎，按之欲绝有如无；

微为阳弱细阴弱，纽比微兮略较粗。

微脉主病

微脉为阴，主久虚血弱之病。阳微恶寒，阴微发热，男子为劳损，女子为崩带。

气血微兮脉亦微，恶寒发热汗淋漓；

男为劳极诸虚候，女作崩中带下医。

寸微气促或心惊，关脉微时胀满形；

尺部见之心血弱，恶寒消瘅痛呻吟。

左寸微，惊悸盗汗。微数，心烦多汗（虚热），微弦，血虚隐痛。

左关微，血虚发热，或胁胀，或崩漏（中气虚）。微弦，筋骨牵痛（血痛）。

左尺微，败血不止，男子遗精阴汗，女人带下崩中。

右寸微，中寒少气，冷痰不化，困惫恶寒，虚喘微咳。

右关微，困急少食（胃火衰），面色萎黄（气血两虚），肌瘦乏力（脾虚），四肢恶寒（脾主四肢）。

右尺微，精衰阳痿，脏寒泄泻，脐下冷痛（气虚则真火不足）。

紧脉

紧脉体状

紧为阳（似应为"阴"）脉，往来有力，左右弹人手，如转索无常数，如切绳。

紧乃热为寒束之脉，故急数如此，要有神气，《素间》谓之急。

举如转索切如绳，脉象因之得紧名；

总是寒邪来作寇，内为腹痛外身疼。

紧脉主病

紧脉主阴，为寒为痛，为风邪结搏，伏于荣卫之间。浮紧为伤寒身痛。沉紧为肠中寒痛，为风痫，为痛痹，为寒郁（凡冬月正伤寒，无汗身疼拘急，必见此脉）。

紧为诸痛主于寒，喘咳风痫吐冷痰；

浮紧表寒须发越，紧沉温散自然安。

寸紧人迎气口分，当关心腹痛沉沉；

尺中有紧为阴冷，定是奔豚与疝疼。

诸紧为寒为痛，人迎紧盛伤寒，气分紧盛伤食。尺紧痛在腹，中恶浮紧，咳嗽沉紧，皆主死症。

左寸紧兼浮，伤寒无汗身疼（寒主表）。紧而沉，心中气逆寒痛。

左关紧，心腹满痛，胁痛拘急。紧而盛，伤寒偏身痛。紧而实，疝癖。浮紧，筋痛，沉紧，寒栗。

左尺紧，阴冷疝疼，或奔豚攻痛。

右寸紧而浮，为伤风，恶风头痛，或浊涕稠粘，鼻塞声重，或喘促膈壅。紧而洪，咽肿喉痹（实火）。紧而沉滑，肺实咳嗽。

右关紧，胃脘切痛（有火）。沉紧，停寒积食。

右尺紧，浮紧，耳聋（风火上升）。沉紧，胫疼，腹痛，或小便急涩。细紧，小肠气痛（寒郁则气不行）。

缓脉

缓脉体状

缓脉为阴，去来小驶于迟，一息四至，如丝在经，不卷其轴，应指和缓，往来甚匀，如初春杨柳舞风之象，如微风轻飏柳梢。

缓脉阿阿四至通，柳梢袅袅飐轻风；

欲从脉里求神气，只在从容和缓中。

缓脉主病

缓脉在卦为坤，在时为四季，在人为脾。阳寸阴尺，上下同等，浮大而软，无有偏盛者，平脉也。缓而和匀，不浮不沉，不疾不徐，不微不弱者，即为胃气。若非和缓而为迟缓，则主风虚之病，为痹为痛为弱，在上为项强，在下为脚弱。浮缓为风。沉缓为血虚，气弱为湿。

缓脉营衰卫有余，或风或湿或脾虚；

上为项强下痿痹，分别浮沉大小区。

寸缓风邪项背拘，关为风眩胃家虚；

神门濡泄或风秘，或是蹒跚足力迂。

左寸缓，浮缓，风虚眩冒（表虚），盗汗，或项背拘痛，或伤风自汗。沉缓，多忘（心气不足）。

左关缓，风虚，眩晕。沉缓，郁结不舒，胸膈沉滞（湿痰）。

左尺缓，浮缓，足痿（风痰）。沉缓，小便数（气虚下陷），女人经水暴下（气下陷放血亦随之）。

右寸缓，伤风自汗（表虚），或为短气（里虚）。

右关缓，不浮不沉，从容和缓，脾胃之本脉也。缓而有力腹痛（木克土）。缓而无力湿痰。沉缓，不欲食（脾虚不能运化）。

右尺缓，沉缓而滑，命门本脉也。缓而无力，下寒脚弱，风气秘滞。浮缓，肠风泄泻。沉缓，小腹感冷，足痿无力（真元不足）。

芤脉

芤脉体状

芤为阳中阴，脉浮大而软，按之中央空，两边实，状如捻葱，诊在浮举重按之间。

刘三点云：芤脉何似，绝似捻葱，指下成窟，有边无中。

芤形浮大耎而空，边实中虚似按葱；

火犯阳经血上溢，热侵阴络下流红。

芤脉相类

边实中空为芤，芤而迟大为虚，芤兼弦急为萆。

边实中空芤脉居，更而迟大却虚呼；

芤兼弦急名为革，芤是血亡革血虚。

芤脉主病

芤脉为失血之候。戴同父云：营行脉中，脉以血为形，芤脉中空，血脱之象也。大抵气，有余，血不足，故虚而大为芤之状也。瘀血未去，不见芤脉者，瘀血在中，犹实也。

寸芤积血在于胸，关内逢芤肠胃痈；

尺部见之多下血，赤淋红痢漏崩中。

左寸芤，心血妄行，为吐为衄（心肺之血出之速）。

左关芤，胁间气痛血痛，或腹瘀血，亦为吐血目暗。

左尺芤，小便血，女人月事为病。

右寸芤，胸中积血，为衄为呕。

右关芤，肠痈瘀血，及吐血不食（脾胃之血出之难）。

右尺芤，大便血。《经》云：前大后细，脱血也，非芤而何。

芤与革相似，然芤濡而革弦。芤濡主之虚，可以峻补。革弦则邪气未尽，正气又衰，难以措手，故革似芤而难治。

弦脉

弦脉体状

弦为阳中阳（似应为"阴"）脉，其来端直以长，如循长竿末梢，和柔不劲，从中直过，指下挺然。

弦脉在卦为雷，在时为春，在人为肝。轻虚以滑者平，实滑如循长竿者病，劲急如新张弓弦者死。池氏曰：弦紧而数为太过，弦紧而细为不及。戴同父曰：弦而哭，其病轻；弦而硬，其病重。

弦脉迢迢端直长，肝经木旺土应伤；

怒气满胸常欲叫，翳蒙瞳子泪淋浪。

弦脉相类

直而和柔为弦，直而急硬为紧，直而沉硬为牢。

弦来端直似丝弦，紧财如绳左右弹；

紧言其力弦言象，牢脉弦长沉伏间。

弦脉主病

弦为阳中伏阴，为木盛之病。浮弦支饮外溢，沉弦悬饮内病。疟脉自弦。弦数多热，弦迟多寒。弦大主虚，弦细拘急。阳弦头痛，阴弦腹痛。双弦寒痼，单弦饮癖。若不食者，为木来克土，必难治也。

弦应东方肝胆经，饮痰寒热疟缠身；

浮沉迟数须分别，大小单双有重轻。

寸弦头痛腹多痰，寒热颜瘕察左关；

关右胃寒心腹痛，尺中阴疝脚拘挛。

左寸弦，为风邪头痛（风火），心惕，或劳伤盗汗，多痰，或痰饮迷闷（木因火炽，风痰上攻）。

左关弦，为疟疾，寒热往来，胁肋痛，痃癖。弦紧为疝瘕。弦小为寒癖，或悬饮、咳嗽，或背胁恶寒，痛引缺盆（少阳经本病）。

左尺弦，疝痛或挛急（肝气太盛），或小腹引阴而痛。弦滑，腰脚痛。弦细，肾虚血少。弦数，阴虚发热或恶寒。

右寸弦，痰厥头痛（清气不升），或咳不得眠，或膈多痰。浮弦，支饮目肿（木旺金衰）。

右关弦，胃气撑痛（木克土），脾胃伤冷，宿食不化，心腹冷痛，或伏饮呕吐，或久疟痞积（弦脉不宜见于右关，见之中宫必虚）。沉弦，体重（脾虚不化）。

右尺弦，腰膝挛急（血虚），脐下急痛不安，下焦停水。

革脉

革脉体状

革为阴脉，其来芤弦而软，如按鼓皮，有浮无沉，与牢相反。

革脉主病

革脉外实内虚，为气盛血虚之脉。仲景曰：弦则为寒，芤则为虚，虚寒相搏，此名为革。男子亡血失精，妇人半产漏下。《脉经》云：三部脉革，长病得之死，卒病得之生。

革脉形如按鼓皮，芤弦相合脉虚寒；

女人半产并崩漏，男子营虚或梦遗。

两寸革，衄血咯血（其脉上甚，火自妄行，此为无根之火）。

两关革，虚痞中满（脾虚则邪气愈甚，切不可作有余治）。

两尺革，为崩漏（其脉下虚，故必崩中）。

牢脉

牢脉体状

牢为阴中阳脉，似沉似伏，实大而长。微弦，有里无表，与革相左。

弦长实大脉牢坚，牢位常居沉伏间；

革脉芤弦自浮起，革虚牢实要详看。

牢脉主病

牢而长者肝也。仲景曰：寒则牢坚，有牢固之象，故着于骨肉之分。主心腹痛，癥疝颜瘕之病，凡阴虚失血之证，见此脉者必危，因虚证见实脉，正虚邪盛故也。

寒则牢坚里有余，腹心寒痛木乘脾；

癥瘕癫疝何愁也，失血阴虚却忌之。

两寸牢，心肺气郁（请气不升），胀闷气促，或饮食难下，或上焦气疼。

两关牢，腹胀胁痛，肝胃气痛，或颜瘕积聚（浊气填于中宫）。

两尺牢，奔豚癫疝。

濡脉

濡脉体状

濡为阴脉，极耎而浮，如帛在水中，轻手可得，重按有无，与弱相反。

濡形浮细按须轻，水面浮绵力不禁；

病后产中犹有药，平人若见是无根。

濡脉相类

浮细如绵曰濡，沉细如绵曰弱，浮而极细如绝曰微，沉而极细不断曰细。

浮而柔细知为濡，沉细而柔作弱持；

微则浮微如欲绝，细来沉细近于微。

濡脉主病

濡为血虚气弱之候，为疲损，为自汗盗汗，骨蒸劳热（营卫俱虚，故自汗发热），为下冷，为痹，又为伤湿。

濡为亡血阴虚病，髓海丹田暗已亏；

汗雨夜来蒸入骨，血山崩倒湿侵脾。

寸濡阳微自汗多，关中其奈气虚何；

尺伤精血虚寒甚，温补真阴可起疴。

左寸濡，心惊自汗，阳微气短（气血虚也）。

左关濡，荣卫不和，精神离散，体虚少力目暗，或发热盗汗（肝血虚也）。

左尺濡，自汗伤精，阴痿，小便数，妇人血崩。

右寸濡，气微汗多。

右关濡，脾弱不化物，胃虚不进食，或停饮，或痰湿。

右尺濡，下元冷惫，肠虚泄泻（火衰）。

弱脉

弱脉体状

弱为阴脉，极耎而沉，细按之乃得，举之无有，与濡相反。

弱来无力按之柔，柔细而沉不见浮；

阳陷入阴精血弱，白头犹可少年愁。

弱脉主病

弱脉沉极无力，阳虚之至，其人怏怏不乐，由精气不足，其病为冷痛，为烦热，为泄精，为虚汗。《素问》曰：脉弱而滑，是为胃气；脉弱而涩，久病老弱见之顺，平人少壮得之逆，兼之他脉，寒热别焉。

弱脉阴虚阳气衰，恶寒发热骨筋痿；

多惊多汗精神减，益气调营急早医。

寸弱阳虚病可知，关为胃弱与脾衰；

欲求阳陷阴虚病，须把神门两部推。

左寸弱，阳虚恶寒，心悸自汗，健忘不寐（心血虚也），或情绪不乐。弱而兼迟，时吐清涎（虚寒故）。

左关弱，筋痿无力，烦闷。弱而兼数，爪枯筋挛，目暗生花（肝血寒），或寒热时作（内伤），或妇人产后客风面肿。

左尺弱，小便数，肾气不固，肾虚腰痛，耳聋，骨肉酸疼，骨痿。弱而兼数，阴汗耳鸣（相火上冲）。

右寸弱，气虚困乏，言语无力，或颤掉缓弱（金衰不能平木），或咳嗽气短，或皮毛焦枯（肺衰）。弱而兼数，咽干引饮（虚火）。弱而兼迟，鼻流清涕（肺寒）。

右关弱，四肢重着，肠鸣溏泄，或恶闻人声（土为木伤）。弱而兼数，中焦郁热（阴火）。弱而兼迟，胃寒少食。弱而兼滑，湿痰（火衰则脾胃虚，食不化而生痰）。弱而兼弦，痰饮胃痛（脾气不行）。

右尺弱，阴痿，下焦冷痛，大便滑，足酸，溺出虚努（气衰）。

散脉

散脉体状

散为阴脉，其形大而散，有表无里，散漫不收，至数不齐，或来多去少，或来少去多，轻薄不能承指，如杨花散漫之状。

散似杨花散漫飞，去来无定至难齐；

产为生兆胎为堕，久病逢之不必医。

散脉相类

散脉无拘散漫然，濡来浮细水中绵；

浮而迟大为虚脉，芤脉中空有两边。

散脉主病

散为气血耗散，根本脱离之脉，最忌独见一脏，见则一脏将绝。故《难经》云：散脉独见则危。产妇得之生，孕妇得之堕。

左寸怔忡右寸汗，溢饮左关应涣散；

右关耎散胕胕肿，散居两尺魂应断。

左寸散，浮大而散者，心之本脉，然亦主怔忡（心血虚）。

左关散，气郁不舒，胸胁虚闷（下元无火，浊气上升）。或目眩生花，溢饮身重。

右寸散，虚汗倦乏。

右关散，脾虚胫肿。

两尺散，根本脱离，必见危殆。

细脉

细脉体状

细为阴脉，细小如丝，沉而不浮，应指直细而耎，分明不断。

细来累累细如丝，应指沉沉无绝期；

春夏少年俱不利，秋冬老弱却相宜。

细脉主病

细脉主诸虚劳损，七情伤感，或湿气，或腰痛，或伤精盗汗。在左为血少，在右为气虚。若兼弦数，则为危候。

细脉萦萦血气衰，诸虚劳损七情乖；

若非湿气侵腰肾，即是伤精泄汗来。

寸细应知呕吐频，当关腹胀胃虚形；

尺逢定是丹田冷，泻痢遗精号脱阴。

左寸细，心血衰少，健忘多惊。细兼数，面热口疮（阴火上炎），或五心烦热（血少），呕吐食少（心主弱不能生土，而肝木反乘之）。

左关细，筋脉挛缩，关节不利（血少），胁下坚胀（木失其养），时发寒热，或为癥瘕。细兼数，爪枯发槁（血枯则不能荣血之余）。

左尺细，手足厥冷（气衰），腰背切痛（血少），或恶风恶寒，或脱精，或骨痿，或寒湿。细兼数，两耳虚鸣，肌肉如削，或骨节烦痛（皆虚损之证）。

右寸细，元气不足，行动无力，言语无神，呼吸短气，虚嗽无力（阴火动也）。细兼数，咽干涩痛，烦渴引饮无度（虚火上炎）。

右关细，胃腹干燥，隐隐牵痛（津枯），或呕清涎，或泄（脾虚）。细兼滑，胃火虚胀。

右尺细，命门火衰，精虚骨痿，或梦遗泻痢。

伏脉

伏脉体状

伏为阴脉，轻手取之，绝不可见，重按着骨，指下才动。

外阴内阳，脉多伏，关隔闭塞，不通之候也。

伏脉推筋着骨寻，指间才动隐然深；

伤寒欲汗阳将解，厥逆脐疼证属阴。

伏脉主病

伤寒，一手脉伏曰单伏，两手脉伏曰双伏。不可以阳证见阴脉为诊，乃火邪内郁，不得发越，阳极似阴，故脉伏，必有大汗而解。正如久旱将雨，六合阴晦，雨后万物皆苏之义。又有夹阴伤寒，先有伏阴在内，外复感寒，阴盛阳衰，四肢厥逆，六脉沉伏，须必姜附，及灸关元，乃复出也。若太溪、冲阳皆无脉者，必死。

伏脉之病为积聚，为疝痛，为霍乱，为水气，为停寒、停饮、停食、停积，为荣卫气寒而厥逆。关前得之为阳伏，关后得之为阴伏，或三阴伤寒，或伤寒将汗，或脐腹冷痛，或痰饮积聚，或四肢逆冷。又呕吐甚者，脉亦伏。

刘元宾曰：火邪内郁，阳不得发，故脉伏，必有大汗乃解。然非可以药饵发散，必俟阴阳和，自然汗出而解，故伏脉不可发汗。《脉诀》言徐徐发汗，洁古以附子细辛麻黄汤主之，皆非也。

伏为霍乱吐频频，腹痛多缘宿食停；

畜饮老痰成积聚，散寒温里莫因循；

食郁胸中双寸伏，欲吐不吐常兀兀；

当关腹痛困沉沉，关后疝疼破阴浊。

左寸伏，心气不足，神不守常，沉忧抑郁，食停胃脘（清气不升）。

左关伏，血冷腰脚痛，及胁下有寒气。

左尺伏，肾寒精虚，疝瘕寒痛。

右寸伏，胸中气滞，寒痰冷积。

右关伏，中脘积块作痛，脾有停滞，腹痛作泄。

右尺伏，脐下冷痛，下焦虚寒，腹中癥冷疝瘕。

动脉

动脉体状

动为阳脉，乃数脉见于关上下，无头无尾，状如大豆，厥厥动摇。

仲景曰：阴阳相搏名曰动，阳动则汗出，阴动则发热，形冷恶寒。

成无己曰：阴阳相搏，则虚者动。故阳虚则阳动，阴虚财阴动。

庞安常曰：关前三分为阳，关后三分为阴，关位半阳半阴，故动随虚见。《内经》云：妇人手少阴动甚者，妊子也。据此则尺寸皆有动脉，不得谓但见于关矣。总之动脉形圆如豆，见于一部，不与别部相同者便是，不必定限于关也。

动脉摇摇数且团，无头无尾豆形圆；

其原本是阴阳搏，虚者摇兮胜者安。

动脉主病

动脉乃有火不能宁静之象，为痛为惊，为虚劳体痛，为崩脱，为泻痢。

动脉专司痛与惊，汗因阳动热因阴；

或为泻痢拘挛病，男子亡精女血崩。

左寸动，心神不安，惊悸恐怖，自汗盗汗，或思虑过多。

左关动，谋虑过度，脱血虚劳（血不循经），或拘挛掣痛。

左尺动，男子亡精，女人发热（阴虚火动），或为血崩。

右寸动，表热自汗。

右关动，泻痢腹痛，（湿热攻注）。

右尺动，火甚发热，小便赤淋。

促脉

促脉体状

促为阳脉，来去数而时一止复来，如蹶之趋，徐疾不常。

促脉数而时一止，此为阳极欲亡阴；

三焦郁火炎炎盛，进必无生退可生。

促脉主病

促为阳盛，而阴不能相和也，或怒气上逆，或发痈疽，或郁火，或喘咳，或气痛，或气热脉数，或瘀血发狂。又云：促为气、为痰、为血、为饮、为食。盖先以气热脉数，五者或有一留滞其间，则因之而促，非恶脉也。虽然，退则生，加即死，亦宜细审。

促脉唯将火病医，其间有五细推之；

时时呕咳皆痰积，或发狂斑与毒疽。

促主阳盛之病，促结之因，皆有气、血、痰、饮、食五者之别，一有留滞，则脉必见止也。

两寸促，狂躁闷乱（痰也），喘咳见之，随呼吸而止（心火刑金）。

两关促，痰结中焦（火也）。

两尺促极则危候。

结脉

结脉体状

结为阴脉，来往缓而时一止复来。

结脉缓而时一止，独阴偏盛欲亡阳；

浮为气滞沉为积，汗下分明在主张。

结脉主病

结为阴盛而阳不能入也，或颜结，或积聚，或七情所郁，或老痰凝滞。又云：浮结为寒邪滞经，沉结为积聚在内，又为气、为血、为饮、为痰、为食。盖先以气寒脉缓，而五者或有留滞其间，则因之而脉结，故结与促皆为病脉。

结脉皆因气血凝，老痰结滞苦沉吟；

内生积聚外痈肿，疝瘕为殃病属阴。

结主阴盛之病。越人曰：结甚则积甚，结微则积微，浮结外有痛积，伏结内有积聚。

两寸结，气血凝塞不和。

两关结，老痰畜血，积聚痛疝。

两尺结，为疝瘕（无此症，则为危候矣）。

代脉

代脉体状

代为阴脉，动而中止，不能自还，脉至还入尺，良久方来，非若促结之止而即来也。

脉一息五至，肺、心、肝、脾、肾五脏之气皆足，五十动而不止，合大衍之数，谓之平脉。反此则止乃见焉，肾气不能至，则四十动一止；肝气不能至，则三十动一止。盖一脏之气衰，而他脏之气代至也。《经》云：代则气衰。滑伯仁曰：

若无病赢瘦脉代者，危脉也。有病而气血乍损，气不能续者，代为病脉。伤寒心悸，脉代者复脉汤主之；妊娠脉代者，其胎为三月，生死不可不辨。

动而中止不能还，复动因而作代看；

病者得之犹可疗，平人却与寿相关。

代脉相类

促结之止无常数，或二动一止，或三五动一止，即复来。代脉之止有常数，必依数而止，还入尺中，良久方来。

数而时止名为促，缓止须将结脉呼；

止不能回方是代，结生代死自殊途。

代脉主病

代为元气衰败之脉，诸病见之，皆为不治。唯女子见之，为孕成三月。

代脉原因脏气衰，腹疼泻痢下元亏；

或为吐泻中宫病，女子怀胎三月兮。

代脉可决寿限

五十不止身无病，数内有止皆知定；

四十一止一脏绝，四年之后多亡命。

三十一止即三年，二十一止二年应；

十动一止一年殂，更观气色兼形证。

此代之缓者也，又有其急者。

两动一止三四日，三四动止应六七；

五六一止七八朝，次第推之自无失。

类似脉辨

脉有类似，细辨乃得。

迟、缓之别

一息三至，脉小而衰者为迟，主阴盛阳微。

一息四至，脉大而慢者为缓，主卫强营弱。

沉、伏之别

沉者轻举则无，重按乃得，主证在里，邪气在脏。

伏者重按亦无，推筋乃见，真气不行，邪气郁结。

数、紧、滑之别

数者，往来急迫，呼吸六至，主热。

紧者，左右弹手，状如切绳，主寒。

滑者，往来流利，圆活如珠，一息五至，主血热。

浮、虚、芤之别

浮者，举之有余，按之不足，为表，为风。

虚者，举之迟大，按之空软，为损，为惊。

芤者，沉浮可见，中候则无，状如葱管，为损血。

濡、弱之别

濡者，细耎而浮，主气虚汗多。

弱者，细耎而沉，主血少骨疼。

细、微之别

细者，应指细细，状如一线，而稍胜于微，为阴气虚。

微者，若有若无，状如蛛丝，而更不及细，为阳气衰。

弦、长之别

弦如弓弦，端直挺然，而不搏指，病为劳风。

长如长竿，过于本位，而来搏指，病为邪热。

短、动之别

短为阴脉，无头无尾，其来迟滞，主风虚，短脉只见于尺寸。

动者阳脉，无头无尾，其来滑数，主崩损，动脉只见于两关。

洪、实之别

洪如洪水，盛大满指，重按稍减，为溢热烦蒸。

实乃充实，应指有力，举按皆然，为邪气壅盛。

牢、革之别

牢者，沉而实大弦长，牢守其位，为积聚疼痛。

革者，浮而虚大弦急，如按鼓皮，内虚外坚，为亡血失精。

促、结、涩、代之别

促者，急促数而暂止，病为停痰。

结者，凝结迟而暂止，病为郁气。

涩者，迟短涩滞，漏下带止，三五不调，刮竹相似，病为少血。

代者，动而中止，不能自还，止数有常，非暂之比，病为危亡。

相对脉

脉有对举，按之昭然。

浮沉，升降也，以别阴阳表里，浮法天之轻清，沉法地之重浊。

迟数，至数之多寡也，四至为平，五至必形气壮盛，或闰太息，皆为无病之象。不及为迟，太过为数。迟为阴，数为阳。数在上为阳中之阳，数在下为阴中之阳；迟在上为阳中之阴，迟在下为阴中之阴。又性急脉急，性迟脉迟，各因人体而言也。

虚实，占内之有余不足也，以按而知。

长短，盈缩也。长脉见于尺寸，通贯三部而有余；短脉见于尺寸，寻之两头而不足。又人长脉长，人短脉短。

滑涩，通滞也。涩者，阳气有余；滑者，阴气有余。《千金》云：滑者，血多气少；涩者，血少气多。脉者，血之府。荣行脉中，血多故流利圆活。气多则血少，故虽涩不散。

促结，阳盛则促，如疾趋而蹶，疾而时止者也；阴盛则结，如行远之疲，徐而时止者也。

洪微，血热而盛，气随以溢，满指洪大，冲勇有余，故洪为盛；气虚而寒，血随以涩，应指细微，欲绝非绝，故微为衰。

紧缓，张弛也。紧为伤寒，寒性收束，荣卫之气，与之激搏，故紧急；缓为伤风，风邪阻遏，荣卫之行，不能疾速，故缓慢。

动伏，出处也。动者出现于外，形圆如豆而动数；伏者处藏于内，深至筋骨而潜伏。

代、牢、弦、革、芤、濡、细、弱，八脉虽不可以对举，而亦可以对醒也。弱与强对，细与粗对，濡与硬对，芤与中坚对，革与不革对，弦与不弦对，牢与不牢对，代与不代对。

又《经》云一前大后小，前小后大；来疾去徐，来徐去疾；来盛去不盛，来不盛去反盛；乍大乍小，乍长乍短，乍数乍疏。此皆二脉偶见，亦对峙之说也。

兼至脉

脉有兼至

有合众脉之形为一脉者，如似沉似伏，实大弦长之合为牢，及软浮细之合为濡者是也。

有合众脉之形为一症者，如浮缓为不仁，浮滑为饮，浮洪大而长为风癫眩晕之类是也。有两脉合者，有三四脉合者。

有一脉独见而为病不一者。如浮为风，又为虚，又为气，一脉而兼诸证者是也。

真脏脉

真肝脉至，中外急，如循刀刃，责责然，如张琴瑟弦，色青白不泽，毛折乃死。

真心脉至，坚而搏，如循薏苡子，累累然，色赤黑不泽，毛折乃死。

真脾脉至，弱而疏数（弱而乍数乍疏也），色黄不泽，毛折乃死。

真肺脉至，大而虚，如以毛羽中人，肤色赤白不泽，毛折乃死。

真肾脉至，搏而绝，如指弹石劈劈然，色黄黑不泽，毛折乃死。

喉痧症治概要

李　序

考喉痧一症，古无是病，亦无是书也。张石顽《医通》，始列麻疹门，称手太阴足阳明蕴热所致。其症之危，有甚于痘者，虽未明育疫喉、烂喉等症，要为喉痧书之滥觞。叶香岩医案，称雍正癸丑以来，有烂喉痧，投以犀、羚、芩、连、栀、膏之类，辄至不治。进解肌散表，多有生者，此于烂喉痧症治，洵为精确，然又未闻有白喉之说也。至郑梅涧《重楼玉钥》，辨明白喉，立养阴清肺方，而喉科治法始备。是症多发于北省，旋蔓延南方，尤以沪上为甚。机厂林立，烟煤熏蒸，实足酝酿喉症。症发难治，怒焉堪悯。孟河丁甘仁先生，精岐黄，治喉症，效更如神。悬壶海上三十余载，余与交最久，知最深。去夏，先生归道山。冬，沪滨各医团善堂，开会追悼。余略有演述，悼故人，亦叹医道之中衰也。先生著有《喉痧概要》一书，细别痧喉种类。察其在气、在营，分初、中、末三期，施表清下诸法。集诸家之大成，作度人之金针，诚医林盛事也。今其令嗣仲英，将刊以行世，乞余序文。因略溯喉症之发源，并感近年喉症之盛行。先生逝矣，幸留是编，利济海内，是先生虽逝犹存也。

中华民国十六年丁卯孟冬月平书李钟珏谨序。

张　序

名者，实之宾也。自来享盛名者，断无幸致，故曰实至则名归。孟河丁公甘仁，邃于医，行道沪上垂四十年。虽妇人、孺子，咸知先生名。余于壬戌，执教于中医专校，始识先生，与之谈论，和蔼可亲，一望而知为有道之士。无何，余以事离沪，凡六载，而先生遽归道山。今春，承哲嗣仲英君招，命诸少君承授医学。是年秋，仲英君将以令先翁所著《喉痧症治概要》付剞劂，问序于余。余曰，中国医学之所以日见其衰颓者，非学识之不足也，患在无统系，无统系，则不能提纲而挈领，探本以寻源。周秦以降，医皆分科。泰西医学，分门尤细，后世将内外二字，一人概括之。夫人之精神有限，学识有限，而病之千变万化，顾可以数十年之学习，遽能统为之治哉。壬寅春，喉疫盛术，时医狃于白喉忌表，一味滋降寒凉，死者无数，而不知喉痧由于风火不郁于肺胃，痰热不积于阳明，宜辛凉疏解，透毒化痰也。先生亟为校正，一面凭其心得，用方药以活人，一面厘订专书，训后学以正谬，其功岂浅鲜哉？忆余于乙卯岁，会辑杨龙九囊秘喉书，刊于绍兴医报，社会所许。近阅斯篇，则专详喉痧，辨别详细，言言金玉，字字珠玑，先刊于《中医杂志》，已为社会重视。今订单本，我又知其必纸贵洛阳也，从兹先生之名，永不朽矣。要皆实至而名归耳，后之学者，勉乎哉。

时在中华民国十六年丁卯岁冬月海虞张谔汝伟谨撰。

王　序

咽喉方寸之间，饮食由是而进，呼吸由是而转。一日不进食则饥，呼吸有窒碍则病起。古谓事之重要者曰扼其咽喉，喉之为义大矣哉。《经》云：咽主地气，喉主天气。咽通于胃，喉通于肺，咽喉为肺胃之门户，而肺胃又各有其气化。每逢气候乖常，风寒燥火之邪，袭于肺胃，酿成重险之喉痧，其势最紧急，其病易传染，因斯毙命者不可胜计。推厥原由，皆因医者不明病源治法，以至于此。呜呼！人生实难，误死堪悲，医之存心，宜宏其侧隐之量，扩充济世之怀，好行其德，庶乎不愧为医。丁师甘仁，精擅内外喉科，经其治愈疑难之症，奚啻万千。而于喉痧症治，有独到之秘。今哲嗣仲英君刊印师著《喉痧症治概要》一书，理法且详，功效神妙，已刊登《中医杂志》第一期，风行远近。今以单本发行，有裨于喉痧之治疗者，功德靡涯。我师济世之心，固可垂诸不朽，而仲英君扩充其济世之量，所谓克绍箕裘，得传家学云云，固不足以彰其美也，然吾尤有言者。著书难，读书亦不易，丁师之论喉痧，活法也。倘读者不善体会，以阴虚白喉为疫喉，以阳明实热为喉痧，施以清解之剂，若此者，似是而非，必致贻误苍生。丁师固不任其咎，且负仲英君刊是书之初旨矣。是为序。

中华民国十六年岁次丁卯秋月门人皖歙王一仁拜撰。

夏　序

时疫喉痧，危险之症也，蔓延传染，贻害无穷。其原因于时厉温邪，吸自口鼻，内应肺胃，故治法与白喉不同。白喉忌表，误汗则殆，疫喉宜表，有汗则生，固不可不审慎也。孟河丁甘仁先生，予金兰友也，学术湛深，经验宏富，于疫喉一门，研究有素，将其生平之学识，历年之经验，编成一书。是书大旨，辨证以分气营为要务，治法以汗清下为先后，议论正确，用药审慎，考古证今，堪称全璧，拜读之下，深获我心。讵料先生于去年遽归道山，我道顿失一柱石，甚可痛也。今其哲嗣仲英谱侄，箕裘克绍，亦有声于时，不忍以先人之手泽，秘之枕中，拟付剞劂，以公诸世，固不第为后学之金针，亦病家之宝筏也。爰志数言，以弁其首。

中华民国十六年丁卯重九应堂弟夏绍庭序于春萱草堂

时疫烂喉、痧麻、正痧、风痧、红痧、白喉总论

时疫喉痧，由来久矣。壬寅春起，寒暖无常，天时不正，屡见盛行。予临诊二十余年，于此症略有心得，爰述其大概，与同志一商榷之。凡痧麻种类甚多，有正痧，有风痧、红痧。惟时疫喉痧为最重，传染迅速，沿门阖境，竟有朝发而夕毙，夕发而朝亡者，暴厉夭札，殊深浩叹。业是科者，当谨慎而细察，悉心而辨治焉。如幼时初次出痧，谓之正痧。因胎中有伏热，感时气而发，寒热咳嗽，烦闷泛恶，咽喉或痛或不痛，即有咽痛，亦不腐烂，此正痧之病形也。夏秋时之红痧、风痧，初起时寒热骨痛，胸闷呕恶，舌苔白腻，外热极重，而里热不盛，咽喉不痛，或咳嗽，或不咳嗽，此红痧、风痧之病情也。其病源良由夏受暑湿，秋感凉邪，郁于太阴阳明。太阴者肺也，阳明者胃也，肺主皮毛，胃主肌肉，邪留皮毛肌肤之间，则发为红痧、风痧。凡痧子初发时，必有寒热咳嗽，胸闷泛恶骨痛等症。揆度病因，盖外邪郁于腠理，遏于阳明，肺气不得宣通，胃气不得泄越也。必用疏散之剂，疏表解郁，得汗则痧麻透，而诸症俱解。此治正痧、风痧、红痧之大略也。独时疫烂喉丹痧者何也，因此症发于夏秋者少，冬春者多，乃冬不藏精，冬应寒而反温，春犹寒禁，春应温而反冷。《经》所谓非其时而有其气，

酿成疫疠之邪也。邪从口鼻入于肺胃，咽喉为肺胃之门户，暴寒束于外，疫毒郁于内，蒸腾肺胃两经，厥少之火，乘势上亢，于是发为烂喉丹痧。丹与痧略有分别，丹则成片，痧则成颗。其治法与白喉迥然不同，白喉忌表一书，立滋阴清肺汤，原宗仲圣猪肤汤之遗意，由少阴伏热升腾，吸受疫疠之气，与内蕴伏热，相应为患，若至音哑气喘，肺炎叶腐，危在旦夕间矣。滋阴清肺，尚恐不及，宜加珠黄、金汁，或救十中一二。苟与表散，引动伏火，增其炎焰之势，多致夭枉。此时疫喉痧当与白喉分别清楚，不容稍混也。白喉固宜忌表，而时疫喉痧初起，则不可不速表，故先用汗法，次用清法，或用下法，须分初、中、末三层。在气在营，或气分多，或营分多。脉象无定，辨之宜确，一有不慎，毫厘千里。初则寒热烦躁呕恶，咽喉肿痛腐烂。舌苔或白如积粉，或薄腻而黄，脉或浮数，或郁数，甚则脉沉似伏。此时邪郁于气分，速当表散，轻则荆防败毒，清咽利膈汤去硝黄，重则麻杏石甘汤。如壮热口渴烦躁，咽喉肿痛腐烂，舌边尖红绛，中有黄苔，丹痧密布，甚则神昏谵语，此时疫邪化火，渐由气入营，即当生津清营解毒，佐使疏透，仍望邪从气分而解。轻则用黑膏汤，鲜石斛、豆豉之类；重则犀豉汤，犀角地黄汤。必待舌色光红或焦糙，痧子布齐，气分之邪已透，当用大剂清营凉解，不可再行表散，此治时疫喉痧用药之次第也。假使早用寒凉，则邪遏在内，必致内陷神昏，或泄泻等症，致成不救。如表散太过，则火炎愈炽，伤津劫液，引动肝风，发为痉厥等险象，仍当大剂清营凉解，或可挽回。先哲云：丹痧有汗则生，无汗则死，金针度人，二语尽之矣。故此症当表则表之，当清则清之，或用釜底抽薪法，亦急下存阴之意。谚云：救病如救火，走马看咽喉。用药贵乎迅速，万不可误时失机。此症有不治，难治数条，开列于下。

脉伏者不治；泄泻不止者不治；会厌腐去，声哑气急者不治；始终无汗者难治；丹痧遍体虽见，而头面不显者难治。此皆时疫喉痧危险之症，其余用药得宜，虽重亦可挽回，此不过言其大略耳，其中变化条目甚多，非数言可尽，敢请海内明达，匡我不逮，则幸甚矣。

喉痧自订方

（一）解肌透痧汤

专治痧麻初起，恶寒发热，咽喉肿痛，妨于咽饮，遍体酸痛，烦闷泛恶等症（痧麻见咳嗽为轻，无咳嗽为重）。

荆芥穗　钱半　净蝉衣　八分　嫩射干　一钱　生甘草　五分　粉葛根二钱　熟牛蒡子　二钱　轻马勃　八分　苦桔梗　一钱　前胡　钱半　连翘壳二钱　炙僵蚕　三钱　淡豆豉　三钱　鲜竹茹　二钱　紫背浮萍　三钱

如呕恶甚，舌白腻，加玉枢丹四分冲服。

（二）加减麻杏石甘汤

专治痧麻不透，憎寒发热，咽喉肿痛，或内关白腐，或咳嗽气逆之重症。

净麻黄　四分　熟石膏（打）　四钱　象贝母　三钱　鲜竹叶　三十张光杏仁　三钱　射干　八分　炙僵蚕　三钱　白莱菔汁　一两　生甘草　六分　连翘壳　二钱　薄荷叶（后下）　一钱　京玄参　钱半

（三）加减升麻葛根汤

专治痧麻虽布，而头面鼻独无，身热泄泻，咽痛不腐之症。

川升麻　五分　生甘草　五分　连翘壳　二钱　炙僵蚕　三钱　粉葛根钱半　善桔梗　一钱　金银花　三钱　干荷叶　一角　薄荷叶（后下）　八分　京赤芍　二钱　净蝉衣　八分　陈莱菔　三钱

（四）加减黑膏汤

专治疫邪不达，消烁阴液，痧麻布而不透，发热无汗，咽喉肿红燥痛白腐，口渴烦躁，舌红绛起刺，或舌黑糙无津之重症。

淡豆豉　三钱　薄荷叶　八分　连翘壳　三钱　炙僵蚕　三钱　鲜生地四钱　熟石膏（打）　四钱　京赤芍　二钱　净蝉衣　八分　鲜石斛　四钱　生甘草　六分　象贝母　三钱　浮萍草　三钱　鲜竹叶　三十张　茅芦根（各）一两

（五）凉营清气汤

专治痧麻虽布，壮热烦躁，渴欲冷饮，甚则谵语妄言，咽喉肿痛腐烂，脉洪数，舌红绛，或黑糙无津之重症。

犀角尖（磨冲）　五分　鲜石斛　八钱　黑山栀　二钱　牡丹皮　二钱鲜生地　八钱　薄荷叶（后下）　八分　川雅连　五分　京赤芍　二钱　京玄参　三钱　生石膏（打）　八钱　生甘草　八分　连翘壳　三钱　鲜竹叶　三十张　茅芦根（各）　一两　金汁（冲服）　一两

如痰多加竹沥一两冲服，珠黄散每日服二分。

（六）加减滋阴清肺汤

专治疫喉白喉，内外腐烂，身热苔黄，或舌质红绛，不可发表之症。

鲜生地　六钱　细木通　八分　薄荷叶（后下）　八分　金银花　三钱京玄参　三钱　川雅连　五分　冬桑叶　三十张　连翘壳　三钱　鲜石斛　四钱　甘中黄　八分　大贝母　三钱　鲜竹叶　三十张　活芦根（去节）　一两

如便闭加生川军三钱，开水泡，绞汁冲服。

（七）败毒汤

专治痧麻未曾透，项颈结成痧毒，肿硬疼痛，身热无汗之症。

荆芥穗　钱半　薄荷叶（后下）　一钱　连翘壳　三钱　生蒲黄（包）　三钱　熟石膏（打）　四钱　炒牛蒡子　二钱　象贝母　三钱　益母草　三钱　生甘草　六分　京赤芍　三钱　炙僵蚕　三钱　板蓝根　钱半

如大便泄泻，去牛蒡、石膏，加葛根、黄芩、黄连，此肺胃疫毒，邪热移于大肠也。如初病泄泻，可仿喻氏逆流挽舟之法，荆防败毒加减；如挟食滞，可加楂曲之类，亦不可执一而论。

（八）加减竹叶石膏汤

专治痧麻之后，有汗身热不退，口干欲饮，或咽痛蒂坠，咳嗽痰多等症。

青竹叶　三十张　桑叶皮　各钱半　金银花　三钱　鲜苇茎（去节）　一两熟石膏（打）　三钱　光杏仁　三钱　连翘壳　三钱　白菜菔汁　一两　生甘草　六分　象贝母　三钱　冬瓜子　四钱

喉痧选用效药

（一）吹药

玉钥匙

治一切喉症肿痛白腐，将此药吹之，能退炎消肿，唯阴虚白喉忌用。

西瓜霜　五钱　西月石　五钱　飞朱砂　六分　僵蚕　五分　冰片　五分

研极细末。

金不换

功效较玉钥匙尤胜，治疫喉，生肌长肉，方如下。

玉钥匙加料　人中白　三钱　青黛　三钱　西黄　三钱　珠粉　三钱

加味珠黄散

治喉症立能消肿止疼，化毒生肌。

珠粉　七分　西黄　五分　琥珀　七分　西瓜霜　一钱

锡类散

治一切喉痧喉疳，腐烂作痛，痰涎甚多，渴饮难下，此散吹入，能豁痰开肺，去腐生新。

象牙屑　四分　壁钱　三十个　西黄　七厘　冰片　立厘　青黛　七分人指甲　七厘　珠粉　四分

以上吹药，研细末贮瓶，勿令出气。

（二）外贴药

贴喉异功散

治喉症肿痛，用太乙膏上药少许，贴人迎穴，半日起泡，即揭去。

斑蝥　四钱　血竭　六分　乳香　六分　没药　六分　全蝎　六分　玄参六分　麝香　三分　冰片　三分

斑蝥去头翅足，用糯米拌炒，以米色微黄为度。除血竭外，合诸药共研细末，另研血竭，拌匀，瓷瓶收贮，勿令出气。

（三）敷药

三黄二香散

清火解毒，用菜油调敷。

大黄　二两　蒲黄（包煎）　一两　雄黄　二钱　麝香　三分　冰片　三分

冲和膏

消肿止痛，用陈醋、白蜜调，炖温敷。

紫荆皮　五两　独活　三两　白芷　三两　赤芍　二两　石菖蒲　两半

紫金锭（即玉枢丹）

消肿解毒，用陈酒磨敷。

山慈姑　二两　川文蛤（即五倍子，捶破，洗刮内桴）　二两　红大戟　一两　当门子　三钱　千金子　二两

喉痧诊治验案

（一）温邪喉痧

陈右　年三十余岁，住紫金桥。患喉痧六天，痧布隐隐，壮热，汗泄不多，口渴，咽喉腐烂，汤饮难进，数医不效，举室彷徨，邀余诊治。诊其脉洪数，视舌色前半红绛，中后薄腻而黄。余曰：此瘟疫之邪化热，半以入营伤津，半以蕴蒸气分。拟清营解毒，清气达邪之剂。犀角地黄汤合竹叶石膏汤，加荆芥、薄荷复方治之，数剂而愈。

（二）烂喉丹痧

王右　年二十岁，本丹阳人，客居沪上。患烂喉丹痧甚重，丹痧虽布，壮热不退，烦躁不寐，汤饮难咽，且是新婚之后，阴液早伤，疫火充斥。合家老幼，焦灼万分，延余诊治，病已七天。诊脉弦洪而数，舌红绛起刺。余曰：此瘟疫之邪，化火入营，伤阴劫津，内风欲动，势将痰涌气喘，危在旦夕间矣！随用犀角地黄汤合竹叶石膏汤，加陈金汁、竹沥、珠黄散等药，数日而痊。

（三）时疫喉痧热入心包

夏童　扬州人，居美租界陈大弄。患时疫喉痧五天，丹痧虽已密布，丽头面鼻部俱无，俗云白鼻痧，最为凶险！曾经服过疏解药数帖，壮热如焚，烦躁谵语；起坐狂妄，如见鬼状，彼家以为有祟为患。余诊其脉，实大而数，

舌红唇焦，咽喉外内关均已腐烂，滴水难咽。余曰：此疫疠之邪化火，阳明腑热，熏蒸心包，逼乱神明，非鬼祟也。虽头面鼻部不见痧显，非升麻、葛根可治，随用犀角地黄汤合白虎汤加硝黄之品，一面生津清营，一面釜底抽薪。服后过数时，得大便，即能安睡，次日去硝黄；照原方加金汁、竹油、珠黄散，服数剂即热退神清，咽喉腐烂亦去，不数日而告痊矣。

（四）喉痧寒热无汗痧麻隐约

顾左 年三十余岁，在沪南开设水果行。患喉痧七天，寒热无汗，痧麻布丽隐约，咽喉肿痛，牙关掣紧，甚则梦语如谵，诊其脉郁数不扬，视舌色薄腻而黄。余曰：此疫邪将欲内陷，失表之症也。急进麻杏石甘汤，得畅汗，痧麻满布，热解神清，咽喉肿红亦退，数日丽安。

（五）寒束温邪痧麻不透

李右 年四十余岁，南京人，住沪城老北门内。因侍他人之喉痧，而随传染，发热五六天，痧麻布而不匀，咽喉肿痛，牙关拘紧，前数医意谓此妇素体阴亏，仅用玄参，薄荷，桑，丹，茅芦根等，方药平淡，而咽关肿闭益甚，喉中痰声辘辘，滴水难下，殊属危急。余诊其脉，郁数不扬，舌不出关，苔薄腻黄，问其便，数日不行。余曰：此瘟疫之邪，为外寒所束，痰热交阻膈中，壅塞肺胃之间，危在旦夕。随投透痧解毒汤加六神丸、凉膈散、竹沥、白莱菔汁等，解其表邪，通其腑气。一日两剂，服后得汗与便，外以香菜煎水，揩其肌肤，以去外束之寒，次日痧布，喉关渐开，数日而愈。

（六）咽喉肿痛白腐痧布身热

王右 喉痧一候，痧麻渐布，咽喉肿痛白腐，身热，口舌前半淡红，中后腻黄，脉濡数而滑，胸闷泛恶，烦躁懊憹。阅前方，辛凉清解，尚属平稳，不过方中有玄参、茅芦根等。据述服后胸闷泛恶，烦躁懊憹，更甚于前，颇觉难以名状。余曰：此痧麻未曾透足，疫疠之邪，郁遏肺胃，不得泄越于外，痰滞交阻中焦，浊垢不得下达之故。仍用透痧解邪，加涤痰导滞之品，如枳实、竹茹、玉枢丹。服二剂，始得痧点透至足心，呕恶烦躁随定，热退，喉腐亦渐渐脱去而愈。但玄参、茅芦根小小寒凉，不可早用，若大寒大凉之剂，可不慎之又慎乎！

（七）白喉两关腐烂

叶女 住白克路。白喉四天，咽喉左右两关腐烂，蒂丁且去其半，身热不壮，舌质淡红，中后薄黄，脉象濡数。四日之中，粒米未入。余曰：此疫疠之邪，熏蒸肺胃，心肝之火内炽，用滋阴清肺汤加川连、通草，一剂，咽喉腐烂渐脱，反觉焮痛。余曰：此腐烂虽去，新肉未生，故焮痛也。仍用原方加花粉、鲜石斛，因未大便，加生川军三钱。开水泡绞汁冲服，得大便甚畅，胃热下行，白喉随愈。肺与大肠为表里，腑热下达，肺火亦从下降矣。

（八）白喉腐烂身壮热烦闷口渴

叶右　住澄衷学校。白喉六天，身热甚壮，咽喉腐烂，汤饮难进，烦闷口渴，连进辛凉清解，毫无应效。意谓此妇因侍其夫喉痧而得此疾，深恐其亦出痧麻，未敢骤用滋阴清降，讵发热更甚，烦躁不安，起坐如狂，甚则谵语妄言，咽喉满腐，蒂丁去其大半，舌灰黄，唇焦，脉洪数有力。一派炎炎之势，有痉厥之象，遂投大剂犀角地黄汤合竹叶石膏汤，一日夜进四剂，即热退神清，咽喉腐烂亦脱，三四日即愈。此疫疠之邪，由口鼻而直入肺胃，疫邪化火，由气入营，伤津劫液，内风欲动，危险之至，得庆更生，亦可谓幸矣。可见有痧麻而喉不腐者有之，有喉腐而不出痧麻者亦有之矣。

（九）喉痧壮热畏寒滴水难咽

傅左　住唐山路。年廿余岁，患喉痧八天，壮热无汗，微有畏寒，痧麻隐约，布而不显，面色紫暗，咽喉肿腐，滴水难咽，烦躁泛恶，日夜不安。傅氏数房，仅此一子，老母少妻，哭泣求救。余曰：症虽凶险，正气未败，尚可挽回。诊其脉郁数不扬，舌苔腻黄。阅前服之方，竟是滋阴清肺汤等类，随投透痧解毒汤加枳实、竹茹，一日夜服两剂，兼刺少商出血，开闭泻火。服药后，即得畅汗，痧麻渐布，面色转红，咽喉肿腐亦减，连进数剂，三四日即愈。喉痧之症，有汗则生，验之信然。

（十）烂喉痧麻色紫暗邪陷三阴

刘右　年廿余，住美租界靶子路。患喉痧四天，痧麻虽布，麻色紫暗，发热烦躁，梦语如谵，咽喉肿腐，不能咽饮，适值经临之期。前医以其热壮神糊，早投清凉，鲜生地、鲜石斛、茅芦根等。据述腹中绞痛，少腹结块，大便溏泄，壮热即衰，痧点即隐，谵语撮空，牙关拘紧，痰多气粗。邀余往诊，其脉空数无神，亦不能视其舌色。余曰：此瘟疫之邪，已陷入三阴，血凝毒滞，残阳欲绝，无药可救，果于是晚而殁。早投寒凉，百无一生，过用疏散，尚可挽回，益信然也。

（十一）喉痧腹泻颈项肿痛成毒

周童 住中法学堂后。患喉痧八天，痧虽布而未透足，热势不退，喉关肿腐，颈项左右肿硬疼痛，欲成痧毒，加之泄泻，苔黄，脉滑数，颇有内陷之象！拟葛根黄芩黄连汤，服后即得汗热减，泄泻即止，而痧毒肿硬益甚，喉关肿腐不脱，汤饮难进。用败毒汤去牛蒡加玄参，并外敷药，痧毒即消，咽喉肿腐亦去，数日而安。

余行道数十年，诊治烂喉痧麻之症，不下万余人，仅录十数案于上，汗清下三法，皆在其中。读者宜细心揣摩，庶能获益。《内经》云：知其要者，一言而终，不知其要者，流散无穷。信不诬也。

录慈溪邵琴夫先生喉痧有烂喉白喉之异论

喉痧一证，皆因瘟疫之气，由口鼻吸入，直犯肺胃，流行经络，蕴而为患。上窜肺系（喉名肺系）则肿痛（外治异功散，外治蒜泥拔毒散，烂喉、白喉，皆可按法施治），外达皮肤为痧疹。而医者治法，或从宣解，或从降化，往往有效有不效，虚实之间，不可不早辨也。试先就烂喉论之，其证多发于冬春之间，良由冬不藏阳，无冰少雪，温邪为寒所束，初起形寒头痛，胸闷鼻塞，喷嚏咳嗽，发热泛恶，脉来濡细，或现浮洪，浑身酸痛、（火为寒郁，邪热由气分而达血分），咽喉赤肿（或旁现白点亦见之），宜乘势表散，取火郁发之之义。其有颈之两旁，肿出如瓮者，即俗所谓喉痧袋是也。宜加解毒退肿之品（僵蚕、赤芍、嫩射干、轻马勃、生甘草、贝母、樱桃核、青棉纱线，外用冲和赶毒散，方见外科。用桂枝一钱，附子七分，煎水，入陈酒调涂其上，以手巾围裹，如嫌干燥作痛，可入蜂蜜同调即润）。其有颜若渥丹，痧不出肌者，乃风寒外束，皮毛密闭也。亦有余处皆现，面部独白者，即俗呼为白面痧、白鼻痧也（阳气从上，头面愈多者吉）。总宜发散开达，再加发表透邪之剂（西河柳、鲜芫荽、紫背萍，或煎汤熨之，闷痧可用）。俟其汗畅（是症有汗则生，无汗则死）。痧透（粒细而红，密布无间），邪从外泄，胸闷渐舒，喉痛即轻。倘执《内经》诸痛属火，红肿为热，而用苦寒抑遏（清火适以动火），或佐辛凉疏散，以为双解之法，必致痧不透达，喉即腐烂，壮热谵语，肌肤无汗，齿鼻流血，舌缩唇焦，气促痰升，音哑口噤，惊搐泄泻，发痉发厥，邪从内窜，命归泉路。至于白喉，乃阴虚之体，适值燥气流行（阴被热灼），或多食辛辣，过食煎炒，热伏于胃（阳明有余，少阴不足），胃失降令，上逼于肺（肺之灼由于胃之蒸），初起脉象浮紧（肺气虚损未形），发热（郁勃之火，全集肺胃），恶寒（火极似水），头疼背胀，神疲骨楚，喉中或极痛，或微痛，或不痛，而觉介介如梗状（此时热毒内盛，气化不宣）。有随发而白随现者，有至二三日而始现者（此症喉中一白，寒热自除），或白点、白条、白块，渐至满喉皆白如粉皮样者（乃肺虚见本象也），此症多见于小儿。想雏年纯阳，阴气未足，肺更娇嫩也。且格外强躁，不令细视者，以心肺相通，肺热炽甚，心气不宁也。治法宜以滋清为主。若见胸闷胀满者，佐以扫除其中，溲便闭塞者，佐以开导其下（客岁杨士章夫人患喉症，误表增剧，投以养阴清肺汤而瘥，于此可见一斑。邵彭寿母甲午秋患喉症，投大承气汤而愈，此釜底抽薪法也），则或发痧疹（邪从外泄），或便黏痰（邪从下泄），可冀霍然。昧者妄投辛散，犹天气旱亢，非雨不润，扇之以风，则燥更甚。迨肺阴告竭，肾水亦涸，遂令鼻塞音哑，痰壅气喘，咽干无涎，白块自落，鼻孔流血，面唇皆青，恶候迭见，难为力矣！是故犹是风热（烂喉、白喉，总名喉痧），有因风而热者，风散则火自熄（烂喉所以宜外解也），有因热而生风者，热退则风自灭（白喉所以宜内清也）。古人治法，一则曰升阳散火，一则曰滋阴降火，岂两端其说，以生后人疑窦哉，外因内因，不容混也。

琴夫茂才，邵大年先生之孙，痧痘圣手也。悉心医学，无微不至，在沪时常与余讨论，良深佩服。今读《白喉烂喉论》，分析应表忌表各治法，实为当世良医，洵为后起之秀。沪地人烟稠密，蕴郁之气必甚，非比北地亢燥之气，故患烂喉多而白喉少。若将白喉之方，以治烂喉，贻害匪浅。至于果患白喉，理应清润，临诊亦不可不察耳。倘邵君在沪，定能挽回陋习，沪地人命，决不遭如此大劫也。

沪滨聋道人张骧云评

琴夫先生论喉痧应表，有汗则生，白喉忌表，误表则危之说，确切病情，洵医家不易良箴。余读其论，如见其人，诚儿科中之妙手也，谨录之为后学之津梁。

孟河思补山房丁甘仁识

录元和全保三先生烂喉丹痧辑要说

烂喉丹痧，至危之症也。寒暖非时，染成疠毒，一乡传染相同，即是天行之瘟疫也。与寻常咽喉，通行痧疹，俱迥然不同。道光丙戌、己酉两年，吴下大盛，余亲友患者甚众，医者不能深察，杂用寒凉，目击死亡者伙矣。良由冬不藏阳，无冰少雪，温邪为寒所束。若乘势表散，邪从畅汗者得生，否财无有不殒命者。予亦患此症，赖陈君莘田，重为表汗，始得痧透而痊。由是潜究喉科痧症诸书，颇自致疑，后得经验阐解一编，不著譔人姓氏，寥寥数页，要言不烦，丹痧治法，另辟一途，足补喉科之未备。余于此症，固已深知灼见矣，固考古证今，删增阐解原文，备采要法，著为此编，非逞臆说也，实以阅历有年，方知此症重在发表，不在治喉，其喉科自有全书，毋庸夹杂。若乃此症，四时皆有，随时活变，总之畅汗为第一义也。

叶天士先生烂喉痧医案

雍正癸丑年间以来，有烂喉痧一症，发于冬春之际，不分老幼，遍相传染，发则壮热烦渴，丹密肌红，宛如锦纹，咽喉疼痛肿烂，一团火热内炽。医家见其热火甚也，投以犀、羚、芩、连、栀、膏之类，辄至隐伏昏闭，或喉烂废食，延俟不治，或便泻内陷，转俟凶危，医者束手，病家委之于命。孰知初起之时，频进解肌散表，温毒外达，多有生者。《内经》所谓微者逆之，甚者从之。火热之甚，寒凉强遏，多致不救，良可慨也！喉痧应表，如不透表，必致变端。读此案可知，凡遇烂喉丹痧，以得畅汗为第一要义。

录烂喉寒喉经验阐解

近年喉痧一症，日甚一日，且多殒命者，其故何也？只缘舍本求末，重于咽喉，忽于痧子，早进寒凉，遏伏疠邪之故耳。盖天有六气，俱能生杀万物，凡疾风暴雨，酷暑严寒，四时不正之气，即为疠气，人若感之，便能为害。近年天道南行，冬不藏阳，每多温暖，及至春令，反有暴寒折伏，皆为非时不正之疠气。感触者，蕴酿成病，所以其症发必一方，长幼男女相似，互为感染，与疠疫同。禀气旺者，虽感重邪，其发亦轻，禀气弱者，即感微邪，其发亦重。夫人肺主一身之气，肺主皮毛，脾主肌肉，肺开窍于喉鼻，鼻气通于天气。受邪之时，从口鼻而入于肺脾，而出于肌表。当疠毒发作之时，热淫之气，浮越于肺之经隧，所以必现咽喉肿痛，鼻塞喷嚏，咳嗽胸闷呕恶，浑身酸痛等形。此非疠邪痧子为本，咽喉咳嗽等形为末乎。今医不究其受病之因，乃执《内经》诸痛属火，红肿为热，急进寒凉，甚至用犀、羚、石膏、金汁、黄连等味，稍兼辛凉表散，以为双解之法，体质强旺者，章藉元气充足，或以敌邪致愈；禀单弱者，即变音哑喉腐，气促腹泻，齿鼻流血，舌缩唇焦，肤干无汗，发厥口噤，种种险候。医家见之，犹日病重药轻，更以寒凉倍进，必致痧毒内陷，燔灼愈腾，喉闭痰升，命归泉路。要知头面红肿掀赤，正痧毒外达之势，当此之时，须进表散开达之剂，寒凉清腻等药，一味不可兼杂，使其痧从汗透，则其毒自然不留，其毒既泄，咽喉岂有不愈。所以先贤诸败毒散中，皆用表散，亦同此意命名也。余非业医者，因从前子女惨遭其害，爰是潜心医学，研究岁运司天，数年以来，稍悟一斑。凡有亲友患此症者，商治于余，皆以表散开达为主，直待痧回肿退，鼻有清涕，遍身作寒脱皮，方进凉血清解之味，靡不应手速效。近见苏杭此症盛行，殒命者不少。予仰体上苍好生之德，敢将一得管见，布告四方，并非，立异忌能，炫玉求售，惟冀医林高士，药业仁人，鉴余微忱，勿加讪訾，则患者幸甚，余亦幸甚。

　　此论透达，佚其姓名，诚高尚士也。所论丹痧发表清解等法，头头是道，于此症经验宏富，已见一斑。沪上有某医，以喉科著名，遇喉症无论喉痧、白喉，概以银、翘、金锁匙、挂金灯等品混统治之，更加石斛、沙参，吾不知其依据何法，若见此论，问心能无亏乎。

论　痧

　　一、凡形寒壮热，咽喉肿痛，头痛咳嗽胸闷，鼻塞呕恶，两目汪汪，手足指冷，脉来濡数，或见浮数，此即疠邪痧症，需进后方荆防葛根汤两三剂，俟其畅汗，痧点透至足心，舌有杨梅刺，方进辛凉清解之味。总之，痧慎于始，若有一毫胸闷未清，便是痧症未透，不可早进寒凉遏伏，以致不治。

二、凡痧症欲出未出之时，宜早为发散，以解其毒，则无余患。若不预解，使之尽出，或早投寒凉遏伏，多致毒蓄于中，或为壮热，日久枯瘁，或成惊痫，或为泻痢、腐烂，咯血喘促，或作浮肿疳蚀而死。此虽一时疠气之染，然未有不由于人事之未尽也。

三、凡痧疹逡巡不出者，乃风寒外束，皮肤闭密也，宜荆防葛根汤主之。外用芫荽酒、苎麻蘸酒揩之，恐露体冒风，亦可不必用。咽喉如有肿痛腐烂者，宜合玉钥匙散频频吹之。

四、凡形寒发热，面若装朱，痧不出肌，即现上吐下泻，腹痛如绞，甚至发厥口噤，目闭神昏，此乃内夹湿滞痧秽，外感疠毒，暴寒折伏，表里为病，阴阳不通，最属危候，每至朝发夕死，不能过二三日；若投寒凉清解，有如操刀。急进藿香正气散加煨葛根、牛蒡子、蝉衣、焦曲等味。一两剂得畅汗，吐泻止，厥痛停，痧得嫩赤，扶过三日，庶无妨碍。但此症吐泻之后，津液大伤，必然发渴思冷，切勿与吞冷水、甘蔗、水梨，一切寒凉之物，切忌切忌。

五、凡热邪郁于肺，逆传于包络，痧疹不得出，或已出而复没者，乃风寒所遏而然，若不早治，毒必内攻，以致喘急音哑而死。急用升麻葛根汤加荆芥、牛蒡子、枯梗、蝉蜕、樱桃核、浮萍草、枇杷叶等煎服；外用芫荽酒，苎麻蘸酒揩之。痧症复出，喘定，乃可无虞。倘体质单弱者，不能透达，需用透邪煎，或柴归饮发之。如进二汤，仍不嫩赤者，急进托里举斑汤。

六、凡痧疹只怕不能出，若出得畅尽，其毒便解，故治痧症者，贵慎于始。发热之时，当察时令寒热，酌而治之，倘时令严寒，即桂枝葛根汤或麻黄汤俱可用，勿拘辛温迟疑。二汤内俱加入牛蒡子、蝉衣、桔梗发之；如果热火充炽，稍加生石膏三四钱亦可。倘时令平和，以荆防葛根汤加浮萍草发之，务使发得透畅，莫使其丝毫逗留，以致生变幻缠绵。痧后切忌大荤海鲜酸盐涩辣之物，以杜后患，切嘱。

论症续要

一、凡服表散之剂，必得汗至足心，丹痧透，咽痛止，胸闷舒，方无余邪。若有痧汗少，或痧现即隐，症势最险。或痧后重感风邪，或食新鲜发物，必有余毒为患，俗称痧尾是也。痧膨、痧癫、痧痨，内外诸症百出，慎之。

二、凡服侍之人，最为要紧，必须老成可靠者，终日终夜，不得倦怠，人不可脱离，以被紧盖，出汗后不可使露，致汗不畅，若任性贪凉，虽方药中病，亦难奏效。盖痧邪当发出之时，病人每闷不可耐，稍一反侧于被内，使稍露以为适意，痧点即阴，毒从内陷，适意乃速死之道也。

三、凡痧多属于肺，阳气从上，头面愈多者为吉。若余处见而面部不见者，名白面痧、白鼻痧，症最重，必多用升发之剂。至于丹多属于脾，隐在皮肤之间，或成块如云头而突，多起于手足身背之上，发则多痒，或麻木，是兼湿痰之故，药宜佐以渗湿祛痰。有先见丹后见痧，亦有丹而不痧，痧而不丹，亦有喉腐不见丹痧者，表汗则一也。

四、凡喉痧由来已久，《纲目》云：天行喉痧，一乡相似，属运气之邪火，或寒药下之，酸药点之，郁其邪于内，不得出也。《正传》云：火性急速，发必暴悍，必以从治之法，甘、桔、荆、防，加以温药为导，徐徐频与，不可顿服，切不可骤用寒凉之药。缪仲淳曰：痧症不宜依症施治，惟当治肺，使痧症发出，则了无余蕴矣。

五、凡神昏谵语，惟当透肺邪，不宜用寒凉，即使痧圆脱皮，舌红唇燥，余火炽盛，只需轻清泄肺为主，是集后方药中所不载者，明眼人当深注意。

六、凡咽喉闭，毒气归心，胸前肿满，气烦促，下部河泄不止者死。若初起咽喉，呕吐清水，神昏谵语，目光上窜，脉涩伏，痰声如锯者不治。又三四日内津涸舌光，唇齿焦黑，鼻扇口张，目无神者，亦不治。

以上所论，专为治丹痧烂喉之症，凡遇白喉，一味不可用也。临证之际，须细辨之。

要方备查

荆防葛根汤

葛根　一钱或　钱半　牛蒡子　三钱　桔梗　钱半　荆芥　钱半　枳壳一钱　杏仁（去皮尖，便溏者勿研）　三钱　生甘草　四分　土贝（去心、研）三钱　炒防风　钱半　加浮萍草　三钱（防风荆芥不炒亦可）

升麻葛根汤　痧点隐隐不透者用之

升麻　五分　葛根　钱半　赤芍　钱半　荆芥　钱半　牛蒡子　三钱　桔

梗　钱半　蝉衣　一钱　樱桃核　三钱　浮萍草　二钱　生甘草　四分

托里举斑汤

升麻　一钱（见点后不可用）　柴胡　五分　归身　五分（泻者勿用）赤芍
一钱　酒炒浮萍　三钱　水炙甘草　五分　（原方白芷　一钱　制山甲　一钱
当酌用之）

蝉衣　八分　牛蒡子　三钱　荆芥　三钱　象贝　三钱

随症可加，惟便溏泄者，去牛蒡为是。

透邪煎　柴归饮与此相同，加柴胡

防风　三钱　荆芥　钱半　升麻　二钱　炙甘草　五分　蝉衣　八分　牛
蒡子　三钱　归身　三钱　赤芍　钱半

藿香正气散　茅术川朴，湿重舌白腻者用

苏叶　三钱　藿梗　三钱　桔梗　钱半　陈皮　二钱　制茅术　三钱　厚
朴　二钱　生甘草　五分　牛蒡子　三钱　茯苓　三钱　焦神曲　三钱　半夏曲
三钱　煨葛根　三钱

申字漱喉散

玄明粉　七两　雄黄　三钱

上研细末，用二三钱，调入萝卜汁，燉温一大碗，以毛笔蘸汁洗扫之；或漱
喉，吐去老痰。如有杜牛膝打汁调和，更妙，但不可多咽，防作泻。

辰字探吐方

治牙关紧闭，吐药之最灵者。

真胆矾三钱，即石胆也，冬月用青鱼胆拌阴干，研极细末，水调送下。此药
入口，无有不呕者，一切喉肿、乳蛾，吐出顽痰立松，如无青鱼胆制者，亦可用。

一字散

猪牙皂角　七钱　雄黄　二钱　生矾、藜芦（各）　一钱　蝎尾　七枚

右药末，吹少许入鼻，即吐痰。皂角捣烂，一味，醋调入喉四五匙，亦吐。

刺法

少商穴，在大指内侧之端，离甲角如韭菜许，左右同，以针刺出血，治喉闭。

委中穴，在膝盖对后交界缝中，治同之。

急治法

凡喉症初起，一日内，头顶有红点一粒，急将银针挑破，挤出毒血，用姜水
蘸桐油擦之，若过一昼时，此点即隐。

跋

　　吾乡多医家，利济之功，亘大江南北，世称孟河医派。犹古文之有桐城、阳湖，绘事之传南宗、北宋，猗欤盛矣。先伯松溪公，学医于费晋卿前辈，得其传，惜享年不永，未展所抱。先严学医于圩塘马绍成先生，又从马培之先生游。内得先伯切磋，复私淑费、巢诸大家，博学广深，术益精深，视诊沪上垂四十年，活人无算。其生平事迹，妇孺亦乐道之，姑毋赘述。惟先严著作，如《药性辑要》，已刊行有年。兹刻先严《喉痧症治概要》，校雠既竟，聊记梗概于篇末。盖喉以纳气，咽以纳食，喉气通于天，咽气通于地，咽喉俱闭，天地之气并塞，此咽喉症之所宜重视，而斯篇之出，为不容缓也。

　　　　　　　　　　　中华民国十六年丁卯孟冬月次男元彦仲英谨跋

丁甘仁用药一百一十三法

《丁甘仁用药一百十三法》，系丁甘仁当年门诊处方记录，由其门生归纳整理而成，原为抄本。其案语简洁，一法一方，足可令后人效法，故名。

时病门

感冒类

（一）疏邪解表法

大豆卷　三钱　紫苏梗　三钱　赤茯苓　三钱　桂枝　钱半　枳壳（麸炒）二钱　嫩前胡　二钱　桔梗　一钱　晚蚕沙（包）　三钱　六神曲（炒焦）　三钱　葱白（拍）　三茎　鲜生姜（去皮、拍）　三钱

按： 此治表实无汗之法，症见身热形寒，头痛无汗，胸闷微咳，苔腻纳少等一方中豆卷、葱白、生姜发汗解表；桂枝温散以增解表之力；桔梗、前胡、蚕沙宣肺化痰，利咽止咳；佩兰芳香、赤苓淡渗，共以化湿；枳壳、苏梗、神曲行气消滞。一方而诸法具备。

（二）和营达邪法

桂枝　二钱　佩兰　二钱　制半夏　三钱　赤芍药　三钱　晚蚕沙（包）三钱　赤茯苓　三钱　苏梗　三钱　淡黄芩（炒）　一钱五分　麸枳壳　二钱　焦谷芽　五钱　鲜荷叶（洗）　一角　鲜佛手（三片，干者用）　一钱

按： 此治表虚有汗之法。虚体冒邪，营卫不和，形寒，微热，有汗，胸闷，纳少之证，宜用此法。方中桂枝、赤芍调和营卫；苏梗、蚕沙、佩兰、荷叶、佛手芳香疏表祛邪；枳壳、半夏宽申化湿；赤苓淡渗、谷芽和胃；黄芩清热。此即取桂枝汤调和营卫之意而巧作裁化之方。

（三）疏邪化痰法

荆芥　一钱五分　霜桑叶　一钱五分　法半夏　三钱　苏梗　三钱　前胡　一钱五分　薄橘红（盐水炒）　六分　薄荷（后下）　八分　玉桔梗　一钱　光杏仁（去衣尖、打）　三钱　江枳壳（炒焦）　二钱　赤茯苓　三钱

按：肺主皮毛，风邪袭表，由毛孔而入肺络，肺气阻塞，病必兼见咳嗽多痰，治宜本法，以疏邪宣肺化痰。方中荆芥、薄荷、苏梗、桑叶疏邪以达表；前胡、桔梗、杏仁、枳壳顺气以利肺；半夏、橘红化痰；赤苓淡渗以化湿。

（四）宣化畅中法

荆芥穗 一钱五分 佩兰 三钱 春砂仁（后下） 一钱五分 苏梗 三钱 姜半夏 三钱 江枳壳（麸炒） 二钱 广藿香 一钱五分 广皮 一钱五分 大腹皮（洗） 三钱 六神曲（炒焦） 三钱 赤茯苓 三钱 佛手 一钱

按：治感冒兼中气不畅，胸腹痞胀不舒之证，宜解表而兼宣和之法。方中以荆芥穗、苏梗疏邪；藿香、佩兰芳香以畅胸中之气而解痞闷；大腹皮、砂仁、佛手利气消胀；半夏、陈皮、赤茯苓除湿；枳壳、六神曲消导积滞。感冒之证，多见恶寒、发热、头疼、骨楚，或有汗，或无汗，或咳嗽痰多，证类伤寒，而实不同于伤寒。故治法多不用六经之经方，而用辛平解表之剂，芳香泄化之法。丁氏于此分列四法，师古而不泥古，堪为后学楷法。

风温类

（五）辛凉疏解法

大豆卷 三钱 净蝉衣（去翅、足洗） 一钱 光杏仁（去衣尖、打）三钱 薄荷头（后下） 一钱 前胡 二钱 象贝 三钱 冬桑叶 一钱五分 玉桔梗 一钱 淡竹茹 一钱五分 赤茯苓 三钱 江枳壳（炒） 二钱 枇杷叶（去毛、包煎） 三钱

按：本方豆卷、薄荷、蝉衣祛风透邪；前胡、杏仁顺气；竹茹、象贝化痰；桔梗开泄肺气；枇杷叶清肺热；枳壳宽中下气；茯苓淡渗利湿。本方治风温初起，邪热入侵肺卫之证。肺主卫，外合皮毛，温邪上受，首先犯肺，故见咳嗽。邪为温热而非寒气，故见口渴而不恶寒。邪由口鼻而入者，宜芳香化浊；由皮毛而入者，宜辛凉透表。本法为辛凉透表之法。至于芳香化浊之法，另当别论。

湿温类

（六）疏邪宣化法

藿香 三钱 姜半夏 三钱 光杏仁（去衣尖、打） 三钱 滑石（研，包煎） 四钱 蔻仁（打，后下） 七分 竹茹（水炙） 一钱五分 佩兰三钱 淡黄芩（炒） 二钱 象贝母 二钱 赤茯苓 三钱 方通草 七分荷叶（洗） 一角

按： 湿温为病，由湿热相搏而成。其证见始恶寒，后但热不寒，汗出胸痞，苔白或黄，多腻，口渴不引饮。因湿为阴邪，郁遏其阳，故见恶寒；继则湿郁成热，故但热不寒；热蒸于湿则出汗；湿蔽清阳则胸痞；湿热交蒸故舌苔白或黄而多腻；热则液不升而口渴，湿则饮内留而不欲饮。初起治宜疏解宣化，本方最宜。若见热邪偏重或湿邪偏重者，方药又当有所出入化裁。

伏暑类

（七）清解宣化法

淡豆豉　三钱　前胡　一钱五分　江枳壳（麸炒）　一钱五分　黑山栀　三钱　玉桔梗　五分　赤茯苓　三钱　广藿香　一钱五分　竹茹　一钱五分光杏仁（去衣尖、打）　三钱　川通草　七分　六一散（包煎）　五钱　鲜荷叶（洗）一角

按： 伏暑的发生，是因先受暑湿邪气，留扶体内，后为秋冬时邪所诱发。《通俗伤寒论·伏暑伤寒》："复伤于暑，被湿所遏而蕴伏，至深秋霜降及立冬前后，为外寒搏动而触发。"伏暑有邪伏气分和营分之分，而以气分为多。治疗以解表、清里、祛湿为原则。气分兼表宜解表清暑化湿，营分兼表须解表清营泄热，邪入中焦脾胃，宜清热化湿，邪闭心包，热感动血，宜清营泄热，开窍通瘀。本法用予伏暑病位尚浅者。若病势深重，则未足胜任。

湿热类

（八）养阴清宣法

铁石斛　三钱　淡黄芩（炒）　二钱　黑山栀　三钱　青蒿　三钱　连翘（去心）　三钱　竹茹一钱　五分　薄荷（后下）　五分　象贝　三钱　白薇　一钱五分　净蝉衣（去翅、足）　一钱　光杏仁（去衣尖、打）　五钱　六一散（包）五钱　赤茯苓　三钱　茅芦根（去心、节，各）　五钱枇杷叶（去毛、包煎）三片

按： 方中石斛养阴清热；芦根生津解热；青蒿、薄荷、蝉衣、茅根透表泄热；连翘、黑山栀清心解热；白薇、杏仁、竹茹、枇杷叶宣肺化痰清热；黄芩清内热；赤苓、六一散利水化湿。全方合甘寒以养阴，苦寒以清热，辛凉以宣散，故为"养阴清宣法"。

（九）育阴清热法

吞斛　三钱　天花粉　四钱　黑山栀　三钱　黑玄参　三钱　云茯神　三钱　白薇　一钱五分　鲜生地　五钱　南沙参　三钱　川贝（去心）　三钱　麦

冬（去心）　四钱　连翘壳　三钱　淡竹茹　一钱五分　枇杷叶（去毛、包煎）三片　雪梨汁（冲）　二匙　甘蔗汁（冲）　二匙

按：本法以石斛、花粉、南沙参、雪梨汁、甘蔗汁生津润肺；玄参、生地、麦冬养阴；竹茹、白薇、川贝、枇杷叶宣肺化痰；山栀、连翘清热。全方侧重于养阴清热，宣肺化痰。

又按：温病有新感温病与伏气温病之分。感邪而不即发病，邪伏体内，逾时复由内而外发者，称为伏气；外感温邪而即时发病者，称为新感。伏气温病伏热深重，变幻多端，由里达表，春温、伏暑、温毒等便是；新感温病初感即见表证，由表入里，步步深入，风温、暑温、秋燥属此范畴。温病的治疗原则，叶桂《外感温热篇》曰："在卫汗之可也，到气才可清气，入营犹可透热转气……入血就恐耗血动血，直须凉血散血。"具体治疗方法有解表、清热、化湿、通下、养阴、开窍、熄风等。

温邪袭肺，肺热明显者，宜辛凉解表；卫表阻遏，无汗而微恶风者，宜微辛宣解。清热法有清气、清营、凉血之分。化湿法中，有芳香化湿、淡渗利湿、辛开苦降之别。通下法中，有清热泄下、苦寒急下、增液通下之不同。养阴法中，有甘寒养阴、咸寒育阴之异。开窍法中，有清心开窍、豁痰开窍之殊。熄风法中，有清肝熄风、滋阴熄风之别。上述养阴清宣和育阴清热两法，可供临床治疗温病时斟酌使用。

风湿类

（十）祛风化湿法

荆防风（各）　一钱五分　晚蚕沙（包）　三钱　橘皮络（各）　一钱五分　独活　一钱五分　桑枝（炒）　三钱　丝瓜络（炒）　三钱　左秦艽　一钱五分　连皮苓　五钱　淡竹茹　一钱五分　天仙藤　三钱　木瓜　三钱

按：此为治风湿相搏、无汗身疼、发热、日晡而盛之法。荆芥、防风、桑枝祛风发汗；秦艽、独活、天仙藤、蚕沙、竹茹化湿；丝瓜络、橘络、橘皮通络化湿；连皮苓利水化湿。

（十一）和营通络法

当归　三钱　连皮苓　五钱　桑枝（炒）　三钱　赤芍　三钱　秦艽　一钱五分　片姜黄　一钱　川芎　一钱五分　海桐皮　三钱　牛膝　一钱五分　晚蚕沙（包）　三钱　丝瓜络　三钱

按： 此为治风湿传营之法。以当归、赤芍、牛膝、川芎、姜黄和营；秦艽、海桐皮、桑枝、茯苓化湿；丝瓜络通络。

（十二）化痰通络法

桑桂枝各（炒）　一钱五分　姜半夏　三钱　淡竹茹（姜汁炒）　一钱五分明天麻（煨）　二钱　广陈皮　一钱五分　薏苡仁　五钱　左秦艽　二钱　连皮苓　五钱　晚蚕沙（包）　三钱　丝瓜络（水炙）　三钱　指迷茯苓丸（开水送服）　三钱

按： 本法以桂枝、桑枝、天麻、秦艽泄风；半夏、陈皮、竹茹、指迷茯苓丸化痰；苡仁、蚕砂化湿；丝瓜络通络。风湿为病而见肢体麻木等者，常以挟痰为辨，故有此法。

又按： 风湿之为病，是因腠理不密，春夏之交，或居处卑湿，或引饮过度，或汗出当风，既中于湿，又伤于风而成。《金匮·痉湿暍病脉证篇》说："风湿相搏，一身尽疼痛，法当汗出而解。值天阴雨不止，医云此可发汗。汗之病不愈者，何也？盖发其汗，汗大出者，但风去，湿在内，湿气在，是故不愈也。若治风湿者，但微微似欲汗者，风湿俱去也。"故第十法祛风化湿法，不用麻黄汤之发汗，而用荆芥、防风令其微微有汗，更以秦艽、独活、茯苓、橘皮、橘络、蚕沙等，或祛风以化湿，或淡渗以利湿，或通络以宣湿，风去而湿亦随之而尽。他如十一之和营通络法，十二之化痰通络法，不过隅反而已。

杂病门

疟疾类

（十三）和解化痰法

柴胡　一钱五分　姜半夏　三钱　广陈皮　一钱五分　黄芩　一钱五分光杏仁（去衣尖、打）　三钱　赤茯苓　三钱　前胡　一钱五分　象贝母　三钱佩兰叶　一钱五分　竹茹（姜汁炒）　三钱

按： 本法取小柴胡汤之柴胡、半夏、黄芩以和解表里；二陈、象贝、竹茹、杏仁化痰；赤苓、佩兰化湿。

（十四）温化湿痰法

桂枝（炒）　一钱五分　广陈皮　一钱五分　大贝母　三钱　姜半夏　三钱

川朴（姜汁炒）　一钱　光杏仁（去衣尖、打）　三钱　柴胡　一钱五分　草果仁　一钱五分　老苏梗　三钱　枳实（麸炒）　二钱　云茯苓　四钱　鲜生姜（去皮、拍）　三片

按：本法以桂枝、柴胡、苏梗、生姜和解表里而疏邪；赤苓、川朴、半夏、陈皮、草果温燥化湿止疟；杏仁、象贝母化痰。

（十五）扶正达邪法

潞党参　三钱　柴胡（炒）　一钱五分　姜半夏　三钱　台白术（土炒）三钱　淡黄芩（炒）　二钱　光杏仁（去衣尖、打）　三钱　云茯苓　三钱　佩兰叶　三钱　大贝母　三钱　炙甘草　一钱五分　广陈皮　一钱五分淡竹茹（姜汁炒）　二钱

按：此治久疟而正气虚衰，扶正达邪之法。方中柴胡达邪，黄芩解里，陈皮、佩兰化湿，半夏、竹茹、杏仁、贝母豁痰，党参、白术益气扶正。

（十六）和解宣化法

大豆卷　三钱　佩兰　三钱　大贝母　三钱　苏梗　三钱　姜半夏　三钱光杏仁（去衣尖、打）　三钱　嫩前胡　二钱　陈皮　一钱五分　江枳壳（麸炒）　一钱五分　赤茯苓　三钱　川通草　七分　六神曲（炒焦）　三钱　甘露消毒丹（开水吞下）　三钱

按：本法以疏解为主。方中豆卷、前胡、苏梗疏邪；赤苓、佩兰、通草化湿；二陈、杏仁、贝母化痰；甘露消毒丹以清暑治疟；枳实、六神曲行气和胃。

中风类

（十七）养阴熄风法

南沙参　三钱　制僵蚕　三钱　朱茯神　三钱　麦冬（去心）　四钱　嫩钩钩（后下）　三钱　远志肉（朱砂拌）　一钱　石斛　三钱　天竺黄　二钱　淡竹茹（姜汁炒）　三钱　石决明（打、先煎）　五钱　川贝母（去心）　三钱嫩桑枝（炒）　三钱　瓜蒌皮　一钱　淡竹沥（分二次冲）　一两

按：此治阴虚内燥而中风之法。石斛、沙参、麦冬养阴；茯神、远志安神；竹茹、天竺黄、贝母、瓜蒌皮、竹沥化痰；僵蚕、钩藤、桑枝熄风达表。

（十八）熄风涤痰法

天麻　三钱　羚羊尖（镑先煎）　二钱　陈胆星　钱五分　胡麻　三钱　石决明（打、先煎）　八钱　浙贝母　三钱　嫩钩钩（后下）　三钱　滁菊花　三钱　姜半夏　三钱　蝎尾　三钱　天竺黄　三钱　朱茯神　三钱　当归　五钱

鲜竹沥（冲服） 一两

或用羚羊尖一分许，水磨，或研末吞。

按：此治风痰两盛而中风之法。羚羊尖、石决明、天麻、胡麻、双钩、蝎尾、菊花平肝降火熄风；半夏、贝母、天竺黄、陈胆星、竹沥化痰；茯神、当归调和气血。投以大队治风痰之药，冀其痰去风自熄，风解痰自化之义。

（十九）豁痰开窍法

羚攀角（磨先煎） 三钱 陈胆星 一钱五分 明天麻（煨） 三钱 石菖蒲 三钱 竹茹黄（各） 三钱 姜半夏 三钱 广郁金 三钱 川贝母（去心）三钱 瓜蒌皮 三钱 江枳壳（麸炒） 二钱 白茯苓 五钱至宝丹一粒或苏合香丸（化服）一粒

按：此治痰火上涌，喉间痰鸣，不省人事之证，为豁痰开窍之主方。至宝丹、苏合香丸、菖蒲，均为开窍之要药。至宝凉开，苏合温开，随症选用。天麻平肝熄风，羚羊角平肝清热，半夏、川贝、竹茹、竺黄、陈胆星、广郁金涤痰，瓜蒌皮、枳壳、茯苓和中宽胸。

霍乱类

（二十）芳香化浊法

广藿香 三钱 广木香（煨） 一钱五分 白茯苓 三钱 佩兰叶 三钱 春砂仁（打、后下） 二钱 猪苓 三钱 川厚朴（姜汁炒） 二钱 灶心土（包煎） 一两 苡仁 五钱 姜半夏 三钱 大腹皮（洗） 三钱广陈皮 一钱五分 焦神曲 三钱 车前子（炒打、包煎） 三钱 鲜荷叶（连脐洗切） 半张

按：《灵枢·五乱》曰："清气在阴，浊气在阳，营气顺脉，卫气逆行，清浊相干，乱于肠胃，则为霍乱。"其证上吐下泻，成于顷刻之间，由四时不正之气，从口鼻入，着于肠胃，故不用发汗以解表，而主芳香以化浊，扶土以和中。方中藿香、佩兰、荷叶芳香以化浊；灶心土扶脾以止泻；木香、砂仁行气以止痛；神曲、大腹皮消积以清肠；茯苓、猪苓、苡仁淡渗以利湿；车前子开下窍以导水，此方属藿香正气散、六和汤之类。

痢疾类

（二十一）疏邪化滞法

荆芥炭 一钱五分 川厚朴（姜制） 一钱五分 南楂炭 三钱 防风炭 一钱五分 小青皮（炒） 二钱 大麦芽（炒焦） 五钱 姜半夏 三钱 焦枳实 一钱五分 六神曲（炒焦） 三钱 薏苡仁 五钱 煨姜 二片 大腹皮（洗）

三钱　术香槟榔丸（先吞）　三钱

按：此治痢疾初起，而兼表邪之法。荆芥、防风解裘；苡仁、半夏化湿；厚朴、枳实、青皮、六神曲、南楂炭消积；麦芽、大腹皮顺气；煨姜温里；木香槟榔丸通利大便，大便既畅，积滞乃去，里急后重之症自愈。

（二十二）清宣化滞法

粉葛根（煨）　一钱五分　六神曲（炒）　三钱　大腹皮（洗）　三钱　银花炭　三钱　南楂炭　三钱　赤茯苓　三钱　赤芍药　二钱　青陈皮（各）　二钱　建泽泻（盐水炒）　三钱　荷叶蒂（炒）　三个　瓜蒌仁（打）三钱　陈红茶　三钱　枳实导滞丸（先开水过下）　四钱　香连丸（分三次开水下）　三钱

按：《证治汇补·下窍门》曰："滞下者，谓气食滞于下焦；肠澼者，谓湿热积于肠中，即今之痢疾也，故曰无积不成痢。"治痢必先去积，先服枳实导滞丸祛滞化积，然后服汤剂。银花清热，赤芍和营，黄芩、泽泻、红茶化湿，青、陈皮，瓜蒌仁理气，大腹皮除满，葛根升发清阳，荷蒂有升举之功，香连丸清热燥湿，行气化滞。

（二十三）清化和中法

白头翁　三钱　银花炭　三钱　焦神曲　三钱　秦皮　二钱　云赤苓（各）　三钱　陈皮　一钱五分　赤芍　三钱　淡黄芩（炒）　二钱　泽泻（盐水炒）　二钱　焦楂炭　三钱　六一傲（包）　三钱　香连丸（分三次开水下）三钱

按：白头翁汤为治热毒深陷血分，纯下血痢之证。白头翁清热解毒、凉血止痢；秦皮、银花、黄芩助白头翁清热；泽泻、陈皮、六一散化湿；赤芍和营；焦楂炭、焦神曲消积化滞；香连丸清热燥湿，顺气止痢。白头翁汤中尚有黄檗，丁氏或恐其寒燥而去之。其实黄檗清下焦湿热有专功，用亦无妨。若盐水炒而用之，则更无所谓燥矣。

（二十四）清营和中法

当归身　四钱　粉甘草（炙）　一钱　赤茯苓　三钱　赤芍　三钱　扁豆衣（炙香）　三钱　谷芽（炒焦）　五钱　白头翁　三钱　建泽泻（盐水炒）三钱　陈皮　一钱五分　秦皮　二钱　淡黄芩（炒）　二钱　黄连阿胶丸（分三次吞）三钱

按：此治休息痢之法。《赤水玄珠·痢门》曰："休息痢者，愈后数日又复下，时作时止，积年累月，不肯断根者是也。"由于下痢日久，缠绵不愈，湿热留滞，正气受损。方中当归、赤芍和营；甘草和中；白头翁、秦皮、黄芩清热解毒；扁豆衣、谷芽健脾开胃；泽泻、赤苓渗湿；黄连阿胶丸清热止痢。

（二十五）扶正温化法

潞党参（土炒） 三钱 阿胶珠（蛤粉炒） 三钱 光杏仁（去衣尖、打）三钱 野白术（米炒） 三钱 制军（炙炭） 三钱 扁豆衣（炒） 三钱 全当归（土炒） 三钱 火麻仁（打泥） 四钱 采芸曲 三钱 熟附片 一钱五分 瓜蒌仁（打） 三钱 鲜荷叶（切洗） 一角 荠菜花炭 五钱 戊己丸 三钱（分二次开水吞）

按： 此治久痢之法。下痢日久，食欲不振，形体消瘦，甚则滑脱不禁，脾胃受损，肾气不固，治当扶正为主，祛邪为辅。党参、白术、扁豆衣健脾扶正；当归、阿胶补血养营；熟附片温阳；军炭化积；采芸曲化湿；荷叶升发脾阳；戊己丸清热止痢；荠菜花清利湿热；杏仁、火麻仁、瓜蒌仁润肠通便。久痢便下滑泄不禁，不用三仁为宜。又有真人养脏汤，治久痢亦有神效。

泄泻类

（二十六）疏邪化浊法

大豆卷 三钱 炒苡仁 五钱 腐豆衣（炒） 一钱五分 黄芩（炒）二钱 焦六曲（炒） 三钱 赤茯苓 三钱 佩兰叶 一钱五分 江枳壳（麸炒） 二钱 车前草（炒、研） 三钱 玉桔梗 一钱 鲜荷叶（连脐） 一角

按： 湿邪最易引起泄泻，因脾喜燥而恶湿，湿邪犯脾，最易困阻脾土，使脾运失司，水谷不分，混杂而下，而致泄泻。本方为治湿邪交阻而泄泻之法。佩兰、荷叶芳香化浊；扁豆衣、焦六曲健脾化积；苡仁、赤苓、车前草利水化湿；豆卷通达宣利；黄芩清热。

（二十七）和中化浊法

姜半夏 三钱 扁豆衣 一钱五分 广藿香 一钱五分 川厚朴（姜制）一钱 春砂仁（后下） 一钱五分 佩兰叶 一钱五分 新会皮 一钱五分 焦神曲 三钱 薏苡仁 三钱 猪茯苓（各） 三钱 大腹皮 三钱 鲜荷梗（去刺洗切） 一尺

按： 脾主升，主运化。若脾胃虚弱，则脾失升运，以致水反为湿，谷反为滞，湿滞内停，下走大肠，遂成泄泻。本方为治湿浊中阻而致泄泻之法。半夏、厚朴宽中化湿；茯苓、猪苓、苡仁淡渗化湿；藿香、佩兰、陈皮、荷梗芳香化湿；扁豆衣、大腹皮健脾化湿；神曲消积；砂仁芳香涩肠以止泄。

（二十八）温中化浊法

制附片　一钱五分　嫩桂枝（去皮）　一钱五分　川厚朴（盐水洗）　一钱五分　干姜　一钱五分　广藿梗　一钱五分　姜半夏　三钱　煨姜　一钱五分　佩兰梗　一钱五分　广陈皮　一钱五分　白茯苓　三钱　焦神曲　三钱　车前子（炒研、包煎）　三钱

按： 此治中寒泄泻之法。外感寒邪或恣食生冷，使寒气客于肠胃，中阳不运，健运失职，致使饮食物清浊不分，混杂而下。《时病论·卷三》曰："盖寒泻致病之原，良由感受乎寒，寒气内袭于脾，脾胃受寒则阳虚，虚财不司运用，清阳之气，不主上升，反下陷而为便泄。"故用附片、干姜、煨姜、桂枝温中；藿香、佩兰、厚朴化浊；陈皮、半夏、神曲燥湿和中；茯苓、车前子利水渗湿以实大便。

（二十九）扶土和中法

台白术（土炒）　三钱　扁豆衣（炒）　三钱　佩兰　三钱　云茯苓　三钱　陈皮　一钱五分　苡仁（炒）　五钱　香谷芽（炒）　五钱　砂仁壳三钱　大腹皮　三钱　白蒺藜（去刺、炒）　三钱　莱菔英　三钱

按： 此治脾气虚弱丽致泄泻之法。《素问·藏气法时论》曰："脾病者，虚则腹满肠鸡，飧泄谷不化"。本方用白术、扁豆衣健脾；谷芽、陈皮、莱菔英和胃；云苓、苡仁淡渗化湿；佩兰芳香化湿；白蒺藜疏肝理气；太腹皮利气宽中；砂仁壳涩肠止泄。

（三十）益火扶土法

台白术（土炒）　三钱　益智仁（煨）　三钱　广木香（煨）　五分　云茯苓　三钱　炮姜炭　五分　诃子皮　一钱五分　炙甘草　一钱　补骨脂　三钱　御米壳　一钱五分　佩兰叶　一钱五分　广陈皮　一钱五分　炒谷芽三钱

按： 泄泻已久，症见形寒怯冷，腹部隐痛，泻下清冷，状如鸭粪，或完谷不化，舌淡苔白，脉沉迟。是由于脾胃虚寒，温运无权所致。故用白术健脾；炮姜、木香温中；炙革、谷芽和胃；茯苓、佩兰、陈皮化湿；补骨脂、益智仁、诃子、御米壳温涩以止泻。

癃闭类

（三十一）升清宣化法

升麻　一钱五分　云茯苓　五钱　甘草梢　一钱五分　桔梗　一钱五分滑石（包煎）　八钱　枳壳　二钱　杏仁（去衣尖、打）　三钱　通草　一钱五分

广陈皮　一钱五分　怀牛膝根　三钱

按：《类证治裁·闭癃遗溺》曰："闭者，小便不通；癃者，小便不利。"治宜升发其气，清气既升，则水湿自降，故用升清宣化法。升麻、桔梗升发清气；杏仁开泄肺气；茯苓、滑石、通草利水；陈皮化湿；枳壳下气宽中；甘草梢、牛膝引利水之药下行，以达病所。

（三十二）益气滋肾法

潞党参（土炒）　三钱　炙甘草　一钱五分　广陈皮　一钱五分　炙黄芪　三钱　云苓　三钱　光杏仁（去衣尖、打）　三钱　台白术（土炒）　三钱　升麻　一钱五分　滋肾丸（先蚕）　三钱

按：《素问·宣明五气》篇曰："膀胱不利为癃。"癃者，小便不利，点滴短少。此病多由肾元亏虚，气化不及州都而致，治宜滋阴益气而利水道。党参、黄芪、白术、甘草益气；升麻升提清阳；滋肾丸滋肾通利；陈皮、茯苓、杏仁利水化湿。全方益气滋肾，冀其溺出如注。

肿胀类

（三十三）肃运分消法

光杏仁（去衣尖、打）　三钱　猪苓　三钱　碧竹　三钱　象贝母　三钱　带皮苓　四钱　大腹皮　三钱　家苏子（打）　三钱　泽泻（盐水炒）三钱　陈皮　一钱五分　炒桑枝　一钱五分　丝瓜络　三钱　地枯萝　三钱

按：此治水肿法之一。肺为水之上源，如肺失宣畅，不能通调水道，下输膀胱，冰气不运，流溢于肌肤，而成水肿。故用杏仁、苏子、象贝肃肺以降气；茯苓、猪苓、泽泻渗湿以利水；大腹皮、陈皮行气以通滞；丝瓜络通经络；桑枝利关节；碧竹即鸭跖草，可以通利水道，下降水气，消腹大，解痞满，为诸药之桥梁；地枯萝通肺气，治胸痞，为诸药之助。

（三十四）温通分消法

制附片　一钱五分　台白术（土炒）　三钱　范志瑚　三钱　淡干姜　一钱五分　制苍术　一钱五分　带皮苓　五钱　川油朴（姜汁炒）　七分　新会皮　一钱五分　大腹皮　三钱　鸡内金（炙）　三钱　葫芦瓢　三钱

按：脾主运化，喜燥恶湿，如涉水冒雨，或久居潮湿，水湿之气内侵，寒湿中阻，不能升清降浊，以致水湿溢于肌肤而肿胀。方用附片、干姜温中；白术、苍术、厚朴、陈皮、范志曲、鸡内金化湿利气消滞；带皮苓消肿；大腹皮、葫芦瓢解腹胀。

（三十五）健运分消法

台白术　三钱　泽泻（盐水炒）　三钱　范志曲　三钱　川厚朴（盐水炒）一钱五分　连皮苓　五钱　鸡内金（炙）　三钱　广陈皮　一钱五分　苡仁八钱　大腹皮（炙）　三钱　冬瓜子皮（子打，各）　四钱　地枯萝　三钱葫芦瓢三钱

按：此治脾不健运，水气留阻，而致肌肤腹部肿胀之法。《伤寒杂症保命歌括·胀满》曰："水胀者，因脾土受湿，不能制水，水渍于肠胃而溢于体肤。"竹方用白术、厚朴健脾化湿；泽泻、苡仁、带皮苓行水化湿；范志曲、陈皮、冬瓜子皮行气化水；大腹皮、葫芦瓢解腹胀满，地枯萝通宣肺气。

又按：以上诸方，皆治水肿之法也。水肿者，病由水气泛滥所致，病机最为复杂《景岳全书·肿胀》曰："凡水肿等证，乃肺、脾、肾三脏相干之病，盖水为至阴，故其本在肾；水化于气，故其标在肺；水惟畏土，故其制在脾；今肺虚则气不化精而化水，脾虚则土不制水而反克，肾虚则水无所主而妄行"。由于感受的外邪不同，可表现为不同的水肿，分述如下。风水，症见骨节疼痛，恶风，面目四肢浮肿，脉浮，宣麻黄桂枝茯苓甘草汤；皮水囊四肢肿，不恶风，不渴，腹如鼓、脉浮，其属寒者，宜防己茯苓汤，其属热者，宜牡蛎泽泻汤；正水，四肢头面肿，腹满，喘急，脉沉迟，宜正水汤；石水，腹满不喘，脉沉，宜石水汤；黄汗，四肢头面肿，身热，发黄，汗，胸满，脉沉，宜黄汗汤；又有五脏水者，心水必烦躁，肝水必胁痛，肺水必身肿便溏，脾水必腹大肢重，肾水必腹大腰肿，腰痛不得溺。五脏水自有其各自的治法方药，兹不赘述。

咳嗽类

（三十六）祛风化痰法

前胡　一钱五分　光杏仁（去衣尖、打）　三钱　紫菀茸（蜜炙）　一钱牛蒡子（炒打）　三钱　象贝母　三钱　赤茯苓　三钱　桑叶　一钱五分　化橘红（蒸、炒）　一钱　淡竹茹（水炙）　一钱五分　冬瓜子（炒、打）四钱　枇杷叶（去毛、包煎）　三片

按：此治风邪袭肺，咳嗽痰多之法。风性轻扬，易犯上焦，多袭口鼻，邪合于肺，引起咳嗽。故用前胡、牛蒡子疏风；杏仁、紫菀、枇杷叶宣肺祛痰；橘红、象贝、竹茹化痰止咳；赤苓、冬瓜子化湿利气。

（三十七）祛风清宣法

净蝉衣（去翅、足）　一钱　光杏仁（去衣尖、打）　三钱　瓜蒌皮　三

钱　霜桑叶　一钱五分　薄橘红　一钱　赤茯苓　三钱　牛蒡子（炒、打）三钱　玉桔梗　一钱五分　冬瓜子（炒、打）　三钱　大贝母　三钱　淡竹茹（水炙）二钱　生梨（去核）　半只

按： 此泄风宣肺以止咳之法。蝉衣、桑叶疏泄风邪，大贝母、牛蒡子化风痰以止咳，桔梗、杏仁宣肺气以止咳，橘红、竹茹化顽痰以止咳，生梨润肺以止咳，瓜蒌皮清肺火以止咳。

（三十八）肃肺降气法

苏子（打）　三钱　光杏仁（去衣、尖）　三钱　款冬花（蜜炙）　三钱　旋复花（绢包）　三钱　橘红　一钱　紫菀肉（蜜炙）　一钱五分　代赭石（煅）三钱　姜半夏　三钱　鹅管石　三钱　生苡仁　五钱　冬瓜子（炒、打）　三钱　白茯苓　五钱　枇杷叶（去毛、包煎）　三片

按： 此治肺气上逆之法。《景岳全书·咳嗽》曰："咳证虽多，无非肺病"。因肺主气，司呼吸，上连气道、喉咙、开窍于鼻，外合皮毛，内为五脏华盖，其气贯百脉而通他脏，不耐寒热，称为"娇脏"易受内、外之邪侵袭而为病，病则宣肃失常，肺气上逆，发为咳嗽。方用苏子、杏仁、旋复花、代赭石降气；半夏、橘红化痰；枇杷叶、冬瓜子顺气止咳；紫菀、款冬润肺止咳；鹅管石降逆止咳；茯苓、苡仁化湿。

（三十九）降气纳气法

潞党参　三钱　左牡蛎（煅）　五钱　盐橘红　一钱　苏子（打）　三钱　胡桃肉（去油）　三钱　川贝母（去心）　三钱　干姜　一钱　补骨脂三钱　甜杏仁（去衣、尖）　三钱　五味子（焙）　一钱　旋复花（绢包）三钱　法半夏三钱　抱木茯神　三钱　枇杷叶（去毛、包煎）　三片　七味都气丸（绢包）五钱

按： 此治肺肾两亏，气不摄纳、而喘咳之法。肺为气之主，肾为气之根。若肾元亏损，气失摄纳，则上逆为咳嗽气喘。方用党参、茯神益气；补骨脂、胡桃肉补肾；干姜温中；五味子敛肺气；牡蛎祛痰止咳；苏子、杏仁、旋复花降气；半夏、橘红、贝母化痰；枇杷叶顺气止咳；都气丸益肾敛肺。都气丸者，六味地黄丸加五味子也，方中既用五味子，则都气丸应改用六味地黄丸，否则去五味子可也。

（四十）温药和解法

桂枝　三钱　台白术（炒焦）　三钱　薄橘红（盐水炒）　一钱　五味子（焙）

127

六分　姜半夏　三钱　光杏仁（去衣尖、打）　三钱　干姜　一钱　炙甘草　一钱　浙贝母　三钱　紫菀肉（蜜炙）　一钱五分　云苓　三钱　款冬花（蜜炙）三钱　大枣（劈去核）　三枚

按：此温解肺寒咳嗽之法。寒咳冬季多发，其他季节间或有之。每因骤感风寒，邪袭皮毛，内合于肺，清肃之令不行，发为咳嗽。《症因脉治·伤寒咳嗽》曰："伤寒咳嗽，因时令寒邪袭皮毛，内入于肺，不得外伸。"方用五味子、干姜温肺；白术、炙甘草、大枣温脾；桂枝和营；半夏、橘红、杏仁、浙贝母化痰；紫菀、款冬泄肺止嗽；茯苓、桂枝化湿。

（四十一）开肺清音法

桔梗　一钱　桑叶　一钱五分　大贝母　三钱　凤凰衣　一钱五分　胖大海（后下）　三钱　光杏仁（去衣尖、打）　三钱　蝉衣　一钱五分　射干　一钱五分　牛蒡子（炒、打）　三钱　薄橘红（盐水炒）　一钱　马兜铃（蜜炙）一钱五分　鲜竹茹　一钱五分　赤茯苓　三钱

按：此治肺气壅塞，咳痰不爽，音声不扬之法。外邪袭肺，气道受遏，肺气壅塞，以致肺实不鸣。方用蝉衣、凤凰衣、射干清咽扬音；胖大海化痰扬音；桔梗开肺扬音；杏仁、马兜铃降气；桔梗、贝母、竹茹、牛蒡子化痰止咳；桑叶泄风；赤苓渗湿。肺气开，风痰降，音声自扬。

（四十二）清热补肺法

北沙参　四钱　川贝母（去心）　三钱　瓜蒌皮　三钱　石斛　四钱　甜杏仁（去衣尖、打）　三钱　淡竹茹（姜汁炒）　三钱　阿胶珠（蛤粉炒）三钱　马兜铃（蜜炙）　二钱　茯神　四钱　海蛤壳（煅）　五钱　鲜藕汁（冲）一匙　雅梨汁（冲）　一匙

按：此治肺热上盛，损伤血络，而致咳嗽吐血之法。方用北沙参、石斛润肺降气；阿胶、海蛤壳、藕汁益肺止血；杏仁、蒌皮降泄肺气；川贝、竹茹、马兜铃化痰止咳；茯神宁心；梨汁润肺生津。润肺、化痰、止咳亦均有益于止咯血。

（四十三）扶土化痰法

怀山药（土炒）　三钱　半夏　三钱　盐橘红　一钱　台白术（土炒）三钱　甜杏仁（去衣尖、打）　三钱　云茯神　三钱　炙甘草　一钱　象贝三钱　焦谷芽　五钱　炒苡仁　七钱　冬瓜子（炒、打）　四钱　大枣（劈去核）　三枚

按：此治湿邪壅盛之法。脾虚失运则精微不化，痰湿内生，上壅于肺，

脾气虚衰，肺气亦馁，致成咳嗽。方用白术、怀山药扶土以化湿；炙甘草、大枣扶土以安中；茯神、苡仁淡渗利湿；谷芽和胃，安扶中土；再用半夏、象贝、橘红、杏仁以助之，共奏化痰之功。

（四十四）培土生金法

潞党参（土炒）　三钱　炙甘草　一钱　川贝母（去心）　三钱　於潜术（土炒）　三钱　云茯神　三钱　甜杏仁（去衣、尖）　三钱　怀山药（土炒）　三钱　炒谷芽　五钱　盐橘红　一钱　佩兰梗　二钱　冬瓜子（炒打）三钱　糯稻根须（洗）　三钱

按： 此补脾扶肺即培土生金之法。咳嗽日久，脾土渐虚，治宜补脾益气以生金。方用党参、山药、白术、茯神以益气健脾；谷芽、糯稻根须开醒胃气；橘红、贝母化痰；杏仁、冬瓜子顺气；佩兰芳香化湿。

又按： 凡外感、内伤等各种原因导致肺失宣降而气上逆的，均可发为咳嗽。风寒暑湿燥火六淫之邪犯肺，皆令人咳，且多为急性咳嗽。因肺主气，外合皮毛，开窍于鼻，一旦外邪侵袭皮毛或由鼻窍上受，皆令肺失宣降，痰液滋生，壅遏气道，发生咳嗽。肺为脏腑之华盖，肺虚日久或其他脏腑之病累及于肺，均能成咳，且多为慢性咳嗽。《素问·咳论》云："五藏六府，皆令人咳，非独肺也。"大体上，外感咳嗽多兼表证，宜疏肺祛邪，邪去则病已；内伤咳嗽，则不可徒用治肺，宜详察病机，兼治诸脏。治咳嗽又要注意新、久、虚、实。新咳多实，久嗽多虚。邪实宜轻疏，取轻清上浮，轻可去实之意。一般来说，外感咳嗽，病从新得，发病虽急，病根犹浅，治若得宜，奏效较快；内伤咳嗽，病因脏气失调，病势较深，多呈慢性反复发作，疗效较缓。

肺痈类

（四十五）清金祛痰法

光杏仁（去衣尖、打）　三钱　海蛤壳（打、先煎）　六钱　单桃仁（去衣尖、打）　三钱　大贝母　三钱　竹茹　二钱　瓜蒌皮　三钱　冬桑叶　一钱五分　丝瓜络（水炙）　三钱　薏苡仁　八钱　活芦根（去节）　一两冬瓜子（打）　三钱　金丝荷叶　五钱

按： 杏仁、桑叶泄风；桃仁化瘀排脓；竹茹、贝母化痰；瓜蒌皮、冬瓜子宽胸；丝瓜络清络热；海蛤壳消肿化痈，润肺宁嗽；金丝荷叶宁嗽下痰，温肺散寒；芦根清肺泄热，以治肺痈，其效甚著（金丝荷叶，疑为金钱草，治肺痈有效）。

吐血类

（四十六）清肃上焦法

石决明（煅）　五钱　炒桑枝　三钱　川贝母（去心）　三钱　紫丹参三钱　瓜蒌皮　三钱　甜杏仁（打）　三钱　粉丹皮（炒炭）　一钱五分　福橘络一钱五分　淡竹茹　三钱　旱莲草　一钱五分　茜草炭　三钱　藕汁（冲）一盏

按： 此治为热在上焦而吐血之法。桑枝、石决明平肝泄风；丹参、旱莲草和营理血；丹皮、茜草二炭、藕汁化瘀止血；橘络、瓜蒌皮宽胸通络；竹茹、川贝母、杏仁宣肺化痰。

（四十七）养阴祛瘀法

大生地　五钱　川贝母（去心）　三钱　甜光杏（去衣尖、打）　三钱金石斛（先煎）　三钱　福橘络　一钱　旱莲草　一钱五分　云茯神　三钱鲜竹茹二钱　茜草炭　三钱　黛蛤散　四钱　瓜蒌皮　三钱　怀山药　三钱　藕汁（冲）一盏

按： 此治阴虚瘀热内盛之法。生地、石斛、黛蛤散养阴平肝；山药、茯神培土安中；竹茹、川贝、杏仁化痰宣肺；瓜蒌皮、橘络宽胸通络；茜草炭、旱莲草、藕汁化瘀止血。

（四十八）养阴生津法

鲜生地　一两　阿胶珠（蛤粉炒）　四钱　川贝母（去心）　三钱　玄参三钱　云茯神　三钱　鲜竹茹　三钱　鲜石斛　五钱　杭白芍　三钱　瓜蒌皮三钱　冬青子　三钱　北秫米（炒）　三钱　炒谷芽　三钱　琼玉膏（冲）一匙

按： 此治阴虚生内热、灼铄津液之法。生地、石斛、玄参养阴生津；茯神、冬青子、北秫米、炒谷芽补土安中；蛤粉炒阿胶养阴止血；竹茹、川贝母、瓜蒌皮化痰宽胸；琼玉膏润肺补虚。

虚劳类

（四十九）培养气阴法

绵黄芪（蜜炙）　三钱　炙甘草　三钱　煅牡蛎　三钱　潞党参（土炒）三钱　怀山药（土炒）　三钱　煅龙骨（打）　三钱　台白术（土炒）　三钱　制附子　三钱　杭白芍　三钱　云茯苓（人乳拌蒸）　三钱　桂枝（去皮）三钱　远志肉（朱砂拌）　一钱五分　鲜生姜（去皮洗切）　三钱　**炼蜂蜜**（冲）一匙

按： 此治正气不足、阴虚盗汗之法。四君子汤、黄芪、怀山药扶正益气，培土固表；远志强心；桂枝和营；白芍入肝敛阴；生姜、附子辛热，补阳温中；龙骨、牡蛎收涩止盗汗；蜂蜜润肺而制燥。

（五十）扶脾和血法

野白术（东壁土炒）　三钱　朱茯神　三钱　紫丹参（酒炒）　三钱　炙甘草　一钱五分　远志（朱砂拌去心）　一钱　当归（酒炒）　五钱　怀山药（东壁土炒）　三钱　北秫米（土炒）　五钱　杭白芍（酒炒）　三钱川贝母（去心）三钱　银柴胡　一钱五分　怀牛膝（酒炒）　一钱五分　大黄䗪虫丸（分二次，早晚各一次食前下）　二钱

按： 此治脾虚而内有干血。白术、甘草、茯神、北秫米、山药扶脾安中；丹参、当归、白芍、远志、牛膝和血强心；川贝化痰；银柴胡疏肝；大黄䗪虫丸化瘀。《金匮·血痹虚劳病脉证》篇曰："五劳虚极羸瘦，腹满不能饮食，食伤，忧伤，饮伤，房室伤，肌伤，劳伤，经络荣卫气伤，内有干血，肌肤甲错，两目黯黑，缓中补虚，太黄䗪虫丸主之。"

肝气类

（五十一）泄肝理气法

左金丸（包）　二钱　紫沉香（削片、后下）　五分　白蒺藜（去刺、炒）三钱　金铃子（焙）　三钱　砂仁壳　三钱　广郁金　一钱五分　延胡索（炒）三钱　干佛手　一钱五分　新会皮　一钱五分　紫神朴　一钱　白茯苓　三钱干佩兰　一钱五分

按： 此治肝郁疏畅肝气之法。金铃子、延胡索、白蒺藜、郁金理血泄肝；砂仁、陈皮、沉香、佛手理气平肝；紫神朴、左金丸、茯苓、佩兰顺气开郁。

（五十二）柔肝畅中法

杭白芍　三钱　砂仁壳（后下）　三钱　白茯苓　三钱　金铃子（焙）三钱佩兰　三钱　范志曲　三钱　白蒺藜（去刺、炒）　三钱　佛手片　一钱五分炒陈皮　一钱五分　广郁金　二钱　江枳壳（炒焦）　二钱　玫瑰花　二朵

按： 此治肝气犯胃之法。白芍敛阴柔肝；川楝子、白蒺藜和阴疏肝；佛手理气平肝；砂仁、枳壳、玫瑰花理气畅中；佩兰、陈皮芳香宽中；范志曲、茯苓化湿和中。

（五十三）温通理气法

上桂心　一钱五分　姜半夏　三钱　金铃子（焙）　三钱　老苏梗　三钱

广陈皮　一钱五分　杭白芍　三钱　台乌药　二钱　砂仁壳（后下）　一钱五分　佩兰叶　三钱　陈香橼　一钱五分　白茯苓　三钱　橘叶　二钱瓦楞壳（煅）五钱

按：此温通平肝之法。桂心温中和营；苏梗、乌药、砂仁、陈香橼温中理气；陈皮、半夏温中化湿；川楝子、煅瓦楞、橘叶平肝泄木；佩兰芳香；茯苓淡渗以化湿。

肝气之病，有因肝虚血不足，致气机阻滞不畅，胸脘闷痛，治宜酸苦涌泄，如左金丸、郁金、金铃子、佛手、青皮、橘叶、白芍、乌药、枳壳之类。以上三法，自是正治。

肝阳类

（五十四）祛风清宣法

炒荆芥　一钱五分　冬桑叶　一钱五分　朱茯神　三钱　薄荷头（后下）一钱　钩藤（后下）　三钱　橘红络（各）　一钱五分　滁菊花（盐水炒）三钱　省头草　三钱　鲜竹茹　三钱　荷叶边（洗）　一圈

按：此治感风而发肝阳之法。荆芥、薄荷、省头草疏邪泄风；滁菊花、钩藤疏肝泄风；橘络宣通经络滞气；荷叶边升发脾胃清阳；橘红、竹茹清宣上焦痰热；朱茯神宁心安神。

（五十五）养血柔肝法

当归身　五钱　石决明（打、先煎）　八钱　滁菊花（盐水炒）　三钱杭白芍　三钱　白蒺藜（去刺、炒）　三钱　稽豆衣（炒）　三钱　女贞子（打）三钱　双钩钩（后下）　三钱　福橘络　一钱五分　佩兰　一钱五分　云茯苓　三钱　胡麻　三钱　荷叶边（洗）　一圈

按：此治血虚阳亢之法。当归、白芍补血养营；石决明抑肝降阳；白蒺藜、钩藤、菊花疏肝熄风；女贞子、稽豆衣补养肝脾；胡麻补益脑髓（胡麻子润肠胃，茎叶补益脑髓）；佩兰芳香宣泄；茯苓淡渗泄化；橘络行气宣络；荷叶边沁发脾胃。

（五十六）养阴柔肝法

西洋参（另煎冲）　一钱五分　杭白芍　三钱　白蒺藜（去刺、炒）　三钱金石斛（另煎、冲）　三钱　黑芝麻　三钱　滁菊花　三钱　生熟地（各）三钱　女贞子（打）　三钱　煅牡蛎　三钱　朱茯神　三钱　绿豆衣　三钱　炒丹皮　二钱　荷叶边（洗）　一圈

按：此治阴虚肝旺之法。西洋参、石斛养阴中之气；地黄、芍药养阴中之血；滁菊花、白蒺藜疏肝泄风；牡蛎平肝益肾；黑芝麻润胃燥；绿豆衣清胃热；茯神养心；女贞子益脾；丹皮泄热；荷叶边升发脾胃清气。

（五十七）养阴潜阳法

西洋参（另煎冲）　一钱五分　杭白芍　三钱　白蒺藜（去刺）　三钱　金石斛（另煎、冲）　三钱　煅龙齿（先煎）　三钱　杭甘菊　三钱　女贞子（打）三钱　煅牡蛎　三钱　朱茯神　三钱　远志肉（朱砂拌）　一钱五分　稽豆衣三钱　蛤壳粉　三钱

按：此治阴虚肝阳不潜之法。西洋参、石斛养阴；白芍和阴；龙齿、牡蛎、稽豆衣抑肝平木；杭菊、蛤壳平肝降阳；白蒺藜疏肝；茯神、远志养心；女贞子补肝。

（五十八）清上实下法

天门冬　三钱　煅牡蛎　三钱　钩藤　三钱　生熟地（各）　三钱　云茯神三钱　杭菊花　三钱　生石决（先煎）　五钱　怀山药（土炒）　三钱　稽豆衣三钱　炒丹皮　一钱五分　泽泻（盐水炒）　二钱　磁朱丸（开水吞下）　三钱

按：此治阳盛于上，阴虚于下之法。地黄、茯神、丹皮、泽泻、怀山药即六味地黄丸之意，去山萸肉，以茯神易茯苓，所以补肾养阴而实下；石决明、牡蛎、稽豆衣平肝抑木；天冬清肺；钩藤、菊花疏肝熄风；磁朱丸本为目疾要药，能收敛神气，热浮而上者，得以降而向下。

肝为刚脏，属春木而主风，性喜升发，赖肾水以滋养，如肾阴不足，水不涵木，或肝郁化火，火盛伤阴，易致肝阳上亢，肝风内动。症见眩晕头痛，耳鸣耳聋，麻木、震颤，心烦作恶等。临床须随证施治。

失眠类

（五十九）和胃化浊法

半夏（姜制）　三钱　焦谷芽　五钱　朱茯苓　三钱　炒广皮　一钱五分炒苡仁　五钱　佩兰　二钱　白术（土炒）　三钱　淡竹茹　三钱　枳实　二钱乌梅安胃丸（空腹时开水送服）　一钱五分　北秫米（包）　三钱

按：此治胃不和而卧不安之法。故用半夏、秫米和胃安眠；陈皮、白术燥湿以扶土；佩兰、茯苓化湿以醒胃；枳实宽中；谷芽醒胃；竹茹化痰；乌梅安胃丸安蛔而化湿热。

（六十）养阴安神法

细生地 三钱 抱茯神（朱砂拌） 五钱 煅龙齿（打） 五钱 金石斛（先煎） 三钱 酸枣仁（打） 三钱 煅牡蛎 三钱 杭白芍 三钱 远志肉（朱砂拌） 一钱五分 北秫米 四钱 淮小麦 三钱 夜交藤 三钱 朱灯心三十寸 琥珀多寐丸 三钱 （卧前半小时开水送下）

按： 此治阴虚于下，不能上交于心，水不济火，心神不安，而致失眠之法。生地、石斛、白芍养阴；远志、枣仁养心；茯神、灯心安神；北秫米、淮小麦养胃气；龙齿、牡蛎平肝潜阳；夜交藤、琥珀多寐丸安眠。

失眠亦称"不得眠"、"不得卧"。《素问·逆调论》篇有"胃不和则卧不安"的记载。《金匮要略·血痹虚劳病脉证并治》亦有"虚劳虚烦不得眠，酸枣仁汤主之"的论述。形成失眠的原因很多，思虑劳倦，内伤心脾；阳不交阴，心肾不交；阴虚火旺，肝阳扰动；心虚胆怯、心神不安；饮食不节，胃气不和等均可扰乱心神而导致失眠。

呃逆类

（六十一）降逆化浊法

代赭石（煅） 三钱 制半夏 三钱 丁香 五分 旋复花（绢包） 三钱炒陈皮 二钱 柿蒂 七个 姜竹茹 三钱 江枳壳（炒） 二钱 瓜蒌皮 三钱 云茯苓 三钱 白蒺藜（去刺、炒） 三钱 川贝母（去心）三钱 枇杷叶（去毛、包煎） 三钱

按： 此治逆气上冲而呃之法。旋复花、代赭石降逆；丁香、柿蒂、竹茹止呃；陈皮、半夏和胃；枳壳、蒌皮宽中下气；茯苓利湿；白蒺藜平肝；川贝、枇杷叶化痰降逆。

呃逆者，胃气上逆，频频作呃，不能自制也。张景岳分析呃逆之原，总因气逆。但又有兼寒、兼热、兼食滞，与因中气虚、阴气衰竭的不同，治法用药亦各有区别。《医学纲目·呃逆》曰"呃声频密相连者为实"易治。《医碥》曰"凡见其呃自丹田而上，久久乃一声，通身振动者，即是危候"难治。

便血类

（六十二）祛风清营法

荆芥炭 二钱 地榆炭 三钱 细生地 三钱 侧柏炭 二钱 藕节炭五个 杭白芍 三钱 炒槐花 三钱 炒丹皮 二钱 炙甘草 一钱 云茯苓 三钱 炒陈皮 一钱五分 生苡仁 五钱 扁豆衣（炒） 一钱五分

按: 此治血中有热之法。《金匮要略》所载有远血、近血之分。《景岳全书·血证》曰"血在便前者,其来近,近者或在广肠,或在肛门;血在便后者,其来远,远者或在小肠,或在胃"。近血症见血色鲜红,腹痛烦渴,苔黄燥舌红,脉洪数,治宜祛风清热。方中用地榆、荆芥、槐花祛肠风以止血;侧柏清热化湿;苡仁利气化湿;茯苓淡渗化湿;白芍和血;丹皮凉血;藕节止血;扁豆衣健脾;甘草和胃。荆芥、侧柏、地榆、藕节俱用炭者,所谓血见黑即止,此方专治营热而致便血。

（六十三）清营化湿法

於白术（土炒,各） 一钱五分 熟附片 一钱 新会皮 一钱五分 清阿胶（化冲） 三钱 炮姜炭 一钱五分 生苡仁 三钱 朱茯神 三钱 炙甘草一钱 炒条芩 一钱五分 远志肉 一钱 灶心黄土（包煎） 五钱

按: 此治脾不摄血之法。多因思虑伤脾,或劳倦过度,脾失健运,气不摄血所致。症见下血渐久,血在便后,其色暗淡,面萎神倦,苔薄白,脉细弱。一出血部位,远于肛门,故名远血。《张氏医通》称中寒便血;《金匮翼》称中虚脱血。治宜益气摄血,用归脾汤或黄土汤。本方为两方合用加减而成。黄土汤滋养气血,升举陷阻,归脾汤调补心脾。本方取黄土汤之甘草、附子、阿胶、灶心土,而去地黄之腻滞;取归脾汤之白术、甘草、茯苓（以茯神代）、远志,而去人参、龙眼肉之补气血,恐其滞也;去木香之行滞,恐其伤气也;去当归之和营补血,以阿胶代之;去枣仁,因其酸敛也;丽加白术,佐白术以益脾,加陈皮、米仁以化湿。

痔血类

（六十四）育阴清营法

细生地 三钱 云茯神 三钱 黑山栀 三钱 黑玄参 三钱 远志肉一钱 炒丹皮 三钱 大麦冬（去心） 三钱 淡竹茹 三钱 赤芍药 三钱 炒槐花 三钱 脏连丸（空腹开水送下） 三钱

按: 此治痔疮下血之法。用麦冬、玄参育阴;生地、丹皮清营;茯神、远志养心;山栀、竹茹清三焦之热;槐花凉血,疗五痔,止痔血;脏连丸清大肠,止痔血。痔疮有内痔、外痔之分,内痔宜清,外痔宜消。

便结类

（六十五）导腑通幽法

油当归 三钱 桃杏仁（去衣尖、打,各） 五钱 制川军 三钱 火麻仁

三钱　郁李仁　三钱　黑芝麻　三钱　瓜蒌仁（打）　三钱　松子肉三钱　冬瓜仁（打）　三钱　炒枳壳　二钱　焦谷芽　五钱

按： 此治气血虚弱、津枯便秘之法，即尊生五仁汤去柏子仁，加火麻仁、瓜蒌仁、芝麻。方中桃仁、杏仁、瓜蒌仁、火麻仁、郁李仁、松子肉皆富含脂肪，可以润肠通便；油当归养血润肠；制军化滞降浊；枳壳、冬瓜仁宽中下气；谷芽和胃安中。

（六十六）增液承气法

生地　五钱　生川军　三钱　瓜蒌仁（打）　三钱　玄参　三钱　火麻仁（打）　五钱　枳壳　二钱　知母　五钱　郁李仁　三钱　玉竹　三钱　冬瓜仁　五钱　活芦根（去节）　五钱

按： 此治阳明温病，津液素亏，致大便秘结不通之法。取增液承气汤之玄参、生地、大黄，去芒硝之猛，麦冬之滞，加麻仁、郁李仁之润，芦根之清胃，枳壳、冬瓜仁之宽中，更加玉竹、知母，助生地、玄参以养阴。

（六十七）急下存津法

玄明粉（冲）　三钱　瓜蒌仁　五钱　淡芩　二钱　生大黄（后下）　四钱　郁李仁　三钱　竹茹　三钱　生枳实　三钱　生苡仁　一两　芦根（去节）　一两

按： 此治胃家燥实之证，非急下不能存津，仲景大承气汤去厚朴，加瓜蒌仁、郁李仁以助其润；黄芩、竹茹清热；芦根清胃；苡仁化湿。

脱肛类

（六十八）补中益气法

潞党参（土炒）　三钱　当归身　三钱　升麻　一钱　黄芪（炙）　三钱　炒陈皮　一钱　柴胡　一钱　台白术（土炒）　三钱　炙甘草　二钱　桔梗　七分　云茯苓　三钱　槐花　三钱　红枣（劈）　四枚

按： 脱肛多因气虚所致，治宜益气升提。用补中益气汤加槐花、桔梗、茯苓。方中党参、黄芪、白术、甘草、大枣补中益气；当归身理血；陈皮行气：升麻、柴胡提气上升，使肛之脱者，得以上收；佐以桔梗，以开肺气，肺与大肠相表里，肺虚则肛脱；茯苓化下焦之湿；槐花凉血，而疗肛门之肿，使作用更臻完备。

遗精类

（六十九）益肾固精法

生地　三钱　山萸肉（焙）　三钱　煅龙牡（各）　三钱　不山药　三钱

泽泻（盐水炒）　三钱　金樱子（焙）　三钱　茯神　三钱　天门冬　三钱
北芡实　三钱　川黄檗（盐水炒）　一钱五分　远志（去心）　一钱五分　白蒺
藜（去刺、炒）　三钱　莲心须　二钱　女贞子（打）　三钱

按： 此治遗精之要法。生地、怀山药、山萸肉、泽泻补肾；黄檗、芡实益肾；天冬补腋；白蒺藜聚精；茯神、远志养心；龙骨、牡蛎、金樱子、莲须涩精，于是心肾相交，精关固闭，而遗精可愈。

遗精是指寐时或平时精液自行外泄的病症。多由手淫斫丧，或房劳过度、饮食失节、湿热下注致肾气不固而引起。其病机有心肾不交、湿热下注、劳伤心脾、肾虚精脱等。心肾不交者，由心火久动，汲伤肾水，水不济火，于是君火动越于上，肝肾相火应之于下，以致精室被扰，应梦而泄。湿热下注者，多由醇酒厚味，损伤脾胃，脾不升清，则湿浊内生，流注于下，蕴而生热，热扰精室，而致遗精。劳伤心脾者，因思虑太过，或惊恐伤及心神，中气不足，心脾虚陷而遗精。肾虚精脱者，乃肾中阴虚阳亢，则火扰精室，产生梦泄。及至病久，则精气滑脱，肾不藏精，虽不梦，精亦滑遗。治疗上有"有梦治心，无梦治肾"之说，但不可机械划分。以临证所见，有梦而遗者，以阴虚火旺，湿热痰火瘀滞为多见；无梦而遗，以肾虚不固，劳伤心脾，或禀赋不足，先天单薄为多见。因此，治疗遗精，不可徒持固肾涩精一法。一般纯见虚证而无热象者，多为肾虚不固，治以补肾固精为主；有虚象又有热证者，多为阴虚火旺，治以养阴清火为主；若为湿热痰火瘀滞，又当以清热除湿化痰为主。

淋浊类

（七十）清利湿热法

海金沙（包煎）　五钱　石韦　三钱　川黄檗（盐水炒）　二钱　瞿麦穗
四钱　车前子（包煎）　四钱　萹蓄　三钱　篇蓄草　三钱　甘草梢　三钱　赤
茯苓　三钱　飞滑石（包煎）　八钱　通草　一钱五分　肥知母　二钱　生山栀
三钱　真血珀（研细粉、冲服）　一钱

按： 此治湿热下注，或传染花柳，而成淋病之法。海金砂、琥珀破血行滞以通淋；瞿麦、篇蓄、滑石、通草、车前子、石韦利水通淋；萹蓄、黄槽、知母、山栀化湿清热；甘草梢解下部之热毒。

（七十一）清化祛瘀法

川连　一钱五分　生地　三钱　小蓟　三钱　黄檗（盐水炒）　二钱　瞿麦
穗　四钱　六一散（包）　七钱　萹蓄　三钱　桃仁（去衣尖、打）　三钱

川军　三钱　灯芯草　三十寸　羚羊角（磨、冲）　三分

按： 此治瘀热在里而致淋病之法。生地、小蓟和营；桃仁化瘀生新；黄蘗、萹蓄、灯芯化湿清热；川军和胃泻热；羚羊角、川连平肝泄热；瞿麦利水通淋。

（七十二）育阴清化法

大生地　三钱　粉丹皮　三钱　川萹蓄　三钱　潼沙苑（盐水炒）　三钱怀山药（土炒）　三钱　赤茯苓　三钱　女贞子（打）　三钱　甘草梢一钱五分飞滑石（包煎）　八钱　泽泻（盐水炒）　三钱　白果（打、冲）七枚　琥珀（研细、吞）　一钱

按： 此治阴亏白浊或花柳白浊之法。脾肾两亏，湿热外侵，注于下部，乃成浊病。故以生地、潼沙苑补肾；怀山药、女贞子健脾；萹蓄、赤苓、泽泻、滑石分利湿浊；甘草梢解毒；白果下行止浊；丹皮清营阴之热；琥珀破血通结。

淋浊之证，多半由于花柳传染或湿热下注而来，有沙淋、石淋、膏淋、血淋、气淋、热淋、冷淋、劳淋之分。小便频数短涩、滴沥刺痛、欲出未尽、小腹拘急，或痛引腰腹，为诸淋所共有，但各种淋证，又有其特殊的症状。沙淋者，溺中沉淀如沙；石淋者，溺下时如砂石阻留水道；膏淋者，淋证而见小溲浑浊如米泔水或滑腻如脂膏；血淋者，溺血而痛，以上皆属花柳。气淋者，少腹胀满较为明显，小便艰涩疼痛，尿有余沥；热淋者，小便灼热刺痛；冷淋者，下焦寒冷，气化不行，膀胱不泄，淋遂以成；劳淋者，小便淋沥不已，遇劳即发。浊证有白浊、赤浊、便浊、精浊之别。流出如粉糊者为白浊；毒凝血分，则流赤浊；溺浑如泔，则为便浊；膏腻如精，是为精浊。治疗当实则清利，虚则补益，取诸标本同治法。

疝气类

（七十三）理气化浊法

金铃子（醋焙）　二钱　小茴香　一钱　青皮　三钱　柴胡　一钱五分橘核（打）　三钱　路路通　三钱　延胡索（酒炒）　三钱　荔枝核（打）三钱　木通　三钱　赤芍药　三钱　云茯苓　三钱　黑山栀　三钱

按： 此治疝气之属于气分，少腹疼痛，睾丸偏大，气上冲心之法。柴胡疏肝泄邪；川楝子、延胡索、橘核、荔枝核、茴香、青皮利气行滞以消疝；茯苓、木通利湿；赤芍和营；山栀泄热；路路通舒畅经络。

（七十四）温通利湿法

柴胡　一钱五分　广木香　一钱　橘核（打）　三钱　延胡索（醋炒）三钱茴香　一钱　荔枝核（打）　三钱　香附（醋炒）　三钱　小青皮　二钱　泽泻

（盐水炒）　三钱　云茯苓（炒）　三钱　桂枝　一钱五分　桔梗　一钱　路路
通　三钱

按： 此治疝气之因于寒者，故用温通之法。柴胡疏肝；桂枝散寒；茯苓、
泽泻利湿；延胡索、香附、青皮、木香、荔枝核、橘核利气行滞，以止疝痛；
路路通舒畅经络。

疝是指阴囊、小腹疼痛肿起，涉及腰、胁、背、臀，伴有四肢厥冷、冷气抢心、
止作无时的病证。多由寒湿凝滞、湿热搏结、肝郁气滞、气虚下陷、痰瘀互结而
成。《内经》并有冲疝、厥疝、瘕疝、狐疝、㿉疝、癃疝、癩疝等七种疝名称。
疝虽有寒、热、湿、瘀之不同，但均与气分有关，故治疗当以治气为先。《景岳
全书·疝气》曰"治疝者，必于诸证之中，俱当并用气药竹"。然而又有虚实之
分，虚则气陷，下坠而痛，实则气结，不通而痛。针灸治疗疝气，亦能奏效。如
遇严重疝气，服药无效时，可考虑手术。

脚气类

（七十五）健脾渗湿法

苍白术（土炒，各）　一钱五分　茯苓　五钱　泽泻（盐水炒）　三钱制半
夏　三钱　猪苓　三钱　宣木瓜　三钱　炒陈皮　一钱五分　薏苡仁　五钱　防
己　二钱　怀牛膝　二钱　丝瓜络　三钱

按： 此治湿脚气之法。苍术、白术、陈皮、半夏燥湿健脾；茯苓、猪苓、
泽泻渗湿利水；防己通行十二经之水，以导诸药；木瓜舒筋；丝瓜络通络。

（七十六）逐湿下行法

苏梗　三钱　生苡仁　八钱　陈皮（炒）　三钱　桔梗　一钱　防己　三钱
茯苓　五钱　槟榔　二钱　赤小豆　一两　木瓜（盐水炒）　三钱　吴萸（炒）
一钱　牛膝　二钱　连皮姜　三厚片　鸡鸣散　一剂　（另煎，来日五更分三次
冷服）

附：《证治准绳》鸡鸣散方及服法

治脚气疼痛及风湿流注足痛，筋脉浮肿者。

槟榔　七枚　陈皮（去白）　一两　木瓜　一两　吴茱萸　三钱　紫苏叶
三钱　桔梗　五钱　生姜（连皮）　五钱

㕮咀，水三大碗，慢火煎至一碗半，去渣，再入水二碗于渣中，煎取一小碗，
两次药汁相和，置床头。次日五更，分三五次冷服之，冬月可温服。服后用干物
压下，如服不尽，留次日渐渐服之，至天明，大便当下黑粪水，可奏痛止肿消之

效，同时推迟早餐进食。

脚气主症是以两脚软弱无力为起因，足胫肿满或不肿，强直麻木，故有"软脚病"之称。由于病情的发展，甚至喘急心悸，脚气冲心，进而危及生命为其特征。

脚气病因有外感内伤之区分。外因为感受风毒水湿，或住卧湿地；内因以饮食偏嗜，肥甘过度，缺少粗粮营养，致使脾胃受损，水湿之气内阻。故脚气之病可分为湿脚气、干脚气、脚气冲心三种类型进行辨证施治。湿脚气常用鸡鸣散加减；干脚气常用四物汤合防己地黄汤法；脚气冲心常用犀角地黄汤合紫雪丹法。

儿科门

疳积类

（七十七）酸苦杀虫法

使君子肉（打）　三钱　鹤虱　二钱　陈皮　一钱五分　金铃子（焙）三钱雷丸　一钱五分　五谷虫　三钱　延胡索（炒）　三钱　乌梅　五分茯苓　三钱砂仁壳（后下）　一钱五分　花椒　三分

按：小儿疳积，多因虫积，故本法首取杀虫法，系根据张钟景乌梅丸化裁而来。本法加用鹤虱、雷丸、乌梅、川楝子、五谷虫以杀虫消疳；茯苓、砂仁壳、陈皮以健脾和胃；延胡索、花椒以温中止痛，用药灵活，配伍适当。

（七十八）运脾化湿法

使君子肉（打）　三钱　炒陈皮　一钱五分　雷丸　二钱　台白术（土炒）三钱　姜半夏　三钱　金铃子（焙）　三钱　炙甘草　一钱　五谷虫（烘）三钱　乌梅　七分　炒苡仁　三钱　枳实（麸炒）　一钱五分　茯苓　三钱橘叶一钱五分

按：本方以健脾为主，认为脾虚则生湿，湿郁生虫，兼化虫积，使药效更为完善。方用白术、陈皮、甘草以健脾和胃；半夏、茯苓、苡仁、橘叶以化湿理气；使君肉、雷丸、川楝子、五谷虫、乌梅、枳实以杀虫消疳。

妇科门

调经类

（七十九）和营调经法

全当归（酒炒）　五钱　制香附　三钱　青陈皮（炒，各）　一钱五分杭白芍　三钱　茺蔚子　三钱　砂仁壳（后下）　一钱五分　紫丹参（酒炒）三钱藏红花　一钱五分　茯苓　三钱　泽兰叶　三钱　月季花　二钱

按：此治冲任有瘀血阻滞，致营气不和而经血不调，多挟血块之症。方中归、芍、丹参以和营祛瘀；红花、月季、泽兰、茺蔚以活血调经；香附、砂仁、青陈皮以利气行滞；茯苓和中，以利行瘀之效。

（八十）养血温经法

当归身（酒炒）　七钱　大熟地　三钱　制香附　三钱　川芎　三钱　清阿胶（化冲）　三钱　杜仲　三钱　杭白芍（酒炒）　三钱　蕲艾叶　一钱五分川续断　三钱　益母草　三钱　茯苓　三钱　橘叶　三钱

按：此治经行先期，经量甚多，温经摄血之法。本方亦即尊生胶艾四物汤去甘草，加香附、杜仲、川断、益母草等药。四物养血和营；阿胶、艾叶温经；杜仲、川断固腰摄血；益母草、香附行经化瘀；橘叶行气；茯苓化湿和胃。

（八十一）养营清热法

当归身　五钱　血余炭　三钱　炒荆芥　一钱五分　白芍　三钱　白薇　二钱　炒淡芩　二钱　生地　五钱　胡麻　三钱　茯苓　三钱　广陈皮　一钱五分炒丹皮　二钱　藕节　五个

按：此治血中有热，经行先期而多，为荆芩四物汤加减法。方中归身、白芍以养营补血；生地、丹皮以清肝凉血；血余、黑荆芥、炒黄芩、藕节、白薇止血固冲；茯苓、广皮、胡麻和胃润燥。

闭经类

（八十二）理气祛瘀法

当归身（酒炒）　三钱　桃仁泥　三钱　兰叶　三钱　赤芍　三钱　红花三钱　青皮叶（各）　一钱半　制香附　三钱　延胡索（酒炒）　二钱两头尖（包）

一钱五分　台乌药　一钱五分　砂仁壳（后下）　一钱五分失笑散（包煎）
三钱

按：此治气血瘀滞而致经闭之法。方中当归、白芍和营养血；桃仁、红花、
泽兰以活血通经；两头尖、乌药、失笑散化瘀止痛。

（八十三）温营通经法

全当归（酒炒）　五钱　制香附　三钱　延胡索（酒炒）　三钱　川芎二
钱　红花　二钱　泽兰　三钱　紫丹参（酒炒）　三钱　广艾叶　一钱　茺蔚子
三钱　细青皮　二钱　家鼠矢（包煎）　一钱五分　砂仁壳（后下）一钱五分
月季花　三朵

按：此治寒客胞宫而血滞经闭之法。方中归、芎、丹、艾温营补血；茺蔚、
延胡、泽兰行气活血止痛；鼠矢、红花、月季化瘀通经；香附、青皮、砂仁利气
行滞。

（八十四）清热通经法

金石斛　三钱　生地　三钱　单桃仁（去衣尖、打）　三钱　天花粉　三钱
焦山栀　三钱　丹参　三钱　淡黄芩　二钱　丹皮（炒）　二钱　生蒲黄（包煎）
三钱　怀牛膝　二钱　泽兰　三钱　茯苓　三钱

按：此治热盛伤阴，营血瘀阻，经闭不行之法。方中以石斛、天花粉养阴泽枯；
生地、丹皮、山栀、黄芩清肝散瘀；桃仁、泽兰、牛膝、生蒲黄活血通经。

闭经有寒热、虚实之不同，故治法有温营通经、清热通经之区别。至于闭经
之病因概括可分为血枯闭经、血滞闭经两大类。血枯闭经治法，较早记载于《素
问·腹中论》："月经衰少不来，治以四乌贼骨一藘茹丸。"另如八珍汤、归脾
汤等，补益肝肾，调理冲任，以达到通经之功效。血滞闭经治法，《素问·评热
病论》指出："月经不来者，胞脉闭也。"《千金要方》曰："血脉阻滞，则经
癸闭绝。"治以温经汤（《妇人良方》）、桃红四物汤（《医宗金鉴》）、大黄
䗪虫丸等。以此引申闭经证治之概论。

崩漏类

（八十五）益气固摄法

潞党参（土炒）　三钱　茯苓　三钱　杭白芍　三钱　血余炭　三钱　绵黄
芪（炙）　三钱　酸枣仁（炒、打）　三钱　清阿胶（化、冲）　三钱陈棕炭
三钱　野白术（土炒）　三钱　当归身　三钱　厚杜仲（盐水炒）三钱　藕节炭
一个　炙甘草　二钱　生地黄　三钱　川续断（盐水炒）　三钱　远志肉　一钱

煨木香　五分

按：此治气虚不能摄血而致崩漏之法。参、芪、术、草益气补中；归、芍，地黄补血养营；远志、茯神宁心安神；杜仲、川断固肾强筋；血余、阿胶补血止漏；陈棕、藕节止血摄经；木香理气止痛。

（八十六）养血保胎法

当归身　五钱　生地　三钱　杜仲　四钱　白芍　三钱　艾叶　二钱　桑寄生　四钱　阿胶（烊、冲）　三钱　黄芪　三钱　川断　三钱　苎麻根三钱　炒淡芩　一钱五分　藕节炭　三钱

按：此治胎漏之法。胎漏，是指孕妇无故下血。多因素禀虚弱，血液枯少，孕后其血不足以养胎，于是胎气不固，血每漏下，或如黄汁，或如豆汁。凡孕而漏者，其胎干枯不易长育，必随之而堕。故治法以养血保胎为先。方中归、芍、地黄补血养营；胶、艾、藕节益血止漏；黄芪益气安中；杜、断强筋周胎；寄生养血安胎；苎麻根止漏安胎；淡芩清热。

妊娠类

（八十七）理气调中法

老苏梗　三钱、台白术（土炒）　三钱　条芩　一钱五分　姜半夏　三钱　佩兰　一钱五分　黑山栀　三钱　炒陈皮　一钱五分　干佛手　一钱　赤茯苓　三钱　炒谷芽　三钱　姜竹茹　一钱五分　嫩钩藤　一钱五分　活芦根　三钱　鲜荷梗（去刺）　一尺

按：胎前之病甚多，该法讽治胎前恶阻之证。方中自术健脾，竹茹化痰止呕，钩藤熄风，芩、栀清热，余药和胃运中，理气化湿。全方重在理气调中，化湿止呕。

带下类

（八十八）扶土化湿法

台白术（土炒）　三钱　杭白芍　三钱　乌贼骨（酥炙）　三钱　姜半夏　三钱　桑寄生　三钱　枳壳　二钱　炒陈皮　三钱　生苡仁　五钱　椿根皮　一钱五分　赤茯苓　三钱　威喜丸（空腹时细嚼，空口生津，徐徐咽下）　一丸

按：带下之证，莫不从湿。此治脾土蕴湿而带下之法。白术扶脾化湿；二陈和胃化湿；茯苓、苡仁淡渗化湿；白芍、寄生和营；乌贼、椿根皮收涩止带；枳实顺气；威喜丸化湿止带。

（八十九）清营化湿法

当归　五钱　白术（炒焦）　三钱　川续断　三钱　杭白芍　三钱　川黄檗

（盐水炒）　一钱五分　茯苓　三钱　生地　三钱　肥知母（盐水炒）二钱　生苡仁　五钱　条芩　二钱　愈带丸（吞）　三钱

　　按：此治营有湿热而带下之法。当归和营；生地、白芍清营；黄芩、黄檗、知母清下焦之热；黄芩、苡仁化湿；川断强筋；愈带丸止带。

外科门

　　（九十）清疏消解法

　　荆芥　一钱五分　金银花　三钱　土贝母　三钱　薄荷头（后下）　一钱五分　连翘壳　三钱　马勃　一钱五分　牛蒡子　三钱　夏枯草　三钱　赤芍　三钱　僵蚕　三钱　甘草节　一钱五分　板蓝根　三钱　丝瓜络　三钱　万灵丹（温酒化服）　一粒

　　按：此消散上部疮疖之法。荆芥、薄荷、牛蒡子、僵蚕泄风疏邪；银花、连翘、板蓝根、马勃、甘草节、贝母清热解毒；夏枯草消解结毒；赤芍凉营；丝瓜络清络；万灵丹表解痈毒。

　　（九十一）疏散消解法

　　荆芥　一钱五分　当归尾　三钱　连翘壳　三钱　防风　一钱五分　赤芍　三钱　泽兰　三钱　僵蚕　三钱　甘草节　二钱　土贝母　三钱　丝瓜络　三钱　梅花点舌丹（化服）　二粒

　　按：此治风热壅滞而疮疡初成之法。荆芥、防风、僵蚕泄风疏邪；当归、赤芍、泽兰活血通瘀；丝瓜络通络；贝母、连翘、甘草节清热解毒；梅花点舌丹消散疮毒。

　　（九十二）清化消毒法

　　地丁草　四钱　连翘壳　三钱　薄荷（后下）　一钱　白菊花　四钱　川连　一钱　牛蒡子（炒、打）　三钱　赤芍　三钱　黄芩　二钱　淡竹茹一钱五分　甘草节　三钱　土贝母　三钱　僵蚕　三钱　外科蟾酥丸（开水化服）　一粒　白桔梗　一钱　绿豆衣　三钱

　　按：此消散疔疮之法。黄芩、连翘、竹茹川连、薄荷、甘草节、绿豆衣清热解毒；牛蒡、贝母、桔梗化痰消肿解毒；僵蚕、地丁、菊花消解疔毒；赤芍凉营；蟾酥丸消肿止痛。

　　（九十三）辛凉消解法

　　苏薄荷（后下）　一钱五分　连翘壳　三钱　淡射干　二钱　牛蒡子（炒、

打）　三钱　竹叶茹（各）　一钱五分　轻马勃　一钱　焦山栀　三钱　制僵蚕三钱　生甘草　一钱　桔梗　一钱　贝母　三钱　挂金灯　三钱

按：此为消散疮疡清热解毒之法，并可治疗咽喉肿痛、结毒之症，药用山栀、连翘、射干、马勃、薄荷、生甘草清热解毒；挂金灯、竹茹、贝母、桔梗、僵蚕清热化痰。

（九十四）和营消解法

当归　四钱　炙甲片　三钱　大贝母　三钱　赤芍　三钱　皂角刺　一钱五分　制僵蚕　三钱　红花　一钱　连翘壳　三钱　竹茹　一钱五分　桃仁（去皮尖、打）　三钱　生草节　三钱　橘络　三钱　小金丹（酒化服）一粒　或醒消丸（酒化服）　三钱

按：此消散因气血壅结而成痈疽之法，并可治疗乳房结毒之证。方中归、芍、桃、红和营化瘀；甲片、皂角消散壅结；连翘、生甘草清热解毒；竹茹、贝母、橘络、僵蚕化痰疏络。若不红不肿者，用小金丹消之；若红肿剧痛者，以醒消丸消之。

（九十五）化毒消解法

柴胡　一钱五分　全当归　三钱　淡海藻　三钱　制僵蚕　三钱　赤芍三钱　淡昆布　三钱　连翘壳　三钱　蒲黄（包）　三钱　大贝母　三钱　桔梗二钱　甘草节　三钱　鲜竹茹　三钱　淡海蜇（漂）　五钱　荸荠（拍）五枚

按：此内消瘰疬之法。当归、赤芍、蒲黄活血和营；柴胡、连翘疏肝清热；贝母、竹茹、僵蚕、桔梗化痰祛风；海蜇配荸荠，又名雪羹汤，化痰之功甚著；海藻、昆布化痰软坚，专治瘰疬。

（九十六）育阴消解法

玄参　三钱　生地　三钱　金银花　三钱　石斛　三钱　丹皮　二钱　连翘（去心）　三钱　寸冬（去心）　三钱　黑栀　三钱　黛蛤散（包）　四钱生甘草　一钱　贝母　三钱　夏枯草　三钱

按：此消散热盛阴虚外疡之法，并可治疗咽喉掀肿、颜面丘疹之证。方中玄参、生地、石斛育阴；黛蛤、银花、连翘、丹皮、山栀、夏枯草清热；贝母、甘草化痰解毒。

（九十七）清解托毒法

丹参　三钱　制僵蚕　三钱　贝母　三钱　赤芍　三钱　炒桑枝　三钱薄荷（后下）　一钱五分　丹皮　二钱　甘草节　二钱　天花粉　三钱　茯苓　三

钱　陈皮　一钱五分

按：此法用于疮疡将成未成之际，一面清解，一面托毒。方中丹参、丹皮、赤芍、花粉、甘草节和营凉血解毒；余药泄风化痰去湿。

（九十八）托里透脓法

生黄芪　三钱　山甲片（炙、打）　三钱　甘草节　三钱　全当归　三钱　皂角刺　三钱　防风　二钱　赤芍　三钱　连翘壳　三钱　僵蚕　三钱大贝母三钱　桑枝（炒）　三钱　丝瓜络　三钱

按：疮疡内已成脓，不能消散，则可以此法托里透脓。黄芪补气托毒；当归补血托脓；连翘清热排脓；甲片、皂刺舒气透脓；防风、桑枝、僵蚕、贝母、丝瓜络泄风通络。

（九十九）培补托里法

生黄芪　四钱　生甘草　三钱　当归　五钱　党参　三钱　茯苓　五钱紫丹参　三钱　鹿角霜　三钱　台白术　三钱　泽泻　三钱　嫩桑枝　三钱炒陈皮三钱　大红枣（劈）　五枚

按：此法取阳和汤之意，以治气虚而疮疡不能起发化脓之证。方中以党参、黄芪、白术、鹿角霜、大枣温中补气以托脓；当归、丹参温营补血以促其化脓；陈皮、桑枝利气行滞；茯苓、泽泻利水化湿。此方重在培补后天，托毒生肌。治阴阳参半之阴疽、骨痨、流痰之证最为合宜。至其阴疽内陷，阳气极虚，不能起发化脓者，当用阳和汤全方，否则不能挽救于垂危。阳和汤由熟地（须重用）、白芥子、鹿角霜、姜炭、麻黄、肉桂、甘草组成。

（一〇〇）清热消毒法

荆芥　一钱五分　金银花　五钱　僵蚕　三钱　防风　一钱五分　连翘壳三钱　象贝　三钱　蝉衣　一钱五分　甘草节　三钱　杏泥　三钱　角针　一钱五分　赤芍　三钱　荚子（打）　三枚　清宁丸（吞）　一钱

按：本方以银花、连翘清热；荆、防、蝉、蚕泄风；杏泥、象贝化痰；甘草节、赤芍清气营之热；荚子、清宁丸清降内热；角针泄风透毒。

（一〇一）清透毒火法

薄荷（后下）　一钱　连翘壳　三钱　甘草节　一钱五分　牛蒡子（炒、打）三钱　大贝母　三钱　桑枝　三钱　杏仁（去衣尖、打）　三钱　赤芍　三钱荚豆衣　二钱　丝瓜络　三钱

按：此治疮疡溃后清透热毒之法。方中薄荷、杏仁、牛蒡子、桑技、贝母泄

风透毒；连翘、荬豆衣、丝瓜络清解火毒；赤芍和营。

（一○二）清化湿热法

生地　三钱　银花　三钱　六一散（包煎）　四钱　赤芍　三钱　连翘（去心）　三钱　方通草　一钱　丹皮　一钱五分　大贝母　三钱　稀莶草三钱　知母　二钱　（盐水炒）　茯苓　三钱　地肤子　三钱　蝉衣　一钱玉竹　二钱　芦根（去节）　五钱

按：本方以银花、连翘、芦根、六一散清气分之热；生地、赤芍、丹皮清营分之热；通草、茯苓、稀莶草、玉竹、地肤子清化湿热；蝉衣泄风清热。

（一○三）泻火解毒法

龙胆草　一钱五分　金银花　五钱　知母（盐水炒）　二钱　川连　一钱五分　连翘　四钱　赤芍　三钱　黑山栀　三钱　淡子芩　二钱　黄檗（盐水炒）　一钱五分　赤芍　三钱　泽泻（盐水炒）　三钱　玄明粉（冲）　三钱

按：此治热毒壅盛之方，方中以银、翘、芩、连、龙胆、栀、知、柏等大队寒凉清解之品，以治大热大实之证。更用玄明粉以通腑降热泻火，其力更峻。

（一○四）消疳解毒法

生石膏（打）　五钱　乌玄参　三钱　胡黄连　二钱　甘中黄　三钱　淡竹叶　二钱　锻柴胡　一钱五分　人中白　三钱　金银花　五钱　玉桔梗一钱五分　鲜生地　一两　连翘心　三钱　鲜芦根（去节）　一两　贯众　二钱　乌犀角尖（研细末、药汤和服）　三分

按：此治热盛成疳，如牙疳、喉疳之法。方中犀角（现多用水牛角代）、石膏、竹叶、胡连、贯众清热解毒；生地、玄参养阴增液；银花、连翘清泄邪热；人中白、人中黄清热消疳；桔梗开肺、银柴胡疏肝、芦根清胃生津。因牙疳、喉疳每与肺、肝、胃经有关。

（一○五）育阴解毒法

玄武板　五钱炙　人中白　三钱　右决明（打、先煎）　五钱　黑玄参（盐水炒）　三钱　甘中黄　三钱　连翘壳　三钱　肥知母　三钱　胡黄连　二钱　云茯神　三钱　远志肉　一钱　活芦根（去节）　一两　玉桔梗　一钱仙遗粮　三钱

按：此法适宜于治阴虚兼热毒之证，如喉痹之类，兼见咽喉白腐之症。方中玄武板（即龟板）、玄参养阴；仙遗粮（即土茯苓）化湿解毒；人中白、甘中黄、胡黄连清热解毒；桔梗、连翘排脓解毒；决明清热平肝；知母清肝泄热；芦根

清胃解毒；茯神、远志宁心。

（一〇六）引火下趋法

生地　三钱　银花　三钱　甘草节　三钱　玄参　三钱　连翘（去心）三钱
浙贝母　三钱　川连　一钱　淡芩　二钱　鲜竹叶　二十片　木通　三钱　灯芯
（扎）　四十寸

按：此治热毒上壅而引火下趋之法。银花、连翘、竹叶、灯芯、玄参清热解毒；黄芩、黄连清内热；生地清营热；木通引热下行；甘草节、浙贝化毒。

又按：外科疮疡之中，犬抵红肿者为痈，不红肿者为疽。痈多属表属实属热，疽多属里属虚属寒。痈疽未溃时属实，易消易溃者亦属实，既溃之后属虚，难消难脓难溃者亦属虚。痈之红肿高起者属实，平塌散漫者属虚。辨证既明，再参脉理，然后用药，可免差错。

眼科门

（一〇七）祛风明目法

荆芥穗　一钱　谷精草　三钱　夏枯草　三钱　冬桑叶　一钱五分　密蒙花　三钱　生甘草　一钱　甘菊花　三钱　煅决明　五钱　连翘壳　三钱桔梗一钱　黑山栀　三钱　薄荷（后下）　一钱　竹叶　一钱五分

按：此治风热目昏，视物不明之法。方中荆芥、薄荷、桔梗疏风泄邪；桑叶、菊花散风明目；石决明、谷精草、密蒙花镇肝泻热，搜风明目，为目疾药之上品；山栀、连翘、竹叶凉肝泄热，因所治目昏与肝经热盛有关。

（一〇八）清肝化湿法

银柴胡　三钱　苏薄荷（后下）　一钱　炒丹皮　二钱　制僵蚕　三钱牛蒡子　三钱　赤芍　三钱　双钩钩（后下）　一钱五分　连翘壳　三钱　象贝　三钱　霜桑叶　一钱五分　黑山栀　三钱　六一散（包）　三钱　淡竹叶　一钱五分　夏枯草　三钱

按：银柴、薄荷清肝泄邪；桑叶、制蚕、钩藤、牛蒡子祛风疏邪；山栀、连翘、竹叶、六一散清肝泄热；夏枯草舒肝散火，解郁明目。全方宜治肝热挟湿而致之目疾。

（一〇九）清肝降火法

冬桑叶　一钱五分　石决明（打、先煎）　五钱　细生地　三钱　甘菊花
三钱　双钩钩（后下）　三钱　赤芍　三钱　黑山栀　三钱　大贝母　三钱　炒
丹皮　二钱　茶花　一钱五分　鲜芦根（去节）　五钱

按：此治肝火上炎，目赤肿烂之法。方中桑叶、菊花、钩藤祛风明目；决明、
山栀清肝降火；赤芍、丹皮和营凉血；茶花清上焦之热，芦根除中焦之热。

（一一〇）清化厥少法

细生地　三钱　粉丹皮　二钱　薄荷（后下）　一钱　川连　一钱　黄芩
二钱　连翘壳　三钱　焦山栀　三钱　赤芍　三钱　竹叶　一钱五分　生甘草
一钱　木通　三钱　夏枯草　三钱

按：此治厥阴肝少阳胆火热上冲于目之法。方中大队清肝胆之热、舒肝胆之
郁药物，而以甘草和中，以防苦寒伤胃。

（一一一）乙癸同治法

细生地　三钱　冬桑枝　三钱　净蝉衣　一钱五分　肥知母（盐水炒）　二
钱　甘菊花　三钱　石决明（打、先煎）　五钱　炒丹皮　二钱　谷精草三钱
黑芝麻　三钱　云茯神　一钱　石蟹（水磨、开水和服）　一钱

按：此治内障诸翳之法。方中桑叶、菊花祛风散翳；蝉衣轻宣上焦之热丽化
翳；谷精入肝清热而退翳；石蟹专去诸翳；生地、丹皮、知母、黑芝麻调和气血，
清泄营热，冀其营清血活，风翳自散。

伤科门

（一一二）和营祛瘀法

荆芥　一钱五分　红花　一钱五分　桃仁（去衣尖、打）　四钱　薄荷（后
入）　五分　赤芍　三钱　川芎　一钱五分　连翘　三钱　归尾　五钱　桑枝
三钱　甘草节　三钱　丝瓜络　三钱

按：本方以赤芍、川芎、归尾和营活血；桃仁、红花化瘀行血；桑枝、丝瓜
络舒筋通络；荆芥、薄荷、连翘发散邪热；甘草节解骨节凝毒。若能加入落得打、
川续断等治伤舒筋之品，则更臻完备。

（一一三）和营化瘀法

当归须　三钱　桃仁　四钱　连翘壳　三钱　赤芍　三钱　炒桑枝　三钱　甘草节　三钱　川抚芎　三钱　红花　三钱　丝瓜络　三钱　真云参三七　三钱（生熟各半、研细末、药汁和下）

按： 本方以归须、赤芍、川芎、三七和营活血治伤；桃仁、红花化瘀行血；桑枝、丝瓜络舒筋通络；连翘清热，甘草节解毒。若能加入威灵仙、王不留行等通络行瘀之品，则更为切合。

丁氏外科丸散膏丹验方录

丸药类

醒消丸

消诸痈。

乳香、没药（去油） 各一两 麝香 一钱三分 雄精 五钱

先将乳、没、雄三味，各研秤准，再和麝香共研。煎烂用米饭一两和入，捣为丸，如莱菔子大，晒干。

每服三钱，热陈酒送下，醉覆取汗。孕妇忌服。

外科犀黄丸

治乳岩、瘰疬、痰核、横痃、流注、肺痈、小肠痈等。

犀黄 三分 乳香（去油）、没药（去油） 各一两 麝香 一钱五分

先将乳没各研秤准，再和黄、香，共研。甩黄米饭一两入末。捣和为丸，如嫌饭干，酌加开水，晒干忌烘。

每服三钱，热陈酒送下。

琥珀蜡矾丸

护膜护心，散血解毒。

白矾 一两二钱 黄蜡 一两 雄黄 一钱二分 琥珀（另研极细） 一钱 朱砂 一钱二分 蜂蜜 二钱 临入

白矾、雄黄、琥珀、朱砂四味研为细末，另将蜡蜜入铜杓内熔化，离火片时，候蜡四边稍凝，方将药末倾入，搅匀，共成一块。取药，火上微烘，急作小丸，如绿豆大，朱砂为衣。

每服三钱，食后开水送下。毒甚者，早晚各服一次。

琥珀定痛丸

专治诸肿痛不止，服之神效。

琥珀 五钱 黄蜡 五钱 乳香 三钱 没药 三钱 白矾 一钱 鸦片

灰　五分

共研细末。将蜡烊化为丸，如枫子大，朱砂为衣。

每服二三十丸，开水送下。

珠珀滋阴淋浊丸

治小便淋浊，尿时刺痛。并治肾虚淋浊者。

珍珠粉　一分　琥珀　四钱　茯神　五钱　龟板胶　五钱　黄檗　一两淮山药　五钱　猪脊髓　六条

研细末，打为丸。

每服三钱。

分清泄浊丸

治淋浊，尿管痛，下疳肿烂，毒火盛者。

生川军晒研　一两　西琥珀　一钱　鸡蛋清、雄鸡头　一个

捣丸，朱砂为衣。

每服三钱。

秘制自浊丸

治一切五淋白浊，小便短少，尿管红肿，痛如针刺，及花柳传染等症。

海金沙（包煎）　一两　飞滑石（包煎）　一两　生甘草　一两　生大黄一两　川黄檗　一两　飞琥珀　一钱　鸡子清　五枚

打为丸。

每服三钱，豆腐浆汤送下。

六神丸

一切痈疽痰毒，未成可消。

犀黄　钱半　濂珠　钱半　麝香　钱半　杜蟾酥　钱半

酒化，共为末。米浆作丸，如芥子大，百草霜为衣。

每服五分。

追管丸

专治痔漏，不拘远年近日，有漏通肠，污从孔出者，先用此方，追尽脓毒。后服消管丸，自然见效。

胡黄连（姜汁炒）　一两　刺猬皮（瓦上炙）　一两　当门子　二分

上药共依法制末和匀，以软饭捣为丸，如麻子大。

每服一钱，食前酒下。服药后如脓水反多，乃药力到处，不必惧也。

消管丸

治一切肠脏痔毒，成管成漏。服前追管丸之后，再服此丸，自然消管，不用刀针挂线，不受苦处，诚起瘰疾之良方也。

炒胡黄连　二两　穿山甲　一两　煅石决明　一两　槐米（炒）　一两

上药将各净末和匀，炼蜜捣为丸，如麻子大。

早晚二次，每服一钱，清米汤送下。至重者四十余日痊愈，再服后闭管丸。如四围疮口有硬肉突出者，可加蚕茧二十个炒研。和入药内。

闭管丸（一名完善丸）

凡患痔漏，曾服前退、追、消管丸，其病已愈，或恐久后不守禁忌，或食猪肝、番茄及嗜烧酒等物，每致疮疤复溃，预服此丸，自可断根。

夏枯草花　十两　连翘　五两　甘草节　五两　金银花　四两

上药共炒研为细末，以金银花一两熬浓汁，泛丸如绿豆大。

每早空心淡盐汤送下三钱。若起漏三五年者，服两料。

拔管丸

专治一切远年疮毒，起管成漏，脓水时流，久不收口等症。

曲蟮（韭菜地上者佳，酒洗净，瓦上炙炭）　一斤　蜈蝻虫（瓦上炙炭）八个　刺猬皮　五钱　象牙屑　一两　两山甲（炙黄）　一两

共研末，炼蜜为丸，如桐子大。

大人服八分，小儿服五分。

化毒丸

专治一切胎毒口疳，四肢热疮，烦躁口渴等症。

川黄连、犀角、桔梗、玄参、薄荷、粉甘草　各二两　青黛、大黄　各二两　朱砂　三钱　共研末，白蜜为丸。

每服二三钱，灯芯汤送下。

清肝保脑丸

治鼻渊腥涕，鼻塞不通。

藿香叶不拘多少，生晒研末，猪胆汁和水泛丸。

每服三钱，开水送下。

海金沙丸

治淋浊。

真川黄檗研细末净、海金沙等分

上二味，以鲜猪脊髓去皮，只用髓质，生打和丸，晒干。

每服二三钱，开水吞。

内消瘰疬丸

治男妇忧思郁怒，积于肝胃两经，致生瘰疬、乳癌诸毒。此丸能开郁清热，消肿涤痰。

玄参、连翘、当归、制军、花粉　各三两　生地、海石粉　各四两　薄荷、白薇、川贝　各二两　朴硝、青盐、生甘草　各一两　夏枯草　四两

煎汤泛丸。

每服四五钱，开水送下。

三妙丸

治湿疹、臁疮等症，肌肤掀红，作痒出水，属于湿热内盛者。

苍术　六两　米泔水浸黄檗　四两　酒炒牛膝　二两

共研细末，水煮面糊为丸，如梧子大小。

每服三钱，用淡盐汤送下。

散药类

金黄散

治痈疽、发背、疔毒、跌仆损伤、湿痰流毒、大头时肿、漆疮、火丹、风热天疱、肌肤赤肿、干湿脚气、妇女乳痈、小儿丹毒等症。

南星、陈皮、苍术　各二两　黄檗、姜黄　各五斤　甘草　二斤　白芷　五斤　花粉　十斤　川朴　二斤　大黄　五斤

共为咀片，晒干，磨三次，用绢罗筛过，贮瓷罐，不泄气。

凡遇红赤肿痛、发热、未成脓者，及夏冬之时，俱用茶清同蜜调敷；如欲作脓者，用葱汁同蜜调敷；如漫肿无头、皮色不变者，及湿痰流注、附骨痈疽、鹤膝风等症，俱用葱酒调敷；如风热所生，皮肤亢热、色亮、游走不定，蜜水调敷；如天疱、火丹、赤游丹、黄水疮、漆疮、恶血攻注等症，俱用大蓝根叶捣汁调敷，加蜜亦可；烫泼火烧、皮肤破烂，麻油调敷。以上各种调剂之法，不过举其大者言之耳。

金箍散

治痈疽基部散漫，不收束者。

五倍子焙　四两　川草乌　各二两　天南星、生半夏、川柏　各二两　白芷四两　甘草　二两　狼毒　二两　陈小粉（炒黄）　一斤

各研细末、和匀。

未成者，茶露同蜜调；将溃者醋膏调；已溃者，麻油调敷。

冲和散

治痈疽发背，阴阳不和，冷热瘀凝者，能行气疏风，活血定痛，散瘀消肿，祛冷软坚。

紫荆皮　五两　独活　三两　白芷　三两　赤芍　二两　石菖蒲　一两五钱

上药晒干，磨为末。

葱酒捣汁调敷。

玉露散

治流火、丹毒、疮痈诸毒，紫赤腐烂，及一切热毒等症。

芙蓉叶不拘多少，研末。

银花露同蜜调，或菜油调敷。

皮脂散

治湿疮浸淫，脂水痒痛。

青黛　二钱　黄檗　二钱　熟石膏（打）　二两　烟膏　二两四钱

研细末。

麻油调敷。

解毒散

治湿疮痒痛、红肿。

青黛　二钱　黄檗　二钱　熟石膏　二两

研末。

麻油调敷。

回阳玉龙散

治痈疽阴疮，不发热、不焮痛、不高肿、不作脓，及寒湿流注，冷痛痹风，脚气，手足顽麻，筋骨疼痛，一切皮色不变，漫肿无头，鹤膝风等症。

军姜炒　三两　肉桂　五钱　赤芍（炒）　三两　南星　一两　草乌（炒）

三两　白芷　一两

共为细末。

热酒调敷。

螵蛸散

治湿热诸疮，耳内出脓，耳痒。

海螵蛸　五钱　朱砂　五分　梅片　三分

研末。

吹入，或香油调敷耳外。

拔针散

灵磁石（研）　三钱　巴豆霜（去油）　一钱　蓖麻子（去油）　五钱蜈蚣
虫　六个　麝香　二分

分研和匀，掺膏药上贴之，肉中断针即提出。

代刀散

外症服之穿透脓头用。

皂角刺、炒黄芪　各一两　生草、乳香　各五钱

研末。陈酒下。

鹅黄散

治坐板疮作痛。

绿豆粉　一两　轻粉、黄檗　各三钱　陈松花粉　五钱　滑石（包煎）五钱

研末。

麻油调搽。

黛鹅黄散

治湿疮作痛。

青黛　二钱　黄檗　二钱　熟石膏（打）　二两　六一散　二两四钱

研末。

麻油调敷。

五美散

脓窠疥疮作痒者用之。

黄檗　三钱　黄丹　三钱　枯矾　三钱　熟石膏（打）　一两

研细末。

麻油调敷。

二味败毒散

治风湿诸疮，红肿痒痛，疥痱等症。

雄黄、生石矾等分，研细末。

麻油调搽。

冰硼散

治小儿鹅口白斑，肿连咽喉，及一切喉痈、乳蛾、喉风肿痛等症。

月石　五钱　玄明粉　五钱　朱砂　六分　冰片　五分

研极细末。

吹入。

玉钥匙

治一切喉症肿痛白腐。

玄明粉　五钱　硼砂　五钱　炙僵蚕　五分　朱砂　六分　冰片　五分西瓜霜　钱半

研极细末。

吹入。

金不换

功效较玉钥匙尤胜，兼治疫喉，生肌长肉。

即玉钥匙加人中白　三钱　青黛　三分　犀黄　三分　珍珠　三分

研极细末。

吹入。

锡类散

治一切喉痧、喉疳、口疳、腐烂作痛，痰涎甚多，汤饮难下。能豁痰清肺，去腐生新。

象牙屑（焙）　四钱四分　壁钱（焙）　三十个　犀黄　七厘　梅片　五厘青黛　七分　人指甲（炙）　七厘　珠粉　四分

研极细末。

吹入。

珠黄散

治喉痹喉癣等症。

滴乳石　一钱　犀黄　一分　濂珠　三分　灯芯灰　二分　原麝香　三分青果核灰　五分　月石　二分　青黛　五分　辰砂　二分　梅片　五分

研极细末。

吹入。

玉匙开关散

治喉风、喉痛，乳蛾等症。

牙皂　一钱　明矾　一钱　（入蜒蚰　二条　拌匀阴干）火硝　钱半　腰黄三分　硼砂　钱半　僵蚕　一钱　山豆根　一钱　冰片　三分

研细末。痰多者加胆矾，热甚加朴硝，夏令潮湿加龙骨，腐烂者加轻粉。

吹入。

西瓜霜

治一切喉症。

西瓜、朴硝

秋凉后，预藏西瓜不大不小者，俟过霜降节，择瓜之不坏者，顶开小孔，挖去瓜肉，留薄者青瓜皮，约一钱厚，弗破。另以提净朴硝（火硝不用）贮满瓜中，即以所开之顶盖上，麻线做络子，络瓜于中。悬檐下透风不见日晒雨淋之处。瓜下离一二寸，另络一瓷盆承之。过冬至节，瓜皮外结霜极厚，扫取听用，研细吹喉。瓷盆中如有瓜中流出汁水，天寒凝结为霜极厚，扫取听用，研细吹喉；瓷盆中如有瓜中流出汁水，天寒凝结为霜，亦可取用瓜中未化之硝，留存明年，仍以纳入化中，再令成霜。

吹入。

贴喉异功散

治喉症肿痛，可拔去火毒。

斑蝥　四钱　真血竭、乳没、全蝎、玄参　各六分　元寸　三分　冰片三分

将斑蝥去头足翅，用糯米拌炒，以米色微黄为度。除血竭外，合诸药，共研纽末，另研血竭，拌匀，瓷瓶收贮，勿令泄气（凡研血竭，须另研，试其真假，以红透指甲为佳）。

用少许掺太乙膏上，贴项前后结核处，一周时，患处起泡，挑破，换贴大红膏。

先天青龙散

治喉症初起，肿红掀痛，并不腐烂。

灯草灰　五分　儿茶、冰片、紫雪丹　各五分　风化硝　二钱　人中白　三钱　硼砂　二钱　青黛　三钱　薄荷、蒲黄　各五分

研极细末。

吹入。

后天青龙散

治一切喉症，肿红腐烂，口疳糜烂。

即先天青龙散，去薄荷、蒲黄，加犀黄　二分　珍珠　二分

研极细末。

吹入。

牛黄口疳散

治口疳、舌疳、喉疳、牙岩、舌岩等症。

牛黄、冰片、朱砂、月石　各一钱　火硝　钱半　明雄、青黛、黄连、黄檗

各八钱

研极细末。

吹入。

中白散

治小儿口疳、走马牙疳，及牙龈黑臭等症。

煅人中白　二两　黄檗、青黛、薄荷　各三钱　冰片　五分　儿茶　一两

研极细末。

吹入。

柳花散

治一切口碎诸疮。

黄檗　一两　青黛　二钱　冰片　二分

研极细末。

敷患处。

紫芝散

治茧唇、口瘟、重腭等症。

朱砂　二分　雄黄　五分　青黛　二钱　轻粉　五分　牛黄　二分　珍珠

二分　人中白　二钱　丹矾、明矾为末同东丹等分炒枯　二钱　冰片少许

为末和研。

冷茶洗患处，抹上。

必胜散

治舌衄。

螺青（应为青螺）入药，螺青另研、炙蒲黄　各一钱

研极细末。擦患处。

注：据《医宗金鉴》方，引《中国医学大词典》必胜散：螺青另研、蒲黄各一钱　共研细末，搽于患处，后用温盐汤漱口。

平安散

消肿软坚。

月石　一两　朱砂　一两　雄黄　一两　火硝　三钱　犀黄　五分　麝香五分　梅片　八分

研极细末。

掺膏药内贴。

桃花散

提脓生肌。

石膏　二两　轻粉　一两　桃丹　五钱　冰片　五分

研极细末。

掺疮口，上盖薄贴。

呼脓散

祛腐定痛，提毒呼脓。

乳没　各五钱　僵蚕　四钱　雄黄　钱半　大黄　一两

研极细末。

掺疮口，上盖薄贴。

去腐散

化腐定痛，生肌收。

硼砂　五钱　辰砂　三钱　冰片　二分　生热石膏甘草飞　七次一两

研极细末。

掺疮口，上盖薄贴。

海浮散

祛瘀定痛，生肌收口。

乳香、没药各等分去油，研极细末。

掺疮口，上盖敷贴。

珍珠生肌散

平口收功。

珍珠人乳浸，夏天须日换，乳珠质最坚，尤宜研极细末如飞面方可用　一钱

血竭　五分　儿茶　五分　陈年丝吐头煅存性　五分　炉甘石用黄连五分煎汁煅淬研极细末水飞净　一钱　冰片　一分二厘　赤石脂煅　一钱　煅石膏　一钱

研极细末。

掺患处，上盖薄贴。

八宝生肌散

治腐脱肌生，不收敛者。

熟石膏（打）　一两　轻粉　一两　黄丹　三钱　龙骨　三钱　血竭　三钱　赤石脂　一两　乳没　各三钱

研极细末。

掺患处，上盖敷贴。

蟾酥散

治痈疽初起，木肿作痛，皮色不红者。

酥片　一钱　蝎尾　四钱　甲片　二钱　蜈蚣　二钱　藤黄　二钱　雄黄　二钱　乳没　各二钱　川乌　二钱　草乌　一钱　银珠　二钱　麝香　三分

研极细末。

掺膏药内贴。

骏马散

专治牙龈腐烂、穿腮落齿、臭秽难闻、疼痛不堪等。

金枣丹、雄枣丹、中白散、冰硼散　各一钱　黄连　七分　冰片　三分加上犀黄　二分五厘

研极细末。

吹入。

阳消散

治一切痈疽红肿焮痛。

乳没　各五分　白芷　五分　僵蚕　五分　方八　一钱　青黛　五分　冰片　二分　银朱　二分　大黄　一钱

研极细末。

掺膏药内贴。

珠峰治疗散

治疗毒。

墙钉　四钱　川贝　四钱　银珠　钱半　冰片　五分

先将墙钉捶烂，晒干，前后将药各研细末和匀。

掺太乙膏上贴。

疗发散

治疗毒漫肿，麻木疼痛。

桑螵蛸，立春前炙成炭一百个，益母草，小暑前炙存性，等分研细末。每重一两加麝香五分。

按膏贴敷。

桂麝散

治一切阴疽流注等症。

麻黄　五钱　细辛　五钱　肉桂　一两　牙皂　三钱　生半夏　八钱　丁香　一两　南星　八钱　麝香　六分　冰片　四分

研极细末。

掺膏药内贴。

四虎散

治痈疽肿硬，皮色不变，厚如牛领，不作脓腐者。

草乌　二两　狼毒　二钱　生半夏　二两　生南星　二两

研极细末。

掺膏药内贴。或用猪脑同捣，遍敷疮口，留顶出毒。

阳毒内消散

治一切痈疽、发背、脑疽、热毒、乳痈、无名肿毒等症。

麝香、冰片　各二钱　白及、南星、姜黄、甲片、樟冰　各四钱　轻粉、胆矾　各三钱　铜绿　四钱　青黛　二钱

研极细末。

掺膏药内贴。

阴毒内消散

治背疽、脑疽、乳疽、瘰疬、寒湿流注、鹤膝风等。不高肿、不痛、不发热、不作脓、一切皮色不变漫肿无头等症。

麝香　一钱　轻粉　三钱　丁香　一钱　牙皂　二钱　樟冰　四钱、腰黄三钱　良姜　二钱　肉桂　一钱　川乌　三钱　甲片　三钱　胡椒　一钱　乳没各二钱　阿魏（瓦炒去油）　三钱

研极细末。

掺膏药内贴。

珍珠下疳散

生肌收口，清热化毒。

珍珠、黄连、黄檗、五倍子、象牙屑、儿茶、定粉、轻粉、乳没　各一钱

研极细末。

麻油调敷，或干掺。

琥珀如意散

治下疳肿痛。

炉甘石　二钱五分　龙骨、石膏、没药　各钱半　乳香　一钱　赤石脂、生大黄、甘草、扫盆、白蜡　各二钱　炙鳖甲　三钱　白芷　钱半　青黛　钱半　赤小豆　四钱　地丁草炭、僵蚕　各三钱　琥珀　三钱

研极细末。每用药一两，加犀黄六厘、冰片一分、麝香五厘。

麻油调敷，或干掺。

银青散

治男子疳疮瘙痒痛、女子阴唇湿疮浸淫，脓水淋漓，红瘰肿痛。并治小儿痘疤溃烂，及痘后余毒不清，满头发疱。又梅毒阴茎腐烂等症。

白螺壳（取墙上白色者佳）煅　一两　寒水石（另研细末）　二钱　橄榄核（煅存性）　二钱　冰片临用时每药　二钱加一分

研极细末。

麻油调敷，或干掺。

去翳散

专治眼科病，去翳退星。

大濂珠（煅）　五分　犀黄　三分　当门子　三分　真熊胆　五分　金精石（煅飞）　一钱　石燕（煅飞）　一钱　玄精石　一钱　浮水甘石（九制）三钱　银精石（煅飞）　一钱　石蟹（煅飞）　一钱　琥珀（飞）　一钱　冰片三分

研末和透。

用人乳调。

青蛤散

治风湿浸淫鼻蜃疮瘙痒痛等症。

扫盆　五钱　熟石膏　一两　青黛　五钱　蛤粉　一两　黄檗　五钱

研细末和匀。

麻油调敷。

碧云散

治脑漏常流浊涕。

川芎、鹅不食草　各一两　细辛、辛夷　各二钱　青黛　一钱

研末。

口中含水搐鼻。

凤衣散

拔毒生肌，止痛止痒。

飞黄丹　一钱　凤凰衣（焙）　一钱　扫盆　四分　冰片　二分

研极细末。

麻油调敷，或干掺。

丁桂散

治阴痰流注，腹痛泄泻。

丁香　六钱　肉桂　四钱

研极细末。

掺膏药内贴。

茵陈散

治骨槽风，牙关拘紧不利。

绵茵陈、仙半夏、薄荷叶、淡黄芩、荆芥、射干、大黄、连翘、炙僵蚕、升麻、丹皮、羌独活、净麻黄　各二钱五分　细辛　五钱　牵牛　一两

上药共研细末。

每服三钱，水一盏，先煎汤，下药末，搅匀，食后连热服。

七厘散

治跌打损伤，瘀血停滞，遍身疼痛。

血竭　一两　乳没　各钱半　红花　钱半　儿茶　一钱四分　朱砂　一钱二分　麝香　三分　冰片　三分　研细末。

每服一分，陈酒送下。

膏药类

太乙膏

治一切痈疽，不论已溃未溃。

麻油、桐油　各一斤　血余　一两

先将麻油入锅，煎数沸，再入桐油、血余烊化。下净飞黄丹　十二两。以柳木棍不住手搅之，文火收膏，须老嫩得中，置冷水内，以减其热度，贮置瓷器备用。

隔水炖烊摊贴。

阳和膏

治痰核、痰毒、瘰疬、乳疽、阴毒流注，及一切疮疡之色不变者。

鲜紫苏、鲜牛蒡、鲜蓖麻、鲜薄荷、鲜苍耳俱连根叶　各八两　鲜自风仙连根叶　四两　青葱连根　八两

以上七味，洗净阴干。用麻油十斤浸七日，煎枯去渣，待冷，再入后药。荆芥、防风、水红花子、川附子、广木香、当归、川乌、草乌、青皮、天麻、穿山甲、连翘、僵蚕、陈皮、芥予、蒲公英、天南星、官桂、桂枝、白芷、乌药、生半夏、青木香、大黄、白蔹、赤芍、川芎各一两入前油浸三日，煎枯去渣，滤清。

每净油一斤入炒桃丹七两文火收膏，于微温时加入下列细料：（上肉桂　三两　乳没　各一两　丁香油　四两　苏合油　四两　芸香、琥珀　各二两当门子三钱）　共研极细末。缓缓搅入，和透，置瓷器内。

隔水炖烊摊贴。

硇砂膏

治一切痈疽，未成者消，已成者溃，已溃者敛。按：硇砂膏消散力独富。

麻油十斤，槐、杏、桑、柳、桃嫩枝各三尺浸三日。再入后药（生山栀六百个　穿山甲　六两　童子发　四两）盐水洗，煎枯去渣。入飞黄丹八十两收成膏，候微温，入后列细料：（沉香身上护燥不可见火、儿茶　各二两血竭　三两　梅片　五钱　琥珀　一两　象皮　一两　切片微炒，硇砂　四两　麝香　五钱）共研极细末，和透，候膏微温，不住手搅匀。

隔水炖烊摊贴。疔疮忌用。

三妙膏

治一切痈大症，未成者即消，已成者即溃，已溃者即敛，故名三妙。按：三

妙膏，用于收口时尤佳。

紫荆皮、独羌活、白芷、千金子、当归、桃仁、红花、赤芍、石菖蒲、太黄、川柏、黄芩、黄连、桂心、苏木、荆芥、防风、麻黄、细辛、生半夏、牙皂、乌药、大贝、牛蒡、花粉、黄芪、银花、僵蚕、生山甲、柴胡、苦参、猬皮、白附子、生鳖甲、全蝎、巴豆、草乌、大戟、天麻、良姜、蓖麻子、牛膝、白蔹、生草、海风藤、白及、连翘、血余　各五钱　蛇蜕　一条　大蜈蚣　三条　桃、柳、桑、槐树枝　各二十一寸

用真麻油二百两，将前药浸七日夜，后入锅内，熬至药枯，去渣滓，将锅拭净，再以细绢滤入锅内，文武火熬至滴水成珠，大约净油一百六十两为准。离火入飞黄丹八十两以手持杨木棍搅之，老嫩须要得法，再入后药（乳没　各八钱　血竭、雄黄、木香、沉香、檀香、降香、枫香、丁香　各五钱　麝香、珠粉、大梅　各一钱）再入樟冰五钱收膏。将膏入清水内浸之，防其有副作用也。

隔水炖烊摊贴。

大红膏

治一切痈疽。未溃已溃均宜，暑疖尤验。

蓖麻肉（去壳）　五两　松香（制研细）　十两　杏仁霜（研细）　二两　银朱（飞）　二两　广丹（飞）　二两　扫盆（飞）　一两　茶油　二两

先将蓖麻肉打烂，松香、杏仁缓缓加入，打匀。再缓缓入银朱、广丹、扫盆，打极透。再缓缓入茶油，捣透成膏，不可太老。

隔水炖烊摊贴。

化毒膏

治一切无名肿毒、痈疽大症，及久年瘰疬、杨梅结毒症。

黄檗　三两　当归　二两四钱　白芷　二两四钱　红花　三两　生地　二两四钱　乳没　各三两　赤芍　三两　蓖麻子　一两二钱　马前子　四十个　蛇蜕　四条　蝉蜕　八钱　全蝎　九十只　蜈蚣　六十二条　男子发　六团　如蛋大

用真麻油九斤，浸七日，熬去渣，入炒黄铅粉筛细一百另八两收膏。用冷水浸，始则三日一换水，后则旬日一换水，至凉透为度。

隔水炖烊摊贴。

釜墨膏

治疔疮，能消肿止痛，走黄亦可救。

松香一斤以桑柴灰煎汁，澄清，入松香煮燥，取出，纳冷水中，稍待一二时，再入灰汁内煮，以色白如玉为良。再以白蜡二两、黄蜡十两刮粗片。明乳没各三两、铜绿五荫各研极细末，研至无声。再加蟾酥一两五钱、百草霜五两先将锅底刮净，专烧茅柴，取烟煤，如厕别柴，不易取效。研极细末，用筛筛过，然后用桑柴煎麻油十六两。凡一下松香，二下白蜡，三下黄蜡，四下乳香，五下没药，六下铜绿，七下百草霜，八下蟾酥，皆须候稍滚时下，待冷，捻成条，做丸如桂圆大，入瓷瓶，请水浸之。

取一丸，置热茶壶上，烘软，看肿处大小，摊太乙膏上贴之。

玉红膏

治一切痈疽溃烂，恶腐不去，新肉不生。

当归　二两　白芷　五两　甘草　一两二钱　紫草　二钱

用麻油一斤入药，浸三日，熬枯去渣，下白占二两烊化，再入血竭、扫盆、轻粉各四钱搅透，瓷器收贮。

搽疮口，外盖薄贴。

黄连膏

治一切疔疮疡毒，破溃焮痛，及火烫等症。

川连　三钱　归尾　五钱　黄檗　三钱　姜黄　三钱　细生地　一两　用香油　十二两

同煎枯，去渣，滤清，下净黄占四两烊化，收成膏。

薄纸摊膏。

摩风膏

治一切肌肤燥裂，游风、白屑风等症。

麻黄　四钱　羌活　八钱　防风　三钱　白及　三钱　升麻　三钱　当归　三钱

用香油十两入药煎枯，去渣，下净黄占一两烊化，倾入盆中，候冷用之。

薄纸摊用。

乌云膏

治一切湿疮，脂水浸淫，痒痛并治胎脸风。

硫黄　二两　松香　二两

研末。用青布一块，将药铺上，卷紧扎好，入香油内，越一宿，取起，用火燃着，滴下之油，以瓷器收贮。

摊贴。

咬头膏

咬穿毒头。

铜青、松香、乳香、投药、杏仁、生木鳖粉、蓖麻仁各等分，巴豆不去油，倍用。研末，共打成膏，每两膏内加入白砒一分、再搅匀。取绿豆大一粒放患顶，用膏掩之，溃即揭下，诜净，换膏贴之。胎前产后忌用。

消核膏

治一切痰核。

制甘遂　二两　红牙大戟　二两　芥子　八钱　麻黄　四钱　生南星　一两六钱　姜半夏　一两六钱　僵蚕　一两六钱　藤黄　一两六钱　朴硝　一两六钱

用麻油一斤先投甘遂、南星、半夏煎枯，捞出，次下僵蚕，三下大戟，四下白芥子，五下藤黄，逐次熬枯，先后捞出，六下朴硝，熬至不爆。用细绢将油滤净，再下锅熬滚，徐徐投入炒透东丹，随熬随搅，下丹之多少，以膏之老嫩得中为度。夏宜稍老，冬宜稍嫩。膏成，趁热倾入冷水中，抽拔数十次，以去火毒。

摊帖。

冻疮膏

治冬令严寒，及皮肤燥裂，死血冻疮。

麻油　三两　松香　一钱　黄占　一两五钱

烊化搅匀。

摊贴。

猪胆膏

治疔疮肿痛，及一切恶疮。

嫩松香制　二两　制乳没　各二两　真广胶　三两

用葱汁炖化，将雄猪胆一百二十枚缓缓加入。拣大伏天，将药末置瓷钵内，先将胆汁二三十枚将药和透，又加青葱汁一斤烈日中晒之，次日再入姜汁一斤将胆汁渐渐加入，切勿打入雨露生水，软硬得中，而膏成矣。

隔水炖烊摊贴。

千捶膏

治疮疡、疔毒、瘰疬、臁疮、蟮拱头等症。

土木鳖（去壳）　五个　白嫩松香（拣净）　四两　铜绿（研细）　一钱乳香　二钱　没药　二钱　蓖麻子（去壳）　七钱　巴豆肉　五粒　杏仁（去皮）一钱

上八味，合一处，石臼内捣几千余下，即成膏，取起浸冷水中。

摊贴。

夹纸膏

治一切烂腿臁疮，腐烂臭秽，或痒或痛，久而不愈者。

乳香　六钱　没药　六钱　洋樟　四钱　甘石　二钱　当归　一两　轻粉五钱　白占　六两　黄占　五两　猪油　四斤

上药研细末。将猪油、二占同烊化后，和入前药末，搅匀，用白皮纸拖之阴干。

以针刺密孔，扎患处，一日一换。

银油膏

专治烂腿，见骨亦效。

生猪油去筋膜，打极烂，加银珠少许，以色红为度。

油纸夹之，戳细孔，绑腿上。

万应灵膏

消散败毒。

当归、生地、白芷、银花、川乌　各二两

防风、荆芥、赤芍、羌独活、僵蚕、蝉农、蒺藜、灵仙、首乌、鲜皮、川牛膝、山甲、蛇蜕、甘草、陀僧后入，官桂、黄檗　各一两　草乌　二两　乳没后入各四钱　东丹　一斤半

上药研末。用麻油六斤将药共入油浸。春五夏三，秋七冬十日，数足，乃移投入锅内，慢火熬枯，沥去渣，净油投入锅内，熬至滴水成珠，初下陀僧末，熬沸，将锅端于冷炉上，片时，再投东丹，其丹不烘不炒下为冷丹，或烘炒为热丹，但下冷丹，极要仔细，热丹好收，此丹投入，不住手搅，候冷将成膏时，再投乳香没药搅匀，即成膏矣。

摊贴。

三香膏

专治烂腿。

轻粉、乳香、松香各三钱，分研后入。

菜油一斤，用黄白占约油多少，作法与夹纸膏同。

麝香　一分　冰片　二分　腰黄、雄黄　各一钱　辰砂、蟾酥　各七分红升七分

搅匀，用白皮纸拖之阴干。

以针刺密孔，扎患处，一日一换。

神应膏

宋褚防御治理宗久漏疮，诸方不效，独此膏愈之，如肠毒贴之神效。

当归　一两一钱　赤芍、大黄　各一两五钱　香白芷、官桂　各一两　玄参一两三钱　川断　一两二钱　莪术　一两　生地黄　一两二钱

用香油二斤浸药，春五、夏三、秋七、冬十日，入锅内，以文武火煎令黑色，滤去渣。如热天用黄丹二十两冷月十五两，渐渐下丹，不住手搅，试水中沉为度，收贮待用。用时，以膏送入孔内，外以膏摊贴之。

五虎神效膏

治一切无名肿毒及搭背、对口、大小痈疖，未成即消，已成即敛，并可贴治头风痛。

蜈蚣　六钱　生军、川乌、全蝎、苦杏仁　各六钱　白芍、羌活、苏合香、黄芪、玄参、甘草节、皂角　各五钱　白及、赤芍、连翘　各八钱　独活　五钱生地、乌药、白蔹、乳香、宫桂、当归、木鳖子肉、苦参、炙没药　各八钱　蛇蜕　三钱　血竭　一两　蜂房（带子最好）　四两　活大蟾　二只　（小者三只）外加桃、柳、槐、枣、桑五种树枝　各八钱

用真麻油十一斤，熬去渣。

广丹适量收膏。

摊贴。

丹药类

八将丹

治一切痈疽太毒，未溃者即消。

腰黄（飞）　四钱　蝎尾（炙）　十支　蜈蚣（炙）　十条　蝉衣（去翅足）二钱　冰片　四分　麝香　三分　五倍子（瓦上炙）　八钱　炙甲片　三钱

研极细末。

掺膏药内贴。

十将丹

较八将丹尤胜。

即八将料中加半夏、南星　各四钱

研细末。

掺膏药内贴。

二宝丹

提脓生肌。

升药、熟石膏各等分研极细末。

卷于纸拈上，插入疮口。

三仙丹

治下疳腐烂。

升丹　三分　橄榄炭　三分　梅片　一分

研极细末。

麻油调敷，或干掺。

九黄丹

提毒拔脓，去瘀化腐。

乳没　各二钱　川贝、雄黄　各二钱　升丹　三钱　辰砂　一钱　月石二钱　梅片　三分　煅石膏　六钱

研极细末。

掺疮口，上盖薄贴。

九宝丹

呼脓定痛，收口生肌。

大黄　三钱　辰砂　二钱　血竭　一钱　带子蜂房煅研　三钱　乳没　各二钱　儿茶　一钱　冰片　二分　白螺丝壳（煅、研）　二钱

研极细末。

掺疮口，上盖薄贴。

九仙丹（即九一丹）

拔脓收湿，生肌收口。

升丹　一钱　熟石膏　九钱

研极细末。

掺疮口，上盖薄贴。

十宝丹

治跌打损伤，瘀血停滞，遍身疼痛。

血竭　一钱六分　雄黄　四钱　归尾　一两　红花　四钱　儿茶　三分辰砂　一钱二分　乳没　各一钱　象贝　一钱四分　冰片　一分

研末。

或内服或外敷均可。

七仙条

治一切疮毒阴疽，日久成漏，脓水淋漓不断，用此拔出漏管。

白降丹、熟石膏、红升丹各等分，冰片少许，研细末。糊为条，阴干备用。

插入疮口，上盖薄贴。

八宝生肌丹

治腐脱肌生，不收敛者。

熟石膏　一两　轻粉　一两　黄丹　三钱　龙骨　三钱　血竭　三钱　赤石脂　一两

乳没各三钱

研极细末。

掺患处，上盖薄贴。

八宝月华丹

眼科要药。亦可治痔疮。

炉甘石　一两　羌活、荆芥、防风、细辛、薄荷、麻黄、白芷、赤芍、大黄、黄芩、黄檗、当归、木贼草、龙胆草、密蒙花、蔓荆子、蝉衣、菊花　各一钱

用泉水浓煎。将甘石煅透，倾入汁，令汁尽。再用上川连五分煎汁，煅如前法，研细，加辰砂三钱，每丹一钱，加冰片一分再研细和匀，干透备用。

甩人乳调，点眼角膜部。痔疮用麻油调敷。

五虎拔毒丹

提毒化腐。

露蜂房（有子者佳，瓦上煅炭）　蝉蜕（炒炭）　蜈蚣（炒炭）　各二钱全壁虎（炒炭）　十枚红升丹　五钱　明腰黄　四钱　元寸　五分

研细末，和匀。

掺疮口，上盖薄贴。

平胬丹

治疮痈有胬肉突出者。

乌梅肉煅存性 钱半 月石 钱半 扫盆 五分 冰片 三分

研极细末。

掺疮口，上盖薄贴。

红升丹

治一切溃疡，能拔毒提脓。

水银、白矾、火硝各一两。先将矾、硝研细，入小铁锅底，按平，中作凹形，坐入水银，拣一平口浑圆瓷碗覆之，须口与锅密切无纤线隙缝，以棉纸作条，浸盐水护碗口，使不泄气，上炉，用小火烘之，听碗中微有声息，知硝、矾自溶，看碗口无黄紫气飞出，方不走炉。若一见碗口出烟，汞已外泄，再以棉纸条筑之，乃用黄沙盖在碗上，全碗没沙中，碗底纳入棉花一小块，上加大铁一块压之，乃加炭一炉，令火徐徐加大（一炉炭约二十两）。一炉炭将烬时，另备一炉，使火势不至中断，煅炼时间，约一小时三十分钟，乃拨开碗底之沙，验所藏棉花，焦黄或微黑，是火候已足，移下铁锅，置于干砖上冷定，隔一宿开看尤佳，碗中满粘鲜红一片，而锅底止有白色药底，最为佳候。碗中之药，面上一层，轻浮如粉，先用鸡翎扫下，别贮，此药性薄，止有轻症可用。扫尽浮药，则碗上更有粘住一层，以刀刮取，厚者成片，此药力量较足，可治大毒重症，入乳钵研之极细，乃可用。药色以鲜红如朱，明艳如赤霞者，最为火候得中；若不及，则色黄，且有淡黄者，所谓黄升者是也，力量最薄；若太过，则色焦紫，或如酱色，不可用。

用少许轻弹薄贴上，或撒布疮口。

白降丹

治痈疽发背，及一切疔毒，能脱腐消肿。

水银、皂矾、火硝、明矾、食盐 各一两一钱 硼砂 五钱 朱砂、雄黄各三钱

上药研细和匀，放降罐内，火上炖微烊，搅结成胎，待冷（约三小时左右）即以生炭放火内少著候用。胎冷后，以三斗圆缸一只，以砖砌成方块，间花叠起，至大半缸，四围浸以清水，砖上放萝盆一只，约水浸盆底三分，候以胎罐合盆内，上以去底铁锅，放套罐上，至中大半段，须竖稳不跷，四面高处，皆放炽炭，少则添，约炼长香大半枝，或一时二十分钟即成。

掺腐肉上。

紫金丹

治金疮出血，及疮疡流血不止者。

紫金藤即降香　五两　乳香（去油）　二两　没药（去油）　二两　血竭一两五钱　五倍子炒成团　一两五钱

上药各研极细。每药末一两加梅冰三钱，再研匀，密藏弗泄。陈久更佳。

敷患处。

紫芝丹

浊茧唇、口疳、重腭等症。

朱砂　二分　雄黄　五分　青黛　二钱　轻粉　五分　牛黄　二分　珍珠二分　人中白　二钱　丹矾（即明矾）为末，同东丹　等分　炒枯　二钱　冰片少许，为末和研。

冷茶洗患处，抹上。

止血丹

治血出不止。

蒲黄煅存性不拘多少，研细末。

敷患处。

保安万灵丹

治一切痈疽、发背、对口、流注。初起者加表散方。

苍术　八两　全蝎、石斛、明天麻、当归、甘草炙、川芎、羌活、荆芥、防风、麻黄、艺细辛、川乌汤泡去皮、草乌汤泡去皮、何首乌　各一两　明雄黄　六钱

上十六味为细末，炼蜜为丸，重三钱，朱砂为衣。

每服一丸。陈酒服下。

小金丹

治流注、痰核、瘰疬、乳岩、横痃、贴骨疽等症。

白胶香、草乌头、五灵脂、地龙、木鳖　各一两五钱　乳香去油、没药去油、当归身　各七钱五分　麝香　三钱　墨炭　一钱二分

各研细末。用糯米粉一两二钱和为糊，打千棰，融为丸，如芡实大，每料约二百五十粒

每服一丸，陈酒送下。

梅花点舌丹

治一切痈疽初起。

犀黄　一钱　熊胆　二分　珍珠　六分　雄黄　二钱　麝香　二分　辰砂
二钱　梅片　一钱　葶苈　二钱　血竭　一钱　沉香　一钱　月石　二钱　没药
二钱　乳香　二钱　蟾酥　一钱

上药各研细末，人乳为丸，如绿豆大，金箔为衣。

每服一钱。

金枣丹

治走马牙疳，穿腮落齿，臭秽不堪者。

红枣一枚去核，纳自信如黄豆大一粒煅存性，研细末。用时加冰片少许。

吹入。

雄枣丹

治走马牙疳，腐烂臭秽渗血者。

红枣一枚去核，纳雄黄如黄豆大一粒煅存性，研细末。用时加冰片少许。

吹入。

咽喉夺命丹

治咽喉险症。

珍珠　六分　金果兰　二钱　真金墨　六分　川郁金　二钱　甜葶苈　二
钱　金箔　六分　血竭　二钱　飞辰砂　二钱　当门子　三分　煅中白　五分
天竺黄　二钱　沉香　二钱　犀黄　六分　苦甘草　三钱　人指甲炙　六分　川
贝母　三钱　真胆矾　六分　梅片　五分　玳瑁　七分　血珀　六分

上药二十味。研细末。用麻黄、钩藤、薄荷、新会皮各一两煎胶，用元米饮
一撮打和捣匀为丸，每丸重一钱，辰砂为衣，用蜡壳收置。

或内服或口含。

五宝丹

治杨梅结毒，筋骨疼痛，口鼻腐烂等症。

滴乳石　三钱　琥珀　二钱　辰砂　二钱　珍珠　五分　冰片　二分

研极细末，加炒飞面粉五分。

每服五分，土茯苓汤下。

灵砂黑虎丹

治梅毒愈后，疮头如破裂，筋骨拘挛，疼不可忍，或起痰泡，脓水淋漓。兼
治阴结毒，一切湿疮，久延坚韧阴寒不收口者。

白砒用绿豆水煮过，入罐内升，五分钟取出，以白萝卜同煮过，入药 三钱

寒水石、百草霜　各三钱　大黑豆　百二十粒　金头蜈蚣煨　二条　麝香、冰片　各一分

上药研极细末，和匀，用红枣四两煮熟，去皮核，同捣为丸，如豌豆大。

每服二丸，冷水或茶送下。口眼起泡而肿，则药力到矣。缓一日再服。忌饮热汤，须食大荤。黑豆生用，冷水浸软，去皮，同红枣内捣烂为丸，入犀黄三分尤妙。

补天丹

功专提毒长肉。

麦饭石醋煅七次　六两　鹿角煅存性　四两　白蔹　二两

研极细末。

掺患处，上盖薄贴。

结毒紫金丹

结毒腐烂，毒羁经络等症。

炙龟板酒酿涂二次为度炙　十两　朱砂　三两　煅石决（童便制）　三两

为末，丸如麻子大。

每服一钱，陈酒或土茯苓汤送下。

其他类

一扫光

治粟疮作痒作痛不破者。

苦参炒　一斤　烟膏　一斤　蛇床子　三两　硫黄　三两　黄蘗炒　一斤　花椒　三两　木鳖肉　三两　大枫子肉　三两　白砒　五钱　生矾　三两　洋樟　三两　水银　三两　枯矾　三两　扫盆　三两

上药先将苦参、黄蘗、花椒、蛇床、生枯矾、烟膏，共为细末，再将白砒、硫黄、水银，研至墨色，再入枫子肉，研末内，研匀，用熟猪油二斤四两为丸，如桂圆大。

夏布包浸水内擦。

一笔消

治痈疽、疔毒、发背、恶疮等症。

生川军　一两　蟾酥、明矾　各三钱　乳没　各二钱　藤、雄黄　各五钱

冰片　四分　麝香　二分

研末。用蜗牛四十九条打烂成锭，重二分五厘。

水磨涂。

紫金锭

治痈疽、恶疮、汤火伤。

五倍子槌碎洗净焙干　三两　山慈姑去皮净末　二两　麝香（另研）　三钱　千金子（去壳去油取霜）　一两　红牙大戟（去芦焙干为末）　一两

共为末，糯米煮浓饮为丸，分为四十锭。

外敷内服均可。

喉科回春锭

专治喉风急闭，痰如潮涌，命在顷刻者。

牙皂（煨切片研）　一百四十荚　延胡索生（晒研）　三两　青黛　一钱二分　麝香　一钱

研极细末，和匀。用大麦粉煮成浆，杵打成锭，每块重三分晾干，收入瓷瓶，勿令泄气。

每服一块，重症加服。用冷水磨汁，将冷开水冲服，不论喉风、喉痧、烂喉、单双乳蛾诸险症，立即见效。如遇牙关紧闭，即从鼻孔灌入，即开，再服立效。如有斑痧症，不能发出者，服此亦效。兼治小儿惊风。方虽平常，而实验既多，奇效自著，幸勿轻视。用萝卜汁冲服更妙。

疥疮灵饼

治疥疮滋水痒痛。

蛇床子　四钱　活水银　五钱　大枫子　四钱　白川椒　一钱　明矾　七分　江子肉　钱半　樟冰　二钱　血竭　二钱　胡桃肉　五钱

合研细末。用蜡烛油四钱、猪油一两烊化，和入上药，乘温，分作七块，作为饼形。

每用一枚，着肉贴紧心窝，逐日调换，以痛为度。

愈癣药酒

治一切癣疾。

苦参子、槟榔、白及、洋樟、土槿皮、木通、方八、生姜、百部、花椒　各一两　高粱酒　三斤　浸之。

涂患处。

沐树德堂丸散集

修合丸散自序

　　盖天地之化，施于人者，以阴以阳；人之禀受于天者，有厚有薄。至若风、寒、暑、湿六淫感于外，喜、怒、忧、思七情动于中，饥饱之失宜，劳役之过当，元气亏耗，百病丛生，所以医药之功用大矣哉！粤自神农辨药性，轩岐著《灵》《素》，伊尹、巫咸作《汤液》，扁鹊作《难经》，而医药之法立焉。至东汉张仲景著《伤寒》、《金匮》诸书，申明六经治病，采择祖方，化成百十三方、三百九十七法，而经方备焉。唐宋以后，厥有时方，如孙思邈之《千金方》、王焘之《外台秘要》，尤能集其大成。至金元间李、刘、朱、张之辈，更能本诸古法，以各臻其妙。明张介宾又有《新方八阵》，即我国初名医徐灵胎有兰台局之设，叶天士有炼丹房之名，均后世所宜取法者也。然汤者，荡也，过而不留，可治标病。惟制为丸药，则动中窍要，治病尤良，可以便行李之提携，可以备昕夕之调服，而救灾棱之猝过者也。仆悬壶海上，临证二十余年，所取古方、时方之必需者及仆之所经验各方，一并虔诚修合，亲临调度，如法精致，务合乎三方、四制、十剂之用。又深明其方之中矩，法之中规，刚柔有变，制约有道，君、臣有佐使之宜，铢、两分多寡之数。而选药也，又审乎各地生产之宜、四时采取之当、真假之辨、炮制之工，务必慎之又慎、精益求精，冀望投剂辄效，立起沉疴，此仆创设沐树德药号之本心也。今修合丸散，药正方真，倘有假骗，罪我惟天。心存利物济人，非徒有名无实，此则仆之素志云尔。

　　　　　　　　光绪三十三年　　月　　日　沐树德堂主甘仁丁泽周谨序

序

　　当谓名将用兵，必精简练、整行列，然后可以应变而无穷，医之用药也亦然；良相治国必革时弊、培本原，然后可以久安而长治，药之治病也亦然。盖天地之间，唯人为贵，而阴阳相桀，厥疾斯生。故圣人有作聿传《灵》、《素》之篇，小道可观，远胜农圃之学。《肘后》之方书既出，壶中之价值，奚论延及今，兹固已人表俞跗之名、市遍韩康之肆矣。然而葛仙丹灶须资久炼之功，羽士青囊当预不虞之备。假使鼎未开夫九转，而危亡破在一时，则东海仙山未许轻舟飞渡，西江远水难应涸辙哀求，坐以待亡。嗟！何可及吾孟河丁甘仁先生，悬壶海上二十余年，得扁鹊之真传，行岐黄之妙术，着手成春，不啻万家生佛，立言不朽，无愧一代传人！而尤心存济世，手检成方，翻阅古书，更加考正之功，出传秘制，以示大公之意。配味于君、臣、佐、使，选材于川、广、浙、闽。凡夫铢、两、毫、厘之称衡，参、桂、术、苓之炮制，莫不审之又审、精益求精，盖深恐鱼目混真，非专为蝇头觅利也！余于医学有志未逮，兹见先生将各种药目汇集成书，载治病之原由，分为注脚；着奏功之神速，朗若列眉。行旅即便于取携，仓促无难于购办。余喜其究病之精，无微不至；制方之备，有美必收，因缀无言以志卷首。

光绪三十三年岁次丁未　同乡郑兆兰序

沐树德堂丸散集凡例

一、本堂以古方必遵古法监制，即选用时方，亦必经屡试屡验、万妥万当，方敢出而问世。

二、本堂丸、散、膏、丹，必采办各省道地药材，取其精华，弃其糟粕。举凡有益于世、利于人者，无不梯山航海，广为搜罗，断不敢妄用伪劣之品，以致误人而自误。

三、本堂各种丸、散、膏、丹，悉遵前贤医理立说，以表明各药主治。请照仿单，对证施治，无不效应如神。

四、本堂所选成方，期于稳妥，若外治诸膏药，尤为尽善尽美，对证取药，无不药到病除。

五、本堂考证虽详，然丸目甚繁，方剂引申，不无疏漏，尚望高明施教。

六、本堂汇集是书，广为传布，阅者可常置案头，随时体验，则对证取服，自矜奏效之神；或先时购藏，亦有卫生之益。不敢私密禁方，唯冀同登寿域。略举例言，唯希共鉴。

补益心肾门

十全大补丸　开水送下三四钱。

治虚劳内伤，潮热咳嗽，梦遗滑精，形枯神疲，腰酸节痛。为大补气血之品。

百补全鹿丸　盐汤送下三四钱。

治五劳七伤。能健筋骨，充精髓，泽肌肤，益聪明，美颜色。为寿世寿人之品。

参桂百补丸　开水送服三钱。

治脾虚胃弱，腰酸膝软，骨痛。添精填髓，益阴健阳，为气血交补之品。

补中益气丸　开水送服三四钱。

治阳虚自汗，气虚下陷，中脘不舒，饮食不贪，身热心烦。为益气调中之品。

天王补心丸　灯芯汤送下三钱。

治心血亏损，神志不宁，夜烦不寐，健忘怔忡，惊悸自汗。为定志安神之品。

金匮肾气丸　盐汤送下三四钱。

治喘急痰盛，面浮目肿，肚腹胀大，小便短涩，渐成鼓胀。为行水培土之品。

济生肾气丸　米汤送下三钱。

治元阳不足，脾土虚寒，腰重足肿，胀满喘急，小便不通。为分利水道之品。

扁鹊玉壶丸　开水送服钱半。

治命门火衰，阳气暴绝，阴寒恶疾，寒水鼓胀。立见回春，为挽回元阳之品。

景岳左归丸　开水送下三钱。

治寒热往来，自汗盗汗，精遗髓涸，真阴不足，耳聋口燥。为滋补水脏之品。

景岳右归丸　盐汤送下三钱。

治元阳不充，真火就衰，反胃噎膈，脐腹作痛，便溏泄泻。为暖补命门之品。

六味地黄丸　盐汤送下三四钱。

治精血亏耗，喘促咳嗽，失音失血，水泛为痰，头晕目眩。为壮水制火之品。

参麦六味丸　盐汤送下三四钱。

治金水不足，津液枯干，口渴舌燥，咳嗽遗精，咽喉作痛。为益水清金之品。

磁石地黄丸　盐汤送下三四钱。

治肝肾不足，精血两亏，水竭火炎，致生内热，口舌糜烂。为平肝益肾之品。

附桂八味丸　盐汤送下三四钱。

治命门火衰，脐腹寒痛，咳嗽痰迷，下元不固，精泄便浊。为益火消阴之品。

知柏八味丸　盐汤送下三四钱。

治阴虚火动，齿燥舌绛，骨痿髓枯，发热面赤，劳热骨蒸。为壮水制火之品。

肉桂七味丸　盐汤送下三钱。

治虚阳上升，面赤如炽，足冷如冰，形容枯槁，酿成怯症。为引火归元之品。

七昧都气丸　开水送下三四钱。

治虚火凌金，咳嗽不止，津液枯涸，喘不得卧，咽痛喑哑。为摄气潜阳之品。

附子都气丸　开水送下三四钱。

治阳虚阴盛，恶寒畏冷，咳嗽痰多，小便频数，大便溏滑。为制阴回阳之品。

松石猪肚丸　开水送下三钱。

治湿热下注，二便赤数，反胃噎膈，脐腹作痛，便溏泄泻。为清热利湿之品。

济生归脾丸　开水送下三四钱。

治思虑过度，劳伤心脾，怔忡健忘，惊悸盗汗，食少不眠。为调养心脾之品。

济生黑归脾丸　开水送下三四钱。

治脾虚不能摄血，以致血散妄行，肠红崩漏，妇人带下。为健脾摄血之品。

八仙长寿丹　盐汤送下三四钱。

治肺肾并亏，咳嗽吐血，遗精耳鸣，潮热盗汗，形体消瘦。为金水双补之品。

河车大造丸　盐汤送下三四钱。

治金水两衰，精血不足，咳嗽发热，神昏体倦，诸虚百损。为壮水滋阴之品。

斑龙二至百补丸　盐汤送下三四钱。

治真阴亏损，元阳虚弱，精滑便数，腰膝无力，耳目不明。为保元扶阳之品。

归芍六君丸　滚汤送下三钱。

治气虚痰涎，脾虚腹胀，气滞血凝，饮食无味，身倦力乏。为行气调血之品。

五子衍宗丸　盐汤送下三钱。

治元气受伤，肾虚气弱，阳痿不兴，兴而不固，嗣续艰难。为反本还元之品。

毓麟丸　盐汤送下三四钱，或陈酒送。

治男子阳气衰弱，女人阴血不足。填精补髓，易于生育，为妙合阴阳之品。

金锁固精丸 盐汤送下三四钱。

治精不潜藏，始而遗泄，继而滑脱，虚烦盗汗，腰酸神倦。为涩精强阴之品。

威喜丸 开水送下三钱。

治气虚夹湿，精关不固，男子梦遗，女人淋带遗泄。为补中渗利之品。

聚精丸 盐汤送下三钱。

治房劳太过，肾水告竭，精不守舍，遗泄频频。填精充髓，为收涩补益之品。

八珍丸 盐汤送下三四钱。

治心肺虚损，气血两亏，腰膝酸软，胸脘不舒，饮食无味。为气血交补之品。

耳聋左慈丸 盐汤送下三钱。

治肾阴不充，阴虚阳潜，清窍蒙蔽，司听不聪，口干舌燥。为补阴摄阳之品。

益阴小安肾丸 盐汤送下三钱。

治男子寒湿疝气，睾丸肿胀；女人胞门受寒，小腹疼痛。为充肾固元之品。

大补阴丸 盐汤送下三钱。

治阴虚火炎，肺痿，劳热骨蒸，盗汗咯血，耳聋。效如桴鼓，为壮水制阳之品。

青娥丸 开水送下三钱。

治肾阴亏损，腰膝作痛，脊脊酸楚。长精益神，壮筋健骨，为大补元阴之品。

孔圣枕中丹 龙眼汤送下三钱。

治心血不足，读书善忘。服此则心神宁、聪明开、记忆强，为助人心灵之品。

三才丸 盐汤送下三钱。

治气血不和，火炎阴虚，木强土弱，金水两亏，致成虚怯。为调气养血之品。

三才封髓丹 盐汤送下三钱。

治脾肺肾三经，故名三才。盖补土则生金，补金则生水。为生生不息之品。

滋肾丸 开水送下三钱。

治肾水大亏，不能制火，飞龙上亢，气逆喘急，口渴便秘。为导龙归海之品。

朱砂安神丸 灯芯汤送下三钱。

治思虑太过，心血不充，神失其舍，无所归依，恍惚恐惧。为益血宁心之品。

琥珀多寐丸 灯芯汤送下三钱。

治操劳太过，耗其心血，神不守舍，寤寐难安，通宵烦躁。为黑甜梦稳之品。

水陆二仙丹 盐汤送下三钱。

治肾水不足，木火时动，男子遗精白浊，女人诸淋淫带。为益水泻火之品。

医门黑锡丹 开水送下一钱。

治真元亏损，虚阴上越，上盛下虚，喘急气促，头晕目眩。为镇上实下之品。

《局方》黑锡丸　参汤吞服一钱。

治阴阳不和，升降失度，上盛下虚，气逆厥冷，不省人事。为阳虚欲脱之品。

八珍糕　开水酌意送服。

治疳膨食滞，面黄肌瘦。能健脾胃，和中利湿，固本培元，为醒脾开胃之品。

荆公妙香散　温酒送服两钱。

治水火未济，心肾不交，忧思气郁，神无所依。为惊悸、健忘、怪梦、遗精之品。

脾胃泄泻门附饮食气滞

乌梅安胃丸　开水送下九钱。

治胃寒气逆，蠕动呕吐，饮食不进，肝木犯胃，久痢腹痛。为平肝和胃之品。

参苓白术散　米汤送下三钱。

治脾虚胃弱，中道阻塞，关隘不通，饮食不进，呕吐泄泻。为补脾强胃之品

香砂六君丸　滚汤送下三钱。

治中气虚寒，食入不化，胀满痞闷，呕吐腹痛，肠鸣泄泻。为健脾暖胃之品。

异功散　开水送下三钱。

治脾胃交困。最能补元助脾，理气渗湿，宽胸散逆，和中，为调理脾胃之品。

理中丸　开水送下三钱。

治阴寒腹痛，自利不渴，霍乱呕吐，饮食不化，中虚生痰。为扶土理中之品。

附子理中丸　开水送下三钱。

治下焦阳虚，火不生土，身痛腹痛，食少便溏，倦卧沉重。为补火温中之品。

东垣和中丸　开水送下三钱。

治脾胃不和，气阻食积，湿滞痰停，呃逆脘痛，赤白下痢。为调和脾胃之品。

资生丸　开水送下三钱。

治中气不足，清阳下陷，便溏虚胀，疟久不愈，纳少痰多。为健脾和胃之品。

神效虎肚丸　姜汤送下，壮岁服五分，幼服三分。

治木乘土位，反胃吐食，噎膈时形，腹胀泛痰，肠游泄泻。为扶土抑木之品。

济生二神丸　开水送下二钱。

治脾胃虚寒，清浊不分，小便频数，大便溏泄，饮食不进。为暖肾温脾之品。

三物备急丸　开水送下，每服九钱。孕妇忌服。

治冷热不调，食滞肠胃，腹胀气急，痛满欲绝，中恶暴卒。为峻厉直前之品。

济生四神丸　米汤送下两钱。

治命门火衰，不能交通君火而生脾土，以致遗精泄泻。为培土固肠之品。

直指香连丸　米汤送下丸两钱。

治湿热蕴蓄，赤白下痢，气滞不通，里急后重，暴注下迫。为开郁止痢之品。

戊己丸　开水送下二钱。

治脾胃为湿热所困，木火相乘，致纳谷不化，腹痛泻痢。为和中化湿之品。

丹溪越鞠丸　开水送下三钱。

治气血郁、痰郁、火郁、湿郁、食郁诸郁之症，无一不宜此丸。为六郁统治之品。

枳实消痞丸　开水送下三钱。

治湿蕴中宫，脾虚不运，恶食懒倦，胸膈闷胀，虚痞虚满。为消痞化食之品。

葛花解醒丸　好茶送下二钱。

治嗜酒太过，化湿化热，胸膈痞塞，嗳气作酸或呕吐。为湿热两清之品。

脾约麻仁丸　滚汤送下二十丸。

治胃火乘脾，脾受约束，津液不生，大便硬结，小便赤数。为润燥通幽之品。

止痛良附丸　米汤送下三钱。

治寒气搏结，心胃疼痛，或时作时止，或经年不愈。此丸为理气暖胃之品。

七昧豆蔻丸　滚汤送下三钱。

治久痢之症，阴分必虚，肠滑不固。法宜收涩，参以温化，为收涩温化之品。

大黄䗪虫丸　每服五分，日两服，温酒送下。

治五劳七伤，肌肤甲错，有积血内滞之症。能破坚攻瘀，为通闭补虚之品。

驻车丸　开水送下三钱。

治暑湿相混，伏于肠下，下痢疼痛，红白相兼，如脓如血。为行血止痢之品。

木香槟榔丸　姜汤送下三钱。

治胸满腹胀，泄泻下痢，里急后重，二便不通，一切实证。为行气消导之品。

香砂枳术丸　开水送下三钱。

治胸膈胀满，湿痰停留，呕吐泄泻，饮食不进。理脾和胃，为化滞消食之品。

茴香橘核丸　盐汤送下三钱。

治寒湿下注，搏结膀胱，酝酿而成肠癫、卵癫、水癫、气癫。为四疝消散之品。

三层茴香丸　盐汤送下三钱。

治元阳衰弱，寒湿成疝，脐腹疼痛，睾丸偏坠，阴囊臃肿。为善治寒疝之品。

沉香化气丸　开水送下三钱。

治中脘积滞，气不流行，胸膈痞闷，喘促气短，呕吐吞酸。为能升能降之品。

枳实导滞丸　开水送下三钱。

治湿热瘀滞，胸膈痞闷，脘腹疼痛，呕吐泄泻，食积不化。为去滞消食之品。

二味枳术丸　开水送下三钱。

治物滞肠胃，胸膈饱满，饮食不进。宜消导中参以补益，为消补兼施之品。

保和丸　开水送下三钱。

治食积饮停，腹痛泄泻，呕吐恶食，疟疾下痢，伤而未甚。为平和消食之品。

消痞阿魏丸　开水送下三钱。

治营卫失序，脾不运化，痞结胸腹，胀急而痛，推之不动。为消痞荡积之品。

逍遥散　开水送下三钱。

治血虚肝燥，潮热咳嗽，妇人肝木不舒，以致月经不调。为疏通条达之品。

痰饮咳嗽门

礞石滚痰丸　姜汤送下五十丸。孕妇忌服。

治久滞老痰壅塞中焦，搏于肠胃，盘踞经络，变生顽病。为冲痰峻厉之品。

竹沥达痰丸　姜汤送下三钱。

治痰火上逆，喘急难卧，痰迷心窍，昏沉不醒，如癫若狂。为冲痰和缓之品。

清气化痰丸　开水送下二钱。

治气能发火，火能役痰，痰随火升，火痰横行，变生百病。为清气降痰之品。

除痰二陈丸　姜汤送下三钱。

治痰饮为患，随气升降，无处不到，咳逆呕吐，头眩心悸。为化痰理气之品。

指迷茯苓丸　滚汤送下三钱。

治痰饮停滞，中脘闷塞；痰入经络，两臂疼痛，妇人肢肿。为利湿除痰之品。

金水六君丸　开水送下三钱。

治肺肾虚羸，风邪乘入，或生咳嗽，或见喘急，水泛为痰。为滋阴化痰之品。

四君子丸　开水送下三钱。

治脾胃虚弱，肺损痰多，气机不利，饮食减少，面黄肌瘦。为中正和平之品。

六君子丸　开水送下三钱。

治脾虚气虚，纳少痰多。补脾敛肺之中，又能理气散逆。为扶土除痰之品。

导痰小胃丸　每服五六分，开水送下。

治老痰、顽痰壅塞胸膈，喘急气粗，大便闭结，百端全生。为力猛效速之品。

疟疾半贝丸　每日服一钱五分，姜汤送下。

治疟留中脘，脾胃不和成疟，或先寒后热，或先热后寒。为疟疾统治之品。

仲景真武丸　开水送下三钱。

治真火下虚，不能制水，泛滥停留，腹痛自利，呕吐泄泻。为补土利水之品。

仲景十枣丸　米汤送下，每服一钱。

治悬饮咳逆，心下痞硬，胁下疼痛，干呕气短，伏饮水肿。为逐水利湿之品。

河间舟车丸　开水送下，每服一钱。

治水道壅遏，阳水泛滥，口渴面赤，气粗腹膨，二便闭结。为猛厉直前之品。

痫证镇心丸　滚汤送下九钱。

治痰火扰乱，卒然倒仆，口眼相引，手足搐搦，口流涎沫。为痫证镇心之品。

白金丸　菖蒲汤送下，每服一钱。

治忧惊痰火，塞于心窍，或喜笑而癫痴，或愤怒而狂乱。为涤痰开窍之品。

宁嗽丸　滚汤送下三钱。

治风邪袭肺，咳嗽痰多，气逆鼻塞，时流清涕，发热头痛。为清气消痰之品。

禹余粮丸　开水送下三钱。一名大针砂丸。

治脾失健运，肺气不行，肾关不利，遍身浮肿，气喘便秘。为水肿鼓胀之品。

治湿平胃丸　开水送下三钱。

治饮食不节，脾胃湿阻，或为积聚，或为胀满，或为泻痢。为消胀和中之品。

左金丸　开水送下一钱。

治左胁作痛，吞酸吐酸，筋疝痞结，一切肝火燥盛之证。为制木平肝之品。

三因控涎丹　姜汤送下，孕妇忌服，体实者服一钱。

治痰饮停注，胸膈闷胀，气脉不通，令人肩、背、项筋牵痛。为逐水攻痰之品。

诸风伤寒门

人参再造丸　竹沥汤送下一丸。

治中风诸病，口眼㖞斜，半身不遂，筋挛骨痛，痰气厥逆。为起死回生之品。

健步虎潜丸　开水送下三钱。

治精血不足，筋骨痿软，步履艰难，行动不健，劳热骨蒸。为精血兼补之品。

九制孺荙丸　温酒送下三钱。

治中风㖞斜，语言謇涩，肢软骨痛，风痹走痛，十指麻木。为透骨去风之品。

神香苏合丸　竹沥汤送下一丸。

治中风中气，牙关紧闭，痰涎上壅，神志昏糊，小儿搐搦。为开窍通关之品。

蠲痛活络丹　温酒送下一丸。

治风中经络，手足不仁，历久不愈，背、肩、臂、腿节节作痛。为活血去风之品。

《局方》牛黄清心丸　开水送下一丸。

治外邪传里，神志不清，痰涎迷窍，昏不知人，小儿惊搐。为人心开窍之品。

万氏牛黄清心丸　开水送下一丸。

治温邪内陷，包络受病，神昏谵语，小儿惊风，手足搐掣。为清心镇心之品。

牛黄至宝丸　灯芯汤送下一丸。

治中风伤寒，温邪内陷，心包痰塞，灵窍昏糊，牙关紧闭。为开窍清神之品。

《局方》紫雪丹　流水送下一二分。

治温邪人营，阳狂叫走，发斑发黄，大人痧胀，小儿惊痫。为解毒清神之品。

神犀丹　开水送下十余粒。

治湿热暑疫，惊厥昏狂，谵语发斑，舌干舌赤，神志不清。为清热清心之品。

救苦玉雪丹　开水送下一九。

治伤寒瘟疫，痰厥气闭，神志昏糊，谵语妄言，急惊抽搐。为慈悲普济之品。

太乙来复丹　开水送下十五丸。

治挥霍变乱，呕吐泻痢。理阴阳，通三焦。脉弱，上盛下虚。为一阳来复之品。

《局方》碧雪丹　开水送下二钱。

治大热发狂，心神昏愦，咽喉肿痛，口舌生疮，大小便闭。为清热散毒之品。

防风通圣散　开水送下二钱。孕妇忌服。

治风邪袭人，憎寒壮热，手足瘛疭，惊狂谵妄，大小便闭。为解表通里之品。

川芎茶调散　茶调送下三钱。

治风热上攻，偏正头痛，鼻塞痰盛，头晕目眩，止作无常。为轻扬解表之品。

玉屏风散　开水送下三钱。

治阳虚不能护卫于外，津液不固，自汗不止，畏寒恶风。为益卫固表之品。

凉膈散　蜜汤送下二钱。

治心火上盛，中焦燥实，烦渴目赤，吐衄唇裂，大小便闭。为泻火润燥之品。

小陷胸丸　开水送下二钱。

治伤寒误下致成小结胸证，在于心下而按之痛甚。为涤垢散结之品。

抵当丸　开水送下一二钱。

治太阳伤寒，热在下焦，小腹硬满，其人发狂，小便自利。为润下通利之品。

代抵当丸　开水送下一二钱。

治热结下焦，少腹痞满，小便自利，瘀热在里，血蓄膀胱。为咸寒润下之品。

按古二十四制清宁丸赤痢，炒槐花汤送下；白痢，姜汤送下；淋痛，甘草梢汤送下。均三钱。

治五脏湿毒，秽恶火毒，或痢疾里急后重，或淋管作痛。为化湿涤热之品。

通幽半硫丸　米汤送下，每服四五十丸。

治气血两虚，畏冷喜热，虚闭冷闭，肠胃固结，欲便不便。为缓利通幽之品。

九转灵砂丸　盐汤送下三十丸。

治脏腑乖达，神迷鬼魅，头晕吐逆，沉寒痼冷，阳气欲脱。为摄阴济阳之品。

更衣丸　米汤送下一钱。

治水火不交，精液枯槁，肝火内炽，邪结肠胃，大便不通。为润燥通肠之品。

圣济鳖甲丸　姜汤送下三钱。

治阴阳相搏，邪正相争，三阴疟疾愈入愈深，经年不愈。为善驱阴疟之品。

人参鳖甲丸　参汤送下七丸，日服三次。

治正虚邪盛久疟不愈，胁下痞块大如覆杯，名曰疟母。为扶正去邪之品。

诸火暑湿门

黄连阿胶丸　米汤送下三钱。

治湿热久郁变而为痢，赤白兼下，里急后重，脐腹疼痛。为行气调血之品。

黄连上清丸　茶水送下三钱。

治三焦积热，心火上炎，火眼暴发，口舌生疮，咽喉肿痛。为降火清热之品。

噙化上清丸　临睡含化一丸。

治口舌生疮，咽喉肿痛。最能清泄上焦之热，止嗽清音，为清润上焦之品。

当归龙荟丸　开水送下二钱。

治肝胆之火，神妄志乱，惊悸搐搦，躁扰狂越，两胁腹痛。为清厥少腹之品。

六合定中丸　阴阳水送下二钱。

治霍乱吐泻，痧气腹痛，一切浊秽传染、四时不正之气。为拨乱反正之品。

藿香正气丸　温茶送下三钱。

治外感秽邪，内伤饮食，霍乱吐泻，腹痛胸闷，寒热疟疾。为辟秽去邪之品。

清湿二妙丸　开水送下三钱。

治湿热人于阴分，注两足，或麻木酸软，或流走而疼痛。为利湿化热之品。

清湿三妙丸　开水送下三钱。

治湿热下注，腿膝两足肿痛痹麻，痿软无力，步履艰难。为疏散湿热之品。

黄病绛矾丸　米汤送下三钱。

治脾胃虚损，湿热中郁，发为黄疸，足腿浮肿，有痞块。为化湿除黄之品。

萆薢分清丸　开水送下三钱。

治湿热下注，膀胱淋浊，小便赤涩，溺管作痛，梦遗泄精。为去湿薄火之品。

太乙救苦丹　清水送下一锭。孕妇忌服。

治四时不正之气，天行时疫，及感冒中恶与山岚瘴气。为卫生至宝之品。

丹溪小温中丸　参汤送下三钱。

治木旺乘土，健运失常，湿热蕴蒸，食下不化，腹胀如鼓。为利湿清热之品。

大温中丸　米汤送下三钱。

治脾为湿困，气为湿阻，或腹胀，或肿满，或黄胖，或水臌。为运气化湿之品。

治痔脏连丸　温酒送下三钱。

治湿热蕴蓄，浊气毒血流连肛门成内外痔，坠重痛痒。为清热逐湿之品。

痔漏肠红丸　开水送下二钱。

治一切新久诸痔及肠风下血，脱肛痛痒，肠痈脏毒。此为可除痔根之品。

肠风槐角丸　开水送下三钱。

治风邪淫脾，阴络受伤，血溢下行，或为血痔，或为肠风。为疏风凉血之品。

妇科丸散门

千金保孕丸　滚水送下二三钱。

治妇人怀麟，腰背酸痛，经水忽下，以致胎漏，难于生育。为养血保孕之品。

调经养荣丸　开水送下二钱。

治月水不调，经来腹痛，赤白带下，腰膝酸痛，神疲肢软。为顺气活血之品。

调经种子丸　盐汤送下三钱。

治妇人经期或先或后，脉迟腹痛，喜热恶寒，难期子息。为和血宜男之品。

女科八珍丸　开水送下三四钱。

治月事不调，经闭不行，面黄肌瘦，力倦神疲，弄璋莫望。为两和气血之品。

妇宝宁坤丸　当归汤送下三钱。

治胎动下血，产后恶露不尽，大便燥结，胎前产后难证。为女人至宝之品。

四制香附丸　开水送下三钱。

治气血凝滞，小腹疼痛，积瘀而成气块、血块一切之症。为行气活血之品。

速产兔脑丸　米汤囫囵吞下一丸。

治临产痛甚，痛久不下，或横生、倒生、盘肠生，一切难产。为催生至灵之品。

秘制白带丸　开水送下三钱。

治奇经八脉不司约束，经水时下，白带淋漓，骨蒸潮热。为养血固经之品。

乌贼骨丸　鲍鱼汤送下三钱。

治妇人血枯，月事衰少，面黄形瘦，赤白带下，血块作痛。为和血温经之品。

固经丸　开水送下三钱。

治气火入血，血不归经，经行不止，崩中漏下，紫黑成块。为止脱泻火之品。

四物丸　开水送下三四钱。

治经脉不调，先后错乱，紫黑成块，经来腹痛，血枯经闭。为调经补血之品。

启功丸　开水送下三钱。

治妇人肢体丰肥，难于受孕，多为子宫脂满，湿痰满塞。为化痰燥湿之品。

女科白凤丸　盐汤送下三钱。

治月事参差，久不受孕。此丸能补虚和血，又调经种子。为功用甚伟之品。

玉液金丹　当归汤送下二丸。

治崩漏倒经，胎肿胎漏，子悬子冒，胎前胎后一切之症。为才德兼备之品。

失笑散　开水送下三钱。

治妇人产后胀闷作痛，恶露不行，上冲包络，下滞腹中。为祛瘀生新之品。

人参白凤丸　艾汤送下二三丸。

治胎前产后一切之症，年老妇人、劳弱室女皆可统治。为立起沉疴之品。

儿科丸散门

小儿万病回春丹　姜汤送下二三四丸。

治急慢惊风，撮口脐风，五疳虫积，泻痢斑疹，夜啼吐乳。为儿科统治之品。

牛黄抱龙丸　灯芯汤送下一半丸。

治痰迷心窍，牙关紧闭，神昏不语，手足拘挛，一切危险。为散风定惊之品。

琥珀抱龙丹　灯芯汤送下一半丸。

治风痰壅盛，烦躁惊悸，神志不清，牙关紧闭，搐搦不语。为清热涤痰之品。

秘授珍珠丸　薄荷汤送下，一岁一丸，一日三次为度。

治痰迷心窍，抽搐昏晕，牙闭不语，倏忽之间危险万状。为即时挽正之品。

犀角解毒丸　灯芯汤送下一丸。

治胞胎积热，痘瘄后余毒未清，生疮生疖，鹅口马牙。是为清心泻肝之品。

五福化毒丸　生地汤化服一丸。

治小儿胎毒，头面生疮，咽喉肿痛，疹后、痘后余火未清。为清火化毒之品。

小儿滚痰丸　薄荷汤送下一丸。

治外感风寒，咳嗽发热，气急痰盛，面赤口渴，大便闭结。为去风化痰之品。

消疳肥儿丸　米汤送下一丸。

治多食甜油，滞而不化，脾虚疳积，面黄肌瘦，发悴肤焦。为化积导滞之品。

使君子丸　空心砂糖汤送下一丸。

治饮食停滞，湿热蒸郁，腹内生虫，硬满胀痛，骨瘦面黄。为和胃杀虫之品。

鸬鹚涎丸　灯芯竹叶汤送下一丸。

治小儿感冒风寒，致咳嗽连声，无有已时，成鸬鹚咳嗽。为消风散寒之品。

兑金丸　开水送下，一岁可服一分，按岁增加。

治腹痛泄泻，虫痛血结，小便如疳，大便五色，肢体浮肿。为小儿必服之品。

鸡肝散　开水送下，一岁服一分，一日三次，至五分为度。

治小儿肝火上冲，目生翳障，久而酿成瞽疾，成为废人。明目退翳之品。

眼科丸散门

杞菊地黄丸　盐汤送下三钱。

治真水不足，虚火上攻，眼赤肿痛，迎风流泪，怕日畏明。为滋阴降火之品。

明目地黄丸　盐汤送下三钱。

治肝肾两虚，瞳神散大，视物不清，流泪畏光，内生障翳。为肝肾并治之品。

石斛夜光丸　盐汤送下三钱。

治阳衰阴弱，瞳神散漫，昏如迷雾，视物成二，睛光淡白。为光明复见之品。

磁朱丸　米汤送下三钱。

治肝肾不足，心火炽盛，以致目光散大，视物昏花不清。为滋肾养肝之品。

扶桑丸　一名桑麻丸，盐汤送下四五钱。

治风火上升，两目肿赤。此丸凉血去风，又能泽颜乌发。为养血胜风之品。

鹅毛管眼药　点两眼角。

治风火上攻，两目红肿，胬肉攀睛，痛如针刺，畏日羞明。为散风熄火之品。

神效燥眼药　点两眼角。

治风热障翳，赤肿而痛，怕日畏风，多泪难开，眼弦赤烂。为清热散风之品。

神效眼癣药　敷眼眶上。

治眼眶红赤作痒，多泪涩痛难忍，历久不愈，冒风所致。为猛烈逐风之品。

光明水眼药　点后合目片时。

治新久风火，畏日怕风，昏花翳障，胬肉攀睛。为统治眼证之品。

八宝眼药　点后合目静坐。

治新久风火，畏日怕风，胬翳遮睛，无论七十二症目疾。为眼科至宝之品。

外科丸散膏丹门

圣灵解毒丸　开水送下三钱。

治恶疮, 杨梅结毒, 横痃鱼口, 便毒下疳, 一切无名肿毒。为合泻肝肠之品。

外科六神丸　开水送下十丸, 磨敷、外敷亦可。孕妇忌服。

治痈疽发背, 疔疮对口, 流疽肠痈, 横痃鱼口, 一切乳疡。为外科最要之品。

外科犀黄丸　温酒送下三钱。

治乳疽瘰疬, 横痃流注, 下疳肠痈, 发背对口。解热解毒, 为大有奇效之品。

《局方》醒消丸　温酒送下三钱。

治疔毒壅聚, 发背, 对口横痃, 便毒, 一切无名肿毒之症。为止痛消毒之品。

黄连解毒丸　开水送下三钱。

治一切火毒, 表里俱盛, 吐衄发斑, 口燥喉破, 疮毒红肿。为泻火清毒之品。

疔科蟾酥丸　葱酒送下五六厘。上部食后服, 下部食前服。亦可磨敷患处。

治疔疮暴发, 寒热交争, 口渴便闭, 毒气壅塞, 不得宣通。为疔科最要之品。

立马回疔丹　每用一粒入疔孔, 外用疔膏盖之。

治疔毒走黄, 毒气走散, 心君受之, 肿痛昏愦, 危急万状。为旋乾转坤之品。

疔科飞龙夺命丹　好酒送下十九。量人虚实加减。

治疔毒痈疽、发背恶疮, 发而黑陷, 毒气内攻。用以吐下, 为攻毒峻厉之品。

梅花点舌丹　温酒含化咽下一二丸, 被盖取汗。

治迅速疔疮、喉痛项肿, 最为危险, 及诸痈疽无名肿毒。为再造人命之品。

保安万灵丹　葱白汤送下三钱, 被盖取汗。孕妇忌服。

治风寒湿痹, 湿痰流注, 附骨阴疽, 及鹤膝风、中风瘫痪。为通经散邪之品。

琥珀蜡矾丸　开水送下二三钱。

治一切疔毒发背, 痈疽初起。服之毒从外出, 不致内攻, 为护膜护心之品。

三黄宝蜡丸　陈酒送下一丸, 轻者半丸。调敷亦可。

治跌打损伤，闪腰挫气，毒物咬伤，车马踏伤，疼痛非常。为和血止痛之品。

神效嶙峒丸　陈酒送下一丸，重者二丸。磨敷，患处留头。孕妇忌服。

治痈疽瘰疬，跌打损伤，金疮刑伤，瘀血疼痛，一切恶疮。为行血消肿之品。

伤科七厘散　如打伤出血不止，以此掺之即止。服以酒送。

治跌打损伤，瘀血凝积，遍身肿痛，甚或当时昏愦不醒。为定痛化瘀之品。

小金丹　陈酒化服一二丸。

治一切疮疡痰核，流注瘰疬，乳岩已成未成，无不神效。为统治外证之品。

九龙丹　温酒送下九丸。泻后神疲，即用炒黄米以止之。治鱼口便毒，杨梅广疮，悬痈，横痃。服之其毒从大便出，为逐毒下行之品。

黑虎丹

治发背痈疽，对口疔疮。未成即消，已成即溃，已溃提毒。为面面俱到之品。

坎宫锭子　清水磨涂患处。

治无名肿毒，掀赤红肿，疼痛异常，证非属阴，涂之立消。为以水制火之品。

离宫锭子　清水磨涂患处。

治一切疔疮肿毒初起，不觉疼痛，皮色不变，骤肿无头。为冰解雪消之品。

一粒珠　醋磨涂患处。

治对口搭手，痈疽发背，无名肿毒，未成可消，已成即溃。为诸疮独步之品。

一笔消　醋调涂患处。

治痈疽发背，诸疔恶疮，一切无名肿毒等症肿痛异常。为立奏奇效之品。

吹耳红棉散

治耳内生脓，不胜肿痛，先用棉将脓搅尽后吹入此药。为消肿定痛之口。

牙痛一粒笑　以一粒塞于痛处。

治风痛、火痛、虫痛，一切牙痛，以此塞于痛处，立即止痛。为破涕为笑之品。

珠黄散

治咽喉肿痛，单双乳蛾，喉痹腐烂，牙疳口疳，舌糜龈肿。为润喉清咽之品。

日月珍珠　散用猪脊髓或鸡子清调敷，即时生皮，或干掺亦可。

治下疳腐烂，新肉难生，不能结皮，兼治汤火伤痛皮脱。为外科生肌之品。

诸胶门

全副虎骨胶

治气血两虚，筋骨急挛，瘫痪麻木，筋骨酸痛，伸屈不得。为养营息风之品。

四腿虎骨胶

治腰膝不遂，胫臂酸痛，一切痛风。又能杀鬼疰、疗痔漏。为强筋健骨之品。

纯黑驴皮胶

治肠风血痢。能清金滋水，养肝血，安心神，又保胎固漏。为专补营血之品。

麋角胶

治肾水亏损，腰膝不仁，阳痿不振，妇人崩漏，血海空虚。为补阴壮水之品。

鹿角胶

治肾阳不足，腰膝羸弱，妇人崩带，经水色淡，一切虚损。为补阳添精之品。

毛鹿胶

治肾元虚冷，腰膝无力，阳道不举，女人崩带，血闭不孕。为益阴助阳之品。

鹿肾胶

治阴盛阳衰。能温丹田，补元阳，暖子宫，止淋带，安五脏。为益阴壮阳之品。

霞天胶

治停痰积聚，厚味伤中，酒湿蛊胀。颇有推陈致新之妙，为健脾养胃之品。

黄明胶

治咳嗽肺痿，吐血咯血，衄血便血，女人血虚崩漏、带下。为补虚润燥之品。

龟板胶

治阴血不足，劳热骨蒸，腰膝酸痛，久泻久痢，崩漏五痢。为滋肾济阴之品。

鳖甲胶

治劳嗽骨蒸，往来寒热，温疟疟母，吐血，经阻难产，诸疮。为益阴和阳之品。

诸膏门

潞南上党参膏　开水送下三四钱。

治诸虚百损。能补中益气，调脾和胃，久服之聪耳明目。为延年益寿之品。

琼玉膏　开水送下三四钱。

治阴虚火旺，津液枯燥，咽痛口干，咳嗽吐衄，有声无痰。为滋阴润燥之品。

金樱子膏　开水送下二四钱。

治久痢不止，遗精梦泻，小便频数，元气下陷，腰脚酸痛。为固精闭气之品。

枇杷叶膏　开水送下三四钱。

治燥邪在肺，咳嗽。能激浊扬清，保柔金而肃治节。此膏为最利肺家之品。

鲜橄榄膏　开水送下三四钱。

治木火生痰，痰迷心窍，神昏痫厥，口流涎沫。消痰平肝，为清咽利膈之品。

夏枯草膏　开水送下二三钱。

治肝郁。清肝火，解内热，散结气，化湿痹，消瘰疬，退寒热。为捷效应响之品。

两仪膏　开水送下三四钱。

治法一能滋阴，一能补阳，俾阳生阴长，阳从阴化。此膏为阴阳两补之品。

代参膏　开水送下三四钱。

治诸虚百损。能补中益气，开胃健脾，又和五脏调六腑。为培养虚人之品。

益母草膏　黄酒送下三钱。

治血风血晕，血痛血淋，胎病难产，崩漏带下。祛瘀生新，为女科必须之品。

豨莶草膏　开水送下四五钱。

治肝肾风气，四肢麻痹，骨节酸痛，腰膝无力，风湿疮疡。为胜风去湿之品。

雪梨膏　开水送下三四钱。

治肺有燥痰、胃有积热，止嗽止烦渴，为解丹石烟煤、炙煿膏粱诸毒之品。

桑葚膏 开水冲服三四钱。

治能大补腰肾，添精益髓，养血荣筋，聪耳明目，乌须发。为补益真阴之品。

桑枝膏 陈酒冲服三四钱。

治跌打损伤，筋骨酸痛，瘀血凝滞，四肢麻木，肩背臂痛。为通筋活络之品。

花露门

金银花露

上甘寒入肺，散热解毒，疗风止渴。能治痈疽、疥癣、血痢。有清化解毒之功。

木樨花露

上益脾补胃之佳品，平肝理气之妙味。善疗胸痞牙痛，有畅中流气之功。

玫瑰花露

上露味酸能养肝，气香又舒脾。治烦闷郁结、土木不和。有柔肝舒脾之功。

甘菊花露

上益金水二脏，以制火而平肝，养目神，去目翳，去头风。有清血散风之功。

野蔷薇露

上散风邪，理湿热，疗诸疮，定惊悸，止消渴，漱口糜、口疳。有澈热化湿之功。

枇杷叶露

上清肺和胃，降气止嗽。治肺痰，解消渴，清暑气，止衄吐。有润肺清气之功。

白荷花露

上具轻清之气，可以清心脾、解暑热、消痰止血、除烦渴。有清香安神之功。

鲜荷叶露

上升发阳气，理脾和胃，破郁宣滞。痘疮倒靥，治之良美。有升发清阳之功。

鲜橘叶露

上平肝清肺，导滞化痰，润燥凉血，消痈散肿，又治疟疾。有润肺舒肝之功。

鲜稻叶露

上开胃清热，润肺生津，纳食扶元，和中补虚，气极中正。有甘缓调和之功。

薄荷叶露

上辛散清凉，治喉痛、牙痛、头目不利，疗一切风热为病。有散风疏邪之功。

鲜藿香露

上清热解暑，快气和中。治霍乱吐泻，绞肠腹痛，辟秽气。有芳香逐秽之功。

鲜青蒿露

上治疟疾，愈疥疮，能清暑热，散外邪，又善清劳瘵骨蒸。有去热除烦之功。

鲜生地露

上降火滋阴，清金生液，可以统治实热燥结、血热妄行。有清热凉血之功。

鲜石斛露

上平胃气，除虚热，安神定惊，生津润燥，止自汗，清劳热。有清胃去热之功。

地骨皮露

上降肺火，清肺肾热。治吐血、尿血、咳嗽，清有汗之骨蒸。有善清虚热之功。

鲜佛手露

上清肺悦脾，宽胸理气，为消痞之圣药，亦平肝之妙品。有畅气调脾之功。

鲜橄榄露

上开胃生津，化痰涤浊，除烦止渴，善消酒毒，最利咽喉。有解鱼、鳖毒之功。

陈香橼露

上开胃化痰、宽中下气，为肝脾之要药，治胸膈之胀闷。有调胃畅中之功。

香谷芽露

上消食健脾、开胃和中，又能牛津止渴、补虚损、益元气。有芳香快气之功。

秘制肺露

上润肺清金、化痰止嗽。善疗吐血、衄血，又平干咳、热咳。有专治肺证之功。

陈金汁露

上清痰火、消食积，大解五脏实热、天行热狂、痘疮黑陷。有起死回生之功。

药酒香油门

京方五加皮酒

上能治行痹、痛痹，历节作痛，筋骨作痛，四肢软弱无力。有统治诸痹之功。

周公百岁酒

上治气弱血衰、亡血失精、五劳七伤及瘫痪不能屈伸。有寿臻期颐之功。

史国公药酒

上治风人经络、手足拘挛、半身不遂及瘫痪麻木等症。有通经活络之功。

虎骨木瓜酒

上治骨节疼痛，筋拘脚痿，痰湿流注，半身不遂，诸般风证。有舒筋活血之功。

参桂养营酒

上能调气理血、和卫养营，故此酒能长精神而强筋骨，有补气扶阳之功。

养血愈风酒

上治血不养筋，发为行痹，遍身酸痛，手足牵强，诸风证。有行血泻风之功。

东洋参酒

上补养气血，调济阴阳，黑发乌发，聪耳明目，壮神扶元。有延年益寿之功。

白玫瑰露

上能舒肝郁，散气滞，宽中调中，和胃悦脾，理腹痛、胁痛。有调气畅中之功。

薄荷油　搽擦痛处。

上散风邪、宣火郁，治目赤头痛、咽痛齿痛、一切风热病。有逐风散邪之功。

玫瑰油　搽擦痛处。

上平肝气、舒郁结，疗胸膈不舒，治胸腹疼痛，其效如神。有舒开六郁之功。

丁香油　搽擦痛处。

上解寒气凝结，消风痹疼痛，又能杀虫逐臭，辟秽恶去邪。有散风祛寒之功。

膏药门

参茸养元膏　烘贴脐上。

治男女忧思抑郁，劳倦色欲，一切虚损，阳痿阴弱之证。有去病延年之功。

洞天毓真膏　烘贴脐上。

治五劳七伤、淋浊痞结、元虚气喘及瘫痪麻木诸虚证。有固本保元之功。

消痞狗皮膏　烘贴患处。

治一切痰气、痞块、癥瘕，血块积聚，腹胀疼痛，诸胀等证。有消坚化积之功。

万应宝珍伤膏　烘贴患处。

治跌倒损伤，风寒湿痹，瘫痪麻木，心胃气痛，劳伤等证。有挽正回阳之功。

三阴疟疾膏　未发之前烘贴脐上，手揉百转。孕妇忌用。

治牝疟、瘅疟、三阴疟，一切寒热往来、阴阳不和诸疟证。有逐疟搜邪之功。

万应头风膏　贴两太阳。

治偏正头风，或痛连眼眶而眉棱、头顶亦酸楚难忍者。有散风止痛之功。

牙痛玉带膏　贴在痛处。

治肾水亏虚不能涵木而作齿痛，风火虫牙痛而出血。有止痛如神之功。

痧气门

卧龙丹

治诸痧中恶、霍乱五绝、诸般卒倒暴急之证。以少许吹鼻，嚏。垂危亦可以少许用凉水调灌。并治痈疽发背、蛇蝎蜈蚣咬伤，用酒调涂患处，立消。

白卧龙丹

专治夏令一切痧证，绞肠腹痛，霍乱吐泻，筋脉抽掣，瘟疫时气，伤暑受热，胸闷作叶，头眩鼻塞，岚瘴触秽，取嚏即愈。如病重者，用药一分，凉水调服。如中风卒然昏迷不省人事，可用此药二三厘吹入鼻中，男左女右，得嚏则醒，效速如神。孕妇忌服。

开关散

治番痧臭毒、腹痛如绞、气闭神昏欲脱之证。以少许吹鼻，得嚏则可以生。

万应痧气蟾酥丸

专治暑月贪凉饮冷，食物不洁，兼吸秽恶或痧胀腹痛，或霍乱吐泻。每用七丸纳舌下，少顷阴阳水下。研细吹鼻亦可，取嚏。

诸葛行军散

治霍乱痧胀、山岚瘴疠及暑热秽恶诸邪直干包络，头目眩晕，不省人事，危急等症。并治口疮喉痛，点目治风热障翳，搐鼻辟时疫之气，用二三分开水调服。

人马平安散

治秽浊之气直干心包，神昏不语，及一切时疫之邪。每用二三分凉开水服下。

飞龙夺命丹

治痧胀疔痛、霍乱转筋、厥冷脉伏、神昏危急之症。及受温暑瘴疫、秽恶阴晦诸邪，而眩晕痞胀，瞀乱昏狂；或卒倒身强，遗溺不语，身热瘛疭，宛如中风；或时证逆传，神迷狂谵，小儿惊痫，角弓反张，牙关紧闭诸症。以少许吹鼻取嚏，重者再用凉开水调服一分，小儿减半。

按：此丹芳香辟秽、化毒去邪、宣气通营，全体大用，真有斩关夺隘之功，具起死回生之力。

绛血丹　一名八宝红灵丹。

治霍乱痧胀，肢厥脉伏，转筋昏晕，瘴疠时疫，暑毒下痢等症。并治喉痹牙舌诸病、烫火金刀诸伤，均搽患处。每用一分，凉开水送下，小儿减半。以药佩带身上，可避疫气。牛、马、羊瘟以此药点其眼即愈。

紫雪丹

治痧胀秽毒、心腹疔痛，霍乱火炽、躁瞀烦狂及暑火温热、瘴疫毒疠诸邪直犯膻中猝死，温疟发狂、越墙叫走，五尸五疰，鬼魅惊痫，急黄虫毒，麻痘火闭，口舌生疮，一切毒火邪火穿经入脏、蕴伏深沉、无医能治之证。每用三四分，至多一钱量，新汲水调灌。

碧血丹

治热极火闭、痧胀昏狂，及霍乱误服热药、烦躁瞀乱，及时疫愦乱、便闭发斑，一切积热咽喉肿痛、口糜龈烂、舌疮喉闭、水浆不下等。每用钱许，凉开水送下。喉病即以芦筒吹入喉中。齿痛涂搽患处。

三圣丹

治寒湿为病，诸痧腹胀，霍乱吐泻。每服九分，重者再服。

太乙玉枢丹　一名解毒万灵丹，又名太乙紫金锭。

治诸痧霍乱，疫疠瘴气，喉风五绝，尸疰鬼胎，惊忤癫狂，百般恶证，及诸中毒、诸种痈疽、水土不服、黄疸鼓胀、蛇犬虫伤。内服外敷，攻难殚述，洵神方方也。每用一锭，凉开水磨冲服之。外证磨涂患处。

太乙紫金丹

治霍乱痧胀，岚瘴中毒，水土不服，喉风中恶，蛇犬虫伤，五绝暴卒，癫狂痈疽，鬼胎魇魅，及暑湿瘟疫之邪弥漫、熏蒸神明、昏乱危急诸证。每用钱许，凉开水下，洵为济生之仙品。

纯阳正气丸

专治天行时疫，感瘴触秽，中满神昏，腹痛腹泻，绞肠痧证，霍乱转筋，并小儿急惊、痰迷心窍、四肢厥冷等证。每服五分，阴阳水送下。小儿减半，孕妇忌服。

万应午时茶

专治男妇老幼内伤饮食、外感风寒暑湿，以致寒热交作，霍乱吐泻，胸闷膨胀，头疼骨痛，舌苦口干，腹痛便泻；或酒湿伤脾，倦怠恶食，及一切山岚瘴气、时疫传染、疟疾痢疾、不服水土等证。每用一块或二块，水煎温服。若风寒太甚，鼻流清涕，发热不休，加生姜二根同煎，热服，盖被取汗，立效。此茶性味和平，不寒不燥，居家出门，皆宜预备。夏日煎服，可以代茶，能避暑止渴、开胃进食，识者久已珍之。

甘露消毒丹　一名普济解疫丹。

专治湿温疠疫之病，发热倦怠，胸闷腹胀，肢酸咽痛，斑疹身黄，头重口渴，溺赤便闭，吐泻疟痢，淋浊疮疡等证。但看病人舌苔淡白，或厚腻，或干黄，是暑湿热疫之邪尚在气分，悉以此丹治之，立效。并去水土不服之症。

辟瘟丹

上丹分利阴阳，调和脏腑，济世之良方，卫生之至宝，药力虽猛而不伤元气。盖瘟疫、暑邪、一切秽气，染人最速，非此猛力避之，不能建功，其为祸也非浅，故病急而治亦急也。谨将引单列下，求治者因症取用可也。

治时行痧疫初起，呕恶，急服一锭，重者倍之。

治霍乱转筋，绞肠腹痛，或吐或泻，诸痧及急暴恶证。急服二锭。如证重一时不能骤解，再加倍服，以胸腹宽舒为度。

治霍乱吐泻，绞肠心痛，以及溺缢惊魇。如气未绝者，用姜汤磨服。

治中风、中暑、中痰，卒然仆地，不省人事。急服二锭，以开口为度。

治瘟疹初起，烂喉隐疹。急服一锭，重者倍服。

治伤寒疟痢初起，化服一锭。如不止，可再化服一锭。

治肝胃疼痛、久积哮喘、呃逆、心腹胀痛、周身掣急及二便不通。化服一锭。

治妇女腹中结块，小儿惊痫，十积五疳。化服一锭。痘后余毒，用敷患处，已有头者，留头出毒。

治小儿痰壅惊风，五疳五积，黄肿疮瘤，用薄荷汤磨服；妇女经闭，用红花汤磨服；鼓胀噎膈，用麦芽汤磨服。

治蛇蝎、蜈蚣、蜂毒、汤火伤，以及疯犬疯兽咬伤、刀枪伤。用东流水磨服并敷患处。

治时行瘟疫。将此丹家内常焚，不致染疫。

寒霍乱吊脚痧药

痧为最急之证，吐泻并作为之。霍乱或有吐泻数次后两腿抽搐、手足痉挛，甚至肌肉尽削、气短声嘶、眼窝落陷、渴欲饮冷、周身冷汗如水，且发夕死，至阴至危。考是证病起三阴，宜用温经通络之药。每服四五分，开水送下。太乙救苦丹专治男女老少上吐下泻、肢冷、霍乱转筋、头昏目花、不省人事，一切瘰疬痧疫痧等证。每服一瓶，计重四分，热姜汤送下，重者加倍，小儿减半。有起死回生之功。如至肉削声嘶、脉陷汗冷，急宜用高丽参三钱、熟附片三钱，煎浓汤送下。

霹雳回阳膏

治阳虚中寒，腹痛呕泻，转筋肢冷汗淋，苔白不渴，脉微欲绝者。每用二三分安脐中，以膏药封盖之，即病重者一时许亦愈。孕妇忌服。

来复丹

治上盛下虚，里寒外热，伏暑夹阴，霍乱危证。每服三十丸，白汤下。

白平安散

天气降，地气升，人在气交之中，偶触暴疠，猝然仆地，霎时神昏，皆不正之气或感触未深，即头目昏眩。将此丹入鼻，即能心畅神和，一种清凉之气直透脑顶。过秽浊之地，以鼻吸少许，自能辟邪去秽。切勿以寻常痧药视之，孕妇忌吸。

新增丁氏经验内科丸散膏丹

参燕百补丸（膏）

功能益髓添精，壮水制火，补气养血，宁心滋肾。或病后或戒烟后身体羸弱，诸虚百损；以及男子阳痿，妇人带下，劳伤咳嗽，腰膝酸软，心悸不寐，头眩耳鸣等症。久服却有转弱为强之力、延年益寿之功。每服三四钱丸（膏），用开水吞（冲）服。春夏服丸，秋冬服膏，最相宜也。

加味补天膏（丸）

肾为先天元气寓焉，脾为后天资生出焉。先天虚则浮阳易升，后天弱则生气不振，二天虚弱，百病丛生。此丸（膏）功能培养两天，大补气血，扶元固本，滋阴和阳，男子固精种子，妇人带下崩淋，诚为虚弱人之补品，戒烟后之妙丹。顾名思义，实有补天之功也。每日服三四钱，丸用开水送下，膏用开水冲服。

补脑养心膏（丸）

脑为髓海，藏于头骸，上贯颠顶，下通尾膂。西医谓顶脑一身主宰，五官百体皆受命焉。脑盛则诸体皆盛，脑衰则诸体皆衰，新学家谓人之思想皆属于脑筋之说所由来也。《灵枢经》曰："心者，君主之官，神明出焉。主明则下安，主不明则十二官危，使道闭塞而不通。"越人云："上智之人，心有七孔三毛；中智之人，五孔二毛；下智之人，有二孔一毛；愚蠢之人，无孔无毛。聪明思想，其发于心。"可知此两说虽有不同，其理实相同也。究人之聪明思想生发于心而运用在脑，心血足则思想捷，脑髓满则运用灵，补脑养心之法，诚不可不亟以讲求。此丸（膏）功能补脑养心，水火既济，益智强神，聪耳明目。治一切头痛眩晕、心悸少寐等症，男妇老少皆可服之，诚为世界转弱为强之妙品也。每日服三四丸，开水送下，膏用开水冲服。

首乌延寿丹

功能补气血、壮筋骨、强膝，乌须黑发，祛熄内风，久久服之，延年益寿。此丹乃前明董宗伯先生所制，进呈御用，颇有功效，服之一月，百病若失，身轻强健，发白转黑。诸老臣周年常服，寿则期颐，咸称为不老灵丹。每服三四钱，开水送下。服此丸者须忌萝卜。

赤脚夫仙种子丸

治少年酒色过度、精血虚寒、腰膝酸软、阳痿不举，妇人血气久亏、子宫寒冷、经事不调、难于孕育。此方得自仙传，清而不寒，温而不燥，有水火相济之功。男服则添精补髓，壮阳种子；女服则益气强阴，调经养血，久不生育者立可承孕。每日服四钱，开水送下。

加味大仙种子丸

专治年逾四五旬外，精寒力疲，阳事不举，举而不固，艰于嗣续者。此丸得自仙授，有坎离既济之功，男服则添精益髓，壮阳种子；女服则益气强阴，温精养血。不但有种子之功，更有转老还童之力。每日四钱，开水送下。

泰山磐石丸

治妇人气血两虚，或肥而不实，或瘦而血热，或肝脾素亏，倦怠少食，屡有堕胎之患。此方和平，能养肝脾气血，妇人滑胎，服此可保无虞。每日服三钱，开水送下。

加味乔脂痛经丸

治少年新婚男女不知禁忌，当经行未净遂即交合，则血海受伤、瘀滞结凝，每逢行经则腹痛不堪，即服此丸。每天三钱。开水送下。

大粒愈带丸

脾胃两亏，湿热入于带脉，如带下频频，久而不愈，延人虚损，殊可虑也。此丸培养之中兼寓清化之品，久服土旺湿化，带下自愈。每日空腹服一粒，米饮送下。

清金保肺丸

治阴分不足，肝火犯肺，咳呛内热，形瘦痰红，脉来虚数，将成虚怯。早晚各服三钱，开水送下。

养肺定喘丸

治阴虚之体痰饮逗留，肺气不降，肾气不纳，咳嗽气喘，动则更甚等症。每日服三钱，开水送下。

哮吼紫金丹

治寒邪外束于肺，引动痰饮上逆以致喘哮咳嗽、不能平眠者，服之神效。如气体虚弱，不宜轻服。重证服五丸，轻证服三丸，冷茶送下。

保心丹

心为一身之主，不可受邪。凡一受邪，包络为病也。此丹能治心包一切诸病，驱邪涤痰，保心清神，伤寒温病，痰热蒙蔽心包，神志模糊，谵语妄言，阳狂阴颠，心悸不寐，及小儿惊痫等症。每服五分，小儿减半，用淡竹油一两炖温送下，或用灯芯一扎煎汤亦可。

龙虎癫狂丸

专治阴癫阳狂，不省人事，登高而歌，弃衣而走，或神呆静坐，语言不发，皆缘痰浊弥漫心包，神明不能自主也。大人每服三丸，童子服一丸，以温开水送下。此丸二十粒为一料，轻证一料可愈，重证两料无不痊。可服后非吐即泻，孕妇忌之。病愈后忌食猪肉二年为要。

定痫丸

痫证之发，猝然暴仆，口角流涎，叫喊之声有作畜类者，皆因痰涎人于经络心包所致。此丸功能化痰通窍、清神定志，治一切痫证神效之至。每服三钱，开水送下。

顺气化痰丸

肺体属金而主气，气逆则痰亦随之上逆，咳嗽痰鸣之症生焉。此丸能顺气化痰，气顺则痰火降而痰消。每日服三钱，开水送下。

九香如意丸

《经》云：诸气皆属于肺，诸痛皆属于肝。此丸能平肝理气、和胃调中，治一切胸脘腹痛等症，效验如神。每日服二钱，开水送下。

枷南九香如意丸

即九香如意丸加入枷南名贵之品，平肝理气，和胃调中，其效更神。每服二钱，开水送下。

清肝保脑丸

脑为髓海，肝火挟风热客于脑，则脑漏鼻渊，湿涕常流，鼻窍半塞半通。此丸能清肝疏风、养阴保脑，治鼻渊脑漏功效甚大，屡试屡应，未可忽视。每日服二钱，开水送下。

鼓胀丸

《经》云："诸湿肿满，皆属于脾。"脾虚则肝木乘之，气聚湿凝，腹皮膨急，形大如鼓。此方专治一切鼓胀及疟痢后腹胀等症，效验如神。每日服二钱，小儿减半，开水送下。

东垣石水天真丸

专治下焦火衰，阳虚湿胜，膀胱无输化之权，阴水壅积，腿肿如斗，囊肿如瓜，肌肉坚硬，脐腹痼冷等证。每日服三钱，温酒送下。

气胀丸

此方得自秘授，专治气鼓肤胀，应效如神，屡试屡验。每用二钱，开水送下，服后腹中响鸣，连放空气，则胀自松。

椒梅丸

专治腹有癥瘕，食积不消，积久酿湿生虫，胸腹攻痛。此丸能杀虫定痛、和中散痞，功效甚奇。每日服三钱，开水送下。

劳伤黄病补力丸

《经》云：脾属土而色黄。如劳力过度，饮食不节，则脾肾受伤，湿自内生，四肢倦怠，腰膝酸痛，面目色黄，形瘦纳少，渐成劳伤黄疸。此丸调理脾胃、宣化积湿，治脱力黄疸，功难尽述。每日服二钱，开水送下或米饮送下。

固精丹

治水亏火旺，精宫不固，遗泄频频，日久不愈。用此丹约二分许，以口津调成小丸，按在脐中，外用膏贴，日换一次。久用精关自固。

秘制止泻痢丸

治一切泻痢腹痛。每服四粒，小儿减半。此丸是用固本和中、消导宿滞以祛暑湿之品，并非硬截强塞，屡试屡验，未可泛视。

仙传通痢散

专治脾土不健或湿热内阻，或寒滞中伤而成赤白痢疾，服之神效。每服四分，小儿减半，炒苡米汤送下，或陈莱菔英汤送下。

万意通便丸

治大便不通，一切结肠烦躁燥结之证，通幽润肠之功，无过于此丸者。每服三粒，小儿一粒，五岁以上两粒。大便通后诸症皆安，神效无比。

经验愈疟丸

疟疾一证皆有邪痰蕴于膜原，寒热日作，或间日或三日而作。如不早治，经年累月久而不痊，腹内结块而成疟母，为害终身。此丸专治一切疟疾久而不愈，服之确有药到病除之功。每于未发前早一时许吞服三四丸，开水送下，重证三四服，无不痊愈。

神效甘制戈半夏

专治老年痰火或中风痰厥，冷哮痰饮，寒痰呕吐，厥气、胃气、三阴久疟，痰迷痴癫，寒湿疝气，小儿寒闭，酒湿茶湿，一切痰病。每日服一钱，其效难以枚举。

十制参贝化橘红

专能消痰止嗽，开胃健脾，软坚润肠，除烦止渴生津，宁神解郁，理气和中，化滞消老痰实结，润燥通幽。噙化一钱许，满口生津，痰即消化，神效妙品。

镇江丁参领秘传大麻风丸

大麻风者，即毒疠之风也。发则身体麻木，白屑红斑相继而起，蔓延成片，形如蛇皮，甚则毒攻五脏，手足脱落，鼻柱崩塌，眼弦断裂，唇反声哑，败证蜂起，不可挽救。此丸应验异常，如眉毛未脱落者均可痊愈，即眉毛已脱，亦可变重为轻。但须先服汤药四剂，方可服此丸。每早晚服三钱，毛尖茶送下，久服自愈。汤药方另详于下。

附汤药方

荆芥穗　陈广皮　全当归　青防风　广木香　连翘壳　川羌活　川桂枝　怀牛膝　香白芷　海风藤　生薏仁　煨天麻　海桐皮　生甘草　左秦艽　苦参片　川续断　生苍术（各一钱）　生姜（一片）　黑枣（两个）。

上药用水两碗，煎至一碗，服后将药渣再煎一次服之。每天服一剂，四天后服前丸。能如法久服，效如影响。

安宫牛黄丸

此丸芳香化秽浊而利诸窍，咸寒保肾水而安心体，苦寒通火腑而泻心，用之妙方也。善治大人、小儿痉厥之因于热者。每日服一丸，病重体实者日再服，小儿减半。如不知，再服半丸，银花薄荷汤下。

丁氏经验外科丸散膏丹汇编

外科琥珀定痛丸

治一切疮疽发背、疔毒恶疮、诸肿大毒疼痛不可忍耐，寝食难安者。即服三十余丸，开水送下，其痛立止，且有护膜保心之功，真外科之神丹也。

阳和丸

治一切阴疽、阴痰、流疽、流痰，寒气凝闭，疮色紫暗。服之可阴转为阳，腠理开通，未成能消，已成可溃，回阳活血，生肌收敛，神效之至。每服二三钱，开水送下。

拔管丸

治一切痛疽、肿毒、恶疮久溃不敛，致成瘘管，脓水浸淫，淋漓不止。每晨服三钱，开水送下，或米饮送下。多服自然管出疮敛，而得收功矣。

痔漏化管丸

痔漏一证，乃阴虚湿热下注，日久即成为管，脓血不止，以致面黄肌瘦。若不急治，身体日漏日虚。此丸服之，不须刀针挂线，其管自然可出，永不再发。每日空心送下二十丸，一月效。

喉科回春锭

治紧急喉风、喉痛、喉蛾肿痛闭塞危险诸症。以莱菔汁磨服一锭，重者二锭。并治斑痧隐伏，不能透发，及小儿急惊等证，均获奇效。孕妇忌服。

大活络丹

治中风瘫痪、口眼歪斜、半身不遂、筋骨拘挛、手足麻木，痿痹、惊痫、痛疽、流注。此丹能开通诸窍、活血祛风，直达湿痰所结之处，功效甚大。两日服一丸，开水送下，或陈酒送亦可。

伤科紫金丹

治跌打损伤、筋骨损断、瘀血凝注，一切重伤及腰、脚、胁、肋、腿、股疼痛，血瘀气阻者。每日用陈酒化服一丸，神应无比。

伤科接骨神丹

治跌打损伤、筋断骨碎，周身筋骨疼痛难忍。服之能接骨续筋、活瘀定痛，乃伤科之至宝。每服一钱，伤重者二钱，陈酒送下。

军营七厘散

此散凡军营中、戏班中均宜储备之品。专治跌打损伤，筋骨疼痛。酒服一二分，立刻血活定痛，且能祛远年旧伤，外敷伤处亦效。

琥珀分清泻浊丸

治肝经湿热，毒火下注，淋浊管痛，小溲不利；并治下疳肿痛、腐烂而火盛者。每日空心开水服三钱，服后小便出如金黄色，三日后火毒消而淋浊自止，疳肿亦退。

宝光淋浊丸

此丸善治蓄精及花柳湿热酿毒、蕴结下焦，致患白浊，溺后刺痛。一切淋证，无论新久，服之立愈。每早空心开水吞服二粒，神效。

珠珀滋阴淋浊丸

治肾阴亏损，膀胱湿热未楚，致小便淋浊久而不止，或由花柳余毒未清、瘀精未净。每日空心开水服一二钱，灵效无比。诚淋浊门中收功之妙品也。凡淋浊证先服分清泄浊丸，次服宝光丸，继服珠珀滋阴淋浊丸，无有不愈者。

杨梅泻毒丸

治杨梅下疳初起之时，火毒炽盛。此丸每早空心开水服一钱许，其毒即从大便泻出矣。孕妇忌之。

八宝化毒丹

治杨梅结毒、花柳场中所染一切之毒，甚至口鼻腐烂、筋骨疼痛、诸治不效者。用此丹内服外掺，最为王道之治，多服毒根可除，永不再发，即后日生育，亦无余毒。每日服五分许，仙遗粮汤送下或用清热解毒露送下亦可。

清热解毒露

此露治杨梅下疳，一切结毒腐烂之证。每日温饮四五两，清热解毒之功无过于此。或送五宝丹、八宝化毒丹，均皆灵应。

结毒紫金丹

治梅毒上攻，咽喉腐烂，鼻塌顶陷等症。此丹能滋阴解毒，灵效非常。每日服三钱，以鲜土茯苓煎汤送下。重则两月收功，永无后患。

阳和膏

治一切阴疽、阴痰、流注，皮色不红，漫肿平塌，坚硬木痛。诸阴证未成者，贴之即消；已成已溃者，能活血生肌，大有阳和解凝之功。唯一切阳证红肿者忌贴。

硇砂消散膏

专治一切痈疽大毒，诸种恶疮、横痃、便毒、瘰疬结核、坚硬作痛。未成者，贴之即消；已成者，亦能以大化小、祛瘀生新，消散之功效甚大。惟疔毒与久溃诸疮忌贴。

消核膏

专治肝郁痰凝、瘰疬结核及乳岩等证。贴之即能消散，神效。

大红拔毒膏

治一切疮疡疔毒初起，贴之可消，已溃提毒，毒尽又能生肌。治瘰疬可以连根拔出，及久年臁疮、小儿蟮蜞，贴之无不神效。

仙传三妙生肌膏

专治一切外证。未成即消，已成即溃，已溃即敛，故名"三妙"。无论痈疽、发背、对口疔疮、湿毒流注、杨梅结毒、乳痈、乳岩、跌打损伤、金疮出血、骨痛筋挛之证，均获奇效，而生肌收口之功尤速，真仙传之妙方也。

白玉化毒膏

专治一切湿热结毒、久年臁疮、杨梅毒疮等证，均能拔毒生肌，毒尽而疮自愈。真神方也，万勿轻视。惟疔疮忌贴。曾有人膝下至脚腕烂见骨者，三十余年百治不效，将此膏贴之半年，生肌收口后不复发，神效无匹。

十层夹纸膏

治腿脚臁疮腐烂日久，臭秽不堪，或痒或痛，久不收功者。以此膏贴之，即毒化肌生而愈，应效如神。用时将膏以针刺密孔扎之，一日一换。

生肌玉红膏

专治痈疽发背腐肉已去、新肉不生。将此膏摊于纸上贴之，新肉即生，疮口自敛。此乃证药中收敛之神丹也。

黄连膏

专治一切疔疮热毒、破烂掀痛及烫火伤等证。将药摊于纸上贴患处，应效如神。

摩风膏

治肌肤燥裂、游风白屑，形如蛇皮，久延成片。即以此膏搽擦，能养血祛风、滋燥润肌，功难尽述。

冻疮膏

冻疮一症，皆由寒气凝结，气血不得流通，凝滞而成，每及冬令严寒则发，遇春则溃，痛痒兼作。此膏无论已溃、未溃，均可摊贴，功效甚奇。

疔科猪胆膏

专治一切阳证疔疮，掀红赤肿，痒痛麻木。未成者即消，已溃者即能提脓拔毒、止痛消肿，神效异常。

绿云膏

专治小儿蟮蜞头津脓不敛，及一切诸毒恶疮破烂不敛。以此膏贴之，即能提脓拔毒、去瘀生新，效验如神。

离宫锭

治疔毒初起，红肿焮痛，并治一切皮肉不变、漫肿无头、疼痛异常之证。以此用冷水抹涂，立可消散定痛，灵效如神。

十将消散丹

治一切痈疽发背、痰毒流注、瘰疬结核、坚肿作痛。以此丹掺膏上贴之，即能消散。唯已溃者禁用。

红升丹

治一切痈疽发背、诸种大毒破溃、疮口坚硬、肉色紫暗、脓毒不尽、难于收口者。以此丹掺上，即能祛腐拔毒，生肌长肉，诚外科中提毒之灵丹也。

白降丹

治痈疽大毒，一切无名肿毒初起者。以冷水调涂疮头，立刻消散；如已成脓，亦能咬头；如痈疽久不收口，致成漏管，亦能拔管化腐。真外科中夺命之金丹也。

九黄提毒丹

此治痈疽发背、疮疡肿毒破溃之后，以此丹撒于疮口，外用膏药遮盖，专能提脓拔毒、止痛消肿、去腐生新。诚外证溃后提脓拔毒之神丹也。

桃花散

治一切痈疽疮疡溃后，脓水淋漓不得收口者。以此散撒疮口，外用膏贴，能提脓拔毒、生肌长肉而收口矣。

八宝生肌丹

治诸种疮毒溃久不愈因而成漏；或已用他药拔去漏管，仍不生肌；或毒尽而不长肉。用此丹掺上贴膏，立可收功。

七仙条

治一切毒疮、阴疽日久不愈，致成漏管，脓水淋漓。可将此条插入管中，拔出脓管，自能收功，其效如神。

下疳珍珠散

治下疳腐烂，脓水津淫，焮痛色红。用此丹掺上，自能清热解毒、祛腐生新、长肉收功，灵效异常。

八宝化痔丹　一名八宝月华丹。

痔疮名目虽多，皆由阴虚湿热下注，但此最易成漏，极难收功。凡患此痔者，以此丹用田螺水调搽，或用麻油亦可，或有脓水则干搽之，灵应非常。此本主人屡试屡验之妙丹也。

金锁玉匙散

治咽喉肿痛、双单乳蛾、喉痹咽闭、饮食难下、气逆痰壅及牙痛肺痛等症，即将此散连连吹入，自然立见奇功。

柳花中自散

治一切口疳牙疳，龈肿腐烂，口舌生疮，侯证溃腐。用此散每日吹患处五六次，即可奏效。

牛黄口疳丹

治男妇大小口疳喉疳、走马牙疳、牙岩舌岩腐烂作痛等证，日吹患处七八次，口疳即愈。

珠黄散

治咽喉腐烂、口舌碎痛、小儿胎毒、猴子疳等症，及梅毒上攻、蒂丁烂去者。用此丹内服外敷，则毒解火消而愈矣。

锡类散

治一切喉痧、喉疳、口疳腐烂作痛，痰涎甚多，汤饮难下。即用此丹吹入，能祛腐生新，喉患可愈。

黑八宝吹药

此丹专治一切咽喉诸症，统能治之。虽遇万分险危、烂喉急闭、命在须臾之间，吹之立能起死回生。诚喉科至宝。

牙疳口疳托药

治口疳、牙疳、口疮破烂糜腐，汤饮难入。急将此药一料，用鸡子清调敷脚底心，约一周时去之。能引火毒下降，口患自愈。

擦牙粉

此粉擦牙，永无牙痛之患，到老牙亦不坏，且使牙白如玉；又妙在满口生香，可免口臭，神妙无比。

牙痛药

治一切风寒火虫诸牙痛，痛极则寝食难安、受累无穷。本堂秘制此药，连连擦上，其痛立止。

头风膏

此膏治风热头痛及酒后吹风头痛。此膏贴之，俱有神效，且永不再发。

日月丹

肝开窍于目，赖肾水以光明。肾水亏耗，肝火上升，始而目赤流泪，继则星云翳障、胬肉赤筋旋螺兴起，视物不明。用此丹和人乳点之，翳障即消，胬肉即平，如乌云消开，日月光明矣。

湿疮药

治湿热诸疮脓窠，疥疮浸淫痒痛。用此药以麻油调搽，日用二次，能杀虫止痒、清热祛湿解毒，收功灵效非常。

经验火烫药

治汤火灼伤，掀红赤痛、皮肉腐烂、脂水津淫。用此药掺上，外以香油调敷，日用二次，功效无比。

愈癣药酒

治阴阳顽癣瘙痒异常，久而不愈，日化日大。每日用此酒搽擦一次，神效之至。

丁氏戒烟局批示及膏丸防单稿

附禀办设局戒烟缘起说

天赋人以善良之心，有陷溺其心，则心非。天与人以美备之身，有戕贼其身，则身弱。洋烟一物，实为陷溺人心、戕贼人身之尤。仆目击心伤，屡欲拟戒烟条陈上之当道，以冀全人心而保人身，如无滔滔皆是，恐一发千钧，难于挽回，有志未逮以十余年。今奉圣谕，屡颁君心，转悔祸之机，民气咸新，人事有响明之会，诚千载一时不可多得者也。爰特具禀大宁立案请示，俾得制成膏丸，设局招戒，以酬素志云。禀稿职医丁泽周，禀为痛恶洋烟，热心劝诫，制成膏丸，试验灵效，恳求准予立案，给示设局招戒，并售膏丸以广劝诫事。窃念中国人民受鸦片之害至深且酷，无人不知。今朝廷痛恨实深，亟思与民禁革。现已奉谕旨饬戒，期以若干时日禁除净尽。各省设立稽征官膏公所，无非以征为禁之意。当此时会艰难，民穷财尽，欲求补救之道，自当以禁烟为首务。惟是鸦片之毒，染之易而除之甚难。昔林文忠公制方流传，信服戒除者亦颇不少。迨后禁令稍懈，以伪乱真，亦可慨矣。今市肆售卖戒烟丸林立，或药品霸道，服者百病丛生，畏难因循；或则意在网利，隐投吗啡，贻害更甚。如欲与民湔涤烟污，非溯本穷源不能除此大害。兹职医博览方书，深悉烟毒之流弊，染瘾之由不一，除瘾之法亦异，特将林文忠公正方为经、鄙意加减为纬，并添仁、义、理、智、信五种膏丸，为五脏因病成瘾而设，既可戒瘾，又能益体。凡亲友之罹烟毒者，试验辄效。今除瘾者已有数百人。每日吸烟若干，初服膏丸若干，七日减去一成。即烟瘾极重者，服之百天，无不真能断瘾，身体并无疾苦，饮食作事一切如常。断瘾之后，亦无他患。实为灵效异常，人所共见共闻。当此奉谕戒烟之时，自可极为推广，但施送难乎为继，劝导亦所及无多。今自筹资本，多制膏丸，先在沪地设立戒烟局，定额施送若干名，余分三等价目售卖，膏丸一律无异。上等有力之人，于药本之外，稍有利益，以资补助次等寻常之人，收回成本；三等艰窘之人，半送半售；其极贫苦者，施送不取分文。外埠有肯尽义务之人，可设分局办理，并继之演说，以广劝诫。职医愿尽义务，实为振兴国民起见，并非希图牟利。所制各种膏丸，诚

235

属灵验，伏祈赞成美举。戒烟局暂设在美租界沐树德本号内厅，以节开支等费。素仰公祖大人痛恶烟害，为此具禀附呈戒烟方案抄本，恳求俯赐鉴核，准予立案，给示设局劝诫，并请保护，时与国民涤除痼瘾，实为公益云云。

堂　批

该职念国民之贻害，体朝廷拯溺之心，在沪设立戒烟局，定额施送，有力之人，酌取利益，以资补助。查阅抄本图说，穷源究委，脉理精详，果能如法炮制，何患烟瘾不除！应准如禀立案，并给示谕禁。（抄本附。）

告　示

钦加三品衔，赏戴花翎，办理上海公共租界会审事务，即补府正堂关，为给示设局，以广劝诫事。据职医丁泽周禀称，窃念中国人民受鸦片烟之害者至深且酷，今朝廷亟思为民禁革，钦奉谕旨饬戒，期以时日，务使净尽。惟是鸦片之毒，染之易而除之甚难，昔林文忠公制方流传，信服戒除者亦颇不少。迨后禁令稍懈，以伪乱真，市肆售卖戒烟丸药，服者百病丛生，甚有隐投吗啡，贻害更甚。兹职医博览方书，深悉烟毒之流弊，染瘾之由不一，除瘾之法亦异，特将林文忠公真方为经、鄙意加减为纬，并添仁、义、理、智、信五种膏丸，为五脏因病成瘾而设，既可戒瘾，尤能益体。凡亲友之罹烟毒者，试验辄效，今除瘾者已有数百人。每日吸烟若干，约服膏丸若干，七日减去一成。即烟瘾极重者，服之百天，无不真能除瘾，身体并无疾苦，饮食作事一切如常。断瘾之后，亦无他患。其灵验为人所共见共闻。当此奉谕戒烟之时，自应亟为推广，但施送难乎为继，劝导亦所及无多。今拟自筹资本，多制膏丸，先在沪地设立戒烟局，定额施送若干名。余分三等价目售卖，膏丸一律无异。上等有力之人，于药本外稍取利益，以资补助次等寻常之人，收回成本；三等艰窘之人，半送半售；甚有极贫苦者，不取分文。外埠有肯尽义务之人，可设分局。以广劝诫。局设美租界沐树德本号内厅，俾节浮费。抄呈戒烟方案，恳求赞成义举，准予立案，给示设局，并请保护等情。据此，查鸦片流毒，中国为害已深，该职念国民之贻害，体朝廷拯溺之心，在沪设立戒烟局，定额施送，有力之人，酌取利益，以资补助，诚为利己利人。查阅抄方，穷源究委，脉理精详，果能如法炮制，何患痼瘾不除！除批准立案外，合行示谕，为此仰戒烟人等一体遵照。须知设局戒烟系为有瘾者除害，服药之人务各深信无疑。该医生于各种药料亦当精益求精，以期推广。其各遵照，切切特示。

光绪三十三年四月廿三日示　沐树德堂定贴

丁氏加减林文忠公真方戒烟补正丸

　　林公总督两广时，洋烟流毒已蔓延天下，于粤地尤盛。公莅是邦，悯斯民之蛊毒，制救世之良方，依法服之，获效颇奇。惟是方只载文忠政书丸凡两种：曰戒烟，曰补正。戒时当忌一切酸味也；补正者，辅正气以敌邪也。仆将人上瘾之缘由，制方之妙用，原原本本告诸同胞。人之喉管有二：食管主饮食，下达二肠；气管主呼吸，周通五脏。气管本属清虚，不受一粒半滴之物；若物误入其中，即时咳逆必出之而后快。夫烟乃有气无形之物，故可吸人呼出，往来于五脏，虽其气已出，而其味仍留。人之所以精神骤涨者，胥藉胃间所纳谷气循环于经络，以培养其精神故也。今吸烟之人，其脏腑惯得烟气以克谷气，故常人一日不食谷，则饥而惫；吸洋烟者，视谷尤可缓对，时不吸烟则瘾而惫。无他，正气为邪气所制也。洋烟性毒而淫，味涩而滞，色黑而入于肝肾，故一吸之即能透于肉筋骨髓之中，而又能达于肢体皮毛之梢，遍身上下内外，无处不到。是以烟才下咽，自顶至踵均觉舒畅，遂溺其中。始则由渐而常，继则由常而熟。至于熟矣，内而脏腑经络，外而耳目手足，皆必得此烟气而后安。一旦无之，肾先告乏，故呵欠频作；肝因而困，故涕泪交流；肺病则痰涎并作；心病则痿软自汗必至；是时而起者，脾主信故也。戒烟、补正两丸，一除烟毒，一辅正元。戒烟丸方用附子，取其走而不守，能通行十二经也；升、柴升其清气，沉香直达下焦，四者相合，则彻乎上下表里，顷刻而能遍于一身矣。顾吸烟之人中，气无不伤，阴液无不耗。中气伤则气不能化精而血衰，阴液耗则阴不能敛阳而脑空。故用人参、黄芪以补正气，燕窝、白木耳以增肾液，于术以补脾气，陈皮、木香以和诸气，皆所以安其中也；归身、首乌、连、柏以凉血而生血，且连、柏能杀附子之毒，以生一源之水，能制二相之火也；重用甘草者，不但可以补中益血，并能戒烟毒和诸药之不争也。此方气阴两补、寒热并用，炼以为丸，吞人于胃，行气于五脏，输精于经络，不俄顷亦即彻顶踵、遍内外，是以烟瘾不发，诸病不作。吞之数日后，设或将烟吸之，不独脏气与之扦格，即鼻孔闻之，亦已嫌其臭矣。补正丸方除去附子、木香、升、柴等，加入益气养阴、填精补脑之品。凡戒烟者，先吞戒烟丸。如烟一分，服药一分；每日吸烟几次，服药如之，均须于烟瘾前服之。至七日后，每日减戒烟丸一分，则以补正丸二分替之；减二分，则以四分替之，照此递推，互相加减，至戒烟丸减尽，再专服补正丸一月，非特瘾除食增、身体强壮，且有添精种子、延年益寿之能。可知文忠戒烟之法诚神乎其技。而立方之功亦千古不朽矣！

丁氏参燕百补戒烟膏丸

尝考鸦片一物，即是罂粟花结果之浆，产自印度，流入中国，迄今秦、晋、滇、蜀、淮、徐均为广行播植，花开炎夏，浆收烈日，故其性质纯阳猛烈，味苦而性收涩。一经灼食，即如置身云雾，暂觉精神骤涨，经旬累月，毒踞脏腑，即为害终身。贤者壮志消磨，智者耽逸戕身，其患不可胜数。仆素习岐黄，久居上海，欲除其害，须究其原嗜。此者熏肺、戕脾、伤肾，火炎于上，水亏于下，以致三阴亏损，脑气因而大伤，故蓄斯艰，壮志颓矣。间尝博考群书，药参中外，精选参、燕扶正之品，博求除毒涤瘾之味，创制参燕百补膏丸，功能滋肾润肺、养血补精、益命门真火、疗气血虚寒，服之瘾除食增，孱弱之体即转而为强壮之身。从此商农工贾，振作精神，我中国富强，易如反掌。若谓为济世神丹，则吾岂敢，亦窃愿我群生同登仁寿而已。

如烟瘾一钱，即服膏滋一钱，开水冲服；如烟瘾一两，即服膏滋一两；每日吸烟几次，服膏滋亦几次。服丸则用开水吞下，分量与服膏相同，均须于未发瘾之前服之。服至五日后即逐渐减去，迟则两月，速则一月，必能瘾除食增，精神健壮。是真王道戒烟之法焉。

丁氏仁义礼智信五种戒烟膏丸说

自鸦片烟流毒中国，士农工商悉受其害。格理溯源，戒烟除害，前章已剀切详明。现今屡奉明旨，各省督抚懔然告诫，严示禁止年限。

宵旰忧勤，上体天心，下作民气，有志之士，力戒者固属不少。仆加减林文忠公戒烟丸、补正丸，自制参燕戒烟百补膏丸，诚戒烟之正宗，为近世气体最合宜之良药。试戒之人，无一不视为善剂。戒烟绝瘾者，通都大邑，效验已有明征。然因病观望，视为畏途，甘于自误，不肯速戒者，亦属不少。究其原委，良由前昔以烟治病，迨病去瘾成，坐受其害。察其病情，厥有五端：一，胸腹气痛，肝病也；二，哮喘咳嗽，肺病也；三，诸疮疼痛，心病也；四，遗泄滑精，肾病也；五，赤白泻痢，脾病也。大抵因病吸烟，继则瘾成，瘾之所发，即毒之所种。是以追本溯源，按病立方，配制仁、义、礼、智、信五种戒烟膏丸，再加以调元善后，亦均应验。凡属因病成瘾者，以类求之，不但去瘾，兼可愈病。强种富国，百度维新，率土同胞，咸当仰体。

厪虑力图振作，虽叔季之世，亦可转而为唐虞之盛矣。

仁字百补戒烟膏丸

专治肝病而成瘾者。"肝者，将军之官，谋虑出焉。"于干支属木，于志为怒，于德为仁，且为刚脏，体阴而用阳也。血亏不能养肝，或郁怒伤肝，肝气拂逆于上，犯胃克脾，气机不得流通，为脘痛、为腹胀，为癥瘕等证。初则吸烟上瘾，自觉脘痛、腹胀轻减，迨至瘾成毒踞，其病依然如故。今特制"仁字戒烟膏丸"，为肝病上瘾者设，如能照法服之，无不屡试屡验。

义字百补戒烟膏丸

专治肺病而成瘾者。"肺者，相傅之官，治节出焉。"于干支属金，于志为忧，于德为义，且为娇脏，主清肃之令而下行也。脾虚湿郁生痰，留恋肺俞为哮喘、咳嗽，屡发不愈。或腠理日虚，动作多汗。初吸烟时自觉病减，迨至瘾成，病仍如故。今特制"义字戒烟膏丸"，为肺病上瘾者设，照法服之，无不应效如神。

礼字百补戒烟膏丸

专治心经病而上瘾者。"心者，君主之官，神明出焉。"于干支属火，于志为喜，于德为礼。其发于外者，为诸疮痛痒，皆属于心。热微则疮痒，热甚则疮痛，皆由营卫凝涩，不得流通之故。其本于内者，为思想过度，神情虚悸，因致惊惕、不寐等症。初吸烟时自觉诸症减轻，迨至瘾成，其病依然。今特制"礼字戒烟膏丸"，为诸病之本于心经者而设，亦良剂也。

智字百补戒烟膏丸

专治肾病而成瘾者。"肾者，作强之官，技巧出焉。"于干支属水，于志为恐，于德为智。肾水不能养肝，肝火入客下焦，鼓其精房，精宫不固，遗泄频频，或淋浊不止，或临事不举。《经》云：水亏于下，火动于中，成为白淫。白淫者，即男浊女带也。初吸烟时自觉精关稍固，迨至瘾成，精泄依然，而阳道更痿。今特制"智字戒烟膏丸"，为肾病上瘾者设。既能断瘾，又可固精，诚无偶之良方也。

信字百补戒烟膏丸

专治脾病而上瘾者。"脾胃者，仓廪之官，五味出焉。"于干支属土，于志为思，于德为信。胃主纳，脾主运。脾虚湿郁，运化失常，或命门衰微，蒸化无力，为腹鸣泄泻、赤白下痢；或津液干枯，大便闭结，浊气不降。初吸烟时自觉诸病有效，迨至瘾成，其病如故。今特制"信字百补膏丸"，为脾病上瘾者设，既能戒烟，又可运脾。有志之士请当试之，方知予言之不谬也。

　　以上五种膏丸，如烟一钱，即服药一钱。服药之多少随瘾之大小以加减之，七日后即可减去一成，渐减渐尽，永无后患，至中至正，诚王道戒烟之法也。

光绪三十三年端月　常州孟河甘仁丁泽周谨识

跋

　　历来医家，善治病者固多，善治病而又能制药以疗人病者实鲜。求其于丸、散、膏、丹，精益求精；炮制修合，慎之又慎，尤属难乎其人。吾乡丁甘仁先生，非特无党无偏，深入岐黄之室，抑且有原有本，穷究神农之经，选一方而方中之利害必参，立一法而法中之意义又周，宜其立起沉疴，顿回宿疾，俾沪地有口皆碑、同心共服也。仆禀赋本孱，每欲下帷奋志，而精力不逮，故弦诵之暇，亦兼读医书，借以自养。然苦无师承，仍如夜行，而于丸散一门，尤属惝恍。今见是书，分门别类，皎若列眉，挈领提纲，明同观火，而于戒烟一途，尤能匠心独运，按经施治，诚发前人所未发，备时人所难备。是书一出，洵济世之慈航，渡人之宝筏也。今书告成，谨抒数语，以志渊源。

同乡晚生郑兆兰谨识

丁氏百病医方大全

孟河丁泽周甘仁　遗著

长孙　　济万　　编辑

丹徒　　赵公尚　选编

仪征　　时逸人　校阅

溧水　　邰家郦　校阅

内科之部

咳嗽类

方案之一（风热咳嗽）

【姓氏】程　性别　女

【病源】肺内有热，外感风邪，腠理闭塞，邪伏不出，久郁化热，热蒸于肺。肺炎叶举，肺主清肃，其令不能下行。

【病状】恶寒发热，无汗，咳呛气急，喉痛音哑，厌咽不便，痰声辘辘，烦躁不安，脉象滑数，舌边红，苔薄腻黄。

【治法】拟麻杏石甘汤加味，开痹达邪，清肺化痰。

【处方】净麻黄五分　生石膏三钱（打）　光杏仁三钱　生甘草五分　薄荷叶八分　轻马勃八分　象贝母三钱　连翘壳三钱　淡豆豉三钱　黑山栀二钱　马兜铃一钱　冬瓜子三钱　活芦根一尺　淡竹沥一两（冲服）

方案之二（伤寒咳嗽）

【姓氏】邓　性别　男

【病源】形寒饮冷，伤及肺经。

【病状】畏寒咳嗽，头胀骨痛，食少泛恶，脉浮滑，舌苔白腻。

【治法】拟以辛温散邪治之。

【处方】净麻黄五分　光杏仁三钱　象贝母三钱　前胡钱半仙　半夏二钱
橘红八分　茯苓三钱　炒枳壳一钱　苦桔梗一钱　紫菀钱半

方案之三（风痰咳嗽）

【姓氏】石　性别　女

【病状】恶寒咳嗽，头痛且胀，胸闷泛恶，苔腻，脉浮滑。

【诊断】邪风犯肺，痰湿侵脾。

【治法】宜辛散肺邪，而化痰湿。

【处方】紫苏叶三钱　光杏仁三钱　象贝母三钱　嫩前胡钱半　枳实炭一钱
水炙远志一钱　薄橘红八分　苦桔梗一钱　荆芥穗一钱　莱菔子三钱姜竹茹一钱
仙半夏二钱

方案之四（劳风咳嗽）

【姓氏】林　性别　男　职业　劳动界

【病状】恶风多汗，咳嗽痰多，遍体酸楚，食少神疲，脉浮缓而滑。

【诊断】劳力伤阳，卫失外护，风邪乘隙入于肺俞，此即经所谓劳风发于肺
下之症也。

【治法】拟玉屏风散合桂枝汤加减。

【处方】蜜炙黄芪三钱　蜜炙防风一钱　生白术钱半　清炙草五分　桂枝五
分　大白芍钱半　光杏仁三钱　象贝母三钱　薄橘红八分　炙紫菀一钱生姜两片
红枣四枚

方案之五（孕妇咳嗽）

【姓氏】关　性别　女

【病源】怀孕七月，手太阴司胎，胎火迫肺，燥邪乘之。

【病状】咳呛气逆，口渴，舌苔黄，脉象滑数。

【诊断】虑其咳甚损胎。

【处方】炒黄芩一钱　桑叶皮各二钱　光杏仁三钱　生甘草六分　川象贝各二钱　栝蒌皮根各二钱　炙兜铃一钱　冬瓜子三钱　前胡钱半　活芦根一尺　生梨五片　枇杷叶露半斤（代水煎药）

方案之六（酒湿咳嗽）

【姓氏】高　性别　男　嗜好酒

【病源】嗜酒生湿，湿郁生热，熏蒸于肺，肺络受损。

【病状】咳呛两月，甚则痰内带红，膺肋牵痛，舌边红，苔薄黄，脉濡滑而数。

【治法】宜清肺淡渗治之。

【处方】川象贝各二钱　栝蒌皮二钱　枳椇子三钱　茜草根二钱　南沙参三钱　茯苓三钱　生苡仁四钱　冬瓜子四钱　甜光杏二钱　鲜竹茹三钱　干芦根二两　枇杷叶二片（去毛包）

方案之七（痰湿咳嗽）

【姓氏】朱　性别　男　嗜好茶

【病源】茶能生湿，湿郁生痰，逗留肺经。

【病状】咳呛痰多，甚则气逆，难于平卧，饭量减少，舌苔薄腻，脉左弦右滑。

【治法】宜理脾合胃，而化痰湿。

【处方】仙半夏二钱　薄橘红八分　炙远志一钱　光杏仁三钱　象贝母三钱　炙白苏子钱半　炙款冬钱半　旋覆花钱半包　生苡仁四钱　冬瓜子三钱　鹅管石一钱（煅）　海蜇一两（漂代煎汤代茶）

方案之八（小孩痰积咳嗽）

【姓氏】卫

【病状】食积之火犯肺，匒咳匝月，嗽甚泛吐，苔薄腻，脉滑。

【诊断】此乳滞生痰，逗留肺胃也。

【治法】宜涤痰肃肺。

【处方】仙半夏钱半　薄橘红八分　冬瓜子三钱　霜桑叶二钱　象贝母三钱　菜菔子三钱　炒竹茹一钱　光杏仁二钱　山慈姑片四片　十枣丸五厘（化服）

方案之九（心咳）

【姓氏】梁、性别　男

【病源】操劳过度，五志化火，火刑于肺，肺失安宁。

【病状】咳呛咯痰不爽。

【诊断】此即内经所谓心咳之症也。

【治法】宜滋少阴之阴，以制炎上之火，火降水升，则肺气自清。

【处方】京元参钱半　大麦冬钱半　生甘草五分　茯神三钱　炙远志一钱
甜光杏三钱　川象贝各二钱　栝蒌皮二钱　柏子仁三钱（研）　肥玉竹三钱　干
芦根一两　冬瓜子三钱　梨膏三钱

方案之十（初期肺痨咳嗽）

【姓氏】文　性别　男

【病状】咳呛已延数月，甚则痰内带红，形色不充，脉象尺弱，寸关濡数。

【诊断】肾水亏涸，不能涵养肝木，肝火犯肺，势将入于肺痨一门。

【治法】宜壮水柔肝，清养肺气。

【处方】天麦冬各二钱　南北沙参各三钱　茯神二钱　怀山药二钱　川贝母
二钱　栝蒌皮二钱　甜光杏三钱　潼蒺藜三钱　熟女贞二钱　旱莲草二钱　茜草
根二钱　冬瓜子三钱　枇杷叶膏三钱

【复诊】服前方三十剂，咳呛减，痰红止，去天麦冬、枇杷叶膏，加蛤粉炒
阿胶二钱，北秫米三钱（包），又服三十剂，即痊。

方案之十一（壮年肺痨咳嗽）

【姓氏】赵　性别　男

【病源】正在壮年，劳心耗精，肾虚，冲气上升，肺虚痰热留恋。

【病状】气升咳嗽，已延数月之久，脉象细弱。

【治法】急宜清上实下，更宜节痨节欲。

【处方】大熟地四钱　蛤粉三钱　抱茯神三钱　怀山药三钱　山萸肉二钱
粉丹皮二钱　左牡蛎四钱　潼蒺藜三钱　熟女贞二钱　川贝二钱　栝蒌皮二钱
甜光杏三钱　冬瓜子三钱　冬虫夏草钱半

方案之十二（咳嗽势成肺痨）

【姓氏】程　性别　女

【病源】劳伤卫阳不固，肺受风邪。

【病状】咳嗽已延数月，汗多怯冷，形瘦神疲，脉象濡滑，舌淡白无苔。

【诊断】此证势成肺痨。

【治法】经谓劳者温之，虚者补之，宜黄芪建中汤加减。

【处方】炙黄芪三钱　川桂枝五分　大白芍钱半　清炙草五分　云苓三钱
怀山药三钱　炙远志一钱　法半夏钱半　甜光杏三钱　广橘白一钱　浮小麦四钱
饴糖三钱

方案之十三（虚损咳嗽）

【姓氏】王

【病状】外寒内热，咳嗽便溏，脉细。

【诊断】阳虚则外寒，阴虚则内寒，肺虚则咳嗽，脾虚则便溏，心虚则脉细，
五虚俱见，已入损门。

【治法】损者益之，虚者补之，宜调养中土，冀其便结能食为要。

【处方】炙黄芪三钱　潞党参三钱　云苓三钱　炒于术钱半　怀山药三钱
清炙草五分　陈广皮一钱　炒川贝二钱　诃子皮二钱（炒）　御米壳二钱（炒）
北秫三钱（包）

方案之十四（产后咳嗽）

【姓氏】朱

【病状】产后两月，百脉俱虚，虚寒虚热，咳嗽痰多，自汗盗汗，脉象虚细，
舌淡苔白，前医叠进养阴润肺，诸恙不减，反致食少便溏。

【诊断】阴损及阳，肺伤及脾，经谓下损过胃，上损过脾，难治之症也。

【治法】拟黄芪建中汤，合龙骨汤出入。

【处方】炙黄芪三钱　清炙草八分　米炒于术三钱　炒淮药三钱　熟附片一
钱　煅牡蛎四钱　煅龙骨三钱　御米壳三钱　广橘白钱半　浮小麦四钱红枣五枚

方案之十五（失血伤阴咳嗽）

【姓氏】董　性别　男

【病状】失血之后，血去阴伤，木火刑金。津液被火炼而为痰。痰多咯不爽利，咳呛不已，手足心热，咽干舌燥，脉细数不静。

【治法】宜益肾柔肝，清养肺气。

【处方】蛤粉炒阿胶三钱　北沙参三钱　茯神三钱　怀山药三钱　川石斛三钱　生石决六钱　川贝三钱　栝蒌皮二钱　甜光杏三钱　潼蒺藜三钱　熟女贞三钱　北秫米三钱（包）

【复诊】十剂后，咳呛内热均减，加冬虫夏草二钱。

方案之十六（气郁咳嗽）

【姓氏】程　性别　女

【病状】咳嗽气逆，子丑更甚，难于平卧，脉象左弦细，右濡数，经事衍期。

【诊断】孀居多年，情怀抑郁，五志化火，上刑肺金，血液暗耗，致成是症。子丑更甚者，乃肝胆最旺之时也。

【治法】宜养阴血以清肝火，培中土而生肺金，更宜怡情悦性，不致延成损怯。

【处方】蛤粉炒阿胶二钱　云茯苓二钱　南沙参二钱　茯神三钱　怀山药三钱　霜桑叶二钱　川贝三钱　甜光杏三钱　栝蒌皮二钱　生石决六钱　冬瓜子三钱　合欢花钱半　北秫米二钱（包）

方案之十七（肺痨咳嗽）

【姓氏】笪　性别　男

【病状】咳嗽延今半载，纳少便溏，形肉渐削。

【诊断】此为肺病及脾，上损及中之象，肺痨根萌已著。

【治法】清肺无益，专培中土。

【处方】炒潞党参三钱　云茯苓三钱　米炒于术一钱　清炙草五分　炮姜炭四分　橘白一钱　水炙远志二钱　炒怀药三钱　诃子皮二钱　御米壳二钱　北秫米三钱（包）　干荷叶一角

方案之十八（气喘咳嗽）

【姓氏】汤　性别　男

【病状】脉左弦细，右虚数，舌光，夜卧着枕，气冲咳嗽，行走则喘促更甚。

【诊断】此肾亏不能摄纳，肝火挟冲气上逆于肺，肺失肃降之令，不善施治，恐由喘而肿，则变为重症。

【治法】急以摄纳下元为主，清上佐之。

【处方】大熟地四钱　蛤粉三钱　茯神三钱　怀山药三钱　五味子四分甘杞子三钱　厚杜仲二钱　左牡蛎四钱　川贝母三钱　甜光杏三钱　补骨脂钱半　核桃肉两个

方案之十九（痰饮咳嗽）

【姓氏】朱

【病源】新寒引动痰饮，渍之于肺，咳嗽气急又发。

【病状】形寒怯冷，苔薄腻，脉弦滑。

【治法】仿金匮痰饮之病，宜以温药和之。

【处方】川桂枝八分　云苓三钱　生白术五钱　清炙草五分　姜半夏二钱橘红一钱　光杏仁三钱　炙远志一钱　炙白苏子五分　旋覆花五钱（包）莱菔子二钱（炒研）　鹅管石一钱

方案之二十（寒痰咳嗽）

【姓氏】俞　性别　女

【病源】暴寒外束，痰饮内聚，支塞于肺，肃降失司。

【病状】气喘咳嗽大发，日夜不能平卧，形寒怯冷，纳少泛恶，舌白腻，脉浮弦而滑。

【治法】拟小青龙汤加减，疏解外邪，温化痰饮。

【处方】蜜炙麻黄四分　川桂枝八分　云苓三钱　姜半夏二钱　熟附片一钱鹅管石一钱（煅）　哮吼紫金丹两粒（另吞）连服二天

方案之二十一（痰饮喘肿）

【姓氏】屈　性别　男

【病状】痰饮咳嗽，已有多年，加之遍体浮肿，大腹胀满，气喘不能平卧，腑行溏薄，谷食衰少，舌苔淡白，脉象沉细。

【诊断】此脾肾之阳式微，水饮泛滥横溢，上激于肺则喘，灌溉肌腠则肿，凝聚膜原则胀，阳气不到之处，即是水湿盘踞之所，阴霾弥漫，真阳埋没，羔势至此地步，已入危险一途。

【治法】勉拟振动肾阳，以驱水湿，健运太阴，而化浊气，真武、肾阳、五苓、五皮，合黑锡丹，复方图治，冀其离照当空，浊阴消散，始有转机之幸。

【处方】熟附子块二钱　生于术三钱　连皮苓四钱　川桂枝八分　猪苓二钱
泽泻二钱　陈皮一钱　大腹皮二钱　水炙桑皮二钱　淡姜皮五分　炒补骨脂五钱
陈葫芦瓢四钱　黑锡丹一钱（吞服）　济生肾气丸三钱（清晨另吞）

方案之二十二（留饮哮喘）

【姓氏】胡　性别　男

【病源】外感寒凉，内停食滞，引动痰饮，互阻上中二焦，肺胃之气不得下降。

【病状】哮喘喉有痰声，胸闷呕吐，不能纳谷，身热恶风，有汗不解，苔腻，脉弦滑。

【诊断】此留饮也。

【治法】拟五苓平胃，解肌达邪，和胃涤饮。

【处方】川桂枝五分　云猪苓各三钱　福泽泻五钱　陈皮一钱　厚朴二钱
法半夏五钱　枳买炭一钱　白蔻仁五分　炒麦芽四钱　莱菔子三钱（炒研）　藿
香梗五钱　玉枢丹四分（开水磨冲服）　苍术一钱

方案之二十三（悬饮咳嗽）

【姓氏】阮　性别　男

【病源】酒湿伤脾，脾失健运，水谷入胃，不生津液，化为痰饮。

【病状】咳嗽泛吐，胁肋引痛。

【诊断】饮射于肺，则咳嗽泛吐，饮流胁下，则胁肋引痛，胁乃肝胆之位，饮气在胁，则肝气拂郁。

【治法】仿仲圣治饮不治咳之例。

【处方】炙苏子五钱　葶苈子一钱(炒研)　水炙桑皮二钱　全栝蒌四钱(切)姜半夏二钱　橘红一钱　白蒺藜三钱　川郁金钱半　枳椇子三钱椒目二十粒　生姜二片　茯苓一钱

方案之二十四（溢饮咳嗽）

【姓氏】费　性别　男

【病状】咳嗽气逆，宿疾有年，交冬益甚，近来四肢浮重，身重无力。

【诊断】此脾肾阳衰，阴寒之水饮，上射于脾，旁流四末，是溢饮也。

【治法】拟助阳逐饮。

【处方】川桂枝八分　连皮苓四钱　生白术二钱　猪苓二钱　福泽泻五钱陈皮一钱　制半夏二钱　熟附子二钱　椒目四十粒　姜皮五分　水炙桑皮二钱大腹皮二钱

方案之二十五（内饮咳喘）

【姓氏】何

【病状】秋冬咳嗽，春夏稍安，遇寒则剧，甚则卧难着枕，是脾胃之阳早衰，致水液变化痰沫，随气射肺则咳，冲气逆上则喘，畏寒足冷，胕肿溺少。

【诊断】阳不潜藏，阴浊用事故也。

【治法】古法外饮治脾，内饮治肾，今仿内饮论治，摄纳肾气，温化痰饮，若以降气浊气，取快一日，恐有暴喘厥脱之虑。

【处方】肉桂心三分　大熟地四钱(同捣)　云茯苓三钱　怀山药三钱熟附片一钱　福泽泻五钱　仙半夏二钱　怀牛膝二钱　甘杞子三钱　厚杜仲三钱　五味子四分　补骨脂五钱　核桃肉二枚

方案之二十六（老人咳喘）

【姓氏】申　性别　男

【病状】咳嗽气喘，卧难着枕，上气不下，必下冲上逆，脉象沉弦。

【诊断】年逾花甲，阴阳并亏，痰饮上泛，饮与气涌，斯为咳喘，阅前方叠以清肺化痰，滋阴降气，不啻助桀为虐，况背寒足冷，阳气式微，藩篱疏散，又可知也。

【治法】仲圣治饮，必以温药和之，拟桂苓甘味，合附子都气，温化痰饮，摄纳肾气。

【处方】桂枝八分　云苓三钱　炙甘草五分　五味子五分　生白术五钱制半夏二钱　炙远志一钱（炒）　补骨脂五钱　熟附块五钱　怀山药三钱　大熟地三钱（炒松）　核桃肉三枚

吐血类

方案之一（因肝火而起之吐血症）

【姓氏】赵　性别　男

【病源】肝胆之火升腾，风燥之邪外袭，肺金受制，阳络损伤。

【病状】咳呛吐血，胁肋牵痛，脉数，苔黄。

【诊断】须防血涌狂吐。

【治法】亟拟凉肝清燥，润肺去瘀。

【处方】冬桑叶二钱　粉丹皮二钱　生石决八钱　马勃八分　茜草根二钱侧柏叶钱半　川象贝各二钱　甜光杏三钱　竹茹三钱　白茆花一钱（包）冬瓜子三钱　活芦根一尺　蚕豆花露枇杷叶露各四两

方案之二（因负重努力而起之吐血症）

【姓氏】俞　性别　男

【病源】负重努力，血络损伤，则血上溢。

【病状】吐血盈碗，胁肋牵痛，难于转侧，脉象芤数。

【治法】宜去瘀生新主治。

【处方】全当归二钱　紫丹参二钱　怀牛膝二钱　茜草根二钱　川贝二钱刘寄奴钱半　仙鹤草三钱　真新降八分　川郁金钱半　竹茹三钱　白茆花一钱（包）　茺蔚子三钱　参三七三分（另研细末）　藕汁二两（冲服）

方案之三（因肾虚而起之吐血）

【姓氏】匡　性别　男

【病源】水亏不能涵木，木火升腾，阳络损伤，则血上溢。

【病状】咯血内热，舌质红，脉芤数，还虑血涌。

【治法】宜壮水柔肝，祛瘀生新。

【处方】天麦冬各二钱　左牡蛎四钱　粉丹皮二钱　生石决八钱　白芍二钱　茜草根二钱　侧柏炭钱半　川贝母二钱　紫丹参二钱　牛膝二钱　鲜竹茹二钱　白蒴花一钱（包）　白蒴根两札　鲜藕二两（切片入煎）

方案之四（因外邪引动伏温而起之吐血症）

【姓氏】鲍　性别　男

【病源】感受外邪，引动伏温，蕴袭肺胃。

【病状】寒热头胀，咳嗽胸闷，吐血鼻衄，舌质红，苔薄白，脉象浮芤而数。

【诊断】伏温之邪，由内达外，由荣及气，虑其增剧。

【治法】宜清解伏温，宣肺去瘀。

【处方】炒荆芥钱半　冬桑叶三钱　粉丹皮钱半　清水豆卷四钱　银花三钱　连翘壳三钱　光杏仁三钱　象贝母三钱　京赤芍钱半　马勃八分　鲜竹茹三钱　茜草根二钱　白蒴花一钱（包）　白蒴根两札

方案之五（病后阴伤肝旺复感新邪而起之吐血症）

【姓氏】包　性别　男

【病源】今庚仲秋，上失血，下便血，治愈之后，季冬又发。

【病状】吐血盈盆，便血如注，发热形寒，头痛骨楚，咳嗽胁肋牵疼，难于转侧，舌苔罩白，脉象浮滑芤数。

【诊断】阴分大伤，肝火内炽，蓄瘀留恋，复感新邪，蕴袭肺胃，引动木火上炎，损伤血络，血不归经，邪不外达，书云：夺血者不可汗，然不汗则邪无出路，病已入险，用药最难着手。

【治法】暂拟轻剂解表，以透其邪，清荣祛瘀，引血归经。

【处方】炒黑荆芥钱半　桑叶二钱　丹皮二钱　青豆卷四钱　薄荷叶八分　茜草根二钱　侧柏炭钱半　川象贝各二钱　马勃八分　鲜竹茹三钱　白蒴根二札

白茅花一钱（包）　参三七三分（另研末）　藕汁二两（冲服）

方案之六（因阴亏阳虚而起之吐血症）

【姓氏】戚　性别　男

【病状】吐血四天，盈盏成盆，色不鲜红，脉象芤数无力，舌苔淡白。

【诊断】脉舌参看，阴分本亏，阳气亦虚，不能导血归经，反致上溢妄行。

【治法】仿金匮侧柏叶汤加味。

【处方】蛤粉炒阿胶三钱　侧柏炭三钱　炮姜炭六分　丹参二钱　茜草根二钱　怀牛膝二钱　茯神三钱　川贝二钱　竹茹二钱　藕节炭三枚　清童便一酒杯（冲服）

二诊　前方服二剂，吐血已止，原方加茺蔚子三钱。

方案之七（因阳虚气滞而起之吐血便血症）

【姓氏】崔　性别　女

【病源】阳虚气滞，不能导血归经，血因停蓄，蓄久则络损血溢，而成吐血便血之症。

【病状】上为吐血，盈盏成盆，下为便血，色黑如墨，舌苔白，脉芤无力。

【诊断】阳络损伤，则血上溢，阴络损伤，则血下溢。

【治法】上下交损，宜治其中，拟理中汤加味。

【处方】炒潞党参钱半　生白术钱半　云苓三钱　清炙草四分　炮姜炭八分　陈广皮一钱　全当归二钱　丹参二钱　怀牛膝二钱　藕节炭二枚

二诊

【病状】前方投两剂，上下之血均止，唯胃呆食少。

【处方】再照前方加砂仁八分　焦谷芽四钱

方案之八（气虚吐血）

【病状】吐血七昼夜，狂溢不止，有数斗许，神志恍惚，气短，四肢逆冷，过于肘膝，舌质红，苔灰黑，脉象微细，似有若无。

【诊断】此乃阴不敛阳，阳不抱阴，气难摄血，血不归经，虚脱之变，即在目前。先哲治血，有血脱益气之剂，有形之血，势将暴脱，无形之气，所当急固。

【治法】益气纳气，大剂频进，冀挽回于万一。

【处方】吉林人参三钱（另煎冲服）

蛤粉炒阿胶三钱　炙白苏子二钱　左牡蛎五钱　花龙骨五钱　川象贝三钱
白归身二钱　怀牛膝二钱　养正丹三十粒（分三次吞服）　水童便各半（煎服）

二诊

【病状】连服益气纳气，气平血止，肢温脉渐起，汗亦收，阴平阳秘，大有生机。

【处方】仍用原方去养正丹加抱茯神三钱　淮山药三钱

三诊

【处方】再用原方加旱莲草二钱

济万附志

此吐血中之最剧者，家祖连诊十余次，守方不更，至半月后停药，每日吞服
人参粉钱半，琼玉膏三钱。开水冲服，服至一月后，诸恙已愈，精神渐复，亦可
谓幸矣。

方案之九（因郁怒烦劳而起之吐血症）

【姓氏】周　性别　男

【病源】郁怒伤肝，躁烦劳心，气郁化火，火炽气焰，扰动阳络，故血上溢。

【病状】胁肋作痛，烦躁少寐，郁则吐血不止，内热口干，舌质红，苔
黄，脉弦芤而数。

【治法】亟拟清气凉肝，去瘀生新。

【处方】生白芍三钱　茜草根二钱　川贝母三钱　粉丹皮二钱　侧柏炭钱
半黛蛤散四钱（包）　黑山栀二钱　山茶花钱半　羚羊角四分（煎冲）竹茹三钱
鲜藕汁二两（冲服）　白茅根二札

方案之十（迁延日久时发时止之吐血症）

【姓氏】翁　性别　男

【病源】烦劳太过，心脾并亏，络损血溢，气不摄纳。

【病状】吐血已延数月之久，时发时止，形神委顿，面无华泽，所吐之血，
色淡红不鲜，脉象虚细。

【治法】拟归脾汤加减。

【处方】潞党参三钱　炙黄芪三钱　怀山药三钱　茯神三钱　炙远志一钱
酸枣仁二钱　白归身二钱　大白芍二钱　清炙草五分　橘络一钱　红枣五枚　藕
节三枚

方案之十一（因伤寒两感邪热入营而起之吐血症）

【姓氏】楮　性别　男

【病源】伤寒两感，症已半月，叠投温经达邪，诸恙尚安。

【病状】昨忽吐血，鼻衄、牙龈舌衄俱见，昼夜不止，盈盏成盆，幸脉象濡
中不洪，神志尚清。

【诊断】盖由气分大伤，邪热入营，逼血妄行，虽曰衄解，然尚在危险中也。

【治法】今拟大剂育阴清营，以制炎上之火。

【处方】西洋参三钱　京元参三钱　大麦冬三钱　大生地一两　生白芍三钱
犀角片四分（煎冲）　粉丹皮二钱　侧柏叶二钱　鲜藕四两（切片入煎）鲜竹茹
（三钱）

二诊

【处方】服育阴清营之剂，诸衄已见轻减，原方去犀角，加川石斛（三钱）。

三诊

【处方】加清阿胶（三钱）。

方案之十二（因久咳伤肺而起之吐血症）

【病源】久咳伤肺，肺津不布，燥邪痰热留恋，肝火乘势升腾，肺络损伤。

【病状】咳嗽月余，屡失红。

【治法】宜育阴柔肝。

【处方】北沙参三钱　甜杏仁三钱　淮山药三钱　煅蛤壳四钱　清炙草五分
冬桑叶三钱　粉丹皮二钱　栝蒌皮三钱　琼玉膏三钱（冲服）

方案之十三（因阴虚火旺而起之吐血症）

【病源】肾阴不足，肝火有余。

【病状】吐血屡发，脉微寡神，血不华色，舌苔淡白。

【诊断】血去阴伤，阴不抱阳，则阳益亢，阴不胜阳，故阴愈亏，脉症相参，

损症已藩矣。

【治法】姑仿王太仆壮水之主，以制阳光，以冀万一之幸。

【处方】大生地四钱　淮山药三钱　生石决五分　熟女贞三钱　粉丹皮二钱
生白芍钱半　旱莲草一钱　茜草根一钱　抱茯神三钱　清炙草一钱　潼蒺藜二钱
鲜竹茹钱半　鲜藕二两

方案之十四（吐血过多气喘汗多之危症）

【病源】肾阴早亏，龙雷之火，肆逆于上，逼血妄行。

【病状】涌吐六七日，盈盏盈盆，汗多气喘，脉细如丝，有欲脱之象。

【诊断】阴不抱阳，阳不摄阴，气血有涣散之虞，阴阳有脱离之险，病势至
此，危在顷刻。

【治法】宗经旨血脱益气之法，峻补其气，以生其血，未识能得挽回否。

【处方】吉林人参四钱　黑锡丹八分

二诊

【病状】涌吐大减，气喘略平，脉细无力。

【诊断】是血去阴伤，龙雷之火上升，肺气不能下降，古人云，天下无逆流，
之水，人身无倒行之血。水之逆流者，因乎风；血之倒行者，因乎气，气逆则血
溢矣，症情尚在险关，还虑意外之变。

【治法】再用益气养阴，顺气降逆，以望转机。

【处方】吉林参四钱　当归身三钱　陈广皮一钱

方案之十五（血后调理）

【病源】阴损及阳，土不生金。

【病状】吐血后，咳嗽吐涎沫，形瘦色萎。

【病理】脾为生痰之源，肺为储痰之器，脾虚不能为胃行其津液，水谷之湿。
生液聚饮，渍之于肺。

【诊断】肺失清肃之权，涎出于脾，脾无摄涎之能，谷气既不化精微，何以
能生长肌，形瘦色萎，职是故也，《经》云：一损，损于皮毛，皮聚而毛落；二
损，损于肌肉则不可治；自下而上者，过于脾，则不可治。盖深知人身之气血，
全赖水谷之所化生也。

【治法】宜理胃健脾，顺气化痰，取虚则补母之意，金匮薯蓣丸加减。

【处方】淮山药三钱　炙甘草一钱　仙半夏二钱　旋覆花一钱　潞党参四钱
云茯苓三钱　炙苏子一钱　川贝母二钱　野于术三钱　薄橘红一钱　甜光杏三钱
炙远志三钱　核桃肉四钱

衄血类

方案之一（辛热过度火亢伤络之衄血）

【病状】始由腹痛，误服姜醋，辛热过度，引心肝之火上亢，阳络损伤，则血上溢，舌衄如涌，气粗喘促，口干不欲饮，欲小溲则大便随之，脉弦数而促，舌干涸无液。

【诊断】肺金化源告竭，龙雷之火飞越升腾，颇虑喘脱之险。

【治法】急拟生脉汤救化源，犀角地黄汤清血热。

【处方】西洋参二钱　鲜生地三钱　生白芍二钱　鲜竹茹钱半　犀角尖四分
粉丹皮钱半　鲜藕汁一杯（冲服）　鲜铁石斛三钱　川贝母二钱　淮牛膝二钱

方案之二（热搏营分之衄血）

【病状】发乃血之余，血虚则发落，血虚生热，热搏营分，上为鼻衄，下为便血。

【治法】宜养血清营主治。

【处方】细生地四钱　天麦冬各二钱　槐花炭二钱　夏枯花钱半　生甘草六分　粉丹皮钱半　侧柏炭钱半　肥知母钱半　冬桑叶三钱　川石斛三钱鲜藕二两（切片入煎）

虚损类

方案之一（产后蓐痨）

【姓氏】朱　性别　女

【病状】产后未满百日，虚寒虚热，早轻暮重，已有匝月，食少便溏，形瘦色萎，且有咳嗽，自汗盗汗，脉濡滑无力，舌苔淡白。

【诊断】此卫虚失于外护，荣虚失于内守，脾弱不能生金，虚阳逼津而外泄也，蓐痨渐著，恐难完璧。

【治法】拟黄芪建中汤，合二加龙骨汤加味。

【处方】清炙黄芪三钱　炒白芍二钱　清炙草六分　川桂枝五分　牡蛎四钱　花龙骨三钱　米炒于术三钱　云茯苓三钱　炒淮药三钱　炒川贝二钱　浮小麦四钱　熟附片八分

二诊

【病状】前投黄芪建中二加龙骨，寒热较轻，自汗盗汗亦减，虽属佳境，无如昔日所服之剂，滋阴太过，中土受戕，清气不升，大便溏薄，食少色萎，腹疼隐隐，左脉细弱，右脉濡迟。

【诊断】阳陷入阴，命火式微，《脉诀》云，阳陷入阴精血弱，白头犹可少年愁，殊为可虑也。

【治法】再守原意，加入益火生土之品，冀望中土强健，大便结实为要。

【处方】清炙黄芪三钱　炒白芍钱半　清炙草六分　熟附片八分　牡蛎三钱　花龙骨三钱　炒怀药三钱　米炒于术三钱　云苓三钱　大砂仁六分（研）　炒补骨脂钱半　煅益智钱半　浮小麦四钱

方案之二（劳伤虚损）

【姓氏】蒋　性别　男

【病源】劳役太过，脾胃两伤，荣卫循序失常。

【病状】寒热似疟，已有数月，形瘦色萎，食减神疲，脉象虚迟，舌光有津。

【诊断】势将入于虚损一途。

【治法】损者益之，虚者补之，甘温能除大热，补中益气汤加减。

【处方】潞党参三钱　炙黄芪三钱　炒冬术二钱　清炙草五分　银柴胡钱半　广陈皮一钱　全当归二钱　淮牛膝二钱　西秦艽钱半　大砂仁八分（研）　焦谷芽四钱　生姜两片　红枣四枚

方案之三（心肾两伤之虚损）

【姓氏】匡　性别　男

【病源】诵读劳伤乎心，房帷劳伤乎肾，阴虚于下，阳升于上。

【病状】头眩耳鸣，心悸少寐，遗泄频频，神疲肢倦，脉象尺部细弱，寸关虚弦，舌质淡红。

【治法】拟育阴潜阳，交通心肾。

【处方】大生熟地各三钱　粉丹皮钱半　生石决四钱　左牡蛎四钱　抱茯苓三钱　淮山药三钱　炙远志一钱　炒枣仁三钱　潼蒺藜三钱　北秫米三钱（包）生白芍二钱　白莲须钱半　三才封髓丹（清晨淡盐汤送下）

方案之四（因三阴亏耗而起之虚损）

【姓氏】宦　性别　男

【病状】入夜潮热，延今两月，食少形瘦，神疲乏力，舌质光绛，脉象濡小而数。

【诊断】此三阴亏耗，脾胃生气受戕。

【处方】洋参钱半　川石斛三钱　茯神三钱　淮山药三钱　青蒿梗钱半炙鳖甲四钱　嫩白薇钱半　陈皮一钱　生熟谷芽各三钱　红枣五枚

方案之五（因抑郁而起之虚损）

【姓氏】宋　性别　女

【病源】恙由抑郁起见，情志不适，气阻血瘀，土受木克，胃乏生化，无血以下注冲任矣。

【病状】经闭一载，纳少形瘦，临晚寒热，咳嗽痰沫甚多，脉象左虚弦，右濡涩。

【诊断】经谓二阳之病，发心脾，有不得隐曲，女子不月，其传为风消，再传为息贲，若加气促，则不治矣。

【治法】拟逍遥合归脾大黄䗪虫丸，复方图治。

【处方】全当归三钱　大白芍二钱　银柴胡一钱　炒潞党二钱　米炒于术钱半　清炙草五分　炙远志一钱　紫丹参二钱　茺蔚子三钱　川贝母二钱甜光杏三钱　北秫米三钱（包）　大黄䗪虫丸一钱（每日吞服以经通为度）

方案之六（因秋燥咳嗽而起之虚损）

【姓氏】蔡　性别　男

【病状】仲秋燥邪咳嗽，至冬不愈，加之咽痛干燥，蒂丁下坠，妨于咽饮，内热纳少，脉象濡数，幸不洪大，舌质红，苔黄。

【诊断】平素阴虚，燥邪化火，上刑肺金，下耗肾水，水不上潮，浮火炎炎，颇虑吐血而成剧症。

【治法】悬拟清燥润肺，而降浮火。

【处方】蛤粉炒阿胶钱半　天花粉三钱　川象贝各一钱　京元参一钱　肥知母钱半　甜光杏三钱　柿霜八分　生甘草八分　冬桑叶三钱　冬瓜子三钱　枇杷叶露四两（后入）　活芦根一尺（去节）

方案之七（已成肺痨）

【姓氏】方　性别　男

【病状】吐血屡发，咳嗽有年。动则气逆，咽痛失音，形瘦骨立。潮热口燥。脉象弦大而数。

【诊断】弦则为劳，数则病进，阴液枯涸，木火犯肺，肺气已损。即是破金不鸣，肺痨已著。

【治法】勉拟壮水之主以柔肝木，清养肺气而滋化源，然亦不过尽人工而已。

【处方】南北沙参各三钱　天麦冬各二钱　蛤蚧粉炒阿胶二钱　生甘草五分　茯神三钱　淮山药三钱　川贝二钱　栝蒌皮二钱　甜光杏三钱　熟女贞二钱　冬虫草二钱　北秫米三钱（包）　凤凰衣钱半　猪肤三钱（刮去油毛）

方案之八（五脏俱损）

【姓氏】侯　性别　男

【病状】咳嗽寒热，食少便溏，脉细神疲，遗精头眩。

【诊断】肺虚则咳嗽寒热，脾虚则食少便溏，心虚则脉细神疲，肾虚则遗溲，肝虚则头眩，五虚俱见，非易图工。

【治法】唯宜培土生金，益肾养肝，苟能泄泻止，谷食增，寒热除，咳嗽减，则尚可图治。

【处方】炒潞党参三钱　云茯苓三钱　炒于术二钱　清炙草六分　陈皮一钱

炒川贝二钱　炒御米壳二钱　煅牡蛎三钱　花龙骨三钱　水炙远志一钱　炒淮药三钱　北秫米四钱（包）

方案之九（劳损）

【病状】内热外寒，咳嗽形瘦，脉弦细而数。

【诊断】阴虚则内热，阳虚则外寒，肺虚则咳嗽，脉弦则为劳，数则病进，劳已入损，恐难完璧。

【治法】拟黄芪建中汤，建立中气，宗《经》旨劳者温之，损者益之意。

【处方】炙黄芪三钱　朱茯神三钱　甜杏仁三钱　淮山药三钱　川桂枝四分炙甘草五分　广橘白一钱　炒白芍二钱　红枣三枚　生姜二片　生谷芽三钱　饴糖四钱

喉痧类

方案之一（风温喉痧）

【病源】风温疫疬之邪，引动肝胆之火，蕴袭肺胃两经，发为喉痧。

【病状】身热，咽喉肿红焮痛，内关白腐，舌苔薄黄，脉象郁滑而数。

【诊断】天气通于鼻，地气通于口，口鼻吸受天地不正之气，与肺胃蕴伏之热，熏蒸上中二焦。咽喉为肺胃之门户，肺胃有热，所以咽喉肿痛，而内关白腐也。

【治法】《经》云：风淫于内，治宜辛凉。此其候也。

【处方】净蝉衣八分　苦桔梗一钱　金银花三钱　京赤芍二钱　荆芥穗八分甜苦甘草各六分　连翘壳三钱　鲜竹叶三十张　淡豆豉三钱　轻马勃一钱　象贝母三钱　白茅根二札　薄荷叶八分　黑山栀钱半　炙僵蚕三钱

方案之二（伏温化热之喉痧）

【病状】病痧虽布，身灼热不退，咽喉肿痛白腐，脉洪数，舌绛。

【诊断】伏温化热，蕴蒸阳明，由气入荣，销烁阴液，厥少之火，乘势上亢，症势沉重。

【治法】急宜气血双清，而解疫毒。

【处方】犀角尖五分　甘中黄八分　象贝母三钱　鲜竹叶三十张　鲜生地四钱　苦桔梗一钱　连翘壳三钱　茅芦根各一两　生石膏四钱（打）　轻马勃一钱　黑山栀钱半　鲜石斛三钱　粉丹皮钱半　陈金汁一两　枇杷叶露四两

方案之三（温邪伏热之喉痧）

【病状】痦痧已回，身热不退，项颈漫肿疼痛，咽喉焮肿，内关白腐，苔薄黄，脉沉数。

【诊断】温邪伏热，稽留肺胃两经，血凝毒滞，肝胆火炽，一波未平，一波又起，殊属棘手。

【治法】宜清肺胃之伏热，解疫疠之蕴毒。

【处方】薄荷叶八分　甘中黄八分　京赤芍二钱　鲜竹叶茹各钱半　京元参二钱　苦桔梗一钱　生蒲黄三钱（包）　黑山栀钱半　连翘壳三钱　炙僵蚕三钱（包）　淡豆豉三钱　象贝母三钱　益母草三钱　活芦根一尺去节

方案之四（疫邪内伤之喉痧）

【病状】疫疠之邪，不外达而内传，心肝之火内炽，化火入荣，伤阴劫津，咽喉疼痛腐烂。

【治法】拟犀角地黄合麻杏石甘汤，气血双清而解疫毒。

【处方】犀角尖五分　生石膏五钱（打）　金银花三钱　活芦根一尺（去节）　鲜生地四钱　甘中黄八分　连翘壳三钱　鲜竹叶三十张　净麻黄四分　苦桔梗一钱　川贝母三钱　陈金汁一两　光杏仁三钱　京赤芍二钱　京元参二钱

方案之五（时邪蕴扰肺胃之喉痧）

【病源】吸受时气，引动伏邪，蕴扰肺胃两经，肺主皮毛，胃主肌肉，邪留皮毛肌肉之间，则发为红痧。

【病状】痧点隐匿，布而不透，形寒发热，胸闷泛恶。

【诊断】邪郁阳明，不得外达也，舌苔薄黄，脉象浮滑而数，邪势正在鸱张，虑其增剧。

【治法】宜以辛凉清解。

【处方】荆芥穗一钱　赤茯苓三钱　净蝉衣八分　炒竹茹钱半　淡豆豉三钱　江枳壳一钱　连翘壳三钱　熟牛蒡二钱　薄荷叶八分　苦桔梗一钱　京赤芍二钱

方案之六（阴虚内热之白喉）

【病状】温邪疫疠，郁而化火，肺胃被其熏蒸，心肝之火内炽，白喉腐烂掀痛，妨于咽饮，壮热烦躁，脉洪数，舌质红，苔黄。

【治法】《经》云，热淫于内，治以咸寒，当宜咸寒解毒，清温泄热主治。

【处方】犀角尖四分　甘中黄八分　连翘壳三钱　京元参钱半　鲜生地三钱　淡豆豉三钱　京赤芍钱半　大贝母三钱　天花粉三钱　薄荷叶七分　金银花三钱　生石膏三钱（打）　鲜竹叶三十张　白茅根两札

方案之七（痧后痰气壅塞）

【病状】痧后，肺有伏邪，痰气壅塞，脾有湿热，不能健运，积湿生水，泛滥横溢，无处不到，以致面目虚浮，腹膨肢肿，咳嗽气逆，舌薄腻，脉濡滑，势成肿胀重症。

【治法】宜肃运分消，顺气化痰。

【处方】嫩前胡钱半　猪苓三钱　生熟米仁各三钱　炙桑皮三钱　光杏仁三钱　大腹皮二钱　地枯萝三钱　旋覆花钱半（包）　清炙枇杷叶三钱（去毛包）　象贝母三钱　广陈皮一钱　枯碧竹钱半　鲜冬瓜皮一两（煎汤代水）连皮苓四钱　泽泻三钱

方案之八（痧后痰热未清）

【病状】痧后余邪痰热未楚，肺胃两病，身热无汗，咳嗽气逆，口干欲饮，脉数，苔黄。

【诊断】此乃无形之伏温。蕴蒸阳明，有形之痰热，逗留肺络，症势沉重。

【治法】姑宜清解伏温，而化痰热。

【处方】粉葛根钱半　金银花三钱　桑叶皮各二钱　活芦根一尺（去节）淡豆豉三钱　连翘壳三钱　光杏仁三钱　京赤芍二钱　黑山栀钱半　生甘草八分　象贝母三钱　鲜竹茹二钱　天花粉三钱　薄荷叶八分

方案之九（痧火蕴蒸之白喉）

【病状】痧后失音，咽喉内关白腐，气喘鼻煽，喉有痰声，苔黄脉数，痧火蕴蒸肺胃。肺津不布，凝滞成痰。痰热留恋肺胃，肺叶已损，气机不能接续。

【诊断】咽喉为肺胃之门户，肺胃有热，所以内关白腐，音声不扬，会厌肉脱，症势危笃。

【治法】勉拟清温解毒，而化痰热，勒临崖之马，挽既倒之澜，不过聊尽人工而已。

【处方】金银花三钱　京元参三钱　象贝母三钱　活芦根一尺（去节）薄荷叶八分　天花粉三钱　淡竹油一两（冲）　甘中黄八分　京赤芍二钱　冬桑叶各三钱　大麦冬二钱　连翘壳三钱

方案之十（痧后肺失清肃）

【病状】痧子后，肺胃阴伤，伏邪留恋，身热不退，咳嗽咽痛，口渴欲饮，舌质绛，苔黄，脉象滑数。

【诊断】伏热蕴蒸肺胃，津液被火炼而为痰，肺失清肃，胃失输和，咽喉为肺胃之门户，肺胃有热，所以咽痛。

【治法】今拟竹叶石膏汤加味。清阳明，解蕴热，助生津化痰之品。

【处方】鲜竹叶三十张　京元参三钱　桑叶皮备三钱　粉丹皮二钱　生石膏四钱（打）　生甘草八分　甜杏仁三钱　金银花三钱　鲜石斛三两　天花粉二钱　川象贝母各二钱　通草八分　活芦根一尺（去节）　枇杷叶露四两（后入）

方案之十一（痧后浮肿气逆）

【病状】痧后，复感外邪，痰滞内阻，水湿不化，太阴阳明为病，遍体浮肿，气逆难于平卧，寒热甚壮，大便溏泄，泛恶，不能饮食，苔腻，脉数。

【诊断】此氤氲之外邪，与粘腻之痰滞，交阻肺胃，肺气不能下降，脾弱不能运化，水湿易聚，灌浸腠理，泛滥横溢，无所不到，三焦决渎无权，症势危险。

【治法】姑宜疏邪分消，而化痰滞。

【处方】淡豆豉三钱　川桂枝五分　鲜竹茹二钱（枳实一钱同炒）　大腹皮二钱　连皮苓四钱　象贝母三钱　淡姜皮八分　焦查炭三钱　猪苓三钱泽泻三钱　仙半夏二钱　酒炒黄芩钱半　薄荷叶八分

呃噫类

方案之一（高年液亏之呃噫）

【姓氏】余　性别　男

【病状】高年荣液本亏，肝气易于上逆，胃失降和，昨日食后，呃逆频频，逾时而止。脉弦小而滑，舌光无苔。

【治法】治肝宜柔，治胃宜通，以养阴柔肝为主。和胃顺气佐之。

【处方】吉林参须一钱　云茯苓三钱　刀豆壳三钱　生白芍钱半　代赭石二钱（煅）　合欢花钱半　仙半夏钱半　陈广皮一钱　旋覆花钱半（包）柿蒂五枚潼白蒺藜各钱半　清炙枇杷叶二钱（去毛包）

方案之二（肺胃失降肝气上升之噫恶）

【姓氏】倪　性别　女

【病状】证见胸闷气升，噫气泛恶，食入作梗，痰多咳嗽，十余日未更衣，月事八旬末止。脉象左弦涩，右濡滑，舌边红，中薄腻。

【诊断】良由营血亏虚，肝气上逆，犯胃克脾，湿痰逗留中焦，肺胃肃降失司，恙经匝月，岂能再使蔓延。

【治法】急宜平肝通胃，顺气化痰，以观动静。

【处方】代赭石三钱（煅）　左金丸七分（包）　栝蒌皮三钱　薤白头一钱（酒炒）　云茯苓三钱　水炙远志一钱　姜竹茹钱半　仙半夏二钱　川象贝各二钱　旋覆花钱半（包）　银柴胡八分　炒黑荆芥八分　佛手露一两（冲服）炒谷麦芽各三钱

方案之三（湿温内陷少阴之呃逆）

【姓氏】王　性别　男

【病状】湿温内伏，内陷少阴，引动冲气上攀，犯胃冲肺，肃降之令无权，气喘呃逆，身热不扬，舌苔薄腻，脉象左关弦小而促，右濡细，趺阳虚弦而数，太蹊似有似无，郑声神糊，时明时昧。

【诊断】正虚邪陷，神不守舍，显然可见矣，厥脱之变，指顾间事。

【治法】勉拟摄纳冲气，和胃安神，以为无法之法。

【处方】灵磁石四钱（煅）　朱茯神三钱　仙半夏二钱　柿蒂五枚　左牡蛎四钱　炙远志一钱　炙竹茹钱半　刀豆壳三钱　花龙骨三钱　陈广皮一钱吉林参钱半（另煎汁冲服）　黑锡丹八分（吞服）

消渴类

方案之一（阴液亏耗之消渴）

【姓氏】尹　性别　男

【病状】诊脉左三部弦数，右三部滑数，太蹊细弱，趺阳濡数，见症饮食不充肌肤，神疲乏力，虚里穴动，自汗盗汗，头晕眼花。

【诊断】皆有阴液亏耗，不能涵木，肝阳上亢。脉数不减，颇虑延成消症。

【治法】故拟养肺阴以柔肝水，清胃阳而宁心神，俾得阴平阳秘，水升火降，方能渐入佳境。

【处方】大生地四钱　抱茯神三钱　潼蒺藜三钱　川贝母二钱　浮小麦四钱　生白芍钱半　左牡蛎四钱　熟女贞三钱　天花粉三钱　肥玉竹三钱　花龙骨三钱　冬虫夏草二钱　五味子三分

二诊

【病源】心为君主之官，肝为将军之官，曲运劳乎心，谋虑劳乎肝，心肝之阴既伤，心肝之阳上亢，消灼胃阴，胃热炽盛，饮食入胃，不生津液，既不能灌溉于五脏，又不能输运于筋骨，是以饮食如常，足膝软弱。

【病状】汗为心之液，心阳逼津液外泄而多汗，阴不敛阳，阳升于上则头部眩晕，面目烘热，且又心悸，胃之大络名虚里，虚里穴动，胃虚故也。

【诊断】脉象左三部弦数，右三部滑数，太蹊细弱，趺阳濡数，唇红舌光，微有苔意，一派阴液亏耗，虚火上炎之象，此所谓独阳不生，独阴不长也，必须地气上升，天气始得下降。

【治法】今拟滋养肺阴，以柔肝木，蒸腾肾气，而安心神，务使阴阳和谐，庶成既济之象。

【处方】北沙参三钱　抱茯神三钱　五味子三分　肥玉竹三钱　天麦冬各二钱　左牡蛎四钱　生白芍二钱　川贝母二钱　大生地四钱　花龙骨三钱潼蒺藜三钱　制黄精三钱

三诊

【病状】饮食入胃，不生津液，始不为肌肤，继不为筋骨，书谓食亦见证，已著前章矣。

【诊断】阴液亏耗，肝阳上僭，水不制火，火不归宅，两进养肺阴以柔肝木，益肾阴而安心神之剂，尚觉合度，诊脉弦数较和，细数依然。

【治法】仍守原意出入，俾得阴阳和谐，水火既济，则入胃之饮食，自能生化精微，灌溉于五脏，漉陈于六腑，第是恙延已久，断非能克日奏功也。

【处方】照前方去金匮肾气丸、五味子、制黄精，加淮山药五钱（盐水炒）杜仲三钱，上桂心四分。

方案之二（胃阴消灼之消渴）

【姓氏】何　性别　男

【病源】多饮为上消，多食为中消，多溲为下消。《经》云：二阳结谓之消。《金匮》云：厥阴之为病为消。

【诊断】皆由阴分不足，厥阴之火消灼胃阴，津少上承。

【治法】拟育阴生津法。

【处方】大麦冬三钱　川石斛三钱　栝蒌皮二钱　北秫米三钱（包）　大生地四钱　天花粉三钱　淮山药三钱　川贝母三钱　金匮肾气丸三钱（包）南北沙参各三钱　生甘草六分

方案之三（肺肾阴伤之消渴）

【病源】上消多渴，下消多溲。

【诊断】上消属肺，下消属肾，肺胃阴伤，胃火内炽，治火无益。

【治法】宜壮水之主，以制阳光。

【处方】大生地四钱　生甘草八分　川贝母二钱　粉丹皮钱半　川石斛三钱　天花粉三钱　肥知母钱半　生白芍二钱　天麦冬三钱　炙乌梅四分　活芦根一尺（去节）　青皮甘蔗三两（劈开入煎）

霍乱类

方案之一（霍乱危症）

【姓氏】陈　性别　男

【病源】夏月阳外阴内，偏嗜生冷，腠理开发，外邪易袭，骤触疫疠不正之气，由口鼻而直入中道，以致寒暑湿滞，互阻中焦，清浊混淆，乱于肠胃。

【病状】大吐大泻，挥霍缭乱，脉伏，肢冷，两足转筋，汗多，烦躁，欲坐井中之状，口渴不欲饮，形肉陡然消瘦。

【诊断】胃失降和，脾乏生运而大吐大泻，挥霍缭乱，阴邪锢闭于内，中阳不伸，不能鼓击于脉道，故脉伏，不能通达于四肢，故肢冷，两足转筋，一因寒则收引，一因土虚木贼也，汗多烦躁，欲坐井中之状，口渴不欲饮，是阴盛于下，格阳于上，此阴躁也，形肉陡然消瘦，脾土大伤，谷气不入，生化欲绝，阴邪无退散之期，阳气有脱离之险，脉证参合，危在旦夕间矣。

【治法】拟白通四逆加入尿猪胆汁意，急回欲散之阳，驱内胜之阴，背城借一，以冀获效。

【处方】生熟附子各三钱　淡干姜五钱　炙草三钱　姜半夏三钱　吴萸七分　川连三分　赤苓四钱　陈皮一钱　陈木瓜五钱　童便一杯　猪胆汁三四滴（冲服）

二诊

【病状】吐泻烦躁均减，脉伏肢冷依然。

【处方】加炒潞党参四钱。

方案之二（阴霍乱之重症）

【姓氏】罗　性别　男

【病源】触受寒疫不正之气，夹湿滞交阻，太阴阳明为病，清浊相干，升降失常。

【病状】猝然吐泻交作，脉伏肢冷，目陷肉削，汗出如雨，舌苔白腻。

【诊断】脾主四肢，浊阴盘踞中州，阳气不能通达，脉伏肢冷，职是故也。

阳气外越则自汗，正气大虚，则目陷肉削，舌苔白腻，虚中挟实，阴霍乱之重症。

【治法】亟拟白通四逆汤合附子理中汤加减，以期转机。

【处方】熟附子块二钱　淡干姜一钱　清炙草八分　姜半夏三钱　吴萸七分　童便一酒杯（冲服）　炒潞党参三钱　生白术二钱　赤苓四钱　制川朴一钱　川连三分　猪胆汁三四滴（冲服）　灶心黄土一两　阴阳水煎药

方案之三（热深厥深之霍乱重症）

【姓氏】朱　性别　女

【病源】吸受疫疠，由口鼻而直入中道，与伏暑湿滞互阻。脾胃两病。

【病状】猝然腹中绞痛，烦躁懊恼，上为呕吐，下为泄泻，四肢厥逆，口干欲饮，脉伏，舌苔薄腻而黄。

【诊断】清气在下，浊气在上，阴阳乖戾，气乱于中，而为上吐下泻，湿遏热伏，气机闭塞，而为肢冷脉伏，热深厥深，霍乱重症。

【治法】亟宜萸连解毒汤加减，辛开苦降，芳香化浊，冀挽回于十一。

【处方】上川连八分　淡吴萸二分　仙半夏二钱　枳实炭一钱　黄芩钱半藿香梗钱半　六神面三钱　赤猪苓各三钱　炒白芍钱半　玉枢丹四分　阴阳水煎药

方案之四（寒暑湿滞互蕴之霍乱）

【姓氏】尤　性别　男

【病源】寒暑湿滞互阻，太阴阳明为病，阴阳逆乱，清浊混淆。

【病状】猝然吐泻交作，腹中绞痛，烦闷懊恼，脉沉似伏。

【诊断】症势非轻，幸勿忽视。

【治法】亟拟芳香化浊，分利阴阳。

【处方】藿苏梗各钱半　枳实炭一钱　陈广皮一钱　大腹皮二钱　姜川连五分　姜半夏二钱　制川朴一钱　白蔻仁八分　淡吴萸二分　六神面三钱炒车前三钱　生姜三片　赤猪苓各二钱　玉枢丹四分（冲）

方案之五（阴伤液竭之霍乱症）

【病源】恙由吐泻而起，太阴阳明为病。

【病状】吐泻虽止，而里热口渴，烦躁不寐，舌糙黑，脉细数。

【诊断】脾胃之阴已伤，心肝之火内炽。

【治法】当宜养阴救液，而清伏热。

【处方】鲜石斛三钱　连翘壳三钱　冬桑叶三钱　朱茯神三钱　细生地三钱 黑山栀钱半　粉丹皮二钱　天花粉三钱　生甘草六分　活芦根一尺（去节）

方案之六（暑湿夹滞而起之霍乱）

【病源】暑湿夹滞，互阻中焦，太阴阳明为病。

【病状】吐泻交作，腹中绞痛，脉沉，四肢厥冷，舌灰腻微黄。

【诊断】此乃感受疫疠之气，由口鼻而直入中道，遂致清浊混淆，升降失司，邪入于胃，则为呕吐，邪入于脾，则为泄泻，湿遏热伏，气道闭塞，气闭则不能通达经隧，所以四肢逆冷也。《伤寒论》曰：呕吐而利，名曰霍乱，此重症也。

【治法】急宜芳香化浊，分利阴阳。

【处方】藿苏梗各钱半　川雅连五分　淡黄芩钱半　淡竹叶钱半　广陈皮一钱　淡吴萸二分　炒赤芍二钱　大腹二钱　仙半夏二钱　制川朴八分　枳实炭一钱　六神曲三钱　炒车前三钱　玉枢丹四分（冲）

方案之七（疫邪挟暑湿而起之霍乱）

【病源】疫疠之邪挟暑湿互阻，太阴阳明为病。

【病状】腹中绞痛，烦躁不安，上为呕吐，下为泄泻，四肢逆冷，口干欲饮，脉细欲伏，舌苔薄腻而黄。

【诊断】清气在阴，浊气在阳，阴阳反戾，气乱于中，遂有此变，湿遏热伏，气机否塞，所以四肢逆冷，脉道为之不利，霍乱重症也。

【治法】急宜黄连解毒汤加味，辛开苦降，芳香化浊。

【处方】川雅连四分　淡吴萸四分　淡黄芩二钱　鲜竹叶三钱　枳实炭一钱 大白芍二钱　灶心土一两　藿香梗三钱　仙半夏三钱　六神曲三钱　玉枢丹四分 阴阳水煎药

方案之八（寒邪直中三阴之霍乱）

【病源】寒邪直中三阴。

【病状】吐泻交作，脉沉，四肢逆冷，烦躁不安，口干不欲饮。

【诊断】伤寒六经，邪入三阳为浅，三阴为重，吐泻交作，邪入太阴也，四肢逆冷，邪入厥阴也，脉沉，邪入少阴也，阴盛于内，格阳于外，烦躁不安，口干不欲饮，内真寒而外假热，显然可见，阴邪方盛，真阳欲亡，危在旦夕。

【治法】拟通脉四逆汤加味，驱内聚之阴，回外散之阳，以冀阳光普照，则阴云自散。

【处方】淡干姜五分　陈广皮一钱　六神曲三钱　葱白头二钱　熟附块一钱　姜半夏三钱　大砂仁一钱　猪胆汁三滴　炙甘草八分　制川朴八分　川桂枝一钱

泄泻类

方案之一（受寒挟湿停滞之泄泻）

【病源】受寒挟湿停滞，脾胃两病，清不升而浊不降。

【病状】胸闷泛恶，腹痛泄泻，苔腻，脉迟。

【治法】拟正气饮加减，芳香化浊，分利阴阳。

【处方】藿苏梗各钱半　陈皮一钱　仙半夏二钱　制川朴一钱　赤苓四钱大腹皮二钱　白蔻壳八分　大砂仁八分　六神曲三钱　焦楂炭二钱　生姜两片干荷叶一角　另纯阳正气丸五分（吞服）

方案之二（表里两病之泄泻）

【姓氏】章　性别　男

【病源】感受时气之邪，袭于表分，湿滞互阻肠胃，清浊混淆。

【病状】寒热无汗，遍体酸疼，胸闷泛恶，腹鸣泄泻，日十余次，小便不利舌腻，脉浮。

【诊断】表里两病，勿轻视之。

【治法】仿喻氏逆流挽舟之意。

【处方】拟仓廪汤加减，疏解表邪，而化湿滞。

荆芥钱半　防风一钱　羌独活各一钱　桔梗一钱　炒枳壳一钱　赤苓三钱仙半夏二钱　六神曲三钱　焦楂炭三钱　干荷叶一角　陈仓米四钱　薄荷八分

方案之三（因暑湿挟滞而起之泄泻）

【姓氏】宋　性别　女

【病源】暑湿夹滞交阻，肠胃为病。

【病状】腹痛泄泻黄水，日十余次，胸闷不能纳谷，小溲短赤，口干欲饮，舌质红，苔黄，脉濡数。

【治法】治宜和中分利，利小便，正所以实大便也。

【处方】煨葛根二钱　赤猪苓各三钱　生白术钱半　陈皮一钱　大腹皮三钱炒扁豆衣三钱　六神曲三钱　春砂壳八分　炒车前子三钱　六一散三钱（包）干荷叶一角　银花炭三钱　香连丸一钱（吞服）

方案之四（胃阴脾阳两伤之泄泻）

【姓氏】郭　性别　男童

【病源】胃阴脾阳两伤，湿滞互阻，

【病状】腹鸣泄泻，已经及旬，胸闷不思纳谷，口干，舌光红，脉濡数。

【诊断】延久恐有口糜之虑。

【处方】川石斛三钱　生白术三钱　云茯苓三钱　炒淮药三钱　炒扁豆衣三钱　清炙草五分　煨葛根一钱　六神曲三钱　陈皮一钱　炒苡仁四钱　炒谷芽四钱　戊己丸一钱（吞服）　薄荷叶一角

方案之五（脾不健运之泄泻）

【姓氏】王　性别　孩

【病状】泄泻旬日，腹鸣且胀，舌薄黄，根白腻，指纹青，已至气关，面色萎黄。

【诊断】此太阴为病，健运无权，清气不升，浊气凝聚，恐有慢惊之变。

【治法】仿理中汤加味。

【处方】生白术二钱　炮姜炭四分　熟附片六分　清炙草五分　云茯苓二钱陈皮一钱　煨木香五分　焦楂炭钱半　炒荷蒂三枚　炒淮药三钱　灶心黄土四钱（煎汤代水）

方案之六（因肝旺克脾而起之泄泻）

【姓氏】朱　性别　女

【病源】形瘦色苍，火体质，血亏不能养肝，肝气横逆，犯胃则呕，克脾则泻，泻久伤阴。

【病状】津无上潮，口干舌光，经闭四月，脉象弦细。

【诊断】延久成损。

【治法】拟敛肝柔肝，扶土和中。

【处方】炙乌梅四分　陈木瓜五钱　大白芍钱半　云茯苓三钱　生白术三钱炒淮药三钱　陈皮一钱　紫丹参二钱　炒诃子皮五钱　炒御米壳五钱灶心黄土四钱　焦谷芽四钱　陈米汤煎药

十剂后，呕泻均止，加炒潞党二钱。

方案之七（五更泄泻便血）

【姓氏】蒋　性别　女

【病状】腹疼泄泻，便血色紫，五更尤甚，食少形瘦，自客冬而起，至春益剧，脉象沉细，舌光，口不渴。

【诊断】命门衰微，脾脏受寒，不能统血，血渗入大肠，清气在下，则生飧泄，且脘中梗痛时作。

【治法】急宜温肾运脾，而泄厥气。

【处方】炒党参三钱　熟附子钱半　炮姜炭八分　清炙草五分　生白术三钱炒淮药三钱　炒赤白芍各钱半　山楂肉三钱　煨木香五分　大砂仁八分（研）灶心黄土五钱　焦谷芽五钱　肉桂心三分（研末为丸吞服）

方案之八（乳儿泄泻黄水）

【姓氏】匡　性别　孩

【病状】泄泻黄水，已延旬余，口糜腐，妨于吮乳，脉纹色紫，已到气关。

【诊断】此脾土已虚，湿热内蕴，热蒸于上，湿住于下，湿多成五泄也，生甫数月，小舟重载，勿轻视之。

【处方】生白术钱半　炒淮药二钱　赤茯苓三钱　炒扁豆衣三钱　薄荷叶六分　川雅连四分　生甘草四分　焦楂炭二钱　车前子钱半　薄荷叶一角陈仓米一

合（煎水煎药）

方案之九（小孩因风邪挟滞而起之泄泻）

【姓氏】邝　性别　孩

【病状】泄泻色青如蓝，日七八次，腹鸣作痛，纳少溲赤，苔腻，黄白相兼。

【诊断】此风邪从脐而人肠胃，挟滞交阻，中土不运，清浊不分也。

【处方】炒黑防风一钱　炒黑荆芥一钱　生白术二钱　赤茯苓三钱　炒扁豆衣三钱　煨木香八分　广陈皮一钱　焦楂炭三钱　鸡内金炭二钱　陈莱菔英三钱戊己丸一钱（包）

方案之十（暑湿滞郁于肠胃而起之泄泻）

【病源】暑湿夹滞内阻，脾胃运化，失其常度，水走肠间，清浊混淆。

【病状】泄泻黄水，肠鸣辘辘，食少泛恶，口于欲饮，舌腻黄，脉濡。

【诊断】此无形之暑邪与有形之湿滞，郁于肠胃，经所谓湿多成五泄足也。

【治法】当宜芳香化浊，分利阴阳。

【处方】藿香梗钱半　赤茯苓三钱　炒苡仁三钱　香连丸一钱（包）　陈广皮一钱　大腹皮二钱　炒车前子三钱　鲜佩兰钱半　仙半夏二钱　银花炭三钱炒谷麦芽各二钱　炒竹茹二钱　莱菔英二钱　荷叶一角

方案之十一（因脾湿肾寒而起之泄泻）

【病状】泄泻黄水，为日已久，面浮，足肿，带下频频，内热口干，头晕眼花，腰酸，脉象弦细。

【病理】肾主二便，始因湿胜而濡泄，继因濡泄而伤阻，浊阴上干则面浮；清阳下陷则足肿；脾湿入于带脉，带无约束之权，以致带下频频；脾津不能上蒸，则内热口干；浮阳易于上升，则头晕眼花；腰为肾之府，肾虚则腰酸。脉象弦细，脾失健运之功，胃无坤顺之德，荣血虚，则肝燥，脾湿陷，则肾寒。

【治法】拟参苓白术散加味，养胃扶土而助命火，譬之釜底添薪，则釜中之水，自能化气上行，四旁受其灌溉，故少火充足，胃纳渐加，即真阴自生，而湿白化，虚热乃不治自平矣。

【处方】炒潞党三钱　淮山药三钱　焦白术钱半　煅牡蛎四钱　连皮苓三钱

生甘草五分　厚杜仲二钱　炒于术钱半　熟附子八分　煅龙骨三钱　红枣二枚

方案之十二（因脾弱湿滞而起之泄泻）

【病源】脾土薄弱，湿滞易停。

【病状】泄泻青水，纳少神疲，脉濡软。

【诊断】乃风邪淫肝，肝木乘脾，脾胃运化失常。

【治法】宜以扶土和中，祛风胜湿。

【处方】炒白芍二钱　云茯苓三钱　范志曲三钱　炙甘草五分　焦白术钱半
扁豆衣三钱　炒谷芽三钱　黑防风一钱　广陈皮一钱　薄荷叶一角

方案之十三（脾阳式微清气下陷之泄泻）

【病状】泄泻伤脾，脾阳式微，清气下陷，脾主四肢，阳不运行于四肢，卫气乃不能卫外为固，虚阳逼津液而外泄，大有亡阳之虑。

【治法】拟附子理中，合二加龙骨牡蛎主治。

【处方】熟附块一钱　炮姜炭四分　川桂枝四分　浮小麦四钱　吉林参一钱
云茯苓三钱　大白芍二钱　炒于术二钱　炙黄芪三钱　煅龙骨三钱　炙甘草五分
炙升麻四分

痢疾类

方案之一（因湿热而起之赤痢）

【姓氏】靳　性别　男

【病状】痢下纯红，里急后重，腹痛纳少，苔黄，脉濡数。

【诊断】此湿热入营，血渗大肠，肠中滞浊互阻，煅炼而为红积也。

【治法】宜清热导滞，调气行血，气调则厚重自除，血行则便脓自愈。

【处方】白头翁三钱　北秦皮二钱　全当归钱半　川连五分　炒赤白芍各钱
半　桃仁泥钱半（包）　杜红花八分　焦查炭三钱　全栝蒌四钱（切）春砂壳八
分　细青皮一钱　炒黄芩钱半　煅牡蛎四钱

方案之二（因寒暑湿滞而起之痢疾）

【姓氏】罗　性别　男

【病源】寒暑湿滞，互阻肠胃。

【病状】腹痛下痢，次数甚多，胸闷泛恶，不能饮食，苔腻，脉迟。

【治法】宜温下法。

【处方】熟附块钱半　制川军三钱　枳实炭钱半　姜半夏三钱　藿香梗钱半 生姜三片　青陈皮各一钱　白蔻仁八分（研）　大砂仁八分（研）　制川朴一钱 焦查炭三钱　玉枢丹四分（先用开水冲服）

方案之三（因暑湿挟滞而起之白痢）

【姓氏】滕　性别　男

【病源】暑湿挟滞，郁于曲肠，煅炼成积，气机流行窒塞。

【病状】腹痛痢下，日夜数十次，赤白相杂，里急后重，纳少，舌苔腻布， 脉象沉紧。

【治法】先宜通因通用。

【处方】炒黑荆芥一钱　银花炭三钱　炒赤芍五钱　全当归二钱　苦桔梗一 钱　青陈皮各一钱　全栝蒌三钱（切）　六神曲三钱　焦楂炭三钱　炒条芩八分 大砂仁八分（研）　煨姜两片　陈红茶一钱　枳实导滞丸三钱（吞服）

方案之四（噤口痢之重症）

【姓氏】王　性别　女

【病状】寒热呕恶，饮食不进，腹痛痢下，日夜五六十次，赤白相杂，里急 后重，舌苔腻布，脉象浮紧而数。

【诊断】感受时气之邪，袭于表分，湿热挟滞，互阻肠胃，噤口痢之重症。

【治法】先宜解表导滞。

【处方】荆芥穗钱半　青防风一钱　淡豆豉三钱　薄荷叶八分　藿苏梗各钱 半　仙半夏二钱　枳实炭钱半　苦桔梗一钱　炒赤芍钱半　六神曲三钱焦楂炭三 钱　生姜两片　陈红茶一两　玉枢丹四分（开水冲服）

二诊

【病状】得汗，寒热较轻，而痢下如故，腹痛加剧，胸闷泛恶，饮食不进，苔腻不化，脉象紧数。

【诊断】表邪虽则渐解，而湿热挟滞，交阻曲肠，浊气上干，阳明通降失司，恙势尚在中途，书云：无积不成痢。

【治法】再宜疏邪导滞，辛开苦降。

【处方】炒豆豉三钱　薄荷叶八分　吴萸三分　川雅连五分（拌炒）　枳实炭一钱　仙半夏二钱　炒赤芍钱半　酒炒黄芩一钱　肉桂心三分　生姜两片　青陈皮一钱　六神曲三钱　焦楂炭三钱　大砂仁　木香槟榔丸三钱（包煎）

三诊

【病状】寒热已退，呕恶亦减，佳兆也，而腹痛痢下，依然如故，胸闷不思纳谷，苔腻稍化，脉转弦滑。

【诊断】湿热阻滞，尚留曲肠，气机窒塞不通。

【治法】仍宜寒热并用，通行积滞，勿因年老而姑息养奸也。

【处方】仙半夏二钱　川连四分　酒炒黄芩钱半　炒赤芍二钱　肉桂心三分　枳实炭一钱　金铃子钱　延胡索一钱　六神曲三钱　焦楂炭三钱　大砂仁八分（研）　全栝蒌三钱（切）　生姜一片　木香槟榔丸四钱（包煎）

方案之五（久痢伤阴噤口呃逆之危症）

【姓氏】祁　性别　女

【病状】痢下匝月，次数虽少，谷食不进，里热口干，加之呃逆口糜，脉小数，舌质红，苔糜腐。

【诊断】痢久伤阴，木火冲胃，湿热败浊，稽留曲肠，肠膜已腐矣，危状叠见，恐难挽回。

【治法】勉拟参连开噤意，聊尽人工。

【处方】西洋参钱半　川雅连五分　炒黄芩一钱　生白芍钱半　甘草五分　陈皮一钱　炒竹茹钱半　清炙枇杷叶三钱　柿蒂十枚　石莲三钱　焦麦芽钱半　荠菜花炭三钱　滋肾通关丸钱半（包煎）

方案之六（时疫伏温蕴蒸阳明之痢疾）

【姓氏】宣　性别　男童

【病状】发热六天，临晚尤甚，热度至百零四之盛，下痢日夜七八十次之多，口干欲饮，苔腻黄，脉滑数。

【诊断】时疫伏温，蕴蒸阳明，欲达则不能达，湿滞拜浊，互阻肠胃，欲下而不能下，手足阳明为病，病情猛烈。

【治法】急拟表里双解，通因通用，冀望热轻痢减，始有转机之幸。

【处方】粉葛根二钱　薄荷叶八分　金银花钱　连翘壳四钱　酒炒黄芩钱半　炒赤芍钱半　青陈皮各一钱　全栝蒌四钱（切）　焦楂炭三钱　春砂壳八分　苦桔梗一钱　六神曲三钱　枳实导滞丸三钱（包煎）

方案之七（伏温伤荣之血痢）

【姓氏】洪　性别　男

【病状】血痢及旬，日夜十余次，腹疼里急。身热晚甚，口干欲饮，舌前半糙绛，中后腻黄，脉象弦数。

【诊断】此乃阴液素亏，津乏上承，伏温在荣，血渗大肠，肠中湿浊稽留，气机闭塞不通，症非轻浅。

【治法】拟生津达邪，清荣化浊。

【处方】鲜石斛三钱　淡豆豉三钱　金银花五钱　连翘壳三钱　白头翁三钱　北秦皮二钱　酒炒黄芩钱半　炒赤芍钱半　焦楂炭三钱　全栝蒌四钱（切）　枳实炭一钱　苦桔梗一钱　活芦根一尺（去节）

二诊

【病状】昨进药后，诸恙不减，而反烦躁不寐，舌红绛，苔糙黑无津，脉弦数。

【诊断】伏温化热，由阳明而传于厥少二阴，厥阴为藏血之经，内寄相火，厥阴有热，则血溢沸腾，而下迫大肠，为血痢，少阴为水火之脏，水亏火无所济，津液愈伤，神疲热扰，则烦躁而不寐也，身热晚甚者，阳明旺于申酉，阳明之温热炽盛也，温已化热伤阴，少火悉成壮火，大有吸尽西江之势。

【治法】急拟黄连阿胶汤，滋少阴之阴，白头翁汤，清厥阴之热，银翘、花粉，解阳明之温。复方图治，犹兵家之总攻击也，勇往前进，以冀弋获。

【处方】阿胶珠二钱　川雅连四分　生甘草五分　白头翁三钱　鲜石斛四钱　生赤白芍各钱半　连翘壳三钱　酒炒黄芩一钱　北秦皮二钱　金银花四钱　粉葛根钱半　天花粉三钱　活芦根一尺（去节）　生山楂三钱

三诊

【病状】服药后，已得安静，水火有既济之能。且有微汗，伏温有外解之势。

血痢次数亦减。药已中肯，有转危为安之兆。唯阴液大伤，清津无以上供，齿垢唇燥，舌仍焦糙，口渴不欲饮，热在荣分，蒸腾荣气上升，故口渴而不欲饮也，脉弦数不静。

【治法】守原法而出入一二，冀望津液来复，邪热退却，由里及表，由荣返气，始能入于坦途耳。

【处方】原方去葛根，加粉丹皮钱半，鲜生地四钱

方案之八（因脾脏受寒而起之赤白夹杂痢）

【姓氏】陶　性别　男

【病源】夏秋痢下，至冬不止。

【病状】赤白夹杂，日夜二十余次，腹痛后重，纳谷衰少，面色萎黄，舌苔白腻，脉象沉细而迟。

【诊断】此脾脏受寒，不能统血，血渗大肠，肠中湿浊，胶阻不化，延久有胀满之虑。

【治法】急拟温运太阴而化湿浊，勿因久痢骤进兜涩也，更宜节饮食，薄滋味，亦是帮助药力一端。

【处方】炒潞党参一钱　熟附块钱半　炮姜炭八分　清炙草六分　生白芍二钱　全当归二钱　炒赤白芍钱半　软柴胡七分　川桂枝八分　焦楂炭三钱　大砂仁一钱（研）　炒焦赤砂糖三钱

二诊

【病状】投温运太阴而化湿浊之剂，已服三帖，下痢赤白，已减其半，纳谷衰少，神疲委顿，脉象沉细。

【诊断】寒浊虽则渐化，脾胃输运无权。

【治法】既已获效，更进一筹。

【处方】原方去柴胡、桂枝、加炒麦谷芽各四钱、灶心黄土四钱。

方案之九（因食积而起之赤白痢）

【病状】经闭一载，荣血早亏，今下痢赤白，已延三月，腹痛后重，纳谷衰少，形瘦骨立，舌光无苔，脉象濡细。

【诊断】据述未病喜食水果，既病又不节食，脾土大伤，中焦变化之血，渗

人大肠，肠中湿浊互阻，积而为痢也。

【治法】今拟温运脾胃，以和胃气，寒热并调，去其错杂。

【处方】炒潞党参钱半　熟附块一钱　炮姜炭六分　生白术三钱　清炙草六分　全当归二钱　炒赤白芍各钱半　肉桂心三分（饭丸吞服）　焦楂炭三钱　大砂仁八分（研）　阿胶珠一钱　戊己丸二钱（包煎）　炒焦赤砂糖三钱

方案之十（中气不足风邪内袭之痢疾）

【姓氏】吴　性别　男

【病源】年五十，阴气自半，肠中干燥，喜用西法灌肠，而转为下痢。

【病状】色青如蓝，肛门时时坠胀，历五六日，片刻不能安适，谷食减少，舌中剥，边薄腻，脉虚弦。

【诊断】灌肠之时，风邪从肛门而入，风气通于肝，青为肝之色，风淫于肝，肝木乘脾，脾失健运之常，谷食入胃，不能生化精微，而变为败浊，风气从中鼓荡，驱败浊下注大肠，而为下痢色青如蓝也；肛门坠胀者，中虚清气不升，《经》所谓中气不足，溲便为之变也。

【治法】宜补中益气，去风化浊治之。

【处方】清炙黄芪三钱　炒防风一钱　清炙草六分　银柴胡一钱　蜜炙升麻五分　炒潞党钱半　全当归二钱　炒白芍钱半　苦桔梗一钱　陈皮一钱炒焦赤砂糖三钱　山楂肉三钱　炒谷麦芽各三钱

此方一剂知、三剂已，接服归芍六君汤。

方案之十一（脾有寒肠有湿热之赤白痢）

【病源】脾有寒，肠有湿热。

【病状】痢下赤白，肠痛绵绵，舌苔薄黄，沉细。

【诊断】土虚木来侮之，气机窒塞不通，不通故痛。

【治法】徒用攻剂，恐有流弊，今宜温运脾阳，苦化湿热。

【处方】银柴胡八分　清炙草五分　广陈皮一钱　酒炒黄芩钱半　金铃子二钱　炒白芍八钱　春砂壳八分　六神曲三钱　肉桂心三分　全当归二钱　苦桔梗一钱　焦楂炭三钱　荠菜花炭三钱　香连丸七分（包）

方案之十二（脾寒肠湿之血痢）

【病状】脾寒肠湿，血痢色紫，腹无痛苦，久而不止，食少神疲，脉象沉细，苔薄黄。

【治法】拟黄土汤加味，温运中阳，而清湿热，以冀火土相生，阳气得以上升，阴血不致下走矣。

【处方】炮姜炭三分　生地炭三钱　酒炒黄芩钱半　白归身二钱　生白术二钱　阿胶珠三钱　炒赤芍二钱　肉桂心三分　清炙草五分　地榆炭三钱灶心黄土一两（煎汤代水）

方案之十三（气阴俱伤湿热留恋之痢疾）

【病状】下痢半月不止，饮食衰少，口燥舌绛，糜点渐起，脉象细数。

【诊断】阴阳而中气亦败，湿热蒸腾于上，积滞胶结于下，万物以土为本，今土败津伤，湿滞留恋，症势沉重，若见呃逆，不可为矣。

【治法】勉拟清养气阴，苦降湿热，以望转机。

【处方】西洋参二钱　酒炒黄芩钱半　金花炭三钱　川雅连四分　金石斛三钱　扁豆花三钱　荠菜花炭三钱　生甘草六分　炒赤芍钱半　焦谷芽三钱　清炙枇杷叶五张

方案之十四（脾胃已伤湿热未化之痢疾）

【病源】脾阳胃阴两伤，湿热滞郁于大肠。

【病状】痢经半月，反发热，口干，饮食不进，泛恶频频，舌质红，苔薄黄，脉细滑而数。

【诊断】方书云，无积不成痢。盖痢由湿滞煅炼而成，湿浊不从下达，伏邪蕴蒸，脏液已伤，下利发热，在《金匮》本属不治。

【治法】宜存阴清解而化湿滞。

【处方】金石斛三钱　川雅连三分　石菖蒲八分　炒赤芍二钱　酒炒黄芩钱半　银花炭三钱　焦楂炭三钱　嫩白薇一钱　仙半夏二钱　扁豆花三钱焦谷芽三钱　广陈皮一钱　荠菜花炭三钱

疟疾类

方案之一（感冒挟痰湿之疟疾）

【姓氏】马　性别　男

【病源】夏伤于暑，以荣为舍，秋冒风凉，与卫并居，凉者、阴邪也，阴欲入而阳拒之，阴并于阳，则阳虚而阴胜，阳胜则热，是以先寒栗鼓颔，而后壮热头痛，依时而作，汗出而解，日日如是。

【病状】已有两旬之久，胸闷不思饮食，舌苔腻布，脉象弦滑。

【诊断】弦为少阳之脉，滑为痰湿之症，邪伏少阳，痰湿阻于募原，无疑义矣。

【治法】拟清脾饮加减，和解枢机，温化痰湿。

【处方】软柴胡一钱　仙半夏二钱　酒黄芩一钱　制川朴八分　煨草果八分
细青皮一钱　生甘草四分　六神曲三钱　鲜佩兰二钱　生姜一片

方案之二（邪伏少阳经之疟疾）

【病状】寒热日作，已有匝月，胸脘不舒，食少神疲，脉象弦滑无力，舌苔薄白。

【诊断】正虚邪伏募原，少阳枢机为病。

【治法】拟小柴胡汤加味，扶正达邪，和胃化痰。

【处方】潞党参钱半　软柴胡一钱　姜半夏二钱　生甘草四分　广皮八钱
炒枳壳一钱　煨草果八分　川象贝各二钱　炒谷麦芽各三钱　佩兰钱半生姜两片
红枣四枚

方案之三（邪伏阳明之间疟）

【姓氏】陆　性别　男

【病状】间日疟先战寒而后壮热，热盛之时，烦躁胸闷谵语，自午后至半夜，得汗而解，已发七八次，食少神疲，脉弦滑而数，苔薄腻而黄。

【诊断】伏邪痰湿互阻，阻明为病，荣卫循序失司。

【治法】拟桂枝白虎汤加味，疏解肌邪而清阳明。

【处方】川桂枝八分　陈皮一钱　熟石膏四钱（打）　生甘草一钱　炒谷芽

四钱　仙半夏三钱　川象贝各二钱　煨草果八分　肥知母钱半　佩兰钱半生姜二片　红枣四枚　甘露消毒丹四钱（荷叶包煎）

方案之四（湿滞肿满之间日疟）

【姓氏】姜　性别　男童

【病状】间日疟已延月余，加之大腹时满，纳少便溏，舌苔薄腻，脉象沉弦。

【诊断】此乃久疟伤脾，脾阳不运，湿浊凝聚募原，三焦输化无权，书所谓诸湿肿满，皆属于脾。又曰：浊气在上，则生膜胀是也，表病传里，势非轻浅。

【治法】亟与温运太阴，以化湿浊，和解枢机，而达经邪。

【处方】熟附片一钱　淡干姜五分　生白术钱半　连皮苓四钱　泽泻钱半软柴胡八分　仙半夏二钱　生甘草四分　制川朴一钱　腹皮二钱　六神曲三钱炒麦芽苡仁各三钱

方案之五（正虚邪伏之三日疟）

【姓氏】杨　性别　女

【病状】三日疟已延半载，发时战寒壮热，历十小时始衰，纳谷渐少，面色萎黄，脉象沉弦无力，苔薄腻。

【诊断】此正气已虚，邪伏三阴，荣卫循序失司，缠绵之症。

【治法】宜扶正达邪，用阳和阴。

【处方】炒潞党钱半　柴胡八分　生甘草六分　仙半夏二钱　川桂枝六分熟附片一钱　炙龙甲四钱　青蒿梗钱半　鹿角霜三钱　茯苓三钱　陈皮一钱　焦谷芽四钱　生姜两片　红枣四枚

二诊

【病状】前方服六剂，寒热即止。

【处方】接服六君子汤，加草果、姜、枣。

方案之六（但热不寒之瘅疟）

【姓氏】俞　性别　男

【病源】伏邪久蕴，消耗阴液。

【病状】临晚身热，至夜半而减，已延数月，咳呛，咯痰不爽，纳少，形肉消瘦，苔薄黄，脉弦滑而数。

【诊断】少阴之阴已伤，阳明之邪不解，书云，但热不寒，名曰瘅疟，积久不愈，即为痨疟也。

【处方】潞党参钱半　生甘草六分　青蒿梗钱半　炙鳖甲三钱　川贝母三钱　熟石膏三钱（打）　仙半夏钱半　银柴胡一钱　冬瓜子三钱　朱茯神三钱　嫩白薇钱半　大荸荠五枚

方案之七（但寒不热之牡疟）

【姓氏】屠　性别　女

【病状】但寒不热，间日而作，已有月余，汗多淋漓，纳谷减少，脉沉细而弦，苔中剥，边薄白而腻。

【诊断】但寒不热，名曰牡疟，此乃阳虚失于外护，不能托邪外出，痰湿困于中宫，脾胃运化失职，高年患此，勿轻视之。

【治法】亟拟助阳达邪，和中化湿。

【处方】潞党参三钱　熟附块二钱　川桂枝一钱　软柴胡一钱　陈广皮一钱　姜半夏三钱　云茯苓三钱　鹿角霜三钱　煨草果八分　清炙草五分　生姜二片　红枣四枚

二诊

【病状】寒减、胸闷气逆。

【处方】去参、加旋覆花钱半（包），炙白苏子二钱

三诊

【病状】寒热已减，汗多淋漓，纳少胸闷，脉沉细而弦，舌中剥，边薄腻。

【诊断】此因阳虚气弱，不能托邪外出，痰湿逗留募原，皮毛开而经隧闭也。

【治法】仍宜助阳达邪，和中化湿。

【处方】潞党参三钱　熟附片二钱　川桂枝一钱　白芍钱半　清炙草五分　软柴胡八分　仙半夏三钱　煨草果一钱　常山一钱　鹿角霜三钱　生姜两片　红枣四枚

方案之八（因伏暑痰湿而起之疟疾）

【病状】疟疾间日而作，寒轻热重，胸闷纳少，小溲黄浊，苔薄腻，舌微黄，

脉象弦滑而数。

【诊断】《经》云：夏伤于暑，秋为痎疟。伏暑郁于阳明，痰湿逗留募原，故有此证。

【治法】今拟桂枝白虎汤加味，以桂枝领邪外出，以白虎直清阳明也。

【处方】川桂枝四分　赤茯苓三钱　炒谷麦芽各三钱　生石膏四钱（打）江枳壳一钱　通草八分　仙半夏三钱　苦桔梗一钱　福泽泻二钱　酒炒黄芩钱半　生姜三片　炙甘草五分　甘露消毒丹三钱（包）

方案之九（三阴大疟）

【病状】三阴大疟，业经数月，形瘦神疲，舌苔薄腻，脉象濡软。

【诊断】久疟脾阳胃阴两伤，伏邪不达，荣卫不和，宜以扶正达邪，调和荣卫。

【处方】潞党参三钱　陈广皮一钱　炙甘草五分　云茯苓三钱　仙半夏三钱　陈佩兰钱半　生白术二钱　银柴胡一钱　鹿角霜三钱　红枣二枚　生姜二片　生熟谷芽各三钱

痹症类

方案之一（痰湿入络之痹痛）

【姓氏】杨　性别　女

【病状】手足痹痛微肿，按之则痛更剧，手不能招举，足不能步履，已延两月余，脉弦小而数，舌边红，苔腻黄，小溲短少，大便燥结。

【诊断】体丰之，多湿多痰，性情躁急，多郁多火，外风引动内风，挟素蕴之痰湿人络，络热血瘀不通，不通则痛，书云：阳气多，阴气少，则为热痹。此症是也。

【治法】专清络热为主，热清则风自熄，风静则痛可止。

【处方】羚羊片一钱（先煎）　鲜石斛三钱　嫩白薇钱半　生赤芍二钱生甘草五分　茺蔚子三钱　鲜竹茹二钱　丝瓜络二钱　忍冬藤四钱　夜交藤四钱　嫩桑枝四钱　大地龙二钱（酒洗）

二诊

【病状】前清络热，已服十剂，手足痹痛，十去六七，肿势亦退，风静火平也。

【诊断】唯手足未能举动，舌质光红，脉数减缓，口干欲饮，小溲短少，腑行燥结，血不养筋，津液既不能上承，又无以下润也。前方获效，毋庸更张。

【处方】原方去大地龙加天花粉三钱。

又服十剂，痹痛已止，唯手足乏力，去羚羊片、白薇、鲜石斛，加紫丹参二钱、全当归三钱、西秦艽钱半、怀牛膝二钱。

方案之二（产后血虚风寒入络之痹痛）

【姓氏】严　性别　女

【病状】腰髀痹痛，连及胯腹，痛甚则泛恶清涎，纳谷减少，难于转侧，脉象尺部沉细，寸关弦涩，苔薄腻。

【诊断】腰为少阴之府，髀为太阳之经，胯腹为厥阴之界。产后血虚，风寒湿乘隙入太阳、少阴、厥阴之络，荣卫痹塞不通，厥气上逆，挟痰湿阻于中焦，胃失下顺之旨。书云：风胜为行痹，寒胜为痛痹，湿胜为着痹，痛为寒痛，寒郁湿着，显然可见，恙延两月之久，前师谓肝气入络者，又谓血不养筋者，理亦近是，究未能审其致病之源。

【治法】拟独活寄生汤，合吴茱萸汤加味，温经达邪，泄肝化饮。

【处方】紫丹参二钱　云茯苓三钱　全当归二钱　大白芍钱半　川桂枝六分　青防风一钱　厚杜仲二钱　怀牛膝二钱　熟附片一钱　北细辛三分　仙半夏三钱　淡吴萸五分　川独活一钱　桑寄生二钱

服药五剂，腰髀胯腹痹痛大减，泛恶亦止，惟六日未更衣，纳食无味，去细辛、半夏，加砂仁七分、半硫丸钱半，吞服，又服两剂，腑气已通，谷食亦香，去半硫丸、吴萸，加生白术钱半、生黄芪三钱，服十剂，诸恙均愈，得以全功，足见对症用药，其效必速。孙济万志。

方案之三（风邪入肾之腰痛）

【姓氏】汪　性别　男

【病状】腰痛偏左如折，起坐不得，痛甚则四肢震动，形瘦骨立，食少神疲，延今月余，脉虚弦而浮。浮为风象，弦为肝旺。

【诊断】七秩之年，气血必虚，竹叙之时，电风人肾，气虚不能托邪外出，血虚无以流通脉络，故腰痛若此之甚也。

【治法】拟大剂玉屏风，改散为饮。

【处方】生黄芪五钱　青防风五钱　生白术三钱　生甘草六分　全当归二钱　大白芍二钱　厚杜仲三钱　广木香五分　陈广皮一钱

此方服后，一剂知，二剂已。方中木香、陈皮二味，止痛须理气之意也。孙济万志。

方案之四（髀部痹痛）

【姓氏】黄　性别　男

【病状】髀部痹痛，连及腿足，不能步履，有似痿躄之状，已延两月之久，痿躄不痛，痛则为痹脉左弦滑，右濡滑。

【诊断】风寒湿三气杂至，合而为痹，痹者闭也，气血不能流通所致。

【治法】拟蠲痹汤加减，温荣去风，化湿通络。

【处方】全当归二钱　大白芍钱半　桂枝六分　清炙草六分　紫丹参二钱　云茯苓三钱　秦艽二钱　牛膝二钱　独活一钱　海风藤三钱　防己二钱玄胡索一钱　嫩桑枝三钱　陈木瓜钱半

方案之五（鹤膝风）

【姓氏】李　性别　男

【病状】鹤膝风生于右膝盖，大如斗许，漫肿疼痛，足踝亦浮肿而不能移动，寒热早轻暮重，口渴，舌灰糙，脉弦小而数，针砭药饵，遍尝无效，已延两月之久，痛苦不堪名状。

【诊断】良由气血两亏，风化为火，寒化为热，湿郁酿痰，稽留经络之间，荣卫凝涩不通，不通则痛，热胜则纵，湿胜则肿，阴愈伤而热愈炽，气益虚而邪益锢，《经》云：邪之所凑，其气必虚，旨哉斯言。

【治法】今拟益气去邪，清热通络，冀望痛止肿退，为第一要旨。

【处方】生黄芪五钱　鲜石斛五钱　茺蔚子三钱　京赤芍三钱　忍冬藤三钱　木防己三钱　肥知母钱半　天花粉三钱　淮牛膝三钱　六一散三钱（包）　嫩桑枝四钱　大地龙三钱（酒洗）

此症服两剂痛大减，十剂后肿渐消，去地龙，加紫丹参二钱，西秦艽二钱，又服十剂，痛止肿消，不过未能步履，去石斛、花粉、知母、六一散，加炙鳖甲四钱、炒苡仁四钱、陈木瓜钱半、松节二钱。又服十剂，得以全功，家祖治鹤膝风，用阳和汤治瘰者甚多，而此症独甘寒消化，可见病情变化，不能执一也。孙济万志。

方案之六（风窜经络之行痹）

【病状】风为阴之阳，中人最速，其性善走，窜入经络，故肢节作疼，今见上下左右无定，名曰行痹。

【诊断】脉细弦而涩，阴分素亏，邪风乘虚入络，荣卫不能流通，当宜和荣去风，化湿通络。

【处方】全当归二钱　大川芎八分　威灵仙钱半　嫩桑枝四钱　大白芍二钱　晚蚕沙三钱（包）　海风藤三钱　西秦艽二钱　青防风二钱　甘草八分

方案之七（髀骨酸痛之着痹）

【病状】脉象沉细而涩，肝脾肾三阴不足，风寒湿三气入络与宿瘀留恋，所以酸痛，入夜尤甚。

【诊断】风寒湿三气杂至，合而为痹，风胜为行痹，寒胜为痛痹，湿胜为着痹，髀骨酸痛，入夜尤甚，亦痹之类。

【治法】拟独活寄生汤加味。

【处方】全当归二钱　西秦艽二钱　厚杜仲三钱　云茯苓三钱　大白芍二钱　青防风一钱　川独活一钱　五加皮三钱　紫丹参二钱　川桂枝四分　桑寄生三钱　嫩桑枝四钱　炙甘草五分　淮牛膝二钱　小活络丹一粒（入煎）

方案之八（足跟疼痛）

【病状】足跟疼痛，不便步履。

【诊断】足跟乃肾脉发源之地，肝经所过之路，肝肾两亏，经脉失于荣养，肝主筋，肾主骨。

【治法】当宜培养肝肾，和荣通络。

【处方】大生地三钱　厚杜仲三钱（炒）　淮牛膝二钱　嫩桑枝四钱　白归

身二钱 川断肉三钱 甘杞子三钱 潼蒺藜三钱 大白芍二钱 杜狗脊三钱 六味地黄丸三钱（包煎）

方案之九（胸痹）

【病状】脉滑而有力，舌苔薄腻，胸痛彻背，夜寐不安。

【诊断】此乃痰浊积于胸中，横窜络道，胸为清阳之府，如离照当空，不受纤翳，浊阴上僭，清阳被蒙，膻中之气窒塞不宣，症属缠绵。

【治法】当宜金匮栝蒌薤白半夏汤加味，辛开苦降，滑利气机。

【处方】栝蒌皮四钱 仙半夏二钱 云茯苓三钱 薤白头钱半（酒炒）江枳壳一钱 广陈皮一钱 潼蒺藜三钱 广郁金钱半

方案之十（肩臂疼痛）

【病状】左肩臂疼痛已久，连投去风之剂，依然如故。

【诊断】《经》云：邪之所凑，其气必虚。气阴两亏，痰湿留恋经络，荣卫不能流通。

【治法】拟玉屏风散加味，益气养阴，化痰通络。

【处方】生黄芪三钱 细生地三钱 西秦艽二钱 竹沥半夏二钱 青防风二钱 甘菊花三钱 广陈皮一钱 炒竹茹二钱 生白术二钱 京玄参二钱煨木香八分 嫩桑枝四钱 大地龙二钱（酒洗） 指迷茯苓丸三钱（包煎）

方案之十一（肿胀兼痹痛）

【病状】初起寒热，继则脐腹膨胀，右臂部酸痛，连及腿足，不能举动，小溲短赤，腑行燥结，舌苔腻黄，脉象濡滑而数。

【诊断】伏邪湿热挟滞，互阻膜原，枢机不合，则生寒热，厥阴横逆，脾失健运，阳明通降失司，则生膜胀，痹痛由于风湿，经络之病连及脏腑，弥生枝节。

【治法】宜健运分消，化湿通络，冀其应手为幸。

【处方】清水豆卷四钱 茯苓皮四钱 枳实炭一钱 嫩白薇钱半 冬瓜子三钱 通草八分 全栝蒌四钱（切） 郁李仁三钱（研） 西秦艽钱半 大麻仁四钱（研） 木防己二钱 肥知母二钱 地枯萝三钱

二诊

【病状】腑气通，脐腹胀势亦减，食少，渴不多饮，小溲短赤，右背部痹痛，连及腿足，不便步履，苔薄腻黄脉象濡数，阴液本亏。

【诊断】湿热气滞互阻募原之间，肝失疏泄，脾失健运，络中风湿留恋，荣卫不得流通，还虑缠绵增剧。

【治法】再宜健运分消，化湿通络。

【处方】清水豆卷三钱　连皮苓四钱　枳实炭一钱　益元散三钱（包）天花粉二钱　猪苓二钱　陈广皮一钱　西秦艽二钱　生熟苡仁各三钱　通草八分　大腹皮三钱　地枯萝三钱　冬瓜皮三钱　小温中丸钱半

痿症类

方案之一（阴伤肺热之痿）

【姓氏】封　性别　女

【病状】温病后，阴液已伤，虚火烁金，肺热叶焦，则生痿躄，两足不能任地，咳呛、咯痰不爽，谷食减少，咽喉干燥，脉濡滑而数，舌质红，苔黄。

【治法】延今数月，恙且已深，故宜养肺阴、清阳明，下病治上，乃古之成法。

【处方】南沙参三钱　川石斛三钱　天花粉三钱　生甘草五分　川贝母三钱　肥知母钱半　栝蒌皮三钱　甜光杏三钱　络石藤三钱　淮牛膝三钱　嫩桑枝三钱　冬瓜子三钱　活芦根一尺（去节）

二诊

【病状】前进养肺阴清阳明之剂，已服十帖。咳呛内热，均见轻减。两足痿软不能任地，痿者萎也。如草木之萎，无雨露以灌溉，欲草木之荣茂，必得雨露之濡润。欲两足之不痿，必赖肺液以输布，能下荫于肝肾，肝得血则筋舒，肾得养则骨强，阴血充足，络热自清。

【治法】治痿独取阳明，清阳明之热，滋肺金之阴，以阳明能主润宗筋，而流利机关也。

【处方】大麦冬二钱　北沙参三钱　抱茯神三钱　淮山药三钱　细生地四钱　肥知母钱半　川贝母二钱　天花粉三钱　络石藤二钱　怀牛膝二钱　嫩桑枝

三钱

三诊

【病源】五脏之热，皆能成痿。

【病理】书有五痿之称，不独肺热叶焦也，然而虽有五，实则有二，热痿也，湿痿也，如草木久无雨露则萎，草木久被湿遏亦萎，两足痿躄，亦尤是也。

【病状】今脉濡数，舌质红绛，此热痿也。

【治法】迭进清阳明滋肺阴以来，两足虽不能步履，已能自行举起之象，药病尚觉合宜，仍守原方，加入益精养血之品，徐图功效。

【处方】北沙参三钱　大麦冬二钱　茯神三钱　怀山药三钱　川石斛三千　小生地三钱　肥知母钱半　怀牛膝二钱　络石藤三钱　茺蔚子三钱　嫩桑枝三钱　猪脊髓两条（酒洗入煎）

虎潜丸三钱（清晨淡盐汤送服）

方案之二（湿痿）

【姓氏】程　性别　男

【病状】初病脚气浮肿，继则肿虽消，而痿软不能步履，舌淡白，脉弦缓，谷食衰少。

【诊断】此湿邪由外入内，由肌肉而入筋络，络脉壅塞，气血凝滞，此湿痿也。《经》云，湿热不攘，大筋软短，小筋弛长，软短为拘，弛长为痿是也。

【治法】宜崇土逐湿，去瘀通络。

【处方】连皮苓四钱　福泽泻钱半　木防己三钱　全当归二钱　白术钱半　苍术一钱　陈皮一钱　川牛膝二钱　杜红花八分　生苡仁四钱　陈木瓜三钱　西秦艽钱半　紫丹参二钱　嫩桑枝三钱

另用茅山苍术一斤，米泔水浸七日，饭锅上蒸九次，晒干，研细末，加苡米半斤酒炒桑枝半斤，煎汤泛丸，每服三钱，空心开水吞下。

方案之三（肺热叶焦之痿躄）

【姓氏】李　性别　男

【病状】两足痿软，不便步履，按脉尺弱寸关弦数。

【诊断】此乃肺肾阴亏，络有湿热，《经》所谓肺热叶焦，则生痿躄是也，阳明为十二经脉之长，治痿独取阳明者，以阳明主润宗筋，宗筋主束骨而利机关也，症势缠绵，非易速痊。

【处方】南北沙参各钱半　鲜生地三钱　川黄檗钱半　丝瓜络二钱　川石斛三钱　生苡仁三钱　肥知母钱半　大麦冬三钱　陈木瓜二钱　络石藤三钱　虎潜丸三钱（包煎）

黄疸类

方案之一（湿热阻滞中焦之黄疸）

【姓氏】朱　性别　女

【病状】温病初愈，因饮食不慎，湿热滞互阻中焦，太阴健运无权，阳明通降失司，以致脘腹胀闷，不思纳谷，一身尽黄，小溲短赤，如酱油色，苔薄腻黄，脉濡滑而数。

【诊断】黄疸已成，非易速痊。

【治法】拟茵陈四苓合平胃加减。

【处方】西茵陈钱半　连皮苓四钱　猪苓二钱　陈广皮一钱　黑山栀二钱　福泽泻钱半　炒麦芽三钱　制苍术一钱　制川朴一钱　六神曲三钱　炒苡仁三钱

方案之二（伏温蕴湿之黄疸）

【姓氏】陈　性别　男

【病源】喉痧之后，滋阴太早，致伏温未发，蕴湿逗留募原。著于内而现于外，遍体发黄，目珠黄，溺段赤，身热晚甚，渴喜热饮，肢节酸疼，举动不利，苔薄腻黄，脉濡数，温少湿多。

【诊断】互阻不解，缠绵之症也。

【治法】姑宜清宣气分之温，驱逐募原之湿，俾温从外达，湿从下趋，始是病之去路。

【处方】清水豆卷八钱　忍冬藤三钱　连翘壳三钱　泽泻钱半　西茵陈钱半　黑山栀二钱　猪苓二钱　制苍术七分　粉葛根钱半　通草八分　鸡苏散三钱（包）　甘露消毒丹八钱（包煎）

方案之三（宿瘀内阻之黄疸）

【姓氏】韩　性别　女

【病源】室女经闭四月，肝失疏泄，宿瘀内阻，水谷之湿逗留，太阴、阳明、厥阴三经为病。

【病状】始而少腹作痛，继则脘胀纳少，目黄溲赤，肌肤亦黄，大便色黑，现为黄疸。

【诊断】久则恐成血臌。

【治法】急宜运脾逐湿，去瘀通经。

【处方】陈广皮一钱　赤猪苓各三钱　杜红花八钱　制苍术一钱　大腹皮二钱　桃仁泥钱半（包）　制川朴一钱　福泽泻钱半　延胡索一钱　西茵陈二钱半　苏木钱半　青宁丸二钱半（吞服）

方案之四（因湿温而起之黄疸）

【姓氏】高　性别　男

【病状】身热旬余，早轻暮重，夜则梦语如谵，神机不灵，遍体色黄，目黄溺赤，口干欲饮，舌干灰腻，脉象左弦数，右濡数。

【诊断】伏邪湿热逗留募原，如盦酱然，湿热挟痰，易于蒙蔽清窍，清阳之气失旷，加之呃逆频频，手足蠕动，阴液暗耗，冲气上升，内风煽动，湿温黄疸，互相为患，颇虑痉厥之变。

【治法】急拟生津而不滋，化湿而不燥，清宜淡渗，通利三焦，勿使邪陷厥阴，是为要策。

【处方】天花粉三钱　朱茯神三钱　鲜石菖蒲一钱　黑山栀二钱　益元散三钱（包）　柿蒂十枚　嫩钩钩三钱（后入）　西茵陈二钱半　嫩白薇钱半炒竹茹钱半　白茆根两札（去心）

方案之五（着湿郁热而起之黄疸）

【姓氏】褚　性别　男

【病源】躬耕南亩，曝于烈日，复受淋雨，又夹食滞。

【病状】湿着于外，热郁于内，遂致遍体发黄，目黄溲赤，寒热骨楚，胸闷脘胀，苔腻布，脉浮紧而数。

【治法】急仿麻黄连翘赤豆汤意。

【处方】净麻黄四分　赤茯苓三钱　六神曲三钱　连翘壳三钱　枳实炭一钱　福泽泻钱半　淡豆豉三钱　苦桔梗一钱　炒谷麦芽各三钱　西茵陈钱半　杜赤豆一两

方案之六（脾胃两伤之黄疸）

【姓氏】卫　性别　男

【病源】饥饱劳役，脾胃两伤，湿自内生，蕴于募原。

【病状】肌肤黄色，目黄溲赤，肢倦乏力，纳谷衰少。

【诊断】脉濡，舌苔黄，谚谓脱力黄病，即此类也，已延两载，难许速效。

【治法】仿补力丸意，缓缓图之。

【处方】炒全当归一两　紫丹参一两　炒西秦艽一两　大砂仁五钱　炒赤芍一两　炒苡十二两　煅皂矾五钱　土炒白术一两　盐水炒淮牛膝一两　烘云茯苓一两四钱　炒六神曲一两四钱　米泔水浸炒制苍术八钱　盐水炒厚杜仲一两　生晒西茵陈二两　烘陈广皮七钱　炒福泽泻八钱

上药各研为细末，用大黑枣六两，煮熟去皮核，同药末捣烂为丸，晒干，每早服三两，开水送下。

方案之七（酒疸）

【姓氏】麦　性别　男

【病源】嗜酒生湿，湿郁生热，热在阳明，湿在太阴，熏蒸郁遏，如盦酱然。

【病状】面目发黄，黄甚则黑，心中嘈杂，难食甘香，如哕酸辣，小溲短赤，口干而渴。

【诊断】此酒疸也。

【治法】法拟清解阳明之郁热，宣化太阴之蕴湿，使热邪从肌表而解，湿邪从小便而出也。

【处方】粉葛根二钱　肥知母钱半　赤茯苓三钱　西茵陈三钱　黑山栀二钱　陈皮一钱　车前子三钱　天花粉三钱　枳椇子三钱　生苡仁一两（煎汤代水）

方案之八（谷疸）

【姓氏】刁　性别　男

【病源】抑郁起见，肝病传脾，脾不健运，湿自内生。

【病状】胃中之浊气相并，下流膀胱，膀胱为太阳之府，太阳主一身之表，膀胱湿浊不化，一身尽黄，小溲赤涩，食谷不消，易于头眩。

【诊断】此谷疸也。

【治法】治病必求于本，疏肝解郁为主，和中利湿佐之。

【处方】银州柴胡一钱　云茯苓三钱　大砂仁八分（研）　制苍白术各一钱　全当归二钱　生熟谷芽各三钱　陈广皮一钱　炒赤芍钱半　生熟苡仁各三钱　制川朴一钱　西茵陈钱半　炒车前子三钱　黑山栀二钱

方案之九（女劳疸）

【姓氏】任　性别　女

【病状】经闭三月，膀胱急，少腹满，身尽黄，额上黑，足下热，大便色黑，时结时溏，食少神疲，脉象细涩。

【诊断】寒客血室，宿瘀不行，继于膀胱少腹之间也，女劳疸之重症，非易速痊。

【治法】古方用硝石矾石散，今仿其意，而不用其药。

【处方】当归尾二钱　云茯苓三钱　藏红花八分　带壳砂仁八分（研）京赤芍二钱　桃仁泥钱半（包）　肉桂心三分　西茵陈钱半　紫丹参二钱　青宁丸二钱半（包）　延胡索一钱　血余炭一钱（包）　泽泻钱半

方案之十（湿从寒化之阴疸）

【姓氏】周　性别　男

【病源】思虑过度，劳伤乎脾，房劳不节，劳伤乎肾，脾肾两亏，肝木来侮。水谷之湿内生，湿从寒化，阳不运行，胆液为湿所阻，渍之于脾，浸淫肌肉，溢之皮肤。

【病状】一身尽黄，面目黧黑，小溲淡黄，大便灰黑，食少泛恶，神疲乏力，苔薄腻，脉沉细。

【诊断】阳虚则阴盛，气滞则血瘀，瘀湿下流大肠，姑腑行灰黑而难也，阴疸重症，缠绵之至。

【治法】拟茵陈术附汤加味，助阳运脾为主，化湿去瘀佐之，俾得离照当空，则阴霾始得解散。

【处方】熟附子块钱半　连皮苓四钱　紫丹参二钱　大砂仁一钱（研）生白术三钱　广陈皮一钱　藏红花八分　炒麦芽三钱　西茵陈二钱半　制半夏二钱福泽泻钱半　炒薏仁四钱　淡姜皮八分

方案之十一（心脾两伤之黄疸）

【姓氏】金　性别　男

【病源】烦躁郁虑，心脾两伤，火用不宣，脾阳困顿，胃中所人水谷，不生精微，而化为湿浊，着于募原，溢于肌肤。

【病状】一身尽黄，色晦而暗，纳少神疲，便溏如白浆之状。起自仲夏，至中秋后，脐腹膨胀，腿足木肿，步履艰难。

【诊断】乃土德日衰，肝木来侮，浊阴凝聚，水湿下注，阳气不到之处，即水湿凝聚之所，症情滋蔓，蔓难图也。

【治法】拟助阳祛阴，运脾逐湿。

【处方】熟附块钱半　连皮苓四钱　西茵陈钱半　淡干姜八分　陈广皮钱葫芦巴钱半　米炒于术二钱　大腹皮二钱　大砂仁八分研　清炙草五分炒补骨脂钱半　陈葫芦瓢四钱　金液丹二钱（吞服）

按：黄疸一门，方药甚多，只录十一案，重复者去之，复症者不录。如金君至家严处就诊四五次，方药出入不多，亦只录一案。盖金君号子久，系大麻名医，家严直白之曰，症属不治。嘱先生早月回府静养，逾旬日竟不起，惜哉，中医界又少一明星矣。男涵人志。

肿胀类

方案之一（心胀）

【病源】《灵枢·胀论》谓：五脏六腑，皆各有胀，诸胀者，皆因厥气在下，荣卫留止，寒气逆上，真邪相攻，两气相搏，乃合而为胀也。

【病理】故凡治胀病，必会通《内经》诸条之旨，然后能识脏腑之部分，邪气之盛衰。盖名曰厥气者，逆气也；寒气，浊阴也。逆气下塞，浊阴上干，冲气滞留，荣血凝止，荣卫不调，寒邪得以乘虚而入，真邪相持，互结不解，脏虚，邪即入脏；腑虚，邪即入腑，故有五脏六腑诸胀之见症，治法分别列后。

【病状】心胀者烦心短气，夜卧不安。

【诊断】心为君主之官，神明出焉，寒邪来犯，心阳郁遏，阴阳交战，则短气，火被水克，为心烦，心肾不交，则卧不安也。

【治法】当宜发扬神明，以安心脏，俾离车空照，则荫翳自散。

【处方】川桂枝四分　光杏仁三钱　生甘草五分　朱茯神三钱　酸枣仁三钱　紫丹参二钱　炙远志一钱　川郁金钱半　琥珀屑六分（冲服）　姜皮五分　沉香片四分　朱灯芯二扎

方案之二（肺胀）

【病状】肺胀者，虚满而喘咳。

【病理】肺为至高之脏，位主上焦，职司清肃，寒客于肺，肺气壅塞，清肃之令，不得下行。

【诊断】先哲云，咳喘之为病，在肺为实，在肾为虚，此肺金之实喘也。

【治法】拟温肺散寒，射干麻黄汤加减，如寒包热者，麻杏石甘汤治之。

【处方】净麻黄四分　嫩射干八分　光杏仁三钱　生甘草六分　象贝母三钱　仙半夏二钱　薄橘红八分　桑白皮二钱　炙款冬钱半　栝蒌皮二钱　清水炒枇杷叶二钱（去毛包）

方案之三（脾胀）

【病状】脾胀者善哕，四肢烦冤，体重不能胜衣，卧不安。

【病理】湿阻中宫，真阳不运，土德日衰，脾为太阴而主四肢，脾弱生湿。

【诊断】寒邪乘之，浊阴凝聚而为哕、为体重、为烦冤也，脾与胃为表里，脾病胃亦病，胃不和则卧不安。

【治法】拟温运太阴而化湿浊。

【处方】熟附片钱半　生白术钱半　炮姜炭八分　云茯苓三钱　仙半夏二钱　青陈皮各一钱　大砂仁八分　炒薏仁八分　炒麦谷芽各三钱　制川朴一钱

方案之四（肝胀）

【病状】肝胀者，胁下满而痛引少腹。

【诊断】胁乃肝之分野，少腹乃厥阴之界，寒客厥阴，木失条达，厥气横逆鸱张，故胁满而少腹痛也。

【治法】宜疏泄厥气，而散寒邪。

【处方】软柴胡一钱　炒赤白芍各钱半　金铃子二钱　玄胡索一钱　细青皮一钱　春炒壳八分　川郁金钱半　广木香六分　青橘叶钱半　小茴香八分　台乌药一钱　江枳壳一钱

方案之五（肾胀）

【病状】肾胀者，腹满引背，央央然，腰髀痛。

【诊断】肾为水脏，腰为肾府，寒着于肾，下元虚寒，真阳埋没，阴邪充斥，故腹满而腰髀痛也。

【治法】拟温肾助阳，而驱浊阴，俾得阳光普照，则阴霾自消。

【处方】熟附块钱半　生白术二钱　西秦艽二钱　川牛膝三钱　厚杜仲三钱补骨脂钱半　青陈皮各一钱　台乌药一钱　小茴香一钱　广木香六分嫩桑枝四钱生姜三片

方案之六（胃胀）

【病状】胃胀者，胃脘痛，鼻闻焦臭，妨于食，大便难。

【病理】胃为阳土，主司出纳，寒邪乘之，胃气不通，不通则痛。

【诊断】胃既受病，水谷停滞中宫，欲化不化，反变败浊，故鼻闻焦臭，而妨碍饮食也，谷气不行，阳不通达，受盛传导，皆失所司，故大便难，与腑实便闭者不同。

【治法】拟平胃散合脾约麻仁丸加减。

【处方】制苍术一钱　制川朴一钱　细青皮一钱　江枳壳一钱　大砂仁八分（研）　广郁金钱半　全栝蒌三钱（切）　脾约麻仁丸五钱（包）　广木香四分广陈皮一钱

方案之七（大肠胀）

【病状】大肠胀者，肠鸣而痛濯濯。

【病理】冬日重感于寒，则飧泄不化。

【诊断】大肠为传导之官，变化糟粕而出焉，寒客大肠，变化无权，清浊混淆，则生飧泄，虚寒气滞，则肠鸣而痛濯濯也。

【治法】宜温中化浊，分利阴阳。

【处方】熟附块八分　炮姜炭六分　白术二钱　广木香八分　陈广皮一钱　猪茯苓各三钱　大砂仁一钱（研）　制小朴八分　大腹皮二钱　六神曲三钱

方案之八（小肠胀）

【病状】小肠胀者，少腹腹胀，引腰而痛。

【诊断】小肠为受盛之官，化物出焉，位居胃之下口，大肠之上口，寒客小肠，物无由化，水液不得渗于前，糟粕不得归于后，故为少腹膜胀，引腰而痛，小溲必不利也。

【治法】宜通幽化浊，滑利二便。

【处方】细青皮钱半　赤茯苓三钱　台乌药一钱　细木通钱半（酒炒）栝蒌仁三钱（研）　车前子二钱　广木香六分　江枳壳二钱　青橘叶钱半　光杏仁三钱　生姜三片

方案之九（膀胱胀）

【病状】膀胱胀者，少腹满而气癃。

【诊断】膀胱为州都之官，津液藏焉，气化则能出宜，寒客膀胱，湿郁下焦。气化不及州都，水道窒塞不通，故少腹满而气癃，即今之癃闭也。

【治法】宜开启上闸，以通下源，如壶揭盖之意。

【处方】苦桔梗二钱　光杏仁三钱　云茯苓三钱　细木通八分　车前子三钱　瞿麦穗二钱　冬葵子四钱　怀牛膝二钱　荸荠梗三钱　滋肾通关丸三钱（包）

方案之十（三焦胀）

【病状】三焦胀者，气满于皮肤中，轻轻然不坚。

【诊断】三焦即募原，为决渎之官，水道出焉，寒气逆于三焦。决渎失职，气与水逆走腠理，其水不得从膀胱而泄，气本无形，水质不坚，故气满于皮肤中，轻轻然而不坚，与肤胀等耳。

【治法】当行气利水，五苓五皮加减。

【处方】川桂枝五分　生白术钱半　桑白皮二钱　鲜姜皮一钱　陈广皮一钱　赤猪苓各三钱　江枳壳一钱　福泽泻钱半　大腹皮二钱　广木香六分冬瓜皮一两（煎汤代水）

方案之十一（胆胀）

【病状】胆胀者。胁下痛胀，口中苦，善太息。

【诊断】胆为中正之官，决断出焉，唯其气血皆少，为清净之府，而内寄相火，寒客于胆，胆与肝为表里，胆病而肝亦病，胆汁上溢，故口苦，肝气拂郁，故胁痛胀，善太息也。

【治法】拟和解枢机，而泄厥气。

【处方】柴胡一钱　当归二钱　白芍钱半　栀子皮钱半　白蒺藜三钱　云苓三钱　陈皮一钱　枳壳一钱　合欢皮二钱　川郁金钱半　佛手八分

【著者】由是观之，五脏六腑之胀，属寒者多，而属热者少；属实者多，而属虚者少。

【按语】中满分消，治寒胀也；丹溪小温中丸，治热胀也；《金匮》工在疾下，治实胀也；济生肾气，治虚胀也。为司命之职，苟不辨清切，而笼统处方，岂不自欺欺人乎。

方案之十二（痧后饮食不慎之肿胀）

【姓氏】朱　性别　女

【病源】痧子后，因谷食不谨，积滞生湿，湿郁化热，阻于募原，太阴失健运之长，阳明乏通降之职。

【病状】脘腹膨胀，小溲不利，咳嗽气喘，面目虚浮，身热肢肿，苔干腻而黄，脉弦滑，右甚于左。

【诊断】肿胀之势渐著。

【治法】急拟疏上焦之气机，通中宫之湿滞，去其有形，则无形之热，自易解救。

【处方】淡豆豉三钱　黑山栀钱半　枳实炭钱半　光杏仁三钱　象贝母三钱　桑白皮二钱　陈广皮一钱　大腹皮二钱　莱菔子二钱　福泽泻钱半　鸡金炭二钱　茯苓皮三钱　冬瓜子皮各三钱

方案之十三（伏风夹湿之肿胀）

【姓氏】程　性别　女

【病源】肺有伏风，痰气壅塞，脾有湿热，不能健运。

【病状】咳嗽气逆，面浮四肢肿，食入腹胀有形，小溲不利，苔薄腻，脉浮滑。

【诊断】势成肿胀。

【治法】急拟疏风宣肺，运脾逐湿，庶免加剧耳。

【处方】紫苏叶一钱　青防风一钱　光杏仁三钱　象贝母三钱　连皮苓四钱　陈广皮一钱　桑白皮二钱　大腹皮二钱　莱菔子三钱（炒研）　枳实炭一钱　汉防己三钱　冬瓜子皮各三钱

方案之十四（产后阴虚之肿胀）

【姓氏】徐　性别　女

【病状】产后二月余，遍体浮肿，颈脉动时，咳难平卧，口干欲饮，大腹胀满，小溲短赤，舌光无苔，脉虚弦而数。

【诊断】由荣阴大亏，肝失涵养。木克中土，脾不健运，阳水湿热，日积月累，上射于肺，肺不能通调水道，下输膀胱，水湿无路可出，泛滥横溢，无所不到也，脉症参合，刚剂尤忌。

【治法】急拟养肺阴以柔肝木，运中土而利水湿，冀望应手，庶免凶危。

【处方】南北沙参各三钱　连皮苓四钱　生白术二钱　清炙草五分　怀山药三钱　川石斛三钱　陈广皮一钱　桑白皮二钱　川贝母三钱　甜光杏三钱　大腹皮二钱　汉防己三钱　冬瓜子皮各三钱　生苡仁五钱　另用冬瓜汁（温饮代茶）

方案之十五（暑湿瘀滞之肿胀）

【姓氏】卫　性别　男

【病状】曝于烈日，暑气内逼，居处潮湿，湿郁滞阻，三焦决渎无权，遂致脘腹胀满，泛泛呕恶，面浮肢肿，里热口干，二便不通，皮色晦黄，苔灰腻，脉弦滑而数。

【诊断】此属热胀。

【治法】先拟苦辛通降，泄上中之痞满。

【处方】川雅连五分　仙半夏二钱　淡黄芩一钱　枳实炭钱半　制川朴一钱
大腹皮二钱　连皮苓四钱　福泽泻钱半　莱菔子三钱炒（研）　鲜藿香钱半　西
茵陈钱半　六神曲三钱

方案之十六（风水相激之肿胀）

【姓氏】金　性别　男孩

【病状】初病春温寒热，经治已愈，继因停滞，引动积湿，湿郁化水，复招
外风，风激水而横溢泛滥，以致遍体浮肿，两目合缝，气逆不能平卧，大腹胀满，
囊肿如升，腿肿如斗，小溲涩少，脉象浮紧，苔白腻。

【诊断】此为风水重症。

【治法】急拟开鬼门、洁净府。

【处方】紫苏叶一钱　青防风一钱　川桂枝五分　连皮苓四钱　福泽泻钱半
陈广皮一钱　大腹皮二钱　水炙桑叶二钱　淡姜皮五分　鸡金炭钱半莱菔予二钱
（炒、研）

方案之十七（暴肿气急）

【姓氏】关　性别　男

【病状】暴肿气急，小溲短赤，口渴欲饮，脉浮滑而数。

【诊断】此外邪壅肺，气道不通，风水为患，风为阳邪，水为阳水，风能消
谷，故胃纳不减也。

【治法】拟越婢汤加味。

【处方】净麻黄四分　熟石膏三钱　生白术钱半　光杏仁三钱　肥知母钱半
茯苓皮三钱　大腹皮二钱　桑白皮二钱　冬瓜子皮各三钱　淡姜皮五分

方案之十八（湿浊凝聚之肿胀）

【姓氏】林　性别　男

【病状】年近花甲，思虑伤脾，脾阳不运，湿浊凝聚，以致大腹胀满，鼓之

如鼓，小溲清白。

【诊断】脉象沉细，脾为太阴，湿为阴邪，当以温运分消。

【处方】熟附子块一钱　淡干姜八分　生白术三钱　广陈皮一钱　制川朴一钱　大腹皮二钱　鸡金炭钱半　炒谷芽四钱　陈葫芦瓢四钱　清炙草五分

方案之十九（脾肾两伤之肿胀）

【姓氏】陈　性别　男

【病状】大腹膨胀，鼓之如鼓，脐突青筋显露，形瘦色萎，脉沉细，舌无苔。

【诊断】脾肾之阳大伤，虚气散逆，阳气不到之处，即阴凝聚之所，阅前方均用理气消胀之剂，胀势有增无减，病延一载，虚胀无疑。

【治法】姑仿《经》旨塞因塞用之法，冀望应手为幸。

【处方】炒潞党参三钱　熟附块一钱　淡干姜六分　清炙草六分　连皮苓四钱　陈广皮一钱　炒补骨脂钱半　葫芦巴钱半　金液丹一钱（每早空心吞服）

方案之二十（浊气在上之肿胀）

【姓氏】傅　性别　男

【病源】宦途失意，忧思伤脾，运行无权，肝木来侮，浊气在上，则生膜胀。

【病状】大腹胀满，自秋至冬，日益加剧，动则气逆，小溲涓滴难通，青筋暴露，足肿不能步履，口燥欲饮，舌红绛，脉细数。

【诊断】叠进六君、五皮、肾气等剂，病势不减，已入危笃一途。

【治法】勉拟养金制木，运脾化气，亦不过聊尽心力而已。

【处方】南北沙参各三钱　连皮苓四钱　生白术三钱　怀山药三钱　左牡蛎四钱　花龙骨三钱　川贝母三钱　甜光杏三钱　汉防己二钱　鲜冬瓜汁二两（冲服）　滋肾通关九钱半（包）

单方：每日用蛤士蟆二钱，泛水如银耳状煎服，连蟆肉食之，如法食两天后，即应效，洵治虚胀之妙品也。附志。

方案之二十一（湿热浊气凝聚之肿胀）

【姓氏】文　性别　女

【病状】旧有脘痛，继则腹满作闷，食人难化，面黄溺少，两关脉弦，寸部郁涩。

【诊断】此肝气拂郁，木乘土位，湿热浊气，凝聚于募原之间，三焦气机流行窒塞，所谓浊气在上，则生膜胀是也。

【治法】急拟疏肝解郁，运脾逐湿。

【处方】银州柴胡一钱　生白术二钱　枳实炭一钱　连皮苓四钱　陈广皮一钱　大腹皮二钱　黑山栀钱半　带壳砂仁八分　冬瓜皮三钱　鸡金炭钱半　炒谷麦芽各三钱　小温中九三钱（每早吞服）

方案之二十二（脐突红筋显露之血臌）

【姓氏】杨　性别　女

【病状】形瘦色苍，木火体质，抑郁不遂，气阻血瘀，与湿热凝聚募原，始则里热口干，继而大腹胀硬，自夏至秋，日益胀大，今已脐突红筋显露，纳食衰少，大便色黑，小溲短赤，舌灰黄，脉弦数。

【诊断】此血臌之重症也。

【治法】气为血之先导，血为气之依附，气滞则血凝，气通则血行，先拟行气去瘀，清热化湿，然恙根已深，非旦夕所能图功者也。

【处方】银州柴胡一钱　生香附二钱　连皮苓四钱　紫丹参二钱　粉丹皮钱半　京赤芍二钱　藏红花八分　当归尾三钱　绛通草八分　黑山栀钱半泽泻叶钱半　青宁九三钱（包）

胸痹类

方案之一（湿遏热伏之胸痹）

【姓氏】朱　性别　男

【病状】胸痹痞闷，不进饮食，时泛恶，里热口干不多饮，十日未更衣，小溲短赤浑浊，目珠微黄，面色晦而无华，诊脉三部弦小而数，右寸涩，关濡，尺细数，舌苔腻黄。

【诊断】肾阴早亏，湿遏热伏，犯胃贯隔，胃气不得下降，脉症参合，症属缠绵，阴伤既不可滋，湿甚又不可燥。

【治法】拟宣气泄肝，以通阳明，芳香化浊，而和枢机。

【处方】栝蒌皮三钱　赤茯苓三钱　江枳实一钱　荸荠梗钱半　薤白头一钱（酒炒）　福泽泻钱半　炒竹茹钱半　鲜枇杷叶三片　绵茵陈钱半　仙半夏二钱　通草八钱　银柴胡一钱　水炒川连四分　鲜藿佩各二钱　块滑石三钱

脘胁痛类

方案之一（新产食滞之脘痛）

【姓氏】傅　性别　女

【病状】旧有胸脘痛之宿疾，今新产半月，胸脘痛大发，痛甚呕吐拒按，饮食不纳，形寒怯冷，舌苔薄腻而灰，脉象左弦紧，右迟涩。

【诊断】新寒外受，引动厥气上逆，食滞交阻中宫，胃气不得下降，颇虑痛剧增变。

【治法】急拟散寒理气，和胃消滞，先冀痛止为要旨。

【处方】桂枝心各三分　仙半夏三钱　左金丸六分（包）　栝蒌皮三钱（炒）　陈皮一钱　薤白头钱半（酒炒）　云茯苓三钱　大砂仁一钱（研）　金铃子二钱　延胡索一钱　枳实炭一钱　炒谷麦芽各三钱　陈佛手二钱　神仁丹四分（自制，另用开水冲服）

方案之二（胸痛掣背背痛掣胸）

【姓氏】袁　性别　男

【病状】胸痛彻背，背痛彻胸，脘胀肠鸣，甚则泛吐，舌苔薄白，脉象沉迟而涩。

【诊断】此寒客阳位，阴邪充斥，厥气横逆，食滞互阻，脾胃运行无权。

【治法】急宜温通气机为主，畅中消滞佐之。

【处方】熟附子一钱　淡干姜四分　淡吴萸四分　桂心三分　姜半夏二钱　云茯苓三钱　陈皮一钱　大砂仁一钱（研）　范志曲二钱　厚朴一钱　薤白头钱半（酒炒）

方案之三（血不养肝之胁痛）

【姓氏】张　性别　女

【病状】胸脘痛有年，屡次举发，今痛引胁肋，气升泛恶，夜不安寐，苔薄黄，脉左弦右涩。

【诊断】血虚不能养肝，肝气横逆，犯胃克脾，通降失司，胃不和则卧不安。

【治法】肝为刚脏，非柔不克，胃以通为补，今拟柔肝通胃，而理气机。

【处方】生白芍三钱　金铃子二钱　左金丸八分　包朱茯神三钱　仙半夏钱半　北秫米三钱（包）　旋覆花钱半（包）　真新降八分　炙乌梅五分煅瓦楞四钱　川贝母二钱　姜水炒竹茹钱半

方案之四（中虚受寒之脘痛）

【姓氏】朱　性别　女

【病状】脘痛喜按，得食则减，脉象弦迟，舌苔薄白，中虚受寒，肝脾气滞。

【治法】拟小建中汤加味。

【处方】大白芍三钱　炙甘草一钱　肉桂心四分　云茯苓三钱　陈广皮一钱　春砂壳八分　乌梅肉四分　全当归二钱　煨姜两片　红枣四枚　饴糖四钱

方案之五（气郁化火销烁胃阴之胸痛）

【姓氏】章　性别　女

【病状】胸脘痛已延匝月，痛引胁肋，纳少泛恶，舌质红，苔黄，脉弦而数。

【诊断】气郁化火，销烁胃阴，胃气不降，肝升太过，书所谓暴痛属寒，久痛属热；暴痛在经，久痛在络是也。

【治法】当宜泄肝理气，和胃通络。

【处方】生白芍三钱　金铃子二钱　左金丸七分（包）　黑山栀二钱　川石斛三钱　川贝母二钱　栝蒌皮三钱　黛蛤散四钱（包）　旋覆花钱半（包）真新降八分　瓦楞四钱　带子丝瓜络二钱

两剂后，痛减呕止，原方去左金丸，加南沙参三钱，合欢皮钱半。

方案之六（虚寒气滞之脘腹痛）

【姓氏】韦　性别　男

【病状】脘腹作痛，延今两载，饱食则痛缓腹胀，微饥则痛剧心悸，舌淡白，脉左弦细，右虚迟。

【诊断】体丰之质，中气必虚，虚寒气滞为痛，虚气散逆为胀，肝木来侮，中虚求食，前投大小建中，均未应效，非药不对症，实病深药浅。

【治法】原拟小建中加小柴胡汤，合荆公妙香散，复方图治，奇之不去则偶之之意，先使肝木条畅，则中气始有权衡也。

【处方】大白芍三钱　炙甘草一钱　肉桂心四分　潞党参三钱　银州柴胡钱半　仙半夏二钱　云茯苓三钱　陈广皮一钱　乌梅肉四分　全当归二钱　煨姜三片　红枣五枚　饴糖六钱（妙香散方）　人参钱半　炙黄芪一两　怀山药一两　茯苓神各五钱　龙骨五钱　远志三钱　桔梗钱半　木香钱半　甘草钱半

上药为末，每日服二钱，陈酒送下，如不能饮酒者，米汤亦可，按韦君乃安庆人也，病延二载，所服之方，约数百剂，均不应效，特来申就医，经家祖连诊五次，守方不更，共服十五剂而痊愈矣。长孙济万志。

方案之七（肝气横逆痰滞互阻之脘痛）

【病状】旧有脘痛，今痛极而厥，厥则牙关拘紧，四肢逆冷，不省人事，逾时而苏，苔薄腻，脉沉涩似伏。

【诊断】郁怒伤肝，肝气横逆，痰滞互阻，胃降失和，肝胀则痛，气闭为厥，木喜条达，胃善通降。

【治法】今拟疏通气机，以泄厥阴，宣化痰滞，而畅中都。

【处方】银州柴胡钱半　大白芍钱半　清炙草五分　枳实炭一钱　金铃子三钱　玄胡索一钱　川郁金钱半　沉香片四分　春砂壳八分　云茯苓三钱陈广皮一钱　炒谷麦芽各三钱　苏合香丸一粒（去壳研末化服）

方案之八（郁怒伤肝之脘痛）

【姓氏】黄　性别　女

【病状】大怒之后，即胸脘作痛，痛极则喜笑不能自禁，笑极则厥，厥则人事不知，牙关拘紧，四肢逆冷，逾时而苏，日发十余次，脉沉涩似伏，苔薄腻。

【诊断】此郁怒伤肝，足厥阴之逆气自下而上，累及手厥阴经，气闭则厥，不通则痛，气复返而苏，《经》所谓大怒则形气绝，而血菀于上，使人薄厥是也。

【治法】急拟疏通气机，以泄厥阴，止痛在是，止厥亦在是，未敢云当，明哲裁正。

【处方】川郁金二钱　合欢皮钱半　金铃子二钱　玄胡索一钱　朱茯神三钱
炙远志一钱　青龙齿三钱　沉香片一钱　春砂仁八分（研）　陈广皮一钱　煅瓦
楞四钱　金器一具（入煎）　苏合香丸二粒（去壳研末开水先化服）

方案之九（脘痛惊悸少寐）

【姓氏】沈　性别　女
【病状】躁烦谋虑，劳伤乎肝，肝无血养，虚气不归。
【诊断】脘痛喜按，惊少寐，前方泄肝理气，已服多剂。
【治法】今仿金匮肝虚之病，补用酸，助用苦，益以甘药调之。
【处方】大白芍三钱　炙甘草一钱　金铃子二钱　炒枣仁三钱　五味子四分
阿胶珠二钱　左牡蛎三钱　青龙齿三钱　炙远志一钱　朱茯神三钱　潞党参钱半
陈皮一钱　饴糖四钱

方案之十（胁痛胸闷泛恶）

【姓氏】黎　性别　女
【病状】胁乃肝之分野，肝气入络，转侧不利，胸闷食少，甚则泛恶。
【诊断】自冬至春，痛势有增无减，先哲云，暴痛在经，久痛在络。
【治法】仿肝着病例治之。
【处方】旋覆花钱半（包）　真新降八分　大白芍二钱　金铃子二钱　左金
丸七分（包）　橘白络各一钱　炒竹茹一钱　春砂壳八分　当归须钱半丝瓜络二
钱　川郁金钱半　紫降香四分

少腹痛类

方案之一（宿滞互阻之少腹痛）

【姓氏】董　性别　男
【病状】少腹为厥阴之界，新寒外束，厥气失于疏泄，宿滞互阻，阳明通降
失司，少腹作痛拒按，胸闷泛恶，临晚形寒身热，小溲短赤不利，舌苔腻黄，脉

象弦紧而数。

【诊断】厥阴内寄相火，与少阳为表里，是内有热而外反寒之徵，寒热夹杂，表里并病，延经两候，病势有进无退。

【治法】急拟和解少阳，以泄厥阴，流畅气机，而通阳明。

【处方】软柴胡八分　黑山栀钱半　清水豆卷八钱　京赤芍钱半　金铃子二钱　延胡索一钱　枳实炭钱半　炒竹茹钱半　陈橘核四钱　福泽泻钱半路路通钱半　甘露消毒丹五钱（包煎）

方案之二（经阻淤积之少腹痛）

【姓氏】钮　性别　女

【病状】经行忽阻，少腹痛拒按，痛引腰胯，腰肠屈而难伸，小溲不利，舌薄腻，脉弦涩。

【诊断】蓄淤积于下焦，肝脾气滞，不通则痛。

【治法】急拟疏气通瘀，可望通则不痛。

【处方】全当归钱　紫丹参二钱　茺蔚子三钱　抚芎八分　川楝子二钱延胡索一钱　制香附钱半　大砂仁八分　研生蒲黄三钱（包）　五灵脂钱半两头尖钱半（酒浸包）　琥珀屑八分（冲服）

方案之三（寒淤血凝之少腹痛）

【姓氏】温　性别　女

【病状】病本湿温，适值经行，寒凉郁遏，湿浊阻于中宫，旧淤积于下焦，少腹作痛小溲淋漓不利，胸痞泛恶，不能纳谷。

【诊断】舌苔灰腻，脉左弦涩，右濡缓，病情夹杂，最难着手。

【治法】急宜通气去瘀，苦降淡渗。

【处方】藿香梗钱半　仙半夏二钱　姜川连五分　两头尖钱半　淡吴萸三分赤茯苓三钱　枳实炭一钱　延胡索一钱　生蒲黄三钱（包）　藏红花八分　五灵脂钱半　福泽泻钱半　荸荠梗钱半　滋肾通关丸三钱（包煎）

方案之四（脐腹攻痛）

【姓氏】吉　性别　男

【病源】风冷由脐而入，引动寒痛。

【病状】脐腹攻痛，有形积块如拳，形寒怯冷，肠鸣，不能饮食。

【诊断】舌苔白腻，脉象弦紧，阳不运行，浊阴凝聚。

【治法】急宜温通阳气，而散寒邪。

【处方】桂枝心各三分　炒白芍钱半　金铃子二钱　延胡索一钱　熟附块钱半　小茴香八分　大砂仁一钱（研）　台乌药钱半　云茯苓三钱　细青皮一钱　陈橘核四钱　淡吴萸四分　枸橘一枚（打）

方案之五（虫痛）

【姓氏】龚　性别　男

【病状】腹痛有年，陡然而来，截然而止，面黄肌瘦，舌光无苔，脉象虚弦。

【诊断】此脾虚生湿，湿郁生虫，虫日积而脾阳愈伤，脾胃伤而虫愈横也。

【治法】当崇土化湿，酸苦杀虫，以虫得酸则伏，得苦则安之故。

【处方】生白术钱半　云茯苓三钱　大白芍二钱　乌梅肉五分　金铃子二钱　陈广皮一钱　使君肉三钱　陈鹤虱二钱　白雷丸钱半　开口花椒十粒

按：虫痛一症，孩童最多，其别即在面黄与阵作之间，此方屡试屡效，惟随症之新久，病之虚实，而加减施用，使初起者，可去白术、白芍加芜荑钱半，延胡索一钱，重在杀虫，以其脾胃尚未伤也。孙济万志。

脚气类

方案之一（脚气胸闷气逆）

【姓氏】何　性别　男

【病源】混浊之气，从下而受，由下及上，由经络入脏腑，太阴健运失常，阳明通降失司。

【病状】腿足浮肿，大腹胀满，胸闷气逆，不能平卧，面色灰黄，脉左弦右濡滑。

【诊断】脚气冲心重症。

【治法】急拟逐温下行。

【处方】紫苏梗钱半　连皮苓五钱　黄木瓜五钱　苦桔梗一钱　海南子三钱

陈广皮三钱　汉防己三钱　淡吴萸钱半　生熟苡仁各五钱　福泽泻二钱　连皮生姜三片

方案之二（上冲入腹之脚气）

【姓氏】赵　性别　男

【病状】脚气上冲入腹。

【诊断】危险之极，变生顷刻。

【治法】勉方作万一之想，破釜沉舟，迟则无济矣。

【处方】熟附子五钱　云茯苓八钱　陈木瓜五钱　花槟榔三钱　淡干姜三钱生白术三钱　淡吴萸二钱　黑锡丹一钱

神志类

方案之一（神志不宁彻夜不寐）

【姓氏】黄　性别　男

【病源】肾阴不足，心肝之火有余，此离坎不交之象也。

【病状】痰热蒙蔽清窍，神不守舍，舍空而痰惹聚之。

【诊断】痰火上炎，故彻夜不寐，痰蒙心则多疑，时闻呻呻之詈，脉弦滑带数。

【治法】治宜益肾阴，清心火，助入安神涤痰之品。

【处方】大麦冬二钱　朱茯神三钱　煅石决一两　淡竹茹一两（冲）　川雅连四分　炙远志肉一钱　生甘草五分　细木通八分　紫贝齿三钱　川贝母三钱鲜竹茹叶各二钱　金器一具（入煎）

方案之二（惊悸恍惚梦遗）

【病源】肝藏魂，心藏神，肾藏精，肝虚则魂不安宁，心虚则神无所依，肾虚则封藏失职。

【病状】惊悸惕息，恍若有亡，遗精频频，心肾之阴不足，君相之火有余也。盗汗甚多，汗为心液，虚阳迫津液而外泄也，脉象软弱，右尺虚数。

【诊断】肝与胆为表里，肾与肝为乙癸，三阴既虚，欲潜其阳，必滋其阴，王太仆云：壮水之主，以制阳光。

【治法】当拟三才合六味珍珠母丸加减，滋肾以柔肝木，清君相而安神志，俾得阴平阳秘，水升火降，则诸恙可愈。

【处方】北沙参三钱　粉丹皮二钱　珍珠母八钱　生白芍二钱　天麦冬各钱半　抱茯神三钱　青龙齿三钱　炒枣仁三钱　大生熟地各三钱　淮山药三钱　左牡蛎四钱　炙远志肉一钱　封体丹三钱（包）　金器一具（入煎）

方案之三（痰热内壅之健忘）

【病源】心荣与肾水交亏，神机不灵，作强无权，不能动作，不能思想。

【病状】心悸跳跃，右耳响鸣，两目畏光，腰痛酸胀，健忘胆怯，舌质光，舌尖白，中后黄腻，脉象弦小而滑。

【诊断】痰热乘势内生，弦乃肝旺，小属肾虚，滑则有痰之明证，《经》云：主不明，则十二宫危，心病，则一身皆病矣。脉症参合，或则成损，或则为癫，欲求速愈，静养调摄，当居其半，草木扶助，尚在其次。

【治法】宜复方图治，养心阴，益肾水，柔肝木，化痰热。参以调和脾胃之品，水足则木得涵养，脾健则痰热白化。

【处方】柏子仁四钱　朱茯神三钱　广橘白一钱　枸杞子三钱　酸枣仁三钱　水炙远志一钱　青龙齿四钱　陈胆星八分　滁菊花二钱　潼沙苑三钱九节石菖蒲八分　生熟谷芽各三钱　冬青子三钱　合欢皮三钱

方案之四（不寐）

【病状】不寐已久，时轻时剧，苔薄腻，脉弦小。

【诊断】心体亏，心阳亢，不能下交于肾，湿痰中阻，胃阴不和，胃不和故卧不安也。

【治法】拟和胃化痰，交通心肾。

【处方】生白芍二钱　朱茯神三钱　上川连一分　炒枣仁三钱　法半夏二钱　远志肉一钱　上肉桂一分　柏子霜二钱　北秫米三钱（包）

方案之五（痰湿中阻之懊𢙐）

【病状】郁怒伤肝，肝胆之火内炽。

【诊断】痰湿中阻，胃失降和，懊恼少寐，胸痹不舒。

【治法】拟温胆汤加减。

【处方】法半夏二钱　朱茯神三钱　珍珠母三钱　黑山栀钱半　北秫米三钱（包）　远志肉一钱　青龙齿三钱　川贝母二钱　炒枣仁三钱　生白芍二钱　鲜竹茹钱半　枳实一钱　广郁金钱半　合欢花钱半　夜交藤三钱

方案之六（健忘少寐）

【病状】高年气阴两亏，肝阳挟痰浊上蒙清窍，健忘少寐，神疲肢倦，脉象虚弦而滑，苔薄腻。

【诊断】虚中夹实，最难着手。

【治法】拟益气阴以柔肝木，化痰浊而通神明。

【处方】太子参一钱　仙半夏二钱　白归身二钱　稆豆衣三钱　抱茯神三钱　薄橘红八分　生白芍二钱　炒杭菊钱半　炒竹茹钱半　远志肉一钱　天竺黄钱半　石菖蒲八分　淡竹油一两　生姜汁两滴（同冲服）

方案之七（心跳夜梦）

【病状】阴虚难复，肝火易升，宗气跳跃，夜梦纷纭，脉象软小而数。

【治法】拟育阴潜阳，交通心肾。

【处方】蛤粉炒阿胶二钱　朱茯神三钱　珍珠母三钱　生白芍二钱　小生地三钱　炙远志一钱　青龙齿三钱　粉丹皮钱半　川贝母二钱　潼蒺藜三钱　熟女贞二钱　炒竹茹二钱　鲜藕一两（切片入煎）

方案之八（阳亢不寐）

【病状】不寐之恙，乍轻乍剧，胁痛略减，头眩心悸。

【诊断】皆由阴虚不能敛阳，阳亢不入于阴。

【治法】拟柔肝潜阳和胃安神，

【处方】蛤粉炒阿胶三钱　朱茯神三钱　青龙齿三钱　左牡蛎四钱　生白芍三钱　酸枣仁三钱　仙半夏二钱　炙远志一钱　川雅连二分　柏子仁三钱　北秫米三钱（包）　琥珀多寐丸一钱（吞服）

肝阳肝气类

方案之一（肝阳化风陡然神糊抽搐）

【病源】肝为将军之官，其性阴，其用阳，其发病也速。

【病状】操劳过度，肝阳内动，化风上扰，痰热随之，清窍被蒙，神明不能自主，陡然神糊不语，牙关紧闭，四肢抽搐，脉沉似伏。

【诊断】血亏不能养肝，肝热生风，肝主筋，肝风入筋，所以四肢抽搐，痰气闭塞，脉道亦为之不利也，此为惊厥重症。

【治法】肝属刚脏，非柔不克，当拟柔肝熄风，清神涤痰。

【处方】生白芍二钱　朱茯神三钱　鲜竹茹二钱　嫩钩钩三钱（后下）羚羊片八分（煎冲）　水炙远志一钱　天竺黄钱半　川贝母三钱　生姜汁二滴（同冲）煨天麻八分　石菖蒲八分　淡竹茹一两

方案之二（头眩泛恶耳鸣失聪）

【病状】风阳上扰，巅顶为病，痰湿内阻，胃失降和，所以耳鸣失聪，两目红赤，视物模糊者，风阳之为患也。

【诊断】所以头眩泛恶者，胃气不降，而浊阴上僭也，舌质红苔黄，脉弦数，阴亏于下，阳浮于上，危象显然。

【治法】治宜熄风清肝，而化痰浊。

【处方】薄荷叶八分　煅石决四钱　浮蒺仁二钱　仙半夏钱半　冬桑叶三钱炒竹茹钱半　甘菊花三钱　夏枯花钱半　嫩钩钩二钱（后下）

方案之三（劳心过度头晕眼花）

【病源】劳心过度，心肾不足，肝阳易升，肝气易动。

【病状】气郁于中，则胸膺牵痛，阳升于上，则头晕眼花，心肾不交，则夜不安寐。肾主骨，肝主筋，肝肾血虚，失于营养，则遍体酸楚。

【治法】宜调益心肾，柔肝潜阳法。

【处方】生白芍二钱　朱茯神三钱　煅石决四钱　熟女贞二钱　金铃子二钱

玫瑰水炒竹茹一钱　马料豆三钱　紫贝齿三钱　桑葚子二钱　甘杞子二钱　夜交藤四钱　滁菊花钱半

方案之四（久郁伤肝心胸大痛）

【病状】盛怒后，忽然胸心大痛，喜笑不休，脉沉伏，肢冷，久郁伤肝，肝病善怒，怒则气上，所以心胸大痛，气郁化火，摄于膻中，所以喜笑不休，气机窒塞，所以肢冷脉伏。

【诊断】种种见证，皆由肝病为患。

【治法】木郁则达之，宜疏肝解郁，而理气机，若误为寒厥则殆矣。

【处方】银花炭三钱　金铃子二钱　香附钱半　川贝母三钱　薄荷叶八分青陈皮各一钱　上沉香四分　大白芍二钱　广郁金钱半　白蒺藜钱半苏合香丸一粒（去壳研细末化服）　金器一具（入煎）

方案之五（肝气挟痰瘀入络之胁痛）

【病源】胁乃肝之分野，肝气挟痰瘀入络，气机不得流通，胁痛偏左，呼吸尤甚。

【治法】肺司百脉之气，宜宣肺气以疏肝，化痰瘀而通络。

【处方】广郁金钱半　当归身二钱　延胡索一钱　广木香八分　旋覆花钱半（包）　真新降八分　橘红络各一钱　丝瓜络二钱　炒竹茹钱半　青葱管钱半鲜枇杷叶四张（去毛，包）

头痛眩晕类

方案之一（头痛连及脑后项背）

【病源】头为诸阳之会，唯风可到。风邪客于阳位，袭入太阳之经。

【病状】头脉胀痛，痛引后脑，连及项背，恶风鼻流清涕，胸闷纳少，脉浮苔白。

【治法】治以辛温解散。

【处方】荆芥穗一钱　青防风一钱　川桂枝五分　生甘草五分　江枳壳一钱苦桔梗一钱　炒赤芍钱半　炒薄荷八分　广陈皮一钱　荷叶一角

方案之二（风客阳明之头痛）

【姓氏】茹　性别　女

【病状】头痛且胀，痛引头额，畏风鼻塞，苔黄脉浮。

【诊断】风邪客于阳明经也。

【治法】风为阳邪，辛以散之，凉以清之。

【处方】荆芥穗钱半　薄荷炭八分　净蝉衣八分　蔓荆子钱半　冬桑叶三钱 甘菊花三钱　江枳壳一钱　苦桔梗一钱　粉葛根钱半　连翘壳三钱　苦丁茶钱半 荷叶边一圈

方案之三（疳毒头痛）

【姓氏】丰　性别　男

【病状】疳毒之后，头痛匝月，痛引目眶，肌肤发出红点，如广痘状，肢节酸疼。

【诊断】此精化之毒未楚，随厥少之阳扰犯清空，血脉凝涩，不通则痛也。

【治法】拟清解毒火，而泄厥少。

【处方】金银花三钱　连翘壳三钱　生赤芍三钱　朱茯神二钱　净蝉衣一圈 甘菊花三钱　薄荷炭一圈　夏枯草钱半　仙遗粮四钱　生甘草五分　灵砂黑虎丹 每早晚各一粒（开水送下）

按：此头痛服药三剂，及灵砂黑虎丹七粒，其痛即止。结毒头痛，非灵砂黑虎丹不能取效也，长孙济万志。

方案之四（头痛如劈连及目珠）

【姓氏】居　性别　女

【病状】头痛如劈，筋脉掣起，痛连目珠，舌红绛，脉弦数。

【诊断】此肝阳化火，上扰清空，当壮水柔肝，以息风火，勿可过用风药，风能助火，风药多，则火势有更烈之弊。

【处方】小生地四钱　生白芍二钱　粉丹皮二钱　生石决八钱　薄荷叶八分 甘菊花三钱　夏枯花钱半　黑山栀二钱　黑芝麻三钱　嫩钩钩三钱（后入）　羚羊片四分（另煎汁冲服）

方案之五（产后血虚头痛）

【病状】产后血虚，厥阳上扰，头脑空痛，目花眩晕，脉弦细，舌光无苔。

【治法】当养血柔肝而潜厥阳。

【处方】大生地四钱　生白芍二钱　阿胶珠二钱　稆豆衣三钱　炒杭菊钱半　潼蒺藜三钱　熟女贞二钱　酸枣仁三钱　生石决八钱　生牡蛎六钱　黑芝麻三钱　嫩钩钩三钱（后入）

方案之六（肾亏肝旺之头痛）

【病状】肝为风木之脏，赖肾水以滋养，水亏不能涵木，肝阳上扰清空，头痛眩晕，心悸少寐，筋惕肉瞤。

【诊断】恙久根深，非易速痊。

【治法】当宜滋肾水以柔肝木，潜浮阳而安心神。

【处方】阿胶珠三钱　生白芍三钱　左牡蛎六钱　青龙齿三钱　朱茯神三钱　酸枣仁三钱　稆豆衣三钱　炒杭菊钱半　潼蒺藜三钱　仙半夏二钱　北秫米三钱（包）　嫩钩钩三钱（后入）　黑芝麻三钱　琥珀多寐丸一钱（吞服）

痉症类

方案之一（两目上窜角弓反张）

【姓氏】陈　性别　男孩

【病状】两目上窜，时剧时轻，今晚角弓反张，脐腹疼痛，舌强不利吮乳，舌尖边淡红，中后薄腻，脉濡弱，哭声不扬。

【诊断】气阴暗伤，虚风内动，痰热逗留，肺胃气机窒塞，窍道不通。

【治法】与熄风安神，化痰宣肺法。

【处方】煅石决三钱　朱茯神三钱　川象贝各二钱　嫩钩钩三钱（后下）青龙齿三钱　炙远志一圈　陈木瓜二钱　山慈姑片五分　净蝉衣八分　炙僵蚕三钱　珍珠粉一分（冲服）　金器一具（入煎）

二诊

【病状】角弓反张之势已和，舌强不利吮乳，手足心热，哭泣声哑。

【诊断】脉象弦细，风阳挟痰热上阻廉泉，横窜络道，肺胃气机窒塞不宣。

【治法】再拟熄风涤痰，清热宣肺。

【处方】霜桑叶二钱　朱茯神三钱　川象贝各二钱　嫩白薇钱半　甘菊花三钱　远志肉一圈　炙僵蚕三钱　青龙齿三钱　净蝉衣八分　煅石决三钱　山慈姑片四分　嫩钩钩三钱（后入）　淡竹沥一两（冲服）　真猴枣珍珠粉各一分（冲服）金器一具（入煎）

方案之二（脾阳受伤之慢惊）

【姓氏】朱　性别　女孩

【病源】初病伏邪化热，销烁阴液。

【病状】发热口渴，唇皮焦燥，过服清凉，以致脾阳受伤，清气下陷，小溲清长，而大便溏泄也。

【诊断】势成慢惊重症。

【治法】急拟温肾运脾。

【处方】煨葛根二钱　炒于术钱半　陈广皮一圈　扁豆衣三钱　熟附片八分　炙甘草五分　焦谷芽三钱　炮姜炭四分　炒淮药三钱　干荷叶一角

方案之三（阴虚内热之慢惊）

【姓氏】冯　性别　男孩

【病源】先天不足，后天又弱，吐泻已久。

【病状】神疲内热，口干不多饮，舌质红，脉纹红紫带青，已过气关，吐泻伤胃，泄泻伤脾。

【诊断】脾阳胃阴两伤，肝木来乘，所谓阴虚生内热，阳陷则飧泄也，渐人慢惊一途，恐鞭长莫及矣。

【治法】勉拟连理汤加味，温养脾胃抑木和中，以望转机。

【处方】炒潞党参钱半　炙甘草四分　炮姜炭三分　焦谷芽三钱　陈木瓜二钱　陈广皮一钱　云茯苓三钱　川雅连三分　炒于术钱半　灶心黄土一两

风温类

方案之一（邪郁气闭阴液亏耗之温病）

【姓氏】吴　性别　女

【病源】秋令温燥之邪，蕴袭肺胃两经，肺主一身之气，胃为十二经之长，肺病则气机窒塞，清肃之令不行，胃病则输纳无权，通降之职失司。

【病状】肌热不退，业经旬余，咳嗽痰多，胁肋牵痛，口渴唇燥，谷食无味，十余日未更衣，至夜半咳尤甚，不能安卧，像似迷睡。子丑乃肝胆旺候，木火乘势升腾，扰犯肺金，肺炎叶举，故咳嗽胁痛膺痛，若斯之甚也，脉象左尺细数，左寸关浮弦滑，右尺软数，右寸关滑数不扬。

【诊断】阴分素亏，邪火充斥，显然可见，据述起病至今未曾得汗，一因邪郁气闭，一因阴液亏耗，无蒸汗之资料，脉症参合，症非轻浅，若仅用汗法，则阴液素伤，若不用汗法，则邪无去路，顾此失彼，棘手之至。

【治法】用药如用兵，无粮之师，利在速战，急宜生津达邪，清肺化痰，去邪所以养正，除暴所以安良。

【处方】天花粉　光杏仁　金银花　冬桑叶　生甘草　川象贝　连翘壳淡豆豉　嫩前胡　薄荷叶　冬瓜子　黑山栀　广郁金　活芦根　枇杷叶露

二诊

【病源】风燥外受，温从内发，蕴蒸肺胃两经。

【病状】肌热旬余不退，咳嗽痰多，胁肋牵痛，不便转侧，口渴溲赤，夜半咳甚气逆，直至天明稍安。夜半乃肝胆旺时，木火乘势升腾，扰犯于肺。加之燥痰恋肺，肺炎叶举，清肃之令不能下行，谷食衰少，十天不更衣，胃内空虚，肠中干燥可知，唇焦，舌不红绛，但干而微腻，脉象两尺濡数，两寸关滑数无力。

【诊断】《经》云，尺肤热甚为病温，脉数者日温，皆是伏温熏蒸之见象，平素阴液亏耗，温病最易化热伤阴，是阴液愈伤，而风温燥痰为患愈烈也。

【治法】欲清其热，必解其温，欲化其痰，必清气火。昨进生津解温，清肺化痰之剂，胁痛潮热，虽则略平，余恙依然，尚不足恃，颇虑喘逆变迁。今仍原意去表加清，清其温即所以保其阴，清其燥即所以救其肺之意，未识能出险入夷否，鄙见若斯，拟方于后。

【处方】天花粉　甘菊花　冬桑叶　川象贝　山栀　生甘草　银花　连翘　光杏仁　竹茹　丝瓜络　芦根　竹油　枇杷叶露

三诊

【病状】两进清解伏温，清化燥痰之剂。昨日申刻得汗不畅，伏温有外达之势，肌热较轻而未尽退，咳嗽胁痛气逆，亦觉轻减二三，固属佳兆，但阴液亏耗之体，木火易炽，津少上承，肺失输化之权，燥痰胶结难解，口干欲饮，唇燥溲赤，脉象寸关滑数不静，尺部无力，舌苔化而复薄腻。

【诊断】王孟英先生云第二层之伏邪，有类乎斯。真阴如此之亏，温邪若斯之重，安有不肌肉消瘦，皮毛憔悴者乎，所虑正不胜邪，虚则善变，尚未敢轻许无妨也。

【治法】昨方既获效机，仍守原意出入。

【处方】天花粉　薄荷叶　光杏仁　鲜竹茹　芦根　生甘草　金银花　川象贝　通草　淡竹油　冬桑叶　连翘壳　冬瓜子　黑山栀　枇杷叶

方案之二（神志模糊谵语妄言之温病）

【姓氏】张　性别　男

【病源】风自外来，温从内发，风性属阳，温易化热，热盛生痰，风善上升，风温痰热，互蕴肺胃。

【病状】发热旬余，口干欲饮，咳嗽气粗，胁肋牵痛，热痰蒙蔽清窍，灵机堵塞，心主神明之所，变为云雾之乡，神志模糊，谵语妄言，起坐如狂。

【诊断】前医叠投羚不应。其邪在气不在营也，况按胸腹之间，似觉阄胀，内夹宿食，又可知也，舌尖红，苔薄腻黄，唇焦，脉滑数，《伤寒大白》云：唇焦属食积，腑行溏薄，不得遽用下达阳明矣，脉证参合，痉厥之险，不可不虑。

【治法】拟辛凉清疏，以解伏气，温胆涤痰，而通神明，苟能神清热减。自有转机之幸。

【处方】薄荷　朱茯神　广郁金　天竺黄　荸荠汁　银花　枳实　象贝母　鲜石菖蒲　保和丸　连翘　竹茹　活芦根　冬瓜子

一剂神清，二剂热减，三剂热退而渐愈。

方案之三（咳嗽溏泄之温病）

【姓氏】许　性别　男

【病状】咳嗽膺痛，身热轻而复重，大便溏泄，舌苔灰腻而黄，脉滑数。

【诊断】风温伏邪，挟滞交阻，邪不外达，移入大肠。

【治法】拟葛根芩连汤加减。

【处方】粉葛根　淡豆豉　枳实炭　酒黄芩　炒银花　赤苓　香连丸　炒赤芍　桔梗　荷叶　象贝母

方案之四（咳嗽吐血之温病）

【病状】风温化热，热伤阳络，吐血咳嗽，身热口干，脉象芤数，虑其增剧。

【治法】《经》旨风淫于内治以辛凉，佐以去瘀。

【处方】桑叶　生石决　茜草根　丹皮　丹参　川贝　侧柏炭　鲜竹茹光杏仁　白茅根　茅花　银花　连翘　马勃

方案之五（湿热蕴蒸气分之温病）

【病状】身热及旬，咳嗽，痰有腥味，大便不实，舌质红，苔黄，脉滑数，白疹布而未透。

【诊断】风温袭于肺胃，湿热蕴蒸气分，症势非轻。

【治法】拟轻清宣解，轻可去实，千金苇茎汤加味。

【处方】净蝉衣　生草　金银花　象贝母　连翘　嫩前胡　桔梗　冬瓜子　生薏仁　赤芍　桑叶　芦根　薄荷叶　金丝荷叶

方案之六（热甚发狂之温病）

【姓氏】汪　性别　男

【病状】诊脉沉细而数，苔薄黄，表热不扬，而里热甚炽，神志昏糊，谵语妄言，甚则逾垣上屋，角弓反张，唇焦渴不知饮。

【诊断】此温邪伏营，逆传膻中，温郁化火，火灼津液为痰，痰随火升，蒙蔽心包，神明无主，肝风骤起，风乘火势，火借风威，所以见证如是之猖狂也。脉不洪数，非阳明里热可比，厥闭之险，势恐难免。

【治法】亟拟清温熄风,清神涤痰,以救涸辙而滋化源,是否有当,质之高明。

【处方】鲜石斛　犀角片　薄荷　朱茯神　川贝　花粉　羚羊片　连翘江枳壳　竹茹　天竺黄　石菖蒲　竹沥　紫雪丹

两剂风平神情,表热转盛,去紫犀羚,加芩豉,重用银翘数剂而安,伏温由营达气而解。

方案之七（伏邪在营之温病）

【姓氏】孙　性别　女

【病状】初起身热形寒,即鼻衄如涌,吐血盈碗,口干不多饮,入夜烦躁不安,脉濡数,舌边红,苔薄腻。

【诊断】伏温之邪在营,逼血妄行,大忌骤用滋阴,恐温邪不得从阳明而解也。

【处方】黑荆芥　轻马勃　连翘　白茅花根　冬桑叶　淡豆豉　象贝母柏炭粉丹皮　竹茹　黑山栀　薄荷叶

　二诊

【病状】投药两剂,吐衄均止,身热转盛,苔腻稍化,脉仍濡数。

【诊断】伏温之邪,由营及气,由里达表,佳象也。

【治法】仍与辛凉清解以泄其温。

【处方】薄荷　淡豆豉　连翘　朱茯神　赤芍　桑叶　黑山栀　象贝　竹叶竹茹　茅根

方案之八（神志昏糊之瘟疫）

【姓氏】左　性别　男

【病源】瘟疫由口鼻而直入中焦,逆传心包。

【病状】陡然神志昏糊,不能言语,身热不状,苔腻脉滑,症势非轻。

【治法】辛凉疏邪,芳香开窍,以望转机。

【处方】淡豆豉　蝉衣　枳实　广郁金　石菖蒲　前胡　薄荷　竹茹　僵蚕炒牛蒡　先服玉枢丹、救苦玉雪丹

两剂神清,去玉枢玉雪,重加银翘,数剂而愈。

方案之九（大头瘟）

【姓氏】左　性别　男

【病源】巅顶之上，唯风可到，风温疫疬之邪，客于上焦。

【病状】大头瘟头面掀红肿痛，壮热口干，溲赤便结，苔薄腻，脉郁滑而数，风属阳，温化热，如烟如雾，弥漫清空，蕴蒸阳明，症非轻浅。

【治法】亟拟普济消毒饮加味，清澈风邪而通腑气，仿《经》旨火郁发之，结者散之，温病有下不嫌早之例。

【处方】薄荷　山栀　马勃　银花　豆豉　大贝　牛蒡　生草　赤芍　连翘　桔梗　淡芩　生车　板蓝根

一剂腑通，去川军服三剂愈。

方案之十（头痛如劈入夜谵语之大头瘟）

【姓氏】陈　性别　男

【病状】大头瘟头面肿红焮痛，发热甚壮，口渴欲饮，头痛如劈，入夜谵语，舌灰糙，脉洪数。

【诊断】此时气疫疬客于上焦，疫邪化火，传入阳明之里，津液已伤，厥阳独亢，颇虑昏厥。

【治法】亟拟生津清温，以治其焰。

【处方】鲜石斛　薄荷　银花　生甘草　鲜竹叶　天花粉　牛蒡　连翘羚羊片　生石膏　大青叶　马勃

方案之十一（咬牙嚼齿抽搐之温病）

【姓氏】徐　性别　孩

【病状】发热六天，汗泄不畅，咳嗽气急，喉中痰声辘辘，咬牙嚼齿，时时抽搐，舌苔薄腻而黄，脉滑数不扬，筋纹色紫，已达气关。

【诊断】前医叠进羚羊、石斛、钩藤等，病情加剧，无形之风温与有形之痰热，互阻肺胃，肃降之令不行，阳明之热内炽，太阴之温不解，有似痉厥，实非痉厥，即马脾风之重症，徒治厥阴无益也。

【治法】当此危急之秋，非大将不能去大敌，拟麻杏石甘汤加减，冀挽回于十一。

【处方】麻黄　杏仁　甘草　石膏　象贝　天竺黄　郁金　鲜竹叶　竹沥　活芦根

二诊

【病状】昨投麻杏石甘汤加减，发热较轻，咬牙嚼齿，抽搐均定，佳兆也，惟咳嗽气逆，喉中尚有痰声，脉滑数，筋纹缩退，口干欲饮，小溲短赤，风温痰热，交阻肺胃，一时未易清澈，仍击鼓再进。

【处方】麻黄　杏仁　甘草　石膏　象贝　广郁金　天竺黄　兜铃　冬瓜子　淡竹沥　活芦根

方案之十二（阴伤热灼津液而为神疲郑声）

【姓氏】雷　性别　女

【病状】身热三候，有汗不解，咳嗽气逆，但欲寐，谵语郑声，口渴不知饮，舌光红干涸无津，脉细小而数，右寸微浮而滑。

【诊断】此风温伏邪，始在肺胃，继则传入少阴，阴液已伤，津乏上承，热灼津而为痰，痰热弥漫心包，灵机堵塞，肺炎叶枯，有化源告竭之虞，势久入危险一途。

【治法】勉拟黄连阿胶汤，合清燥救肺汤加减，滋化源以清温，清神明而涤痰。

【处方】天花粉　鲜生地　天竺黄　川雅连　冬桑叶　鲜石斛　光杏仁川贝　淡竹沥　冬瓜子　芦根　银花露　蛤粉炒阿胶　枇杷叶露煎药

另饮去油清鸭汤佐生阴液。

方案之十三（抽搐便溏肢冷之风温）

【姓氏】王　性别　男孩

【病状】发热八日，汗泄不畅，咳嗽痰多，烦躁懊恼，泛泛呕恶，且抽搐有如惊风之状，腑行溏薄，四末微冷，舌苔薄腻而黄，脉滑数不扬。

【诊断】前师作慢惊治，用参、术、苓、半贝齿、竺黄、钩钩等，烦躁烦恶益甚。此乃风温伏邪，蕴袭肺胃蓄于经络，不能泄越于外，势有内陷之象。肺邪不解，反移大肠则便溏，阳明之邪不达，太阴阳不通行则肢冷，不得与慢惊同日而语也，况慢惊属虚，岂有烦躁懊恼之理，即日有之，当见少阴之脉证，今种种病机，恐有痧疹内伏也。

【治法】亟拟疏透，以冀弋获。

【处方】荆芥穗　粉葛根　蝉衣　薄荷　苦桔梗　淡豆豉　银花炭　连翘　赤苓　枳实炭　炒竹茹　藿香梗

二诊

【病状】服疏透之剂，得汗甚多，烦躁烦恶悉减，面额项颈之间，有红点隐隐，即痧疹之见象，咳嗽痰多，身热不退，舌质红，苔薄腻而黄，脉滑数。

【诊断】伏温之邪，有外达之机，肺胃之气，窒塞不宣。

【治法】仍从辛凉清解，宣肺化痰，冀痧透热退则吉。

【处方】原方去豆豉，加紫背浮萍。

方案之十四（头痛如劈神志昏昧之温病）

【姓氏】张　性别　男

【病状】发热十二天，有汗不解，头痛如劈，神志时明时昧，心烦不寐，即或假寐，梦多如谵语，咽痛微咳，口干欲饮，舌质红苔黄，脉弦滑而数。

【诊断】风温伏邪，蕴袭肺胃，引动厥阳升腾，扰犯清空，阳升则痰热随之，蒙蔽灵窍，颇虑痉厥之变。

【治法】亟拟轻疏风温，以熄厥阳，清化痰热，而通神明，如能应手，庶可转危为安。

【处方】羚羊片　银花　朱茯神　川象贝　菊花　竹茹　桑叶　带心连翘　枳实　天竺黄　山栀　茅根　鲜石菖蒲　淡竹沥　珠黄散二分（冲服）

口方案之十五（温邪挟滞谵言妄语之温病）

【病状】温邪挟滞，阳明为病，发热十天，口渴烦躁，谵语妄言，舌糙黄，六七日未更衣，脉象滑数有力。

【诊断】此浊垢不得下达之征也。

【治法】法宜生津清温，加栝蒌大黄，以符仲景急下存阴之意。

【处方】粉葛根　金银花　肥知母　生甘草　生石膏　天花粉　生川军鲜竹叶　茅芦根　全栝蒌　玄明粉

方案之十六（心烦喘渴之暑温）

【病状】发热汗多，气短而喘，脉数而乱，舌红。

【病理】暑热伤津耗气，肺金化源欲绝，肺为水之上源，肺虚不能下荫于胃，肾不纳气，肺主皮毛，肺伤则卫气失守，是以汗出甚多。

【诊断】《经》云：因于暑汗，烦则喘渴是也。

【治法】证势危笃，勉拟生脉散，益气生津，而清暑热。

【处方】西洋参　大麦冬　鲜石斛　天花粉　肥知母　煅牡蛎　浮小麦清炙枇杷叶

方案之十七（暑热痰浊互阻发呃）

【病状】温邪发热八天，汗泄不畅，渴而引饮，神昏谵语，叠见呃逆，舌红，脉沉数无力。

【诊断】阴液已伤，邪郁不达，暑热痰浊互阻，木火挟冲气上逆，胃气不得下降，清窍被蒙，神明无以自主。

【治法】症势沉重，急宜生津清温，和胃降逆。

【处方】鲜石斛　金银花　陈广皮　旋覆花　淡豆豉　连翘壳　鲜竹茹天花粉　黑山栀　柿蒂　炙远志肉

方案之十八（伏温化热口渴烦躁）

【病状】壮热一候，有汗不解，口渴烦躁，夜则谵语，脉洪数，舌边红中黄。

【诊断】伏温化热，蕴蒸阳明气分，阳明热盛，则口渴烦躁，上熏心包，则谵语妄言，热势炎炎，虑其入营劫津。

【治法】急拟白虎汤加味，甘寒生津，专清阳明。

【处方】生石膏　连翘壳　粉丹皮　鲜竹叶　知母　黑山栀　霜桑叶　朱茯神　生甘草　天花粉　淡黄芩　活芦根

方案之十九（咯血胁痛汗多神糊之冬温）

【姓氏】祁　性别　男

【病状】冬温伏邪，身热十七天，有汗不解，咳嗽胁痛，甚则痰内带红，渴喜热饮，大便溏泄，前投疏表消滞荆防败毒、小柴胡及葛根芩连等汤，均无一效，今忽汗多神糊，谵语郑声，汗愈多则神志愈糊，甚则见鬼状，舌干腻，脉濡细。

【诊断】是伏邪不得从濡阳分而解，而反陷入少阴，真阳外越，神不守舍，阴阳脱离，不能相抱，脉证参合，危在旦夕间矣。

【治法】急拟回阳敛阳，安定神志，冀望一幸。

【处方】吉林参须一钱　熟附片一钱　煅牡蛎四钱　花龙骨三钱　朱茯神三钱　炙远志二钱　仙半夏二钱　生白术钱半　浮小麦四钱　焦楂炭二钱干荷叶一角　炒苡仁谷芽各三钱

两剂后，即汗敛神清，去参附龙牡，加炒淮药三钱，川贝二钱，又服二剂，泻亦止，去楂炭，加炒扁豆衣三钱，藕节三枚，即渐渐而痊。

方案之二十（真阳素亏阳热变为阴寒之温病）

【姓氏】董　性别　男

【病状】初起风温为病，身热有汗不解，咳嗽痰多，夹有红点，气急胸闷，渴喜热饮，大便溏泄。

【病理】前师叠投辛凉清解，润肺化痰之剂，似亦近理，然汗多不忌豆豉，泄泻不忌山栀，汗多伤阳，泻多伤脾，其邪不得从阳明而解。

【诊断】陷入少阴，神不守舍，痰浊用事，蒙蔽清阳，气机堵塞，今见神志模糊，谵语郑声，汗多肢冷，脉已沉细，太蹊趺阳两脉亦觉模糊，喉有痰声，嗜寐神迷，与邪热逆传厥阴者迥然不同，当此危急存亡之秋，阴阳脱离，即在目前矣。

【治法】急拟回阳敛阳，肃肺涤痰，冀望真阳内返，痰浊下降，始有出险入夷之幸。

【处方】吉林参八分　熟附片八分　左牡蛎三钱　花龙骨三钱　朱茯神三钱　炙远志一钱　仙半夏钱半　川象贝各二钱　炒扁豆衣三钱　生薏仁四钱　冬瓜子三钱　水炙桑叶皮各钱半　淡竹沥一两生姜汁二滴（同冲服）　另用真猴枣粉二分

前方服后，肢渐濡，汗渐收，脉略起，原方加光杏仁三钱。

二诊

【病状】肢温汗敛，脉亦渐起，阳气已得内返，神志渐轻，谵语郑声亦止，惟咳嗽痰多。

【诊断】伏温客邪已有外达之机，痰浊逗留肺胃，肃降之令失司。

【治法】今拟清彻余温，宣肺化痰，方用桑叶、桑皮、光杏仁、川象贝、朱茯神、炙远志、炙兜铃、生薏仁、冬瓜子、淡竹油、猴枣粉、鲜枇杷叶等，又服两剂，咳嗽气逆痰鸣，均已大减。

三诊

【病状】咽喉干燥，痰内带红舌边绛，苔薄黄，神疲肢倦，脉濡小而数，是肺阴暗伤，痰热未楚。

【治法】今拟清燥救肺，化痰通络。

【处方】蛤粉炒阿胶钱半　粉丹皮钱半　桑皮叶各钱半　竹沥一两　蜜炙兜铃一钱　干芦根一两　侧柏炭一钱　竹茹二钱　栝蒌皮二钱　甜光杏三钱　冬瓜子三钱　藕节两枚　川象贝各二钱　猴枣粉二分　南沙参三钱　枇杷叶露煎药，二三剂渐次告愈。

按：风温冬温，用参、附、龙、牡等，是治其变症，非常法也。盖人之禀赋各异，病之虚实寒热不一，伤寒可以化热，温病亦能化寒，皆随六经之气化而定，是证初在肺胃，继传少阴，真阳素亏，阳热变为阴寒，治阳即回，而真阴又伤，故先后方法两殊，如此之重症，得以挽回，苟若犹执温化热不投温剂，仍用辛凉清解如连翘、芩连、竺黄、菖蒲、紫雪等类，必当不起矣，故录之以备一格。长孙济万志。

暑湿类

方案之一（热深厥深之中暑闭症）

【姓氏】方　性别　男

【病状】长夏酷热，炎威逼人，经商劳碌，赤日中暑，暑热吸受，痰浊内阻，心包被蒙，清阳失旷，以致忽然跌仆，不省人事，牙关紧闭，肢冷脉伏，暑遏热郁，气机闭塞，脉道为之不利。

【诊断】中暑重症，即热深厥深是也。

【治法】急拟清暑开窍，宣气涤痰，以冀挽回。

【处方】薄荷叶　净银花　连翘壳　碧玉散　广郁金　川贝母　天竺黄枳实炭　炒竹茹　鲜石菖蒲　西瓜翠衣　苏合香丸　淡竹沥

二诊

【病状】服清暑开窍，宣气涤痰之剂，神志已清，牙关亦开，伏脉渐起，而转为身热头胀，口干不多饮，胸闷不能食，舌苔薄黄。

【诊断】暑热有外达之机，暑必夹湿，湿热蕴蒸，有转属阳明之象。

【治法】今拟清解宣化，以善其后。

【处方】炒香豉　薄荷　银花　桑叶　菊花　郁金　黑山栀　连翘　枳实　竹茹叶　六一散　川贝　西瓜翠衣

方案之二（烦则喘渴静则多言之暑温）

【姓氏】许　性别　男

【病状】暑温一候，发热有汗不解，口渴欲饮，胸闷气粗，入夜烦躁，梦语如谵，小溲短赤，舌苔薄黄，脉象濡数。

【诊断】暑邪湿热，蕴蒸阳明，漫布三焦，《经》所谓因于暑，烦则喘渴，静则多言是也。

【治法】颇虑暑热逆传厥阴，致有昏厥之变。

【处方】清水豆卷　青蒿梗　天花粉　朱茯神　通草　黑山栀　带心连翘　益元散　青荷梗　竹叶心　郁金　万氏牛黄清心丸

二诊

【病状】暑温九天，汗多发热不解，烦闷谵语，口渴欲饮，舌边红苔黄，脉象濡数，右部洪滑。

【诊断】暑湿化热，蕴蒸阳明之理，阳明者胃也，胃之支脉，贯络心胞，胃热上熏心包，扰乱神明，故神烦而谵语也，羞势正在鸱张，还虑增剧。

【治法】今拟竹叶石膏汤加味。

【处方】生石膏　茯苓　郁金　仙半夏　通草　竺黄　鲜竹叶心　益元散　鲜石菖蒲　白茅根　荷梗　万氏牛黄　清心丸

三诊

【病状】神志渐清，壮热亦减。

【处方】原方去生石膏、牛黄清心丸，加连翘心、花粉、芦根。

方案之三（大便溏薄口渴溲赤之温病）

【姓氏】茅　性别　男童

【病状】温邪夹湿，发热十三天，汗泄不畅，口干欲饮，舌质红，苔薄腻，左脉弦数，右脉濡数。

【诊断】前医早进白虎汤，致邪陷太阴，清气不升大便溏薄，日夜十余次，小溲短赤，心热少寐，热势加剧，病情非轻。

【治法】拟解肌疏邪，而理中土，仲圣谓里重于表者，先治其里，仿此意化裁。

【处方】粉葛根　炮姜炭　炒潞党　生白术　生甘草　赤苓　金银花　山楂炭　炒车前子　戊己丸　鲜荷叶

方案之四（气阴两伤之湿温）

【姓氏】陈　性别　男

【病状】湿温已延月余，潮热时轻时剧，渴喜热饮，白瘖亦布，谵语郑声，小溲浑赤，脉象虚滑而数，舌质红润，唇燥。

【诊断】此乃气阴已伤，伏邪湿热留恋阳明，上蒙清窍，神明无以自主也，脉证参合，已入危险一途。

【治法】亟宜扶正祛邪，苦化湿热，以望转机。

【处方】党参　朱茯神　川雅连　川贝母　银柴胡　炙远志肉　细木通天竺黄　白薇　紫贝齿　仙半夏　北秫米　益元散

方案之五（将发白瘖之暑温）

【姓氏】李　性别　男

【病状】暑温十天，身热汗出不彻，渴不多饮，胸脘烦闷，口有甜味，苔薄腻黄，脉濡数。

【诊断】暑必挟湿，伏于募原既不能从阳明而解，亦不从下焦而去，势有欲发白瘖之象，暑湿为粘腻之邪，最为缠绵。

【处方】香薷　青蒿梗　净蝉衣　江枳壳　通草　川连　清水豆卷　炒牛蒡　郁金　赤苓　鲜藿香　鲜佩兰　甘露　消毒丹

方案之六（将发痉厥之秋温）

【姓氏】何　性别　女

【病状】秋温伏暑，延今三候，初起吐血衄血，继则身灼热无汗，热盛于夜，谵语妄言，口渴欲饮，七八日未更衣，舌焦糙无津，唇色紫暗，脉象弦滑而数，红白疹虽现即隐，咳嗽痰内带红。

【诊断】伏温由荣及气，由里及表，表未得汗，仍传于里，里热炽盛，少阴之阴被劫，津无上潮，阳明经热未得外解，腑中燥矢不得下行，腑热熏蒸心包，神明无以自主，手指震动，肝风欲起，痉厥之变，即在目前矣。

【治法】急宜生津解肌。下则存阴，表里两治，以望转机。

【处方】鲜生地六钱　天花粉三钱　熟石膏三钱（打）　川贝母三钱　茹芦根各一两　京元参三钱　薄荷叶八分　生甘草五分　枳实炭一钱　鲜石斛四钱　粉葛根一钱　全栝蒌四钱（切）　元明粉钱半（同捣）　鲜竹茹二钱　青宁丸三钱（包）

二诊

【病状】投生津解肌，下则存阴之剂，已服两帖，微微出汗，脏垢已得下行。所下之垢，色紫黑甚畅，灼热略衰，谵语亦减，而咳呛咯痰不出，痰内带血红，耳聋失聪，口渴欲饮，舌糙黑已减，脉尚弦数。唇焦而裂。

【诊断】此少阴阴液已伤，阳明伏暑化热，灼津液而为痰，痰阻肺络，清肃之令不行，木火升腾，扰犯清窍，虽有转机之兆，尚未敢轻许无妨。

【治法】今拟人身白虎汤合清营增液汤加减，清营凉气，肃肺化痰，能得精胜邪却，可望出险入夷。

【处方】西洋参钱半　鲜生地五钱　肥知母二钱　连翘壳三钱　竹叶三十张　生石膏四钱（打）　京元参三钱　川贝母三钱　粉丹皮二钱　生甘草八分　鲜石斛三钱　朱茯神三钱　枳实炭八分　活芦根一尺（去节）

方案之七（热迫荣分鼻衄痰红之秋温）

【姓氏】荣　性别　男

【病状】伏暑秋温，发热两候。早轻暮重，烦躁不寐，梦语如谵，鼻衄痰红，口渴欲饮，大便溏薄色黄，汗泄不多，舌质红苔黄，脉象左弦，右滑数。

【病理】此伏暑化热。蕴蒸阳明之理，阳明者胃也，胃络上通心包。胃热上蒙清窍心神不得安宁，故烦躁少寐，梦语如谵也，鼻衄虽日红汗，究属热迫荣分，逼血而妄行也。

【诊断】参脉合证，阴液暗伤，邪热猖獗，颇虑传入厥阴，致神昏痉厥之险。

【治法】急宜甘寒生津，清解伏暑，冀荣分之热，能得从气分而解为幸。

【处方】天花粉三钱　朱茯神三钱　粉葛根钱半　鲜竹茹二钱　益元散三钱（包）　金银花五钱　酒炒黄芩一钱　冬桑叶二钱　连翘壳三钱　川雅连五分　白茆根三札

湿温类

方案之一（燥火入荣伤阴劫津之湿温）

【姓氏】郑　性别　男

【病状】湿温十六天，身灼热，有汗不退，口渴欲饮，烦躁少寐，梦语如谵，目红，溲赤，舌红糙无津，脉象弦数，红瘄布于胸膺之间。

【诊断】此温已化热，湿已化燥，燥火入荣，伤阴劫津，有吸尽西江之势。化源告竭，风动痉厥之变，恐在目前。

【治法】亟拟大剂生津凉荣，以清炎炎之威，冀其生津邪却，出险入夷为幸。

【处方】鲜生地六钱　天花粉三钱　川贝母二钱　生甘草八分　粉丹皮二钱
冬桑叶三钱　银花八钱　白薇钱半　羚羊片八分　朱茯神三钱　带心连翘三钱
茆芦根各一两　鲜石斛四钱　鲜竹叶三十片

二诊

【病状】湿温十八天，甘寒清解，已服二剂，舌红糙略润，津液有来复之渐，身灼热，口渴引饮均减，夜寐略安，佳境也。

【诊断】少阴之阴已伤，水火不济，荣分之热尚炽，故红瘄布而渐多，目白红丝，小溲短亦，脉数不静。

【治法】前方既见效机，毋庸改弦易辙。

【处方】原方加西洋参钱半，鲜藕四两（切片入煎）。

方案之二（胸痞泛恶烦躁不寐之湿温）

【姓氏】裘　性别　男

【病状】湿温八天，壮热有汗不解，口干欲饮，烦躁不寐，热盛之时，谵语妄言胸痞泛恶，不能纳谷，小溲浑赤，舌苔黄多白少，脉象弦滑而数。

【诊断】阳明之温甚炽，太阴之湿不化，蕴蒸气分，漫布三焦，有温化热湿化燥之势，症非轻浅。

【治法】拟苍术白虎汤加减，以观动静。

【处方】生石膏三钱　肥知母钱半　枳实炭一钱　通草八分　制苍术八分　茯苓皮三钱　炒竹茹钱半　飞滑石三钱　仙半夏钱半　活芦根一尺　荷梗一尺

方案之三（正虚蕴湿留恋募原之湿温）

【姓氏】赵　性别　男童

【病状】湿温已延月余，身热早轻暮重，有时畏冷背寒，热盛之时，谵语郑声，渴喜热饮，小溲短赤，形瘦骨立，纳食衰微，舌质红，苔薄黄，脉象虚弦而数，白疹布而不多，色不明显。

【诊断】病久正气已虚，外感之邪未罢，蕴湿留恋募原，枢机不和，颇虑正不敌邪，致生变迁，书云：过经不解，邪在三阳。

【治法】今拟小柴胡合桂枝白虎汤加减，本虚标实，固本去标为法。

【处方】潞党参钱半　软柴胡一钱　生甘草五分　仙半夏二钱　熟石膏三钱　炙远志一钱　川桂枝八分　通草八分　泽泻钱半　焦谷芽三钱　佩兰叶钱半　赤茯苓三钱（朱砂拌）

方案之四（湿温挟滞不能饮食）

【姓氏】俞　性别　男

【病状】湿温五天，身热不解，有汗恶风，遍体骨楚，胸闷泛恶，不能饮食，舌苔腻布而垢，脉象濡迟。

【诊断】伏温夹湿夹滞，互阻中焦，太阳表邪郁遏，太阴里湿弥漫，清不升而浊不降，胃乏展和之权，邪势正在鸱张。

【治法】拟五苓、合平胃散加减。

【处方】川桂枝八钱　赤猪苓各三钱　泽泻钱半　清水豆卷四钱　制川朴一

钱　陈皮一钱　半夏一钱　制苍术一钱　枳实炭一钱　六神曲三钱　鲜藿梗钱半
鲜佩兰钱半

方案之五（大腹膨胀面浮体肿之湿温）

【姓氏】朱　性别　男　年龄　幼

【病状】湿温已延月余，身热不退，腹疼便泄，大腹膨胀，面浮体肿，舌苔灰黄，脉象濡数纹色青紫，已逾气关。某专科投以银翘、芩、连、滑石、通草、查曲、鸡金、苓、术等，意谓疳积成矣。

【诊断】唯按脉论症，此三阳之邪，已传入三阴，在太阴则大腹胀满，在少阴则泄泻体肿，在厥阴则腹痛肢冷，卫阳不入于阴，则发热，水湿泛滥横溢，则遍体浮肿。小孩稚阳，病情若此，犹小舟之重载，覆沉可虑。

【治法】今拟真武、理中、小柴胡复方图治，冀挽回于十一。

【处方】熟附片八分　炒干姜五分　炒白术钱半　连皮苓三钱　陈皮一钱
炒潞党一钱　软柴胡五分　清炙草五分　川椒目十粒　砂仁八分　大腹皮二钱
六神曲三钱

二诊

【病状】服理中、真武、小柴胡复方以来，腹胀满肢体肿，均见轻减，泄泻亦止，佳兆也。惟身热晚作，乳食少进，口渴欲饮，指纹色青紫已回气关之内，脉仍濡数无力。

【诊断】是阴盛格阳，真寒假热，切勿因身热而即改弦易辙也。

【治法】仍守原法，努力前进。

【处方】原方加嫩白薇一钱。

三诊

【病状】肿胀十减七八，身热亦觉渐退，唯神疲形瘦，谷食少进，水湿已化。

【诊断】正虚困顿，脾胃阳衰，鼓舞无权也。

【治法】仍守原方出入。

【处方】原方去柴胡，加焦谷芽三钱、佩兰梗钱半。

按：此症疑似之处，最难辨别，认定三阴见象，投以温药，故能无虑也，否则再进寒凉，必致邪陷阳越，而不起矣。

方案之六（疟疾转成湿温）

【姓氏】范　性别　男童

【病状】初患间疟，寒短热长，继因饮食不节，转成湿温，身热早轻暮重，热盛之时，神志模糊，谵语妄言，胸痞闷泛恶，腑行不实，舌苔灰腻布满，脉象滑数。

【诊断】伏温夹湿夹滞，蕴蒸生痰，痰浊蒙蔽清窍，清阳之气失旷，与阳明内热者，不可同日而语也，颇虑传经增变。

【治法】拟清温化湿，涤痰消滞，去其有形，则无形之邪，自易解散。

【处方】豆豉三钱　前胡钱半　干葛一钱　银花三钱　连翘三钱　赤苓三钱　半夏二钱　藿香佩兰各钱半　炒枳实钱半　竹茹钱半（姜汁炒）　神曲三钱　菖蒲八分　薄荷一角

二诊

【病状】服前方以来，诸恙渐轻，不过夜则梦语如谵之象，某医以为暑令之恙，暑热熏蒸心胞，投芩、连、益元散、竹叶、茅根等，变为泄泻无度，稀粥食升，犹不知饱，渴喜热饮，身热依然，舌灰淡黄，脉象濡数。

【诊断】此藜藿之体，中气本虚，寒凉太过，一变而邪陷三阴，太阴清气不升，浊阴凝聚，虚气散逆，中虚求食，有似除中而尚未至除中也，阴盛格阳，真寒假热，势已入于险境。

【治法】仿附子理中合小柴胡意，冀其应手则吉。

【处方】熟附块钱半　炒潞党参二钱　炮姜炭六分　炒冬术二钱　炙草四分　云茯苓三钱　煨葛根钱半　软柴胡七分　仙半夏二钱　陈皮一钱　炒谷芽三钱　苡仁三钱　红枣二枚　荷叶一角

三诊

【病状】温运太阴，和解枢机，连服三剂，身热溲泻渐减，胀满亦松，脘中虽饥，已不多食，均属佳境。

【诊断】神疲倦怠，渴喜热饮，舌淡黄，脉濡数无力，中虚脾弱，饮水自救。

【治法】原方出入，毋庸更张。

【处方】炒潞党二钱　熟附片一钱　炮姜炭五分　云苓三钱　炙草五分大砂仁八分　陈皮一钱　炒谷芽苡仁各三钱　炒白术二钱　荷叶一角

又服三剂，加炒淮山药三钱。

按：此症骤见似难着手，然既泻而腹仍膨，则非实胀，已可概见，苔灰淡黄，脉象濡数，俱是假热，所谓不从脉，而从症也。

方案之七（瘄湿与温合热处湿中）

【姓氏】郑　性别　女

【病状】湿温九天，身热，午后尤甚，口干不多饮，头痛且胀，胸闷不能食，腑行溏薄，舌苔薄腻带黄，脉象濡数，左关带弦。

【诊断】温与湿合，热处湿中，蕴蒸募原，漫布三焦，温不解则热不退，湿不去则温不清，能得白瘄症，而邪始有出路，然湿为粘腻之邪，最难骤化，恐有缠绵之虑。

【治法】拟柴葛解肌，以去其温，芳香淡渗，而利其湿。

【处方】软柴胡八分　葛根钱半　清水豆卷三钱　赤苓三钱　泽泻五钱银花炭三钱　连翘二钱　鲜藿香钱半　鲜佩兰钱半　神曲二钱　腹皮二钱通草八分荷叶一角　甘露消毒丹四钱（包）

二诊

【病状】湿温十二天，汗多，身热虽减，而溏泻更甚于前，日夜有十余次之多，细视所泻之粪水，黑多黄少，并不臭秽，唇焦齿垢，口干欲饮，饮入肠鸣，小溲短少而赤，舌边红，脉象左濡数，右濡迟，趺阳之脉亦弱。

【诊断】此太阴为湿所困，清气下陷，粪水黑多黄少，黑属肾色，是少阴胜、趺阳负明矣，况泻多既伤脾，亦伤阴，脾阳不能为胃行其津液，输运于上，阴伤津液亦不上承，唇焦齿垢，职是故也。书云：自利不渴者属太阴，自利而渴者属少阴。少阴为水火之藏，为三阴之枢，少阴阴阳两伤，上有浮热，下有虚寒，显然可见，脉证合参，颇虑正不敌邪，白瘄不能外达，有内陷之险，欲滋养则碍脾，欲温暖则伤阴，顾此失彼，殊属棘手。

【治法】扶正祛邪，培补中土，冀正旺则伏邪自达，土厚则虚火自救。

【处方】人参须一钱　米炒于术二钱　清水豆卷四钱　云苓三钱　生甘草三分　炒淮药三钱　炮姜炭三分　炒扁豆衣三钱　炒谷芽苡仁各三钱　干荷叶一角陈仓米一两（煎汤代水）

方案之八（烦躁懊恼少腹胀痛）

【姓氏】哈　性别　女

【病状】湿温匝月，身壮热，汗多畏寒，胸闷呕吐，纳食不进，烦躁懊恼，少腹胀痛，溺时管痛，小便不利，口干唇燥，渴喜热饮，舌苔白腻，脉象左弦迟而紧，右沉细无力。

【诊断】据述病起于经行之后，阅前所服之方，栀豉、二陈、泻心、八珍、金铃子散等剂，推其病情，其邪始在太阴阳明，苦寒叠进，邪遂陷入少阴厥阴，清阳窒塞，蓄瘀积于下焦，膀胱宣化失司，烦躁似阳，实阴躁也，阴盛于下，格阳于上，若再投苦降，则邪愈陷愈深矣。

【治法】今拟吴茱萸汤加味，温经逐湿，理气去瘀。

【处方】淡吴萸六分　熟附片八分　赤苓三钱　连壳蔻仁八分　焦查炭三钱　姜半夏二钱　砂仁八分　陈皮八分　延胡索一钱　五灵脂钱半　泽泻一钱　生姜两片　两头尖钱半（酒浸泡）

二诊

【病状】两进吴茱萸汤，呕吐烦躁，均已轻减，少腹胀痛亦松，反加大便溏泄，有七八次之多，寒滞有下行之机，中阳有来复之渐，佳象也。身热依然，口干唇燥，渴喜热饮，苔腻稍化，脉仍弦迟。

【诊断】勿可因口干唇燥，即改弦易辙，虽有身热，可毋庸虑，但使卫阳能入于阴，则身热自除矣。

【治法】仍守原方，更进一筹。

【处方】原方去生姜、连壳、蔻仁，加炮姜炭六分，炒白术一钱。

方案之九（液枯气竭之湿温）

【姓氏】巫　性别　男

【病状】湿温症已延月，寒热时轻时剧，口干不喜饮，腑行溏薄，初由伏邪湿热，蕴于募原，少阳枢机不和，太阴为湿所困，清气不升。阅前方参芪附龙牡姜桂二陈等剂，温涩太过，致伏邪无路可出，愈郁愈深，如胶似漆。

【诊断】邪遏化热，湿遏化燥，伤阴劫津，化源告竭，气逆而促，神糊谵语，所由来也。舌苔黑糙而垢，有似少阴热结旁流，急下存阴之条，无如脉象左弦细促数，右部虚散，复无燥实坚满之形，安有可下之理，阴液枯竭，正气亦匮，厥脱之变，即在目前矣。

【治法】勉拟增液生津，以救其焚，亦不过尽人力以冀天眷。

【处方】西洋参三钱　朱茯神三钱　天竺黄钱半　嫩钩钩三钱（后入）大麦冬二钱　紫贝齿三钱　银柴胡八分　枳实炭八分　霍石斛三钱　川贝母二钱　清炙草四分　炒竹茹钱半

方案之十（阴虚失红之湿温）

【姓氏】叶　性别　男

【病源】初病喉痧，治愈之后，因复感停滞，酿成湿温。

【病状】身热有汗不解，临晚畏寒，入夜热势较盛，天明即觉轻减，已有三候，口干不多饮，小溲短赤，逾时有粉汁之形，苔薄黄，脉濡数，素有失红，阴虚体质，叠进清温化湿之剂，其热非特不减，反加肤肿足肿，脐腹饱满，面浮咳嗽，细推病情，太阴经邪未解，膀胱腑湿不化，久则湿困太阴，健运无权。

【诊断】湿为阴邪，易于化水，水湿泛滥，则为肤肿足肿，中阳不行，浊阴凝聚，则为肤肿，则为咳嗽面浮，格阳于外，则身热不退也，恙势已入险境，岂可泛视。

【治法】今拟五苓加味，温开太阳而化水湿，勿可拘执阴虚体质，而畏投温剂，致一误而再误也。

【处方】川桂枝八分　连皮苓四钱　炒白术三钱　猪苓三钱　仙半夏三钱大腹皮四钱　砂仁八分　光杏仁三钱　泽泻一钱　姜皮八分　陈皮一钱冬瓜子皮各三钱

二诊

【病状】两进五苓，症势未见动静，夫太阳为寒水之经，本阴标阳，太阳与少阴为表里，少阴为水火之藏，本热标寒，太阳之阳不行，少阴之阳亦伤。险象环生，殊可虑也，脉象寸部濡数，关尺迟弱，真阳埋没，阴霾满布，若加气喘，则难为力矣。

【治法】再拟五苓合真武汤，震动肾阳，温化水湿，千钧一发，惟此一举。

【处方】熟附块一钱　川桂枝八分　陈皮一钱　大砂仁八分　连皮苓四钱猪苓二钱　大腹皮二钱　川椒目十四粒　炒白术三钱　泽泻钱半　水炙桑皮钱半淡姜皮八分

方案之十一（湿温唇燥齿垢）

【姓氏】沈　性别　男

【病状】湿温四候，身热早轻暮重，有汗不解，白㾦已布，色不显明，口干欲饮，唇燥齿垢，形瘦神疲，舌质红苔微黄，脉濡数无力。

【诊断】此乃气阴已伤，余邪湿热，留恋气营之间，入夜梦语如谵，有神不守舍之象，且有咳嗽，肺胃亦虚，虚多邪少，还虑生波。

【治法】今拟清养肺胃之阴，宣化三焦之湿。

【处方】南沙参三钱　朱茯神三钱　川贝二钱　通草八分　川石斛三钱冬桑叶三钱　栝蒌皮二钱　冬瓜子三钱　嫩白薇钱半　粉丹皮钱半　广橘白一钱　生苡仁三钱　清炙枇杷叶二钱（去毛，包）

【复诊】诸恙见轻，原方加北秫米三钱（包）。

方案之十二（湿温转戴阳症）

【姓氏】郑　性别　男

【病状】湿温十八天，初起身热，继则不热，两颧红赤，小溲自遗，时时欲寐，舌灰薄腻，口干不欲饮，脉沉细无神。

【诊断】此邪陷少阴，肾阳埋没，龙雷之火，飞越于上，戴阳症也，殊属可虑。

【治法】急拟温经扶正而潜浮阳。

【处方】潞党参　龙骨三钱　煨益智钱半　炙远志一钱　熟附块三钱　牡蛎三钱　清炙草五分　炒于术钱半　鹿角霜一钱

【复诊】加炙黄芪三钱，大砂仁一钱。

方案之十三（湿温转脚气症）

【姓氏】王　性别　童

【病状】湿温三候，身热有汗不解，胸痞泛恶，脐腹作胀，两足痿软不能步履，苔腻脉濡。

【诊断】湿邪自下而上，自外入内，盖脚气之重症也，若加气喘，则危殆矣。

【治法】急拟逐湿下行。

【处方】清水豆卷四钱　陈广皮一钱　刑仓术一钱　制川朴一钱　仙半夏二钱　枳实炭一钱　赤茯苓三钱　淡吴萸五分　大腹皮二钱　木防己二钱陈木瓜三

钱　生苡仁四钱　生姜三片

方案之十四（湿温发白痦症）

【姓氏】冯　性别　男

【病状】湿温伏邪，已十六天，汗多潮热，口干欲饮，白痦布于胸腹之间，八九日未更衣，脐下按之疼痛，舌红绛，中后腻黄，脉象沉数。

【诊断】叠投清温化湿之剂，诸症不减，伏邪蕴湿化热，由气及荣，由经入腑，腑中宿垢不得下达也，吴又可云温病下不嫌早。

【治法】导滞通腑为主，清温凉荣佐之，使有形之滞得下，则无形之邪自易解散。

【处方】生川军二钱　元明粉钱半（后入）　枳实一钱　生甘草五分　冬桑叶二钱　粉丹皮二钱　青蒿钱半　嫩白薇钱半　京赤芍钱半　青荷梗一尺　活水芦根一尺（去节）

二诊

【病状】昨进导滞通腑，清荣泄热之剂，腑气已通，潮热渐减，白痦布而不多，口干欲饮，舌中腻黄渐化，脉濡数无力。

【诊断】阴液暗伤，余热留恋气荣之间，清津无以上供，今拟生津清化。佐人和胃之品，尚需节食，恐多食则复，少食则遗之弊。

【处方】天花粉三钱　霜桑叶二钱　粉丹皮钱半　京赤芍钱半　朱茯神三钱　青蒿梗钱半　嫩白薇钱半　通草八分　六一散三钱（包）　青荷叶一尺　生熟谷芽各三钱

方案之十五（正气将脱之湿温）

【姓氏】周　性别　男

【病状】湿温月余，身热汗多，神志模糊，谵语郑声，唇燥口干，不欲饮，谷食不进，舌苔于腻，脉象沉细。

【诊断】湿邪久困太阴，陷入少阴，湿为阴邪，最易伤阳，卫阳失于外护则汗多，浮阳越于躯壳则身热，神不守舍则神糊，与热入心胞者，有霄壤之别。动则微喘，肾气不纳也，十余日未更衣，阴结也，脉证参合，正气涣散，阴阳脱离，即在目前矣。

【治法】急拟参附回阳，龙牡潜阳，苟能阳回神定，庶可转危为安之幸。

【处方】别直参二钱　熟附块二钱　左牡蛎三钱　大砂仁八分　仙半夏二钱　炙远志一钱　花龙骨三钱　朱茯神三钱　炒枣仁三钱　北秫米三钱（包）　浮小麦四钱

二诊

【病状】两进参附回阳，龙牡潜阳，汗收神清，阳气有内返之佳境。口干渴喜热饮，纳谷衰少，精神困顿，十余日未更衣，腹内微胀，并不拒按。

【诊断】苔干腻，脉沉细，阳不运动，阴气凝结，肠垢不得下达，尤严寒之时，水冰而地坼也，阴岭虽逾，未入坦途。

【治法】再拟扶正助阳，温通腑气。

【处方】别直参钱半　熟附块钱半　朱茯神三钱　炙远志一钱　酸枣仁三钱　仙半夏三钱　陈广皮一钱　大麻仁四钱（研）　郁李仁三钱（研）　火麻仁三钱（研）　焦谷芽四钱　半硫丸二钱

外用蜜煎导法

三诊

【治法】服两剂后，腑气已通，余恙如故。

【处方】原方去半硫丸、郁李仁、大麻仁，加米炒于术。

方案之十六（湿温夹足背结毒）

【姓氏】费　性别　男

【病状】湿温三载，初病足背湿结毒起见，腐溃不得脓，疮旁四围肿红锨痛，寒热晚甚，语梦如谵，前医迭投寒凉解毒，外疮虽见轻减，而加呃逆频频，胸痞泛恶，口有酸甜之味，不能饮食，渴不欲饮，口舌糜腐，小溲短赤，脉象濡滑而数。

【诊断】寒凉太过，湿遏热伏，热处湿中，胃阳被困，气机窒塞，已成坏症。

【治法】议进辛以开之，苦以降之，芳香以宣之，淡渗以利之，复方图治，应手乃幸。

【处方】仙半夏二钱　淡吴萸一分　郁金五钱　通草八分　清水豆卷四钱　枳实炭一钱　川雅连四分　姜竹茹五钱　柿蒂五枚　鲜藿香五钱　鲜佩兰五钱　鲜枇杷叶三张（去毛，包）

二诊

【病状】连服辛开苦降合淡渗之剂，呃逆止，泛恶亦减，胸痞噫气，口舌糜腐依然，口有酸甜之味，身热起伏无常，小溲短赤，脉象濡数。

【诊断】湿热为粘腻之邪，最难骤化，胶阻于中，则胸痞噫气，熏蒸于上，则口糜酸甜，三焦决渎无权，则小溲短赤，白疹不现，邪无出路。

【治法】前方既见合度，循序前进，以图后效。

【处方】仙半夏五钱　左金丸五分（包）　清水豆卷四钱　通草八分　枳实炭一钱　炒竹茹二钱　茯苓皮三钱　鲜藿佩各五钱　柿蒂五枚　枇杷叶五张　滋肾通关丸五钱（包煎）

方案之十七（湿温之神志昏糊）

【姓氏】徐　性别　女

【病状】伏温挟湿，陷入厥阴，神志昏迷，牙关紧闭，四肢逆冷，唇燥而焦。胸闷呕吐，饮食不进，湿热酿成浊痰，互阻中焦，胃失降和，脉沉细而数，苔灰黄。

【诊断】素体阴亏，肝火内炽，更兼怀孕，颇虑殒胎，危笃之症也。

【治法】仿《经》旨有故无殒亦无殒也之意，拟四逆散加减，冀陷入之邪，从阳明而解为幸。

【处方】银柴胡一钱　炙远志肉一钱　炙僵蚕三钱　仙半夏五钱　净蝉衣七分　九节石菖蒲八分　枳实炭八分　炒竹茹五钱　嫩钩钩三钱（后下）清水豆卷二钱　广郁金五钱　薄荷叶八分　淡竹沥一两　姜汁三四滴（冲服）

二诊

【病状】昨进四逆散加减，神志渐清，呕吐亦止，虽属佳兆，无如牙关拘紧，齿垢无津，里热口干，胸闷气粗，按脉沉细而数。

【诊断】阴液已伤，津无上承，陷入之湿邪，未能透达，痰热胶阻肺络，肺失输布之权，况怀麟七月，胎气亦伤，虽见小效，尚不足恃也。

【治法】今拟生津达邪，清神涤痰，未识能得转危就安否。

【处方】霍石斛三钱　炙远志肉一钱　川贝母二钱　淡竹油一两　清水豆卷三钱　鲜石菖蒲八分　栝蒌皮二钱　嫩钩钩三钱（后下）　黑山栀二钱鲜枇杷叶三钱　鲜竹茹二钱　枳实七分（同炒）

方案之十八（热邪内炽伤津之湿温）

【病状】湿温三候，灼热不退，舌绛起刺，脉洪数，温邪化火，由气入荣，热邪内炽，扰犯胞宫，伤津劫液，化源欲竭，以致唇焦齿垢，谵语妄言。

【诊断】内陷重症，危笃之至。

【治法】拟养阴救液，清火开窍，未识能有挽回否？

【处方】犀角尖　粉丹皮　带心麦冬　鲜石菖蒲　鲜生地　京赤芍　上川连　鲜竹叶心　带心连翘　京元参　天竺黄　活芦根　牛黄清心丸（另研细末化服）

方案之十九（湿温壮热烦躁逆冷）

【病状】秋温伏暑，蕴蒸阳明，身热甚壮，有汗不解，口干欲饮，苔黄脉数，两足逆冷，是热在阳明，湿在太阴，与中寒者有不同，症势颇重。

【治法】拟加味苍术白虎汤，清温燥湿，以望转机。

【处方】生石膏　天花粉　黑山栀　肥知母　金银花　活芦根　生甘草连翘壳　制苍术

方案之二十（湿温兼痢之重症）

【病状】温邪暑湿，挟滞互阻，太阴阳明为病，发热五天，有汗不解，胸痞泛恶，腹痛痢下，日夜四五十次，舌尖绛、中厚灰腻而黄，脉象滑数有力。

【诊断】暑为天之气，湿为地之气，暑湿蕴蒸阳明，湿滞郁于肠间，气机窒塞，胃失降和，湿温兼痢之重症。

【治法】益气分之伏邪，化阳明之苟浊，表里双解，通因通用之意。

【处方】炒香豉　银花炭　六神曲　炒竹茹　黑山栀皮　扁豆衣　焦查炭　青陈皮　酒炒黄芩　仙半夏　鲜藿香　炒赤芍　鲜佩兰　枳实导滞丸

方案之二十一（湿温白疹便溏）

【病状】伏邪湿热，蕴蒸气分，漫布三焦，身热、早轻暮重，已有旬余，白疹布而不多，湿热原有暗泄之机，无如入夜梦呓、如谵语之状，亦是湿热熏蒸清窍所致，口干溲赤，便溏薄，热在阳明，湿在太阴，《经》所谓热搏注泄是也。

【诊断】湿温之症，氤氲粘腻，非易速解，虑其缠绵增剧。

【治法】拟葛根黄芩汤加味，解肌清温，苦化湿热。

【处方】粉葛根　朱茯神　炒麦芽　朱灯芯　酒炒黄芩　炒银花　通草水炒川连　连翘壳　净蝉衣　鸡苏散　青荷梗　鲜竹叶

伤寒类

方案之一（外感挟滞之伤寒）

【姓氏】姜　性别　男

【病状】外寒束于表分，湿痰内蕴中焦，太阳阳明为病，寒热无汗，头疼胸闷烦恶，纳谷减少，脉浮滑，苔薄腻。

【治法】拟疏解化滞，重用表药，《经》云：体若燔炭，汗出而散。

【处方】淡豆豉三钱　赤茯苓三钱　炒枳壳钱半　生姜两片　净麻黄两分　姜半夏三钱　六神曲三钱　青防风一钱　广陈皮一钱　炒麦芽三钱　炒赤芍钱半

方案之二（伤寒咳嗽胸闷体酸）

【姓氏】白　性别　男

【病状】太阳之邪未罢，荣卫循序失常，形寒怯冷，咳嗽胸闷，遍体酸楚，饮食纳少，舌苔垢腻。

【治法】宜桂枝汤。

【处方】川桂枝八分　象贝母三钱　仙半夏二钱　炒谷芽四钱　冬瓜子三钱　炒赤芍钱半　茯苓三钱　紫苏梗钱半　佩兰梗钱半　光杏仁三钱　炒枳壳一钱　陈广皮一钱　西秦艽钱半

方案之三（伤寒兼痰饮症）

【姓氏】张　性别　男

【病源】寒邪外束，痰饮内搏，支塞肺络，清肃之令不行，气机塞窒不宣。

【病状】寒热无汗，咳嗽气喘，难于平卧，胃有蕴热，热郁而烦躁，脉浮紧而滑数，苔薄腻而黄。

【治法】宜疏外邪以宣肺气，化痰饮而清胃热，大青龙汤加减。

【处方】蜜炙麻黄四分　云苓三钱　橘红八分　炙款冬钱半　川桂枝六分　象贝母三钱　半夏二钱　旋覆花钱半（包）　石膏三钱　杏仁三钱　生甘草六分

方案之四（伤寒发热谵语口渴欲饮）

【姓氏】袁　性别　男

【病状】伤寒两候，太阳之邪未罢，阳明之热已炽。

【诊断】热熏心包，神明无以自主，发热谵语，口渴欲饮，脊背微寒，脉浮滑而数，苔黄。

【治法】宜桂枝白虎，一解太阳之邪，一清阳明之热。

【处方】川桂枝五分　仙半夏二钱　生甘草四分　连翘三钱　石膏三钱（打）炙远志一钱　朱茯神三钱　知母钱半　生姜一片　红枣两枚

方案之五（伤寒痰滞逗留中焦）

【姓氏】吴　性别　男

【病状】发热不退，胸闷呕吐，舌中有一条白苔，脉弦滑而数。

【诊断】太阳阳明未解，痰滞逗留，中焦气滞，宣化失司。

【治法】当拟栀豉汤、疏解表邪，温胆汤、蠲除痰饮，俾得邪从外解，饮从内化，则热可退，而呕吐自止。

【处方】淡豆豉三钱　黄芩钱半　半夏二钱　炒谷麦芽各三钱　赤芍二钱生姜一片　川桂枝四分　竹茹钱半　陈皮一钱　鸡金炭钱半　泽泻钱半

方案之六（伤寒之结胸症）

【姓氏】殷　性别　男

【病状】太阳病早下，邪不得达，复因饮食不谨，痰食盘踞清阳之位，脾胃升降失常，胸脘胀痛拒按，呕吐不能食，舌腻脉滑。

【诊断】脘为阳明之所，痰食阻于中焦则胀痛，胃气不得下降则呕吐，此结胸之症也。

【治法】化痰滞，则筋痛自消，和胃气，则呕吐自止，拟小陷胸汤加减。

【处方】姜川连　陈皮　大砂仁　生姜　姜半夏　枳实　六神曲　姜竹茹栝蒌皮　制川朴　莱菔

方案之七（伤寒两感重症）

【姓氏】王　性别　男

【病状】肾阴本亏，寒邪外受，太阳少阴同病，发热微寒，遍体酸楚，腰痛如折，苔薄腻微黄，脉象尺弱，寸关浮紧而数。

【诊断】太阳主一身之表，腰为少阴之府，风寒乘隙而入，荣卫不能流通。两感重症。

【治法】拟阳旦疏达表邪，以冀速解为幸。

【处方】川桂枝　苏梗叶　北细辛　厚杜仲　丝瓜络　葱头　酒炒黄芩淡豆豉　炙甘草　晚蚕沙　生姜

方案之八（邪陷少阴之伤寒）

【姓氏】范　性别　男年幼

【病状】孩提之童，身热不扬，十余日不解，气阴已伤，邪陷少阴，阴盛阳衰，阳不流行，痰湿弥漫，嗜卧神疲，二便如常，脉沉细，苔薄腻。

【诊断】颇虑虚中生波。

【治法】宜扶正达邪，温化痰湿。

【处方】云苓　炒谷芽　党参　柴胡　半夏　陈皮　生姜　红枣　附片甘草

方案之九（伤寒内陷之重症）

【姓氏】卫　性别　男

【病状】始有发热恶寒起见，继则表不热而里热，口干不欲饮，四肢逆冷，脉沉苔腻，加之呕吐呃逆，大便不实。

【诊断】外邪由太阳而陷于太阴，不得泄越，阳气被遏，胃阳不宣也，脉沉非表，为邪陷于里之证，四肢逆冷，经所谓阳气衰于下，则为寒厥是也，伤寒内陷之重症。

【治法】拟四逆汤加减，通达阳气，和胃降逆。

【处方】淡干姜　丁香　川桂枝　六神曲　炙甘草　柿蒂　熟附子　川朴　陈皮　仙半夏　制谷芽　生姜

方案之十（伤寒挟滞）

【姓氏】李　性别　男

【病状】伤寒挟滞，太阳阳明为病，身热，十余日不解，脊背微寒，脉浮滑而数，口干不多饮，唇焦，苔薄腻而黄，五六日不更衣。

【诊断】太阳之邪未罢，阳明之热熏蒸，肠中浊垢，不得下达也，阳明有胃实当下之条。

【治法】拟桂枝白虎汤加减，疏太阳之邪，清阳明之热，助以通腑。

【处方】川桂枝　生甘草　元明粉　竹茹　石膏　栝蒌川军　半夏　生姜红枣

方案之十一（胸闷腹痛之伤寒）

【姓氏】贺　性别　女

【病状】伤寒两感，挟滞交阻，太阳少阴同病。

【诊断】恶寒发热，头痛无汗，胸闷腹痛拒按，泛恶不能饮食，腰酸骨楚，苔白腻，脉象沉细而迟，病因经后房事而得，下焦有蓄瘀也，虑其传经增剧。

【治法】拟麻黄附子汤加减，温经达邪，去瘀导滞。

【处方】净麻黄四分　熟附片钱半　细辛三分　赤苓三钱　仙半夏三钱枳实炭一钱　制川朴一钱　大砂仁八分　焦楂炭三钱　延胡索一钱　两头尖钱半（酒浸泡）　生姜三片

方案之十二（房事后感之伤寒）

【姓氏】杨　性别　女

【病源】病从房劳经后而得。

【病状】脉象浮弦，汗多如雨，恶风发热不解，遍体骨楚，少腹痛拒按，舌苔薄而腻，风入太阳，皮毛开而经输闭，蓄瘀积而气滞阻，即两感之重症也。

【治法】亟拟温经达邪，去瘀消滞，以冀应手乃吉。

【处方】川桂枝　白芍　清炙草　熟附片　云茯苓　砂仁　焦查炭　五灵脂两头尖（酒浸泡）　生姜

此症一剂而愈，故录之，次日以桂枝汤加和胃之品调之。

方案之十三（夺精伤寒）

【姓氏】封　性别　男

【病状】诊脉浮紧而弦，舌苔干白而腻，身热不扬，微有恶寒，咳嗽气逆，十四夜不能平卧，咽痛淡红不肿，两颧赤色。

【诊断】据述病起于夺精之后，寒邪由皮毛而入于肺，乘虚直入少阴之经，逼其水中之火，飞越于上，书曰：戴阳重症也。

【治法】阅前方始用疏解，如前胡、薄荷、牛蒡、杏、贝之品，继则滋养，沙参、石斛、毛燕、川贝，不啻隔靴搔痒，扬汤止沸，夫用药如用兵，匪势凶猛，非勇悍之将，安能应敌也，拙拟小青龙汤合二加龙骨汤，一以温解寒邪，一以收摄浮阳。

【处方】蜜炙麻黄　川桂枝　大白芍　生甘草　熟附片　煅牡蛎　花龙骨
水炙桑皮　远志　光杏仁　仙半夏　五味子（干姜三分拌捣）

服两剂后，气喘渐平，去麻黄，又服两剂，颧红退，即更方，改用平淡之剂调理，如杏、贝、甘、桔、茯神、桑皮、苡仁、冬瓜子、北秫米等，接服五六剂而痊。

方案之十四（挟食挟阴之伤寒）

【病源】伤寒两感，太阳少阴为病，太阳为寒水之经，本阴标阳，标阳郁遏，阳不通行，故发热恶寒而无汗，少阴为水火之脏，本热标寒，寒入少阴，阴盛火衰。

【病状】完谷不化，腹痛而洞泄，胸闷呕吐，舌苔白腻，食滞中宫，浊气上逆，脉象沉迟而细。

【诊断】仲圣云：脉沉细，反发热，为少阴病，与此吻合，挟阴挟食，显然无疑。

【治法】宜温经达邪，和中消滞。

【处方】净麻黄四分　熟附子一钱　藿苏梗各钱半　制川朴一钱　枳实炭一钱　仙半夏二钱　赤苓三钱　白蔻仁八分　六神曲三钱　生姜一片　干荷叶一角

二诊

【病状】服温经达邪，和中消滞之剂，得微汗，恶寒发热较轻，而胸闷呕吐腹痛泄泻，依然不止，苔腻不化，脉沉略起。

【诊断】太阳之经邪，虽有外解之势，少阴之伏邪未达，中焦之食滞互阻，太阴清气不升，阳明浊气不降也，恙势尚在重途，还虑增剧。

【治法】仍守原法出入，击鼓而进取之。

【处方】荆芥一钱　防风一钱　淡豆豉三钱　熟附子一钱　藿苏梗各钱半
仙半夏二钱　生姜二片　枳实炭一钱　制川朴一钱　六神曲三钱　大腹皮二钱
酒炒黄芩一钱　干荷叶一角

方案之十五（热深厥深之伤寒）

【姓氏】狄　性别　女

【病状】伤寒两候，壮热无汗，谵语烦躁，舌焦无津，脉象沉数，肢反逆冷，五六日不更衣。

【诊断】此邪已化热，由阳明而穿厥阴，阴液已伤，燥矢不下，有热深厥深之见象，风动痉厥，恐在目前。

【治法】急拟生津清热，下则存阴，以望转机。

【处方】生石膏四钱　生甘草五分　肥知母钱半　鲜生地六钱　元参三钱　鲜石斛三钱　郁李仁三钱（研）　大麻仁四钱（研）　天花粉三钱　茅芦根各一两　青宁丸三钱（包煎）

方案之十六（瘀热交结之伤寒）

【姓氏】诸　性别　女

【病源】伤寒一候，经水适来，邪热陷入血室，瘀热交结。

【病状】其邪外无向表之机，内无下行之势，发热恶寒，早轻暮重，神糊谵语，如见鬼状，胁痛胸闷，口苦苔黄，少腹拒按，腑气不行，脉象弦数。

【诊断】症势重险，恐再进一步，则入厥阴矣。

【治法】拟小柴胡汤，加清热通瘀之品，一以和解枢机之邪，一以引瘀热而下行，冀其应手为幸。

【处方】柴胡一钱　炒黄芩一钱　羚羊片八分　藏红花八分　桃仁泥一钱（包）　青皮一钱　绛通草八分　赤芍三钱　青宁丸三钱（包）　生蒲黄二钱（包）

方案之十七（谵语发狂之伤寒）

【病状】伤寒两候，太阳之邪未罢，阳明之热已炽，热邪上冒清阳，则神志为之蒙蔽。

【诊断】此即谵语发狂之渐，但伤寒未解，里未实者，皆当引之外出。

【治法】拟桂枝白虎汤，俾热从汗解，乃为得之。

【处方】川桂枝　生甘草　连翘壳　生石膏　朱茯神　肥知母　仙半夏炙远志肉　生姜　红枣

方案之十八（胸闷呕吐之伤寒）

【病状】风邪挟痰饮，交阻中宫，清阳不升，则郁为表热，浊阴不降，故胸闷呕吐，舌薄腻，中有白苔，脉象弦滑而数。

【治法】当宜栀豉汤加桂，疏解风邪。温胆汤蠲除痰饮，俾邪从外解，饮从内化，则热可退，而呕吐自止。

【处方】淡豆豉　仙半夏（炒）　谷麦芽　生姜　川桂枝　赤茯苓　泽泻　淡黄芩　陈广皮　鸡金炭　鲜竹茹（炒枳实同捣）

方案之十九（痰食结胸之伤寒）

【病状】痰涎宿食，胶结中脘，舌腻脉滑，脘为阳明之所，痰食阻于中焦，则胀痛拒按，胃气不能下降，则呕吐不能饮食。

【诊断】此结胸之症也。

【治法】化痰滞则胀痛自除，和胃气则呕吐自止，拟小陷胸汤加减。

【处方】姜川连　陈皮　大砂仁　生姜　姜半夏　炒枳实　六神曲　姜竹茹　栝蒌皮　制川朴　莱菔子

方案之二十（伤寒发厥）

【病状】始由邪犯太阳，发热恶寒，继则表热渐衰，里热方起。渴不欲饮，四肢逆冷，脉沉苔腻，加之呕哕交作，大便不实。阳气被遏，胃阳不降也，脉沉里热，邪陷之征，四肢逆冷，经所谓阳气衰于下，则为寒厥也。

【诊断】此外邪由太阳而陷于太阴，不得泄越于外。

【治法】拟四逆汤加味，以达阳气，而降胃浊。

【处方】淡干姜　川桂枝　陈皮　丁香　熟附块　制川朴　六神曲　柿蒂　生甘草　仙半夏　炒谷芽　生姜

中风类

方案之一（阳虚中风）

【姓氏】罗　性别　男

【病源】年甫半百，阳气早亏，贼风人中经腧，荣卫痹塞不行，陡然跌仆成中风。

【病状】舌强不语，神志似明似昧，嗜卧不醒，右手足不用，风性上升，痰湿随之，阻于廉泉，堵塞神明也，脉象尺部沉细，寸关弦紧而滑，苔白腻。

【诊断】阴霾弥漫，阳不用事，幸小溲未遗，肾气尚固，未至骤见脱象，亦云幸矣。

【治法】急拟仲圣小续命汤加减，助阳祛风，开其痹塞，运中涤痰，而通络道。

【处方】净麻黄四分　熟附片一钱　川桂枝八分　生甘草六分　全当归三钱　川芎八分　姜半夏三钱　光杏仁三钱　生姜汁一钱（冲服）　淡竹沥一两（冲服）另用再造丸一粒（去壳研细末化服）

二诊

【病状】两进小续命汤，神志稍清，嗜寐渐减，佳兆也，而舌强不能言语，右手足不用，脉息尺部沉细，寸关弦紧稍和，苔薄腻。

【诊断】阳气本虚，藩篱不固，贼风中经，经腧痹塞，痰湿稽留，宗气不得分布，故右手足不用也，肾脉络舌本，脾脉络舌傍，痰阻心脾之络，故舌强不能言，灵机堵塞也。虽见小效，尚不敢有恃无恐。

【治法】再拟维阳气以祛邪风，涤痰浊而通络道，努力前进，以观后效。

【处方】熟附片一钱　云茯苓三钱　川桂枝八分　姜半夏二钱　大川芎八分炙僵蚕二钱　生姜汁一钱（冲）　淡竹沥一两（冲）

三诊

【病状】又服三剂，神志较清，嗜寐大减，略能言语，阳气有流行之机，浊痰有克化之渐，是应手也，惟右手足依然不能用，腑气六七日不行，苔腻，脉弦紧渐和，尺部沉细。

【诊断】肾阳早亏，宗气不得分布，腑中之浊垢，须阳气通而后能下达，经腑之邪风，必正气旺，始托之外出。

【治法】仍拟助阳益气，以驱邪风，通胃涤痰，而下浊垢，腑气以下行为顺，通腑亦不可缓也。

【处方】生黄芪三钱　桂枝八分　附子一钱　生甘草五分　当归三钱　川芎八分　云茯苓三钱　风化硝五分　生栝蒌三钱　枳实炭一钱　淡苁蓉三钱　半硫丸钱半（吞服）

四诊

【病状】腑气已通，浊垢得以下行，神志已清，舌强、言语未能自如，右手足依然不用，脉弦紧转和，尺部沉细。

【诊断】阳气衰弱之体，风为百病之长，阳虚之邪风，即寒中之动气，阳气旺一分，邪风去一分，湿痰盘踞，亦藉阳气充足，始能克化，《经》所谓阳气者，若天与日，失其所则折寿而不彰，理有信然。

【治法】仍助阳气、以驱邪风，化湿痰、而通络道，循序渐进，自获效果。

【处方】生黄芪五钱　生白术二钱　生甘草五分　熟附子一钱　桂枝八分全当归三钱　川芎八分　姜半夏三钱　西秦艽二钱　淮牛膝二钱　嫩桑枝三钱指迷茯苓丸五钱（包）

服前方，诸恙见轻，仍守原法扩充，生黄芪用至八钱，间日用鹿茸二分，研细末，饭为丸，陈酒服吞。大活络丹，每五日服一粒，去壳研末，陈酒化服，共服六十余帖，舌能言，手能握，足能履，接服膏滋方，药味与煎药仿佛，以善其后。

方案之二（阴虚中风）

【姓氏】沈　性别　男

【病状】年逾古稀，气阴早衰于未病之先，旧有头痛目疾，今日陡然跌仆成中，舌强不语，人事不省，左手足不用，舌质灰红，脉象尺部沉弱，寸关弦滑而数，按之而劲。

【诊断】水亏不能涵木，内风上旋，挟素蕴之痰湿，蒙蔽清窍，堵塞神明出入之路，致不省人事，痰热阻于廉泉，为舌强不语，风邪横窜经腧，则左手足不用，《金匮》云：风中于经，举重不胜，风中于腑，即不识人，此中经兼中腑之重症也。

【治法】急拟育阴熄风，开窍涤痰，冀望转机为幸。

【处方】大麦冬三钱　玄参二钱　仙半夏二钱　川贝二钱　天竺黄钱半明天麻八分　陈胆星八分　竹茹钱半　枳实一钱　全栝蒌四钱（切）　嫩钩钩三钱（后入）　羚羊片八分（先煎汁冲）　淡竹沥一两（冲）　生姜汁二滴（冲）　至宝丹一粒（去壳研末化服）

二诊

【病状】两投育阴熄风，开窍涤痰之剂，人事渐知，舌强不能言语，左手足不用，脉尺部细弱，寸关弦滑而数，舌灰红。

【诊断】高年荣阴亏耗，风自内起，风摄于胃，胃为水谷之海，津液变为痰涎，上阻清窍，横窜经腧，诸恙所自来也，本症阴虚，风烛堪虑。

【治法】今仿河间地黄饮子加味，滋阴血以熄内风，化痰热而清神明，风静浪平，始可转危为安。

【处方】炙远志一钱　九节菖蒲八分　全栝蒌四钱（切）　嫩钩钩三钱（后入）　淡竹沥一两（冲服）　大生地四钱　大麦冬二钱　川石斛三钱　仙半夏二钱　明天麻一钱　左牡蛎四钱　川贝母三钱　陈胆星八分　羚羊片四分（先煎汁冲）

方案之三（气血两亏之中风）

【姓氏】祁　性别　女

【病状】中风延今一载。左手不能招举，左足不能步履。舌根似强。言语謇涩，脉象尺部沉细，寸关濡滑，舌边光、苔薄腻。

【诊断】年逾七旬，气血两亏，邪风入中经腧，荣卫痹塞不行，痰阻舌根，故言语謇涩也。

【治法】书云：气主煦之，血主濡之，今宜益气养血，助阳化痰，兼通络道，冀望阳生阴长，气旺血行，则邪风可去，而湿痰自化也。

【处方】潞党参三钱　生黄芪五钱　生于术二钱　大白芍二钱　熟附片八分　川桂枝五分　全当归三钱　生甘草六分　大川芎八分　怀牛膝二钱　厚杜仲三钱　嫩桑枝四钱　红枣十枚　指迷茯苓丸四钱（包）

方案之四（阴亏内风痰热上扰）

【姓氏】章　性别　女

【病状】旧有头痛眩晕之恙，今忽舌强不能言语，神志似明似昧，手足弛纵，小溲不固，脉象尺部细小，左寸关弦小而数，右寸关虚滑，舌光红。

【诊断】此阴血大亏，内风上扰，痰热阻络，灵窍堵塞，中风重症。

【治法】急拟滋液熄风，清神涤痰，甘凉濡润，以冀挽救。

【处方】大麦冬三钱　大生地三钱　川石斛三钱　左牡蛎四钱　生石决四钱　煨天麻八分　川贝三钱　炙远志一钱　天竺黄钱半　竹沥半夏钱半　鲜竹茹钱半　嫩钩钩三钱（后入）　淡竹沥一两（冲服）　珍珠粉二分（冲服）

此方服十剂诸恙已轻，原方去竹沥、珠粉、天竺黄、加西洋参钱半、阿胶珠钱半。

方案之五（邪风入络痰阻舌根）

【姓氏】黎　性别　男

【病状】二年前后拇指麻木，今忽舌强语言謇涩，右手足麻木无力，脉象虚弦而滑，舌苔薄腻。

【诊断】此体丰气虚，邪风入络，痰阻舌根，神气不灵，中风初步之重症也。

【治法】急拟益气去风，涤痰通络。

【处方】生黄芪五钱　青防风一钱　防己二钱　生白术二钱　全当归二钱大川芎八分　西秦艽钱半　竹沥半夏二钱　枳实炭一钱　炒竹茹钱半　炙僵蚕三钱　陈胆星八分　嫩桑枝三钱　再造丸一粒（去壳研细末化服）

五剂后恙已见轻，去再造丸、枳实，加指迷茯苓丸三钱吞服。

方案之六（中风之暴脱）

【姓氏】廖　性别　男

【病状】体丰气虚，湿胜痰多，陡然跌仆成十，不省人事，小溲自遗，喉中痰声辘辘，汗多脉伏，身热肢冷。

【诊断】此本实先拔，真阳飞越，气血涣散，枢纽不交，虽曰中脏，实暴脱也。

【治法】勉拟一方，聊尽人工。

【处方】别直参三钱　熟附子块三钱　淡竹沥二两　生姜汁一钱（同冲）

类中风类

方案之一（类中——舌强不能言）

【姓氏】严　性别　男

【病状】右手足素患麻木，昨日陡然舌强，不能言语，诊脉左细弱，右弦滑，苔前光后腻。

【诊断】此乃气阴本亏，虚风内动，风者善行而数遍，故其发病也速。挟痰浊上阻廉泉，横窜络道，营卫痹塞不通，类中根苗显著。

【治法】《经》云：邪之所凑，其气必虚，又云：虚处受邪，其病则实，拟益气熄风，化痰通络。

【处方】云茯苓三钱　炙僵蚕三钱　陈广皮一钱　生白术钱半　竹节白附子一钱　炙远志肉一钱

黑穞豆衣三钱　竹沥半夏二钱　陈胆星八分　九节菖蒲八分　姜水炒竹茹钱半　嫩钩钩三钱（后入）　吉林参须一钱（另煎汁冲服）

方案之二（类中——肝风鼓火内炽）

【姓氏】钱　性别　男

【病状】类中偏左，半体不用，神志虽清，舌强言謇，咬牙嚼齿，牙缝渗血，呃逆频仍，舌绛，脉弦小而数。

【诊断】诸风掉眩，皆属于肝，阴份大伤，肝阳化风上扰，痰热阻于廉泉之窍，肺胃肃降之令不行，羔势正在险关。

【治法】勉拟地黄饮子、合竹沥饮化裁，挽堕拯危，在此一举。

【处方】鲜生地四钱　川石斛三钱　栝蒌皮二钱　柿蒂十枚　大麦冬二钱抱茯神三钱　生蛤壳六钱　老枇杷叶四张　西洋参钱半　川贝母二钱　鲜竹茹三钱　嫩钩钩三钱（后入）　活芦根一尺（去节）　淡竹沥一两　真珍珠粉一分真猴枣粉一分（二味冲服）

方案之三（类中——右半身不遂）

【姓氏】董　性别　男

【病状】心开窍于舌，肾脉络舌本，脾脉络舌傍，外风引动内风，挟湿痰阻于廉泉，横窜络道，右半身不遂已久。

【诊断】迩来舌强不能言语，苔薄腻，脉弦小而滑，类中风之重症。

【治法】宜熄风涤痰，和荣通络。

【处方】左牡蛎四钱　朱茯神三钱　炙僵蚕二钱　淡竹沥一两五钱　花龙骨三钱　炙远志肉一钱　陈胆星八分　川象贝各二钱　仙半夏二钱　枳实炭一钱西秦艽二钱　煨天麻八分　嫩钩钩三钱（后下）　生姜汁二滴（冲服）

疝气类

方案之一（坠胀疼痛之偏疝）

【病源】厥阴之脉，循阴器而络睾丸。肝失疏泄，湿热下注，膀胱宣化失司。

【病状】小溲夹浊，偏疝坠胀疼痛，苔腻，脉濡数。

【诊断】《经》云：诸液浑浊，皆属于热。又云：肝病善痛，是无形之厥气，与有形之湿热，互相为患也。

【治法】当宜疏泄厥气，淡渗湿热。

【处方】柴胡梢七分　延胡索一钱　路路通二钱　炒赤芍钱半　块滑石三钱　赤茯苓三钱　车前子三钱　荸荠梗钱半　金铃子二钱　陈橘核五枚（炙）　粉萆薢三钱　黑山栀钱半　细木通八分　枸橘一枚（打）

癃闭类

方案之一（癃闭上焦不宣）

【病理】三焦者，决渎之官，水道出焉，上焦不宣，则下焦不通。

【病状】以肺为水之上源，不能通调水道，下输膀胱也，疏其源，则流自洁，开其上，而下自通。譬之沉竹管于水中，一指遏其上窍，则滴水不坠，去其指，则管无余水矣，治癃闭不当如是乎。

【处方】苦桔梗一钱　带皮杏仁三钱　赤茯苓三钱　六一散三钱（包）炙升麻八分　黑山栀钱半　黄檗一钱（盐水炒）　知母一钱（盐水炒）　鲜车前草汁二两　土牛膝根三钱　肉桂心二分（饭丸吞服）　鲜藕汁二两（炖温冲服）

方案之二（小溲频数少腹胀痛）

【病状】小溲频数，少腹胀痛。

【诊断】《经》云：下焦洛肾属膀胱，别于回肠而渗入焉，此证少阴真火不充，太阳之寒水，转为湿热所阻，少阴无火，故小溲数而不畅，太阳为湿热阻滞，故气不通而胀痛，法当暖脏泄热，翼火归其源，水得其道。

【治法】宜滋肾通关饮。

【处方】肥知母三钱　川黄檗三钱　肉桂心三分

方案之三（中气不足之溲数）

【病状】中气不足，溲便为之变，小溲频数，入夜更甚，延今一载余，症属缠绵。

【治法】拟补中益气，滋肾通关。

【处方】炒潞党参钱半　清炙草五分　云茯苓三钱　陈广皮一钱　川升麻三分　清炙黄芪二钱　苦桔梗一钱　全当归二钱　生白术钱半　生蒲黄三钱（包）小蓟根二钱　滋肾通关丸三钱（包）

遗精类

方案之一（心悸头晕之遗精）

【病源】精藏于肾，而主于心，精生于气，而役于神，神动于中，精驰于下。

【病状】遗泄已久，心悸头晕。

【治法】补精必安其神，安神必益其气，宜益气养阴，安神固泄。

【处方】炒潞党参二钱　朱茯神三钱　大砂仁八分（研）　剪芡实三钱清炙黄芪三钱　酸枣仁三钱　川黄檗八分　熟女贞二钱　大熟地四钱　青龙齿四钱桑螵蛸三钱　明天冬二钱　紫石英三钱　白莲须钱半

方案之二（真阴不足之遗泄）

【病源】癸水不足，相火有余，精关因而不固。

【病状】始患遗泄，延及上源，更兼咳嗽。

【诊断】恙久根深，非易速痊。

【治法】宜壮水之主，以制阳光。

【处方】明天冬钱半　抱茯神三钱　左牡蛎四钱　竹沥半夏二钱　大生地三钱　黄檗炭八分　花龙骨三钱　炙远志肉一钱　潞党参三钱　带壳砂仁八分　剪芡实三钱　川象贝各三钱　甜光杏三钱　白莲须钱半

淋浊类

方案之一（湿热郁于下焦之淋浊）

【病状】溲浊、淋浊赤白，溺时管痛。

【诊断】湿胜于热为白，热胜于湿为赤，《经》云：诸转反戾，水液浑浊，皆属于热。一则热迫血分，一则湿郁下焦，瘀精留滞中途，膀胱宣化失司，赤浊白浊，所由来也。

【治法】宜清肝火，渗湿热，佐去瘀精。

【处方】龙胆草钱半　粉萆薢三钱　细木通八分　黑山栀钱半　远志肉一钱　生草梢八分　粉丹皮钱半　琥珀屑三分（冲）　淡黄芩钱半　川雅连三分　块滑石三钱　方通草八分

方案之二（阴虚蕴成湿热之淋浊）

【病状】淋浊积年不愈。

【诊断】阴分已亏，而湿热未楚，肾与膀胱为表里，肾阴不足，不能潜伏元阳，致浮阳溢入膀胱，蕴成湿热。

【治法】宜育阴清化，缓图功效。

【处方】大生地四钱　云茯苓三钱　潼蒺藜三钱　山萸肉钱半　熟女贞二钱　粉丹皮钱半　黄檗炭八分　威灵仙二钱　福泽泻钱半　淮山药三钱　剪芡实二钱　猪脊髓二条（酒洗）

溲血类

方案之一（肾亏火旺之溲血）

【病源】溺血之症，痛者为血淋，不痛者为尿血，肾阴不足，君相之火，下移小肠，逼血下行。

【病状】小溲带血，溺管不痛，脉象细小而数。

【治法】壮水之主，以制阳光，当宜育坎脏之真阴，清离明之相火。

【处方】大生地三钱　抱茯神三钱　小川连四分　蒲黄炭三钱　粉丹皮钱半　元武板四钱　生甘草六分　生白芍二钱　淮山药三钱　阿胶珠三钱　黄檗炭一钱　藕节炭二枚

方案之二（肝脾两亏之溲血）

【病理】肝为藏血之经，脾为统血之脏，肝脾两亏，藏统失司。

【病状】溲血甚多，小便频数，大便溏薄，舌中剥、边黄腻，脉濡弦而数。

【诊断】阴无阳化，阳不生阴，膀胱宣泄无权，足肿面浮，脾虚之象见矣。

【治法】拟归脾汤法，引血归经，合滋肾通关丸，生阴化阳。

【处方】西洋参三钱　抱茯神三钱　紫丹参二钱　焦谷芽三钱　清炙黄芪三钱　炒枣仁三钱　茜草根炭一钱　焦白芍钱半　活贯众炭三钱　炒于术钱半　滋肾通关丸二钱（包煎）

二诊

【病状】溲血有年，血色紫黑，少腹胀满，小溲频数，大便溏薄，内热心悸。耳鸣头眩，面色萎黄，腿足浮肿，脉左弦小而数，右濡弦。

【诊断】肝虚不能藏血，脾虚不能统血，血随溲下，色紫黑，少腹满，宿瘀尚未清也。

【治法】前进归脾法，合滋肾丸，尚觉合度，再从原方复入通瘀之品。

【处方】前方去活贯众、加生草梢、蒲黄炭、琥珀屑、鲜藕。

三诊

【病状】溲血色紫，小溲频数，少腹酸胀，大便溏薄，兼有脱肛，头眩心悸耳鸣，腿足浮肿。

【诊断】两进归脾，病无进退，脾虚固属显然，小溲频数，少腹酸胀，肝热有瘀，亦为的当不移之理，为病本虽在肝脾，病标却在膀胱，《经》云：胞移热与膀胱，则病溺血。膀胱者，州都之官，藏津液而司气化。气化不行，则病肿满。

【治法】肺者膀胱水道之上源也，治肝脾不应，治膀胱不应，今拟清宣肺气，去瘀生新，下病上取，另开途径，以观后效。

【处方】西洋参三钱　抱茯神三钱　茜草根二钱　通天草钱半　川贝母二钱

炙远志一钱　紫丹参二钱　活贯众炭三钱　生草梢八分　清炙枇杷叶三钱（去毛包）

另用鲜车前草汁鲜藕汁各一两炖温冲服。

四诊

【病状】昨投清宣肺气，去瘀生新之剂，溲血已减，小便亦爽，下病治上，已获效征，唯面浮足肿，脘腹作胀，纳谷减少，头眩心悸，大便不实。

【诊断】明系肝体不足，肝用有余，脾弱不磨，运化失其常度。

【治法】急其所急，缓其所缓，又当从肝脾着手，脾虚木横，顺乘脾土，固在意中，则治肝实脾，下病治上，亦一定不移之法矣。

【处方】生于术三钱　扁豆衣三钱　紫丹参二钱　荸荠梗钱半　远志肉一钱　云茯苓三钱　陈广皮一钱　生草梢八分　生熟苡仁各三钱　生熟谷芽各三钱　清炙枇杷叶三钱（去毛包）

便血类

方案之一（湿郁化热之便血）

【病状】身热六七日不退，大便脓血，脉郁数，苔黄。

【诊断】伏邪蕴蒸气分，湿郁化热入荣，血渗大肠，肠有瘀浊，大便脓血是故也。

【治法】今拟白头翁汤加味，清解伏邪，苦化湿热。

【处方】白头翁三钱　炒黄芩钱半　地榆炭钱半　杜赤豆五钱　北秦皮钱半　炒赤芍钱半　焦查炭三钱　淡豆豉三钱　川雅连四分　炒当归二钱　炙甘草五分

方案之二（脾阳不运之便血）

【病状】身热不扬，大便脓血色紫，脉沉苔腻。

【诊断】脾为阴土之脏，统血之经，赖阳气以运行，脾阳不健，瘀浊留恋。血不循经而下溢，《经》所谓阴络伤，则血下溢是也，身热不扬，阴盛而格阳于外也。

【治法】当宜温运脾阳，而化瘀浊，以冀火土相生，阳气得以上升，阴血不致下走矣。

【处方】肉桂心三分　炒于术钱半　焦楂炭三钱　熟附子八分　炮姜炭六分　陈广皮一钱　炒当归二钱　炙甘草五分　大砂仁八分　炒赤芍钱半

方案之三（肝热脾寒之便血）

【病源】便血色紫，腑行不实，纳谷衰少，此远血也。

【诊断】近血病在腑，远血病在脏，脏者肝与脾也，血生于心，而藏统之职，司于肝脾。肝为刚脏，脾为阴土，肝虚则生热，热逼血以妄行，脾虚则生寒，寒泣血而失道，藏统失职，血不归经，下渗大肠，则为便血。

【治法】便血之治，寒者温之，热者清之，肝虚者柔润之，脾虚者温运之，一方而擅刚柔温清之长，惟金匮黄土汤，最为合拍，今宗其法图治。

【处方】土炒于术钱半　阿胶珠二钱　炒条芩钱半　灶心黄土四钱（荷叶包煎）　陈广皮一钱　炙甘草五分　炒白芍钱半　抱茯神三钱　炮姜炭五分　炙远志一钱

方案之四（内痔便血）

【病源】肾阴不足，肝火有余。

【病状】小溲频数，肛门坠胀，内痔便血。

【治法】宜清养肺胃。

【处方】细生地三钱　西洋参钱半　炒槐花三钱包　朱灯芯二扎　粉丹皮二钱　大麦冬二钱　京赤芍二钱　脏连丸八分（包）　黑山栀钱半　生草梢六分　淡竹茹钱半

方案之五（脾脏受寒之便血）

【病源】脾脏受寒，不能摄血，肝虚有热，不能藏血，血渗大肠，肠内有热。经事不调。

【治法】拟黄土汤，两和肝脾，而化湿浊。

【处方】炮姜炭八分　炒向芍钱半　炒于术钱半　陈皮一钱　阿胶珠二钱　炙甘草六分　灶心黄土四钱（包煎）

二诊

【病状】肠红大减，未能尽止，经事衍期，胸闷纳少，脾胃薄弱，运化失常。

【治法】再拟和肝脾、化湿热，佐以调经。

【处方】原方加大砂仁八分（研）生熟谷芽各三钱

妇科之部

调经类

方案之一（中怀抑郁经事不调）

【姓氏】沈　性别　女

【病状】气升呕吐，止发不常。口干内热，经事衍期，行而不多，夜不安寐，舌质红，苔薄黄，脉象左弦右涩，弦为肝旺，涩为血少。

【诊断】中怀抑塞，木郁不达，郁极化火，火性炎上，上冲则为呕吐。《经》所谓诸逆冲上，皆属于火是也，肝胆同宫，肝郁则清净之府岂能无动，挟胆火以上升，则气升呕逆，尤为必有之象，口干内热，可以类推矣。治肝之病，知肝传脾，肝气横逆，不得舒泄，顺乘中土，脾胃受制，胃者二阳也。《经》云：二阳之病发心脾，有不得隐曲，女子不月，以心生血，脾统血，肝藏血，而细推荣血之化源，实由二阳所出，《经》云：饮食入胃，游溢精气，上输于脾，又云：中焦受气，取汁变化而赤，是谓血，又云：荣出中焦。木克土虚，中焦失其变化之功能，所生之血日少，上既不能奉生于心脾，下又无以泽灌乎冲任，经来衍期而少，已有不月之渐，一传再传，便有风消息贲之变。蚁穴溃堤，积羽折轴，岂能无虑。

【治法】先哲云：肝为刚脏，非柔养不克，胃为阳土，非清通不和，拟进养血柔肝，和胃通经之法，不治心脾，而治肝胃，穷源返本之谋也，第是症属七情，人非太上，尤当怡养和悦，庶使药达病所，即奏肤功，不致缠绵为要耳。

【处方】生白芍二钱　朱茯神三钱　仙半夏钱半　川石斛二钱　炒枣仁三钱　代赭石二钱（煅）　旋覆花钱半（包）　银柴胡一钱　青龙齿三钱　广橘白一钱　茺蔚子三钱　紫丹参二钱　鲜竹茹钱半　生熟谷芽各三钱　左金丸七分（包煎）

方案之二（鼻红倒经）

【姓氏】李　性别　女

【病状】天癸初至，行而不多，腹痛隐隐，鼻红甚剧。

【诊断】气滞血瘀，肝火载血，不能顺注冲任，而反冲激妄行，上溢清窍，有倒经之象。

【治法】逆者顺之，激者平之，则顺气祛痰，清肝降火，为一定不易之法。

【处方】紫丹参三钱　淮牛膝二钱　全当归二钱　粉丹皮钱半　鲜竹茹三钱
茺蔚予三钱　制香附钱半　白茅花一钱（包）　炒荆芥八分　福橘络一钱　春砂壳八分

方案之三（肝脾气滞之痛经）

【姓氏】吴　性别　女

【病状】经事衍期，临行腹痛，血室有寒，肝脾气滞，血为气之依附，气为血之先导，气行血行，气止血止，欲调其经，先推其气，《经》旨固如此也。

【治法】拟严氏抑气散，复入温通之品。

【处方】制香附钱半　云茯苓三钱　广艾绒八分　延胡索一钱　月季花八分
全当归二钱　茺蔚子三钱　金铃子二钱　大砂仁八分（研）　紫丹参二钱　台乌药八分　淮牛膝二钱

方案之四（血虚胃弱之经闭）

【姓氏】翁　性别　女

【病状】经停九月，胃纳不旺。

【诊断】《经》旨月事不以时者，责之冲任，冲为血海，隶于阳明，阳明者胃也，饮食入胃，化生精血，荣出中焦，阳明虚则不能生化精血，下注冲任，太冲不盛，经从何来。

【治法】当从二阳发病主治，拟金匮温经汤加味。

【处方】全当归二钱　阿胶珠二钱　紫丹参二钱　赤白芍各钱半　川桂枝四分　吴茱萸四分　仙半夏二钱　炙甘草五分　茺蔚子三钱　大川芎八分粉丹皮钱半　生姜二片　红枣二枚

方案之五（气滞内瘀少腹胀痛）

【姓氏】王　性别　女

【病状】适值经临，色紫黑，少腹胀痛拒按，痛甚有晕厥之状，形寒怯冷，口干不多饮，苔黄腻，脉濡涩。

【诊断】新寒外束，宿瘀内阻，少腹乃厥阴之界，厥阴为寒热之脏，肝失疏泄，气滞不通，不通则痛矣，气为血之帅，气行则血行，行血以理气为先，旨哉言乎。

【处方】肉桂心五分　金铃子二钱　春砂壳八分　青橘叶钱半　小茴香八分　延胡索一钱　失笑散三钱（包）　细青皮一钱　茺蔚子三钱　焦楂炭三钱　制香附钱半　酒炒白芍二钱　两头尖钱半（酒浸包）

另用食盐末二两，香附末四两，酒醋炒熨腹痛处。

方案之六（年逾破瓜经犹未行）

【病状】女子二七而天癸至，年十六矣，经犹未行，面色㿠白，心悸跳跃，神疲乏力，荣血亏耗，无以下注冲任使然，舌苔薄腻，脉象濡小无力。

【治法】拟与和荣通经。

【处方】全当归二七　抱茯神三钱　青龙齿三钱　青橘叶钱半　京赤芍二七　广橘白一钱　鸡血藤二钱　月季花八分　紫丹参二钱　茺蔚子三钱　嫩钩钩三钱（后下）

胎前类

方案之一（胎气不固腹痛坠胀）

【姓氏】王　性别　女

【病状】腰为肾腑，胎脉亦系于肾，肾阴不足，冲任亦亏，妊娠四月，忽然腹痛坠胀，腰酸漏红，脉细而弦，胎气不固，营失维护，虑其胎坠。

【治法】急拟胶艾四物汤，养血保胎。

【处方】阿胶珠二钱　生白术钱半　厚杜仲二钱　大白芍钱半　广艾炭八分　炒条芩钱半　川断肉二钱　苎麻根二钱　白归身二钱　生地炭四钱　桑寄生

二钱

方案之二（胎伤血热妄行）

【姓氏】严　性别　女

【病状】咳嗽轻减之后，忽然漏红甚多，舌质淡红，脉弦小而数。

【诊断】怀麟七月，正属手太阴司胎，太阴原有燥邪，引动肝火，由气入荣。血得热以妄行，颇虑热伤胎元，致成小产。

【治法】急宜养荣泄热以保胎，佐入滋水清肝而润肺。

【处方】蛤粉炒阿胶三钱　生地炭三钱　侧柏炭钱半　厚杜仲三钱　生白术钱半　光杏仁三钱　冬桑叶三钱　炒条芩一钱　川象贝各二钱　冬瓜子三钱　鲜藕四两（去皮切片入煎）　枇杷叶露四两（后入）

方案之三（冲任亏损之胎瘘）

【姓氏】戴　性别　女

【病状】怀麟二十月，漏红五六次，腹已大，乳不胀，脉弦小而滑。

【诊断】冲任亏损，肝火入荣，血热妄行，不得养胎，故胎萎不长，不能依期而产也。

【治法】当宜益气养血，清荣保胎，俾气能摄血，血足荫胎，胎元充足，瓜熟自然蒂落。

【处方】吉林参须一钱　生黄芪三钱　生地炭三钱　厚杜仲三钱　生白术二钱　白归身二钱　阿胶珠二钱　炒条芩一钱　侧柏炭钱半　生白芍二钱桑寄生三钱　鲜藕一两（切片入煎）

方案之四（正产已届）

【病状】孕已足月，腹痛腰酸，谷道坠胀，中指跳动。

【诊断】正产之时已届。

【治法】气足则易送胎，血足则易滑胎，惟宜大补气血，以充胎元，水足则舟行无碍之意。

【处方】炙黄芪五钱　抱茯神三钱　陈广皮一钱　大白芍钱半　大熟地五钱　菟丝子二钱　炒黑荆芥八分　大川芎五分　红枣五枚　白归身三钱　生白术

二钱

附蔡松汀难产神效方

产久不下，连服此方四五帖，只服头煎，不用煎二，以力薄也，必须多服，少则不效。

熟地一两　蜜炙真成芪一两　归身四钱　白茯神三钱　西党参四钱　醋炙净龟板四钱　川芎一钱　酒炒白芍药一钱　枸杞子四钱

产以气血为主，气足则易于送胎出门，血足则易于滑胎落地，若忍痛久则伤气，而气不足；下水多则伤血，而血不足。其血不足，产何能下？此方大补气血，于临产危急之时，无论产妇平素气质强弱，胞衣已破未破，急以此方连进四五帖头煎，则痛可立减，而胎自顺下，或竟熟睡，片时产下，如不觉者。或因试痛，误认产痛，服药后，竟不痛不产，帖然无恙者。盖此药补益气血，以还其本原，自安于无事矣。或疑产妇先感外邪，补之则恐邪锢，不知痛甚且久，则腠理齐开，也从表解矣，产水进下，邪从下解矣，到此时候，有虚无实，一定之理，切勿迟疑也。试验已久，万无一失，唯一经产后，此药一滴不可入口，切勿误服，砚友沈子璞云：余家自购此方后，临产必用，数十年无难产矣，并无产后诸病。刘望珠云：往岁家人难产，已四五日不下，力竭气衰，渐就危殆，连服此方三四帖头煎，顿觉气充痛减，未几，呱呱者堕地矣，因信此方之神，后逢临产必用，自此永无难产。产不能下，每月用催生丹，及一切下胎诸药，又有外用藏香，并一切香窜之物，熏触催生者，此真生擒活剥，与蠢恶稳婆妄用刀割钩摘无异，其当时之祸，与日夜之患，有不可胜言者，切戒，切忌！

此方经余施送。因得转危为安者，不可胜计。去年严君俊叔夫人难产，裂胞二昼时。其象甚危，寅夜求予，乃检此方与之，一服而呱呱即堕，今冬又复临蓐，为状如前，家人无措，幸连服是方五剂，竟安产双男，闻已第九胎矣。

产后类

方案之一（产后痉厥）

【病状】新产五日，陡然痉厥不语，神志时明时寐，脉郁滑，舌薄腻。

【诊断】气血亏耗，腠理不固，外风引动内风，入于经络，风性上升，宿瘀随之，蒙蔽清窍，神明不能自主，所以痉厥迭发，神糊不语，症势重险。

【治法】勉拟清魂散加减，和营祛风，清神化痰。

【处方】吉林参须五分　炙甘草五分　琥珀屑六分（冲）　嫩钩钩三钱（后入）　紫丹参二钱　朱茯神三钱　鲜石菖蒲八分　泽兰叶钱半　炒黑荆芥炭八分　炙远志一钱　童便一酒盅（炖温冲服）

方案之二（产后去血过多神昏气喘）

【病状】新产后去血过多，头晕眼花，神昏气喘，自汗肢冷，脉细如丝。

【诊断】此乃血去阴伤。阴不抱阳，阳不摄阴。正气难以接续，浮阳易于上越，气血有涣散之虑，阴阳有脱离之险，血脱重症，危在顷刻。

【治法】勉仿《经》旨，血脱益气之义，以冀万一之幸。

【处方】吉林参须一钱　全当归三钱　养正丹二钱（包煎）

方案之三（产后腹痛小溲淋漓）

【病状】产后腹痛，小溲淋漓，脉弦紧，右濡细，此营血已亏，宿瘀未楚，挟湿下注膀胱，宣化失司。

【治法】宜和营去瘀，通利州都。

【处方】全当归二钱　朱茯神三钱　泽兰叶钱半　荸荠梗钱半　紫丹参二钱　生草梢八分　益母草三钱　大川芎八分　绛通草八分　琥珀屑六分（冲）

方案之四（产后寒热汗多便溏）

【病状】产后寒热，汗多不解，大便溏泄，卫气不能外护，营虚失于内守，营卫不和，邪不易达，健运无权。

【治法】当宜调和营卫，扶土和中。

【处方】川桂枝三分　云茯苓三钱　炙甘草五分　炒白芍钱半　扁豆衣三钱　炒苡仁三钱　生白术钱半　广陈皮一钱　炒谷麦芽各三钱　红枣二枚生姜二片　干荷叶一角

方案之五（产后遍体浮肿）

【病状】产后肺脾两亏，肃降无权，遍体浮肿，咳嗽气逆，难以平卧，脉象濡软而滑。

【诊断】《经》云：诸湿肿满，皆属于脾。脾虚生湿，湿郁生水，水湿泛滥，无所不到。肺为水之上源，不能通调水道，下输膀胱，聚水而为肿也，肺病及肾，肾气不纳，肺虚不降，喘不得卧，职是故也，喘肿重症。

【治法】拟五苓五皮，合苏子降气汤，肃运分消，顺气化痰，以望转机。

【处方】生白术钱半　肉桂心三分　炙白苏子二钱　淡姜皮六分　连皮苓四钱　化橘红八分　炙桑皮三钱　川椒目十粒　粉猪苓二钱　光杏仁三钱象贝母三钱　济生肾气丸三粒（包煎）

方案之六（产后恶露未尽又发天痘）

【病状】新产后，气血已亏，恶露未楚，感受时气氤氲之邪，引动先天蕴毒，由内达外，天痘已布，尚未灌浆，身热骨楚，苔薄腻，脉濡数。

【诊断】《经》云：邪之所凑，其气必虚。

【治法】宜益气托浆，和荣去瘀。

【处方】生黄芪三钱　全当归二钱　杜红花八分　生甘草四分　京赤芍钱半益母草三钱　桃仁泥钱半（包）　紫丹参二钱　净蝉衣八分　鲜笋尖二钱　生姜一片　红枣二枚

方案之七（胎前发热咳嗽产后更甚）

【病状】未产之前，发热咳嗽，气温伏邪，蕴蒸气分，肺胃两经受病。今产后发热不退，更甚于前，恶露未楚，苔黄，脉数。

【诊断】气血已亏，宿瘀留恋，伏邪不达，邪与虚热相搏，所以身热更甚也，投解肌药不效者，因正虚不能托邪外出也。

【治法】今宗傅青主先生加入人参生化汤，养正达邪，去瘀生新，注入宣肺化痰之品。

【处方】吉林参须八分　大川芎八分　荆芥炭八分　炙桑叶三钱　炙甘草五分　炮姜炭四分　光杏仁三钱　全当归二钱　桃仁泥钱半（包）　象贝母三钱童便一酒盅（炖温冲服）

方案之八（产后手足不能举步）

【病源】人身之经络，全赖血液以滋养，产后阴血已亏，不能荣养经脉，邪风入络，络有宿瘀，不通则痛。

【病状】手不能举，足不能履，肢节痹痛，脉细涩。

【治法】当宜养血祛风，去瘀通络。

【处方】全当归二钱　大川芎八分　青防风八分　大白芍钱半　木防己二钱　西秦艽二钱　陈木瓜二钱　茺蔚子三钱　紫丹参二钱　淮牛膝二钱　嫩桑枝四钱（酒炒）

方案之九（产后干呕咳嗽胸闷骨痛）

【病状】鼻鸣鼻干，干呕，咳嗽不爽，肺有燥邪也，胸闷不舒，口甜时苦，胃有湿热也。胸前板痛，按之更甚，痰滞阻于贲门也，自汗甚多，内热不清，遍体骨痛，正虚阴不足也。

【诊断】病起胎前，延及产后，诸药备尝，时轻时剧，良以体虚邪实，肺燥痰湿。

【治法】攻既不得，补又不可，清则助湿，燥则伤阴。每有顾此失彼之忧，尤多投鼠忌器之虑。同拟两法并进，先投苦温合化，开其中隔之痰湿，继进甘凉生津，润其上焦之烦躁。

【处方】先服：川雅连四分（水炒）　竹沥半夏二钱　枳实炭一钱　淡干姜三分　橘白络各八分　生蛤壳六钱　川贝母三钱　薤白头钱半（酒炒）白残花五分

后服：银柴胡一钱（鳖血炒）　鲜竹叶茹各钱半　天花粉三钱　炒地骨皮钱半　冬桑叶三钱　活芦根一尺（去节）　鲜枇杷叶五张（去毛包）

方案之十（产后感邪停滞）

【姓氏】张　性别　女

【病状】产后两月，荣阴未复，重感新邪，内停宿滞，肺胃为病，形寒身热，有汗不解，脘痞作痛，纳少泛恶，且又咳嗽，经行色黑，舌苔白腻，脉象左弦右涩。

【诊断】标邪正在鸱张，不能见虚投补。

【治法】疏邪消滞，和中去瘀，病去则虚自复。

【处方】炒黑荆芥钱半　清水豆卷四钱　赤茯苓三钱　金铃子二钱　光杏仁

三钱　仙半夏钱半　延胡索一钱　嫩前胡钱半　象贝母三钱　枳实炭一钱　芜蔚子二钱　带壳砂仁八分　炒谷麦芽各三钱

方案之十一（产后肢节痹痛）

【姓氏】马　性别　女

【病状】未产之前，已有痛风，产后二十一天，肢节痹痛，痛处浮肿，痛甚于夜，能举动，形寒内热，咳嗽痰多。

【诊断】风湿痰瘀，羁留络道，荣卫痹痛不通，肺失清肃，胃失降和，病情夹杂，非易图治。

【治法】宜和荣去风，化痰通络。

【处方】紫丹参二钱　朱茯神三钱　光杏仁三钱　木防己二钱　炒黑荆芥一钱　远志肉一钱　象贝母三钱　夜交藤四钱　炒白薇二钱　西秦艽二钱藏红花八分　甜瓜子三钱　嫩桑枝四钱　泽兰叶二钱

方案之十二（产后腹痛便秘）

【姓氏】李　性别　女

【病状】产后二十四天，荣血已虚，恶露未楚，腹痛隐隐，纳谷减少，畏风怯冷，有汗不解，旬日未更衣，舌无苔，脉象濡细。

【诊断】卫虚失于外护，荣虚失于内守，肠中津液枯槁，腑垢不得下达也。

【治法】仿傅青主加参生化汤意，养荣去瘀，和胃润肠。

【处方】吉林参须一钱　紫丹参三钱　春砂壳八分　生熟谷芽各三钱　全当归三钱　藏红花四分　全栝蒌四钱（切）　益母草钱半　大川芎四分　炮姜炭三分　大麻仁四钱（研）

方案之十三（产后势成蓐痨）

【姓氏】朱　性别　女

【病状】产后八旬，寒热匝月，痰多纳减，脉象虚弦，气虚则寒，荣虚则热，胃虚纳减，脾弱痰多。

【诊断】势成蓐痨。

【治法】宜八珍汤加减，以望转机。

【处方】炒潞党参三钱　全当归二钱　银州柴胡八分　云茯苓三钱　大白芍二钱　嫩白薇钱半　米炒于术钱半　广橘白一钱　大熟地三钱　炮姜炭三分　生熟谷芽各三钱

崩漏类

方案之一（面浮足肿之崩漏）

【病源】血生于心，藏于肝，统于脾，肝脾两亏，藏统失司。

【病状】崩漏已久，迩来面浮足肿，纳少便溏，脉细，舌绛。

【诊断】此阴液已伤，冲任之脉失固，脾胃薄弱，水谷之湿不化，人以胃气为本，阴损及阳，中土败坏，虚象迭见，已入险途。

【治法】拟益气生阴，扶土运中，以冀阳生阴长，得谷则昌为幸。

【处方】炒潞党参二钱　炙甘草五分　连皮苓四钱　生熟谷芽各三钱　米炒于术钱半　扁豆衣三钱　陈广皮一钱　炒淮药三钱　干荷叶一角　炒苡仁四钱炒补骨脂钱半

方案之二（阴虚阳浮之崩漏）

【病状】崩漏不止，形瘦头眩，投归脾汤不效，按脉细数，数为有热。

【诊断】营血大亏，冲任不固，阴虚于下，阳浮于上。

【治法】欲潜其阳，必滋其阴，欲清其热，必养其血，拟胶艾四物汤，合三甲饮，滋养阴血，而潜浮阳，调摄冲任，而固奇经。

【处方】阿胶珠二钱　生地炭四钱　大白芍钱半　左牡蛎四钱　广艾炭八分白归身二钱　丹皮炭钱半　炙龟板三钱　炙鳖甲三钱　贯众炭三钱　血余炭三钱鲜藕一两（切片入煎）

方案之三（经漏似崩）

【病状】冲任亏损，不能藏血，经漏三月，甚则有似崩漏之状，腰酸骨楚，舌淡黄，脉细涩，心悸头眩，血去阴伤，厥阳易于升腾。

【治法】昔人云：暴崩宜补宜摄，久崩宜清宜通，因未尽之宿瘀留恋冲任，新血不得归经也，今拟胶艾四物汤，调摄冲任，去瘀生新。

【处方】阿胶珠二钱　朱茯神三钱　大白芍二钱　紫丹参二钱　广艾叶八分 生地炭四钱　大砂仁八分（研）　百草霜一钱（包）　白归身二钱　炮姜炭四分 炒谷麦芽各三钱

带下类

方案之一（脾虚生湿之带下）

【病源】营虚肝旺，肝郁化火，脾虚生湿，湿郁生热，流入带脉，带无约 束之权。

【病状】内热溲赤，腰酸带下，湿热下迫大肠，肛门坠胀。

【治法】郁火宜清，清火必佐养营，蕴湿宜渗，渗湿必兼扶土。

【处方】白归身二钱　赤茯苓三钱　厚杜仲二钱　六一散三钱（包）　大白 芍二钱　淮山药三钱　乌贼骨三钱　炒条芩钱半　黑山栀钱半　黄檗炭八分　生 白术钱半　荸荠梗钱半

方案之二（带下阴挺坠胀）

【病源】三阴不足，湿热下注。

【病状】带下频频，阴挺坠胀，腑行不实，里急后重。

【治法】拟益气升清，滋阴化湿。

【处方】生黄芪三钱　黄檗炭八分　小生地三钱　川升麻三分　蜜炙枳壳一 钱　乌贼骨三钱　粉丹皮钱半　净槐米三钱（包）　生草梢八分　苦桔梗一钱 福泽泻钱半　威喜丸三钱（包煎）

方案之三（营亏火旺之赤白带下）

【病源】营血亏，肝火旺，挟湿热入扰带脉。

【病状】带下赤白，头眩腰酸。

【治法】与养血清肝，化湿束带。

【处方】白归身二钱　云茯苓三钱　厚杜仲二钱　鲜藕二两（切片）　生苡仁四钱　乌贼骨三钱　生白芍二钱　嫩白薇钱半　川断肉二钱　黄檗炭八分　粉丹皮钱半　福泽泻钱半　生白术三钱　震灵丹三钱（包）

【复诊】前方去白薇，加炙鳖甲三钱

外科之部

瘰疬类

方案之一（痰火瘰疬）

【姓氏】翟　性别　男

【病源】瘰疬之生，多由于胆汁不足，痰火相聚为患，成为瘰疬。

【病状】发于耳前颈项之间，延今半载，屡屡失寐，时时头痛。

【治法】一派炎炎之象，非大剂清化，不足以平其势，非情怀宽敞，不足以清其源，二者并施，或可消患于无形，此正本清源之治也。

【处方】羚羊尖八分　大生地四钱　银柴胡一钱　京元参四钱　象贝母四钱
生牡蛎四钱　竹沥半夏二钱　海蛤粉四钱　淡海藻二钱　夏枯草二钱紫菜二钱
陈海蜇皮二两（漂淡）　大荸荠二两（洗打，二味煎汤代水）

方案之二（久疬将入损门）

【姓氏】郑　性别　女

【病状】疬疡自颈窜至胸膺，胛窝破溃深大，内热脉数，经闭，谷食不香。

【诊断】势入损门。

【治法】急宜养阴清热。

【处方】南沙参三钱　川石斛四钱　炙鳖甲三钱　青蒿梗钱半　地骨皮三钱
粉丹皮二钱　云茯苓三钱　川贝母四钱　功劳子三钱　甘蔗一两

方案之三（肝脾肾并亏而起之瘰疬）

【姓氏】朱　性别　女

【病状】痰疬窜发，未溃者，肿硬疼痛，已溃者，脓水不多，经停半载，寒热食减。

【诊断】肝脾肾三者并亏，难治之症也。

【治法】当补益三阴，怡养性情。

【处方】吉林参须钱半　银柴胡一钱　大生地四钱　炙鳖甲三钱　地骨皮三钱　生牡蛎六钱　广橘红一钱　云茯苓三钱　生于术钱半　京元参二钱夏枯草二钱　川象贝各四钱　红枣四枚

痰毒类

方案之一（锁喉痰毒）

【姓氏】鲍　性别　男

【病源】风温痰湿，蕴结上焦。

【病状】锁喉痰毒，漫肿疼痛，根盘焮红。

【治法】宜辛凉清解。

【处方】荆芥穗一钱　青防风一钱　薄荷叶八分　炒牛蒡二钱　生草节八分苦桔梗一钱　轻马勃八分　大贝母三钱　炙僵蚕三钱　金银花二钱　连翘壳三钱海蛤粉四钱　六神丸十粒（吞服）

方案之二（盘颈痰毒）

【姓氏】费　性别　女

【病状】盘颈痰毒，已延半月，势将成脓。

【处方】熟牛蒡二钱　大贝母三钱　炙僵蚕三钱　粉丹皮二钱　京赤芍二钱酒炒黄芩二钱　陈广皮一钱　粉甘草六分　夏枯草二钱　竹二青二钱小金丹一粒（陈酒化服）

方案之三（痰毒肿痛）

【姓氏】周　性别　男

【病状】痰毒漫肿作痛。

【诊断】此乃酿脓之兆。

【治法】宜与和托，以冀一溃。

【处方】薄荷叶八分　熟牛蒡二钱　京赤芍二钱　生草节六分　苦桔梗一钱　轻马勃八分　大贝母三钱　炒僵蚕三钱　山慈姑八分　炙甲片钱半　皂角针钱半　丝瓜络二钱

痰核类

方案之一（阴虚痰热结核）

【姓氏】陈　性别　女

【病源】阴虚痰热结于脉络。

【病状】项左痰核破溃，近及结喉，胕骨肿痛，四肢酸楚。

【诊断】阴血亏耗，荣卫不能流通。

【治法】宜养阴清络法。

【处方】羚羊尖八分　小生地四钱　炙鳖甲三钱　全当归二钱　粉丹皮二钱　京元参二钱　京赤芍二钱　天花粉三钱　川黄檗一钱　丝瓜络二钱　大贝母三钱　竹二青二钱

方案之二（相火夹痰结核）

【姓氏】黄　性别　女

【病源】少阳相火，夹痰上升，额上结合。

【病状】颈左痰核，肿突坚硬，劳则作痛，并起水泡。

【诊断】须防破溃。

【处方】羚羊尖八分　粉丹皮二钱　京赤芍二钱　全当归二钱　京元参二钱　大贝母三钱　炙僵蚕三钱　夏枯草二钱　广橘红八分　海蛤粉四钱　淡海藻二钱　连翘壳三钱　海蜇皮二两（漂淡）　大荸荠二两（洗打，二味煎汤代水）

痰瘤类

方案之一（上腭痰瘤）

【病源】阳明痰气，循经上升，结于上腭，发为痰瘤。

【病状】肿大且坚，鼻旁高突，迄今年余，势须破溃。

【治法】宜化痰清热。

【处方】法半夏二钱　广橘红八分　大贝母三钱　炙僵蚕三钱　京元参二钱　京赤芍二钱　苦桔梗一钱　连翘壳三钱　海蛤粉四钱　淡昆布钱半　淡海藻钱半　竹二青二钱　海蜇皮一两（漂淡）　荸荠二十枚（洗打，二味煎汤代水）

血瘤类

方案之一（血瘤胀大掣痛）

【姓氏】汪　性别　男

【病源】肝火逼血上行，凝结少阳之分。

【病状】右耳根血瘤有年，骤然胀大，坚肿色红，日夜掣痛。

【诊断】有外溃之势。

【治法】症属难治，勉拟凉血清肝。

【处方】羚羊尖一钱　小生地三钱　粉丹皮二钱　京赤芍二钱　上川连四分　黑山栀钱半　京元参二钱　侧柏叶钱半　生蒲黄三钱（包）　大贝母三钱　连翘壳三钱　藕节四枚

方案之二（肩膊气瘿）

【病状】肩膊发生气瘿，重大如盆。

【诊断】此为难治之症。

【治法】治宜润荣顺气。

【处方】潞党参二钱　云茯苓三钱　生白术一钱　全当归二钱　大白芍二钱　大川芎八分　陈广皮一钱　仙半夏一钱　制香附钱半　淡昆布二钱　淡海藻二钱　红枣四枚　生姜二片

时毒类

方案之一（风邪挟痰而起之时毒）

【姓氏】史　性别　男

【病状】风邪挟痰瘀凝结，营卫不和。

【病状】时毒五天，寒热头痛。

【治法】急宜疏散消解。

【处方】荆芥穗一钱　青防风一钱　薄荷叶八分　炒牛蒡二钱　生草节八分　苦桔梗一钱　轻马勃八分　大贝母三钱　炙僵蚕三钱　生蒲黄三钱（包）　山慈姑片八分　万灵丹一大粒（入煎）

脑疽类

方案之一（气血两亏痰湿蕴结而起之脑疽）

【姓氏】张　性别　男

【病状】正脑疽两候，疮口虽大，而深陷不起，疮根散漫不收，色红疼痛，舌质红光，脉象濡缓。

【诊断】气虚血亏，不能托毒外出，痰湿蕴结，荣卫不和，症势重险。

【治法】宜益气托毒，和荣化湿，冀其疮顶高起，根脚收缩，始有出险之望。

【处方】生黄芪八钱　全当归三钱　抱茯神三钱　生首乌四钱　生潞党参三钱　京赤芍二钱　炙远志肉一钱　白茄蒂一钱　生草节八分　紫丹参三钱　鹿角

霜三钱　陈广皮一钱　大贝母三钱

外用阳和膏、黑虎丹、九黄丹、补天丹。

方案之二（因风热而起之脑疽）

【姓氏】钱　性别　男

【病源】外邪客于风府，蕴热上乘，邪热相搏，血瘀停凝。

【病状】脑疽三日，红肿寒热。

【治法】法当疏散。

【处方】荆芥穗钱半　青防风一钱　全当归二钱　京赤芍二钱　大贝母三钱
炙僵蚕三钱　羌活一钱　大川芎八分　香白芷八分

方案之三（因风痰而生之偏脑疽）

【姓氏】柯　性别　男年龄　六十余

【病源】花甲之年，气血已亏，加之体丰多湿，湿郁生痰，风寒侵于外，七
情动于中，与痰湿互阻于太阳之络，营卫不和，疽遂成矣。

【病状】疽生脑旁，红肿高活。

【诊断】所喜红肿高活，尚属佳象，起居调摄，尤当自慎。

【处方】生黄芪三钱　青防风一钱　生草节八分　苦桔梗一钱　陈广皮一钱
仙半夏二钱　大川芎八分　大贝母三钱　炙僵蚕三钱　羌活一钱　小金丹一粒
（陈酒化服）

夭疽类

方案之一（因抑郁而起之夭疽）

【姓氏】唐　性别　男

【病源】症由情志抑郁，郁而生火，郁火挟血瘀凝结，营卫不和。

【病状】夭疽肿硬，位在左耳之后。

【诊断】颇虑毒不外泄，致有内陷之变。

【治法】急与提托，冀其速溃速腐，得脓为佳。

【处方】银柴胡一钱　全当归二钱　京赤芍二钱　川象贝各二钱　生草节八分　陈广皮一钱　炙远志一钱　炙僵蚕三钱　炙甲片钱半　皂角针钱半琥珀蜡矾丸一粒（开水化服）

方案之二（肝肾俱败之夭疽）

【姓氏】何　性别　女

【病状】夭疽匝月，色黑平塌，神糊脉细，汗多气急，阴阳两损，肝肾俱败。

【诊断】疡症中之七恶已见，虽华佗再世，亦当谢不敏也，勉拟一方，聊尽人工。

【处方】吉林参二钱　生黄芪六钱　血鹿片八分　生于术二钱　清炙草八分　云茯苓三钱　炮姜炭五分　川贝母三钱　大熟地四钱　五味子六分　左牡蛎四钱　半夏曲三钱

骨槽风类

方案之一（骨槽风牙关开合不利）

【姓氏】施　性别　男

【病状】颐肿坚硬，寒热交作，牙关开合不利。

【诊断】风痰交阻络道，此骨槽风之渐也。

【治法】宜与疏散。

【处方】荆芥穗钱半　青防风一钱　薄荷叶八分　炒牛蒡二钱　生草节八分　苦桔梗一钱　大贝母三钱　炙僵蚕三钱　晚蚕沙三钱（包）　山慈姑片八分　万灵丹一粒（入煎）

方案之二（因风寒痰瘀而起之骨槽风）

【姓氏】周　性别　男

【病状】骨槽风肿硬不痛，牙关拘紧，缠绵二月余。

【诊断】此阴证也，位在少阳，少阳少血多气之脏，脉络空虚，风寒乘隙而入，痰瘀凝结。

【治法】徒恃清凉无益也，法当温化，阳和汤主之。

【处方】净麻黄五分　肉桂心四分　大熟地四钱（二味同捣）　炮姜炭五分　生草节八分　白芥子一钱炒（研）　鹿角霜三钱　小金丹一粒（陈酒化服）

按：骨槽风，初用荆防败毒、万灵丹之类，可以取效，医者不察，妄用清凉，以致风寒痰瘀，胶结不化，幸周姓年方少壮，体质尚强，脾胃未见败象，否则殆矣。故内服阳和汤，外用生姜切片，上按艾绒灸之，再覆盖阳和膏，如此五日，牙关渐利。照原方连服二十四剂，病即痊愈。

方案之三（腐烂已久气阴两伤之骨槽风重症）

【病状】骨槽风，内外穿溃，腐烂已久，气阴两伤，少阴伏热上升，喉痹燥痛，蒂丁下坠，防于咽饮，咳嗽痰浓夹红，舌质红绛，脉象濡小而数，加之手足浮肿，动则气喘，胸膺骨胀，肺络损伤。

【诊断】子盗母气，脾土薄弱，肺喜清润，脾喜香燥，治肺碍脾，治脾碍肺，棘手症。

【治法】勉拟培土生金，养肺化痰，未识能得应手否。

【处方】南沙参三钱　生甘草六分　栝蒌皮二钱　猪肤三钱（刮去油毛）淮山药二钱　苦桔梗一钱　生苡仁四钱　冬瓜子皮各三钱　连皮苓四钱　川象贝各二钱　藏青果一钱

牙疳类

方案之一（热毒内蕴之牙疳）

【病源】肾主骨，齿为骨余，牙龈属胃，疹痘后，热毒内蕴肾胃两经。

【病状】牙疳腐烂，苔黄，脉数。

【诊断】听其漫延，恐有穿腮落齿之险，重症也。

【治法】拟芦荟消疳饮加味，清阳明而解热毒。

【处方】真芦荟八分　甘中黄八分　金银花四钱　活贯众三钱　川升麻三分　胡黄连四分　黑山栀钱半　京元参钱半　生石膏三钱（打）　银柴胡八分　活芦根一尺（去节）

牙岩类

方案之一（血亏肝郁而起之牙岩）

【姓氏】何　性别　女

【病源】荣血久亏，肝郁不达，郁从火化，火性上炎，致发牙岩。

【病状】已延半载，虑其翻花出血，下部酸软乏力。

【治法】拟养营清上。

【处方】小生地四钱　肥知母钱半　川黄檗钱半　粉丹皮二钱　京赤芍二钱　连翘壳三钱　京元参二钱　大贝母三钱　生蒲黄三钱（包）　藕节四枚

大头瘟类

方案之一（因外邪引动伏温而起之大头瘟）

【姓氏】沈　性别　女

【病源】重感氤氲之邪，引动伏温，外发温毒。

【病状】满面红肿，透及后脑，耳根结块，久而不消，形寒身热，逾时得汗而解，胸闷不思饮食，舌苔薄腻微黄，脉象左弦数，右濡数，虑其缠绵增剧。

【治法】宜清解伏温，而化痰瘀。

【处方】薄荷叶八分　朱茯神三钱　荆芥穗八分　鲜竹茹钱半　清水豆卷四钱　熟牛蒡二钱　江枳壳一钱　连翘壳三钱　大贝母三钱　净蝉衣八分苦桔梗一钱　生赤芍二钱　板蓝根二钱

方案之二（大头瘟之重症）

【姓氏】朱　性别　男

【病状】头面肿大如斗，寒热，口干，咽痛，腑结。

【诊断】此大头瘟之重症也，头为诸阳之首，唯风可到，风为天之阳气，首犯上焦，肝胃之火，乘势升腾，三阳俱病。

【治法】拟普济消毒饮加减。

【处方】荆芥穗钱半　青防风一钱　软柴胡八分　酒炒黄芩钱半　酒炒川连八分　苦桔梗一钱　连翘壳三钱　炒牛蒡二钱　轻马勃八分　生甘草八分　炙僵蚕三钱　酒制川军三钱　板蓝根三钱

鼻痔类

方案之一（肺胃湿浊上升之鼻痔）

【姓氏】傅　性别　女

【病源】阳明湿浊上升。

【病状】鼻痔壅塞，头目不清，畏风怯冷，肢体作酸。

【诊断】肺胃气虚。

【治法】拟荣卫并调，兼肃肺胃。

【处方】潞党参钱半　全当归二钱　大白芍钱半　陈辛夷八分　苍耳子钱半　大川芎八分　藿香梗钱半　云茯苓三钱　生白术一钱　陈广皮一钱　煨姜二斤

鼻疳类

方案之一（因肺胃积热而起之鼻疳）

【姓氏】贾　性别　男

【病源】肺胃积热，酿成鼻疳。

【病状】迎香腐缺，鼻准已塌，内外之肿不消，防其崩陷。

【治法】拟再造散加减。

【处方】羚羊尖一钱　大麦冬三钱　天花粉三钱　京元参二钱　京赤芍二钱（酒炒）　黄芩一钱　寒水石三钱　连翘壳三钱　大贝母三钱　夏枯花二钱　鲜竹叶三十片　干芦根一两（去节）

发背类

方案之一（疮顶深陷之发背）

【姓氏】朱　性别　男

【病状】肿发背，腐溃，得脓不多，大似覆碗，肉坚肿，疮顶深陷，临晚寒，热不壮，纳谷减少，舌苔薄腻，脉象虚弦。

【诊断】背脊属督脉所主，脊旁为太阳之经，督阳已衰，太阳主寒水之化，痰湿蕴结，营血凝塞，此阴疽也，甚勿轻视。

【治法】急宜助督阳以托毒，和荣卫而化湿，冀其疮顶高起，脓毒外泄，始能入于坦途。

【处方】生黄芪五钱　朱茯神三钱　陈广皮一钱　鹿角胶钱半　紫丹参三钱　仙半夏二钱　大贝母三钱　生草节五分　全当归三钱　红枣四枚　生熟谷芽各三钱

【洗方】全当归二钱　生草节六分　独活二钱　大川芎二钱　石菖蒲二钱　鲜猪脚爪一枚（劈碎）

煎汤洗之，红肉上补天丹、海浮散，腐肉上桃花散、九黄丹，外贴阳和膏。

乳岩类

方案之一（乳岩肿硬遍体酸痛）

【姓氏】庄　性别　女

【病状】脉象尺部细弱，寸关弦细而数，舌质红绛，遍体酸痛，腰膝尤甚，纳谷减少，口干不多饮，腑行燥结，小溲淡黄，乳岩依然肿硬不消。

【诊断】皆由阴液亏耗，血不养筋，血虚生热，筋热则酸，络热则痛，况肝主一身之筋，筋无血养，虚阳易浮，腹内作胀，亦是肝横热郁，阳明通降失司。

【治法】欲清络热，必滋其阴，欲柔其肝，必养其血，俾得血液充足，则络热自清，而肢节之痛，亦当轻减矣。

【处方】生左牡蛎八钱　蛤粉炒阿胶钱半　霍山石斛三钱　青龙齿二钱　丝瓜络五钱　大麦冬三钱　生白芍二钱　嫩白薇钱半　鲜生地四钱　甜瓜子三钱　鲜竹茹二钱　嫩桑技一两　西洋参二钱（另煎汁冲服）　羚羊片四分（另煎汁冲服）

另用真珍珠粉二分，用嫩钩钩三钱，金器一具（煎汤送下）。

方案之二（乳岩痰瘀凝结）

【姓氏】王　性别　女

【病源】肝郁木不条达，挟痰瘀凝结，乳房属胃，乳头属肝，肝胃两经之络，被阻遏而不得宣通。

【病状】乳部结块，已延三四月之久，按之疼痛，恐成乳岩。

【治法】宜清肝郁而化痰瘀，复原通气饮合逍遥散出入。

【处方】全当归二钱　京赤芍二钱　银柴胡八分　薄荷叶八分　青陈皮各一钱　苦桔梗一钱　全栝蒌四钱（切）　紫丹参二钱　生香附二钱　大贝母三钱　炙僵蚕三钱　丝瓜络二钱　青橘叶钱半

肝疽类

方案之一（漫肿而硬之肝疽）

【姓氏】郑　性别　男

【病状】肝疽生于左胁肋，漫肿而硬，按之疼痛，大如手掌。

【诊断】此气阴两亏，肝郁挟痰湿凝结，荣卫不和，有酿脓之象。

【治法】宜消托兼施，消未成之毒，托已成之脓也，如脓从外泄则吉，破膜则危。

【处方】生黄芪六钱　生草节八分　川象贝各二钱　皂角针一钱　全当归三钱　苦桔梗一钱　炙僵蚕三钱　陈广皮一钱　生赤芍三钱　银州柴胡一钱　炙甲片一钱　外用阳和膏、十将丹、平安散。

肺疽类

方案之一（胸闷疼痛之肺疽）

【姓氏】沈　性别　女

【病状】肺疽已成，漫肿如盆，疼痛不已，胸闷气结，汗多肢冷，脉象濡细。

【诊断】初由风邪痰瘀，蕴藉肺俞，继则酿脓，肺炎叶举，清肃之令，不得下行，颇虑正不支持致虚脱之变。

【治法】勉拟和正托毒，清肺化痰。

【处方】生黄芪四钱　抱茯神三钱　京赤芍二钱　丝瓜络二钱　生草节八分 炙远志肉一钱　象贝母三钱　冬瓜子二钱　苦桔梗一钱　全当归二钱炙僵蚕三钱 栝蒌皮二钱　水炙桑皮二钱

疔疮类

方案之一（湿火蕴结之掌心疔）

【姓氏】李　性别　女

【病状】掌心疔，顶虽溃，未曾得脓，四围肿硬疼痛。

【诊断】湿火蕴结，血凝毒滞，症势非轻。

【治法】急宜清解托毒。

【处方】甘菊花五钱　地丁草三钱　京赤芍二钱　薄荷叶八分　生草节六分 大贝母三钱　炙僵蚕三钱　金银花二钱　连翘壳三钱　草河车钱半　丝瓜络二钱 蟾酥丸二粒（开水化服）

湿疮类

方案之一（风湿热蕴蒸之湿疮）

【姓氏】徐　性别　男

【病状】湿瘰发于遍体，浸淫作痒，延今已久。

【诊断】血虚生热生风，脾弱生湿，风湿热蕴蒸于脾肺两经也。

【治法】宜清荣祛风，而化湿热。

【处方】净蝉衣八分　小生地四钱　粉丹皮钱半　肥玉竹三钱　茯苓皮三钱
通草八分　六一散三钱（包）　苦参片钱半　绿豆衣三钱

痔疮类

方案之一（脱肛不收之外痔）

【姓氏】吴　性别　男

【病状】外痔掀痛已久，脱肛未收。

【诊断】气虚不能收摄，阴虚湿热下注，大肠不清，传导变化乏力，苔薄腻，脉濡滑。

【治法】宜补中益气，育阴清化。

【处方】米炒南沙参二钱　蜜炙升麻五分　清炙黄芪二钱　炒扁豆衣三钱
朱茯神三钱　水炙桑叶三钱　净槐米三钱（包）　生白术二钱　土炒当归三钱
杜赤豆一两　灶心黄土一两（荷叶包，煎汤代水）

方案之二（焮痛便血之外痔）

【姓氏】潘　性别　男

【病状】外痔焮痛，脱肛便血。

【诊断】气阴两虚，大肠湿热留恋。

【治法】宜调益气阴，清化湿热。

【处方】细生地四钱　粉丹皮钱半　京赤芍二钱　净槐米三钱（包）　抱茯神三钱　地榆炭三钱　脏连丸一钱（包）　橘白络一钱　生苡仁三钱　全当归二钱　杜赤豆一两　干柿饼三钱　外用黄连膏

缩脚阴痰类

方案之一（伤筋而起之缩脚阴痰）

【姓氏】高　性别　女

【病状】伤筋起见，变为缩脚阴痰，顶虽溃，未尝得脓，跟脚肿硬疼痛，痛引少腹，小溲不利，腑行燥结，身热晚甚，口有甜味，舌苔薄腻，脉象濡滑。

【诊断】蕴湿宿痰，凝结厥阴之络，荣卫不和，症属缠绵。

【治法】拟益气托毒，化湿通络。

【处方】生黄芪三钱　茯苓皮三钱　炙甲片一钱　清水豆卷四钱　当归尾三钱　福泽泻钱半　泽兰叶钱半　光杏仁三钱　桃仁泥钱半（包）　赤芍药二钱　通草八分　象贝母三钱　苏木钱半　陈广皮一钱

二诊

【病状】缩脚阴痰，肿硬疼痛，上及少腹，下及腿侧，皮色不变，左足曲而不伸，寒热晚甚，舌苔薄腻，脉弦小而迟。

【诊断】寒湿痰瘀，凝结厥阴之络，营卫不和，缠绵之症也。

【治法】今拟阳和汤加减，温化消解，冀望转阴为阳，始能出险入夷。

【处方】净麻黄三分　大熟地四钱（二味同捣）　肉桂心五分　生草节一钱　炮姜炭五分　银柴胡一钱　白芥子三钱（炒研）　鹿角胶二钱（陈酒化冲服）　醒消丸一钱（吞服）

梅毒类

方案之一（梅毒之喉疳腐烂）

【病状】阴虚毒火上攻，喉疳腐烂，头痛鼻塞，肢节酸楚。

【诊断】此为余毒湿热，留恋经络所致，症势缠绵，非易速痊。

【治法】拟结毒紫金丹加减，育阴解毒，化湿通络。

【处方】元武板四钱　甘中黄八分　连翘壳三钱　丝瓜络二钱　生石决明八钱　胡黄连六分　寒水石三钱　仙禹粮四钱　朱茯神三钱　忍冬藤三钱飞滑石三钱　五宝丹五分（分五次开水送下）

方案之二（梅毒之脊背腰髀疼痛）

【病状】脊背腰髀疼痛，牵及两胁，屡进益气去风，化湿通络之剂，未见效机。

【治法】今拟土茯苓散，合金蟾脱壳煎加味。

【处方】土茯苓五钱　忍冬藤四钱　晚蚕沙三钱　西秦艽二钱　紫丹参二钱钻地风钱半　川独活一钱　土贝母五钱　连翘壳三钱　五宝丹二分（开水送下）

另干蟾皮半张，陈酒半斤，浸酒内一周时，将酒炖温服，服后睡一二小时。

丁甘仁医案

丁甘仁先生别传

　　丁君甘仁殁后，予既据生平实录，为之撰述家传。然先生良医也，以先生之绪论，为予所得闻者，及今不为论次，后将无有知者矣，为作别传云。

　　甘仁先生既卒业于其乡，初行道于苏州，无所合，复东行之海上，乃大行，既而问业于汪莲石。汪令治伤寒学，于舒氏集注，最有心得，由是凡遇杂证，辄先规定六经，然后施治。尝谓脑疽属少阴，发背属太阳，皆不当误投寒凉，此其大较也。又善易理，尝语予曰："夏至一阴生，易象为姤嗣，是阴气渐长，中阳渐虚，阳散于外，阴守于内。设持循而不乱，足以抵御天阳，当无暑热之病。设或过于饮冷，中阳不支，乃有洞泄寒中，及寒霍乱诸证。予因是悟附子理中及通脉四逆方治。冬至一阳生，易象为复嗣，是阳气渐长，里阴渐薄，阴寒在外，伏阳在内，设固闭而不耗，足以抵御寒气，则必无伤寒重证。惟妄为作劳，阴液散亡，阴不胜阳，乃有冬温之病，予是以悟少阴有大承气及黄连阿胶方治。"予曰："善。"先生于治病方药，知无不言，言无不尽。其论疔毒曰："热毒暴发，头面为重，甚有朝发而夕死者，乡村求药，去城市辽远，一时不及措手，唯有速取野菊叶捣汁饮之，渣涂患处，消肿最速。"予向者于吴姓验之。又曰："凡湿毒在里之证，正当祛之出表，但既出于表，宜重用大小蓟、丹皮、赤芍、以清血分余毒，不独外疡为然，即历节风亦无不然。"是说也，予近于戴姓妇人验之。又曰："凡心痛不可忍者，急用乳香没药，酒水合煎，可以立止。"是说也，予于江姓缝工验之。又尝言："吴又可《瘟疫论》最得仲景微旨。"予问其故，先生曰："太阳篇云，本发汗而复下之，此为逆也，若先发汗，治不为逆。本先下之，而复汗之为逆，若先下之，治不为逆。"由前之说，则伤寒之治法也，由后之说，则温热之治法也，予治夏秋之交热病，亦屡验之，今先生往矣，惜乎相见日浅，绪论无多，故即夙昔所闻者，著之于篇，俾后生小子，知吉光片羽之大可珍惜焉。

丁卯冬十二月世愚弟曹家达拜撰

【卷一】

伤　寒

姜左　外寒束于表分，湿痰内蕴中焦，太阳阳明为病，寒热无汗，头疼胸闷泛恶，纳谷减少，脉浮滑，苔薄腻，拟汗解化滞，重用表药，经云，体若燔炭，汗出而散。

淡豆豉三钱　赤茯苓三钱　炒枳壳钱半　净麻黄四分　生姜两片　姜半夏二钱　六神曲三钱　青防风一钱　陈广皮一钱　炒麦芽三钱　炒赤芍钱半

孔左　外邪袭于太阳，湿滞内阻中焦，有汗恶风不解，遍体酸疼，胸闷泛恶，腹内作胀，宜疏邪解肌，化滞畅中。

川桂枝八分　仙半夏二钱　炒枳壳一钱　白蔻仁八分　炒赤芍钱半　陈广皮一钱　大腹皮二钱　六神曲三钱　紫苏梗钱半　苦桔梗一钱　赤苓三钱制川朴一钱　生姜二片

张左　寒邪外束，痰饮内搏，支塞肺络，清肃之令不行，气机窒塞不宣，寒热无汗，咳嗽气喘，难于平卧，胃有蕴热，热郁而烦躁，脉浮紧而滑，舌苔薄腻而黄，宜疏外邪以宣肺气，化痰饮而清胃热，大青龙加减。

蜜炙麻黄四分　云苓三钱　橘红八分　炙款冬钱半　川桂枝六分　象贝母三钱　半夏二钱　旋覆花钱半，包　石膏三钱　杏仁三钱　生甘草六分

王左　脉郁数，苔薄腻尖红，身热不扬，烦躁不寐，时欲呕，此无形之邪，与有形之痰滞，互阻阳明，阳明经邪，不能外达也，宜疏达伏邪，而化痰滞。

淡豆豉三钱　薄荷叶一钱　鲜竹茹三钱　枳实同炒　炒谷麦芽各三钱　黑山栀钱半　朱茯神三钱　荆芥穗钱半　象贝母三钱　净蝉衣一钱　苦桔梗一钱地枯萝三钱　清炙枇杷叶三张去毛包

吴左　发热不退，胸闷呕吐，舌中有一条白苔，脉弦滑而数，太阳阳明未解，痰滞逗留，中焦气滞，宣化失司，当拟栀豉汤疏解表邪，温胆汤蠲除

痰饮，俾得邪从外解，饮从内化，则热可退而呕吐自止。

淡豆豉三钱　黄芩钱半　半夏二钱　炒谷麦芽各三钱　赤芍二钱　生姜一片　川桂枝四分　竹茹钱半　陈皮一钱　鸡金炭钱半　泽泻钱半

袁右　伤寒两候，太阳之邪未罢，阳明之热已炽，热熏心包，神明无以自主，发热谵语，口渴欲饮，脊背微寒，脉浮滑而数。苔黄，宜桂枝白虎，一解太阳之邪，一清阳明之热。

川桂枝五分　仙半夏二钱　生甘草四分　连翘三钱　熟石膏三钱，打　炙远志一钱　朱茯神三钱　知母钱半　生姜一片　红枣两枚

李左　伤寒挟滞，太阳阳明为病，身热十余日不解，脊背微寒，脉浮滑而数，口干不多饮，唇焦，苔薄腻而黄，五六日不更衣，太阳之邪未罢，阳明之热熏蒸，肠中浊诟，不得下达，拟桂枝白虎汤加减，疏太阳之邪，清阳明之热，助以通腑，盖阳明有胃实当下之条也。

川桂枝五分　生甘草五分　元明粉钱半　竹茹钱半　石膏三钱　栝蒌三钱　川军三钱　半夏钱半　生姜两片　大枣三枚

狄右　伤寒两候，壮热无汗，谵语烦躁，舌焦无津，脉象沉数，肢反逆冷，五六日不更衣，此邪已化热，由阳明而传厥阴，阴液已伤，燥矢不下，有热深厥深之见象，风动痉厥，恐在目前，急拟生津清热，下则存阴，以望转机。

生石膏四钱　生甘草五分　肥知母钱半　鲜生地六钱　元参三钱　鲜石斛三钱　郁李仁三钱，研　大麻仁四钱，研　天花粉三钱　茅芦根各一两，去心节　清宁丸三钱，包煎

二诊　昨进生津清热，下则存阴之剂，得便甚畅，壮热渐减，微汗蒸蒸，四肢转温，书所谓里气通而表白和之意，惟口干欲饮，尚有谵语，舌上干糙未润，少阴津液已伤，阳明伏热尚炽，脉数未静，仍宜滋少阴之阴，清阳明之热，冀其津生邪却，始得入于坦途。

生石膏四钱　肥知母钱半　生甘草五分　天花粉三钱　鲜生地六钱　鲜石斛三钱　元参三钱　川贝二钱　冬桑叶二钱　粉丹皮二钱　北秫米三钱，包　茅芦根各一两，去心节

三诊　两进生津清热之剂，壮热大减，谵语亦止，舌糙黑未润，口干欲饮，脉数溲赤，阴液被热销铄，津无上承，再拟甘凉生津，以清邪热。

羚羊片五分　鲜生地八钱　鲜石斛五钱　生石膏四钱，打　冬桑叶二钱　元参三钱　生甘草五分　肥知母钱半　粉丹皮二钱　大麦冬三钱　茅芦根各一两，去

心节

四诊 表里之邪，均已大减，舌焦黑，转为红绛，津液有来复之渐，邪热有退化之机，脉数较和，仍守甘凉生津，以清余焰。

西洋参一钱　鲜生地八钱　鲜石斛五钱　肥知母钱半　元参三钱　大麦冬三钱　天花粉三钱　生甘草五分　桑叶二钱　粉丹皮三钱　川贝母二钱　北秫米三钱，包　茅芦根各一两，去心节

诸右 伤寒一候，经水适来，邪热陷入血室，瘀热交结，其邪外无向表之机，内无下行之势，发热恶寒，早轻暮重，神糊谵语，如见鬼状，胁痛胸闷，口苦苔黄，少腹痛拒按，腑气不行，脉象弦数，症势重险，恐再进一步，则入厥阴矣，姑拟小柴胡汤加清热通瘀之品，一以和解枢机之邪，一以引瘀热而下行，冀其应手为幸。

柴胡一钱　炒黄芩一钱　羚羊片八分　藏红花八分　桃仁泥一钱，包　青皮一钱　绛通草八分　赤芍三钱　清宁九三钱，包　生蒲黄二钱，包

王左 肾阴本亏，寒邪外受，太阳少阴同病，发热微寒，遍体酸楚，腰痛如折，苔薄腻微黄，脉象尺弱寸关浮紧而数，太阳主一身之表。腰为少阴之府，风寒乘隙而入，营卫不能流通，两感重症，姑拟阳旦疏达表邪，以冀速解为幸。

川桂枝五分　苏梗叶各钱半　北细辛三分　厚杜仲钱半　丝瓜络钱半　葱头三枚　酒炒黄芩一钱　淡豆豉三钱　炙甘草五分　晚蚕沙三钱　生姜两片

封左 诊脉浮紧而弦，舌苔干白而腻，身热不扬，微有恶寒，咳嗽气逆，十四昼夜不能平卧，咽痛淡红不肿，两颧赤色。据述病起于夺精之后，寒邪由皮毛而入于肺，乘虚直入少阴之经，逼其水中之火，飞越于上。书曰，戴阳重症也。阅前方，始而疏解，前胡、薄荷、牛蒡、杏贝之品，继则滋养，沙参、石斛、毛燕、川贝，不啻隔靴搔痒，扬汤止沸，夫用药如用兵，匪势凶猛，非勇悍之将，安能应敌也，拙拟小青龙合二加龙骨汤，一以温解寒邪，一以收摄浮阳，未识能挽回否，尚希明哲指教。

蜜炙麻黄五分　川桂枝八分　大白芍三钱　生甘草八分　熟附片钱半　牡蛎四钱，煅　花龙骨四钱　五味子一钱，干姜三分拌捣　光杏仁三钱　仙半夏三钱　水炙桑皮二钱　远志八分

服两剂后，气喘渐平，去麻黄，又服两剂，颧红退，即更方改用平淡之剂调理，如杏、贝、甘、桔、茯神、桑皮、苡仁、冬瓜子、北秫米等，接服五六剂而痊。

姚左 伤寒两感，太阳少阴为病，太阳为寒水之经，本阴标阳，标阳郁

遏，阳不通行，故发热恶寒而无汗，少阴为水火之脏，本热标寒，寒入少阴，阴盛火衰，完谷不化，故腹痛而洞泄，胸闷呕吐，舌苔白腻，食滞中宫，浊气上逆，脉象沉迟而细。仲圣云，脉沉细，反发热，为少阴病，与此吻合，挟阴挟食，显然无疑，症势非轻，姑拟温经达邪，和中消滞。

净麻黄四分　熟附子一钱　藿苏梗各钱半　制川朴一钱　枳实炭一钱　仙半夏二钱　赤苓三钱　白蔻仁八分，开　六神曲三钱　生姜一片　干荷叶一角

二诊　服温经达邪，和中消滞之剂，得微汗，恶寒发热较轻，而胸闷呕吐，腹痛泄泻，依然不止，苔腻不化，脉沉略起，太阳之经邪，虽有外解之势，少阴之伏邪未达，中焦之食滞互阻，太阴清气不升，阳明浊气不降也，恙势尚在重途，还虑增剧，仍守原法出入，击鼓而进取之。

荆芥一钱　防风一钱　淡豆豉三钱　熟附子一钱　藿苏梗各钱半　仙半夏二钱　生姜二片　枳实炭一钱　制川朴一钱　六神曲三钱　大腹皮二钱　酒炒黄芩一钱　干荷叶一角

三诊　脉沉已起，恶寒已而身热未退，泄泻止而呕恶胸闷，渴喜热饮，心烦少寐，舌转灰腻，少阴之邪，已转阳明之经，中焦之食滞，与素蕴之湿浊，互阻不化也，脉证参合，渐有转机，今拟透解阳明之经邪，宣化中焦之湿滞。

粉葛根二钱　淡豆豉三钱　嫩前胡钱半　藿香梗钱半　炒黄芩钱半　仙半夏二钱　枳实炭一钱　炒竹茹钱半　六神曲三钱　大腹皮二钱　赤茯苓三钱，朱砂拌　干荷叶一角

四诊　得汗表热大减，而里热尚炽，呕恶止而胸脘不舒，渴喜冷饮，心烦少寐，小溲短赤，舌边尖红绛碎痛，苔转薄黄，脉象濡数，良由寒已化热，热又伤阴，津少上承，心肝之火内炽，还虑劫液之变，今拟生津清解，而降浮火，邪却津生，始得坦然。

天花粉三钱　生甘草五分　炒黄芩钱半　川雅连四分　连翘壳三钱　朱茯神三钱　江枳壳一钱　炒竹茹钱半　川贝母二钱　活芦根一尺，去节

五诊　表里之热均减，渴喜冷饮，心烦少寐，小溲短赤，舌红绛碎痛，糜点已起，脉左弦数右濡数，此阴液已伤，津乏上承，心肝之火内炽，伏热蕴湿交蒸，病情变化，正难预料，仍以滋液生津，引火下行。

西洋参钱半　生甘草五分　鲜生地四钱　川连五分　川通草八分　天花粉三钱　川贝二钱　连翘三钱　白薇钱半　北秫米三钱，包　鲜竹叶三十张活芦根一尺，去节

六诊 热势渐退，舌糜亦化，佳兆也，而心烦少寐，渴喜冷饮，脉数不靖，阴液伤而难复，虚火旺而易升，邪热已解，余焰未清，仍守增液生津，引火下行，药既获效，毋庸更张。

原方加琥珀多寐丸钱半，野蔷薇花露半斤，入煎。

贺右 伤寒两感，挟滞交阻，太阳少阴同病，恶寒发热，头痛无汗，胸闷腹痛拒按，泛恶不能饮食，腰酸骨楚，苔白腻，脉象沉细而迟，病因经后房劳而得，下焦有蓄瘀也，虑其传经增剧，拟麻黄附子细辛汤加味，温经达邪，去瘀导滞。

净麻黄四分　熟附片钱半　细辛三分　赤苓三钱　仙半夏三钱　枳实炭一钱　制川朴一钱　大砂仁八分　查炭三钱　延胡索一钱　两头尖钱半，酒浸包　生姜三片

二诊 昨投麻黄附子细辛汤去瘀导滞之剂，得畅汗，寒邪已得外达，发热渐退，腹痛亦减，惟头胀且痛，胸闷不思纳食，脉象沉迟，舌苔薄腻，余邪瘀滞未楚，阳气不通，脾胃健运失司，今制小其剂而转化之。

川桂枝五分　炒赤芍三钱　紫苏梗钱半　云苓三钱　仙半夏三钱　枳实炭一钱　金铃子二钱　延胡索一钱　大砂仁八分　炒谷麦芽各三钱　生姜三片

杨右 脉象浮弦，汗多如雨，恶风发热不解，遍体骨楚，少腹痛拒按，舌苔薄而腻，病从房劳经后而得，风入太阳，皮毛开而经腧闭，蓄瘀积而气滞阻，即两感之重症也，亟宜温经达邪，去瘀消滞，以冀应手。

川桂枝八分　白芍二钱　清炙草八分　熟附子二钱　云茯苓三钱　砂仁八分　焦查炭三钱　五灵脂一钱　两头尖钱半，酒浸包　生姜三片

此症一剂而愈，故录之，明日以桂枝汤加和胃之品调之。

陈左 气阴已伤，伏邪留恋，渐欲传入少阴，虚阳易于外越，痰湿弥漫中宫，清阳不能宣布，颇虑正虚邪实，姑拟扶正达邪，宣化痰湿，俾太阴之邪，从阳枢外泄乃顺。

潞党参三钱　生甘草八分　广陈皮钱半　熟附块二钱　仙半夏三钱　熟谷芽三钱　软柴胡八分　云茯苓三钱　生姜三片　红枣五枚

卫左 始由发热恶寒起见，继则表不热而里热，口干不欲饮，四肢逆冷，脉沉苔腻，加之呕恶呃逆，大便不实，外邪由太阳而陷于太阴，不得泄越，阳气被遏，胃阳不宣也，脉沉非表，为邪陷于里之证，四肢逆冷，经所谓阳气衰于下，则为寒厥是也，伤寒内陷之重症，姑拟四逆汤加减，通达阳气，

和胃降浊。

　　淡干姜五分　　丁香四分　　川桂枝八分　　六神曲三钱　　炙甘草五分　　柿蒂三枚　　熟附子钱半　　川朴八分　　陈皮钱半　　仙半夏三钱　　熟谷芽三钱　　生姜三片

风　温

　　吴右　风温秋燥之邪，蕴袭肺胃两经，肺主一身之气，胃为十二经之长，肺病则气机窒塞，清肃之令不行，胃病则输纳无权，通降之职失司，以故肌热不退，业经旬余，咳嗽痰多，胁肋牵痛，口渴唇燥，谷食无味，十余日未更衣，至夜半咳尤甚，不能安卧，似迷睡，子丑乃肝胆旺候，木火乘势升腾，扰犯肺金，肺炎叶举，故咳嗽胁痛肋痛，若斯之甚也，脉象左尺细数，左寸关浮弦而滑，右尺软数，右寸关滑数不扬，阴分素亏，邪火充斥，显然可见。据述起病至今，未曾得汗，一因邪郁气闭，一因阴液亏耗，无蒸汗之资料，脉症参合，症非轻浅。若进用汗法，则阴液素伤，若不用汗法，则邪无出路，顾此失彼，棘手之至。辗转思维，用药如用兵，无粮之师，利在速战，急拟生津达邪，清肺化痰，去邪所以养正，除暴所以安良，然乎否乎，质之高明。

　　天花粉三钱　　光杏仁三钱　　金银花三钱　　冬桑叶三钱　　生甘草八分　　川象贝各二钱　　连翘壳二钱　　淡豆豉三钱　　嫩前胡二钱　　薄荷叶一钱　　冬瓜子三钱　　黑山栀钱半　　广郁金一钱　　活芦根一两，去节　　枇杷叶露二两，冲

　　二诊　风燥外受，温从内发，蕴蒸肺胃两经，以致肌热旬余不退，咳嗽痰多，胁肋牵痛，不便转侧，口渴溲赤，夜半咳甚气逆，直至天明稍安，夜半肝胆旺时，木火乘势升腾，扰犯于肺，加之燥痰恋肺，肺炎叶举，清肃之令不能下行，谷食衰少，十天不更衣，胃内空虚，肠中干燥可知，唇焦舌不红绛，但干而微腻，脉象两尺濡数，两寸关滑数无力。经云，尺肤热甚为病温，脉数者曰温，皆是伏温熏蒸之见象。平素阴液亏耗，温病最易化热伤阴，是阴液愈伤，而风温燥痰为患愈烈也，欲清其热，必解其温，欲化其痰，必清其火，昨进生津解温清肺化痰之剂，胁痛潮热，虽则略平，余恙依然，尚不足恃，颇虑喘逆变迁，今仍原意去表加清，清其温即所以保其阴，清其燥即所以救其肺，未识能出险入夷否，鄙见若斯，拟方于后。

　　天花粉三钱　　甘菊花三钱　　冬桑叶三钱　　川象贝各二钱　　山栀钱半　　生甘

草八分　银花三钱　连翘钱半　光杏仁三钱　竹茹钱半　丝瓜络钱半　芦根一两，去节　竹油一两，冲　枇杷叶露二两，冲

三诊　两进清解伏温，清化燥痰之剂，昨日申刻得汗不畅，伏温有外达之势，肌热较轻而未尽退，咳嗽胁痛气逆，亦觉轻减二三，固属佳兆，无如阴液亏耗之体，木火易炽，津少上承，肺失输化之权，燥痰胶结难解，口干欲饮，唇燥溲赤，脉象寸关滑数不靖，尺部无力，舌苔化而复薄腻，王孟英先生称第二层之伏邪，有类乎斯。真阴如此之亏，温邪若斯之重，安有不肌肉消瘦皮毛憔悴者乎，所虑正不胜邪，虚则多变，尚未敢轻许无妨也，昨方既获效机，仍守原意出入。

天花粉三钱　薄荷叶八分　光杏仁三钱　鲜竹茹钱半　芦根一两，去节生甘草八分　金银花三钱　川象贝各钱半　通草一钱　淡竹油一两　冬桑叶三钱　连翘壳钱半　冬瓜子三钱　黑山栀钱半　枇杷叶三张，去毛，包

四诊　连进清解伏温，清燥化痰之剂，午后申刻得汗两次，伏温有外解之象。仲景云，阳明病欲解时，从申至戌上是也，温热已去其七，咳嗽气逆亦去其半，唯形神衰弱，唇燥口干，睡则惊悸，小溲未清，右脉滑数较和，左脉弦数不靖，舌苔化而未净，此气液素亏，肝热内炽，肺胃两经，受其摧残，安能输化津液，灌溉于五脏，洒陈于六腑哉，脉证参合，险关已逾，循序渐进，势将入于坦途，仍议清余焰以化痰热，生津液而滋化源，虽不更衣，多日不食，胃中空虚，肠中干燥，虽有燥屎，勿亟亟于下也，即请方正。

天花粉三钱　光杏仁三钱　鲜竹茹钱半　黑山栀钱半　淡竹油一两，冲生甘草五分　川象贝各钱半　金银花三钱　知母钱半　活芦根一尺，去节　冬桑叶三钱　朱茯神三钱　连翘壳钱半　通草一钱　枇杷叶三张，去毛，包

五诊　身热已去七八，咳嗽亦减五六，咳时喉有燥痒，鼻孔烘热，口干唇燥，舌苔化而未净，肺金之风燥，尚未清澈，余热留恋，燥从火，火灼津液为痰。所谓火为痰之本，痰为火之标也。右脉滑数较和，左脉弦数不静，阴液亏耗，肝火易炽，胃气未醒，纳谷减少，脉证参合，渐有转机之象，倘能不生枝节，可望渐入坦途，前方既见效机，仍守轻可去实去疾务尽之义，若早进滋阴，恐有留邪之弊，拙见如此，即请明正。

净蝉衣八分　光杏仁三钱　金银花三钱　花粉三钱　炙兜铃钱半　轻马勃八分　川象贝各钱半　连翘钱半　生草五分　枇杷叶三张，去毛包　冬桑叶三钱栝蒌皮三钱　黑山栀钱半　竹茹钱半　芦根一尺，去节

六诊 病有标本之分，治有先后之别，病生于本者治其本，病生于标者治其标。今治标以来，伏邪已解，肺炎亦消，咳嗽痰鸣，亦减六七，唯阴分本亏，津少上承，余焰留恋气分，肺金输布无权，厥阳易于升腾，口干唇燥，头眩且痛，形神衰弱，小溲带黄。舌苔化而未净，皆系余燥为患，燥从火，火灼津液为痰，有一分之燥，则一分之痰不能清澈也，左脉弦数已缓，右脉滑数亦和，恙已转机，循序渐进，自能恢复原状，再清余燥以化痰热，生津液以滋化源，俾得津液来复，则燥去阴生矣。

净蝉衣八分 生甘草五分 生石决五钱 桑叶三钱 活芦根一尺，去节轻马勃八分 光杏仁三钱 鲜竹茹钱半 冬瓜子三钱 枇杷叶三张，去毛包天花粉三钱 川象贝各钱半 炙兜铃钱半 钩藤三钱

张童 风自外来，温从内发，风性属阳，温易化热，热盛生痰，风善上升，风温痰热，互蕴肺胃，发热旬余，口干欲饮，咳嗽气粗，胁肋牵痛，热痰蒙蔽清窍，灵机堵室，心主神明之所，变为云雾之乡，神志模糊，谵语妄言，起坐如狂，前医叠投犀羚不应，其邪在气，不在营也，况按胸腹之间，似觉闷胀，内夹宿食，又可知也，舌尖红，苔薄腻黄，唇焦，脉滑数，伤寒大白云：唇焦属食积。腑行溏薄，不得遽用下达明矣，脉证参合，痉厥之险，不可不虑，如拟辛凉清疏，以解伏气，温胆涤痰，而通神明，苟能神清热减，自有转机。

薄荷一钱 朱茯神三钱 广郁金钱半 天竺黄二钱 荸荠汁一酒杯，冲银花四钱 枳实钱半 象贝母三钱 鲜石菖蒲五分 保和丸三钱包 连翘二钱 竹茹钱半 活芦根一两，去节 冬瓜子三钱

一剂神清，二剂热减，三剂热退而愈。

王幼 发热八日，汗泄不畅，咳嗽痰多，烦躁懊憹，泛泛呕恶，且抽搐有如惊风之状，腑行溏薄，四末微冷，舌苔薄腻而黄，脉滑数不扬。前师作慢惊治，用参、术、苓、半、贝齿、竹黄、钩钩等，烦躁泛恶益甚，此乃风温伏邪，蕴袭肺胃，蓄于经络，不能泄越于外，势有内陷之象，肺邪不解，反移大肠则便溏，阳明之邪不达，阳不通行则肢冷，不得与慢惊同日而语也，况慢惊属虚，岂有烦躁懊憹之理，即曰有之，当见少阴之脉证，今种种病机，恐有痧疹内伏也，亟拟疏透，以冀弋获。

荆芥穗钱半 粉葛根二钱 蝉衣八分 薄荷八分 苦桔梗八分 淡豆豉三钱 银花炭三钱 连翘钱半 赤苓三钱 枳实炭钱半 炒竹茹钱半 藿香梗钱半

二诊 服疏透之剂，得汗甚多，烦躁泛恶悉减，面额项颈之间，有红点

隐隐，即痧疹之见象，咳嗽痰多，身热不退，舌质红，苔薄腻而黄，脉滑数。伏温之邪，有外达之机，肺胃之气，窒塞不宣，仍从辛凉清解，宣肺化痰，冀痧透热退则吉。

原方去豆豉，加紫背浮萍。

赵左 温邪四天，身热有汗不解，口渴欲饮，烦躁不安，脉濡数，舌黄。伏邪郁于阳明，不得外达，虑其化火入营，急宜清解伏温，而化痰热。

淡豆豉三钱　金银花三钱　霜桑叶三钱　活芦根一两，去节　黑山栀钱半　连翘壳钱半　甘菊花三钱　鲜竹叶三十张　粉葛根二钱　天花粉三钱　象贝母三钱

孙女 初起身热形寒，即鼻衄如涌，吐血盈碗，口干不多饮，入夜烦躁不安，脉濡数，舌边红，苔薄腻，伏温之邪在营，逼血妄行，大忌骤用滋阴，恐温邪不得从阳明而解也。

黑荆芥钱半　轻马勃八分　连翘钱半　白茅花根三钱，两札　冬桑叶三钱　淡豆豉三钱　象贝母三钱　侧柏炭钱半　粉丹皮钱半　竹茹钱半　黑山栀钱半　薄荷叶八分

复诊 投药两剂，吐衄均止，身热转盛，苔腻稍化，脉仍濡数，伏温之邪，由营及气，由里达表，佳象也，仍与辛凉清解，以泄其温。

薄荷八分　淡豆豉三钱　连翘钱半　朱茯神三钱　赤芍钱半　桑叶三钱黑山栀钱半　象贝三钱　竹叶竹茹三十张，钱半　茅根一两，去心

陈左 身热及旬，咳嗽痰有腥味，大便不实，舌质红，苔黄，脉滑数，白疹布而未透，风温袭入肺胃，湿热蕴蒸气分，症势非轻，拟轻清宣解，轻可去实，千金苇茎加味。

净蝉衣八分　生草五分　金银花三钱　象贝母三钱　连翘钱半　嫩前胡钱半　桔梗五分　冬瓜子三钱　生薏仁三钱　赤芍钱半　桑叶三钱　芦根五钱，去节　鲜荷叶一角　金丝荷叶五张

徐孩 发热六天，汗泄不畅，咳嗽气急，喉中痰声辘辘，咬牙嚼齿，时时抽搐，舌苔薄腻而黄，脉滑数不扬，筋纹色紫，已达气关，前医叠进羚羊、石斛、钩藤等，病情加剧，良由无形之风温，与有形之痰热，互阻肺胃，肃降之令不行，阳明之热内炽，太阴之温不解，有似痉厥，实非痉厥，即马脾风之重症，徒治厥阴无益也，当此危急之秋，非大将不能去大敌，拟麻杏石甘汤加减，冀挽回于什一。

麻黄一钱 杏仁三钱 甘草一钱 石膏三钱 象贝三钱 天竺黄二钱 郁金一钱 鲜竹叶三十张 竹沥五钱，冲 活芦根一两，去节

二诊 昨投麻杏石甘汤加减，发热较轻，咬牙嚼齿抽搐均定，佳兆也，惟咳嗽气逆，喉中尚有痰声，脉滑数，筋纹缩退，口干欲饮，小溲短赤，风温痰热，交阻肺胃，一时未易清彻，仍击鼓再进。

麻黄一钱 杏仁三钱 甘草一钱 石膏三钱 象贝三钱 广郁金一钱 天竺黄二钱 兜铃钱半 冬瓜子三钱 淡竹油五钱，冲 活芦根二两，去节

三诊 两进麻杏石甘汤以来，身热减，气急平，嚼齿抽搐亦平，惟咳嗽痰多，口干欲饮，小溲短赤，大便微溏色黄。风温已得外解，痰热亦有下行之势，脉仍滑数，余焰留恋，然质小体稚，毋使过之，今宜小其剂。

净蝉衣八分 川象贝各钱半 金银花三钱 冬桑叶三钱 通草八分 杏仁三钱 炙远志五分 连翘钱半 花粉三钱 兜铃钱半 冬瓜子三钱 活芦根一两，去节 荸荠汁一酒杯，冲

李左 壮热一候，有汗不解，口渴烦躁，夜则谵语，脉洪数，舌边红中黄。伏温化热，蕴蒸阳明气分，阳明热盛，则口渴烦躁，上熏心包，则谵语妄言，热势炎炎，虑其入营劫津，急拟白虎汤加味，甘寒生津，专清阳明。

生石膏五钱 连翘壳三钱 粉丹皮钱半 鲜竹叶三十张 肥知母钱半 黑山栀钱半 霜桑叶三钱 朱茯神三钱 生甘草八分 天花粉三钱 淡黄芩三钱 活芦根一两，去节

汪左 诊脉沉细而数，苔薄黄，表热不扬，而里热甚炽，神志昏糊，谵语妄言，甚则逾垣上屋，角弓反张，唇焦渴不知饮，此温邪伏营，逆传膻中，温郁化火，火灼津液为痰，痰随火升，蒙蔽心包，神明无主，肝风骤起，风乘火势，火借风威，所以见证如是之猖狂也，脉不洪数，非阳明里热可比，厥闭之险，势恐难免，亟拟清温熄风，清神涤痰，以救涸辙而滋化源，是否有当，质之高明。

鲜石斛三钱 犀角片五分 薄荷八分 朱茯神三钱 川贝三钱 花粉三钱 羚羊片三分 连翘钱半 江枳买一钱 竹茹钱半 天竺黄钱半 石菖蒲八分 竹沥二两，冲 紫雪丹四分，冲

两剂，风平神清，表热转盛，去紫雪、犀、羚，加芩、豉，重用银、翘，数剂而安，伏温由营达气而解。

张左 发热汗多，气短而喘，脉数而乱，舌红，暑热伤津耗气，肺金化

源欲绝，肺为水之上源，肺虚不能下荫于肾，肾不纳气，肺主皮毛，肺伤则卫气失守，是以汗出甚多。经云："因于暑，汗，烦则喘渴是也。"症势危笃，勉拟生脉散，益气生津，而清暑热。

西洋参三钱　大麦冬三钱　鲜石斛三钱　清炙枇杷叶三钱，去毛包　天花粉三钱　肥知母钱半　煅牡蛎一两　浮小麦一两

谢右　温邪发热八天，汗泄不畅，渴而引饮，神昏谵语，叠见呃逆，舌红，脉沉数无力，阴液已伤，邪郁不达，暑热痰浊互阻，木火挟冲气上逆，胃气不得下降，清窍被蒙，神明无以自主，症势沉重，急宜生津清温，和胃降逆。

鲜石斛五钱　金银花三钱　陈广皮一钱　旋覆花钱半，包　淡豆豉三钱连翘壳钱半　鲜竹茹钱半　天花粉三钱　黑山栀钱半　柿蒂五枚　炙远志肉八分

雷右　身热一候，有汗不解，咳嗽气逆，但欲寐，谵语郑声，口渴不知饮，舌光红干涸无津，脉细小而数，右寸微浮而滑，此风温伏邪，始在肺胃，继则传入少阴，阴液已伤，津乏上承。热灼津液为痰，痰热弥漫心包，灵机堵塞，肺炎叶枯，有化源告竭之虞，势已入危险一途，勉拟黄连阿胶汤合清燥救肺汤加减，滋化源以清温，清神明而涤痰，未识能挽回否。

蛤粉炒阿胶三钱　天花粉三钱　鲜生地三钱　天竺黄二钱　川雅连五分冬桑叶三钱　鲜石斛三钱　光杏仁三钱　川贝三钱　淡竹沥五钱，冲　冬瓜子三钱芦根一两，去节　银花露一两　枇杷叶露二两，煎药

另饮去油清鸭汤，佐生阴液。

二诊　昨进黄连阿胶汤合清燥救肺汤之剂，津液有来复之渐，舌干涸转有润色，神志较清，迷睡亦减，而里热依然，咳嗽气逆，咯痰艰出，口干欲饮，脉息如昨，数象较和，伏温燥痰，互阻肺胃，如胶似漆，肺金无以施化，小溲不通，职是故也，昨法既见效机，仍守原意出入。

蛤粉炒阿胶三钱　桑叶三钱　鲜生地三钱　鲜石斛三钱　川贝三钱　光杏仁三钱　天花粉三钱　天竺黄二钱　生甘草五分　活芦根一两，去节　冬瓜子三钱　知母钱半　竹沥五钱，冲　银花露一两　枇杷叶露二两，煎药

三诊　投药两剂，神志已清，舌转光红，身热较退，咳痰艰出，口干欲饮，脉细滑带数，阴液伤而难复，肝火旺而易升，木叩金鸣，火烁津液为痰，所以痰稠如胶，而咳逆难平也，仍拟生津清温，润肺化痰，俾能津胜邪却，自可渐入坦途。

原方去知母，天竺黄，加青蒿梗三钱，嫩白薇三钱。

张左 发热十二天，有汗不解，头痛如劈，神志时明时昧，心烦不寐，即或假寐，梦语如谵，咽痛微咳，口干欲饮，舌质红苔黄，脉弦滑而数，风温伏邪，蕴袭肺胃，引动厥阳升腾，扰犯清空，阳升则痰热随之，蒙蔽灵窍，颇虑痉厥之变，亟拟轻疏风温，以熄厥阳，清化痰热，而通神明，如能应手，庶可转危为安。

羚羊片五分 银花三钱 朱茯神三钱 川象贝各钱半 菊花三钱 竹茹钱半 桑叶三钱 带心连翘钱半 枳实钱半 天竺黄二钱 山栀钱半 茅根五钱，去心 鲜石菖蒲五分 珠黄散二分，冲服 淡竹沥一两，冲

二诊 神志已清，头痛亦减，惟身热未退，咽痛掀红，咽饮不利，口干溲赤，咳痰不爽，脉滑数，舌质红苔黄，风为阳邪，温为热气，火为痰之本，痰为火之标，仍从辛凉解温，清火涤痰。

桑叶三钱 薄荷八分 连翘钱半 川象贝各钱半 天竺黄二钱 桔梗八分 菊花三钱 银花三钱 山栀钱半 轻马勃八分 生甘草八分 竹茹二钱，枳实拌炒 活芦根一两，去节 淡竹沥五钱，冲

陆左 风温伏邪，夹痰交阻，肺胃不宣，少阳不和，寒热往来，咳嗽胸闷，甚则泛恶，脉象弦滑，舌前半无苔，中后薄腻，和解枢机，宣肺化痰治之。

前柴胡各五分 云苓三钱 光杏仁三钱 炒谷麦芽各三钱 象贝三钱 苦桔梗一钱 橘红一钱 冬桑叶三钱 枳实炭三钱 半夏钱半 炒竹茹钱半 冬瓜子三钱

复诊 寒热轻减，咳嗽痰多，口干欲饮，五六日未更衣，舌前半光绛，中后腻黄，脉数不静。阴液已伤，阳明腑垢不得下达，今拟存阴通腑，清肺化痰。

天花粉三钱 生草六分 象贝三钱 生枳实钱半 杏仁三钱 元明粉钱半，冲 川军三钱 冬瓜子三钱 炒竹茹三钱 干芦根一两，去节

许 咳嗽膺痛，身热轻而复重，大便溏泄，舌苔灰腻而黄，脉滑数。风温伏邪，挟滞交阻，邪不外达，移入大肠，拟葛根芩连汤加减。

粉葛根二钱 淡豆豉三钱 枳实炭三钱 酒黄芩钱半 炒银花四钱 赤苓三钱 香连丸一钱，包炒 赤芍钱半 桔梗八分 荷叶一角 象贝母三钱

袁左 温邪挟滞，阳明为病，发热十天，口渴烦躁，谵语妄言，舌糙黄，六七日未更衣，脉象滑数有力。此浊垢不得下达之征也。法宜生津清温，加栝蒌、大黄，以符仲景急下存阴之意。

粉葛根二钱 金银花三钱 肥知母钱半 生甘草八分 生石膏三钱 天花

粉三钱　全栝蒌四钱，元明粉一钱同捣　生川军三钱　鲜竹叶三十张　茅芦根各五钱，去心节

陈左　身热四天，有汗不解，烦躁胸闷，入夜神糊谵语，苔黄脉数。此无形之伏温，与有形之痰浊互阻，清阳被灼，君主乃昏，宜清温涤痰，而安神明。

粉葛根钱半　天花粉三钱　黑山栀钱半　竹叶心三钱　金银花三钱　鲜竹茹钱半　九节菖蒲一钱　荸荠汁一酒杯，冲　带心连翘三钱　枳实炭二钱炙远志肉五分　活芦根一两，去节

祁左　冬温伏邪，身热十七天，有汗不解，咳嗽胁痛，甚则痰内带红，渴喜热饮，大便溏泄，前投疏表消滞，荆防败毒、小柴胡，及葛根芩连等汤，均无一效。今忽汗多神糊，谵语郑声。汗愈多则神志愈糊，甚则如见鬼状，苔干腻，脉濡细，是伏邪不得从阳分而解，而反陷入少阴，真阳外越，神不守舍，阴阳脱离，不能相抱，脉证参合，危在旦夕间矣，急拟回阳敛阳，安定神志。冀望一幸。

吉林参须一钱　熟附片一钱　煅牡蛎四钱　花龙骨三钱　朱茯神三钱　炙远志二钱　仙半夏二钱　生白术钱半　浮小麦四钱　焦查炭二钱　干荷叶一角炒苡仁谷芽各三钱

两剂后，即汗敛神清，去参、附、龙、牡，加炒淮药三钱，川贝二钱，又服两剂，泻亦止，去查炭，加炒扁豆衣三钱，藕节三枚，即渐渐而痊。

董左　初起风温为病，身热有汗不解，咳嗽痰多，夹有红点，气急胸闷，渴喜热饮，大便溏泄，前师叠投辛凉清解润肺化痰之剂，似亦近理，然汗多不忌豆豉，泄泻不忌山栀，汗多伤阳，泻多伤脾，其邪不得从阳明而解，而反陷入少阴，神不守舍，痰浊用事，蒙蔽清阳，气机堵塞，今见神志模糊，谵语郑声，汗多肢冷，脉已沉细，太谿趺阳两脉亦觉模糊，喉有痰声，嗜寐神迷，与邪热逆传厥阴者，迥然不同，当此危急存亡之秋，阴阳脱离，即在目前矣，急拟回阳敛阳，肃肺涤痰，冀望真阳内返，痰浊下降，始有出险入夷之幸，然乎否乎，质之高明。

吉林参八分　熟附片八分　左牡蛎三钱　花龙骨三钱　朱茯神三钱　炙远志一钱　仙半夏钱半　川象贝各二钱　水炙桑叶皮各钱半　炒扁豆衣三钱生薏仁四钱　冬瓜子三钱　淡竹沥一两，生姜汁两滴同冲服　另真猴枣粉二分，冲服

二诊　前方服后，肢渐温，汗渐收，脉略起，原方加光杏仁三钱。

三诊　肢温汗收，脉亦渐起，阳气已得内返，神志渐清，谵语郑声亦止，

惟咳嗽痰多，夹有血点，气逆喉有痰鸣，舌苔薄腻转黄，伏温客邪已有外达之机，痰浊逗留肺胃，肃降之令失司，今拟清彻余温，宣肺化痰。

桑叶钱半　桑皮钱半　光杏仁三钱　川象贝各钱半　朱茯神三钱　炙远志一钱　炙兜铃一钱　生薏仁三钱　冬瓜子三钱　淡竹油一两　猴枣粉二分，冲服　鲜枇杷叶三钱，去毛包

四诊　服两剂后，咳嗽气逆痰鸣，均已大减，咽喉干燥，痰内带红，舌边绛，苔薄黄，神疲肢倦，脉濡小而数。是肺阴暗伤，痰热未楚，今拟清燥救肺，化痰通络。

蛤粉炒阿胶钱半　南沙参三钱　侧柏炭一钱　竹茹二钱　藕节两枚　桑皮叶各钱半　粉丹皮钱半　甜光杏三钱　川象贝各二钱　栝蒌皮二钱　蜜炙兜铃一钱　冬瓜子三钱　干芦根一两，去节　猴枣粉二分　竹沥一两，冲　枇杷叶露煎药

二三剂渐次告愈。

按风温冬温，用参、附、龙、牡等，是治其变症，非常法也。盖人之禀赋各异，病之虚实寒热不一，伤寒可以化热，温病亦能化寒，皆随六经之气化而定，是证初在肺胃，继传少阴，真阳素亏，阳热变为阴寒，迨阳既回，而真阴又伤，故先后方法两殊，如此之重症，得以挽回，若犹拘执温邪化热，不投温剂，仍用辛凉清解，如连翘、芩、连、竹黄、菖蒲、至宝、紫雪等类，必当不起矣，故录之以备一格。

暑　温

计左　暑温一候，发热有汗不解，口渴欲饮，胸闷气粗，入夜烦躁，梦语如谵，小溲短赤，舌苔薄黄，脉象濡数，暑邪湿热，蕴蒸阳明，漫布三焦，经所谓因于暑，烦则喘渴，静则多言是也，颇虑暑热逆传厥阴，致有昏厥之变。

清水豆卷四钱　青蒿梗钱半　天花粉三钱　朱茯神三钱　通草八分　黑山栀钱半　带心连翘三钱　益元散三钱，包　青荷梗一支　竹叶心三钱　郁金钱半　万氏牛黄清心丸一粒，包煎

二诊　暑温九天。汗多发热不解，烦闷谵语，口渴欲饮，舌边红苔黄，脉象濡数，右部洪滑。良由暑湿化热，蕴蒸阳明之里，阳明者胃也，胃之支

脉，贯络心包，胃热上熏心包，扰乱神明，故神烦而谵语也，恙势正在鸱张，还虑增剧，今拟竹叶石膏汤加味。

生石膏五钱　茯苓三钱　郁金钱半　仙半夏钱半　通草八分　竹黄二钱鲜竹叶心三钱　益元散三钱，包　鲜石菖蒲五分　白茅根三钱，去心　荷梗一支万氏牛黄清心丸一粒，包煎

三诊　神志渐清，壮热亦减，原方去石膏、牛黄清心丸，加连翘心、花粉、芦根。

方左　长夏酷热，炎威逼人，经商劳碌，赤日中暑，暑热吸受，痰浊内阻，心包被蒙，清阳失旷，以致忽然跌仆，不省人事，牙关紧闭，肢冷脉伏，暑遏热郁，气机闭塞，脉道为之不利，中暑重症，即热深厥深是也，急拟清暑开窍，宣气涤痰，以冀挽回。

薄荷叶八分　净银花三钱　连翘壳三钱　碧玉散四钱，包　广郁金钱半川贝母三钱　天竺黄二钱　枳实炭三钱　炒竹茹钱半　鲜石菖蒲一钱　西瓜翠衣三钱另苏合香丸一粒，研冲　淡竹沥五钱，冲

二诊　服清暑开窍，宣气涤痰之剂，神志已清，牙关亦开，伏脉渐起，则转为身热头胀，口干不多饮，胸闷不能食，舌苔薄黄。暑热有外达之机，暑必夹湿，湿热蕴蒸，有转属阳明之象，今拟清解宣化，以善其后。

炒香豉三钱　薄荷八分　银花三钱　桑叶三钱　菊花三钱　郁金一钱　黑山栀钱半　连翘钱半　枳实钱半　竹茹叶各钱半　六一散三钱，包　川贝三钱西瓜翠衣四钱

谢右　秋凉引动伏暑，夹湿滞内阻，太阳阳明为病，寒热无汗，头胀且痛，胸痞泛恶，苔薄腻，脉濡数。邪滞互郁，胃气不得下降也，亟宜疏透伏邪，而化湿滞，以冀邪从外达，湿滞内化，不致增剧乃佳。

豆豉三钱　前胡钱半　半夏三钱　六曲三钱　薄荷八分　竹茹钱半　香薷五分　山栀一钱　桔梗八分　鲜藿香钱半　鲜佩兰钱半　荷叶一角　炒枳实一钱

钱右　外受风凉，内蕴伏暑，暑必夹湿，湿与滞阻，阳明为病，发热恶寒，胸痞泛恶，头胀且痛，遍体酸楚。舌苔腻布，脉象濡数，邪势鸱张，非易速解，拟黄连香薷饮加减。

陈香薷五分　淡豆豉三钱　六神曲三钱　姜川连四分　炒枳实钱半　姜竹茹钱半　制川朴八分　仙半夏钱半　鲜藿香钱半　鲜佩兰钱半　玉枢丹三分，冲服

李童 暑温十天，身热汗出不彻，渴不多饮，胸脘烦闷，口有甜味。苔薄腻黄，脉濡数，暑必挟湿，伏于募原，既不能从阳明而解，亦不能从下焦而去，势有欲发白㾦之象，暑湿为粘腻之邪，最为缠绵。

香薷八分　青蒿梗钱半　净蝉衣八分　江枳壳钱半　通草八分　川连三分　清水豆卷三钱　炒牛蒡二钱　郁金钱半　赤苓三钱　鲜藿香钱半　鲜佩兰钱半　甘露消毒丹三钱，包

荣左 伏暑秋温，发热两候，早轻暮重，烦躁不寐，梦语如谵，鼻衄痰红，口干欲饮，大便溏薄色黄，汗泄不多，舌质红苔黄。伏暑化热，蕴蒸阳明之里，阳明者胃也，胃络上通心包，胃热上蒙清窍，心神不得安宁，故烦躁少寐，梦语如谵也，鼻衄虽日红汗，究属热迫营分，逼血而妄行也，脉象左弦数，右滑数，参脉合证，阴液暗伤，邪执猖獗，颇虑传入厥阴，致神昏痉厥之险，急宜甘寒生津，清解伏暑，冀营分之热，能得从气分而解为幸。

天花粉三钱　朱茯神三钱　粉葛根钱半　鲜竹茹二钱　益元散三钱，包金银花五钱　酒炒黄芩一钱　冬桑叶二钱　连翘壳三钱　川雅连五分　白茅根三札，去心

二诊 昨投生津清温之剂，身热略减，夜寐稍安，鼻衄亦止，而口干欲饮，胸闷懊侬，难以名状，汗泄不多，舌质红苔黄，脉数依然，良由暑温之热，仍在阳明之里，未能达到气分，势欲蒸发白㾦之象，阴液暗伤，无作汗之资料，还虑增剧，温邪有汗而再汗之例，仍宜甘寒生津，解肌清温，冀望正胜邪却，始能入于坦途。

天花粉三钱　粉葛根五钱　粉丹皮二钱　鲜石斛三钱　清水豆卷四钱　鸡苏散三钱，包　熟石膏三钱，打　冬桑叶二钱　连翘壳三钱　鲜竹叶三十张　活芦根一尺，去节　北秫米三钱，包

三诊 连进生津清温，服后热势反增，渴欲引饮，饮后得汗甚畅，白㾦布于胸腹之间，至天明时热势始减，胸闷渐舒，脉数稍和，即是正胜邪却之机，既已获效，仍守原法扩充。

天花粉三钱　生甘草六分　连翘壳三钱　鲜石斛三钱　嫩白薇钱半　生石膏三钱，打　仙半夏钱半　川贝母二钱　通草八分　鲜竹叶三十片　白茅根两札，去心　北秫米三钱，包

四诊 身热大减，汗泄溱溱，白㾦密布腹脐之间，伏暑湿热已得外达，惟咳痰带红，睡醒后口舌干燥，神疲肢倦，小溲频数不爽，溺时管痛，脉象

濡数不静，舌质淡红，此阴液已伤，木火易升，肺金化源受伤，不能下及州都，阳明之蕴热，尚留连为患也，仍拟竹叶石膏汤加减，生津液以滋化源，清阳明而息余焰。

西洋参钱半　朱茯神三钱　川通草八分　活芦根一尺，去节　生石膏三钱，打　川贝母二钱　粉丹皮二钱　北秫米三钱，包　鲜竹叶三十张　生甘草六分　天花粉三钱　冬桑叶二钱　滋肾通关丸钱半，包煎

五诊　身热已退，白㾦密布甚多，口舌干燥亦减，伏暑之热，有肃清之渐，而小溲尚未爽利，咳痰色黄，脉象濡数无力，舌淡红，肺胃余热留恋，气化不及州都也，仍拟甘寒生津，养胃清肺，以善其后。

西洋参钱半　朱茯神三钱　冬桑叶二钱　冬瓜子三钱　活芦根一尺，去节　生甘草八分　川贝母三钱　粉丹皮钱半　北秫米三钱，包　金石斛二钱栝蒌皮三钱　嫩白薇钱半　通天草八分　滋肾通关丸钱半，包煎

何女　秋温伏暑，延今三候，初起吐血衄血，继则身灼热无汗，热盛于夜，谵语妄言，口渴欲饮，七八日未更衣，舌焦糙无津，唇色紫暗，脉象弦滑而数，红白疹虽现即隐，咳呛痰内带红，良由伏温由营及气，由里及表，表未得汗，仍传于里，里热炽盛，少阴之阴液被劫，津无上承，阳明经热未得外解，腑中燥矢不得下行，腑热熏蒸心包，神明无以自主，手指震动，肝风欲起，痉厥之变，即在目前矣，急宜生津解肌，下则存阴，表里两治，以望转机。

鲜生地六钱　天花粉三钱　熟石膏三钱，打　川贝母三钱　茅芦根各一两，去心节　京元参三钱　薄荷叶八分　生甘草五分　枳实炭一钱　鲜石斛四钱，先煎　粉葛根一钱　全栝蒌四钱，切元　明粉钱半同捣　鲜竹茹二钱清宁丸三钱，包

二诊　投生津解肌，下则存阴之剂，已服两帖，微微得汗，腑垢已得下行，所下之垢，色紫黑甚畅，灼热略衰，谵语亦减，而咳呛咯痰不出，痰内带红，耳聋失聪，口干欲饮，舌糙黑已减，脉尚弦数，唇焦而裂。此少阴阴液已伤，阳明伏暑化热，灼津液而为痰，痰阻肺络，清肃之令不行，木火升腾，扰犯清窍，虽有转机之兆，尚未敢轻许无妨，今拟人参白虎汤合清营增液汤加减，清营凉气，肃肺化痰，能得津胜邪却，即可望出险入夷。

西洋参一钱五分　鲜生地五钱　肥知母二钱　连翘壳三钱　鲜竹叶三十张　生石膏四钱，打　京元参三钱　川贝母三钱　粉丹皮二钱　生甘草八分鲜石斛三钱　朱茯神三钱　枳实炭八分　活芦根一尺，去节

三诊 人参白虎汤、清营增液汤又服两剂，灼热已减其半，神志亦清，舌焦黑已退，转为红绛，脉左弦数，右濡滑而数，睡则惊悸，耳聋口渴，咳呛咯痰不爽，痰中夹血，津液有来复之渐，暑热有退避之势，余焰烁液为痰，胶阻肺络，木火升腾，扰犯清空，合脉论证，已有出险入夷之佳象，再议生津泄热，清肺化痰。

西洋参一钱五分 肥知母一钱五分 冬桑叶二钱 朱茯神三钱 活芦根一尺，去节 生石膏三钱，打 天花粉三钱 粉丹皮二钱 川贝母三钱 生石决八钱 生甘草六分 青蒿梗一钱五分 嫩白薇一钱五分 鲜藕四两，切片入煎

四诊 身灼热已去七八，惟咳呛咯痰不爽，口渴不多饮，痰中之血，两日不见，耳鸣失聪，脉左弦小而数，右濡滑而数，舌绛红，肾阴胃液难复，木火易于上升，余波未尽，肺金清肃之令不行，况值燥令，燥从火化，火未有不克金也，再宜甘凉濡润，生津泄热，清肺化痰。

西洋参钱半 生甘草八分 水炙桑皮叶各钱半 生石决八钱 朱茯神三钱 天花粉三钱 肥知母钱半 粉丹皮钱半 嫩白薇钱半 北秫米三钱，包 冬瓜子三钱 活芦根一尺，去节 枇杷叶露四两，后入

茅童 温邪夹湿，发热十三天，汗泄不畅，口干欲饮，舌质红，罩薄腻，左脉弦数，右脉濡数，前医早进白虎汤，致邪陷太阴，清气不升，大便溏薄，日夜十余次，小溲短赤，心烦少寐，热势加剧，病情非轻，拟解肌疏邪，而理中土，仲圣谓里重于表者，先治其里，仿此意化裁。

粉葛根二钱 炮姜炭四分 炒潞党三钱 生白术二钱 生甘草五分 赤苓三钱 金银花三钱 山楂炭三钱 炒车前子三钱，包 戊己丸二钱，包 鲜荷叶一角

二诊 昨进理中汤加减，大便溏泄渐止，而发热依然，口干欲饮，舌转红绛，脉象弦数，汗泄不畅。此气分之温未罢，营分之热内炽，湿化为燥，燥亦伤阴，津乏上承，今拟清营透气，兼顾中土。

天花粉三钱 炒银花三钱 赤苓三钱 冬桑叶三钱 煨葛根钱半 生白术二钱 粉丹皮钱半 扁豆衣三钱 生甘草五分 白薇钱半 鲜荷叶一角 白茅根五钱

三诊 昨进清营透气，兼顾中土之剂，身热渐减，又见鼻红，虽曰红汗，究属热遏营分，逼血上行，舌红绛，脉弦数不静，阴分已伤，肝火内炽，湿从燥化，阳明之温，尚未清彻也，既有效机，再进一筹出入。

鲜生地三钱　炒银花三钱　赤苓三钱　桑叶三钱　天花粉三钱　生白术二钱　粉丹皮钱半　川贝二钱　生甘草五分　白薇钱半　炒扁豆衣三钱　北秫米三钱，包　鲜荷叶一角　茅根五钱，去心

陈左　湿温已延月余，潮热时轻时剧，渴喜热饮，白㾦亦布，谵语郑声，小溲浑赤，脉象虚滑而数，舌质红润，唇燥，此乃气阴已伤，伏邪湿热留恋阳明，上蒙清窍，神明无以自主也，脉证参合，已入危险一途，亟拟扶正宣邪，苦化湿热，以望转机。

党参三钱　朱茯神三钱　川雅连三分　川贝母三钱　银柴胡一钱　炙远志肉五分　细木通五分　天竺黄二钱　白薇钱半　紫贝齿三钱　仙半夏钱半北秫米三钱，包　益元散三钱，包

湿　温

李左　湿温四天，身热有汗不解，胸痞泛恶，口干不多饮，舌苔薄腻而黄，脉濡滑而数。伏邪湿热，漫布三焦，气机不宣，痰浊交阻，胃失降和，治宜宣气淡渗。

光杏仁三钱　清水豆卷四钱　鲜竹茹钱半，枳实钱半，同炒　茯苓皮三钱　通草八分　白蔻仁一钱　块滑石三钱　佛手露一两，冲　生熟苡仁各三钱　仙半夏钱半　酒炒黄芩钱半　鲜藿香佩兰各钱半

俞左　湿温五天，身热不解，有汗恶风，遍体骨楚，胸闷泛恶，不能饮食，舌苔腻布而垢，脉象濡迟，伏温夹湿夹滞，互阻中焦，太阳表邪郁遏，太阴里湿弥漫，清不升而浊不降，胃乏展和之权，邪势正在鸱张，拟五苓合平胃散加减。

川桂枝八分　赤猪苓各三钱　泽泻钱半　清水豆卷四钱　制川朴一钱　陈皮一钱　半夏一钱　制苍术一钱　枳实炭一钱　六神曲三钱　鲜藿梗钱半鲜佩兰钱半

王左　温邪暑湿，挟滞互阻，太阴阳明为病，发热五天，有汗不解，胸痞泛恶，腹痛痢下，日夜四五十次，舌尖绛，中厚灰腻而黄，脉象滑数有力，暑为天之气，湿为地之气，湿蕴蒸阳明，湿滞郁于肠间，气机窒塞，胃失降和，湿温兼痢之重症，姑拟泄气分之伏邪，化阳明之垢浊，表里双解，通因通用之意。

炒香豉三钱　银花炭四钱　六神曲三钱　炒竹茹钱半　黑山栀皮钱半　扁豆衣三钱　焦查炭三钱　青陈皮各钱半　酒炒黄芩钱半　仙半夏钱半　鲜藿香钱半　炒赤芍钱半　鲜佩兰钱半　枳实导滞丸三钱，包

李左　伏邪湿热，蕴蒸气分，漫布三焦，身热早轻暮重，已有旬余，白疹布而不多，湿热原有暗泄之机，无如入夜梦呓，如谵语之状，亦是湿热熏蒸清窍所致，口干溲赤，大便溏薄。热在阳明，湿在太阴，经所谓热迫注泄是也。吴鞠通先生云，湿温之症，氤氲粘腻，非易速解，虑其缠绵增剧，拟葛根黄芩黄连汤加味，解肌清温，苦化湿热。

粉葛根二钱　朱茯神三钱　炒麦芽三钱　朱灯芯三札　酒炒黄芩钱半　炒银花三钱　通草八分　水炒川连三分　连翘壳钱半　净蝉衣八分　鸡苏散三钱，包　青荷梗一支　鲜竹叶三十张

王右　湿温身热两候，有汗不解，早轻暮重，口干不多饮，红疹白痦，布于胸膺之间，脉数，苔灰黄，伏邪湿热，蕴蒸气分，漫布三焦，叶香岩先生云，湿热为粘腻之邪，最难骤化，所以身热久而不退也，宜以宣化。

净蝉衣八分　茯苓皮三钱　香青蒿钱半　荷梗一支　熟牛蒡二钱　通草八分　嫩白薇钱半　黑山栀钱半　清水豆卷三钱　六一散三钱，包　酒炒黄芩钱半

杨左　湿温七天，身热有汗不解，午后入夜尤甚，口苦而干，渴不多饮，脉濡滑带数，舌苔薄腻，伏邪蕴湿，逗留膜原，少阳阳明为病，前进达原宣化不应，今拟柴葛解肌加味。

软柴胡八分　清水豆卷四钱　仙半夏钱半　六一散三钱，包　粉葛根钱半　赤苓三钱　六神曲三钱　泽泻钱半　甘露消毒丹四钱，包

二诊　服药两剂，身热较前大减，胸脘不舒，纳减少寐，余邪湿热未楚，胃不和则卧不安也，脉濡滑，苔薄腻微黄，今拟芳香淡渗，以靖余氛，更当避风节食，不致反复为要。

清水豆卷四钱　佩兰叶钱半　仙半夏钱半　炒枳壳一钱　广藿香钱半　赤茯苓三钱　炒秫米三钱，包　炒麦芽四钱　通草八分　益元散三钱，包　佛手八分　甘露消毒丹四钱，包

冯左　湿温三候，身热有汗不解，胸痞泛恶，脐腹作胀，两足痿软，不能步履，苔腻脉濡，湿邪自下及上，自外入内，盖脚气之重症也，若加气喘，则危殆矣，急拟逐湿下行。

清水豆卷四钱　陈广皮一钱　制苍术一钱　制川朴一钱　仙半夏二钱　枳

实炭一钱　赤茯苓三钱　淡吴萸五分　大腹皮二钱　木防己二钱　陈木瓜三钱
生苡仁四钱　生姜三片

　　范童　初患间日疟，寒短热长，继因饮食不节，转成湿温，身热早轻暮重，热盛之时，神志昏糊，谵语妄言，胸痞闷泛恶，腑行不实，舌苔灰腻满布，脉象滑数，良由伏温夹湿夹滞，蕴蒸生痰，痰浊蔽蒙清窍，清阳之气失旷，与阳明内热者，不可同日而语也，颇虑传经增变，拟清温化湿，涤痰消滞，去其有形，则无形之邪，自易解散。

　　豆豉三钱　前胡钱半　干葛一钱　银花三钱　连翘三钱　赤苓三钱　半夏二钱　藿香佩兰各钱半　炒枳实钱半　荷叶一角　竹茹钱半，姜炒　神曲三钱
菖蒲八分

　　二诊　服前方以来，诸恙渐轻，不过夜有梦语如谵之象，某医以为暑令之恙，暑熏蒸心包，投芩、连、益元散、竹叶、茅根等，变为泄泻无度，稀粥食升，犹不知饱，渴喜热饮，身热依然，舌灰淡黄，脉象濡数，此藜藿之体，中气本虚，寒凉太过，一变而邪陷三阴，太阴清气不升，浊阴凝聚，虚气散逆，中虚求食，有似除中，而尚未至除中也，阴盛格阳，真寒假热，势已入于险境，姑仿附子理中合小柴胡意，冀其应手则吉。

　　熟附块钱半　炒潞党二钱　炮姜炭六分　炒冬术二钱　炙草四分　云茯苓三钱　煨葛根钱半　软柴胡七分　仙半夏二钱　陈皮一钱　炒谷芽苡仁各三钱
红枣二枚　荷叶一角

　　二诊　温运太阴，和解枢机，连服三剂，身热泄泻渐减，胀满亦松，脘中虽饥，已不多食，均属佳境，而神疲倦怠，渴喜热饮，舌淡黄，脉濡数无力，中虚脾弱，饮水自救，效方出入，毋庸更张。

　　炒潞党二钱　熟附片一钱　炮姜炭五分　云苓三钱　炙草五分　大砂仁八分　陈皮一钱　炒谷芽苡仁各三钱　炒白术二钱　荷叶一角

　　又服三剂，加炒淮药三钱。

　　按此症骤见似难着手，然既泻而腹仍膨，则非实胀，已可概见，苔灰淡黄，脉象濡数，俱是假热，所谓不从脉而从症也。

　　费左　湿温三候，初病足背湿热结毒起见，腐溃不得脓，疮旁四围肿红焮痛，寒热晚甚，梦语如谵，前医叠投寒凉解毒，外疡虽见轻减，而加呃逆频频，胸痞泛恶，口有酸甜之味，不能饮食，渴不欲饮，口舌糜腐，小溲短赤，脉象濡滑而数。良由寒凉太过，湿遏热伏，热处湿中，胃阳被迫，气机窒塞，

已成坏症，议进辛以开之，苦以降之，芳香以宣之，淡渗以利之。复方图治。应手乃幸。

仙半夏二钱　淡吴萸一分　郁金五钱　通草八分　清水豆卷四钱　枳实炭一钱　川雅连四分　姜竹茹五钱　柿蒂五枚　鲜藿香五钱　鲜佩兰五钱　鲜枇杷叶三张，去毛包

二诊　连服辛开苦降，芳香淡渗之剂，呃逆止，泛恶亦减，胸痞噫气，口舌糜腐依然，口有酸甜之味，身热起伏无常，小溲短赤，脉象濡数。湿热为粘腻之邪，最难骤化，胶阻于中，则胸痞噫气，熏蒸于上，则口有酸甜，三焦决渎无权，则小溲短赤，白疹不现，邪无出路，前方既见合度，循序渐进，以图后效。

仙半夏五钱　左金丸五分，包　清水豆卷四钱　通草八分　枳实炭一钱炒竹茹二钱　茯苓皮三钱　鲜霍佩各五钱　柿蒂五枚　枇杷叶五张，去毛包滋肾通关丸五钱。包煎

三诊　呕恶止，胸痞未舒，口舌糜腐亦减，白疹渐现，伏邪湿热，已有暗泄之机，十余日未更衣，小溲短赤，身热临晚似剧，脉濡数。申酉为阳明旺时，阳明腑垢不得下达，三焦之余湿，一时未易清彻，再守原法，加入通幽润肠之品，腑垢得去。则经中之余热，自无形默化也。

仙半夏四钱　川连四分　青蒿梗五钱　白薇五钱　清水豆卷四钱　全栝蒌四钱，切　郁李仁三钱，研　大麻仁三钱，研　枳实炭一钱　炒竹茹五钱鲜佩兰四钱　滋肾通关丸五钱，包煎

四诊　腑气已通，诸恙均平，今且调其胃气，宣化余湿，更当节饮食，以杜反复。

南沙参三钱　青蒿梗五钱　白薇五钱　清水豆卷三钱　鲜佩兰五钱　仙半夏五钱　江枳壳一钱　竹茹五钱　通草八分　鲜枇杷叶四张，去毛包　生熟谷芽各三钱　滋肾通关丸五钱，包

徐右　伏温挟湿，陷入厥阴，神志昏糊，牙关紧闭，四肢逆冷，唇燥而焦，胸闷呕吐，饮食不进，湿热酿成浊痰，互阻中焦，胃失降和，脉沉细而数，苔灰黄，况素体阴亏，肝火内炽，更兼怀孕，颇虑殒胎，危笃之症也，仿经旨有故无殒亦无殒也之意，拟四逆散加减，冀陷入之邪，从阳明而解为幸。

银柴胡一钱　炙远志肉一钱　炙僵蚕三钱　仙半夏五钱　净蝉衣七分　九节石菖蒲八分　枳实炭八分　炒竹茹五钱　嫩钩钩三钱，后下　清水豆卷二钱

421

广郁金五钱　薄荷叶八分　淡竹沥一两，冲姜汁三四滴，冲服

二诊　昨进四逆用加减，神志渐清，呕吐亦止，虽属佳兆，无如牙关拘紧，齿垢无津，里热口干，胸闷气粗，按脉沉细而数，良由阴液已伤，津无上承，陷入之温邪，未能透达，痰热胶阻肺络，肺失输布之权，况怀麟七月，胎气亦伤，虽见小效，尚不足恃也，今拟生津达邪，清神涤痰，未识能得转危就安否。

霍石斛三钱　炙远志肉一钱　川贝母二钱　淡竹油一两，冲　清水豆卷三钱　鲜石菖蒲八分　栝蒌皮二钱　嫩钩钩三钱，后下　黑山栀二钱　鲜枇杷叶三张，去毛包　鲜竹茹二钱，枳买七分同炒

三诊　神志渐清，呕吐渐止，牙关拘紧亦舒，齿垢无津，咳嗽咯痰不爽，里热头眩，按脉濡而数。是阴液已伤，津少上承，陷入之邪，有暗泄之机，厥阳升腾，痰热胶阻肺络，肺失输布，怀麟七月，今太阴肺经司胎，胎热乘蠹，肺气愈形窒塞，虽逾险岭，未涉坦途，再拟生津达邪，清神涤痰，冀望正胜邪却为吉。

霍山石斛三钱　炙远志肉一钱　霜桑叶三钱　清水豆卷三钱　鲜石菖蒲八分　滁菊花三钱　黑山栀二钱　鲜竹茹二钱　光杏仁三钱　川贝母二钱　栝蒌皮二钱　嫩钩钩三钱，后下　鲜枇杷叶三张，去毛包　淡竹油一两，冲

四诊　神志已清，津液渐回，里热亦减，而呕吐又起，不能饮食，口舌碎痛，腑气不行，脉象左弦数，右濡滑，此湿火上升，痰浊未楚，肺胃之气，不得下降，能得不生枝节，可望渐入佳境。仍拟生津和胃，苦降痰浊，怀麟七月，助顺胎气。

川石斛三钱　川贝母二钱　炙白苏子五钱　水炒川连三分　全栝蒌四钱，切　旋覆花五钱，包　仙半夏五钱　鲜竹茹二钱　生熟谷芽各三钱　干芦根一两，去节　清炙枇杷叶三钱，去毛包　柿蒂十四枚　广橘白一钱

五诊　呕吐已止，口舌碎痛亦减，胸脘不舒，饮食少进，神疲，右颧赤色，脉象软滑无神，怀麟七月，阳明少阴阴液已伤，痰浊未楚，厥气乘势横逆，再拟益阴柔肝，助顺胎气而化痰浊。

川石斛三钱　抱茯神三钱　广橘白一钱　生白芍二钱　川贝母二钱　炒竹茹二钱　仙半夏五钱　栝蒌皮二钱　生熟谷芽各三钱　干芦根二两，去节清炙枇杷叶三钱，去毛包　春砂谷四分

六诊　呕吐止，口舌碎痛亦减，惟纳谷不香，颈项胸膺发出白㾦，伏邪湿热，已有外泄之佳象，口干不多饮，舌质红，苔薄腻，脉象濡滑而数，阴伤难复，浊痰未化，津少上承，怀麟七月，胎前以清热养阴为主，再拟养阴

宣肺，和胃化痰。

川石斛三钱　抱茯神三钱　熟谷芽四钱　净蝉衣八分　清水豆卷三钱　佩兰梗五钱　光杏仁三钱　陈广皮一钱　清炙枇杷叶三钱，去毛包　象贝母三钱　炒竹茹五钱　干芦根一两，去节　吉林参须八分

谨按：此症为阴虚温邪内陷，若遇时医，见神志昏糊而大进犀羚，则邪遏不达而毙，或见四肢逆冷而任投姜附，则阴液枯竭而亡，况怀麟七月，恐其胎气受伤，用药最为棘手，而夫子初诊即认定为热厥，投四逆散以解之，继又速进养阴清热之剂，使内陷之邪，由藏转府，由里达表，竟使病者得庆更生，夫子之识见深矣，（治安）幸列门墙，弥殷钻仰，谨录之。（受业）朱治安志

邹女　湿温九天，身热午后尤甚，口干不多饮，头痛且胀，胸闷不能食，腑行溏薄，舌苔薄腻带黄，脉象濡数，左关带弦，温与湿合，热处温中，蕴蒸膜原，漫布三焦，温不解则热不退，湿不去则温不清，能得白㾦，而邪始有出路，然湿为粘腻之邪，最难骤化，恐有缠绵之虑，姑拟柴葛解肌，以去其温，芳香淡渗，而利其湿。

软柴胡八分　葛根钱半　清水豆卷三钱　赤苓三钱　泽泻五钱　银花炭三钱　连翘二钱　鲜藿香钱半　鲜佩兰钱半　神曲二钱　大腹皮二钱　通草八分　荷叶一角　甘露消毒丹四钱，包

二诊　湿温十二天，汗多身热虽减，而溏泻更甚于前，日夜有十余次之多，细视所泻之粪水，黑多黄少，并不臭秽，唇焦齿垢，口干欲饮，饮入肠鸣，小溲短少而赤，舌边红，苔干黄，脉象左濡数右濡迟，趺阳之脉亦弱。此太阴为湿所困。清气下陷，粪水黑多黄少，黑属肾色，是少阴胜趺阳负明矣，况泻多既伤脾亦伤阴，脾阳不能为胃行其津液，输运于上，阴伤津液亦不上承，唇焦齿垢，职是故也。书云，自利不渴者属太阴，自利而渴者属少阴，少阴为水火之脏，为三阴之枢，少阴阴阳两伤，上有浮热，下有虚寒，显然可见，脉证参观，颇虑正不敌邪，白㾦不能外达，有内陷之险，欲滋养则碍脾，欲温化则伤阴，顾此失彼，殊属棘手，辗转思维，唯有扶正祛邪，培补中土，冀正旺则伏邪自达，土厚则虚火自敛，未识能弋获否。

人参须一钱　米炒白术二钱　清水豆卷四钱　云苓三钱　生甘草三分　炒怀药三钱　炮姜炭三分　炒扁豆衣三钱　炒谷芽苡仁各三钱　干荷叶一角陈仓米一两，煎汤代水

三诊　湿温两候，前方连服三剂，泄泻次数已减，所下粪水仍黑黄夹杂，

小溲短赤，口干欲饮，齿缝渗血，舌边红，苔干黄，脉象濡数，尺部细弱，白㾦布于胸膺脐腹之间，籽粒细小不密，伏温蕴湿，有暗泄之机，然少阴之阴，太阴之阳，因泻而伤，清津无以上供，泻不止则正气不复。正不复则邪不能透达，虽逾险岭，未涉坦途也，仍拟益气崇土为主，固胃涩肠佐之。

吉林参一钱　米炒白术二钱　生甘草三分　云苓三钱　炒淮药三钱　炒川贝二钱　禹余粮三钱　炒谷芽三钱　橘白一钱　炒薏仁三钱　干荷叶一角

四诊　湿温十七天，泄泻已减七八，粪色转黄，亦觉臭秽，太阴已有健运之渐，白㾦布而甚多，色亦显明，正胜邪达之佳象，口干而腻，不思谷食，睡醒后面红，稍有谵语，逾时而清，脉濡数而缓，舌质红苔黄。良由气阴两伤，神不安舍，余湿酿成痰浊，留恋中焦，胃气呆顿，今拟七分扶正，三分祛邪，虚实兼顾，以善其后也。

人参须八分　炒白术钱半　炒川贝二钱　云苓神各三钱，辰砂拌　远志一钱　炒淮药三钱　橘白一钱　炒谷芽苡各三钱　清水豆卷三钱　佩兰钱半清炙枇杷叶二钱，去毛包

张左　秋温伏暑，蕴蒸阳明，身热甚壮，有汗不解，口干欲饮，苔黄脉数，两足逆冷。是热在阳明，湿在太阴，与中寒者不同，症势沉重，姑拟加味苍术白虎汤，清温燥湿，以望转机。

生石膏五钱　天花粉三钱　黑山栀钱半　肥知母钱半　金银花三钱　活芦根一两，去节　生甘草五分　连翘壳钱半　制苍术一钱

王幼　湿温伏邪，已十六天，汗多潮热，口干欲饮，白㾦布于胸腹之间，八九日未更衣，脐下按之疼痛，舌红绛中后腻黄，脉象沉数。叠投清温化湿之剂，诸症不减，良由伏邪蕴湿化热，由气及营，由经入腑，腑中宿垢不得下达也。吴又可云，温病下不嫌早，导滞通腑为主，清温凉营佐之，使有形之滞得下，则无形之邪，自易解散。

生川军二钱　元明粉钱半，后入　枳实一钱　生甘草五分　冬桑叶二钱粉丹皮二钱　青蒿钱半　嫩白薇钱半　京赤芍钱半　青荷梗一尺　活水芦根一尺，去节

复诊　昨进导滞通腑，清营泄热之剂，腑气已通，潮热渐减，白㾦布而不多，口干欲饮，舌中腻黄渐化，脉濡数无力，阴液暗伤，余热留恋气营之间，清津无以上供，今拟生津清化，佐入和胃之品，尚须节食，恐多食则复，少食则遗之弊。

天花粉三钱　霜桑叶二钱　粉丹皮钱半　京赤芍钱半　朱茯神三钱　青蒿梗钱半　嫩白薇钱半　通草八分　六一散三钱，包　青荷梗一尺　生熟谷芽各三钱

裘左　湿温八天，壮热有汗不解，口干欲饮，烦躁不寐，热盛之时，谵语妄言，胸痞泛恶，不能纳谷，小溲浑赤，舌苔黄多白少，脉象弦滑而数。阳明之温甚炽，太阴之湿不化，蕴蒸气分，漫布三焦，有温化热湿化燥之势，症非轻浅，姑拟苍术白虎汤加减，以观动静。

生石膏三钱　肥知母钱半　枳实炭一钱　通草八分　制苍术八分　茯苓皮三钱　炒竹茹钱半　飞滑石三钱　仙半夏钱半　活芦根一尺去节　荷梗一尺

二诊　今诊脉洪数较缓，壮热之势大减，稍能安寐，口干欲饮，胸闷泛恶，不能纳谷，舌苔腻黄渐化，伏温渐解，而蕴湿犹留中焦也，既见效机，毋庸更张，参入芳香淡渗之品，使湿热有出路也。

熟石膏三钱　仙半夏钱半　枳实炭一钱　泽泻一钱　制苍术八分　赤茯苓三钱　炒竹茹钱半　通草八分　飞滑石三钱　鲜藿佩各钱半　荷梗一尺

三诊　热退数日，复转寒热似疟之象，胸闷不思纳谷，且有泛恶，小溲短赤，苔黄口苦，脉象左弦数，右濡滑。此伏匿之邪，移于少阳，蕴湿留恋中焦，胃失降和，今宜和解枢机，芳香淡渗，使伏匿之邪，从枢机而解，湿热从小便而出也。

软柴胡八分　仙半夏三钱　酒黄芩一钱　赤苓三钱　枳实一钱　炒竹茹钱半　通草八分　鲜藿佩各钱半　泽泻钱半　荷梗一尺

赵童　湿温已延月余，身热早轻暮剧，有时畏冷背寒，热盛之时，谵语郑声，渴喜热饮，小溲短赤，形瘦骨立，纳谷衰微，舌质红，苔薄黄，脉象虚弦而数，白疹布而不多，色不显明。良由病久正气已虚，太少之邪未罢，蕴湿留恋膜原，枢机不和，颇虑正不敌邪，致生变迁。书云，过经不解，邪在三阳，今拟小柴胡合桂枝白虎汤加减，本虚标实，固本去标为法。

潞党参钱半　软柴胡一钱　生甘草五分　仙半夏二钱　熟石膏三钱　赤茯苓三钱，朱砂拌　炙远志一钱　川桂枝八分　通草八分　泽泻钱半　焦谷芽三钱　佩兰叶钱半

二诊　进小柴胡合桂枝白虎汤加减，寒热渐退，谵语亦止，白疹布而渐多，脉象濡数，苔薄黄，太少之邪，已有外达之势，口干不多饮，精神疲倦，谷食衰微。正气已夺，脾胃鼓舞无权，今拟制小其剂，扶正祛邪，理脾和胃，

冀胃气来复，自能入于坦途。

潞党参钱半　银柴胡一钱　生甘草五分　云苓三钱，辰砂拌　仙半夏二钱
粉葛根钱半　广橘白一钱　佩兰叶钱半　白薇钱半　川通草八分　生熟谷芽各三
钱　生姜一片　红枣三枚

李左　脉来濡数，濡为湿，数为热，湿与热合，蕴蒸气分，漫布三焦，
是以身热三候，朝轻暮重，白疹满布胸膺之间，形瘦神疲，乃湿热郁久不化，
耗气伤阴所致，症势非轻，急拟存阴清宣。

金石斛三钱　嫩白薇钱半　六一散三钱，包　象贝母三钱　南北沙参各钱半
茯苓皮三钱　净蝉衣八分　鲜竹叶三十张　香青蒿钱半　通草八分　连翘壳钱半
荷梗一支

沈左　湿温四候，身热早轻暮重，有汗不解，白㾦已布，色不显明，口
干欲饮，唇燥齿垢，形瘦神疲，舌质红，苔微黄，脉濡数无力。此乃气阴已
伤，余邪湿热，留恋气营之间，入夜梦语如谵，有神不守舍之象，且有咳嗽，
肺胃亦虚，虚多邪少，还虑生波，今拟清养肺胃之阴，宣化三焦之湿。

南沙参三钱　朱茯神三钱　川贝二钱　通草八分　川石斛三钱　冬桑叶三
钱　栝蒌皮二钱　冬瓜子三钱　嫩白薇钱半　粉丹皮钱半　广橘白一钱　生苡仁
三钱　清炙枇杷叶二钱，去毛包

复诊　诸恙见轻，原方加北秫米三钱包。

郑左　湿温十六天，身灼热有汗不退，口渴欲饮，烦躁少寐。梦语如谵，
目红溲赤，舌红糙无津，脉象弦数，红疹布于胸膺之间，此温已化热，湿已化燥，
燥火入营，伤阴劫津，有吸尽西江之势，化源告竭，风动痉厥之变，恐在目前，
亟拟大剂生津凉营，以清炎炎之威，冀其津胜邪却，出险入夷为幸。

鲜生地六钱　天花粉三钱　川贝母二钱　生甘草八分　粉丹皮二钱　冬桑
叶三钱　银花八钱　白薇钱半　羚羊片八分　朱茯神三钱　带心连翘三钱茅芦根
各一两　鲜石斛四钱　鲜竹叶三十张

二诊　湿温十八天，甘寒清解，已服两剂，舌红糙略润，津液有来复之渐，
身灼热口渴引均减，夜寐略安，佳境也。红疹布而渐多，目白红丝，小溲短赤，
脉数不静，少阴之阴已伤，水不济火，营分之热尚炽，木火升腾，前方既见效机，
毋庸改弦易辙也。

原方加西洋参钱半，鲜藕四两切片，入煎。

三诊　湿温三候，温化热，湿化燥，叠进生津凉解，身灼热大减，寐安，

梦语亦止，红疹满布，营分之热，已得外达，脉数不静，舌转光红，小便黄，七八日未更衣，阴液难以骤复，木火尚炽，余焰未熄，仍拟生津泄热，佐通腑气，虽缓下亦寓存阴之意。

西洋参钱半　冬桑叶二钱　天花粉三钱　白薇钱半　鲜生地四钱　粉丹皮二钱　川贝母三钱　生甘草六分　鲜石斛四钱　朱茯神三钱　郁李仁三钱，研　麻仁四钱，研　活芦根一尺，去节

四诊　湿温二十二天，身灼热已退，寐安神清，红疹布而渐化，腑气亦通，舌质红，苔微白，脉象濡软而数，精神疲倦，小溲淡黄，谷食无味，邪退正虚，脾胃鼓舞无权，今拟养正和胃，寒凉慎用，虑过犹不及也。

西洋参三钱，米炒　朱茯神三钱　川石斛三钱　生甘草五分　通草八分栝蒌皮二钱　广橘白一钱　川贝母二钱　北秫米三钱，包

巫左　湿温症已延月，寒热时轻时剧，口干不喜饮，腑行溏薄，初由伏邪湿热蕴于募原，少阳枢机不和，太阴为湿所困，清气不升，阅前方参、附、龙、牡、姜、桂、二陈等剂，温涩太过，致伏邪无路可出，愈郁愈深，如胶似漆，邪遏化热，湿遏化燥，伤阴劫津，化源告竭，气逆而促，神糊谵语，所由来也，舌苔黑糙而垢，有似少阴热结旁流，急下存阴之条，无如脉象如左弦细促数，右部虚散，复无燥实坚满之形，安有可下之理？阴液枯槁，正气亦匮，厥脱之变，即在目前矣，勉拟增液生津，以救其焚，亦不过尽人力以冀天眷。

西洋参三钱　朱茯神三钱　天竺黄钱半　嫩钩钩三钱，后入　大麦冬二钱紫贝齿三钱　银柴胡八分　枳实炭八分　霍石斛三钱　川贝母二钱　清炙草四分炒竹茹钱半

费右　湿温三候，灼热不退，舌绛起刺，脉洪数。温邪化火，由气入营，热邪内炽，扰犯心包，伤津劫液，化源欲竭，以致唇焦齿垢，谵语妄言，内陷重症，危笃之至，拟养阴救液，清火开窍，未识能有拘回否。

犀角尖三分　粉丹皮钱半　带心麦冬三钱　鲜石菖蒲五分　鲜生地三钱京赤芍钱半　上川连三分　鲜竹叶心三钱　带心连翘三钱　京元参三钱　天竺黄二钱　活芦根一两，去节　牛黄清心丸一粒，另研细末化服

叶左　初病喉痧，治愈之后，因复感停滞，酿成湿温，身热有汗不解，临晚畏寒，入夜热势较盛，天明即觉轻减，已有三候，口干不多饮，小溲短赤，逾时有粉汁之形，苔薄黄，脉濡数。素有失红，阴虚体质，叠进清温化湿之剂，其热非特不减，反加肤肿足肿，脐腹饱满，面浮咳嗽。细推病情，太阳经邪未解，

膀胱腑湿不化，久则湿困太阴，健运无权，湿为阴邪，易于化水，水湿泛滥，则为肤肿足肿，中阳不行，浊阴凝聚，则为脐腹饱满，水湿逆肺，则为咳嗽面浮，格阳于外，则身热不退也。恙势已入险境，岂可泛视，今拟五苓加味，温开太阳而化水湿，勿可拘执阴虚体质，而畏投温剂，致一误而再误也，然乎否乎，质之高明。

川桂枝八分　连皮苓四钱　炒白术三钱　猪苓三钱　仙半夏三钱　大腹皮二钱　砂仁八分　光杏仁三钱　泽泻一钱　姜皮八分　陈皮一钱　冬瓜子皮各三钱

二诊　两进五苓，症势未见动静，夫太阳为寒水之经，本阴标阳，太阳与少阴为表里，少阴为水火之脏，本热标寒，太阳之阳不行，少阴之阳亦伤，少火不能生土，中央乾健无权，水湿日积，泛滥横溢，浊阴凝聚，阴盛格阳，肺失治节，水道不行，险象环生，殊可虑也，脉象寸部濡数，关尺迟弱，真阳埋没，阴霾满布，若加气喘，则难为力矣。再拟五苓合真武汤，震动肾阳，温化水湿，千钧一发，唯此一举，狂见如斯，明者何如。

熟附块一钱　川桂枝八分　陈皮一钱　大砂仁八分　连皮苓四钱　猪苓二钱　大腹皮二钱　川椒目十四粒　炒白术三钱　泽泻钱半　水炙桑皮钱半淡姜皮八分

三诊　连服五苓、真武以来，肤肿胕肿腹满，已见轻减，小溲稍多。真阳有震动之渐，水湿有下行之势，临晚形寒身热，至天明得汗而退，枢机有斡旋之意，均属佳象。口干渴喜热饮，痰多咳嗽，谷食衰微，白苔化而转淡，夫太阴为湿久困，乾健无权，肺失肃化，脉象关尺迟弱略起，虽逾险岭，未涉坦途，仍过前法，努力前进。

桂枝六分　白术三钱　熟附块一钱　软柴胡七分　大腹皮二钱　茯苓四钱　泽泻钱半　大砂仁八分　仙半夏二钱　水炙桑皮钱半　清炙草五分　生姜两片　红枣四枚　炒谷芽苡仁各三钱

四诊　温少阴，开太阳，运中央，逐水湿，又服两剂，肿退腹满渐消，临晚寒热亦轻，惟痰多咳嗽，纳谷衰少，小溲不清，苔薄腻微黄，脉象缓滑，此脾不健运，胃不流通，湿痰积之于肺，肺失肃化之权，再仿前意，制小其剂。

吉林参须八分　连皮苓四钱　炒白术钱半　光杏仁三钱　冬瓜子皮各三钱　软柴胡八分　福泽泻钱半　清炙草五分　大砂仁八分　仙半夏二钱　陈皮一钱　熟附块八分　炒谷麦芽各三钱

五诊 肿满已消,寒热亦退,惟纳谷衰少,口有甜味,痰多咳嗽,小溲不清,脉象濡滑,余湿留恋中焦,脾胃运化失司,津液不布为痰,此痰多而咳嗽也,今当调理脾胃以化余湿,节其饮食而慎起居。

炒白术五钱　陈广皮一钱　清水豆卷四钱　炒谷芽苡仁各三钱　冬瓜子皮各三钱　连皮苓四钱　仙半夏二钱　省头草钱半　大砂仁七分　光杏仁三钱　川贝二钱　通草八分　清炙枇杷叶二钱,去毛包煎

哈右 湿温匝月,身壮热,汗多畏寒,胸闷呕吐,纳食不进,烦躁懊侬,少腹胀痛拒按,溺时管痛,小便不利,口干唇燥,渴喜热饮,舌苔白腻,脉象左弦迟而紧,右沉细无力。据述病起于经行之后,阅前所服之方,栀豉、二陈、泻心、八珍、金铃子散等剂。推其病情,其邪始在太阴、阳明,苦寒叠进,邪遂陷入少阴、厥阴,清阳窒塞,蓄淤积于下焦,膀胱宣化失司,烦躁似阳,实阴躁也。阴盛于下,格阳于上,若再投苦降,则邪愈陷愈深矣。今拟吴茱萸汤加味,温经逐湿,理气之祛瘀,冀其转机为幸。

淡吴萸六分　熟附片八分　赤苓三钱　连壳蔻仁八分　焦查炭三钱　姜半夏二钱　砂仁八分　陈皮八分　延胡索一钱　五灵脂钱半　两头尖钱半,酒浸包　泽泻一钱　生姜两片

二诊 两进吴茱萸汤,呕吐烦躁,均已轻减,少腹胀痛亦松,反加大便溏泄,有七八次之多,寒滞有下行之机,中阳有来复之渐,佳象也。身热依然,口干唇燥,渴喜热饮,苔腻稍化,脉仍弦迟,勿可因口干唇燥,即改弦易辙,虽有身热,可毋庸虑,但使卫阳能入于阴,则身热自除矣,仍守原法,更进一筹。

原方去生姜、连壳蔻仁,加炮姜炭六分,炒白术一钱。

三诊 呕吐溏泄已止,少腹胀痛,亦减大半,惟小溲不利,溺时管痛,唇燥口干不多饮,脉象寸关濡滑,尺部涩迟。是蓄瘀蕴湿,留恋下焦,膀胱气化无权,脾不能为胃行其津液,浸润于上。症虽转机,还当谨慎,今制小其剂,加入通关滋肾之品,使蓄瘀蕴湿,从下窍而出。

吴萸四分　仙半夏二钱　熟附片八分　赤苓三钱　陈皮一钱　炒白术二钱　炮姜炭四分　清炙草四分　砂仁八分　琥珀屑六分,冲　通天草五钱　滋肾通关丸三钱,包煎

四诊 诸恙十减七八,小溲亦利,惟纳谷衰少,神疲肢倦,唇干口干不多饮,苔转淡黄,脉现濡缓。是脾胃两伤,运化失常,今拟醒脾和胃,而宣余湿,隔一日服一剂。仿经旨大毒治病,十去其八,小毒治病,十去其六,

毋使过之，伤其正也之意。

炒白术二钱　云苓三钱　清炙草五分　陈皮一钱　仙半夏二钱　大砂仁八分　焦谷芽五钱　省头草五钱　绛通草八分　通天草五钱　生姜两片　红枣四枚

郑左　湿温十八天，初起身热，继则不热，两颧红赤，小溲自遗，时时欲寐，舌灰薄腻，口干不欲饮，脉沉细无神。此邪陷少阴，肾阳湮没，龙雷之火，飞越于上，戴阳症也，殊为可虑。急拟温经扶正而潜浮阳，未识能得挽救否。

潞党参五钱　龙骨三钱　煨益智钱半　炙远志一钱　熟附块三钱　牡蛎三钱　清炙草五分　炒白术钱半　鹿角霜五钱

复诊　加炙黄芪、大砂仁。

周左　湿温月余，身热汗多，神志昏糊，谵语郑声，唇燥口干不欲饮，谷食不进，舌苔干腻，脉象沉细。此湿邪久困太阴，陷入少阴，湿为阴邪，最易伤阳，卫阳失于外护则汗多，浮阳越于躯壳则身热，神不守舍则神糊，与热入心包者，有霄坏之别。动则微喘，肾气不纳也，十余日未更衣，此阴结也。脉证参合，正气涣散，阴阳脱离，即在目前矣，急拟参附回阳，龙牡潜阳，苟能阳回神定，庶可望转危为安之幸。

别直参二钱　熟附块二钱　左牡蛎三钱　大砂仁八分　仙半夏二钱　炙远志一钱　花龙骨三钱　朱茯神三钱　炒枣仁三钱　北秫米三钱，包　浮小麦四钱

二诊　两进参附回阳，龙牡潜阳，汗收神清，阳气有内返之佳境，口干渴喜热饮，纳谷衰少，精神困顿，十余日未更衣，腹内微胀，并不拒按，苔干腻，脉沉细。阳不运行，阴气凝结，肠垢不得下达，犹严寒之时，水冰而地坼了，险岭虽逾，未入坦途，再拟扶正助阳，温通腑气。

别直参钱半　熟附块钱半　朱茯神三钱　炙远志一钱　炒枣仁三钱　仙半夏三钱　陈广皮一钱　大麻仁四钱，研　郁李仁三钱，研　焦谷芽四钱　半硫丸二钱，包

外用蜜煎导法

三诊　服两剂后，腑气已通，余恙如故，原方去半硫丸、郁李仁、大麻仁，加米炒白术。

朱孩　湿温已延月余，身热不退，腹疼便泄，大腹膨胀，面浮体肿，舌苔灰黄，脉象濡数，色青紫，已逾气关。某专科投以银翘、芩、连、滑石、通草、查、曲、鸡金、苓、术等，意谓疳积成矣，唯按脉论症，此三阳之邪，已传入三阴，在太阴则大腹胀满，在少阴则泄泻体肿，在厥阴则腹痛肢冷，卫阳不入于阴

则发热，水湿泛滥横溢则遍体浮肿，小孩稚阳，病情若此，犹小舟之重载，覆沉可虑，今拟真武、理中、小柴胡复方图治，冀挽回于什一。

熟附片八分　炒干姜五分　炒白术钱半　连皮苓三钱　陈皮一钱　炒潞党一钱　软柴胡五分　清炙草五分　川椒目十粒　砂仁八分　大腹皮二钱　六神曲三钱

二诊　服理中、真武、小柴胡复方以来，腹胀满，肢体肿，均见轻减，泄泻亦止，佳兆也，唯身热晚作，乳食少进，口干欲饮，指纹色青紫色已回气关之内，脉仍濡数无力，是阴盛格阳，真寒假热，切勿因身热而即改弦易辙也，仍守原法，努力前进。

原方加嫩白薇一钱。

三诊　肿胀十减七八，身热亦觉渐退，唯神疲形瘦，谷食少进，水湿已化，正虚困顿，脾胃阳衰，鼓舞无权也，仍守原方出入。

原方去柴胡，加焦谷芽三钱，佩兰梗钱半。

按此症疑似之处，最难辨别，认定三阴见象，投以温药，故能无虑也，否则再进寒凉，必致邪陷阳越而不起矣。

痉　症

陈幼　两目上窜，时剧时轻，今晚角弓反张，脐腹疼胀，舌强不利吮乳，舌尖边淡红，中后薄腻，脉濡弱，哭声不扬。气阴暗伤，虚风内动，痰热逗留，肺胃气机窒塞，窍道不通，与熄风安神，化痰宣肺法。

煅石决三钱　朱茯神三钱　川象贝各二钱　嫩钩钩三钱，后下　青龙齿三钱　炙远志一钱　陈木瓜二钱　山慈姑片五分　净蝉衣八分　炙僵蚕三钱珍珠粉一分，冲服　金器一具，入煎

二诊　角弓反张之势已和，舌强不利吮乳，手足心热，哭泣声哑，脉象弦细，风阳挟痰热上阻廉泉，横窜络道，肺胃气机窒塞不宣，再拟熄风涤痰，清热宣肺。

霜桑叶二钱　朱茯神三钱　川象贝各二钱　嫩白薇一钱五分　甘菊花三钱　远志肉一钱　炙僵蚕三钱　青龙齿三钱　净蝉衣八分　煅石决三钱　山慈姑片四分　嫩钩钩三钱，后入　淡竹沥一两，冲服　真猴枣珍珠粉各一分，冲服　金器

一具，入煎

朱幼 初病伏邪化热，销铄阴液，发热口渴，唇皮焦燥，过服清凉，以致脾阳受伤，清气下陷，小溲清长，而大便溏泄也，势成慢惊重症，急拟温肾运脾。

煨葛根二钱 炒白术一钱五分 陈广皮一钱 扁豆衣三钱 熟附片八分 炙甘草五分 焦谷芽三钱 炮姜炭四分 炒淮药三钱 干荷叶一角

冯幼 先天不足，后天又弱，吐泻已久，神疲内热，口干不多饮，舌质红，脉纹红紫带青，已过气关，呕吐伤胃，泄泻伤脾，脾阳胃阴两伤，肝木来乘，所谓阴虚生内热，阳陷则飧泄也，渐入慢惊一途，恐鞭长莫及矣，勉拟连理汤加味，温养脾胃，抑木和中，以望转机。

炒潞党参钱半 炙甘草四分 炮姜炭三分 焦谷芽三钱 陈木瓜二钱 陈广皮一钱 云茯苓三钱 川雅连三分 炒白术一钱五分 灶心黄土一两

马左 形寒畏冷，遍身骨楚，头项强痛，泛泛作恶，小溲短少，脉紧急，苔薄腻。太阳阳明两经同病，急与葛根汤散其寒邪，不致缠绵是幸。

粉葛根钱半 云苓三钱 炒谷芽三钱 川桂枝五分 姜半夏三钱 陈佩兰钱半 净麻黄五分 陈广皮钱半 炒香豉三钱 煨姜两片

二诊 昨进葛根汤，得汗甚多，头项痛骨楚均舒，泛泛作恶已止，身热头眩，口干欲饮，脉象弦数，苔薄腻黄，舌质红。太阳之邪已解，阳明之热内炽，幸喜素体强盛，不致迁延，今与桂枝白虎，一以清阳明之热，一以肃太阳之邪。

川桂枝三分 赤苓三钱 炒谷芽三钱 生石膏三钱 江枳壳钱半 省头草钱半 天花粉三钱 苦桔梗八分 炒竹茹钱半 干芦根五钱，去节

费左 身热水退，头项强痛，角弓反张，神昏谵语，渴喜冷饮，脉象弦数，苔薄腻，舌红。前医叠投表散之剂，汗出太多，高年气阴本亏，重汗乏阴，以致阴虚不能敛阳，二元不入于阳，若见风动呃逆，则无望矣，急与桂枝羚羊，未识能转危为安否。

粉葛根钱半 朱茯神三钱 生石决四钱 川桂枝三分 羚羊片五分 鲜石菖蒲一钱 嫩钩尖三钱，后入 天花粉三钱 天竺黄钱半 鲜竹叶三十张 活芦根一尺，去节

二诊 头项强痛轻减，身热亦略退，神志平静，渴喜多饮，脉细数，苔腻，舌红。阴亏于下，阳浮于上，前方既见效机，仍守原意出入。

粉葛根钱半　朱茯神三钱　生石决五钱　羚羊角五分　石菖蒲八分　嫩钩尖三钱，后入　天花粉三钱　天竺黄钱半　川贝母三钱　鲜竹叶三十张　朱灯芯二札

三诊　神志已清，头项强痛亦止，神疲欲卧，纳谷不香，脉濡细，苔薄腻，险岭已逾，可告无虞，再与清养之品善后可矣。

冬桑叶三钱　朱茯神三钱　生谷芽三钱　甘菊花三钱　川贝母三钱　香佩兰钱半　生石决三钱　天花粉三钱　生竹茹钱半　嫩钩尖三钱，后入　鲜竹叶三十张

【卷二】

霍 乱

陈左　夏月阳外阴内，偏嗜生冷，腠理开发，外邪易袭，骤触疫疬不正之气，由口鼻而直入中道，以致寒暑湿滞，互阻中焦，清浊混淆，乱于肠胃，胃失降和，脾乏升运，而大吐大泻。挥霍缭乱，阴邪锢闭于内，中阳不伸，不能鼓击于脉道，故脉伏；不能通达于四肢，故肢冷；两足转筋，一因寒则收引，一因土虚木贼也，汗多烦躁，欲坐井中之状，口渴不欲饮，是阴盛于下，格阳于上，此阴躁也。形肉陡然消瘦，脾土大伤，谷气不入，生化欲绝，阴邪无退散之期，阳气有脱离之险，脉证参合，危在旦夕问矣，拟白通四逆加人尿猪胆汁意，急回欲散之阳，驱内胜之阴，背城借一，以冀获效。

生熟附子各三钱　淡干姜五钱　炙草一钱　姜半夏三钱　吴萸七分　川连三分　赤苓四钱　陈皮一钱　陈木瓜五钱　童便一杯，冲服　猪胆汁三四滴，冲服

复诊　吐泻烦躁均减，脉伏肢冷依然，加炒潞党参四钱。

罗左　触受寒疫不正之气。夹湿滞交阻，太阴阳明为病，清浊相干，升降失常，猝然吐泻交作，脉伏肢冷，目陷肉削，汗出如雨。脾主四肢，浊阴盘踞中州，阳气不能通达，脉伏肢冷，职是故也，阳气外越则自汗，正气大虚则目陷肉削，舌苔白腻，虚中挟实，阴霍乱之重症，亟拟白通四逆汤合附子理中汤加减，以期转机为幸。

熟附子块二钱　淡干姜一钱　清炙草八分　姜半夏三钱　吴萸七分　童便一酒杯，冲服　炒潞党参三钱　生白术二钱　赤苓四钱　制川朴一钱　川连三分　猪胆汁三四滴，冲服　灶心黄土一两　阴阳水煎

朱右　疫疬之邪，由口鼻而直入中道，与伏暑湿滞互阻，脾胃两病，猝然腹中绞痛，烦躁懊忱，上为呕吐，下为泄泻，四肢厥逆，口干欲饮，脉伏，

舌苔薄腻而黄，清气在下，浊气在上，阴阳乖戾，气乱于中，而为上吐下泻，湿遏热伏，气机闭塞，而为肢冷脉伏，热深厥深，霍乱重症，亟宜黄连解毒汤加减，辛开苦降，芳香化浊，冀挽回于什一。

上川连八分　淡吴萸二分　仙半夏二钱　枳实炭一钱　黄芩钱半　藿香梗钱半　六神曲三钱　赤猪苓各三钱　炒白芍钱半　玉枢丹四分，磨冲　阴阳水煎

二诊　昨投黄连解毒汤，吐泻渐减，脉息渐起，四肢微温，佳兆也。惟烦躁干恶，口渴喜冷饮，舌前半红绛，中后薄黄，小溲短赤，是吐伤胃泄脾，脾阳胃阴既伤，木火上冲，伏暑湿热留恋不化也，今守原意，加入清暑渗湿之品，能得不增他变，可冀出险履夷。

上川连八分　淡吴萸一分　仙半夏钱半　枳实炭八分　黄芩钱半　炒白芍钱半　炒竹茹钱半　枇杷叶四张，去毛包　柿蒂五枚　赤苓三钱　活芦根一尺，去节　通草八分　神仁丹四分，冲服

三诊　吐泻已止，脉起肢温，烦躁干恶亦减，惟身热口渴，欲喜冷饮，小溲短少而赤，舌红苔黄，阴液已伤，伏暑湿热蕴蒸膜原，三焦宣化失司，再拟生津清暑，苦寒泄热，淡以渗湿。

天花粉三钱　仙半夏钱半　银花三钱　六一散三钱，包　赤苓三钱　鲜石斛三钱　川雅连五分　连翘三钱　通草八分　竹茹钱半　活芦根一尺，去节　枇杷叶四张，去毛包

尤左　寒暑湿滞互阻，太阴阳明为病，阴阳逆乱，清浊混淆，猝然吐泻交作，腹中绞痛，烦闷懊憹，脉沉似伏，霍乱之症，弗轻视之，亟拟芳香化浊，分利阴阳。

藿苏梗各钱半　枳实炭一钱　陈广皮一钱　姜川连五分　大腹皮二钱　姜半夏二钱　制川朴一钱　白蔻仁八分　淡吴萸二分　六神曲三钱　少车前三钱　生姜三片　赤猪苓各三钱　玉枢丹四分，冲

二诊　昨进正气合左金法，吐泻渐止，腹痛亦减，脉转濡数，反见身热，口干不多饮，舌苔灰腻而黄，伏邪有外达之机，里病有转表之象。均属佳境。仍守原意，加入解表，俾伏邪从汗而散。

淡豆豉三钱　嫩前胡钱半　藿苏梗各钱半　仙半夏二钱　大腹皮二钱　薄荷叶八分　制川朴一钱　陈广皮一钱　炒枳壳一钱　六神曲三钱　白蔻壳一钱　姜竹茹一钱　荷叶一角

三诊　恙由吐泻而起，太阴阳明为病，今吐泻虽止，而里热口渴，烦躁

不寐，舌糙黑，脉细数，脾胃之阴已伤，心肝之火内炽。当宜养阴救液而清伏热。

鲜石斛三钱　连翘壳三钱　冬桑叶三钱　朱茯神三钱　细生地三钱　黑山栀钱半　粉丹皮二钱　天花粉三钱　生甘草六分　活芦根一尺，去节

李左　暑湿夹滞，互阻中焦，太阴阳明为病，吐泻交作，腹中绞痛，脉沉，四肢厥冷，舌灰腻微黄，此系感受疫疠之气，由口鼻而直入中道，遂致清浊混淆，升降失司，邪入于胃则为呕吐，邪入于脾则为泄泻，湿遏热伏，气道闭塞，气闭则不能通达经隧，所以四肢逆冷也。伤寒论曰，呕吐而利，名曰霍乱，此重症也，急拟芳香化浊，分利阴阳。

藿苏梗各钱半　川雅连五分　淡黄芩钱半　炒竹茹钱半　广陈皮一钱　淡吴萸二分　炒赤芍二钱　大腹皮二钱　仙半夏二钱　制川朴八分　枳实炭一钱　六神曲三钱　炒车前三钱　玉枢丹四分，冲

居左　疫疠之邪，挟暑湿滞互阻，太阴阳明为病，腹中绞痛，烦躁不安，上为呕吐，下为泄泻，四肢逆冷，口干欲饮，脉细欲伏，舌苔薄腻而黄，清气在阴，浊气在阳，阴阳反戾，气乱于中，遂有此变，湿遏热伏，气机否塞，所以四肢逆冷，脉道为之不利，霍乱重症，急拟萸连解毒汤加味，辛开苦降，芳香化浊。

川雅连八分　淡吴萸三分　淡黄芩钱半　鲜竹茹三钱　枳实炭一钱　大白芍钱半　灶心土五钱　藿香梗钱半　仙半夏钱半　六神曲三钱　玉枢丹三分，磨冲　阴阳水煎

赵右　寒疫不正之气，挟湿滞互阻，太阴阳明为病，清浊相干，升降失常，忽然吐泻交作，脉伏肢冷，目陷肉削，汗出如冰，脾主四肢，浊阴盘踞中州，阳气不能通达，肢冷脉伏，职是故也，阴无退散之期，阳有散亡之象，阴霍乱之重症，危在旦夕，勉拟通脉四逆汤加味，驱内胜之阴，复外散之阳，未识能有挽回否。

熟附片三钱　姜川连八分　仙半夏钱半　猪胆汁三四滴，冲服　淡干姜五分　炙甘草五分　赤猪苓各三钱　淡吴萸三分　制小朴八分　葱白头三个

泄 泻

章左 感受时气之邪，袭于表分，湿滞互阻肠胃，清浊混淆，以致寒热无汗，遍体酸疼，胸闷泛恶，腹鸣泄泻，日十余次，小溲不利，舌腻脉浮，表里两病，勿轻视之，仿喻氏逆流挽舟之意，拟仓廪汤加减，疏解表邪，而化湿滞。

荆芥钱半　防风一钱　羌独活各一钱　桔梗一钱　炒枳壳一钱　赤苓三钱　仙半夏二钱　六神曲三钱　焦查炭三钱　干荷叶一角　陈仓米四钱　薄荷八分

邬左 受寒挟湿停滞，脾胃两病，清不升而浊不降，胸闷泛恶，腹痛泄泻，苔腻脉迟，拟正气饮加减，芳香化浊，分利阴阳。

藿苏梗各钱半　陈皮一钱　仙半夏二钱　制川朴一钱　赤苓四钱　大腹皮二钱　白蔻壳八分　大砂仁八分　六神曲三钱　焦查炭二钱　生姜两片　干荷叶一角　纯阳正气丸五分，吞服

宋右 暑湿挟滞交阻，肠胃为病，腹痛泄泻黄水，日十余次，胸闷不能纳谷，小溲短赤，口干欲饮，舌质红苔黄，脉濡数，治宜和中分利，利小便正所以实大便也。

煨葛根二钱　赤猪苓各三钱　生白术钱半　炒扁豆衣三钱　陈皮一钱　大腹皮三钱　六神曲三钱　炒车前子三钱　春砂壳八分　六一散三钱，包　香连丸一钱，吞服　干荷叶一角　银花炭三钱

王孩 泄泻旬日，腹鸣且胀，舌薄黄根白腻，指纹青，已至气关，面色萎黄，此太阴为病，健运无权，清气不升，浊气凝聚，恐有慢惊之变，姑仿理中汤加味。

生白术二钱　炮姜炭四分　熟附片六分　清炙草五分　云茯苓二钱　陈皮一钱　煨木香五分　焦查炭钱半　炒荷蒂三枚　炒淮药三钱　灶心黄土四钱，煎汤代水

朱右 形瘦色苍，木火体质，血亏不能养肝，肝气横逆，犯胃则呕，克脾则泻，泻久阴伤，津无上潮，口干舌光，经闭四月，脉象弦细，延即成损，拟敛肝柔肝，扶土和中。

炙乌梅四分　陈木瓜五钱　大白芍钱半　云茯苓三钱　生白术三钱　炒淮药三钱　陈皮一钱　紫丹参二钱　炒诃子皮五钱　炒御米壳五钱　灶心黄土四钱　焦谷芽四钱　陈米汤煎

十剂后呕泻均止，加炒潞党二钱。

裴左 五更泄泻，延经数月，泻后粪门坠胀，纳谷衰少，形瘦色痿，舌无苔，脉濡细，命火式微，不能生土，脾乏健运，清气下陷，拟补中益气合四神加减，益气扶土，而助少火。

炒潞党三钱 清炙黄芪三钱 土炒白术二钱 清炙甘草五分 陈皮一钱炒 补骨脂钱半 煨益智钱半 淡吴萸五分 煨肉果一钱 炮姜炭八分 桂附地黄丸三钱，吞服

匡孩 泄泻黄水，已延旬余，口舌糜腐，妨于吮乳，脉纹色紫，已到气关，此脾土已虚，湿热内蕴，热蒸于上，湿注于下，湿多成五泄也，生甫数月，小舟重载，勿轻视之。

生白术钱半 炒淮药二钱 赤茯苓三钱 炒扁豆衣三钱 薄荷叶六分川雅连四分 生甘草四分 焦查炭二钱 车前子钱半 干荷叶一角 陈仓米一合，煎水煎药

邝孩 泄泻色青如蓝，日七八次，腹鸣作痛，纳少溲赤，苔腻黄白相兼，此风邪从脐而入肠胃，挟滞交阻，中土不运，清浊不分也。

炒黑防风一钱 炒黑荆芥一钱 生白术二钱 赤茯苓三钱 炒扁豆衣三钱 煨木香八分 陈广皮一钱 焦查炭三钱 鸡金炭二钱 陈菜菔英三钱 戊己丸一钱，包

谈右 泄泻黄水，为日已久，肾主二便，始因湿胜而濡泻，继因濡泻而伤阴，浊阴上干则面浮，清阳下陷则足肿，脾湿入于带脉，带无约束之权，以致带下频频，脾津不能上蒸，则内热口干，浮阳易于上升，则头晕眼花，腰为肾之府，肾虚则腰酸，脉象弦细，脾失健运之功，胃乏坤顺之德，营血虚则肝燥，脾湿陷则肾寒，拟参苓白术散加味，养胃扶土而助命火，譬之釜底添薪，则釜中之水，自能化气上行，四旁受其滋溉，则少火充足，胃纳渐加，即真阴自生，而湿自化，虚热乃不治自平矣。

炒潞党三钱 淮山药三钱 焦白芍三钱 煅牡蛎五钱 连皮苓三钱 生甘草八分 厚杜仲三钱 红枣三枚 炒白术二钱 熟附子二钱 煅龙骨三钱

王右 脾土薄弱，湿滞易停，泄泻青水，乃风邪淫肝，肝木乘脾，脾胃运化失常，纳少神疲，脉濡软，宜以扶土和中，祛风胜湿。

炒白术三钱 云茯苓三钱 范志曲三钱 炙甘草五分 焦白芍二钱 扁豆衣三钱 炒谷芽三钱 黑防风钱半 陈广皮一钱 干荷叶一角

吴左 泄泻伤脾，脾阳式微，清气下陷，脾主四肢，阳不运行于四肢，卫气乃不能卫外为固，虚阳逼津液而外泄，大有亡阳之虑，拟附子理中合二加龙骨牡蛎主治。

熟附块三钱　炮姜炭八分　川桂枝一钱　浮小麦三钱　吉林参一钱　云茯苓三钱　大白芍二钱　炒白术钱半　炙黄芪三钱　煅龙骨三钱　炙甘草八分　炙升麻五分　煅牡蛎四钱

朱左 呕吐伤胃，泄泻伤脾，脾胃两败，健运失常，木乘土位，清不升而浊不降，宜抑木扶土，佐入益火之品。

熟附块一钱　云茯苓三钱　黑防风钱半　生姜两片　焦白术二钱　姜半夏三钱　大砂仁八分　范志曲三钱　炒白芍三钱　陈广皮一钱　煨木香五分

痢　疾

王姬 寒热呕恶，饮食不进，腹痛痢下，日夜五六十次，赤白相杂，里急后重，舌苔腻布，脉象浮紧而数。感受时气之邪，袭于表分，湿热挟滞，互阻肠胃，噤口痢之重症，先宜解表导滞。

荆芥穗钱半　青防风一钱　淡豆豉三钱　薄荷叶八分　藿苏梗各钱半　仙半夏二钱　枳实炭钱半　苦桔梗一钱　炒赤芍钱半　六神曲三钱　焦查炭三钱　生姜两片　陈红茶一钱　玉枢丹四分，开水先吞服

二诊 得汗，寒热较轻，而痢下如故，腹痛加剧，胸闷泛恶，饮食不进，苔腻不化，脉象紧数，表邪虽则渐解，而湿热挟滞，胶阻曲肠，浊气上干，阳明通降失司，恙势尚在重途，书云，无积不成痢，再宜疏邪导滞，辛开苦降。

炒豆豉三钱　薄荷叶八分　吴萸三分　川雅连五分拌，炒　枳实炭一钱　仙半夏二钱　炒赤芍钱半　酒炒黄芩一钱　肉桂心三分　生姜两片　青陈皮各一钱　六神曲三钱　焦查炭三钱　大砂仁八分　木香槟榔丸三钱，包煎

三诊 寒热已退，呕恶亦减，佳兆也，而腹痛痢下，依然如故，胸闷不思纳谷，苔腻稍化，脉转弦滑，湿热滞尚留曲肠，气机窒塞不通，仍宜寒热并用，通行积滞，勿得因年老而姑息也。

仙半夏二钱　川连四分　酒炒黄芩钱半　炒赤芍二钱　肉桂心三分　枳实炭一钱　金铃子二钱　延胡索一钱　六神曲三钱　焦查炭三钱　大砂仁八分，研

全栝蒌三钱，切　生姜一片　木香槟榔丸四钱，包煎

四诊　痢下甚畅。次数已减，腹痛亦稀，惟脘闷不思纳谷，苔厚腻渐化，脉象濡数。正气虽虚，湿热滞尚未清彻，脾胃运化无权，今制小其剂，和中化浊，亦去痢务尽之意。

酒炒黄芩钱半　炒赤芍钱半　全当归钱半　金铃子二钱　延胡索一钱　陈皮一钱　春砂壳八分　六神曲三钱　炒谷麦芽各三钱　全栝蒌四钱，切　银花炭三钱　荠菜花炭三钱　香连丸一钱，吞服

宣童　发热六天，临晚尤甚，热度至百零四之盛，下痢日夜七八十次之多，速至圊而不能便，腹痛坠胀难忍，谷食不进，幸无呕吐，而口干欲饮，苔腻黄，脉滑数。时疫伏温，蕴蒸阳明，欲达而不能达，湿滞败浊，互阻曲肠，欲下而不能下，手足阳明为病，病情猛烈，急议表里双解，通因通用，冀望热轻痢减，始有转机之幸。

粉葛根二钱　薄荷叶八分　金银花八钱　连翘壳四钱　酒炒黄芩钱半　炒赤芍钱半　青陈皮各一钱　全栝蒌四钱，切　春砂壳八分　苦桔梗一钱　六神曲三钱　焦查炭三钱　枳实导滞丸三钱，包煎

二诊　连投解肌通腑之剂，得汗甚多，发热较轻，白疹隐隐，布于胸膺之间，伏温之邪，有外达之机，痢下次数，虽则不少，而腹痛已减，后重亦松，纳谷无味，口干欲饮，苔黄，脉滑数不静，湿热败浊，尚在曲肠之间，未得下行也，原法增减，努力前进。

原方去薄荷叶。加清水豆卷四钱。

三诊　发热渐退，痢下亦稀，腹痛后重，已减其半，谷食无味，口干不多饮，神疲色痿，苔薄黄，脉濡滑而数，阴液暗伤，湿热滞尚未清彻，肠胃气机不和，今拟理脾和胃，清化湿浊，更宜薄滋味，节饮食，恐有食复之弊，虽有虚象，不可骤补。

炒银花五钱　炒赤芍钱半　酒炒黄芩一钱　全当归钱半　陈皮一钱　春砂壳八分　苦桔梗一钱　焦查炭三钱　焦谷麦芽各三钱　全栝蒌三钱，切　荠菜花炭三钱　香连丸一钱二分，包

洪左　血痢及旬，日夜十余次，腹疼里急，身热晚甚，口干欲饮，舌前半糙绛中后腻黄，脉象弦数，此乃阴液素亏，津乏上承，伏温在营，血渗大肠，肠中湿浊稽留，气机痞塞不通，症非轻浅，姑拟生津达邪，清营化浊。

鲜石斛三钱　淡豆豉三钱　金银花五钱　连翘壳三钱　白头翁三钱　北秦

皮二钱　酒炒黄芩钱半　炒赤芍钱半　焦查炭三钱　全栝蒌四钱，切　枳实炭一钱　苦桔梗一钱　活芦根一尺，去节

二诊　昨投药后，诸恙不减，而反烦躁不寐，舌红绛，苔糙黑无津，脉弦数，伏温化热，由阳明而传于厥少二阴，厥阴为藏血之经，内寄相火，厥阴有热，则血溢沸腾，而下迫大肠，则为血痢，少阴为水火之脏，水亏火无所济，津液愈伤，神被热扰，则烦躁而不寐也，身热晚甚者，阳明旺于申酉，阳明之温热炽盛也，温已化热伤阴，少火悉成壮火，大有吸尽西江之势，急拟黄连阿胶汤滋少阴之阴，白头翁汤清厥阴之热，银翘花粉解阳明之温，复方图治，犹兵家之总攻击也，勇往前进，以冀弋获。

阿胶珠二钱　川雅连四分　生甘草五分　白头翁三钱　鲜石斛四钱　生赤白芍各钱半　连翘壳三钱　酒炒黄芩一钱　北秦皮二钱　金银花四钱　粉葛根钱半　天花粉三钱　活芦根一尺，去节　生山楂三钱

三诊　服药后，已得安静，水火有既济之象，且有微汗，伏温有外解之势，血痢次数减，药已中肯，有转危为安之兆，唯阴液大伤，清津无以上供，齿垢唇燥，舌仍焦糙，口渴不欲饮，热在营分，蒸腾营气上升，故口渴而不欲饮也，脉弦数不静，守原法而出入一二，冀望津液来复，邪热退却，由里及表，由营返气，始能人于坦途耳。

原方去葛根，加粉丹皮钱半，鲜生地四钱。

四诊　血痢大减，临晚身热，亦去其半，舌黑糙已退，转为光红，唇燥口干，不思纳谷，脉濡数，阴液伤而难复，邪热退而未净也，仍拟生津清营，以和胃气。

鲜石斛三钱　天花粉三钱　生甘草五分　阿胶珠二钱　川雅连三分　白头翁三钱　酒炒黄芩一钱　赤白芍各钱半　嫩白薇钱半　炒银花四钱　广橘白一钱　生熟谷芽各三钱　活芦根一尺，去节

五诊　血痢止，潮热亦退，唇燥齿干，睡醒后口舌无津，谷食衰少，神疲委顿，脉濡数不静，阴液未复，津无上承，脾胃输化无权，生气受戕，人以胃气为本，今拟甘寒生津，养胃清热。以善其后。

西洋参钱半　鲜石斛三钱　生甘草五分　大麦冬二钱　炒银花三钱　嫩白薇钱半　广橘白一钱　生谷芽四钱　抱茯神三钱　生扁豆衣三钱　淮山药三钱　活芦根一尺。去节

陶左　夏秋痢下，至冬不止，赤白夹杂，日夜二十余次，腹痛后重，纳谷衰少，面色萎黄，舌苔白腻，脉象沉细而迟。此脾肝受寒，不能统血，血

渗大肠，肠中湿浊，胶阻不化，延久有胀满之虑，急拟温运太阴，而化湿浊，勿因久痢骤进兜涩也，更宜节饮食，薄滋味，亦是助药力之一端。

炒潞党参一钱　熟附块钱半　炮姜炭八分　清炙草六分　生白术二钱　全当归二钱　炒赤白芍各钱半　软柴胡七分　川桂枝八分　焦查炭三钱　大砂仁一钱，研　炒焦赤砂糖三钱

二诊　投温运太阴，而化湿浊之剂，已服三帖，下痢赤白，已减其半，纳谷衰少，神疲委顿，脉象沉细，寒浊虽则渐化，脾胃输运无权，既已获效，更进一筹。

原方去柴胡、桂枝，加炒谷麦芽各四钱，灶心黄土四钱。

吕右　经闭一载，营血早亏，今下痢赤白，已延三月，腹痛后重，纳谷衰少，形瘦骨立，舌光无苔，脉象濡细，据述未病喜食水果，既病又不节食，脾土大伤，中焦变化之血，渗入大肠，肠中湿浊互阻，积而为痢也，今拟温运脾胃，以和胃气，寒热并调，去其错杂。

炒潞党参钱半　熟附块一钱　炮姜炭六分　生白术三钱　清炙草六分　全当归二钱　炒赤白芍各钱半　肉桂心三分，饭丸吞服　焦查炭三钱　大砂仁八分，研　阿胶珠一钱　戊己丸二钱，包煎　炒焦赤砂糖三钱

二诊　经治以来，血痢虽则轻减，而余恙如旧，舌边碎痛，恐起口糜之先端，谷食衰少，胃气索然，欲温中则阴分愈伤，欲滋养则脾胃益困，顾此失彼，棘手之症，难许完璧，专扶中土，以冀土厚火敛之意。

炒潞党三钱　生白术二钱　清炙草五分　炒淮药三钱　炮姜炭六分　全当归钱半　赤白芍各钱半，炒　御米壳三钱，炒　炒谷芽四钱　驻车丸三钱，包煎

滕左　暑湿挟滞，郁于曲肠，煅炼成积，气机流行窒塞，腹痛得下，日夜数十次，赤白相杂，里急后重，纳少，舌苔腻布。脉象沉紧，先宜通因通用。

炒黑荆芥一钱　银花炭三钱　炒赤芍五钱　全当归二钱　苦桔梗一钱　青陈皮各一钱　全栝蒌三钱，切　六神曲三钱　焦查炭三钱　炒条芩八分　大砂仁八分，研　煨姜两片　陈红茶一钱　枳实导滞丸三钱，吞服

罗左　寒暑湿滞，互阻肠胃，腹痛下痢，次数甚多，胸闷泛恶，不能饮食，苔腻脉迟，宜温下法。

熟附块钱半　制川军三钱　枳实炭钱半　姜半夏三钱　藿香梗钱半　玉枢丹四分，先开水吞　青陈皮各一钱　白蔻仁八分，研　大砂仁八分，研　制川朴一钱　焦查炭三钱　生姜三片

靳左　痢下纯红，里急后重，腹痛纳少，苔黄，脉濡数。此湿热入营，血渗大肠，肠中滞浊互阻，煅炼而为红积也，拟清热导滞，调气行血，气调则后重自除，血行则痢红自愈。

白头翁三钱　北秦皮二钱　炒黄芩钱半　全当归钱半　酒川连五分　炒赤白芍各钱半　桃仁泥钱半，包　杜红花八分　焦查炭三钱　全栝蒌四钱，切　春砂壳八分　细青皮一钱

祁右　痢下匝月，次数虽少，谷食不进，里热口干，加之呃逆口糜，脉小数，舌质红，苔糜腐。痢久伤阴，木火冲胃，湿热败浊，稽留曲肠，肠膜已腐矣，危状叠见，恐难挽回，勉拟参连开噤意，聊尽人工。

西洋参钱半　川雅连五分　炒黄芩一钱　生白芍钱半　甘草五分　陈皮一钱　炒竹茹钱半　清炙枇杷叶三钱　柿蒂十枚　石莲三钱　焦麦芽钱半　荠菜花炭三钱　滋肾通关丸钱半，包煎

吴左　年五十，阴气自半，肠中干燥，喜用灌肠，而转为下痢，色青如蓝，肛门时时坠胀，历五六日，片刻不能安适，谷食减少，舌中剥，边薄腻，脉虚弦。良由灌肠之时，风邪从肛门而入，风气通于肝，青为肝之色，风淫于肝，肝木乘脾，脾失健运之常，谷食入胃，不能生化精微，而变为败浊。风气从中鼓荡，驱败浊下注大肠，而为下痢色青如蓝也，肛门坠胀者，中虚清气不升，经所谓"中气不足，溲便为之变也"，宜补中益气，去风化浊之治。

清炙黄芪三钱　炒防风一钱　清炙草六分　银柴胡一钱　蜜炙升麻五分　炒潞党钱半　全当归二钱　炒白芍钱半　苦桔梗一钱　陈皮一钱　炒焦赤砂糖三钱　山楂肉三钱　炒谷麦芽各三钱

此方一剂知，三剂已，接服归芍六君汤。

哈左　脾有寒，肠有湿热，痢下赤白，腹痛绵绵，舌薄黄，脉沉细，土虚木来侮之，气机窒塞不通，不通则痛，徒用攻剂，恐有流弊，今宜温运脾阳，苦化湿热。

银柴胡八分　清炙草五分　陈广皮一钱　酒炒黄芩钱半　金铃子二钱　炒白芍二钱　春砂壳八分　六神曲三钱　肉桂心三分　全当归二钱　苦桔梗一钱　焦查炭三钱　荠菜花炭三钱　香连丸七分，包

王右　脾寒肠湿，血痢色紫，腹无痛苦，久而不止，纳少神疲，脉象沉细，苔薄黄，拟黄土汤加味，温运中阳，而清湿热，以冀火土相生，阳气得以上升，阴血不致下泄矣。

炮姜炭三分　生地炭三钱　酒炒黄芩钱半　白归身二钱　生白术二钱　阿胶珠三钱　炒赤芍二钱　肉桂心三分　清炙草五分　地榆炭三钱　灶心黄土一两，煎汤代水

黄左　湿热滞郁于肠胃，气机流行窒塞，腹痛痢下鲜血，里急后重，纳谷减少，苔黄脉数，症势沉重，拟白头翁汤加味，苦寒清热，和中涤肠。

白头翁钱半　北秦皮钱半　全当归三钱　银花炭四钱　酒炒黄芩三钱　川黄檗钱半　炒青陈皮各钱半　炒黑荆芥钱半　炒赤芍二钱　地榆炭一钱　春砂壳五分　荠菜花炭三钱　枳实导滞丸四钱，包

疟　疾

马左　夏伤于暑，以营为舍，秋冒风凉，与卫并居。凉者阴邪也，阴欲入而阳拒之，阴并于阳，则阳虚而阴盛，阴盛则寒。暑者阳邪也，阳欲出而阴格之，阳并于阴，则阴虚而阳盛，阳盛则热。是以先寒傈鼓颔，而后壮热头痛，依时而作，汗出而解，日日如是，已有两旬之久，胸闷不思饮食，舌苔腻布，脉象弦滑，弦为少阳之脉，滑为痰湿之征，邪伏少阳，痰湿阻于募原，无疑义矣，今拟清脾饮加减，和解枢机，蠲化痰湿。

软柴胡一钱　仙半夏二钱　酒黄芩一钱　制小朴八分　煨草果八分　细青皮一钱　生甘草四分　六神曲三钱　鲜佩兰二钱　生姜一片

钱左　寒热日作，已有匝月，胸脘不舒，纳少神疲，脉象弦滑无力，舌苔薄白。此正虚邪伏募原，少阳枢机为病，今拟小柴胡汤加味，扶正达邪，和胃化痰。

潞党参钱半　软柴胡一钱　姜半夏二钱　生甘草四分　广皮一钱　炒枳壳一钱　煨草果八分　川象贝各二钱　炒谷麦芽各三钱　佩兰钱半　生姜两片　红枣四枚

陆左　间日疟先战寒而后壮热，热盛之时，烦躁胸闷谵语，自午后至夜半，得汗而解，已发七八次，纳少神疲，脉弦滑而数，苔薄腻而黄，伏邪痰湿互阻，阳明为病，营卫循序失司，拟桂枝白虎汤加味，疏解肌邪，而清阳明。

川桂枝八分　陈皮一钱　熟石膏四钱打　生甘草一钱　炒谷芽四钱　仙半夏三钱　川象贝各二钱　煨草果八分　肥知母钱半　佩兰钱半　生姜二片红枣四

枚　甘露消毒丹四钱，荷叶包煎

二诊　服桂枝白虎汤三剂，间日寒热已减大半，发时谵语亦止，惟胸闷纳少，神疲乏力，脉弦滑不静，苔薄腻，夜不安寐，伏邪痰湿未楚，胃不和则卧不安也，前法既效，率由旧章。

川桂枝六分　仙半夏三钱　熟石膏二钱，打　生甘草四分　陈皮一钱　茯神三钱，朱砂拌　川象贝各二钱　北秫米三钱，包　炙远志一钱　佩兰钱半　生姜二片　红枣四枚

姜童　间日疟已延月余，加之大腹时满，纳少便溏，舌苔薄腻，脉象沉弦，乃久疟伤脾，脾阳不运，浊湿凝聚募原，三焦输化无权。书所谓："诸湿肿满，皆属于脾。"又曰："浊气在上，则生䐜胀"是也。表病传里，势非轻浅，亟与温运太阴，以化湿浊，和解枢机，而达经邪。

熟附片一钱　淡干姜五分　生白术钱半　连皮苓四钱　泽泻钱半　软柴胡八分　仙半夏二钱　生甘草四分　制川朴一钱　腹皮二钱　六神曲三钱　炒麦芽苡仁各三钱

二诊　温运太阴，和解枢机，连服三剂，腹胀满渐见轻减，寒热又作，是陷入太阴之邪，仍欲还出阳经之佳象，胸闷纳少，腑行不实，小溲短少，脉转弦滑，痰湿留恋中焦，脾胃运行失职，前法颇合，再进一筹。

熟附片一钱　炮干姜六分　生白术二钱　赤猪苓各三钱　泽泻钱半　软柴胡一钱　仙半夏二钱　粉葛根一钱　生甘草五分　小朴八分　大腹皮二钱六神曲三钱　干荷叶一角

杨右　三日疟已延半载，发时战寒壮热，历十小时始衰，纳谷渐少，面色萎黄，脉象沉弦无力，苔薄腻，此正气已虚，邪伏三阴，营卫循序失司，缠绵之症，姑拟扶正达邪，用阳和阴。

炒潞党钱半　柴胡八分　生甘草六分　仙半夏二钱　川桂枝六分　熟附片一钱　炙鳖甲四钱　青蒿梗钱半　鹿角霜三钱　茯苓三钱　陈皮一钱　焦谷芽四钱　生姜两片　红枣四枚

二诊　煎方服六剂，寒热即止，接服六君子汤加草果、姜、枣。

俞左　伏邪久蕴，消耗阴液，临晚身热，至夜半而减，已延数月，咳呛咯痰不爽，纳少形肉消瘦，苔薄黄，脉弦滑而数，少阴之阴已伤，阳明之邪不解，书云。但热不寒，名曰瘅疟，久不愈，即为痨疟也。

潞党参钱半　生甘草六分　青蒿梗钱半　炙鳖甲三钱　川贝母三钱　熟石

膏三钱，打　仙半夏钱半　银柴胡一钱　冬瓜子三钱　朱茯神三钱　嫩白薇钱半
大荸荠五枚，洗打　焦谷芽四钱

屠右　但寒不热，名曰牝疟，间日而作，已有月余，汗多淋漓，纳谷减少，脉沉细而弦，舌中剥边薄白而腻，是阳虚失于外护，不能托邪外出，痰湿困于中宫，脾胃运化失职，高年患此，勿轻视之，亟拟助阳达邪，和中化湿。

潞党参三钱　熟附块二钱　川桂枝一钱　软柴胡一钱　陈广皮一钱　姜半夏三钱　云茯苓三钱　鹿角霜三钱　煨草果八分　清炙草五分　生姜二片红枣四枚

二诊　寒减，胸闷气逆，去参，加旋覆花钱半包，炙白苏子二钱。三诊牝疟寒热已减，汗多淋漓，纳少胸闷，脉沉细而弦，舌中剥边薄腻，阳虚气弱，不能托邪外出，痰湿逗留募原，皮毛开而经隧闭也，仍拟助阳达邪，和中化湿。

潞党参三钱　熟附片二钱　川桂枝一钱　白芍钱半　清炙草五分　软柴胡八分　仙半夏三钱　煨草果一钱　常山一钱　鹿角霜三钱　生姜两片　红枣四枚

杨左　伏邪痰湿，逗留募原，营卫失其常度，邪与营争则热，与卫争则寒，寒热日作，胸闷泛恶，舌苔薄腻，脉象弦滑，此邪在少阳，湿在阳明。少阳为半表半里之经，寒热往来，职是故也。今拟和解宣化，淡渗湿热，俾得邪从外达，湿从下趋，则营卫调和，寒热自解矣。

前柴胡各钱半　茯苓皮四钱　块滑石三钱　仙半夏二钱　象贝母三钱　通草八分　酒炒黄芩钱半　白蔻壳八分　鲜藿香钱半　生姜二片

喉痧（白喉　痧后）

杨左　风温疫疠之邪，引动肝胆之火，蕴袭肺胃两经，发为喉痧，痧布隐隐，身热，咽喉肿红焮痛，内关白腐，舌苔薄黄，脉象郁滑而数。天气通于鼻，地气通于口，口鼻吸受天地不正之气。与肺胃蕴伏之热，熏蒸上中二焦，咽喉为肺胃之门户，肺胃有热，所以咽喉肿痛而内关白腐也，邪势正在鸱张之际，虑其增剧，经云："风淫于内，治以辛凉"，此其候也。

净蝉衣八分　苦桔梗一钱　金银花三钱　京赤芍二钱　荆芥穗八分　甜苦甘草各六分　连翘壳三钱　鲜竹叶三十张　淡豆豉三钱　轻马勃一钱　象贝母三钱　白茅根二扎，去心　薄荷叶八分　黑山栀钱半　炙僵蚕三钱

二诊 痧瘀虽布，身灼热不退，咽喉肿痛白腐，脉洪数，舌绛，伏温化热，蕴蒸阳明，由气入营，销铄阴液，厥少之火，乘势上亢，症势沉重，急拟气血双清，而解疫毒。

犀角尖五分　甘中黄八分　象贝母三钱　鲜竹叶三十张　鲜生地四钱　苦桔梗一钱　连翘壳三钱　茅芦根各一两，去心节　生石膏四钱，打　轻马勃一钱　黑山栀钱半　鲜石斛三钱　粉丹皮钱半　陈金汁一两，冲　枇杷叶露四两，冲

三诊 痧瘀已回，身热不退，项颈漫肿疼痛，咽喉焮肿。内关白腐，舌薄黄，脉沉数，温邪伏热，稽留肺胃两经，血凝毒滞，肝胆火炽，一波未平，一波又起，殊属棘手，拟清肺胃之伏热，解疫疠之蕴毒。

薄荷叶八分　甘中黄八分　京赤芍二钱　鲜竹叶茹各钱半　京元参二钱苦桔梗一钱　生蒲黄三钱，包　黑山栀钱半　连翘壳三钱　炙僵蚕三钱　淡豆豉三钱　象贝母三钱　益母草三钱　活芦根一尺，去节

李左 疫疠之邪，不外达而内传，心肝之火内炽，化火入营，伤阴劫津，拟犀角地黄合麻杏石甘汤，气血双清，而解疫毒。

犀角尖五分　熟石膏五钱，打　金银花三钱　活芦根一尺，去节　鲜生地四钱　甘中黄八分　连翘壳三钱　鲜竹叶三十张　净麻黄四分　苦桔梗一钱　川贝母三钱　陈金汁一两，冲　光杏仁三钱　京赤芍二钱　京元参二钱

陈左 温邪疫疠，郁而化火，肺胃被其熏蒸，心肝之火内炽，白喉腐烂掀痛，妨于咽饮，壮热烦躁，脉洪数，舌质红苔黄，经云："热淫于内，治以咸寒。"当进咸寒解毒，清温泄热。

犀角尖四分　甘中黄八分　连翘壳三钱　京元参一钱五分　鲜生地三钱淡豆豉三钱　京赤芍一钱五分　大贝母三钱　天花粉三钱　薄荷炭七分　金银花三钱　生石膏三钱，打　鲜竹叶三十张　白茅根两札，去心

王右 吸受时气，引动伏邪，蕴袭肺胃两经，肺主皮毛，胃主肌肉，邪留皮毛肌肉之间，则发为红痧，痧点隐隐，布而不透，形寒发热，胸闷泛恶，邪郁阳明，不得外达也，舌苔薄黄，脉象浮滑而数，邪势正在鸱张，虑其增剧，宜以辛凉清解。

荆芥穗一钱　赤茯苓三钱　净蝉衣八分　炒竹茹钱半　淡豆豉三钱　江枳壳一钱　连翘壳三钱　熟牛蒡二钱　薄荷叶八分　苦桔梗一钱　京赤芍二钱

项童 痧后肺有伏邪，痰气壅塞，脾有湿热，不能健运，积湿生水，泛滥横溢，无处不到，以致面目虚浮，腹膨肢肿，咳嗽气逆，苔薄腻，脉濡滑，

势成肿胀重症，姑拟肃运分消，顺气化痰。

嫩前胡钱半　猪苓三钱　生熟苡仁各三钱　炙桑皮三钱　光杏仁三钱　大腹皮二钱　地枯萝三钱　旋覆花钱半，包　清炙枇杷叶三钱，去毛包　象贝母三钱　广陈皮一钱　枯瘪竹钱半　鲜冬瓜皮一两，煎汤代水　连皮苓四钱　福泽泻三钱

李左　痧后余邪痰热未楚，肺胃两病，身热无汗，咳嗽气逆，口干欲饮，脉数苔黄，此乃无形之伏温，蕴蒸阳明，有形之痰热，逗留肺络，症势沉重，姑拟清解伏温，而化痰热。

粉葛根钱半　金银花三钱　桑叶皮各二钱　活芦根一尺，去节　淡豆豉三钱　连翘壳三钱　光杏仁三钱　京赤芍二钱　黑山栀钱半　生甘草八分　象贝母三钱　鲜竹茹二钱　天花粉三钱　薄荷叶八分

白　喉

陆童　痧后失音，咽喉内关白腐，气喘鼻煽，喉有痰声，苔黄脉数，痧火蕴蒸肺胃，肺津不布，凝滞成痰，痰热留恋肺胃，肺叶已损，气机不能接续，咽喉为肺胃之门户，肺胃有热，所以内关白腐，音声不扬，会厌肉脱，症势危笃，勉拟清温解毒，而化痰热，勒临崖之马，挽既倒之澜，不过聊尽人工而已。

金银花三钱　元参三钱　象贝母三钱　活芦根一尺，去节　连翘壳三钱薄荷叶八分　天花粉三钱　淡竹油一两，冲　甘中黄八分　京赤芍二钱　冬桑叶三钱　大麦冬二钱

痧　后

孙童　痧后肺胃阴伤，伏邪留恋，身热不退，咳嗽咽痛，口渴欲饮，舌质绛苔黄，脉象滑数，伏热蕴蒸肺胃，津液灼而为痰，肺失清肃，胃失降和，咽喉为肺胃之门户，肺胃有热，所以咽痛，今拟竹叶石膏汤加味，清阳明，解蕴热，助以生津化痰之品。

鲜竹叶三十张　京元参三钱　桑叶皮各三钱　粉丹皮二钱　熟石膏四钱，打　生甘草八分　甜杏仁三钱　金银花三钱　鲜石斛三钱　天花粉二钱川象贝各二钱　通草八分　活芦根一尺，去节　枇杷叶露四两，后入

钱左　痧后复感外邪，痰滞内阻，水湿不化，太阴阳明为病，遍体浮肿，气逆难于平卧，寒热甚壮，大便溏泄，泛恶不能饮食，苔腻脉数，此氤氲之外邪，

与粘腻之痰滞，交阻肺胃，肺气不能下降，脾弱不能运化，水湿易聚，灌浸腠理，泛滥横溢，无所不到，三焦决渎无权，症势危险，姑拟疏邪分消，而化痰滞，未识有效否。

　　淡豆豉三钱　川桂枝五分　鲜竹茹二钱，枳实一钱，同炒　大腹皮二钱连皮苓四钱　象贝母三钱　淡姜皮八皮　焦查炭三钱　猪苓三钱　泽泻三钱仙半夏二钱　酒炒黄芩钱半

【卷三】

中　风

　　罗左　年甫半百，阳气早亏，贼风入中经腧，营卫痹塞不行，陡然跌仆成中，舌强不语，神志似明似昧，嗜卧不醒，右手足不用，风性上升，痰湿随之，阻于廉泉，堵塞神明也，脉象尺部沉细，寸关弦紧而滑，苔白腻，阴霾弥漫，阳不用事，幸小溲未遗，肾气尚固，未至骤见脱象，亦云幸矣。急拟小续命汤加减，助阳祛风，开其痹塞，运中涤痰，而通络道，冀望应手，始有转机。

　　净麻黄四分　熟附片一钱　川桂枝八分　生甘草六分　全当归三钱　川芎八分　姜半夏三钱　光杏仁三钱　生姜汁一钱，冲　淡竹沥一两，冲　再造丸一粒，去壳研细末化服

　　二诊　两进小续命汤，神志稍清，嗜寐渐减，佳兆也，而舌强不能言语，右手足不用，脉息尺部沉细，寸关弦紧稍和，苔薄腻，阳气本虚，藩篱不固，贼风中经，经腧痹塞，痰湿稽留，宗气不得分布，故手足不用也，肾脉络舌本，脾脉络舌旁，痰阻心脾之络，故舌强不能言，灵机堵塞也，虽见小效，尚不敢有恃无恐，再拟维阳气以祛邪风，涤痰浊而通络道，努力前进。以观后效。

　　熟附片一钱　云茯苓三钱　川桂枝八分　姜半夏二钱　生甘草六分　枳实炭一钱　全当归二钱　光杏仁三钱　大川芎八分　炙僵蚕二钱　生姜汁一钱，冲　淡竹沥一两，冲

　　三诊　又服三剂，神志较清，嗜寐大减，略能言语，阳气有流行之机，浊痰有克化之渐，是应手也，惟右手足依然不用，腑气六七日不行，苔腻，脉弦紧渐和，尺部沉细，肾阳早亏，宗气不得分布，腑中之浊垢，须阳气通，而后能下达，经腧之邪风，必正气旺，始托之外出，仍拟助阳益气，以驱邪风，通胃涤痰，而下浊垢，腑气以下行为顺，通腑亦不可缓也。

　　生黄芪三钱　桂枝八分　附子一钱　生甘草五分　当归三钱　川芎八分云

茯苓三钱　风化硝五分　全栝蒌三钱，切　枳实炭一钱　淡苁蓉三钱　半硫丸钱半，吞服

四诊　腑气已通，浊垢得以下行，神志已清，舌强言语未能自如，右手足依然不用，脉弦紧转和，尺部沉细，阳气衰弱之休，风为百病之长，阳虚之邪风，即寒中之动气，阳气旺一分，邪风去一分，湿痰盘踞，亦藉阳气充足，始能克化，经所谓："阳气有，若天与日，是其所，则折寿而不彰。"理有信然，仍助阳气以祛邪风，化湿痰而通络道，循序渐进，自获效果。

生黄芪五钱　生白术二钱　生甘草五分　熟附子一钱　桂枝八分　全当归三钱　川芎八分　姜半夏三钱　西秦艽二钱　淮牛膝二钱　嫩桑枝三钱　指迷茯苓丸五钱，包

服前方诸恙见轻，仍守原法扩充，生黄芪用至八钱，间日用鹿茸二分，研细末，饭为丸，陈酒吞服，大活络丹每五日服一粒，去谷研末，陈酒化服，共服六十余帖，舌能言，手能握，足能履，接服膏滋方，药味与煎药仿佛，以善其后。

沈左　年逾古稀，气阴早衰于未病之先，旧有头痛目疾，今日陡然跌仆成中，舌强不语，人事不省，左手足不用，舌质灰红，脉象尺部沉弱，寸关弦滑而数，按之而劲，良由水亏不能涵木，内风上旋，挟素蕴之痰热，蒙蔽清窍，堵塞神明出入之路，致不省人事，痰热阻于廉泉，为舌强不语，风邪横窜经腧，则左手足不用，金匮云："风中于经，举重不胜，风中于腑，即不识人。"此中经兼中腑之重症也，急拟育阴熄风，开窍涤痰，冀望转机为幸。

大麦冬三钱　元参二钱　羚羊片八分，先煎汁冲　仙半夏二钱　川贝二钱　天竺黄钱半　明天麻八分　陈胆星八分　竹茹钱半　枳实一钱　全栝蒌四钱，切　嫩钩钩三钱，后入　淡竹沥一两，冲　生姜汁二滴，冲　至实丹一粒，去壳研末化服

二诊　两投育阴熄风，开窍涤痰之剂，人事渐知，舌强不能言语，左手足不用，脉尺部细弱，寸关弦滑而数，舌灰红，高年营阴亏耗，风自内起，风扰于胃，胃为水谷之海，津液变为痰涎。上阻清窍，横窜经腧，诸恙所由来也，本症阴虚，风烛堪虑，今仿河间地黄饮子加味，滋阴血以熄内风，化痰热而清神明，风静浪平，始可转危为安。

大生地四钱　大麦冬二钱　川石斛三钱　羚羊片四分，先煎汁冲　仙半夏二钱　明天麻一钱　左牡蛎四钱　川贝母三钱　陈胆星八分　炙远志一钱九节菖蒲八分　全栝蒌四钱，切　嫩钩钩三钱，后入　淡竹沥一两，冲服

三诊 叠进育阴熄风，清热化痰之剂，人事已清，舌强言语謇涩，左手足依然不用，苔色灰红，脉象弦数较静，尺部细弱，内风渐平，阴血难复，津液被火燎而为痰，痰为火之标，火为痰之本，火不靖则痰不化，阴不充则火不靖，经腧枯涩，犹沟渠无水以贯通也，前地黄饮子既获效机，仍守原意进步，然草木功能，非易骤生有情之精血也。

西洋参钱半　大麦冬三钱　大生地三钱　川石斛三钱　生左牡蛎四钱　煨天麻八分　竹沥半夏二钱　川贝三钱　炙远志一钱　全栝蒌四钱，切　鲜竹茹二钱　嫩钩钩三钱，后入　黑芝麻三钱，研包

四诊 神志清，舌强和，言语未能自如，腑气行而甚畅，痰热已有下行之势，左手足依然不用，脉弦小而数，津液亏耗，筋无血养，犹树木之偏枯，无滋液以灌溉也，仍议滋下焦之阴，清上焦之热，化中焦之痰，活经腧之血，复方图治，尚可延年。

西洋参钱半　大麦冬二钱　大生地三钱　川石斛三钱　生左牡蛎四钱　仙半夏二钱　川贝三钱　全栝蒌四钱，切　厚杜仲二钱　怀牛膝二钱　西秦艽二钱　嫩桑枝三钱　黑芝麻三钱，研包

祁妪 中风延今一载，左手不能招举，左足不能步履，舌根似强，言语謇涩，脉象尺部沉细，寸关濡滑，舌边光苔薄腻，年逾七旬，气血两亏，邪风入中经腧，营卫痹塞不行，痰阻舌根，故言语謇涩也，书云："气主煦之，血主濡之。"今宜益气养血，助阳化痰，兼通络道，冀望阳生阴长，气旺血行，则邪风可去，而湿痰自化也。

潞党参三钱　生黄芪五钱　生白术二钱　生甘草六分　熟附片八分　川桂枝五分　全当归三钱　大白芍二钱　大川芎八分　怀牛膝二钱　厚杜仲三钱　嫩桑枝四钱　红枣十枚　指迷茯苓丸四钱，包

此方服三十剂，诸恙均减，后服膏滋得以收效。

李妪 旧有头痛眩晕之恙，今忽舌强不能言语，神志似明似昧，手足弛纵，小溲不固，脉象尺部细小，左寸关弦小而数，右寸关虚滑，舌光红，此阴血大亏，内风上扰，痰热阻络，灵窍堵塞，中风重症，急拟滋液熄风，清神涤痰，甘凉濡润，以冀挽救。

大麦冬三钱　大生地三钱　川石斛三钱　左牡蛎四钱　生石决四钱　煨天麻八分　川贝三钱　炙远志一钱　天竺黄钱半　竹沥半夏钱半　鲜竹茹钱半　嫩钩钩三钱，后入　淡竹沥一两，冲服　珍珠二分，另服

此方服十剂，诸恙已轻，原方去竹沥、珠粉、天竺黄，加西洋参钱半，阿胶珠钱半。

黎左 二年前右拇指麻木，今忽舌强语言蹇涩，右手足麻木无力，脉象虚弦而滑，舌苔薄腻，此体丰气虚，邪风入络，痰阻舌根，神气不灵，中风初步之重症也，急拟益气去风，涤痰通络。

生黄芪五钱　青防风一钱　防己二钱　生白术二钱　全当归二钱　大川芎八分　西秦艽钱半　竹沥半夏二钱　枳实炭一钱　炒竹茹钱半　炙僵蚕三钱　陈胆星八分　嫩桑枝三钱　再造丸一粒，去壳研细末化服

五剂后恙已见轻，去再造丸、枳实，加指迷茯苓丸三钱吞服。

廖左 体丰气虚，湿胜痰多，陡然跌仆成中，不省人事，小溲自遗。喉中痰声辘辘，汗多脉伏，身热肢冷，此本实先拨，真阳飞越，气血涣散，枢纽不交，虽曰中脏，实暴脱也，勉拟一方，聊尽人工。

别直参三钱　熟附子块三钱　淡竹沥二两　生活姜汁一钱，同冲

类　中

严左 右手足素患麻木，昨日陡然舌强，不能言语，诊脉左细弱，右弦滑，苔前光后腻，此乃气阴本亏，虚风内动，风者善行而数变，故其发病也速，挟痰浊上阻廉泉，横窜络道，营卫痹塞不通，类中根苗显著。经云："邪之所凑，其气必虚。"又云："虚处受邪，其病则实。"拟益气熄风，化痰通络。

吉林参须一钱　另煎汁冲服　云茯苓三钱　炙僵蚕三钱　陈广皮一钱　生白术钱半　竹节白附子一钱　炙远志肉一钱　黑穞豆衣三钱　竹沥半夏二钱　陈胆星八分　九节菖蒲八分　姜水炒竹茹钱半　嫩钩钩三钱，后入

二诊 舌强蹇于语言，肢麻艰于举动，口干不多饮，舌光绛中后干腻，脉象左细弱右弦滑，如昨诊状，心开窍于舌，肾脉络舌本，脾脉络舌旁，心肾阴亏，虚风内动，挟痰浊上阻廉泉。先哲云："舌废不能言，足痿不良行，即是暗痱重症。"再仿地黄饮子意出入。

大生地三钱　云茯苓三钱　陈胆星八分　九节菖蒲一钱　川石斛三钱　竹沥半夏二钱　川象贝各二钱　炙远志一钱　南沙参三钱　煨天麻八分　炙僵蚕三钱　嫩钩钩三钱，后入

三诊 昨投地黄饮子加减，脉症依然，并无进退。昔人云，麻属气虚，木属湿痰。舌强言艰，亦是痰阻舌根之故，肾阴不足是其本，虚风痰热乃其标，标急于本，先治其标，标由本生，缓图其本，以养阴之剂，多能助湿生痰，而化痰之方，又每伤阴劫液，顾此失彼，煞费踌躇，再拟涤痰通络为主，而以养正育阴佐之，为急标缓本之图，作寓守于攻之策，能否有效，再商别途。

南沙参三钱 云茯苓三钱 川象贝各二钱 西秦艽钱半 竹沥半夏二钱炙远志一钱 炙僵蚕三钱 枳实炭一钱 煨天麻八分 广陈皮一钱 陈胆星八分嫩钩钩三钱，后入 九节菖蒲一钱 淡竹沥一两，生姜汁两滴同冲服

四诊 脉左细滑右濡数，舌中剥苔薄腻，诸恙均觉平和，养正涤痰，通利节络，尚属获效，仍宗原法再进一筹。

前方去秦艽、枳实，加焦谷芽四钱，指迷茯苓丸四钱包。

五诊 舌强言语蹇涩，已见轻减，右手足麻木依然，脉象细滑，舌苔薄腻，投剂合度，仍拟涤痰通络为法。

照前方去煨天麻，焦谷芽，指迷茯苓丸，加生白术二钱，云茯苓三钱，竹节白附子八分。

钟左 类中舌强，不能言语，神志时明时昧，苔薄腻，脉弦小而滑，尺部无神，体丰者，气本虚，湿胜者，痰必盛，气阴两耗，虚风鼓其湿痰，上阻廉泉之窍，症势颇殆，舍熄风潜阳清神涤痰不为功。

生白芍三钱 云茯苓三钱 陈胆星八分 九节石菖蒲一钱 滁菊花三钱煨天麻八分 川象贝各二钱 蛇胆陈皮三分 生石决一两 竹沥半夏三钱 炙远志一钱 嫩钩钩三钱，后入 淡竹沥一两五钱，生姜汁两滴同冲服

钱左 类中偏左，半体不用，神志虽清，舌强言蹇，咬牙嚼齿，牙缝渗血，呃逆频甚，舌绛，脉弦小而数，诸风掉眩，皆属于肝，阴分大伤，肝阳化风上扰，肝风鼓火内煽，痰热阻于廉泉之窍，肺胃肃降之令不行，恙势正在险关，勉拟地黄饮子合竹沥饮化裁，挽堕拯危，在此一举。

鲜生地四钱 川石斛三钱 栝蒌皮二钱 柿蒂十枚 大麦冬二钱 抱茯神三钱 生蛤壳六钱 老枇杷叶四张 西洋参钱半 川贝母二钱 鲜竹茹三钱 嫩钩钩三钱，后入 活芦根一尺，去节 淡竹沥一两，冲 真珍珠粉一分 真猴枣粉一分，二味另服

顾左 疥疮不愈，湿毒延入经络，四肢酸软，不能步履，痰湿阻于廉泉，舌强不能言语，口角流涎，脾虚不能摄涎也，内经云："湿热不攘，大筋软短，

小筋弛长，软短为拘，弛长为痿。"此证是也，恙久根深，蔓难图治，姑拟温化痰湿，通利节络，以渐除之。

潞党参二钱　仙半夏二钱　陈胆星八分　木防己三钱　生白术一钱　陈广皮一钱　西秦艽二钱　全当归二钱　竹节白附子一钱五分　炙甘草五分　陈木瓜二钱　紫丹参二钱　酒炒嫩桑枝四钱　指迷茯苓丸五钱，包

董左　心开窍于舌，肾脉络舌本，脾脉络舌旁，外风引动内风，挟湿痰阻于廉泉，横窜络道，右半身不遂已久，迩来舌强不能言语，苔薄腻，脉弦小而滑，类中风之重症，姑拟熄风涤痰，和营通络。

左牡蛎四钱　朱茯神三钱　炙僵蚕二钱　淡竹沥一两五钱　生姜汁二滴，冲服　花龙骨三钱　炙远志肉一钱　陈胆星八分　川象贝各二钱　仙半夏二钱　枳实炭一钱　西秦艽二钱　煨天麻八分　嫩钩钩三钱，后入

金左　气阴本亏，外风引动内风，挟湿痰上阻廉泉，横窜络道，陡然右手足不用，舌强不能言语，神志时明时昧，口干欲饮，舌质红，苔薄腻，脉虚弦而滑，类中重症，急拟熄风潜阳，清神涤痰。

西洋参一钱五分　朱茯神三钱　煨天麻八分　生石决八钱　大麦冬二钱　竹沥半夏二钱　炙僵蚕三钱　炙远志肉一钱　川石斛三钱　川贝母二钱　嫩钩钩三钱，后入　鲜石菖蒲一钱　淡竹沥一两，冲　真猴枣粉二分，冲服

神　志

倪左　诊脉左尺沉濡，寸关弦滑而数，右寸郁涩，右关软滑，舌质红苔淡白，此乃少阴水亏，水不涵木，厥阳独亢，引动中焦素蕴之痰浊，上蒙清窍，堵塞神明出入之路，上焦清旷之所，遂成云雾之乡，是以神机不灵，或不语而类癫，或多言而类狂，经所谓："重阴则癫，重阳则狂"是也。重阳者乃风乘火势，火藉风威，则痰悉变为火，故云重阳；重阴者乃火渐衰而痰浊弥漫，类乎阴象，究非真阴可比。据述大便通则神志稍清，胃络通于心包，胃浊下降，痰亦随之而下也，小溲短少而黄，气化不及州都也，恙久根深，非易速功，拙拟滋肺肾以柔肝木，涤痰浊而清神智，冀水升火降，阴平阳秘，则肺金有输布之权，痰浊有下降之路，伏匿虽深，可望其肃清耳。

北沙参三钱　全栝蒌四钱，切　朱茯神三钱　鲜竹茹钱半，枳壳一钱同炒

川贝母八钱　珍珠母八钱　酒炒川连三分　生甘草四分　仙半夏三钱　青龙齿三钱　酒炒木通七分　远志一钱　鲜石菖蒲七分　保心丹三分，开水吞服

二诊　心为君主之官，神明出焉，肝为将军之官，谋虑出焉，脾为谏议之官，思想出焉，曲运神机，劳伤乎心，谋虑过度，劳伤乎肝，持筹握算，劳伤乎脾，心肝之阴已伤，暗吸肾阴，水不涵木，厥阳独亢，脾弱不能为胃行其津液，水谷之湿生痰，阳升于上，痰浊随之，蒙蔽清窍，堵塞神机，神呆不语，类乎癫也。时或多言，类乎狂也。前哲云，阴并于阳则狂，阳并于阴则癫。癫则如醉如痴，皆由顽痰积热，阻于上中二焦，神明无出入之路。夫痰为火之标，火为痰之本，痰得热而色因黄，今反白而黏腻者何也？盖肺津不能输布，聚液为痰。津液之痰，与湿浊之痰，互结为援，肺色属白，故痰色白而黏也。腑气五日不行，痰浊不得下达也，小溲短少而黄，肺为水之上源，源不清则流不洁也，脉尺部沉濡，左寸关弦滑而数，依然如昨，右部寸涩关滑，舌质红苔薄黄，本虚表实，显然可见，况素有肢麻腿足无力等症，非本虚之明证乎，今脉数便秘，非表实之明证乎。治本宜补，治表宜攻，颇有顾此失彼之虑，进药后尚属平平，滋拟七分攻三分补，祛其顽痰，存其津液，俾腑气通则顽痰可以下降，阴液存则浮火不致上扰，窃恐根株已深，难图近功耳。

北沙参四钱　生甘草五分　陈胆星八分　生石决八钱　玄参钱半　小生地四钱　仙半夏三钱　天竺黄钱半　川贝母八钱　炙远志一钱　鲜竹茹钱半，枳壳一钱，同捣　保心丹三分　礞石滚痰丸三钱，包煎　九节石菖蒲八分　淡竹油一两　生姜汁一二滴，二味同冲

三诊　昨进祛痰浊养津液，系养正攻邪增水行舟之意，脉寸略小，右关脉流利，余部平平，腑气得通，痰浊虽有下行之势，惟顽痰郁闭心包，依然不化。痰而日顽，是梗而不化也，譬如盗贼焉，伏匿深藏，扰乱莫测，搜逐甚艰，苟欲直捣巢穴，绝其种类。当初病时，正气尚充，不妨出偏师以制胜，荡然肃清。尊恙之来，由乎谋虑过度，深思气结，心神过用，暗吸肾阴，坎水亏于下，坤土困于中，脾不能为胃行其津液，致所入水谷，不能化生精液，悉变为痰，涎渍于肺则咳嗽，沃于心包则神呆，蔽障神明，灵机堵塞，始而语无次序，继则默默不言，其来也渐，其去也亦不易。夫寇不除，则党类日众，病不去，则枝节横生。张石顽先生曰，癫症既久，面色萎黄，时多疑惑，或吐白沫，默默不言，虫积为患，审色辨证，有类乎是。为今之计，拟十味温胆汤扶正涤痰为君，以妙功丸杀其虫积为佐，以秘方甘遂丸搜内窜之痰涎，

驱痰下降为使，犹兵家深沟高垒，先立于不败之地，而后出奇兵以制敌也，然乎否乎，请质高明。

北沙参四钱　姜半夏三钱　川贝母八钱　炙远志五分　小生地四钱　枳实炭五分　陈胆星八分　竹油一两冲　生甘草六分　炒竹茹五钱　天竺黄三钱　生姜汁一二滴，冲

（妙功丸方）丁香　木香　沉香各五分　乳香研　麝香另研　熊胆各二分五厘　白丁香三十粒，即雄雀屎，但直者为雌屎　鹤虱即天名精子，勿误胡菔子　陈皮去白各一钱　轻粉四分五厘　大黄酒浸一钱五分　赤小豆三十粒，即杜赤豆，择其细者，勿误认半赤半黑者，名相思子也　巴豆一粒，去皮研压去油净朱砂一钱，水飞一半为衣

鄙意加制黄精三钱，明天冬三钱，烘燥研入，以监制其香燥，而助杀虫之用。上药为末，荞麦粉三钱，作糊为丸，每丸约重一钱，朱砂为衣，阴干，间日服一粒，温水浸一宿，去水，再用温水化开。空心服之。

治癫症秘方甘遂丸：

甘遂二钱为末，以猪心管血和药入心内缚定，湿纸里煨熟，取药，用辰砂末一钱，分四圆，每服一圆，以猪心煎汤下，大便利下恶物为效，未下，再服一圆，如下后，缓一二日再服。

此方治验多人，惟心虚怔忡，脾虚便溏者，不可服。

李左　肾阴不足，心肝之火有余，此离坎不交之象也，痰热蒙蔽清窍，神不守舍，舍空而痰热踞之，痰火上炎，故彻夜不寐，痰蒙心则多疑，时闻申申之詈，脉弦滑带数，治宜益肾阴。清心火。助入安神涤痰之品。

大麦冬二钱　朱茯神三钱　煅石决一两　淡竹油一两，冲川雅连四分　炙远志肉一钱　生甘草五分　金器一具，入煎　细木通八分　紫贝齿三钱　川贝母三钱　鲜竹茹叶各二钱

钱左　肝藏魂，心藏神，肾藏精，肝虚则魂不安宁，心虚则神无所依，肾虚则封藏失职，以致惊悸惕息，恍若有亡，遗泄频频。心肾之阴不足，君相之火有余也。盗汗甚多，汗为心液，虚阳迫津液而外泄也，脉象软弱，右尺虚数，肝与胆为表里，肾与肝为乙癸，三阴既虚，君相内动，欲潜其阳，必滋其阴。王太仆云："壮水之主，以制阳光。"当拟三才合六味珍珠母丸加减，滋肾阴以柔肝木，清君相而安神志，俾得阴平阳秘，水升火降，则诸恙可愈。

北沙参三钱　粉丹皮二钱　珍珠母八分　生白芍二钱　天麦冬各钱半　抱

茯神三钱　青龙齿三钱　炒枣仁三钱　大生熟地各三钱　淮山药三钱　左牡蛎四钱　炙远志肉一钱　三才封随丹三钱，包　金器一具，入煎

朱左　心者君主之官，神明出焉，肾者作强之官，伎巧出焉，心营与肾水交弓，神机不灵，作强无权，不能动作，不能思想，心悸跳跃，右耳响鸣，两目畏光。腰痛酸胀，健忘胆怯，舌质光，苔尖白中后黄腻，脉象弦小而滑，痰热乘势内生，弦乃肝旺。小属肾虚，滑则有痰之明证。经云："主不明则十二官肝旺，小属肾虚，滑则有瘀痰之明证。"经云："主不明则十二官危。"心病则一身皆病矣，脉症参合，或则成损，或则为癫，欲求速愈，静养调摄，当居其半，草太扶助，尚在其次。姑拟复方图治，养心阴，益肾水，柔肝木，化痰热，参以调和脾胃之品，水足则木得涵养，脾健则痰热自化。

柏子仁四钱　朱一茯神三钱　广橘白一钱　枸杞子三钱　酸枣仁三钱　水炙远志一钱　青龙齿四钱　陈胆星八分　滁菊花二钱　潼沙苑三钱　九节石菖蒲八分　生熟谷芽各三钱　冬青子三钱　合欢皮三钱

内伤杂病（不寐　肝气肝阳　头痛眩晕）

朱右　产后未满百日，虚寒虚热，早轻暮重，已有匝月，纳少便溏，形瘦色萎，且有咳嗽，自汗盗汗，脉濡滑无力，舌苔淡白，此卫虚失于外护，营虚失于内守，脾弱土不生金，虚阳逼津液而外泄也，蓐劳渐著，恐难完璧，姑拟黄芪建中汤合二加龙牡汤加味。

清炙黄芪三钱　炒白芍二钱　清炙草六分　川桂枝五分　牡蛎四钱　花龙骨三钱　米炒白术三钱　云茯苓三钱　炒淮药三钱　炒川贝二钱　浮小麦四钱　熟附片八分

二诊　前投黄芪建中、二加龙牡，寒热较轻，自汗盗汗亦减，虽属佳境，无如昔日所服之剂，滋阴太过，中土受戕，清气不升，大便溏薄，纳少色萎，腹痛隐隐，左脉细弱，右脉濡迟，阳陷入阴，命火式微。脉诀云："阳陷入阴，精血弱。"白头犹可少年愁，殊可虑也，再守原意加入益火生土之品，冀望中土强健。大便结实为要着。

清炙黄芪三钱　炒白芍钱半　清炙草六分　熟附片八分　牡蛎三钱　花龙骨三钱　炒怀药三钱　米炒白术三钱　云苓三钱　大砂仁六分，研　炒补骨脂钱

半　煨益智钱半　浮小麦四钱

三诊　寒热轻，虚汗减，便溏亦有结意，而咳嗽痰多，纳谷衰少，形瘦色萎，舌光无苔，脉来濡细，幸无数象，脾弱土不生金，肺虚灌溉无权，仍拟建立中气，培补脾土，能得谷食加增，不生枝节，庶可转危为安。

炒潞党参三钱　清炙黄芪三钱　炒白芍钱半　清炙草六分　熟附片八分左牡蛎四钱　花龙骨三钱　米炒白术三钱　炒淮药三钱　炒川贝二钱　大砂仁五分，研　陈广皮一钱　浮小麦四钱　红枣五枚

蒋左　劳役太过，脾胃两伤，营卫循序失常，寒热似疟，已有数月，形瘦色萎，食减神疲，脉象虚迟，舌光有津，势将入于虚损一途，损者益之，虚者补之，甘温能除大热，补中益气汤加减。

潞党参三钱　炙黄芪三钱　炒冬术二钱　清炙草五分　银柴胡钱半　陈广皮一钱　全当归二钱　淮牛膝二钱　西秦艽钱半　大砂仁八分，研　焦谷芽四钱生姜二片　红枣四枚

匡左　诵读劳伤乎心，房帏劳伤乎肾，阴虚于下，阳升于上，头眩耳鸣，心悸少寐，遗泄频频，神疲肢倦，脉象尺部细弱，寸关虚弦，舌质淡红，姑拟育阴潜阳，交通心肾。

大生熟地各三钱　粉丹皮钱半　生石决四钱　左牡蛎四钱　抱茯神三钱淮山药三钱　炙远志一钱　炒枣仁三钱　潼蒺藜三钱　北秫米三钱，包　生白芍二钱　白莲须钱半　三才封髓丹三钱，清晨淡盐汤送下

宦左　入夜潮热，延今两月，纳少形瘦，神疲乏力，舌质光绛，脉象濡小而数，此三阴亏耗，脾胃生气受戕，虑成损怯。

西洋参钱半　川石斛三钱　茯神三钱　淮山药三钱　青蒿梗钱半　炙鳖甲四钱　嫩白薇钱半　陈皮一钱　生熟谷芽各三钱　红枣五枚

姜左　虚寒虚热，寒多热少，口唾白沫，纳减便溏，苔薄腻，脉濡细，脾弱胃虚，卫阳不入于阴也，虚劳堪虑，拟黄芪建中合二加龙牡汤加减。

清炙黄芪钱半　炒白芍钱半　清炙草六分　熟附片一钱　煅牡蛎三钱　花龙骨三钱　米炒白术三钱　云茯苓三钱　炒淮药三钱　砂仁八分，研　陈皮一钱焦谷芽四钱　煨姜两片　红枣四枚

宋右　恙由抑郁起见，情志不适，气阻血瘀，土受木克，胃乏生化，无血以下注冲任，经闭一载，纳少形瘦，临晚寒热，咳嗽痰沫甚多，脉象左虚弦，右濡涩，经所谓二阳之病发心脾，有不得隐曲，女子不月，其传为风消，再

传为息贲，若加气促，则不治矣，姑拟逍遥合归脾、大黄䗪虫丸，复方图治。

全当归三钱　大白芍二钱　银柴胡一钱　炒潞党二钱　米炒白术钱半　清炙草五分　炙远志一钱　紫丹参二钱　茺蔚子三钱　川贝母二钱　甜光杏三钱北秫米三钱，包　大黄䗪虫丸一钱，每日吞服以经通为度

复诊　临晚寒热，虽则轻减，而咳嗽依然，经闭纳少，舌光无苔，脉左弦右涩，此血室干枯，木火刑金，脾胃生化无权，还须怡情适怀，以助药力，今拟培土生金，养血通经，然亦非旦夕所能图功者也。

蛤粉炒阿胶二钱　茯神三钱　淮山药三钱　川贝二钱　甜光杏三钱　紫丹参二钱　茺蔚子三钱　全当归三钱　怀牛膝二钱　广艾绒六分　西藏红花八分北秫米三钱，包　大黄䗪虫丸一钱，吞服

蔡左　仲秋燥邪咳嗽起见，至冬不愈，加之咽痛干燥，蒂丁下坠，妨于咽饮，内热纳少，脉象濡数，幸不洪大，舌质红苔黄，平素阴虚，燥邪化火，上刑肺金，下耗肾水，水不上潮，浮火炎炎，颇虑吐血而入虚损一途，急拟清燥润肺，而降浮火。

蛤粉炒阿胶钱半　天花粉三钱　川象贝各一钱　京元参一钱　肥知母钱半甜光杏三钱　柿霜八分　生甘草八分　冬桑叶三钱　冬瓜子三钱　枇杷叶露四两，后入　活芦根一尺，云节

方左　吐血屡发，咳嗽有年，动则气逆，咽痛失音，形瘦骨立，潮热口燥，脉象弦大而数，弦则为劳，数则病进，阴液枯涸。木火犯肺，肺叶已损，即是金破不鸣，肺痨显然，勉拟壮水之主，以柔肝木，清养肺气，而滋化源，然亦不过尽人工而已。

南北沙参各三钱　天麦冬各二钱　蛤粉炒阿胶二钱　生甘草五分　茯神三钱　淮山药三钱　川贝二钱　栝蒌皮二钱　甜光杏三钱　熟女贞二钱　冬虫草二钱　北秫米三钱，包　凤凰衣钱半　猪肤三钱，括去油毛

侯左　肺虚则咳嗽寒热，脾虚则纳少便溏，心虚则脉细神疲，肾虚则遗泄，肝虚则头眩，五虚俱见，非易图功，惟宜培土生金，益肾养肝，苟能泄泻止，谷食增，寒热除，咳嗽减，则虚者可治。

炒潞党三钱　云茯苓三钱　炒白术二钱　清炙草六分　陈皮一钱　炒淮药三钱　炒川贝二钱　炒御米壳二钱　煅牡蛎三钱　花龙骨三钱　水炙远志一钱北秫米四钱。包

傅左　小溲清长，已经匝月，脉象尺部软弱，寸关虚小，气分不足，肾

阳亦亏，中无砥柱之权，下失封藏之固，补益中气，而滋肾水。

潞党参三钱　白归身二钱　熟女贞三钱　炙黄芪三钱　大白芍二钱　广橘白一钱　甜冬术二钱　淮山药三钱　炙升麻四分　炙甘草五分　潼蒺藜三钱　红枣二钱　七味都气丸三钱，包煎

陆左　阴虚则内热，阳虚则外寒，肺虚则咳嗽，脾虚则形瘦，脉象细弦而数，弦则为劳，数则病进，劳已入损，恐难完璧，拟黄芪建中汤建立中气，宗经旨劳者温之，损者益之之意。

炙黄芪三钱朱茯神三钱甜杏仁三钱淮山药三钱川桂枝四分炙甘草五分广橘白一钱炒白芍三钱红枣二枚生姜二片生谷芽三钱饴糖四钱，烊冲

不　寐

李左　不寐已久，时轻时剧，苔薄腻，脉弦小，心体亏，心阳亢，不能下交于肾，湿痰中阻，胃困不和，胃不和故卧不安也，拟和胃化痰，交通心肾。

生白芍二钱　朱茯神三钱　上川连一分　炒枣仁三钱　法半夏二钱　远志肉一钱　上肉桂一分　柏子霜二钱　北秫米三钱，包　炙甘草八分

程右　郁怒伤肝，肝胆之火内炽，痰湿中阻，胃失降和，懊侬少寐，胸痹不舒，拟温胆汤加减。

法半夏二钱　朱茯神三钱　珍珠母三钱　黑山栀一钱五分　北秫米三钱，包　远志肉一钱　青龙齿三钱　川贝母二钱　炒枣仁三钱　生白芍二钱，鲜竹茹一钱五分，枳实一钱同捣　广郁金一钱五分　合欢花一钱五分　夜交藤三钱

陈左　高年气阴两亏，肝阳挟痰浊上蒙清空，健忘少寐，神疲肢倦，脉象虚弦而滑，苔薄腻，虚中夹实，最难着手，姑拟益气阴以柔肝木，化痰浊而通神明。

太子参一钱　仙半夏二钱　白归身二钱　稽豆衣三钱　抱茯神三钱　薄橘红八分　生白芍二钱　炒杭菊一钱五分　炒竹茹一钱五分　远志肉一钱　天竺黄一钱五分　石菖蒲八分　淡竹油一两　生姜汁两滴，同冲服

陈左　阴虚难复，肝火易升，宗气跳跃，夜梦纷纭，脉象软小而数，拟育阴潜阳，交通心肾。

蛤粉炒阿胶二钱　朱茯神三钱　珍珠母三钱　生白芍二钱　小生地三钱炙远志一钱　青龙齿三钱　粉丹皮一钱五分　川贝母二钱　潼蒺藜三钱　熟女贞二钱　炒竹茹二钱　鲜藕一两，切片入煎

倪左 不寐之恙，乍轻乍剧，胁痛略减，头眩心悸，皆由阴虚不能敛阳，阳亢不入于阴也，拟柔肝潜阳，和胃安神。

蛤粉炒阿胶二钱 朱茯神三钱 青龙齿三钱 左牡蛎四钱 生白芍二钱酸枣仁三钱 仙半夏二钱 炙远志一钱 川雅连二钱 柏子仁三钱 北秫米三钱，包 琥珀多寐丸一钱，吞服。

肝气肝阳

虞左 肝为将军之官，其性阴，其用阳，其发病也速，操劳过度，肝阳内动，化风上扰，痰热随之，清窍被蒙，神明不能自主，陡然神糊不语，牙关紧闭，四肢抽搐，脉沉似伏，良由血亏不能养肝，肝热生风，肝主筋。肝风入筋，所以四肢抽搐，痰气闭塞，脉道亦为之不利也，此为痉厥重症，肝属刚脏，非柔不克，当拟柔肝熄风，清神涤痰。

生白芍二钱 朱茯神三钱 鲜竹茹二钱 嫩钩钩三钱，后入 羚羊片八分，煎冲 水炙远志一钱 天竺黄钱半 川贝母三钱 煨天麻八分 石菖蒲八分 淡竹油一两 生姜汁二滴，同冲

赵左 风阳上扰，巅顶为病，痰湿内阻，胃失降和，所以耳鸣失聪，两目红赤，视物模糊者，风阳之为患也，所以头眩泛恶者，胃气不降，而浊阴上僭也，舌质红苔黄，脉弦数，阴亏于下，阳浮于上，为象显然，治宜熄风清肝，而化痰浊。

薄荷叶八分 煅石决四钱 净蕤仁二钱 仙半夏一钱五分 冬桑叶三钱炒竹茹一钱五分 甘菊花三钱 夏枯花一钱五分 嫩钩钩三钱，后入

丁左 劳心过度，心肾不足，肝阳易升，肝气易动，气郁于中，则胸膺牵痛，阳升于上，则头晕眼花，心肾不交，则夜不安寐，肾主骨，肝主筋，肝肾血虚，失于营养，则遍体酸楚，宜调益心肾，柔肝潜阳法。

生白芍二钱 朱茯神三钱 煅石决四钱 熟女贞二钱 金铃子二钱 玫瑰水炒竹茹一钱 马料豆三钱 紫贝齿三钱 桑葚子二钱 甘杞子二钱 夜交藤四钱 滁菊花一钱五分 潼白蒺藜各二钱

孙右 盛怒后，忽然心胸大痛，喜笑不休，脉沉伏，肢冷，久郁伤肝，肝病善怒，怒则气上，所以心胸大痛，气郁化火，扰于膻中，所以喜笑不休，气机窒塞，所以肢冷脉伏，种种见证，皆由肝病为患，木郁则达之，宜疏肝解郁，而理气机，若误为寒厥则殆矣。

银花炭三钱　金铃子二钱　制香附钱半　川贝母三钱　薄荷叶八分　青陈皮各一钱　上沉香四分　大白芍二钱　广郁金钱半　白蒺藜钱半　金器一具，入煎　苏合香丸一粒，去壳研　细末化服

沈左　胁乃肝之分野，肝痰气挟瘀入络，气机不得流通，胁痛偏左，吸呼尤甚，肺司百脉之气，宜宣肺气以疏肝，化痰瘀而通络。

广郁金钱半　当归须二钱　延胡索一钱　广木香八分　旋覆花钱半，包真新绛八分　橘红络各一钱　丝瓜络二钱　炒竹茹钱半　青葱管钱半　鲜枇杷叶四张，去毛包

头痛眩晕

葛左　头为诸阳之会，唯风可到，风邪客于阳位。袭入太阳之经，头额胀痛，痛引后脑，连及项背，恶风鼻流清涕，胸闷纳少，脉浮苔白，治以辛温解散。

荆芥穗一钱　青防风一钱　川桂枝五分　生甘草五分　江枳壳一钱　苦桔梗一钱　炒赤芍钱半　炒薄荷八分　广陈皮一钱　荷叶一角

何右　头痛且胀，痛引头额，畏风鼻塞，苔黄脉浮，风邪客于阳明之经也，风为阳邪，辛以散之，凉以清之。

荆芥穗钱半　薄荷炭八分　净蝉衣八分　蔓荆子钱半　冬桑叶三钱　甘菊花三钱　江枳壳一钱　苦桔梗一钱　粉葛根钱半　连翘壳三钱　苦丁茶钱半　荷叶边一圈

任左　头额掣痛，痛引左耳，夜半则痛尤甚，脉浮数苔黄，阴分本亏，风邪化热，引动肝胆之火，上犯空窍，姑拟辛凉解散，清泄厥少。

冬桑叶三钱　甘菊花三钱　薄荷炭八分　羚羊片三分，先煎汁冲服　连翘壳三钱　黑山栀二钱　京赤芍钱半　生甘草五分　苍耳子钱半　夏枯花钱半　荷叶边一圈

居右　头痛如劈，筋脉掣起，痛连目珠，舌红绛，脉弦数，此肝阳化火，上扰清空，当壮水柔肝，以熄风火，勿可过用风药，风能助火，风药多，则火势有更烈之弊。

小生地四钱　生白芍二钱　粉丹皮二钱　生石决八钱　薄荷叶八分　甘菊花三钱　羚羊片四分，另煎汁冲服　夏枯花钱半　黑山栀二钱　黑芝麻三钱　嫩钩钩三钱，后入

詹右 产后血虚，厥阳上扰，头脑空痛，目花眩晕，脉弦细，舌光无苔，当养血柔肝，而潜厥阳。

大生地四钱　生白芍二钱　阿胶珠二钱　稽豆衣三钱　炒杭菊钱半　潼蒺藜三钱　熟女贞二钱　酸枣仁三钱　生石决八钱　生牡蛎六钱　黑芝麻三钱，研包　嫩钩钩三钱，后入

黄左 肝为风木之脏，赖肾水以滋养，水亏不能涵木，肝阳上扰清空，头痛眩晕，心悸少寐，筋惕肉瞤，恙久根深，菲易速痊，当宜滋肾水以柔肝木，潜浮阳而安心神。

阿胶珠三钱　生白芍三钱　左牡蛎六钱　青龙齿三钱　朱茯神三钱　酸枣仁三钱　稽豆衣三钱　炒杭菊钱半　潼蒺藜三钱　仙半夏二钱　北秫米三钱，包　嫩钩钩三钱，后入　黑芝麻三钱　琥珀多寐丸一钱，吞服

郑右 诸风掉眩，皆属于肝，肝阴不足，肝阳上僭，头晕眼花，泛泛呕吐，纳谷减少，苔薄腻，脉弦滑，湿痰内阻，胃失降和。丹溪云，无痰不作眩。当柔肝潜阳，和胃化痰。

生白芍三钱　稽豆衣三钱　仙半夏二钱　明天麻一钱　朱茯神三钱　枳实炭一钱　炒竹茹一钱　陈皮一钱　潼白蒺藜各二钱　炒杭菊钱半　生石决八钱　嫩钩钩三钱，后入

【卷四】

咳　嗽（痰饮　哮喘）

邓左　形寒饮冷则伤肺，畏寒咳嗽，头胀骨楚，纳少泛恶，脉浮滑，苔白腻，辛温散邪治之。

净麻黄五分　光杏仁三钱　象贝母三钱　前胡钱半　仙半夏二钱　橘红八分　茯苓三钱　炒枳壳一钱　苦桔梗一钱　紫菀钱半

石右　邪风犯肺，痰湿侵脾，恶寒咳嗽，头痛且胀，胸闷泛恶，苔腻，脉浮滑，宜辛散肺邪，而化痰湿。

紫苏叶一钱　光杏仁三钱　象贝母三钱　嫩前胡钱半　仙半夏二钱　枳实炭一钱　水炙远志一钱　薄橘红八分　苦桔梗一钱　荆芥穗一钱　莱菔子三钱　姜竹茹一钱

林左　劳力伤阳，卫失外护，风邪乘隙入于肺俞，恶风多汗，咳嗽痰多，遍体酸楚，纳少神疲，脉浮缓而滑，舌苔薄白，经所谓劳风发于肺下者是也，恙延匝月，病根已深，姑拟玉屏风合桂枝汤加减。

蜜炙黄芪三钱　蜜炙防风一钱　生白术钱半　清炙草八分　川桂枝五分　大白芍钱半　光杏仁三钱　象贝母三钱　薄橘红八分　炙紫菀一钱　蜜姜两片　红枣四枚

凤右　年届花甲，营阴早亏，风温燥邪，上袭于肺，咳呛咯痰不利，咽痛干燥，畏风头胀，舌质红，苔粉白而腻，脉浮滑而数，辛以散之，凉以清之，甘以润之，清彻上焦，勿令邪结增剧乃吉。

炒荆芥一钱　薄荷八分　蝉衣八分　熟大力子二钱　生甘草八分　桔梗一钱　马勃八分　光杏仁三钱　象贝母三钱　炙兜铃三钱　冬瓜子三钱　芦根一尺，去节

复诊　前进辛散凉润之剂，恶风头胀渐去，而咳呛不止，咽痛口渴，苔

粉腻已化，转为红绛，脉浮滑而数，此风燥化热生痰，交阻肺络，阴液暗伤，津少上承，今拟甘凉生津，清燥润肺。

天花粉三钱　生甘草五分　净蝉衣八分　冬桑叶三钱　光杏仁三钱　象贝母三钱　轻马勃八分　栝蒌皮二钱　炙兜铃一钱　冬瓜子三钱　芦根，一尺，去节　生梨五片

冯右　咳呛两月，音声不扬，咽喉燥痒，内热头眩，脉濡滑而数，舌质红苔薄黄，初起风燥袭肺，继则燥热伤阴，肺金不能输化，津液被火煉而为稠痰也。谚云，伤风不已则成痨。不可不虑，姑拟补肺阿胶汤加减，养肺祛风，清燥化痰。

蛤粉炒阿胶二钱　蜜炙兜铃一钱　熟大力子二钱　甜光杏三钱　川象贝各二钱　栝蒌皮三钱　霜桑叶三钱　冬瓜子三钱　生甘草五分　胖大海三枚活芦根一尺，去节　北秫米三钱，包　枇杷叶露半斤，代水煎药

二诊　咳呛减，音渐扬，去大力子。

三诊　前方去胖大海，加抱茯神三钱，改用干芦根，计十二帖而愈。

程右　肺素有热，风寒外束，腠理闭塞，恶寒发热无汗，咳呛气急，喉痛音哑，妨于咽饮，痰声辘辘，烦躁不安，脉象滑数。舌边红，苔薄腻黄，邪郁化热，热蒸于肺，肺炎叶举，清肃之令不得下行，阅前服之方，降气通腑，病势有增无减，其邪不得外达，而反内逼，痰火愈亢，肺气愈逆，症已入危，急拟麻杏石甘汤加味，开痹达邪，清肺化痰，以冀弋获为幸。

净麻黄五分　生石膏三钱，打　光杏仁三钱　生甘草五分　薄荷叶八分轻马勃八分　象贝母三钱　连翘壳三钱　淡豆豉三钱　黑山栀二钱　马兜铃一钱　冬瓜子三钱　活芦根一尺，去节　淡竹沥一两，冲服

二诊　服药后得畅汗，寒热已退，气逆痰声亦减，佳兆也，惟咳呛咯痰不出，音哑咽痛，妨于咽饮，舌质红苔黄，脉滑数不静，外束之邪，已从外达，痰火尚炽，肺炎叶举，清肃之令，仍未下行，肺为娇脏，位居上焦，上焦如羽，非轻不举，仍拟轻开上焦，清肺化痰，能无意外之虞，可望出险入夷。

净蝉衣八分　薄荷叶八分　前胡五分　桑叶皮各二钱　光杏仁三钱　象贝母三钱　生甘草八分　轻马勃八分　炙兜铃一钱　冬瓜子三钱　胖大海三个　连翘壳三钱　活声根一尺，去节　淡竹沥一两，冲服

三诊　音渐开，咽痛减，咯痰难出，入夜口干，加天花粉三钱，接服四剂而痊。

关右 怀麟七月，手太阴司胎，胎火迫肺，燥邪乘之，咳呛气逆，口渴苔黄，脉滑数，虑其咳甚殒胎。

炒黄芩一钱 桑叶皮各二钱 光杏仁三钱 生甘草六分 川象贝各二钱 栝蒌皮根各二钱 炙兜铃一钱 冬瓜子三钱 前胡钱半 活芦根一尺，去节 生梨五片 枇杷叶露半斤，代水煎药

高左 嗜酒生湿，湿郁生热，熏蒸于肺，肺络损伤，咳呛两月，甚则痰内带红，膺肋牵痛，舌边红苔薄黄，脉濡滑而数，清肺淡渗治之。

南沙参三钱 茯苓三钱 生苡仁四钱 冬瓜子四钱 甜光杏二钱 川象贝各二钱 栝蒌皮二钱 枳椇子三钱 茜草根二钱 鲜竹茹三钱 干芦根一两，去节 枇杷叶二片，去毛包

朱左 平素嗜茶，茶能生湿，湿郁生痰，逗留肺经，咳呛痰多，甚则气逆，难于平卧，纳谷减少，舌苔薄腻，脉左弦右滑，清肺无益，理脾和胃，而化痰湿。

仙半夏二钱 薄橘红八分 炙远志一钱 光杏仁三钱 象贝母三钱 炙白苏子钱半 炙款冬钱半 旋覆花钱半，包 生苡仁四钱 冬瓜子三钱 鹅管石一钱，煅 陈海蜇皮一两，漂淡煎汤代水

卫孩 食积之火犯脯，窟咳匝月，嗽甚泛吐，苔薄腻，脉滑，此乳滞生痰，逗留肺胃也，拟涤痰肃肺治之。

仙半夏钱半 薄橘红八分 炒竹茹一钱 光杏仁二钱 象贝母三钱 莱菔子三钱 冬瓜子三钱 霜桑叶二钱 十枣丸五厘，化服 山慈姑片四分

陶童 咳嗽匝月，五更尤甚，苔腻黄，脉滑数，此食滞积热，上迫于肺也。宜清肺化痰，使积滞积热下达，则肺气自清。

桑皮叶各钱半 光杏仁三钱 象贝母三钱 栝蒌皮二钱 炙兜铃一钱 莱菔子二钱 冬瓜子三钱 炒黄芩一钱 枳实导滞丸三钱，包 大荸荠五枚，洗打

梁左 五脏六腑，皆令人咳，不独肺也，六淫外感，七情内伤，皆能致咳，今操烦过度，五志化火，火刑于肺，肺失安宁。咳呛咯痰不爽，喉中介介如哽状，咳已两月之久，内经谓之心咳，苔黄，两寸脉数，心火烁金，无疑义矣，拟滋少阴之阴，以制炎上之火，火降水升，则肺气自清。

京元参钱半 大麦冬钱半 生甘草五分 茯神三钱 炙远志一钱 甜光杏三钱 川象贝各二钱 栝蒌皮二钱 柏子仁三钱，研 肥玉竹三钱 干芦根一两，去节 冬瓜子三钱 梨膏三钱，冲

文左 肺若悬钟，撞之则鸣，水亏不能涵木，木叩金鸣，咳呛已延数月，

甚则痰内带红，形色不充，脉象尺弱寸关濡数，势虑入于肺痨一门，姑拟壮水柔肝，清养肺气。

天麦冬各二钱　南北沙参各三钱　茯神二钱　怀山药二钱　川贝母二钱　栝蒌皮二钱　甜光杏三钱　潼蒺藜三钱　熟女贞二钱　旱莲草二钱　茜草根二钱　冬瓜子三钱　枇杷叶膏三钱，冲

复诊　服三十剂，咳呛减，痰红止，去天麦冬，枇杷叶膏，加蛤粉炒阿胶二钱，北秫米三钱，义服三十剂，即痊。

连左　正在壮年，劳心耗精，肾虚冲气上升，肺虚痰热留恋，气升咳嗽，已延数月之久，脉象细弱，幸不洪数，亦未吐血，亟拟清上实下主治，更宜节劳节欲，以善其身，药饵调治，可望渐痊。

大熟地四钱　蛤粉三钱，包　抱茯神三钱　怀山药三钱　山萸肉二钱　粉丹皮二钱　左牡蛎四钱　潼蒺藜三钱　熟女贞二钱　川贝二钱　栝蒌皮二钱　甜光杏三钱　冬瓜子三钱　冬虫夏草钱半

程右　劳伤卫阳不固，风邪易触，肺先受之，咳嗽已延数月，汗多怯冷，形瘦神疲，脉象濡滑，舌淡白无苔，势成肺痨，经谓劳者温之，虚者补之，拟黄芪建中汤加减。

炙黄芪三钱　川桂枝五分　大白芍钱半　清炙草五分　云苓三钱　怀山药三钱　炙远志一钱　法半夏钱半　甜光杏三钱　广橘白一钱　浮小麦四钱　饴糖三钱，烊冲

程左　阳虚则外寒，阴虚则内热，肺虚则咳嗽，脾虚则便溏，心虚则脉细，五虚俱见，已入损门，损者益之，虚者补之，尤当调养中为至要，惟冀便结能食，土旺生金，始有转机之幸。

炙黄芪三钱　潞党参三钱　云苓三钱　炒白术钱半　怀山药三钱　清炙草五分　陈广皮一钱　炒川贝二钱　诃子皮二钱，炒　御米壳二钱，炒　北秫米三钱，包

朱右　产后两月，百脉俱虚，虚寒虚热，咳嗽痰多，自汗盗汗，脉象虚细，舌淡苔白，前医叠进养阴润肺，诸恙不减，反致纳少便泄，阴损及阳，肺伤及脾，经谓下损过胃，上损过脾，皆在难治之例，姑拟黄芪建中汤合二加龙牡汤出入，未识能得挽回否。

炙黄芪三钱　清炙草八分　米炒白术三钱　炒怀药三钱　熟附片一钱　煅牡蛎四钱　煅龙骨三钱　御米壳三钱，炒　广橘白钱半　浮小麦四钱　红枣五枚

蔡右 旧有肝气脘痛，痛止后即咳嗽不已，胁肋牵疼，难于左卧，已延数月矣，舌质红苔黄，脉弦小而数，良由气郁化火，上迫于肺，肺失清肃，肝升太过，颇虑失血，姑拟柔肝清肺，而化痰热。

北沙参三钱　云茯苓二钱　怀山药三钱　生石决六钱　川贝二钱　栝蒌皮二钱　甜光杏三钱　海蛤壳三钱　丝瓜络二钱　冬瓜子三钱　北秫米三钱，包　干芦根一两，去节

复诊 服二十剂后，咳呛胁痛大减，去干芦根，加上毛燕三钱包煎。

董左 失血之后，咳呛不已，手足心热，咽干舌燥，脉细数不静，此血去阴伤，木火刑金，津液被火燎而为痰，痰多咯不爽利，颇虑延入肺痨一门，姑拟益肾柔肝，清气养肺气。

蛤粉炒阿胶三钱　茯神三钱　怀山药三钱　北沙参三钱　川石斛三钱生石决六钱　川贝三钱　栝蒌皮二钱　甜光杏三钱　潼蒺藜三钱　熟女贞三钱北秫米三钱，包

复诊 十剂后咳呛内热均减，加冬虫夏草二钱。

屈左 去秋失血，盈盏成盆，继则咳呛不已，至春益甚，动则气短，内热口干，咽痛失音，形瘦骨立，脉象细数，脏阴营液俱耗，木火犯肺，肺叶已损，金破不鸣，即此症也，损怯已著，难许完璧，勉拟滋养金水而制浮火，佐培中土，苟土能生金，亦不过绵延时日耳。

天麦冬各二钱　南北沙参各三钱　茯神三钱　怀山药二钱　川贝二钱　甜光杏三钱　熟女贞二钱　潼蒺藜三钱　冬虫夏草二钱　北秫米三钱，包　凤凰衣一钱　玉蝴蝶二对

程右 孀居多年，情怀抑郁，五志化火，上刑肺金，血液暗耗，致咳嗽气逆，子丑更甚，难于平卧，子丑乃肝胆旺时，木火炎威无制，脉象左弦细右濡数，幸胃纳有味，大便不溏，中土尚有生化之机，经事愆期，理固宜然，亟拟养阴血以清肝火，培中土而生肺金，更宜怡情悦性，不致延成损怯乃吉。

蛤粉炒阿胶二钱　南沙参三钱　茯神三钱　怀山药三钱　霜桑叶二钱川贝三钱　甜光杏三钱　栝蒌皮二钱　生石决六钱　冬瓜子三钱　合欢花钱半北秫米二钱，包

袁右 女子以肝为先天，先天本虚，情怀悒郁，则五志之阳化火，上熏于肺，以致咳呛无痰，固非实火可比，但久郁必气结血涸，经候涩少愆期，颇虑延成干血劳怯，亟当培肝肾之阴以治本，清肺胃气热以理标，腻补之剂，

碍其胃气，非法也。

南沙参三钱　抱茯神三钱　怀山药三钱　炙远志一钱　川贝母二钱　栝蒌皮二钱　海蛤壳三钱　紫丹参二钱　茺蔚子三钱　生石决四钱　合欢花钱半　冬瓜子三钱　甜光杏三钱

竺左　咳嗽延今半载，纳少便溏，形肉渐削，有肺病及脾，上损及中之象，肺痨根萌已著，清肺无益，专培中土。

炒潞党参三钱　云茯苓三钱　米炒白术二钱　清炙草五分　炮姜炭四分　橘白一钱　水炙远志一钱　炒怀药三钱　诃子皮二钱　御米壳二钱　北秫米三钱，包　干荷叶一角

汤左　脉左弦细右虚数，舌光，夜卧着枕，气冲咳嗽，行走喘促更甚，此下元根本已拨，肾少摄纳，肝火挟冲气上逆于肺，肺失肃降之令矣，势恐由喘而肿，棘手重病，亟当摄纳下元为主，清上佐之。

大熟地四钱　蛤粉三钱，包　茯神三钱　怀山药三钱　五味子四分　甘杞子三钱　厚杜仲二钱　左牡蛎四钱　川贝母三钱　甜光杏三钱　补骨脂钱半　核桃肉两个

倪左　眩晕有年，夜则盗汗，咳嗽气短，行走喘促更甚，脉左弦细右虚数，此虚阳上冒，肝肾根蒂不固，冲脉震动，则诸脉俱逆，盖由下焦阴不上承，故致咳嗽，究非肝经自病也，阅前方叠进三子养亲等剂，皆泄气伤阴之药，施于阴阳两损之质。非徒无益，而又害之。

大熟地四钱　炙白苏子三钱　茯神三钱　山药三钱　五味子四分　川贝二钱　甜光杏三钱　左牡蛎四钱　冬虫夏草二钱　青铅一两

痰饮　哮喘

朱左　新寒引动痰饮，渍之于肺，咳嗽气急又发，形寒怯冷，苔薄腻，脉弦滑，仿金匮痰饮之病，以温药和之。

川桂枝八分　云苓三钱　生白术五钱　清炙草五分　姜半夏二钱　橘红一钱　光杏仁三钱　炙远志一钱　炙白苏子五钱　旋覆花五钱，包　莱菔子二钱，炒研　鹅管石一钱，煅

俞右　暴寒外束，痰饮内聚，支塞于肺，肃降失司，气喘咳嗽大发，故日夜不能平卧，形寒怯冷，纳少泛恶，苔白腻，脉浮弦而滑，拟小青龙汤加减，疏解外邪，温化痰饮。

蜜炙麻黄四分　川桂枝八分　云苓三钱　姜半夏二钱　五味子四分　淡干姜四分　炙苏子二钱　光杏仁三钱　熟附片一钱　鹅管石一钱，煅　哮吼紫金丹两粒，另吞连服二天

二诊　服小青龙汤两剂，气喘咳嗽，日中大减，夜则依然，纳少泛恶，苔薄腻，脉弦滑，夜为阴盛之时，饮邪窃踞阳位，阻塞气机，肺胃下降之令失司，再以温化饮邪，肃降肺气。

川桂枝八分　云苓三钱　姜半夏二钱　橘红一钱　五味子四分　淡干姜四分　水炙远志五分　光杏仁三钱　炙苏子五钱　旋覆花五钱，包　熟附片一钱　鹅管石一钱，煅

三诊　气喘咳嗽，夜亦轻减，泛恶亦止，唯痰饮根株已久，一时难以骤化，脾为生痰之源，肺为贮痰之器，今拟理脾肃肺，温化痰饮。

原方去旋覆花、远志二味，加生白术五钱，炒补骨脂五钱。

屈左　痰饮咳嗽，已有多年，加之遍体浮肿，大腹胀满，气喘不能平卧，腑行溏薄，谷食衰少，舌苔淡白，脉象沉细，此脾肾之阳式微，水饮泛滥横溢，上激于肺则喘，灌溉肌腠则肿，凝聚膜原则胀，阳气不到之处，即是水湿盘踞之所，阴霾弥漫，真阳埋没，恙势至此地步，已入危险一途，勉拟振动肾阳，以驱水湿，健运太阴，而化浊气，真武、肾气、五苓、五皮合黑锡丹，复方图治，冀望离照当空，浊阴消散，始有转机之幸。

熟附子块二钱　生白术三钱　连皮苓四钱　川桂枝八分　猪苓二钱　泽泻二钱　陈皮一钱　大腹皮二钱　水炙桑皮二钱　淡姜皮五分　炒补骨脂五钱　陈葫芦瓢四钱　黑锡丹一钱，吞服　济生肾气丸三钱，清晨另吞

二诊　前方已服五剂，气喘较平，小溲渐多，肿亦见消，而大腹胀满，纳谷不香，咳嗽夜盛，脉象沉弦，阳气有来复之渐，水湿有下行之势，既见效机，率由旧章。

原方去黑锡丹，加冬瓜皮二两煎汤代水。

三诊　又服五剂，喘已平，遍体浮肿，减其大半，腹胀满亦松。已有转机，唯纳谷不香，神疲肢倦，脉左弦右濡，舌虽干不欲饮，肾少生生之气，脾胃运输无权，津液不能上潮，犹釜底无薪，锅盖无汽水也，勿可因舌干而改弦易辙，致反弃前功，仍守温肾阳以驱水湿，暖脾土而化浊阴。

熟附块五钱　连皮苓四钱　生白术三钱　川桂枝六分　猪苓二钱　福泽泻五钱　陈皮一钱　大腹皮二钱　水炙桑皮五钱　淡姜皮五分　炒补骨脂五钱　冬

瓜子皮各三钱　陈葫芦瓢四钱　济生肾气丸三钱，清晨吞服

四诊　喘平肿消，腹胀满亦去六七，而咳嗽时轻时剧，纳少形瘦，神皮倦怠，口干欲饮，舌转淡红，脉象左虚弦右濡滑，脾肾亏而难复，水湿化而未尽也，今拟平补脾肾，顺气化痰。

炒潞党参五钱　连皮苓四钱　生白术三钱　陈广皮一钱　仙半夏二钱炙远志一钱　炙白苏子五钱　旋覆花五钱，包　水炙桑皮五钱　大腹皮二钱　炒补骨脂五钱　冬瓜子皮各三钱　陈葫芦瓢四钱　济生肾气丸三钱，清晨吞服

五诊　喘平肿退，腹满亦消。唯咳嗽清晨较甚，形瘦神疲，纳谷不香，脉濡滑无力，脾肾亏虚，难以骤复，痰饮根株，亦不易除也，今以丸药缓图，而善其后。

六君子丸每早服三钱，济生肾气丸午后服三钱。

文右　旧有痰饮咳嗽，触受风温之邪，由皮毛而上干肺系，蕴郁阳明，饮邪得温气之熏蒸，变为胶浊之痰，互阻上焦，太阴清肃无权，以致气喘大发，喉有锯声，咳痰不出，发热畏风，舌苔腻黄，脉象浮弦而滑。阅前方降气化痰，似亦近理，然邪不外达，痰浊胶固益甚，颇虑壅闭之险。书云："喘之为病，在肺为实，在肾为虚。"此肺实之喘也，急拟麻杏石甘汤加味，清开温邪，肃肺涤痰，冀望热退气平为幸。

蜜炙麻黄四分　光杏仁三钱　生石膏三钱，打　生甘草五分　炙白苏子二钱旋覆花五钱，包　竹沥半夏三钱　水炙远志一钱　炙兜铃一钱　海浮石三钱　象贝母三钱　冬瓜子三钱　活芦根一尺，去节　淡竹沥一两，冲服

二诊　前投麻杏石甘汤加味，已服两剂，气喘已平，身热亦退，佳象也，惟咳嗽痰多，胸闷不思饮食，苔薄黄，脉滑数不靖，温邪已得外达，痰浊留恋上焦，肺胃肃降失司，适值经临，少腹隐痛，挟宿瘀也，今制小其剂，佐入和营去瘀之品。

炙白苏子二钱　光杏仁三钱　象贝母三钱　水炙桑叶皮各二钱　竹沥半夏二钱　水炙远志一钱　旋覆花五钱，包　海浮石三钱　炙兜铃一钱　紫丹参二钱茺蔚子三钱　冬瓜子三钱　干芦根一两，去节

胡左　暴感寒凉，内停食滞，引动痰饮，互阻上中二焦，肺胃之气不得下降，哮喘喉有痰声，胸闷呕吐，不能纳谷，身热恶风，有汗不解，苔腻脉弦滑，此留饮也，拟五苓、平胃，解肌达邪，和胃涤饮。

川桂枝五分　云猪苓各三钱　福泽泻五钱　陈皮一钱　苍术一钱　厚朴二

钱 半夏五钱 枳实炭一钱 白蔻仁五分 炒麦芽四钱 莱菔子三钱，炒研 藿香梗五钱 玉枢丹四分，开水磨冲服

复诊 寒热解，哮喘平，呕吐亦减，而胸闷嗳气，不能纳谷，小溲短赤，腑气不行，苔薄腻，脉弦滑，宿食留饮，难以骤化，夜不能寐，胃不和则卧不安，胃以通为补，今拟通胃消滞，和中涤饮。

陈广皮一钱 仙半夏二钱 枳实炭一钱 厚朴一钱 赤茯苓三钱 泽泻五钱 姜竹茹五钱 莱菔子三钱，炒研 生苡仁四钱 炒谷麦芽各三钱

阮左 酒湿伤脾，脾失健运，水谷入胃，不生津液，化为痰饮，饮射于肺，则咳嗽泛吐，饮流胁下，则胁肋引痛，胁乃肝胆之位，饮气在胁，则肝气拂郁，此悬饮也，仿仲圣治饮不治咳之例。

炙苏子五钱 葶苈子一钱，炒研 水炙桑皮二钱 全栝蒌四钱，切 姜半夏二钱 橘红一钱 茯苓一钱 白蒺藜三钱 川郁金钱半 枳椇子三钱 椒目二十粒 生姜二片

费左 咳嗽气逆，宿疾有年，交冬益甚，迩来四肢浮肿，身重无力，此脾肾阳衰，阴寒之水饮，上射于肺，旁流四末，是溢饮也，今拟助阳逐饮。

川桂枝八分 连皮苓四钱 生白术二钱 猪苓二钱 福泽泻五钱 陈皮一钱 制半夏二钱 熟附子二钱 椒目四十粒 姜皮五分 水炙桑皮二钱 大腹皮二钱

朱左 咳喘十余年，遇感则剧，胸闷纳谷减少，舌苔灰黄，脉象寸浮关弦，索性嗜酒，酒湿生痰聚饮，渍之于肺则咳，肺病及肾，肾少摄纳则喘，上实下虚，显然可见，酒性本热，温药难投，姑拟开其上焦，以肃肺气，斡旋中枢，而纳肾元，是否有当，尚希明正。

蜜炙麻黄三分 光杏仁三钱 仙半夏二钱 薄橘红八分 炙白苏子五钱 象贝三钱 炙桑皮五钱 海浮石三钱 甘杞子三钱 厚杜仲三钱 炒补骨脂五钱 核桃肉二枚，拌炒

二诊 咳喘均减，肺金之风邪已去，而多年之痰饮，根深蒂固，脾肾之亏虚，由渐而致，脾为生痰之源，肺为贮痰之器，今拟扶土化痰，顺气纳肾，更宜薄滋味，节饮食，以助药力不逮。

炙白苏子二钱 光杏仁三钱 仙半夏二钱 薄橘红八分 云苓三钱 炙远志一钱 象贝母三钱 水炙桑皮二钱 海浮石三钱 旋覆花五钱，包 甘杞子三钱 厚杜仲三钱 补骨脂五钱 核桃肉二枚

三诊 咳嗽已减，纳谷渐香，肺得下降之令，胃有醒豁之机，然嗜酒之体，酒性本热，易于生湿生痰，饮积于内，痰附于外，新痰虽去，宿饮难杜，况年逾花甲，肾少摄纳，故气易升，再拟崇土化痰，肃肺纳肾，亦只能带病延年耳。

南沙参三钱　云苓三钱　怀山药三钱　炙远志一钱　炙白苏子二钱　甜光杏三钱　仙半夏二钱　薄橘红八分　海浮石三钱　旋覆花五钱，包　甘杞子三钱　厚杜仲三钱　补骨脂五钱　核桃肉二枚，拌炒

孟左 秋冬咳嗽，春夏稍安，遇感则剧，甚则卧难着枕，是脾胃之阳早衰，致水液变化痰沫，随气射肺则咳，冲气逆上则喘，畏寒足冷，跗肿溺少，阳不潜藏，阴浊用事故也，古法外饮治脾，内饮治肾，今仿内饮论治，摄纳肾气，温化痰饮，若以降气泄气，取快一时，恐有暴喘厥脱之虑。

肉桂心三分　大熟地四钱，同捣　云茯苓三钱　怀山药三钱　熟附片一钱　福泽泻五钱　仙半夏二钱　怀牛膝二钱　甘杞子三钱　厚杜仲三钱　五味子四分　补骨脂五钱　核桃肉二枚

童左 脉沉弦，弦为饮，饮泛咳呛，动则气喘，乃下虚无以制止，中虚易于化饮，拟早服肾气丸三钱，摄纳下焦，以治水泛之饮，午服外台茯苓饮，斡旋中焦，使食不致酿痰，无求速功，只图缓效。

金匮肾气丸三两，每日服三钱　云茯苓三钱　仙半夏三钱　薄橘红八分生白术二钱　枳实炭一钱　炙远志一钱　旋覆花五钱，包　炙款冬五钱　鹅管石一钱，煅

章左 咳呛有年，动则气喘，痰味咸而有黑花，脉尺部细弱，寸关濡滑而数，成为肾味，肾虚水泛为痰，冲气逆肺，则咳呛而气喘也，恙根已深，非易图功，姑拟滋补肾阴，摄纳冲气，勿拘拘见咳而治肺也。

蛤蚧尾一对，酒洗烘研为丸吞服　大生地三钱　蛤粉三钱，同炒　甘杞子三钱　怀山药三钱　茯苓三钱　北沙参三钱　川贝母三钱　清炙草五分　甜杏仁三钱，去皮尖　核桃肉二枚，去紫衣

申左 咳嗽气喘，卧难着枕，上气不下，必下冲上逆，脉象沉弦，谅由年逾花甲，两天阴阳并亏，则痰饮上泛，饮与气涌，斯咳喘矣，阅前方叠以清肺化痰，滋阴降气，不啻助纣为虐，况背寒足冷，阳气式微，藩篱疏撤，又可知也，仲圣治饮，必以温药和之，拟桂苓甘味合附子都气，温化痰饮，摄纳肾气。

桂枝八分　云苓三钱　炙甘草五分　五味子五分　生白术五钱　制半夏二钱　炙远志一钱　炒补骨脂五钱　熟附块五钱　怀山药三钱　大熟地三钱，炒松核桃肉二枚

陆左　咳嗽两月，音瘖不扬，舌糙黄，脉滑数，燥邪痰热，上恋于肺，销铄阴液，肺体属金，譬如钟然，钟损则声短，今拟补肺阿胶汤加减，润肺生津，而化痰热。

北沙参三钱　甜光杏三钱　冬桑叶三钱　北秫米三钱，包　冬瓜子三钱蛤粉炒阿胶二钱　川贝母二钱　炙兜铃一钱　炙甘草五分　栝蒌皮二钱

王左　咳嗽数月不愈，舌苔薄腻，脉象濡滑，肺虚痰湿留恋，清肃之令不行。薛立斋先生云，久咳不已，必须培土以生肺金，取虚则补母之意，正证近之。

淮山药三钱　仙半夏二钱　象贝母三钱　炒竹茹钱半　抱茯神三钱　橘红一钱　生苡仁三钱　清炙草五分　甜光杏三钱　冬瓜子三钱

谢左　肺为五脏之华盖，肾为元气之根本，肺气不降，肾气不纳，痰饮随气上泛，咳嗽多年，迩来尤甚，气喘难于平卧，面浮肢肿，脉沉细，苔淡白，痰饮盘踞，水湿泛滥。经云，诸气膹郁，皆属于肺，诸湿肿满，皆属于脾，肺脾两虚，喘肿重症，勉拟扶土化痰，降气纳气。

炒潞党参三钱　制半夏二钱　五味子三分　炙甘草五分　川桂枝三分　橘红八分　补骨脂钱半　炙苏子钱半　连皮苓三钱　旋覆花钱半，包　厚杜仲二钱　冬瓜子皮各三钱　鹅管石四钱，煅　济生肾气丸二钱，包煎

孙左　脾为生痰之源，肺为贮痰之器，肺虚不能降气，肾虚不能纳气，咳嗽气急，难于平卧，舌白腻，脉弦紧而滑，脾不能为胃行其津液，津液无以上承，所以口干而不欲饮也。《金匮》云，痰饮之病，宜以温药和之。拟苓桂术甘合真武意，温肾运脾，降气纳气，俾阳光一振，则阴霾自除矣。

云茯苓三钱　生甘草八分　橘红八分　光杏仁三钱　川桂枝三分　熟附块一钱　旋覆花钱半，包　补骨脂钱半　生白术二钱　制半夏二钱　炙白苏子钱半核桃肉二枚　五味子三分　淡干姜二分，同捣

肺痈

沈左 外感风温，内蕴湿热，熏蒸于肺，肺脏生痈，咳嗽胸膺牵痛，痰臭脓血，身热口干，脉滑数，苔黄，重症也，急拟辛凉清温，而化痰瘀。

薄荷叶八分 冬桑叶二钱 粉丹皮二钱 桃仁一钱 生甘草八分 桔梗一钱 银花五钱 连翘壳三钱 光杏仁三钱 象贝母三钱 生苡仁五钱 冬瓜子四钱 活芦根二尺，去节 鲜金丝荷叶十张，去背上白毛

另单方金丝荷叶一两去毛打汁，陈酒一两，杏仁粉五钱，川贝粉五钱，炖温服之。

前方连服三剂，咳嗽脓血均减，身热亦退大半，原方去桃仁及薄荷叶，加轻马勃八分，通草八分。

崔左 咳呛已延月余，胸膺牵痛，痰味腥臭，临晚潮热，脉数苔黄，烦劳过度，五志化火，平素嗜酒，酒湿生热，肝火湿热互蒸于肺，肺脏生痈也，急拟千金苇茎汤加味。

鲜苇茎一两五钱，去节 冬瓜子四钱 生苡仁四钱 冬桑叶三钱 光杏仁三钱 川象贝各二钱 枳椇子三钱 栝蒌皮三钱 丝瓜络二钱 通草八分鲜金丝荷叶十张，去背上白毛 枇杷叶露半斤，后入

另单方陈芥菜卤一钱，豆腐浆二两和入炖温，每日服之。

龚右 咳嗽自去岁初冬起见。至今春益甚，胁肋牵痛偏右，痰多腥臭，形肉渐削，脉象濡数，舌质红苔黄，阴分素亏，木火刑金，湿热互蒸，肺痈早成，肺叶已伤，输转无权，惟虑由痈而痿，致入不治之条。

南北沙参各三钱 生甘草五分 生石决四钱 抱茯神三钱 甜光杏三钱川象贝各三钱 栝蒌皮二钱 生苡仁四钱 冬瓜子四钱 干芦根一两，去节金丝荷叶十张，去背上白毛

二诊 前方服二十剂，咳嗽痰臭，均已大减，原方加蛤粉炒阿胶二钱，蜜炙兜铃一钱。

鞠左 肺痈已延两月，咳嗽脓多血少，稠浊腥臭，纳谷减少，形瘦神疲，脉数无力，肺叶已腐，蕴毒留恋，症势入险，姑拟托里排脓，清肺化痰，未识能得转机否。

生黄芪三钱 紫丹参二钱 生甘草五分 苦桔梗一钱 甜光杏三钱 川象

贝各二钱　栝蒌皮二钱　桑叶皮各五钱　生苡仁四钱　冬瓜子四钱　干芦根一两，去节　金丝荷叶十张，去背上白毛　川白蜜三钱　鲜荷叶一张，煎汤代茶

　　闻左　外感风寒，袭于肺胃，膏粱厚味，酿成痰浊，血瘀凝滞，壅结肺叶之间，致成肺痛，是以咳嗽气粗，痰秽如脓，胁痛难于转侧，振寒发热，舌苔白厚而腻，脉象浮紧而滑，病来涌急，非猛剂不为功，急仿"金鉴"射干麻黄汤合金匮皂荚丸，一以散发表邪，一以荡涤痰浊。

　　净麻黄四分　嫩射干八分　甜葶苈八分，炒研　光杏仁三钱　象贝母三钱
生甘草五分　苦桔梗一钱　嫩紫菀一钱　生苡仁四钱　冬瓜子四钱　川郁金五钱
皂荚末五分，蜜为丸吞服

　　二诊　前投发散肺邪，荡涤痰浊之剂，得汗寒热已解，咳嗽气急，亦见轻减，而痰稠腥秽依然，胸闷胁痛，不思饮食，小溲短赤，苔腻，脉滑数，胶粘之痰浊，蕴蓄之瘀湿，结于肺叶之间，一时难以肃清，今宜制小其剂，蠲化痰浊，清肃肺气，毋使过之，伤其正也。

　　净蝉衣八分　嫩前胡八分　嫩射干五分　生甘草六分　桔梗一钱　光杏仁
三钱　象贝母三钱　炙紫菀一钱　生苡仁四钱　冬瓜子四钱　橘红络各一钱　桃
仁泥一钱，包

吐　血

　　包左　仲秋上失血下便血，治愈之后，季冬又发，吐血盈盆，便血如注，发热形寒，头痛骨楚，咳嗽胁肋牵疼，艰于转侧，舌苔罩白，脉象浮滑芤数，良由阴分大伤，肝火内炽，蓄瘀留恋，复感新邪，蕴袭肺胃，引动木火上炎，损伤血络，血不归经，邪不外达，书云："夺血者不可汗。"然不汗则邪无出路，病已入险，用药最难着手，暂拟轻剂解表，以透其邪，清营祛瘀，引血归经，冀其应手为幸。

　　炒黑荆芥钱半　桑叶二钱　丹皮二钱　清豆卷四钱　薄荷叶八分　茜草根
二钱　侧柏炭钱半　川象贝钱半　马勃八分　鲜竹茹三钱　白茅根二札，去心
白茅花一钱，包　参三七三分，另研末冲　藕汁二两，冲服

　　二诊　服药后烦躁得汗，表热头痛，均已轻减，温邪虽有外解之势，而吐血不止，咳呛胁肋牵痛，寐不安，便血依然，舌苔转黄，脉弦芤而数，此

阴素亏，君相之火内炽，逼冲任之血妄行，假肺胃为出路，肺受火刑，肺炎叶举，清肃之令，不得下行，颇虑血涌暴脱之险，亟拟养阴凉荣，清肺降气，冀水来制火，火降气平，为气血帅，气平则血自易下行，然乎否乎，质诸高明。

西洋参钱半　粉丹皮二钱　炙白苏子二钱　元参二钱　桑叶二钱　茜草根二钱　羚羊片四分，煎冲　川贝母三钱　侧柏叶二钱　甜杏三钱　犀角尖四分，煎冲　鲜竹茹三钱　茅芦根各一两，去心节

三诊　投养阴凉营，清肺降气之剂，吐血大减，咳呛依然，里热口干，内痔便血，舌边红苔黄，脉芤数不静，此坎水早亏，离火上亢，肺金受制，清肃之令不得下行，肺与大肠为表里，肺移热与大肠，逼血下注，内痔便血，所由来也，虽逾险岭，未涉坦途，既见效机，仍守原意扩充。

西洋参钱半　羚羊片四分，煎冲　生石决八钱　冬桑叶二钱　丹皮二钱茜草根二钱　侧柏炭钱半　槐花炭三钱　川贝三钱　甜杏三钱　鲜竹茹三钱冬瓜子三钱　枇杷叶露四两，后入　蚕豆花露四两，后入　活芦根一尺，去节

四诊　吐血渐止，便血亦减，而咳呛内热，胁肋牵痛，动则气逆，舌质苔黄，脉芤数不静，血去阴伤，木叩金鸣，肺炎络损，清肃无权，再以凉肝清肺，养阴生津，冀阴平阳秘，水升火降，始能出险入夷。

西洋参钱半　川石斛三钱　桑叶二钱　丹皮二钱　生石决八钱　茜草根二钱　侧柏炭钱半　川贝二钱　甜杏三钱　槐花炭三钱　鲜竹茹三钱　冬瓜子三钱活芦根一尺，去节　枇杷叶露四两，后入

五诊　吐血便血均止，里热亦减，惟咳呛依然，痰多而稠，动则气逆，脉数较缓，舌质红苔黄，阴液难复，木火易升，肺受其冲，不能输布津液，而反化为稠痰也，今拟补肺阿胶汤合清燥救肺汤意，滋养化源，而清木火。

蛤粉炒阿胶二钱　川贝二钱　甜光杏三钱　生石决八钱　川石斛三钱　粉丹皮钱半　桑叶二钱　茜草根二钱　生甘草五分　大麦冬二钱　鲜竹茹三钱　冬瓜子三钱　活芦根一尺，去节　北秫米三钱，包　枇杷叶露四两，后入

六诊　投补肺阿胶，清燥救肺以来，咳呛已见轻减，肺获滋润之力也，脉濡软而数，胁肋痛亦止，木火有下降之势，再守原法，加入培土生金之品，取虚则补母之意。

蛤粉炒阿胶二钱　川贝二钱　甜光杏三钱　左牡蛎四钱　大麦冬二钱　茜草根二钱　桑叶二钱　抱茯神三钱　怀山药三钱　鲜竹茹三钱　冬瓜子三钱　北秫米三钱，包　干芦根一两，去节　枇杷叶四两，后入

另琼玉膏三两，每日用三钱，分早晚二次，开水冲服。

咸左 吐血四天，盈盏成盆，色不鲜红，脉象芤数无力，舌苔淡白，阅前服之方，均是凉血清营，未能应效，今脉舌参看，阴分本亏，阳气亦虚不能导血归经，而反上溢妄行也，势非轻浅，姑仿金匮侧柏叶汤加味。

蛤粉炒阿胶三钱　侧柏叶三钱　炮姜炭六分　丹参二钱　茜草根二钱　怀牛膝二钱　茯神三钱　川贝二钱　竹茹二钱　藕节炭三枚　清童便一酒杯，冲服

二诊 前方服两剂，吐血已止，原方加茺蔚子三钱。

崔右 经云，中焦受气取汁，变化而赤，是为血，血属阴主静，赖阳气以运行，内则洒陈五脏，外则循行经络，今阳虚气滞，不能导血归经，血因停蓄，蓄久则络损血溢，上为吐血，盈盏成盆，下为便血，色黑如墨，舌淡白，脉芤无力，所谓阳络损伤则血上溢，阴络损伤则血下溢是也，上下交损，宜治其中，理中汤加味。

炒潞党参钱半　生白术钱半　云苓三钱　清炙草四分　炮姜炭八分　陈广皮一钱　全当归二钱　丹参二钱　怀牛膝二钱　藕节炭二枚

二诊 投两剂，上下之血均止，唯胃呆纳少，加砂仁八分，焦谷芽四钱。

支左 吐血七昼夜，狂溢不止，有数斗许，神志恍惚，气短，四肢逆冷，过于肘膝，舌质红苔灰黄，脉象微细，似有若无，此乃阴不敛阳，阳不抱阴，气难摄血，血不归经，虚脱之变，即在目前，先哲治血，有血脱益气之例，有形之血，势将暴脱，无形之气，所当急固，益气纳气，大剂频进，冀挽回于万一。

吉林人参三钱，另煎冲服　蛤粉炒阿胶三钱　炙白苏子二钱　左牡蛎五钱　花龙骨五钱　川贝母三钱　白归身二钱　怀牛膝二钱　养正丹三十粒，分三次吞服　水、童便各半煎服

二诊 连服益气纳气，气平血止，肢温脉渐起，汗亦收，阴平阳秘，大有生机，仍守原法，毋庸更张，原方去养正丹，加抱茯神三钱，怀山药三钱。

三诊 原方加旱莲草二钱。

此吐血中之最剧者，连诊十余次，守方不更，甚半月后停药，每日吞服人参粉钱半，琼玉膏三钱，开水冲服，服至一月后，诸恙已愈，精神渐复，亦可谓幸矣。

翁左 吐血已延数月之久，时发时止，形神委顿，面无华泽，所吐之血，色淡红不鲜，脉象虚细，良由烦劳太过，心脾并亏，络损血溢，气不摄纳，拟归脾汤加减，徒恃养阴凉营，无益也。

潞党参三钱　炙黄芪三钱　怀山药三钱　茯神三钱　炙远志一钱　酸枣仁三钱　白归身二钱　大白芍二钱　清炙草五分　橘络一钱　红枣五枚　藕节三枚

周左　始由胁肋作痛，烦躁少寐，继则吐血不止，内热口干，舌质红苔，脉弦芤而数，良由郁怒伤肝，操烦劳心，气郁化火，火炽气焰，扰动阳络，则血上溢也，亟拟清气凉肝，祛瘀生新。

生白芍三钱　茜草根二钱　川贝母三钱　粉丹皮二钱　侧柏炭钱半　黛蛤散四钱，包　黑山栀二钱　山茶花钱半　羚羊片四分，煎冲　竹茹三钱　鲜藕汁二两，冲服　白茅根二扎，去心

二诊　服清气凉肝，祛瘀生新之剂，吐血渐减，而未能尽止。烦躁不寐，胁痛依然，脉弦数而芤，按之不静，气火入络，络热则痛，水不制火，心肾不交，还虑血涌，今拟壮水清肝，泄热和络。

大麦冬三钱生白芍二钱生甘草五分粉丹皮二钱川贝二钱茜草根二钱侧柏叶钱半黛蛤散四钱，包生石决八钱茯神三钱制军炭钱半真新绛八分鲜竹茹三钱白茅花一钱，包白茅根二扎，去心

三诊　胁痛减，夜寐稍安，吐血不止，而反狂涌，幸脉转小数，神疲委顿，缘已出路之血尽去，阴分大伤，虚火炎炎，大有吸尽西江之势，颇为可虑，今仿血脱益气之例治之。

西洋参三钱　大麦冬三钱　左牡蛎四钱　阿胶珠三钱　石斛三钱　茜草根二钱　侧柏炭钱半　生白芍二钱　丹皮二钱　怀牛膝二钱　抱茯神三钱　鲜竹茹三钱　鲜藕汁二两，冲服

四诊　吐血已止。原方去藕汁，加琼玉膏三钱冲服。

褚左　伤寒两感，证已半月，叠投温经达邪，诸恙向安，昨忽吐血、鼻衄、牙龈舌衄俱见，昼夜不止，盈盏成盆，幸脉象濡中不洪，神志尚清，盖由气分大伤，邪热入营，逼血妄行，虽曰衄解，然尚在危险中也，今拟大剂育阴清营，以制炎上之火，未识能得挽回否。

西洋参三钱　京元参三钱　大麦冬三钱　大生地一两　生白芍三钱　犀角片四分，煎冲　粉丹皮二钱　侧柏叶二钱　鲜藕四两，切片入煎　鲜竹茹三钱

二诊　服育阴清营之剂，诸衄已见轻减，原方去犀角，加川石斛三钱。

三诊　加清阿胶三钱。

凌左　水不涵木，肝火升腾，阳络损伤，则血上溢，血去阴伤，阴不抱阳，阳不摄阴，宜益气养阴，清肺凉肝。

西洋参钱半　生白芍二钱　粉丹皮二钱　栝蒌皮三钱　细生地三钱　生石决八钱　淮牛膝二钱　生牡蛎四钱　大麦冬钱半　茜草根二钱　川贝母三钱　藕节炭二枚　童便一酒杯，冲服

赵左　春令木旺，肝胆之火升腾，风燥之邪外袭，肺金受制，阳络损伤，咳呛吐血，胁肋牵痛，燥化火，火刑金，肺炎叶举，脉数苔黄，虑其血涌狂吐，亟拟凉肝清燥，润肺去瘀。

冬桑叶二钱　粉丹皮二钱　生石决八钱　马勃八分　茜草根二钱　侧柏叶钱半　川象贝各二钱　甜光杏三钱　竹茹三钱　白茅花一钱，包　冬瓜子三钱　活芦根一尺，去节　蚕豆花露四两，冲服　枇杷叶四两，冲服

喻左　负重努力，血络损伤，血由上溢，吐血盈碗，胁肋牵痛，艰于转侧，脉象芤数，去瘀生新主治。

全当归二钱　紫丹参二钱　怀牛膝二钱　茜草根二钱　川贝二钱　刘寄奴钱半　仙鹤草三钱　真新绛八分　川郁金钱半　竹茹三钱　白茅花一钱，包　茺蔚子三钱　参三七三分，另研细末冲　藕汁二两，冲服

匡左　水亏不能涵木，木火升腾，阳络损伤，则血上溢，咯血内热，舌质红，脉芤数，还虑血涌，宜壮水柔肝，祛瘀生新。

天麦冬各二钱　左牡蛎四钱　粉丹皮二钱　生石决八钱　白芍二钱　茜草根二钱　侧柏炭钱半　川贝母二钱　紫丹参二钱　牛膝二钱　鲜竹茹二钱　白茅花一钱，包　白茅根两札，去心　鲜藕二两，切片入煎

莫左　肾阴不足，肝火有余，吐血屡发，脉微寡神，血不华色，舌苔淡白，血去阴阳，阴不抱阳，则阳益亢，阴不胜阳，故阴愈亏，脉症相参，损症已著，姑仿王太仆壮水之主，以制阳光，以冀万一之幸。

大生地三钱　淮山药二钱　生石决五钱　熟女贞三钱　粉丹皮钱半　生白芍三钱　旱莲草三钱　茜草根钱半　抱茯神三钱　清炙草五分　潼蒺藜三钱　鲜竹茹钱半　鲜藕二两

祁左　肾阴早亏，龙雷之火，肆逆于上，逼血妄行，以致涌吐六七日，盈盏盈盆，汗多气喘，脉细如丝，有欲脱之象，阴不抱阳，阳不摄阴，气血有涣散之虞，阴阳有脱离之险，病势至此，危在顷刻，宗经旨血脱益气之法，峻补其气，以生其血，未识能得挽回否。

吉林人参二钱　黑锡丹五分

二诊　涌吐大减，气喘略平，脉细无力，是血去阴阳，龙雷之火上升，

肺气不能下降，古人云："天下无逆流之水，人身无倒行之血。"水之逆流者因乎风，血之倒行者因乎气，气逆则血溢矣，症情尚在险关，还虑意外之变，再拟益气益阴，顺气降逆，以望转机。

吉林参钱半　当归身三钱　陈广皮八分

黄左　吐血后，咳嗽吐涎沫，形瘦色萎，阴损及阳，土不生金，脾为生痰之源，肺为贮痰之器，脾虚不能为胃行其津液，水谷之湿，生痰聚饮，渍之于肺，肺失清肃之权，涎出于脾，脾无摄涎之能，谷气既不化精微，何以能生长肌肉，形瘦色萎。职是故也。经云："一损损于皮毛，皮聚而毛落，三损损于肌肉，肌肉消瘦。"病情参合，肺劳之势渐著。书云："损之自上而下者，过于胃则不可治，自下而上者，过于脾则不可治。"盖深知人身之气血，全赖水谷之所化，当宜理胃健脾，顺气化痰，取虚则补母之意，金匮薯蓣丸加减。

淮山药三钱　炙甘草五分　仙半夏钱半　旋覆花钱半，包　潞党参二钱云茯苓三钱　炙苏子钱半　川贝母三钱　野白术一钱　薄橘红五分　甜光杏三钱　炙远志五分　核桃肉二枚

【卷五】

痿 痹

封右 温病后，阴液已伤，虚火烁金，肺热叶焦，则生痿躄，两足不能任地，咳呛痰不爽，谷食减少，咽喉干燥，脉濡滑而数，舌质红苔黄，延经数月，恙根已深，姑拟养肺阴，清阳明，下病治上，乃古之成法。

南沙参三钱　川石斛三钱　天花粉三钱　生甘草五分　川贝母三钱　肥知母钱半　栝蒌皮三钱　甜光杏三钱　络石藤二钱　怀牛膝二钱　嫩桑枝三钱　冬瓜子三钱　活芦根一尺，去节

二诊 前进养肺阴清阳明之剂，已服十帖，咳呛内热，均见轻减，两足痿软不能任地，痿者萎也，如草木之萎，无雨露以灌溉，欲草木之荣茂，必得雨露之濡润，欲两足之不痿，必赖肺液以输布，能下荫于肝肾，肝得血则筋舒，肾得养则骨强，阴血充足，络热自清。治痿独取阳明，清阳明之热，滋肺金之阴，以阳明能主润宗筋而流利机关也。

大麦冬二钱　北沙参三钱　抱茯神三钱　淮山药三钱　细生地四钱　肥知母钱半　川贝母二钱　天花粉三钱　络石藤二钱　怀牛膝二钱　嫩桑枝三钱

三诊 五脏之热，皆能成痿，书有五痿之称，不独肺热叶焦也，然而虽有五，实则有二，热痿也，湿痿也，如草木久无雨露则萎，草木久被湿遏亦萎，两足痿躄，亦犹是也，今脉濡数，舌质红绛，此热痿也，进清阳明滋肺阴以来，两足虽不能步履，已能自行举起之象，药病尚觉合宜，仍守原法，加入益精养血之品，徐图功效。

北沙参三钱　大麦冬二钱　茯神三钱　怀山药三钱　川石斛三钱　小生地三钱　肥知母钱半　怀牛膝二钱　络石藤三钱　茺蔚子三钱　嫩桑枝三钱猪脊髓两条，酒洗入煎　虎潜丸三钱，清晨淡盐汤送服

程左 初病脚气浮肿，继则肿虽消，而痿软不能步履，舌淡白，脉濡缓，

谷食衰少，此湿热由外入内，由肌肉而入筋络，络脉壅塞，气血凝滞，此湿痿也。经云："湿热不攘，大筋软短，小筋弛长，软短为拘，弛长为痿"是也。湿性黏腻，最为缠绵，治宜崇土逐湿，去瘀通络。

连皮苓四钱　福泽泻钱半　木防己三钱　全当归二钱　白术钱半　苍术一钱　陈皮一钱　川牛膝二钱　杜红花八分　生苡仁四钱　陈木瓜三钱　西秦艽钱半　紫丹参二钱　嫩桑枝三钱

另茅山苍术一斤，米泔水浸七日，饭锅上蒸九次，晒干研细末。加苡仁米半斤，酒炒桑枝半斤，煎汤泛丸，每服三钱，空心开水吞下。

服此方五十余剂，丸药两料，渐渐而瘥。

李左　两足痿软，不便步履，按脉尺弱寸关弦数，此乃肺肾阴亏，络有蕴热，经所谓肺热叶焦，则生痿躄是也，阳明为十二经之长，治痿独取阳明者，以阳明丰润宗筋，宗筋主束骨而利机关也，症势缠绵非易速瘥。

南北沙参各钱半　鲜生地三钱　川黄檗钱半　丝瓜络二钱　川石斛三钱生苡仁三钱　肥知母钱半　大麦冬三钱　陈木瓜二钱　络石藤三钱　虎潜丸三钱，包煎

杨右　手足痹痛微肿，按之则痛更剧，手不能招举，足不能步履，已延两月余，脉弦小而数，舌边红苔腻黄，小溲短少，大便燥结。体丰之质，多湿多痰，性情躁急，多郁多火，外风引动内风，挟素蕴之湿痰入络，络热血瘀不通，不通则痛。书云，阳气多，阴气少，则为热痹。此症是也，专清络热为主，热清则风自熄，风静则痛可止。

羚羊片一钱，先煎　鲜石斛三钱　嫩白薇钱半　生赤芍二钱　生甘草五分芜蔚子三钱　鲜竹茹二钱　丝瓜络二钱　忍冬藤四钱　夜交藤四钱　嫩桑枝四钱大地龙二钱，酒洗

复诊　前清络热，已服十剂，手足痹痛十去六七，肿势亦退，风静火平也，惟手足未能举动，舌质光红，脉数渐缓，口干欲饮，小溲短少，腑行燥结，血不养筋，津液既不能上承，又无以下润也，前方获效，毋庸更张。

原方去大地龙，加天花粉三钱。

又服十剂，痹痛已止，惟手足乏力，去羚羊片、白薇、鲜石斛，加紫丹参二钱，全当归三钱，西秦艽钱半，怀牛膝二钱。

严右　腰髀痹痛，连及胯腹，痛甚则泛恶清涎，纳谷减少，难于转侧，腰为少阴之府，髀为太阳之经，胯腹为厥阴之界，产后血虚，风寒湿乘隙入太阳、

少阴、厥阴之络，营卫痹塞不通，厥气上逆，挟痰湿阻于中焦，胃失下顺之旨，脉象尺部沉细，寸关弦涩，苔薄腻。书云："风胜为行痹，寒胜为痛痹，湿胜为着痹。"痛为寒痛，寒郁湿着，显然可见，荏延两月之久，前师谓肝气入络者，又谓血不养筋者，理亦近是，究未能审其治病之源，鄙拟独活寄生汤合吴茱萸汤加味，温经达邪，泄肝化饮。

紫丹参二钱　云茯苓三钱　全当归二钱　大白芍钱半　川桂枝六分　青防风一钱　厚杜仲二钱　怀牛膝二钱　熟附片一钱　北细辛三分　仙半夏三钱　淡吴萸五分　川独活一钱　桑寄生二钱

服药五剂，腰髀胯腹痹痛大减，泛恶亦止，惟六日未更衣，饮食无味，去细辛、半夏、加砂仁七分，半硫丸钱半吞服，又服两剂，腑气已通，谷食亦香，去半硫丸、吴萸，加生白术钱半，生黄芪三钱，服十剂，诸恙均愈，得以全功，足见封症用药，其效必速。

汪翁　腰痛偏左如折，起坐不得，痛甚则四肢震动，形瘦骨立，食少神疲，延一月余，诊脉虚弦而且浮，浮为风象，弦为肝旺，七秩之年，气血必虚，久坐电风入肾，气虚不能托邪外出，血虚无以流通脉络，故腰痛若此之甚也，拙拟大剂玉屏风，改散为饮。

生黄芪五钱　青防风五钱　生白术三钱　生甘草六分　全当归二钱　大白芍二钱　厚杜仲三钱　广木香五分　陈广皮一钱

此方服后，一剂知，二剂已，方中木香、陈皮二味，止痛须理之意也。

黄左　髀部痹痛，连及腿足，不能步履，有似痿躄之状，已延两月之久。痿躄不痛，痛则为痹，脉左弦滑右濡滑，风寒湿三气杂至，合而为痹，痹者闭也，气血不能流通所致，拟蠲痹汤加减，温营去风，化湿通络。

全当归二钱　大白芍钱半　桂枝六分　清炙草六分　紫丹参二钱　云茯苓三钱　秦艽二钱　牛膝二钱　独活一钱　海风藤三钱　防己二钱　延胡索一钱　嫩桑叶三钱　陈木瓜钱半

陈左　风为阴之阳，中人最速，其性善走，窜入经络，故肢节作疼，今见上下左右无定，名曰行痹，脉弦细而涩，阴分素亏，邪风乘虚入络，营卫不能流通，当宜和营去风，化湿通络。

全当归二钱　大川芎八分　威灵仙钱半　嫩桑枝四钱　大白芍二钱　晚蚕沙三钱，包　海风藤三钱　西秦艽二钱　青防风二钱　甘草八分

汪左　风寒湿三气杂至，合而为痹，风胜为行痹，寒胜为痛痹，湿胜为

着痹，髀骨酸痛，入夜尤甚，亦痹之类，脉象沉细而涩，肝脾肾三阴不足，风寒湿三气入络，与宿瘀留恋，所以酸痛入夜尤甚也。拟独活寄生汤加味。

全当归二钱　西秦艽二钱　厚杜仲三钱　云茯苓三钱　大白芍二钱　青防风一钱　川独活一钱　五加皮三钱　紫丹参二钱　川桂枝四分　桑寄生三钱　嫩桑枝四钱　炙甘草五分　小活络丹一粒，入煎　怀牛膝二钱

沈左　脉滑而有力，舌苔薄腻，胸痛彻背，夜寐不安，此乃痰浊积于胸中，致成胸痹，胸为清阳之府，如离照当空，不受纤翳，浊阴上僭，清阳被蒙，膻中之气，窒塞不宣，症属缠绵，当宜金匮栝蒌薤白半夏汤加味，辛开苦降，滑利气机。

栝蒌皮四钱　仙半夏二钱　云茯苓三钱　薤白头钱半，酒炒　江枳壳一钱广陈皮一钱　潼蒺藜三钱　广郁金钱半

谢左　左肩髀痹痛已久，连投去风之剂，依然如故。经云："邪之所凑，其气必虚。"气阴两亏，痰湿留恋经络，营卫不能流通，拟玉屏风散加味，益气养阴，化痰通络。

生黄芪三钱　细生地三钱　西秦艽二钱　竹沥半夏二钱　青防风二钱　甘菊花三钱　广陈皮一钱　炒竹茹二钱　生白术二钱　京元参二钱　煨木香八分嫩桑枝四钱　大地龙二钱，酒洗　指迷茯苓丸三钱，包煎

钱左　初起寒热，继则脐腹膨胀，右髀部酸痛，连及腿足，不能举动，小溲短赤，腑行燥结，舌苔腻黄，脉象濡滑而数，伏邪湿热挟滞，互阻募原，枢机不和，则生寒热，厥阴横逆，脾失健运，阳明通降失司，则生膜胀，痹痛由于风湿，经络之病，连及脏腑，弥生枝节，姑拟健运分消，化湿通络，冀其应手为幸。

清水豆卷四钱　茯苓皮四钱　枳实炭一钱　嫩白薇一钱五分　冬瓜子三钱通草八分　全栝蒌四钱，切　郁李仁三钱，研　西秦艽一钱五分　大麻仁四钱，研　木防己二钱　肥知母二钱　地枯萝三钱

二诊　腑气通，脐腹胀势亦减，纳少，渴不多饮，小溲短赤，右髀部痹痛，连及腿足，不便步履，苔薄腻黄，脉象濡数。阴液本亏，湿热气滞互阻募原之间，肝失疏泄，脾失健运，络中风湿留恋。营卫不得流通，还虑缠绵增剧，再拟健运分消，化湿通络。

清水豆卷三钱　连皮苓四钱　枳实炭一钱　益元散三钱，包　天花粉二钱猪苓二钱　陈广皮一钱　西秦艽二钱　生熟苡仁各三钱　通草八分　大腹皮三钱

地枯萝三钱　小温中丸钱半，吞服　冬瓜皮三钱

三诊　腑气通而溏薄，脐腹胀势已能渐消，小溲亦利，右髀部漫肿，痹痛大轻，但不便步履耳，脉象虚弦而数，舌边红，苔薄腻。阴分本亏，肝脾气滞，蕴湿浊气，凝聚募原，络中痰瘀未楚，营卫不能流通，效不更方，仍宗原意出入。

川石斛三钱　西秦艽三钱　地枯萝三钱　冬瓜子三钱　连皮苓四钱　陈广皮一钱　木防己二钱　川牛膝二钱　生白术一钱五分　大腹皮二钱　藏红花八分　炒苡仁三钱　嫩桑枝三钱

朱左　诊脉三部弦小而数，右寸涩关濡尺细数，舌苔腻黄，见症胸痹痞闷，不进饮食，时泛恶，里热口干不多饮，十日未更衣，小溲短赤浑浊，目珠微黄，面色晦而无华，良由肾阴早亏，湿遏热伏，犯胃贯膈，胃气不得下降，脉症参合，证属缠绵，阴伤既不可滋，湿甚又不可燥，姑拟宣气泄肝，以通阳明，芳香化浊，而和枢机。

栝蒌皮三钱　赤茯苓三钱　江枳实一钱　荸荠梗钱半　薤白头一钱，酒炒　福泽泻钱半　炒竹茹钱半　鲜枇杷叶三片　绵茵陈钱半　仙半夏二钱　通草八分　银柴胡一钱　水炒川连四分　鲜藿佩各二钱　块滑石三钱

二诊　脉左三部细小带弦，右寸涩稍和，关濡尺细，舌苔薄腻而黄，今日呕恶渐减，胸痞依然，不思纳谷，口干不多饮，旬日未更衣，小溲短赤浑浊，目珠微黄，面部晦色稍开。少阴之分本亏，湿然夹痰滞互阻中焦，肝气横逆于中，太阴健运失常，阳明通降失司，昨投宣气泄肝，以通阳明，芳香化浊，而和枢机之剂，尚觉合度，仍守原意扩充。

仙半夏二钱　赤茯苓三钱　银柴胡一钱　绵茵陈钱半　上川雅连五分　鲜藿香佩兰各二钱　广郁金钱半　建泽泻钱半　栝蒌皮三钱　炒枳实一钱　生熟谷芽各三钱　薤白头一钱，酒炒　块滑石三钱　炒竹茹钱半　通草八分鲜枇杷叶三片，去毛包　鲜荷梗一尺

三诊　呕恶已止，湿浊有下行之势，胸痞略舒，气机有流行之渐，惟纳谷衰少，小溲浑赤，苔薄黄，右脉濡滑，左脉弦细带数，阴分本亏，湿热留恋募原，三焦宣化失司，脾不健运，胃不通降，十余日未更衣，肠中干燥，非宿垢可比，勿亟亟下达也，今拟理脾和胃，苦寒泄热，淡味渗湿。

栝蒌皮三钱　赤茯苓三钱　黑山栀钱半　鲜荸荠梗三钱　薤白头一钱，酒炒　炒枳实七分　通草八分　鲜枇杷叶三片　仙半夏二钱　川贝母二钱　块滑石三钱　鲜荷梗一尺　水炒川连四分　鲜藿香佩兰各二钱　生熟谷芽各三钱

四诊 胸痞十去七八，腑气已通，浊气已得下降，惟纳谷衰少，小溲短赤浑浊，临晚微有潮热，脉象右濡滑而数，左弦细带数，苔薄腻微黄，肾阴亏于未病之先，湿热逗留募原，三焦宣化失司，脾胃运行无权。叶香岩先生云：湿热为熏蒸黏腻之邪，最难骤化。所以缠绵若此也，再拟宣气通胃，苦降渗湿。

清水豆卷六钱　赤茯苓三钱　银柴胡一钱　鲜枇杷叶四片　鲜荷梗一尺黑山栀钱半　炒枳实八分　块滑石三钱　仙半夏二钱　川贝母二钱　通草八分　谷麦芽各三钱　川黄连三分　鲜藿香佩兰各二钱　栝蒌皮三钱　荸荠梗一钱五分

五诊 门人余继鸿接续代诊小溲浑赤渐淡，胃气来复，渐渐知饥，头眩神疲，因昨晚饥而未食，以致虚阳上扰也，脘痞已除，午后仍见欠舒。良由湿热之邪，旺于午后，乘势而上蒸也，脾胃虽则渐运，而三焦之间，湿热逗留，一时未能清彻，口涎甚多，此脾虚不能摄涎也，今拟仍宗原法中加和胃运脾之品。

清水豆卷六钱　赤茯苓三钱　块滑石三钱　鲜枇杷叶四片，去毛　鲜荷梗一尺　黑山栀钱半　生白术八分　通草八分　仙半夏钱半　谷麦芽各三钱炒枳实八分　鲜藿香佩兰各二钱　杭菊花钱半　栝蒌皮三钱　川贝母二钱　橘白络各一钱　荸荠梗钱半

六诊 饮食渐增，口亦知味，脾胃运化之权，有恢复之机，小溲赤色已淡，较昨略长，湿热有下行之势，俱属佳征。神疲乏力，目视作胀，且畏灯亮，此正虚浮阳上扰也，口涎渐少，脾气已能摄涎，舌苔薄腻，而黄色已化，脉象右寸关颇和，左关无力，两尺细软，邪少正虚，再拟温胆汤，加扶脾宣气，而化湿热之品，标本同治。

清水豆卷六钱　赤茯苓三钱　川贝母二钱　鲜枇杷叶四片　鲜荷梗一尺生白术钱半　橘白络各八分　谷麦芽各三钱　杭菊花钱半　广郁金一钱　生苡仁三钱　炒竹茹钱半　仙半夏钱半　鲜藿香佩兰各二钱　通草八分　建兰叶三片

此方本用枳实，栝蒌皮二味，因大便又行兼，故去之。

七诊 腹胀已舒，饮食亦香，小溲渐清，仅带淡黄色，昨解大便一次颇畅，作老黄色，久留之湿热滞浊，从二便下走也，今早欲大便未得，略见有血，良由湿热蕴于大肠血分，乘势外达，可无妨碍，脾胃运化有权，正气日渐恢复，当慎起居，谨饮食，不可稍有疏忽，恐其横生枝节也，再与扶脾宣化，而畅胃气。

生白术一钱　朱茯苓三钱　通草八分　鲜荷梗一尺　鲜藕节三枚　清水豆卷四钱　橘白络各一钱　川贝母二钱　仙半夏钱半　生苡仁三钱　谷麦芽各三钱京赤芍钱半　炒竹茹钱半　杭菊花钱半　建兰叶三片　荸荠梗钱半

八诊 脾胃为资生之本，饮食乃气血之源，正因病而虚，病去则正自复，今病邪已去，饮食日见增加，小溲渐清，略带淡黄，三焦蕴留之湿热，从二便下达，脾胃资生有权，正气日振矣，舌根腻，未能尽化，脉象颇和，惟尺部细小，再与扶脾和胃，而化余湿。

生白术一钱 朱茯苓三钱 谷麦芽各三钱 鲜荷梗一尺 鲜建兰叶二片清水豆卷四钱 橘白络各一钱 稽豆衣钱半 仙半夏钱半 生苡仁三钱 炒杭菊钱半 炒竹茹钱半 鲜藿香佩兰各二钱 通草八分

九诊 脉象渐渐和缓，藏府气血，日见充旺，病后调养，饮食为先，药物次之。书云，胃以纳谷为实，又云，无毒治病，十去其八，毋使过之，伤其正也，补养身体，最冲和者，莫如饮食，今病邪尽去，正宜饮食缓缓调理，虽有余下微邪，正足则自去，不必虑也，再与调养脾胃，而化余邪。

生白术钱半 橘白络各一钱 谷麦芽各三钱 鲜荷梗一尺 清水豆卷四钱生苡仁三钱 佩兰梗钱半 建兰叶二片 朱茯神二钱 生淮药二钱 稽豆衣钱半炒杭菊钱半 鲜佛手一钱 通草八分

十诊 病邪尽去，饮食颇旺，脉象和缓有神，正气日见充旺，小便虽长，色带黄，苔薄腻，余湿未尽，四日未更衣，因饮食多流质之故，非燥结可比，不足虑也，当此夏令，还宜慎起居，节饮食，静心调养月余，可以复原，再拟健运脾胃，而化余湿。

生白术钱半 栝蒌皮三钱 川贝母三钱 鲜佩兰三钱 清水豆卷四钱 朱茯神三钱 生苡仁三钱 通草一钱 鲜荷梗一尺 橘白络各一钱 生熟谷芽各三钱

诸　痛（脘胁痛　少腹痛　虫痛）

脘胁痛

傅右 旧有胸脘痛之宿疾，今新产半月，胸脘痛大发，痛甚呕吐拒按，饮食不纳，形寒怯冷，舌苔薄腻而灰，脉象左弦紧右迟涩，新寒外受，引动厥气上逆，食滞交阻中宫，胃气不得下降，颇虑痛剧增变，急拟散寒理气，和胃消滞，先冀痛止为要着，至于体质亏虚，一时无暇顾及也。

桂枝心各三分　仙半夏三钱　左金丸六分，包　栝蒌皮三钱炒　陈皮一钱
薤白头钱半，酒炒　云茯苓三钱　大砂仁一钱，研　金铃子二钱　延胡索一钱
枳实炭一钱　炒谷麦芽各三钱　陈佛手八分　神仁丹四分，另开水冲服

二诊　服药两剂，胸脘痛渐减，呕吐渐止，谷食无味，头眩心惊。苔薄腻，脉左弦右迟缓。此营血本虚，肝气肝阳上升，湿滞未楚，脾胃运化无权，今拟柔肝泄肝，和胃畅中。

炒白芍钱半　金铃子二钱　延胡索一钱　云茯苓三钱　朱砂拌　仙半夏二钱
陈广皮一钱　栝蒌皮二钱　薤白头钱半，酒炒　紫丹参二钱　大砂仁一钱，研
紫石英三钱　陈佛手八分　炒谷麦芽各三钱

三诊　痛呕均止，谷食减少，头眩心悸，原方去延胡索、金铃子，加制香附三钱，青龙齿三钱。

张右　胸脘痛有年，屡次举发，今痛引胁肋，气升泛恶，夜不安寐。苔薄黄，脉左弦右涩。良由血虚不能养肝，肝气横逆，犯胃克脾，通降失司，胃不和则卧不安，肝为刚脏，非柔不克，胃以通为补，今拟柔肝通胃，而理气机。

生白芍三钱　金铃子二钱　左金丸八分，包　朱茯神三钱　仙半夏钱半北秫米三钱，包　旋覆花钱半，包　真新绛八分　炙乌梅五分　煅瓦楞四钱川贝母二钱　姜水炒竹茹钱半

二诊　胸胁痛略减，而心悸不寐，头眩泛恶，内热口燥，不思纳谷。腑行燥结，脉弦细而数，舌边红苔黄，气有余便是火，火内炽则阴伤，厥阳升腾无制，胃气逆而不降也，肝为刚脏，济之以柔，胃为燥土，得阴始和，今拟养阴柔肝，清燥通胃。

川石斛三钱　生白芍二钱　金铃子二钱　左金丸七分，包　川贝母二钱朱茯神三钱　黑山栀二钱　乌梅肉五分　珍珠母六钱　青龙齿三钱　煅瓦楞四钱　全栝蒌三钱，切　荸荠二两，洗打

章右　胸脘痛已延匝月，痛引胁肋，纳少泛恶，舌质红苔黄，脉弦而数。良由气郁化火，销烁胃阴，胃气不降，肝升太过。书所谓暴痛属寒，久痛属热，暴痛在经，久痛在络是也，当宜泄肝理气，和胃通络。

生白芍三钱　金铃子二钱　左金丸七分，包　黑山栀二钱　川石斛三钱川贝母二钱　栝蒌皮三钱　黛蛤散四钱，包　旋覆花钱半，包　真新绛八分煅瓦楞四钱　带子丝瓜络二钱

复诊　两剂后，痛减呕止，原方去左金丸，加南沙参三钱，合欢皮钱半。

朱童　脘痛喜按，得食则减，脉象弦迟，舌苔薄白，中虚受寒，肝脾气滞，拟小建中汤加味。

大白芍三钱　炙甘草一钱　肉桂心四分　云茯苓三钱　陈广皮一钱　春砂壳八分　乌梅肉四分　全当归二钱　煨姜两片　红枣四枚　饴糖四钱，烊冲

韦左　脘腹作痛，延今两载，饱食则痛缓腹胀，微饥则痛剧心悸，舌淡白，脉左弦细右虚迟，体丰之质，中气必虚，虚寒气滞为痛，虚气散逆为胀，肝木来侮，中虚求食，前投大小建中，均未应效，非药不对症，实病深药浅，原拟小建中加小柴胡汤合荆公妙香散，复方图治，奇之不去则偶之之意，先使肝木条畅，则中气始有权衡也。

大白芍三钱　炙甘草一钱　肉桂心四分　潞党参三钱　银州柴胡钱半　仙半夏二钱　云茯苓三钱　陈广皮一钱　乌梅肉四分　全当归二钱　煨姜三片　红枣五枚　饴糖六钱，烊冲

（妙香散方）人参钱半　炙黄芪一两　怀山药一两　茯苓神各五钱　龙骨五钱　远志三钱　桔梗钱半　木香钱半　甘草钱半

上药为末，每日服二钱，陈酒送下，如不能饮酒者，米汤亦可。

按：韦君乃安庆人也，病延二载，所服之方约数百剂，均不应效，特来申就医，经连诊五次，守方不更，共服十五剂而痊愈矣。

关右　旧有脘痛，今痛极而厥，厥则牙关拘紧，四肢逆冷，不省人事，逾时而苏，舌薄腻，脉沉涩似伏。良由郁怒伤肝，肝气横逆，痰滞互阻，胃失降和，肝胀则痛，气闭为厥，木喜条达，胃喜通降，今拟疏通气机，以泄厥阴，宣化痰滞，而畅中都。

银州柴胡钱半　大白芍钱半　清炙草五分　枳实炭一钱　金铃子三钱　延胡索一钱　川郁金钱半　沉香片四分　春砂壳八分　云茯苓三钱　陈广皮一钱　炒谷麦芽各三钱　苏合香丸一粒，去壳研末化服

二诊　服药两剂，厥定痛止，惟胸脘饱闷嗳气，不思纳谷，腑行燥结，脉左弦右涩，厥气渐平，脾胃不和，运化失其常度，今拟柔肝泄肝，和胃畅中，更当怡情适怀，以助药力之不逮也。

全当归二钱　大白芍二钱　银州柴胡一钱　云茯苓三钱　陈广皮一钱　炒枳壳一钱　川郁金钱半　金铃子二钱　沉香片四分　春砂壳八分　全栝蒌四钱，切　佛手八分　炒谷麦芽各三钱

黄姬　大怒之后，即胸脘作痛，痛极则喜笑不能自禁止，笑极则厥，厥

则人事不知，牙关拘紧，四肢逆冷，逾时而苏，日发十余次，脉沉涩似伏，苔薄腻，此郁怒伤肝，足厥阴之逆气自下而上，累及手厥阴经，气闭则厥，不通则痛，气复返而苏，经所谓大怒则形气绝，而血苑于上，使人薄厥是也，急拟疏通气机，以泄厥阴，止痛在是，止厥亦在是，未敢云当，明哲裁正。

川郁金二钱　合欢皮钱半　金铃子二钱　延胡索一钱　朱茯神三钱　炙远志一钱　青龙齿三钱　沉香片五分　春砂仁八分，研　陈广皮一钱　煅瓦楞四钱　金器一具，入煎　苏合香丸二粒去壳研末开水先化服

二诊　投剂以来，痛厥喜笑均止，惟胸脘痞闷，嗳气不能饮食，脉象左弦右涩，厥气虽平，脾胃未和，中宫运化无权，今拟泄肝通胃，开扩气机，更当适情怡怀，淡薄滋味，不致反复为要。

大白芍钱半　金铃子二钱　代赭石二钱，煅　旋覆花钱半，包　朱茯神三钱　炙远志一钱　仙半夏二钱　陈广皮一钱　春砂仁八分，研　制香附钱半　川郁金钱半　佛手八分　炒谷麦芽各三钱

沈右　操烦谋虑，劳伤乎肝，肝无血养，虚气不归，脘痛喜按，惊悸少寐，前方泄肝理气，已服多剂，均无效，今仿金匮肝虚之病，补用酸，助用苦，益以甘药调之。

大白芍三钱　炙甘草一钱　金铃子二钱　炒枣仁三钱　五味子四分　阿胶珠二钱　左牡蛎三钱　青龙齿三钱　炙远志一钱　朱茯神三钱　潞党参钱半　陈皮一钱　饴糖四钱，烊冲

黎右　胁乃肝之分野，肝气入络，胁痛偏左，转侧不利，胸闷纳少，甚则泛恶，自冬至春，痛势有增无减，先哲云，暴痛在经，久痛在络，仿肝着病例治之。

旋覆花钱半，包　真新绛八分　大白芍二钱　金铃子二钱　左金丸七分，包　橘白络各一钱　炒竹茹一钱　春砂壳八分　当归须钱半　丝瓜络二钱　川郁金钱半　紫降香四分

少腹痛

董左　少腹为厥阴之界，新寒外束，厥气失于疏泄，宿滞互阻，阳明通降失司，少腹作痛拒按，胸闷泛恶，临晚形寒身热，小溲短赤不利，舌苔腻黄，脉象弦紧而数，厥阴内寄相火，与少阳为表里，是内有热而外反寒之征，寒热夹杂，表里并病，延经两候，病势有进无退，急拟和解少阳，以泄厥阴，

流畅气机，而通阳明。

软柴胡八分　黑山栀钱半　清水豆卷八钱　京赤芍钱半　金铃子二钱　延胡索一钱　枳实炭钱半　炒竹茹钱半　陈橘核四钱　福泽泻钱半　路路通钱半　甘露消毒丹五钱，包煎

复诊　前投疏泄厥少，通畅阳明，已服两剂，临晚寒热较轻，少腹作痛亦减，惟胸闷不思纳谷，腑气不行，小溲短赤，溺时管痛，苔薄腻黄，脉弦紧较和，肝失疏泄，胃失降和，气化不及州都，膀胱之湿热壅塞溺窍也，前法颇合病机，仍从原意扩充。

柴胡梢八分　清水豆卷八钱　黑山栀二钱　陈橘核四钱　金铃子二钱　延胡索一钱　路路通钱半　方通草八分　福泽泻钱半　枳实炭一钱　炒竹茹钱半　荸荠梗钱半　滋肾通关丸三钱，包煎

钮右　经行忽阻，少腹痛拒按，痛引腰胯，腰腹屈而难伸，小溲不利，苔薄腻，脉弦涩。良由蓄淤积于下焦，肝脾气滞，不通则痛，急拟疏气通瘀，可望通则不痛。

全当归二钱　紫丹参二钱　茺蔚子三钱　抚芎八分　川楝子二钱　延胡索一钱　制香附钱半　大砂仁八分，研　生蒲黄三钱，包　五灵脂钱半　两头尖钱半，酒浸包　琥珀屑八分，冲服

温右　病本湿温，适值经行，寒凉郁遏，湿浊阻于中宫，旧淤积于下焦，以致少腹作痛，小溲淋漓不利，胸痞泛恶，不能纳谷，舌苔灰腻，脉左弦涩右濡缓，病情夹杂，最难着手，急拟通气去瘀，苦降淡渗。

藿香梗钱半　仙半夏二钱　姜川连五分　两头尖钱半　淡吴萸三钱　赤茯苓三钱　枳实炭一钱　延胡索一钱　生蒲黄三钱，包　藏红花八分　五灵脂钱半　福泽泻钱半　荸荠梗钱半　滋肾通关丸三钱，包煎

吉左　风冷由脐而入，引动寒疝，脐腹攻痛，有形积块如拳，形寒怯冷，肠鸣，不能饮食，舌苔白腻，脉象弦紧，阳不运行，浊阴凝聚，急拟温通阳气，而散寒邪。

桂枝心各三分　炒白芍钱半　金铃子二钱　延胡索一钱　熟附块钱半　小茴香八分　大砂仁一钱，研　台乌药钱半　云茯苓三钱　细青皮一钱　陈橘核四钱　淡吴萸四分　枸橘一枚，打

虫 痛

袭童 腹痛有年，陡然而来，截然而止，面黄肌瘦，舌光无苔，脉象虚弦，此脾虚生湿，湿郁生虫，虫日积而愈伤，脾愈伤而虫愈横也，当崇土化湿，酸苦杀虫，以虫得酸则伏，得苦则安之故。

生白术钱半　云茯苓三钱　大白芍二钱　乌梅肉五分　金铃子二钱　陈广皮一钱　使君肉三钱　陈鹤虱二钱　白雷丸钱半　开口花椒十粒

按虫痛一症，孩童最多，其别即在面黄与阵作之间，此方屡试屡效，惟随症之新久，病之虚实，而加减施用，使初起者，可去白术、白芍，加芜荑钱半，延胡索一钱，重在杀虫，以其脾胃尚未伤也。

消 渴

尹左 诊脉左三部弦数，右三部滑数，太谿细弱，趺阳濡数，见症饮食不充肌肤，神疲乏力，虚里穴动，自汗盗汗，头晕眼花，皆由阴液弓耗，不能涵木，肝阳上僭，心神不得安宁，虚阳逼津液而外泄则多汗，消灼胃阴则消谷，头面烘热，汗后畏冷，营虚失于内守，卫虚失于外护故也，脉数不减，颇虑延成消症，姑拟养肺阴以柔肝木，清胃阳而宁心神，俾得阴平阳秘，水升火降，方能渐入佳境。

大生地四钱　抱茯神三钱　潼蒺藜三钱　川贝母二钱　浮小麦四钱　生白芍钱半　左牡蛎四钱　熟女贞三钱　天花粉三钱　肥玉竹三钱　花龙骨三钱　冬虫夏草二钱　五味子三分

二诊 心为君主之官，肝为将军之官，曲运劳乎心，谋虑劳乎肝，心肝之阴既伤，心肝之阳上亢，消灼胃阴，胃热炽盛，饮食入胃，不生津液，既不能灌溉于五脏，又不能输运于筋骨，是以饮食如常，足膝软弱，汗为心之液，心阳逼津液而外泄则多汗，阴不敛阳，阳升于上则头部眩晕，面部烘热，且又心悸，胃之大络名虚里，虚里穴动，胃虚故也。脉象左三部弦数，右三部滑数，太谿细弱，趺阳濡数，唇红舌光，微有苔意，一派阴液亏耗，虚火上炎之象，此所谓独阳不生，独阴不长也，必须地气上升，天气始得下降。今拟滋养肺阴，以柔肝木，蒸腾肾气，而安心神，务使阴阳和谐，庶成既济之象。

北沙参三钱　抱茯神三钱　五味子三分　肥玉竹三钱　天麦冬各二钱　左牡蛎四钱　生白芍二钱　川贝母二钱　大生地四钱　花龙骨三钱　潼蒺藜三钱　制黄精三钱　浮小麦四钱　金匮肾气丸四钱，包

三诊　饮食入胃，不生津液，始不为肌肤，继不为筋骨，书谓食亦见证，已著前章矣，阴液亏耗，肝阳上僭，水不制火，火不归宅，两进养肺阴以柔肝木，益肾阴而安心神之剂，尚觉合度，诊脉弦数较和，细数依然，仍守原意出入，俾得阴阳和谐，水火既济，则入胃之饮食，自能生化精微，灌溉于五脏，洒陈于六腑，第是恙延已久，断非能克日奏功也。

照前方去金匮肾气丸、五味子、制黄精，加淮山药三钱，盐水炒杜仲三钱，上桂心四分。

何左　多饮为上消，多食为中消，多溲为下消，经云："二阳结谓之消。"金匮云："厥阴之为病为消。"皆由阴分不足，厥阴之火消灼胃阴，津少上承，拟育阴生津法。

大麦冬三钱　川石斛三钱　栝蒌皮二钱　北秫米三钱，包　大生地四钱天花粉三钱　淮山药三钱　川贝母二钱　金匮肾气丸三钱，包　南北沙参各三钱　生甘草六分

邱左　上消多渴，下消多溲，上消属肺，下消属肾，肺肾阴伤，胃火内炽，治火无益，宜壮水之主，以制阳光。

大生地四钱　生甘草八分　川贝母二钱　粉丹皮钱半　川石斛三钱　天花粉三钱　肥知母钱半　生白芍二钱　大麦冬三钱　炙乌梅四分　活芦根一尺，去节　青皮甘蔗三两，劈开入煎

肿　胀

朱女　痧子后，谷食不谨，积滞生湿，湿郁化热，阻于募原，太阴失健运之常，阳明乏通降之职，遂致脘腹膨胀，小溲不利，咳嗽气喘，面目虚浮，身热肢肿，苔干腻而黄，脉弦滑，右甚于左，肿胀之势渐著，急拟疏上焦之气机，通中宫之湿滞，去其有形，则无形之热自易解散。

淡豆豉三钱　黑山栀钱半　枳实炭钱半　光杏仁三钱　川贝母三钱　桑白皮二钱　陈广皮一钱　大腹皮二钱　莱菔子二钱，炒研　福泽泻钱半　鸡金炭二

钱　茯苓皮三钱　冬瓜子皮各三钱

程女　肺有伏风，痰气壅塞，脾有湿热，不能健运，以致咳嗽气逆，面浮四肢肿，食入腹胀有形，小溲不利，苔薄腻，脉浮滑，势成肿胀，急拟疏风宣肺，运脾逐湿，庶免加剧耳。

紫苏叶一钱　青防风一钱　光杏仁三钱　象贝母三钱　连皮苓四钱　陈广皮一钱　桑白皮二钱　大腹皮二钱　莱菔子三钱，炒研　枳实炭一钱　汉防己三钱　冬瓜子皮各三钱

徐右　产后二月余，遍体浮肿，颈脉动时咳，难于平卧，口干欲饮，大腹胀满，小溲短赤，舌光红无苔，脉虚弦而数，良由营阴大亏，肝失涵养，木克中土，脾不健运，阳水湿热，日积月聚，上射于肺，肺不能通调水道，下输膀胱，水湿无路可出，泛滥横溢，无所不到也，脉症参合，刚剂尤忌，急拟养肺阴以柔肝木，运中土而利水湿，冀望应手，庶免凶危。

南北沙参各三钱　连皮苓四钱　生白术二钱　清炙草五分　怀山药三钱川石斛三钱　陈广皮一钱　桑白皮二钱　川贝母三钱　甜光杏三钱　大腹皮二钱　汉防己三钱　冬瓜子皮各三钱　生苡仁五钱　另用冬瓜汁温饮代茶

二诊　服药三剂，小溲渐多，水湿有下行之势，遍体浮肿，稍见轻减，而咳嗽气逆，不能平卧，内热口干，食入之后，脘腹饱胀益甚，舌光红，脉虚弦带数，皆由血虚阴亏，木火上升，水气随之逆肺，肺失肃降之令，中土受木所侮，脾失健运之常也，仍宜养金制木，崇土利水，使肺金有治节之权，脾土得砥柱之力，自能通调水道，下输膀胱，而水气不致上逆矣。

南北沙参各三钱　连皮苓四钱　生白术二钱　清炙草五分　川石斛三钱肥知母钱半　川贝母二钱　桑白皮二钱　大腹皮二钱　汉防己二钱　炙白苏子钱半甜光杏三钱　冬瓜子皮各三钱　鸡金炭二钱

卫左　暴于烈日，暑气内逼，居处潮湿，湿瘀滞阻，三焦决渎无权，遂致脘腹胀满，泛泛呕恶，面浮肢肿，里热口干，二便不通，皮色晦黄，苔灰腻，脉弦滑而数，此属热胀，先拟苦辛通降，泄上中之痞满。

川雅连五分　仙半夏二钱　淡黄芩一钱　枳实炭钱半　制小朴一钱　大腹皮二钱　连皮苓四钱　福泽泻钱半　莱菔子三钱，炒研　鲜藿香钱半　西茵陈钱半　六神曲三钱

金童　初病春温寒热，经治已愈，继因停滞，引动积湿，湿郁化水，复招外风，风激水而横溢泛滥，以致遍体浮肿，两目合逢，气逆不能平卧，大

腹胀满，囊肿如升，腿肿如斗，小溲涩少，脉象浮紧，苔白腻，此为风水重症，急拟开鬼门，洁净府。

紫苏叶一钱　青防风一钱　川桂枝五分　连皮苓四钱　福泽泻钱半　陈广皮一钱　大腹皮二钱　水炙桑叶二钱　淡姜皮五分　鸡金炭钱半　莱菔子二钱，炒研

二诊　遍体浮肿，咳嗽气急，难于平卧，大腹胀满，小溲不利，囊肿腿肿如故，苔白腻，脉浮紧而弦，良由脾阳不运，积滞内阴，水湿泛滥横溢，灌浸表里，无所不到也，恙势尚在重途，还虑易进难退，再拟汗解散风，化气利水，俾气化能及州都，则水湿斯有出路。

净麻黄四分　川桂枝六分　连皮苓四钱　生白术钱半　猪苓二钱　泽泻钱半　陈皮一钱　大腹皮二钱　水炙桑叶二钱　汉防己二钱　莱菔子三钱，炒研　淡姜皮五分

三诊　连投开鬼门洁净府之剂，虽有汗不多，小溲渐利，遍体浮肿不减，咳嗽气逆如故，大腹胀满，苔白腻，脉浮紧，良由中阳受伤，脾胃困顿，阳气所不到之处，即水湿灌浸之所，大有水浪滔天之势，尚在重险一途，今拟麻黄附子甘草汤合真武、五苓、五皮，复方图治，大病如大敌，犹兵家之总攻击也，然乎否乎，质之高明。

净麻黄四分　熟附块一钱　生甘草五分　猪云苓各三钱　川椒目二十粒　川桂枝六分　生白术钱半　福泽泻钱半　陈广皮一钱　大腹皮二钱　水炙桑皮二钱　淡姜皮五分　汉防己二钱

外以热水袋熨体，助阳气以蒸汗，使水气从外内分消也。

四诊　服复方后，汗多小溲亦畅，遍体浮肿渐退，气逆咳嗽渐平，大有转机之兆，自觉腹内热气蒸蒸，稍有口干，是阳气内返，水湿下趋之佳象，不可因其口干，遽谓寒已化热，而改弦易辙，致半途尽废前功也，仍守原法，毋庸更章。

原方加生熟苡仁各三钱。

五诊　遍体浮肿，十去五六，气逆亦平，脉紧转和，水湿已得分消，惟脾不健运，食入难化，易于便溏，口干欲饮，脾不能为胃行其津液，输润于上，不得据为热象也，今制小其剂，温肾助阳，运脾利水，去疾务尽之意。

熟附块一钱　生白术二钱　生甘草五分　茯猪苓各三钱　炒补骨脂钱半　川桂枝五分　福泽泻钱半　陈广皮一钱　大腹皮二钱　水炙桑皮二钱　淡姜皮五分

生熟苡仁各三钱　冬瓜子皮各三钱

六诊　遍体浮肿，已退八九，气逆咳嗽亦平，饮食亦觉渐香，诸病已去，正气暗伤，脾土未健，神疲肢倦，自汗蒸蒸，有似虚寒之象，今拟扶其正气，调其脾胃，佐化余湿，以善其后。

炒潞党参二钱　熟附片八分　生白术二钱　云茯苓三钱　清炙草五分　陈广皮一钱　大砂仁八分，研　炒补骨脂钱半　炒谷麦芽各三钱　生熟苡仁各三钱　冬瓜子皮各三钱　福泽泻钱半　生姜二片　红枣四枚

关左　暴肿气急，小溲短赤，口渴欲饮，脉浮滑而数，此外邪壅肺，气道不通，风水为患，风为阳邪，水为阳水，风能消谷，故胃纳不减也，拟越婢汤加味。

净麻黄四分　熟石膏三钱　生白术钱半　光杏仁三钱　肥知母钱半　茯苓皮三钱　大腹皮二钱　桑白皮二钱　冬瓜子皮各三钱　淡姜皮五分

林左　年近花甲，虑伤脾，脾阳不运，湿浊凝聚，以致大腹胀满，鼓之如鼓，小溲清白，脉象沉细，脾为太阴，湿为阴邪。当以温运分消。

熟附子块一钱　淡干姜八分　生白术三钱　广陈皮一钱　制川朴一钱　大腹皮二钱　鸡金炭钱半　炒谷芽四钱　陈葫芦瓢四钱　清炙草五分

二诊　前进温运分消之剂，脐腹胀满略松，纳谷减少，形瘦神疲，小溲清长，腑行不实，脉沉细，良由火衰不能生土，中阳不运，浊阴凝聚，鼓之如鼓，中空无物，即无形之虚气散逆，而为满为胀也。仍拟益火消阴，补虚运脾，亦经旨塞因塞用之意。

炒潞党参三钱　熟附子钱半　淡干姜八分　清炙草五分　陈广皮一钱　大砂仁八分，研　陈葫芦瓢四钱　葫芦巴钱半　炒补骨脂钱半　煨益智钱半

三诊　脐腹胀满较前大减，小溲微黄，自觉腹内热气烘蒸，阳气内返之佳象，脉沉未起，形肉消瘦，仍拟益火之原，以消荫翳，俾得离照当空，则浊阴自散。

炒潞党参三钱　熟附子钱半　淡干姜八分　清炙草八分　陈广皮一钱　大砂仁八分，研　炒淮药三钱　炒补骨脂钱半　葫芦巴钱半　煨益智钱半　小茴香八分　焦谷芽四钱　陈葫芦瓢四钱

陈左　大腹膨胀，鼓之如鼓，脐突青筋显露，形瘦色萎，脉沉细，舌无苔，良由脾肾之阳大伤，虚气散逆，阳气不到之处，即浊阴凝聚之所，阅前方均用理气消胀之剂,胀势有增无减,病延一载,虚胀无疑,姑仿经旨塞因塞用之法,

冀望应手为幸。

炒潞党参三钱　熟附块一钱　淡干姜六分　清炙草六分　连皮苓四钱　陈广皮一钱　炒补骨脂钱半　葫芦巴钱半　陈葫芦瓢三钱　金液丹一钱，每早空心吞服

傅左　宦途失意，忧思伤脾，运行无权，肝木来侮，浊气在上，则生膜胀，大腹胀满，自秋至冬，日益加剧，动则气逆，小溲涓滴难通，青筋显露，足肿不能步履，口燥欲饮，舌红绛，脉细数，叠进六君、五皮、肾气等剂，病势不减，已入危笃一途，勉拟养金制木，运脾化气，亦不过尽心力而已。

南北沙参各三钱　连皮苓四钱　生白术三钱　怀山药三钱　左牡蛎四钱花龙骨三钱　川贝母三钱　甜光杏三钱　汉防己二钱　鲜瓜汁二两，冲服　滋肾通关丸钱半，包煎

另单方每日虾士蟆二钱，泛水如银耳状，煮服，连蟆肉食之，如法食两天后，即小溲畅行，且时时频转矢气，肿胀渐消，按虾士蟆为益肾利水之品，故能应效，洵治虚胀之妙品也。

文右　旧有脘痛，继则腹满作胀，食入难化，面黄溺少，此肝气拂郁，木乘土位，湿热浊气，凝聚丁募原之间，二焦气机流行窒塞，书所谓"浊气在上，则生膜胀"是也，两关脉弦，寸部郁涩，急拟疏肝解郁，运脾逐湿。

银州柴胡一钱　生白术二钱　枳实炭一钱　连皮苓四钱　陈广皮一钱　大腹皮二钱　黑山栀钱半　带壳砂仁八分　冬瓜皮三钱　鸡金炭钱半　炒谷麦芽各三钱　小温中丸三钱，每早吞服

杨左　形瘦色苍，木火体质，抑郁不遂，气阻血痹，与湿热凝聚募原，始则里热口干，继而大腹胀硬，自夏至秋，日益胀大，今已脐突红筋显露，纳谷衰少，大便色黑，小溲短赤，舌灰黄，脉弦数，此血臌之重症也，气为血之先导，血为之依附，气滞则血凝，气通则血行，先拟行气去瘀，清热化湿，然恙根已深，非旦夕所能图功者也。

银州柴胡一钱　生香附二钱　连皮苓四钱　紫丹参二钱　粉丹皮钱半　京赤芍二钱　藏红花八分　当归尾三钱　绛通草八分　黑山栀钱半　泽兰叶钱半青宁丸三钱，包

肿胀概论

《灵枢·胀论》谓：五藏六腑，皆各有胀，诸胀者，皆因厥气在下，营卫留

止，寒气逆上，真邪相攻，两气相搏，"乃合而为胀也。"故凡治胀病，收会通圣经诸条之旨，然后能识脏腑之部分。邪气之盛衰，名曰厥气者逆气也，寒气者浊阴也，逆气下塞，浊阴上干，卫气滞留，营血凝止，营卫不调，寒邪得以乘虚而入，真邪相持，互结不解，脏虚邪即人脏，腑虚邪即入腑，故有五脏六腑诸胀之见症，治法分别列后。

心胀者，烦心短气，卧不安，心为君主之官，神明出焉，寒邪来犯，心阳郁遏，阴阳交战则短气，火被水克为心烦，心肾不交，则卧不安也，当宜发扬神明，以安心脏，俾离火空照，则荫翳自散。

川桂枝四分　光杏仁三钱　生甘草五分　朱茯神三钱　酸枣仁三钱　紫丹参二钱　炙远志一钱　川郁金钱半　琥珀屑六分，冲服　姜皮五分　沉香片四分　朱灯芯二札

肺胀者，虚满而喘咳，肺为至高之脏，位主上焦，职司清肃，寒客于肺，肺气壅塞，清肃之令，不得下行。先哲云，喘咳之为病，在肺为实，在肾为虚。此肺金之实喘也，宜温肺散寒，射干麻黄汤加减，如寒包热者。麻杏石甘汤治之。

净麻黄四分　嫩射干八分　光杏仁三钱　生甘草六分　象贝母三钱　仙半夏二钱　薄橘红八分　桑白皮二钱　炙款冬钱半　栝蒌皮二钱　清水炒枇杷叶二钱，去毛包

脾胀者，善哕，四肢烦愧，体重不能胜衣，卧不安，脾为太阴而主四肢，脾弱生湿，湿阻中宫，真阳不运，土德日衰，寒邪乘之，浊阴凝聚而为哕，为体重，为烦愧也，脾与胃为表里，脾病胃亦病，胃不和则卧不安，宜温运太阴，而化湿浊。

熟附片钱半　生白术钱半　炮姜炭八分　云茯苓三钱　仙半夏二钱　青陈皮各一钱　大砂仁八分　炒薏仁八钱　炒谷麦芽各三钱　制川朴一钱

肝胀者，胁下满而痛引少腹，胁乃肝之分野，少腹乃厥阴之界，寒客厥阴，木失条达，厥气横逆鸥张，故胁满而少腹痛也，宜疏泄厥气，而散寒邪。

软柴胡一钱　炒赤白芍各钱半　金铃子二钱　延胡索一钱　细青皮一钱春砂壳八分　川郁金钱半　广木香六分　青橘叶钱半　小茴香八分　台乌药一钱江枳壳一钱

肾胀者，腹满引背，央央然腰髀痛，肾为水藏，腰为肾府，寒着于肾，下元虚寒，真阳埋没，阴邪充斥，故腹满而腰髀痛也，宜温肾助阳，而驱浊阴，俾得阳光普照，则阴霾自消。

熟附块钱半　生白术二钱　西秦艽二钱　川牛膝三钱　厚杜仲三钱　补骨

脂钱半　青陈皮各一钱　台乌药一钱　小茴香一钱　广木香六分　嫩桑枝四钱
生姜三片

胃胀者，胃脘痛，鼻闻焦臭，妨于食，大便难，胃为阳土，主司出纳，寒邪乘之，胃气不通，不通则痛，胃既受病，水谷停滞中宫，欲化不化，反变败浊，故鼻闻焦臭而妨碍饮食也，谷气不行，阳不通达，受盛传导，皆失所司，故大便难，与腑实便闭者不同，宜平胃散合脾约麻仁丸加减。

制苍术一钱　制川朴一钱　陈广皮一钱　细青皮一钱　江枳壳一钱　大砂仁八分，研　广郁金钱半　全栝蒌三钱，切　脾约麻仁丸五钱，包　广木香四分

大肠胀者，肠鸣而痛濯濯，冬日重感于寒，则飧泄不化，大肠为传导之官，变化糟粕而出焉，寒客大肠，变化无权，清浊混淆，则生飧泄，虚寒气滞，则肠鸣而痛濯濯也，宜温中化浊，分利阴阳。

熟附块八分　炮姜炭六分　生白术二钱　广木香八分　陈广皮一钱　猪茯苓各三钱　大砂仁一钱，研　制小朴八分　大腹皮二钱　六神曲三钱

小肠胀者，少腹膜胀，引腰而痛，小肠为受盛之官，化物出焉，位居胃之下口，大肠之上口，寒客小肠，物无由化，水液不得渗于前，糟粕不得归于后，故为少腹膜胀，引腰而痛，小溲必不利也，宜通幽化浊，滑利二便。

细青皮钱半　赤茯苓三钱　台乌药一钱　细木通钱半，酒炒　栝蒌仁三钱，研　车前子二钱　广木香六分　江枳壳二钱　青橘叶钱半　光杏仁三钱生姜二片

膀胱胀者，少腹满而气癃，膀胱为州都之官，津液藏焉，气化则能出矣，寒客膀胱，湿郁下焦，气化不及州都，水道窒塞不通，故少腹满而气癃，即今之癃闭也，宜开启上闸，以通下源，如壶挈盖之意。

苦桔梗二钱　光杏仁三钱　云茯苓三钱　细木通八分　车前子三钱　瞿麦穗二钱　冬葵子四钱　怀牛膝二钱　滋肾通关丸三钱，包　荸荠梗三钱

三焦胀者，气满于皮肤中，轻轻然而不坚，三焦即募原，为决渎之官，水道出焉，寒气逆于三焦，决渎失职，气与水逆走腠理，其水不得从膀胱而泄，气本无形，水质不坚，故气满于皮肤中，轻轻然而不坚，与肤胀等耳，当行气利水，五苓五皮加减。

川桂枝五分　生白术钱半　桑白皮二钱　鲜姜皮一钱　陈广皮一钱　赤猪苓各三钱　江枳壳一钱　福泽泻钱半　大腹皮二钱　广木香六分　冬瓜皮一两，煎汤代水

胆胀者，胁下痛胀，口中苦，善太息，胆为中正之官，决断出焉，唯其气血

皆少，为清净之府，而内寄相火，寒客于胆，胆与肝为表里，胆病而肝亦病，胆汁上溢，故口苦，肝气拂郁，故胁痛胀善太息也，宜和解枢机，而泄厥气。

　　柴胡一钱　当归二钱　白芍钱半　栀子皮钱半　白蒺藜三钱　云苓三钱陈皮一钱　枳壳一钱　合欢皮二钱　川郁金钱半　佛手八分

　　由是观之，五脏六腑之胀，属寒者多，而属热者少，属实者多，而属虚者少，中满分消，治寒胀也，丹溪小温中丸，治热胀也，金匮工在急下，治实胀也，济生肾气，治虚胀也，为司命之职，苟不辨明清切，而笼统处方，岂不自欺欺人乎。

脚　气

　　何左　湿浊之气，从下而受，由下及上，由经络而入脏腑，太阴健运失常，阳明通降失司，腿足浮肿，大腹胀满，胸闷气逆，不能平卧，面色灰黄，脉左弦右濡滑，脚气冲心重症，脚气谓之壅疾，急拟逐湿下行。

　　紫苏梗钱半　连皮苓五钱　陈木瓜五钱　苦桔梗一钱　海南子三钱　陈广皮三钱　汉防己三钱　淡吴萸钱半　生熟苡仁各五钱　福泽泻二钱　连皮生姜三片

　　二诊　昨进逐湿下行之剂，大便先结后溏，气逆略平，而大腹胀满，腿足浮肿，依然如旧，面无华色，舌苔白腻，脉左弦细右濡滑，蕴湿由下而上，由经络而入脏腑，脾胃运化无权，脚气重症，还虑冲心之变，前法既获效机，仍守原意出入。

　　照前方加川牛膝三钱，冬瓜皮五钱。

　　三诊　腿足肿略减，两手背亦肿，大腹胀满虽松，胸闷气升，难以平卧，身热不壮，口干且苦，面无华色，舌苔薄腻微黄，脉象濡小而滑，脾主四肢，脾弱水湿泛滥，浊气上干，肺胃之气，失于下降，羌势尚在重途，未敢轻许不妨，再仿五苓合鸡鸣散加减，逐湿下行。

　　川桂枝五钱　福泽泻二钱　陈木瓜三钱　大腹皮三钱　酒炒黄芩八分　猪苓三钱　川牛膝二钱　淡吴萸八分　连皮苓五钱　陈皮三钱　冬瓜皮五钱汉防己三钱　生熟苡仁各五钱　连皮生姜三片

　　四诊　脚气肿势减，大腹胀满亦松，小溲渐多，水湿有下行之势，身热时轻时剧，口苦且干，面无华色，舌苔腻黄，脉象濡小而滑，浊气留恋募原，脾胃运化无权，能得不增他变，可望转危为安，脚气壅疾，虽虚不补，仍宜五苓合鸡鸣散加减，逐湿下行，运脾分消。前方去吴萸，加地枯萝三钱。五诊　肿势大减，大腹胀满渐松，小溲渐多，水湿有下行之渐，纳少嗳气，且见咳嗽，舌苔薄白而腻，脉象弦小而滑，浊气聚于募原，水湿未能尽化，太阴健运失常，阳明通降失司也，前法颇合，毋庸更张。

川桂枝六分　泽泻钱半　大腹皮二钱　光杏仁三钱　连皮苓四钱　生熟苡仁各三钱　陈皮一钱　淡吴萸八分　陈木瓜三钱　连皮生姜三片　粉猪苓二钱　牛膝二钱　汉防己三钱　地枯萝三钱

六诊　肿势十去七八，胀满大减，小溲渐多，水湿浊气，已得下行，沟渎通则横流自减，理固然也，苔腻未化，纳谷不旺，余湿未楚，脾胃运化未能如常，去疾务尽，仍守前法。

前方去地枯萝，加生白术钱半，冬瓜皮四钱。

赵左　脚气上冲入腹，危险之极，变生顷刻，勉方作万一之幸，破釜沉舟，迟则无济矣。

熟附子五钱　云茯苓八钱　陈木瓜五钱　花槟榔三钱　淡干姜三钱　生白术三钱　淡吴萸二钱　黑锡丹三钱，包

黄　疸

朱右　温病初愈，因饮食不谨，湿热滞互阻中焦，太阴健运无权，阳明通降失司，以致脘腹胀闷，不思纳谷，一身尽黄，小溲短赤如酱油色，苔薄腻黄，脉濡滑而数，黄疸已成，非易速瘥，拟茵陈四苓合平胃加减。

西茵陈钱半　连皮苓四钱　猪苓二钱　陈广皮一钱　黑山栀二钱　福泽泻钱半　炒麦芽三钱　制苍术一钱　制川朴一钱　六神曲三钱　炒苡仁三钱

陈左　喉痧之后，滋阴太早，致伏湿未发，蕴湿逗留募原，着于内而现于外，遂致遍体发黄，目珠黄，溺短赤，身热晚甚，渴喜热饮，肢节酸疼，举动不利，苔薄腻黄，脉濡数，温少湿多，互阻不解，缠绵之症也，姑拟清宣气分之温，驱逐募原之湿，俾湿从外达，湿从下趋，始是病之去路。

清水豆卷八钱　忍冬藤三钱　连翘壳三钱　泽泻钱半　西茵陈钱半　黑山栀二钱　猪苓二钱　制苍术七分　粉葛根钱半　通草八分　鸡苏散三钱，包　甘露消毒丹八钱，包煎

孔左　素体阴虚，湿从热化，熏蒸郁遏，与胃中之浊气相并，遂致遍体

发黄，目黄溲赤，肢倦乏力，纳谷减少，舌质淡红，从阳疸例治之。

西茵陈二钱半　赤猪苓各三钱　通草八分　冬瓜皮四钱　黑山栀二钱　泽泻钱半　飞滑石三钱　白茅根两札，去心　生白术钱半　杜赤豆一两

韩女　室女经闭四月，肝失疏泄，宿瘀内阻，水谷之湿逗留，太阴、阳明、厥阴三经为病，始而少腹作痛，继则脘胀纳少，目黄溲赤，肌肤亦黄，大便色黑，现为黄疸，久则恐成血臌，急拟运脾逐湿，祛瘀通经。

陈广皮一钱　赤猪苓各三钱　杜红花八分　制苍术一钱　大腹皮二钱　桃仁泥钱半，包　制川朴一钱　福泽泻钱半　延胡索一钱　西茵陈二钱　半苏木钱半　青宁九二钱半，吞服

高左　身热旬余，早轻暮重，夜则梦语如谵，神机不灵，遍体色黄，目黄溺赤，口干欲饮，舌干灰腻，脉象左弦数右濡数，伏邪湿热逗留募原，如盦酱然，湿热挟痰，易于蒙蔽清窍，清阳之气失旷，加之呃逆频频，手足蠕动，阴液暗耗，冲气上升，内风煽动，湿温黄疸，互相为患，颇虑痉厥之变，急拟生津而不滋，化湿而不燥，清宣淡渗，通利三焦，勿使邪陷减厥阴，是为要策。

天花粉三钱　朱茯神三钱　鲜石菖蒲一钱　黑山栀二钱　益元散三钱，包　柿蒂十枚　嫩钩钩三钱，后入　西茵陈二钱半　嫩白薇钱半　炒竹茹钱半　白茅根两札，去心

褚左　躬耕南亩，曝于烈日，复受淋雨，又夹食滞，湿着于外，热郁于内，遂致遍体发黄，目黄溲赤，寒热骨楚，胸闷脘胀，苔腻布，脉浮紧而数，急仿麻黄连翘赤豆汤意。

净麻黄四分　赤茯苓三钱　六神曲三钱　连翘壳三钱　枳实炭一钱　福泽泻钱半　淡豆豉三钱　苦桔梗一钱　炒谷麦芽各三钱　西茵陈钱半　杜赤豆一两

卫左　饥饱劳役，脾胃两伤，湿自内生，蕴于募原，遂致肌肤色黄，目黄溲赤，肢倦乏力，纳谷衰少，脉濡，舌苔黄，谚谓脱力黄病，即此类也，已延两载，难许速效，仿补力丸意，缓缓图之。

炒全当归一两　云茯苓一两四钱　炒西秦艽一两　大砂仁五钱　紫丹参一两　盐水炒淮牛膝一两　炒六神曲一两四钱　炒赤芍一两　米泔水浸炒制苍术八钱　盐水炒厚杜仲一两　炒苡仁二两　生晒西茵陈二两　土炒白术一两　煅皂矾五钱　炒陈广皮七钱　炒福泽泻八钱

上药各研为细末，用大黑枣六两，煮熟去皮核，同药末捣烂为丸，晒干，每

早服三钱，开水送下。

麦左 嗜酒生湿，湿郁生热，热在阳明，湿在太阴，熏蒸郁遏，如盦酱然，面目发黄，黄甚则黑，心中嘈杂，虽食甘香，如啖酸辣，小溲短赤，口干而渴，此酒疸也，姑拟清解阳明之郁热，宣化太阴之蕴湿，使热邪从肌表而解，湿邪从小便而出也。

粉葛根二钱　肥知母钱半　赤茯苓三钱　西茵陈三钱　黑山栀二钱　陈皮一钱　车前子三钱　天花粉三钱　枳椇子三钱　生苡仁一两，煎汤代水

刁左 抑郁起见，肝病传脾，脾不健运，湿自内生，与胃中之浊气相并，下流膀胱，膀胱为太阳之府，太阳主一身之表，膀胱湿浊不化，一身尽黄，小溲赤涩，食谷不消，易于头眩，此谷疸也，治病必求于本，疏肝解郁为主，和中利湿佐之。

银州柴胡一钱　云茯苓三钱　大砂仁八分，研　制苍白术各一钱　全当归二钱　生熟谷芽各三钱　陈广皮一钱　炒赤芍钱半　生熟苡仁各三钱　制川朴一钱　西茵陈钱半　炒车前子三钱　黑山栀二钱

任右 经闭三月，膀胱急，少腹满，身尽黄，额上黑，足下热，大便色黑，时结时溏，纳少神疲，脉象细涩，良由寒客血室，宿瘀不行，积于膀胱少腹之间也，女劳疸之重症，非易速痊，古方用硝石矾石散，今仿其意，而不用其药。

当归尾二钱　云茯苓三钱　藏红花八分　带壳砂仁八分，研　京赤芍二钱　桃仁泥钱半，包　肉桂心三分　西茵陈钱半　紫丹参二钱　青宁九二钱半，包　延胡索一钱　血余炭一钱，包　泽泻钱半

周左 思虑过度，劳伤乎脾，房劳不节，劳伤乎肾，脾肾两亏，肝木来侮，水谷之湿内生，湿从寒化，阳不运行，胆液为湿所阻，渍之于脾，浸淫肌肉，溢于皮肤，遂致一身尽黄，面目黧黑，小溲淡黄，大便灰黑，纳少泛恶，神疲乏力，苔薄腻，脉沉细，阳虚则阴盛，气滞则血瘀，瘀湿下流大肠，故腑行灰黑而艰也。阴疸重症，缠绵之至，拟茵陈术附汤加味，助阳运脾为主，化湿祛瘀佐之，俾得离照当空，则阴霾始得解散，然乎否乎，质之高明。

熟附子块钱半　连皮苓四钱　紫丹参二钱　大砂仁一钱，研　生白术三钱　陈广皮一钱　藏红花八分　炒麦芽三钱　西茵陈二钱半　制半夏二钱　福泽泻钱半　炒薏仁四钱　淡姜皮八分

金君 操烦郁虑，心脾两伤，火用不宣，脾阳困顿，胃中所入水谷，不

生精微，而化为湿浊，着于募原，溢于肌肤，以致一身尽黄，色晦而暗，纳少神疲，便溏如白浆之状，起自仲夏，至中秋后，脐腹膨胀，腿足木肿，步履艰难，乃土德日衰，肝木来侮，浊阴凝聚，水湿下注，阳气不到之处，即水湿凝聚之所，症情滋蔓，蔓难图也，鄙见浅陋，恐不胜任，拙拟助阳驱阴，运脾逐湿，是否有当，尚希教正。

熟附块钱半　连皮苓四钱　西茵陈钱半　淡干姜八分　陈广皮一钱　葫芦巴钱半　米炒白术二钱　大腹皮二钱　大砂仁八分，研　清炙草五分　炒补骨脂钱半　陈葫芦瓢四钱　金液丹二钱，吞服

呃 嗳

倪右　脉象左弦涩右濡滑，舌边红中薄腻，见证胸闷气升，嗳气泛恶，食入作哽，痰多咳嗽，十余日未更衣，月事八旬未止，良由营血亏虚，肝气上逆，犯胃克脾，湿痰逗留中焦，肺胃肃降失司，恙经匝月，岂能再使蔓延，急拟平肝通胃，顺气化痰，以观动静。

代赭石三钱，煅　左金丸七分，包　栝蒌皮二钱　薤白头一钱，酒炒　云茯苓三钱　水炙远志一钱　川象贝各二钱　旋覆花钱半，包　银柴胡八分炒黑荆芥八分　姜竹茹一钱五分　仙半夏二钱　佛手露一钱，冲服　炒谷麦芽各三钱

王左　湿温伏邪，内陷少阴，引动冲气上击，犯胃冲肺，肃降之令无权，气喘呃逆，身热不扬，舌苔薄腻，脉象左关弦小而促，右濡细，跌阳虚弦而数，太谿似无，郑声神糊，时明时昧，正虚邪陷，神不守舍，显然可见矣，厥脱之变，指顾问事，勉拟摄纳冲气，和胃安神，以为无法之法，或有效验，亦未可知。

灵磁石四钱，煅　朱茯神三钱　仙半夏二钱　柿蒂五枚　左牡蛎四钱　炙远志一钱　炒竹茹一钱五分　刀豆壳三钱　花龙骨三钱　陈广皮一钱　吉林参一钱五分，另煎汁冲服　黑锡丹八分，吞服

余左　高年营液本亏，肝气易于上逆，胃失降和，昨日食后。呃逆频频，逾时而止，脉弦小而滑，舌光无苔，治肝宜柔，治胃宜通，姑以养阴柔肝为主，和胃顺气佐之。

吉林参须一钱　云茯苓三钱　刀豆壳三钱　生白芍一钱五分　代赭石二钱，煅　合欢花一钱五分　仙半夏一钱五分　陈广皮一钱　旋覆花钱半，包柿蒂五枚潼白蒺藜各一钱五分　清炙枇杷叶二钱，去毛包

【卷六】

疝　气

陈左　厥阴之脉循阴器，而络睾丸，厥阴者，肝也，肝失疏泄，湿热下注，膀胱宣化失司，小溲夹浊，偏疝坠胀疼痛，苔腻，脉濡数。经云，诸液浑浊，皆属于肝，又云，肝病善痛，是无形之厥气，与有形之湿热，互相为患也，当疏泄厥气，淡渗湿热。

柴胡梢七分　延胡索一钱　路路通二钱　炒赤芍一钱五分　块滑石三钱赤茯苓三钱　车前子三钱　荸荠梗一钱五分　金铃子二钱　陈橘核钱半　粉萆薢三钱　黑山栀一钱五分　细木通八分　枸橘一枚，打

李左　湿火挟厥气下注，劳动过度，偏疝坠胀疼痛，口干内热。小溲浑浊，纳谷不香，胸脘闷胀，脉弦数，苔腻而黄，脾胃清气不能上升，小肠膀胱浊气不得下降，肝气失于疏泄，脾虚生湿，湿郁生痰，痰火瘀凝，清不升而浊不降，然皆素体气虚之所致也，姑拟健脾胃，清湿火，俾清气自升，浊气得降。

炒白术二钱　赤茯苓三钱　陈广皮一钱　蒸橘核钱半　炒黄芪三钱　炒知母二钱　粉萆薢三钱　荔枝核三钱　软柴胡五分　酒炒黄檗一钱　小茴香五分清炙草五分

又诊　前进健脾胃，清湿火，偏疝略收，疼痛渐止，胸闷不舒，清气有上升之象，浊气下降之势，拟原方更进一筹。

原方去柴胡，加金铃子钱半，延胡索五分。

莫左　疝气坠胀，腹痛筋急，泛泛作恶，甚则脘痛呕吐，脉弦细，苔薄腻，中阳衰弱，厥气失于疏泄，姑拟大建中汤治之。

炒潞党二钱　淡吴萸八分　金铃子一钱五分　熟附片二钱　川花椒五分延胡索八分　炮姜炭八分　姜半夏三钱　路路通一钱五分　丝瓜络钱半　酒炒桑枝三钱

江左 高年气虚,疝气屡发,坠胀作痛,小溲短赤,睡则略安,治宜补中气,疏厥气,以丸代煎,缓图功效。

补中益气丸一两　橘核丸二两

每早晚各服二钱,开水送下。

黄左 劳倦奔走,元气下陷,睾丸坠胀,不能行动,胸脘不舒,肝主筋,睾丸为筋之所聚,先健其中气,俾得元气上升,睾丸自能下坠。

炙黄芪三钱　炙升麻一钱　小茴香五分　炒潞党三钱　柴胡梢五分　陈广皮一钱五分　炒白术三钱　清炙草五分　广木香五分　橘核丸三钱,吞服

又诊 坠痛已止,举动亦便,前进补中益气汤,甚为合度,仍守原法治之。

炙黄芪三钱　云苓三钱　炙升麻六分　炒潞党三钱　细青皮一钱五分　金铃子一钱五分　清炙草五分　荔枝核三钱　延胡索五分　佛手柑八分

费左 偏疝坠胀作痛,头内眩晕,泛泛作恶,厥气失于疏泄,肝气肝阳易于上升,治宜清肝理气。

金铃子一钱五分　云苓三钱　荔枝核三钱　延胡索五分　姜半夏三钱　橘核丸三钱,吞服　煅石决二钱　细青皮一钱五分　小茴香五分　白蒺藜三钱　酒炒桑枝三钱

癃　闭

王左 三焦者,决渎之官,水道出焉,上焦不宣,则不通,以肺为水之上源,不能通调水道,下输膀胱也,疏其源则流自洁,开其上而下自通,譬之沉竹管于水中,一指遏其上窍,则滴水不坠,去其指则管无余水矣,治癃闭不当如是乎。

苦桔梗一钱　带皮杏仁三钱　赤茯苓三钱　六一散三钱,包　炙升麻八分　黑山栀一钱五分　黄檗一钱,盐水炒　知母一钱,盐水炒　肉桂心二分,饭丸吞服　土牛膝根三钱　鲜车前草汁二两　鲜藕汁二两,二味炖温冲服

沈左 小溲频数,少腹胀痛。经云,下焦络肾属膀胱,别于回肠而渗入焉,此证少阴真火不充,太阳之寒水,转为湿热所阻,少阴无火,故小溲数而不畅,太阳为湿热阻滞,故气不通而胀痛,法当暖脏泄热,冀火归其源,水得其道,拟滋肾通关饮。

肥知母三钱　川黄檗三钱　肉桂心三分

朱左　中气不足，溲便为之变，小溲频数，入夜更甚，延今一载余，症属缠绵，姑拟补中益气，滋肾通关。

炒潞党参钱半　清炙草五分　云茯苓三钱　陈广皮一钱　川升麻三分　清炙草芪二钱　苦桔梗一钱　全当归二钱　生白术一钱五分　生蒲黄三钱，包　小蓟根二钱　滋肾通关丸三钱，包

遗　精

陈左　精藏于肾，而主于心，精生于气，而役于神，神动于中，精驰于下，遗泄已久，心悸头晕，补精必安其神，安神必益其气，拟益气养阴，安神固泄。

炒潞党参二钱　朱茯神三钱　大砂仁八分，研　剪芡实三钱　清炙草芪三钱　生枣仁三钱　川黄檗八分　熟女贞二钱　大熟地四钱　青龙齿四钱　桑螵蛸三钱　明天冬二钱　紫石英三钱　白莲须一钱五分

王左　癸水不足，相火有余，精关因而不固，始患遗泄，延及上源，更兼咳嗽，恙久根深，非易速痊，拟壮水之主，以制阳光。

明天冬一钱五分　抱茯神三钱　左牡蛎四　钱竹沥半夏二钱　大生地三钱　黄檗炭八分　花龙骨三钱　炙远志肉一钱　潞党参三钱　带壳砂仁八分剪芡实三钱　川象贝各二钱　甜光杏三钱　白莲须一钱五分

戴左　真阴不足，肝火客之，鼓其精房，乃病遗泄，内热口燥，头痛眩晕，拟育阴清肝，固涩精房。

明天冬一钱五分　黄檗炭八分　左牡蛎四钱　稆豆衣三钱　大生地三钱春砂壳八分　青龙齿三钱　嫩钩钩三钱，后入　南北沙参各二钱　白莲须一钱五分

癥　瘕

杜右　腹部结块，按之略疼，或左或右，内热神疲，脉沉弦，苔薄腻，癥病属脏，着而不移，瘕病属腑，移而不着。中阳不足，脾胃素伤，血不养肝，肝气瘀凝，脉症参合，病非轻浅，若仅用攻破，恐中阳不足，脾胃素伤，而致有臌满之患。辗转思维，殊属棘手，姑拟香砂六君加味，扶养脾胃，冀其消散。

炒潞党参三钱　制香附钱半　大枣五枚　云茯苓三钱　春砂壳五分　炙甘草八分　炒白术二钱　陈广皮一钱

复诊　前方服二十剂后，神疲内热均减，痕块不疼略消，纳谷渐香，中阳有来复之象，脾胃得生化之机，再拟前方进步。

炒潞党参三钱　炙甘草八分　陈广皮一钱　云茯苓三钱　制香附钱半　大腹皮三钱　炒白术二钱　春砂壳五分　炒谷芽三钱　大红枣五枚　桂圆肉五粒

孙右　肝之积名为肥气，肝气横逆，有升无降，胁部作痛，按之有块，泛泛作恶，头内眩晕，纳食衰少，多愁善郁，症属七情，非易图治，若能怡情悦性，更以药石扶助，或可消散于无形。

软柴胡五分　金铃子钱半　制香附钱半　全当归二钱　延胡索五分　春砂壳八分　炒白芍三钱　细青皮八分　广木香五分　失笑散一钱五分，包煎

二诊　泛泛作恶略止，胁部气块亦觉略消，头内眩晕，纳食衰少，肝气横逆，上升则呕恶，下郁则痞块作痛，再与平肝理气，和胃畅中。

金铃子一钱五分　制香附一钱五分　仙半夏钱半　延胡索五分　春砂壳五分　陈广皮钱半　炒白芍一钱五分　大腹皮三钱　制小朴八分　失笑散一钱五分，包煎

姜右　经停四月，忽然崩漏，状如小产，腹内作痛，泛泛呕吐，形瘦骨立，纳谷衰少，脉象弦细而数，苔薄腻而灰，前医疑是妊孕，叠投安胎之剂，参合脉症，肝脾两虚，寒瘀停凝，夫肝藏血，脾统血，藏统失司，气血不能循经而行，偶受寒气，停于腹内，状如怀孕，经所谓瘕病是也，症势沉重，非易图治，急与培补气阴，温通寒瘀。

炒潞党二钱　熟附块二钱　单桃仁一钱五分　炙黄芪三钱　炮姜炭一钱杜红花八分　炒白术二钱　淡吴萸一钱　泽兰一钱五分　大红枣五枚　广木香五分

此药服三剂，崩漏腹痛均止，仍以前方去淡吴萸、桃仁、红花、泽兰、加杞子、杜仲、川断，共服十剂而愈。

王右　心下结块，痛则呕吐，嗳气不舒，纳谷不多，素体气阴两亏，肝木用事，肝气挟痰瘀阻于心下，经书所谓伏梁，即此候也，治宜开清阳而化浊阴，平肝气而化痰瘀。

金铃子一钱五分　云苓三钱　全当归三钱　延胡索五分　姜川连三分　炒白芍二钱　淡吴萸五分　白蔻壳四分　煅瓦楞三钱　佛手柑八分

淋　浊（毒症）

史左　溲浊淋漓赤白，溺时管痛，湿胜于热则为白，热胜于湿则为赤。经云，诸转反戾，水液浑浊，皆属于热。一则热迫血分，一则湿郁下焦，瘀精留滞中途，膀胱宣化失司，赤浊白浊，所由来也，拟清肝火，渗湿热，佐去瘀精。

龙胆草钱半　粉草薢三钱　细木通八分　黑山栀钱半　远志肉一钱　滑石三钱　生草梢八分　粉丹皮钱半　琥珀屑三分，冲　淡黄芩钱半　川雅连三分通草八分

谢左　淋浊积年不愈，阴分已亏，而湿热未楚，肾与膀胱为表里，肾阴不足，不能潜伏元阳，致浮阳溢入膀胱，蕴成湿热，拟育阴清化，缓图功效。

大生地四钱　云茯苓三钱　潼蒺藜三钱　山萸肉一钱五分　熟女贞二钱粉丹皮一钱五分　黄檗炭八分　威灵仙二钱　福泽泻一钱五分　淮山药三钱剪芡实二钱　猪脊髓二条，酒洗

毒　症

朱左　阴虚毒火上攻，喉疳腐烂，头痛鼻塞，肢节酸楚，此为余毒湿热留恋经络所致，症势缠绵，非易速痊，拟结毒紫金丹加减，育阴解毒，化湿通络。

元武板四钱　甘中黄八分　连翘壳三钱　丝瓜络二钱　生石决明八钱　胡黄连六分　寒水石三钱　仙遗粮四钱　朱茯神三钱　忍冬藤三钱　飞滑石三钱五宝丹五分，分五次开水送下

王左　脊背腰髀疼痛，牵及两胁，屡进益气去风，化湿通络之剂，未见效机，今拟土茯苓散合金蟾脱壳煎加味。

土茯苓五钱　忍冬藤四钱　晚蚕沙三钱　西秦艽二钱　紫丹参二钱　五宝丹二分，开水送下　独活一钱　土贝母五钱　连翘壳三钱　钻地风一钱五风

另干蟾皮半张，陈酒半斤，浸酒内一周时，将酒炖温服，服后睡一二小时。

便 血

施左 身热六七日不退，大便脓血，脉郁数苔黄，伏邪蕴蒸气分，湿郁化热入营，血渗大肠，肠有瘀浊，大便脓血，职是故也，今拟白头翁汤加味，清解伏邪，苦化湿热。

白头翁三钱　炒黄芩钱半　地榆炭钱半　杜赤豆五钱　北秦皮钱半　炒赤芍钱半　焦查炭三钱　淡豆豉三钱　川雅连四分　炒当归二钱　炙甘草五分

沈左 身热不扬，大便脓血色紫，脉沉苔腻，脾为阴土之脏，统血之经，赖阳气以运行，脾阳不健，瘀浊留恋，血不循经而下溢，经所谓阴络伤，则血下溢是也，身热不扬，阴盛而格阳于外也，当宜温运脾阳，而化痰浊，以冀火土相生，阳气得以上升，阴血不致下走矣。

肉桂心三分　炒白术钱半　焦查炭三钱　熟附子八分　炮姜炭六分　陈广皮一钱　炒当归二钱　炙甘草五分　大砂仁八分　炒赤芍钱半

丁左 便血色紫，腑行不实，纳谷衰少，此远血也，近血病在腑，远血病在脏，脏者肝与脾也，血生于心，而藏统之职，司于肝脾，肝为刚藏，脾为阴土，肝虚则生热，热逼血以妄行，脾虚则生寒，寒泣血而失道，藏统失职，血不归经，下渗大肠，则为便血，便血之治，寒者温之，热者清之，肝虚者柔润之，脾虚者温运之，一方而擅刚柔温清之长，惟金匮黄土汤最为合拍，今宗其法图治。

土炒白术钱半　阿胶珠二钱　炒条芩一钱五分　灶心黄土四钱，荷叶包煎　陈广皮一钱　炙甘草五分　炒白芍一钱五分　抱茯神三钱　炮姜炭五分炙远志一钱

葛左 肾阴不足，肝火有余，小溲频数，肛门坠胀，内痔便血，拟清养肺肾，取金水相生之义。

细生地三钱　西洋参钱半　炒槐花三钱，包　朱灯芯二扎

粉丹皮二钱　大麦冬二钱　京赤芍二钱　脏连丸八分，包　黑山栀钱半生草梢六分　淡竹茹钱半

王左 内痔便血又发，气虚不能摄血，血渗大肠，兼湿热内蕴所致，拟益气养阴，而化湿热。

潞党参一钱五分　全当归二钱　荆芥炭八分　杜赤豆一两　炙黄芪二钱大

白芍一钱五分　侧柏炭一钱五分　清炙草六分　生地炭三钱　槐花炭三钱，包

孙右　脾脏受寒，不能摄血，肝虚有热，不能藏血，血渗大肠，肠内有热，经事不调，拟黄土汤两和肝脾，而化湿浊。

炮姜炭八分　炒白芍一钱五分　炒白术一钱五分　陈皮一钱　阿胶珠二钱
炙甘草六分　灶心黄土四钱，包煎

复诊　肠红大减，未能尽止，经事愆期，胸闷纳少，脾胃薄弱，运化失常，再拟和肝脾化湿热，佐以调经，原方加大砂仁八分研，生熟谷芽各三钱。

溲　血

赵左　溺血之症，痛者为血淋，不痛者尿血，肾阴不足，君相之火下移小肠，逼血下行，小溲带血，溺管不痛，脉象细小而数，王太仆曰："壮水之主，以制阳光。"当宜育坎藏之真阴，清离明之相火。

大生地三钱　抱茯神三钱　小川连四分　蒲黄炭三钱　粉丹皮钱半　元武板四钱　生甘草六分　生白芍二钱　淮山药三钱　阿胶珠三钱　黄檗炭一钱　藕节炭二枚

黄左　肝为藏血之经，脾为统血之脏，肝脾两亏，藏统失司，溲血甚多，小便频数，大便溏薄，舌中剥边黄腻，脉濡弦而数，阴无阳化，阳不生阴，膀胱宣泄无权，足肿面浮，脾虚之象见矣，拟归脾汤法引血归经，合滋肾通关丸生阴化阳。

西洋参三钱　抱茯神三钱　紫丹参二钱　焦谷芽三钱　清炙黄芪三钱　炒枣仁三钱　茜草根炭一钱　焦白芍一钱五分　活贯众炭三钱　炒白术一钱五分
滋肾通关丸二钱，包煎

二诊　溲血有年，血色紫黑，少腹胀满，小溲频数，大便溏薄，内热心悸，耳鸣头眩，面色萎黄，腿足浮肿，脉左弦小而数，右濡弦，肝虚不能藏血，脾虚不能统血，血随溲下，色紫黑，少腹满，宿瘀尚未清也，前进归脾法合滋肾丸，尚觉合度，再从原方复入通瘀之品。

前方去活贯众，加生草梢、薄黄炭、琥珀屑、鲜藕。

三诊　溲血色紫，小溲频数，少腹酸胀，大便溏薄，兼有脱肛，头眩心悸耳鸣，腿足浮肿，两进归脾，病无进退，脾虚固属显然，小溲频数，少腹酸胀，

肝热有瘀，亦为的当不移之理，惟病本虽在肝脾，病标却在膀胱，经云："胞移热于膀胱，则病溺血。"膀胱者，州都之官，藏津液而司气化，气化不行，则病肿满，肺者，膀胱水道之上源也，治肝脾不应，治膀胱不应，今拟清宣肺气，去瘀生新，下病上取，另辟蹊径，以观后效。

西洋参三钱　抱茯神三钱　茜草根二钱　通天草一钱五分　川贝母二钱炙远志一钱　紫丹参二钱　活贯众炭三钱　清炙枇杷叶三钱，去毛包　生草梢八分

另鲜车前草汁、鲜藕汁各一两，炖温冲服。

四诊　昨投清宣肺气，去瘀生新之剂，溲血已减，小便亦爽，下病治上，已获效征，惟面浮足肿，脘腹作胀，纳谷减少，头眩心悸，大便不实，明系肝体不足，肝用有余，脾弱不磨，运化失其常度，急其所急，缓其所缓，又当从肝脾着手，肝为乙木，脾为戊土，脾虚木横，顺乘脾土，固在意中，则治肝实脾，下病治上，亦一定不移之法矣。

生白术三钱　扁豆衣三钱　紫丹参二钱　荸荠梗一钱五分　远志肉一钱云茯苓三钱　陈广皮一钱　生草梢八分　生熟苡仁各三钱　生熟谷芽各三钱清炙枇杷叶三钱，去毛包

五诊　溲血已止，小便不爽，足肿面浮，纳谷减少，脉尺部细小，寸关濡弦，此血虚肝气肝阳易升，脾弱水谷之湿不化也，血虚宜滋养，脾弱宜温燥，顾此失彼，动形掣肘，今拟健运中土，而化水湿。

炒白术三钱　陈广皮一钱　炒神曲三钱　滋肾通关丸三钱，包煎　连皮苓四钱　煨木香五分　谷麦芽各三钱　冬瓜皮一两，煎汤代水　清炙草八分春砂壳八分　炒苡仁三钱

六诊　健运分消，肿仍不退，便溏口干不欲饮，面无华色，头眩耳鸣，纳谷减少，脉象尺部细小，寸关虚弦，血虚之体，肝阳易升，脾弱水谷之湿泛滥，欲扶脾土，须益命火，经所谓少火生气，气能生血，血不能自生，全赖水谷之精液所化，拟崇土渗湿法，再进一层。

炒白术三钱　连皮苓四钱　煨木香五分　滋肾通关丸一钱，包煎　红枣三枚熟附片五分　陈广皮一钱　炒神曲三钱　焦苡仁三钱　清炙草四分　春砂壳八分焦谷芽三钱　冬瓜皮五钱

七诊　身半以下肿依然，胸闷纳少，大便溏泄，小便短少，口干不多饮，舌薄腻，脉象尺部细小，寸关濡弦无力，皆由肝肾阳虚，水谷之湿，生痰聚饮，横溢于募原之间，中气已虚，肝木来乘，气化不及州都，膀胱宣化无权也，

再拟崇土渗湿，滋肾通关。

前方去木香、神曲，加炒淮药、炒车前子。

衄　血

李左　始由腹痛，误服姜醋，辛热过度，引动心肝之火上亢，阳络损伤，则血上溢，舌衄如涌，气粗喘促，口干不欲饮，欲小溲则大便随之，脉弦数而促，舌干涸无液，肺金化源告竭，龙雷之火飞越升腾，颇虑喘脱之险，急拟生脉汤救化源，犀角地黄汤清血热。

西洋参二钱　鲜生地三钱　生白芍二钱　鲜竹茹一钱五分　大麦冬二钱犀角尖四分　粉丹皮一钱五分　鲜藕汁一杯，冲服　鲜铁石斛三钱　川贝母二钱淮牛膝二钱

郭右　发乃血之余，血虚则发落，血虚生热，热搏营分，上为鼻衄，下为便血，宜养血清营主治。

细生地四钱　天麦冬各二钱　槐花炭二钱　夏枯花一钱五分　生甘草六分粉丹皮一钱五分　侧柏炭一钱五分　肥知母一钱五分　冬桑叶三钱　川石斛三钱鲜藕二两，切片入煎

【卷七】

调 经

沈右 气升呕吐，止发不常，口干内热，经事愆期，行而不多，夜不安寐，舌质红，苔薄黄，脉象左弦右涩，弦为肝旺，涩为血少，良由中怀抑塞，木郁不达，郁极化火，火性炎上，上冲则为呕吐，经所谓："诸逆冲上，皆属于火"是也，肝胆同宫，肝郁则清净之府，岂能无动，挟胆火以上升，则气升呕逆，尤为必有之象，口干内热，可以类推矣，治肝之病，知肝传脾，肝气横逆，不得舒泄，顺乘中土，脾胃受制，胃者二阳也。经云："二阳之病发心脾，有不得隐曲，女子不月。"以心生血，脾统血，肝藏血，而细推营血之化源，实由二阳所出。经云："饮食入胃，游溢精气，上输于脾。"又云："中焦受气取汁，变化而赤，是谓血。"又云："营出中焦。"木克土虚，中焦失其变化之功能，所生之血日少，上既不能奉生于心脾，下又以泽灌乎冲任，经来愆期而少，已有不月之渐，一传再传，便有风消息贲之变，蚁穴溃堤，积羽折轴，岂能无虑？先哲云：肝为刚脏，非柔养不克，胃为阳土，非清通不和。拟进养血柔肝，和胃通经之法，不治心脾，而治肝胃，穷源返本之谋也，第是症属七情，人非太上，尤当怡养和悦，庶使药达病所，即奏肤功，不致缠绵为要耳。

生白芍二钱　朱茯神三钱　仙半夏一钱五分　川石斛二钱　炒枣仁三钱代赭石二钱，煅　旋覆花钱半，包　银柴胡一钱　青龙齿三钱　广橘白一钱茺蔚子三钱　丹参二钱　鲜竹茹一钱五分　生熟谷芽各三钱　左金丸七分，包

二诊 气升呕吐未发，夜寐不安，经事行而不多，苔灰黄，按脉弦细而涩，皆由营血亏耗，肝失条达，脾失健运，胃失降和为病，昨投养血柔肝，和胃降逆，助以调经之剂，尚觉获效，仍拟逍遥合覆赭二陈加减，但得木土不争，则诸恙可愈。

白归身二钱　朱茯神三钱　炒枣仁三钱　炒竹茹一钱五分　生白芍二钱仙

半夏一钱五分　青龙齿三钱　广橘白一钱五分　银柴胡八分　北秫米三钱，包
代赭石三钱，煅　茺蔚子三钱　川石斛三钱　旋覆花钱半，包　青橘叶钱半

李右　天癸初至，行而不多，腹痛隐隐，鼻红甚剧，气滞血瘀，肝火载血，不能顺注冲任，而反冲激妄行，上溢清窍，有倒经之象，逆者顺之，激者平之，则顺气祛瘀，清肝降火，为一定不易之法。

紫丹参二钱　淮牛膝二钱　全当归二钱　粉丹皮一钱五分　鲜竹茹三钱茺蔚子三钱　制香附一钱五分　白茅花一钱，包　炒荆芥八分　福橘络一钱春砂壳八分

吴右　经事愆期，临行腹痛，血室有寒，肝脾气滞，血为气之依附，气为血之先导，气行血行，气止血止，欲调其经，先理其气，经旨固如此也，拟严氏抑气散，复入温通之品。

制香附一钱五分　云茯苓三钱　广艾绒八分　延胡索一钱　月季花八分全当归二钱　茺蔚子三钱　金铃子二钱　大砂仁八分，研　紫丹参二钱　台乌药八分　淮牛膝二钱　陈广皮一钱

郑右　正虚邪伏，营卫循序失常，形寒已久，纳少神疲，经事三月不行，渐成损怯，姑与扶正达邪，和营通经。

炒潞党二钱　抱茯神三钱　茺蔚子三钱　银柴胡八分　清炙草五分　紫丹参二钱　月季花五分　酒炒黄芩钱半　陈广皮一钱　仙半夏二钱　逍遥散三钱，包

二诊　寒热已止，纳减神疲，经事三月不行，脉象弦数，客邪虽退，而正气不复，冲任亏损，而经事不通，仍宗前法。

前方加淮牛膝二钱，西藏红花八分。

翁右　经停九月，胃纳不旺，经旨月事不以时者，责之冲任，冲为血海，隶于阳明，阳明者胃也，饮食入胃，化生精血，营出中焦，阳明虚则不能化生精血，下注冲任，太冲不盛，经从何来，当从二阳发病主治，拟金匮温经汤加味。

全当归二钱　阿胶珠二钱　紫丹参二钱　赤白芍各钱半　川桂枝四分　吴茱萸四分　仙半夏二钱　炙甘草五分　茺蔚子三钱　大川芎八分　粉丹皮一钱五分　生姜二片　红枣二枚

徐右　经云，暴痛属寒，久痛属热。暴痛在经，久痛在络，少腹痛阵作，痛甚有汗，已延匝月，形寒纳少，咳嗽泛恶，胸闷不舒，口干引饮，肝热瘀阻，气滞不流，阴伤津少上承，肺虚痰热留恋，舌质红绛，脉细如丝，虚羸太极，

恐难完璧。

　　金铃子二钱　旋覆花钱半，包　朱茯神三钱　赤白芍各钱半　全栝蒌四钱，切　光杏仁三钱　真新绛八分　川象贝各二钱　焦查炭三钱　银柴胡八分　失笑散三钱，包　青橘叶一钱五分　炒山栀一钱五分

　　二诊　少腹痛已舒，泛恶渐止，有汗甚多，四肢逆冷，形瘦骨立，口渴欲饮，肝郁化热，热深厥深。阴伤津少上承，肺虚痰热留恋，舌质光，脉细依然，颇虑阴不敛阳，阳不藏阴，致有厥脱之变，皆由虚羸太极，不任攻补使然。

　　川石斛三钱　朱茯神三钱　川象贝各二钱　花龙骨四钱　乌梅炭八分　炒山栀一钱五分　大白芍二钱　浮小麦四钱　生白术一钱五分　银柴胡八分紫丹参二钱　生熟谷芽各三钱　清炙枇杷叶三钱，去毛包　柿霜八分

　　三诊　厥复汗收，胃纳渐进，佳兆也，形瘦骨立，脉细如丝，舌红而绛，咳嗽泛恶，木郁化火，肝病传脾，阴伤津少上承，肺虚痰热留恋。难经云，从所不胜来者为贼邪，虽见转机，未足恃也。

　　前方去朱茯神、紫丹参、柿霜，加生甘草五分，陈木瓜二钱。

　　王右　适值经临，色紫黑，少腹胀痛拒按，痛甚有晕厥之状，形寒怯冷，口干不多饮，苔黄腻，脉濡涩，新寒外束，宿瘀内阻，少腹乃厥阴之界，厥阴为寒热之脏，肝失疏泄，气滞不通，不通则痛矣，气为血之帅，气行则血行，行血以理气为先，旨哉言乎。

　　肉桂心五分　金铃子二钱　春砂壳八分　青橘叶一钱五分　小茴香八分延胡索一钱　失笑散三钱，包　细青皮一钱　茺蔚子三钱　焦查炭三钱　制香附一钱五分　酒炒白芍二钱　两头尖一钱五分，酒浸包

　　另食盐末二两，香附末四两，酒、醋炒熨腹痛处。

　　吴右　女子二七而天癸至，年十六矣，经犹未行，面色㿠白，心悸跳跃，神疲乏力，营血亏耗，无以下注冲任使然，舌苔薄腻，脉象濡小无力，姑与和营通经。

　　全当归二钱　抱茯神三钱　青龙齿三钱　青橘叶一钱五分　京赤芍二钱广橘白一钱　鸡血藤二钱　月季花八分　紫丹参二钱　茺蔚子三钱　嫩钩钩三钱，后下

崩 漏

丁右 血生于心，藏于肝，统于脾，肝脾两亏，藏统失司，崩漏已久，迩来面浮足肿，纳少便溏，脉细，舌绛，此阴液已伤，冲任之脉失固，脾胃薄弱，水谷之湿不化，人以胃气为本，阴损及阳，中土败坏，虚象迭见已入险途，姑拟益气生阴，扶土运中，以冀阳生阴长，得谷则昌为幸。

炒潞党参二钱　炙甘草五分　连皮苓四钱　生熟谷芽各三钱　米炒白术钱半　扁豆衣三钱　陈广皮一钱　炒淮药三钱　干荷叶一角　炒苡仁四钱　炒补骨脂钱半

罗右 崩漏不止，形瘦头眩，投归脾汤不效，按脉细数，细为血少，数为有热，营血大亏，冲任不固，阴虚于下，阳浮于上，欲潜其阳，必滋其阴，欲清其热，必养其血，拟胶艾四物合三甲饮，滋养阴血，而潜浮阳，调摄冲任，而固奇经。

阿胶珠二钱　生地炭四钱　大白芍一钱五分　左牡蛎四钱　广艾炭八分白归身二钱　丹皮炭一钱五分　炙龟板三钱　炙鳖甲三钱　贯众炭三钱　血余炭二钱　鲜藕一两，切片入煎

李右 肝脾两亏，藏血统血两脏失司，经漏如崩，面色萎黄，按脉细小，腰骨酸楚，腰为肾腑，肾主骨，肾虚故腰痛而骨酸，滋从心脾二经调治，拟归脾汤加味，俾得中气充足，力能引血归经。

潞党参三钱　清炙草五分　远志肉一钱　厚杜仲二钱，盐水炒　红枣两枚　炙黄芪三钱　抱茯神三钱　白归身二钱　川断肉二钱　桂圆肉二钱　甜冬术一钱五分　炒枣仁三钱　大白芍一钱五分　阿胶珠二钱　藕节炭两枚

钱右 冲任亏损，不能藏血，经漏三月，甚则有似崩之状，腰酸骨楚，舌淡黄，脉细涩，心悸头眩，血去阴伤，厥阳易于升腾。昔人云，暴崩宜补宜摄，久漏宜清宜通。因未尽之宿瘀留恋冲任，新血不得归经也，今拟胶艾四物汤，调摄冲任，祛瘀生新。

阿胶珠二钱　朱茯神三钱　大白芍二钱　紫丹参二钱　广艾叶八分　生地炭四钱　大砂仁八分，研　百草霜一钱，包　白归身二钱　炮姜炭四分　炒谷麦芽各三钱

钱右　漏红带下，时轻时剧，便后脱肛，肛门坠胀，腑行燥结，腰腿酸楚，脉象虚弦，气虚不能摄血，血亏肝阳上升，拟补中益气，调摄奇经，冀望气能摄血，血自归经。

生黄芪三钱　白归身三钱　大白芍二钱　全栝蒌四钱，切　吉林参须八分朱茯神三钱　稽豆衣三钱　苦桔梗一钱　清炙草六分　炒枣仁三钱　柏子仁三钱嫩钩钩三钱，后入　黑芝麻三钱，研包　松子肉三钱

带　下

费右　营虚肝旺，肝郁化火，脾虚生湿，湿郁生热，湿热郁火流入带脉，带无约束之权，以致内热溲赤，腰酸带下，湿热下迫大肠。肛门坠胀，郁火宜清，清火必佐养营，蕴湿宜渗，渗湿必兼扶土。

白归身二钱　赤茯苓三钱　厚杜仲二钱　六一散三钱，包　大白芍二钱淮山药三钱　乌贼骨三钱　炒条芩一钱五分　黑山栀一钱五分　黄檗炭八分生白术一钱五分　荸荠梗一钱五分

吴右　三阴不足，湿热下注，带下频频，阴挺坠胀，腑行不实，里急后重，拟益气升清，滋阴化湿。

生黄芪三钱　黄檗炭八分　小生地三钱　川升麻三分　蜜炙枳壳一钱　乌贼骨三钱　粉丹皮一钱五分　净槐米三钱，包　生甘草八分　苦桔梗一钱　福泽泻一钱五分　威喜丸三钱，包

黄右　营血亏，肝火旺，挟湿热入扰带脉，带下赤白，头眩腰酸，与养血清肝，化湿束带。

白归身二钱　云茯苓三钱　厚杜仲二钱　鲜藕二两，切片　生苡仁四钱乌贼骨三钱　生白芍二钱　嫩白薇一钱五分　川断肉二钱　黄檗炭八分　粉丹皮一钱五分　福泽泻一钱五分　生白术三钱　震灵丹三钱，包

复诊　赤白带下，已见轻减，经事超前，营阴不足，肝火有余，冲任不调，再拟养血柔肝，而调奇经，前方去白薇，加炙鳖甲三钱。

胎 前

唐右 腰为肾腑，胎脉亦系于肾，肾阴不足，冲任亦亏，妊娠四月，忽然腹痛坠胀，腰酸漏红，脉细小而弦，胎气不固，营失维护，虑其胎堕，急拟胶艾四物汤养血保胎。

阿胶珠二钱　生白术一钱五分　厚杜仲二钱　大白芍一钱五分　广艾炭八分　炒条芩一钱五分　川断肉二钱　苎麻根二钱　白归身二钱　生地炭四钱　桑寄生二钱

朱右 怀孕足月，漏红迭见，是血虚有热，冲任不固，胎之生发由于血，今血溢妄行，胎萎不长，不能依时而产也，拟养血清热，而固胎元。

阿胶珠二钱　生地炭四钱　白归身二钱　炙黄芪三钱　苎麻根二钱　炒条芩一钱五分　嫩白薇一钱五分　大白芍一钱五分　西洋参一钱五分　藕节炭二枚

严右 咳嗽较减之后，忽然漏红甚多，舌质淡红，脉弦小而数，怀麟七月，正属手太阴司胎，太阴原有燥邪，引动肝火，由气入营，血得热以妄行，颇虑热伤胎元，致成小产，急拟养营泄热以保胎，佐入滋水清肝而润肺。

蛤粉炒阿胶三钱　生地炭三钱　侧柏炭一钱五分　厚杜仲三钱　生白术一钱五分　光杏仁三钱　冬桑叶三钱　炒条芩一钱　川象贝各二钱　冬瓜子三钱　鲜藕四两，去皮切片入煎　枇杷叶露四两，后入

蔡右 怀麟八月，腰酸漏红，疫喉痧四天，寒热不退，痧子隐隐，布而不透，咳嗽泛恶，咽喉掀红作痛，舌质红苔粉白，脉象濡滑而数，风温疫疠之邪，蕴袭肺胃二经，两两相衡，自以清温解疫为要，疫邪一日不解，则胎元一日不安，急拟辛凉汗解，宣肺化痰，不必安胎，而安胎止漏之功，即在是矣。

薄荷叶八分　苦桔梗一钱　连翘壳三钱　荆芥穗一钱五分　江枳壳一钱光杏仁三钱　净蝉衣八分　轻马勃八分　象贝母三钱　淡豆豉三钱　熟牛蒡二钱　鲜竹茹二钱　芫荽子一钱五分

唐右 受寒停滞，脾胃为病，清浊混淆，腹痛泄泻，以痢不爽，有坠胀之状，有闷不纳，舌光无苔，按脉濡迟，怀娠四月，颇虑因泻动胎，急拟和中化浊，佐保胎元。

藿香梗一钱五分　云茯苓三钱　六神曲三钱　陈广皮一钱　炒扁豆衣三钱焦查炭三钱　生白术一钱五分　大腹皮二钱　带壳砂仁八分　焦谷芽四钱　陈莱

菔英三钱　干荷叶一角

吴右　牙齿属胃，胃火循经上升，风热之邪未楚，左颧面肿红已退，右颧面漫肿又起，内热口干，心中嘈杂，舌质淡红，脉象滑数，怀麟足月，胎火内炽，拟辛凉清解，而清胎热。

薄荷叶八分　天花粉三钱　生赤芍二钱　熟牛蒡二钱　生甘草八分　大贝母三钱　冬桑叶三钱　苦桔梗一钱　炙僵蚕三钱　甘菊花三钱　金银花三钱　连翘壳三钱　鲜竹叶三十张　活芦根一尺，去节

戴右　怀麟二十月，漏红五六次，腹已大，乳不胀，脉弦小而滑，冲任亏损，肝火入营，血热妄行，不得养胎，故胎萎不长，不能依期而产也，当宜益气养血，清营保胎，俾气能摄血，血足荫胎，胎元充足，瓜熟自然蒂落。

吉林参须一钱　生黄芪三钱　生地炭三钱　厚杜仲三钱　生白术二钱　白归身二钱　阿胶珠二钱　炒条芩一钱　侧柏炭一钱五分　生白芍二钱　桑寄生三钱　鲜藕一两，切片入煎

张右　妊娠九月，便溏旬余，漏红色紫，腰不酸，腹不坠，殊非正产之象，良由肝虚不能藏血，脾虚不能统血，中焦变化之汁，尽随湿浊以下注也，舌苔薄腻，脉象弦滑，当宜培养中土，而化湿浊，俾得健运复常，则生气有权，而胎元易充易熟矣。

生白术三钱　云茯苓三钱　春砂壳八分　桑寄生二钱　炒淮药三钱　陈广皮一钱　焦查炭三钱　藕节炭二枚　炒扁豆衣三钱　煨木香五分　焦麦芽三钱　干荷叶一角

二诊　孕已足月，腹痛腰酸，谷道坠胀，中指跳动，正产之时已届，气足则易送胎，血足则易滑胎，惟宜大补气血，以充胎元，水足则舟行无碍之意。

炙黄芪五钱　抱茯神三钱　陈广皮一钱　大白芍一钱五分　大熟地五钱菟丝子二钱　炒黑荆芥八分　生白术二钱　白归身三钱　大川芎五分　红枣五枚

产　后

赵右　新产五日，陡然痉厥不语，神志时明时昧，脉郁滑，舌薄腻，良由气血亏耗，腠理不固，外风引动内风，入于经络，风性上升，宿瘀随之，蒙蔽清窍，神明不能自主，所以痉厥迭发，神糊不语，症势重险，勉拟清魂

散加减，和营祛风，清神化痰。

吉林参须五分　炙甘草五分　琥珀屑六分，冲　嫩钩钩三钱，后入　紫丹参二钱　朱茯神三钱　鲜石菖蒲八分　泽兰叶一钱五分　炒黑荆芥炭八分炙远志一钱　童便一酒盅，炖温冲服

严右　血藏于肝，赖脾元以统之，冲任之气以摄之，肝肾两亏，气不固摄，脉细小，当宜培养肝脾，调摄冲任，八珍汤加减。

潞党参二钱　炙甘草四分　白归身二钱　大白芍一钱五分　抱茯神三钱阿胶珠二钱　血余炭二钱　川断肉二钱　炒白术一钱五分　生地炭四钱　葛氏十灰丸二钱，包煎

沈右　新产后去血过多，头晕眼花，神昏气喘，自汗肢冷，脉细如丝，此乃血去阴伤，阴不抱阳，阳不摄阴，正气难以接续，浮阳易于上越，气血有涣散之虑，阴阳有脱离之险，血脱重症，危在顷刻，勉仿经旨血脱益气之义，以冀万一之幸。

吉林参须一钱　全当归三钱　养正丹二钱，包煎

邹右　产后腹痛，小溲淋漓，脉弦紧右濡细，此营血已亏，宿瘀未楚，挟湿下注膀胱，宣化失司，拟和营祛瘀，通利州都。

全当归二钱　朱茯神三钱　泽兰叶一钱五分　荸荠梗一钱五分　紫丹参二钱　生草梢八分　益母草三钱　大川芎八分　绛通草八分　琥珀屑六分，冲

金右　产后寒热，汗多不解，大便溏泄，卫气不能外护，营虚失于内守，营卫不和，邪不易达，健运无权，当宜调和营卫，扶土和中。

川桂枝三分　云茯苓三钱　炙甘草五分　炒白芍一钱五分　扁豆衣三钱炒苡仁三钱　生白术一钱五分　陈广皮一钱　谷麦芽各三钱　红枣二枚　生姜二片干荷叶一角

虞右　产后肺脾两亏，肃运无权，遍体浮肿，咳嗽气逆，难以平卧，脉象濡软而滑，经云："诸湿肿满，皆属于脾。"脾虚生湿，湿郁生水，水湿泛滥，无所不到，肺为水之上源，不能通调水道，下输膀胱，聚水而为肿也，肺病及肾，肾气不纳，肺虚不降，喘不得卧，职是故也，喘肿重症，拟五苓、五皮合苏子降气汤，肃运分消，顺气化痰，以望转机。

生白芍一钱五分　肉桂心三分　炙白苏子二钱　淡姜皮六分　连皮苓四钱化橘红八分　炙桑皮三钱　川椒目十粒　粉猪苓二钱　光杏仁三钱　象贝母三钱济生肾气丸三钱，包煎

张右 新产后气血已亏，恶露未楚，感受时气氤氲之邪，引动先天蕴毒，由内达外，天痘已布，尚未灌浆，身热骨楚，苔薄腻，脉濡数。经云："邪之所凑，其气必虚。"拟益气托浆，和营祛瘀。

生黄芪三钱 全当归二钱 杜红花八分 生甘草四分 京赤芍钱半 益母草三钱 桃仁泥钱半包 紫丹参二钱 净蝉衣八分 鲜笋尖二钱 生姜一片 红枣二枚

庄右 未产之前，发热咳嗽，风温伏邪，蕴蒸气分，肺胃两经受病，今产后发热不退，更甚于前，恶露未楚，苔黄脉数，良由气血已亏，宿瘀留恋，伏邪不达，邪与虚热相搏，所以身热更甚也，投解肌药不效者，因正虚不能托邪外出也，今宗傅青主先生，加入人参生化汤，养正达邪，去瘀生新，助入宣肺化痰之品。

吉林参须八分 大川芎八分 荆芥炭八分 炙桑叶三钱 炙甘草五分 炮姜炭四分 光杏仁三钱 全当归二钱 桃仁泥钱半，包 象贝母三钱 童便一酒盅，炖温冲服

于右 人身之经络，全赖血液以滋养，产后阴血已亏，不能营养静脉，邪风入络，络有宿瘀，不通则痛，以致手不能举，足不能履，肢节痹痛，脉细涩，当宜养血祛风，去瘀通络。

全当归二钱 大川芎八分 青防风八分 大白芍一钱五分 木防己二钱 西秦艽二钱 陈木瓜二钱 茺蔚子三钱 紫丹参二钱 淮牛膝二钱 嫩桑枝四钱，酒炒

陈右 产后五朝，腹痛阵作，拒按，甚则泛恶，脉弦细而紧，新产营血已伤，宿瘀交阻，上冲于胃，胃失降和，凝滞予中，气机窒塞，所谓不通则痛也，产后以去瘀为第一要义，当宜和营去瘀，盖瘀血去则新血可生，不治痛而痛自止。

全当归二钱 五灵脂三钱 延胡索一钱 杜红花八分 大川芎八分 陈广皮一钱 台乌药八分 桃仁泥钱半，包 益母草三钱 紫丹参二钱 炙没药一钱 制香附一钱五分 炮姜炭四分

俞右 鼻鸣鼻干，干呕，咳嗽不爽，肺有燥邪也，胸闷淡舒，口甜时苦，胃有湿热也，胸前板痛，按之更甚，痰滞阻于贲门也，自汗甚多，内热不清，遍体骨楚，正虚阴不足也，病起胎前，延及产后，诸药备尝，时轻时剧，良以体虚邪实，肺燥痰湿，攻既不得，补又不可，清则助湿，燥则伤阴，每有

顾此失彼之忧，尤多投鼠忌器之虑，同拟两法并进，先投苦温合化，开其中隔之痰湿，继进甘凉生津，润其上焦之烦躁，是否有当，尚希高明裁政。

（先服）水炒川雅连四分　竹沥半夏二钱　枳实炭一钱　淡干姜三分　橘白络各八分　生蛤壳六钱　薤白头钱半，酒炒　川贝母三钱　白残花五分

（后服）鳖血炒银柴胡一钱　天花粉三钱　鲜竹叶茹各一钱五分　地骨皮钱半炒　冬桑叶三钱　活芦根一尺，去节　鲜枇杷叶五张，去毛包

张右　新产后营阴亏耗，恶露未楚，旧患便溏，脾土薄弱，胃呆纳少，舌苔薄腻，脉象濡缓，新邪旧恙，治宜兼顾，姑拟和营生新，扶土和中。

全当归二钱　云茯苓三钱　生白术一钱五分　益母草三钱　紫丹参三钱杜红花五分　焦查炭二钱　大川芎五分　炮姜炭四分　炒谷芽三钱　炒赤砂糖三钱　干荷叶一角

二诊　新产三朝，昨起寒热，至今未退，头痛骨楚，胸闷不思饮食，舌苔薄腻，脉象弦滑带数，此营血已亏，恶露未楚，氤氲之邪乘隙而入，营卫循序失常，姑拟清魂散合生化汤加味，一以疏邪外达，一以祛瘀生新。

紫丹参二钱　大川芎四分　炮姜炭三分　炒黑荆芥炭一钱五分　益母草二钱　杜红花六分　清水豆卷三钱　炒赤砂糖三钱　全当归二钱　焦查炭三钱　炒谷芽四钱　炒白薇一钱　干荷叶一角

三诊　新产五朝，寒热轻而复重，头痛骨楚，胸闷不思饮食，舌苔腻布，恶露未止，脉象弦滑带数，宿瘀留恋，氤氲之邪挟痰滞交阻，阳明为病，再拟清魂散合生化汤，复入疏散消滞之品。

紫丹参二钱　杜红花八分　枳实炭一钱　炒白薇钱半　炒黑荆芥钱半　全当归一钱五分　焦查炭三钱　益母草二钱　淡豆豉三钱　大川芎五分　炒谷芽四钱　保和丸三钱，包煎

四诊　新产八朝，形寒身热，有汗不解，胸闷饥不思纳，渴不多饮，舌苔薄腻而黄，脉象弦滑带数，客邪移于少阳，宿瘀未楚，营卫失常，有转疟之机栝，还虑缠绵增剧，再拟小柴胡汤合清魂散，生化汤复方图治。

吉林参须五分　杜红花八分　清水豆卷四钱　嫩白薇一钱五分　软柴胡五分　全当归二钱　紫丹参二钱　大川芎四分　炒黑荆芥一钱　全栝蒌三钱，切　炒谷芽三钱　益母草二钱　通草八分

五诊　新产十二朝，寒热得退，胸闷不纳如故，小溲短赤，舌苔薄腻，阴血已亏，蕴湿未楚，脾胃运化无权，再拟养正祛瘀，和胃化湿。

吉林参须五分　赤茯苓三钱，朱砂拌　全当归二钱　清水豆卷三钱　炒黑荆芥五分　福泽泻一钱五分　谷麦芽各三钱，炒　益母草二钱　陈广皮一钱　紫丹参二钱　通草八分　佩兰梗一钱五分　大砂仁五分，研　干荷叶一角

张右　产后两月，营阴未复，重感新邪，内停宿滞，肺胃为病，形寒身热，有汗不解，脘痞作痛，纳少泛恶且又咳嗽，经行色紫，舌苔白腻，脉象左弦右濡，标邪正在鸱张，不能见虚投补，姑拟疏邪消滞，和中祛瘀，病去则虚自复。

炒黑荆芥钱半　清水豆卷四钱　赤茯苓三钱　金铃子二钱　光杏仁三钱仙半夏一钱五分　延胡索一钱　嫩前胡一钱五分　象贝母三钱　枳实炭一钱茺蔚子二钱　带壳炒砂仁八分　炒谷麦芽各三钱　佛手八分

二诊　形寒身热渐解，脘痞作痛，咳嗽则剧，纳少泛恶，小溲短赤，经行色紫，舌质红，苔薄腻，脉左弦右濡，产后营阴未复，外邪宿滞，挟肝气横逆，肺胃肃降失司，投剂合度，仍拟宣肺化痰，理气畅中。

嫩前胡一钱五分　赤茯苓三钱　川楝子二钱　象贝母三钱　仙半夏二钱炒枳壳一钱　延胡索一钱　茺蔚子三钱　川郁金一钱五分　光杏仁三钱　春砂壳八分　绛通草八分　台乌药八分　炒谷麦芽各三钱

马右　未产之前，已有痛风，产后二十一天，肢节痹痛，痛处浮肿，痛甚于夜，不能举动，形寒内热，咳嗽痰多，风湿痰瘀，羁留络道，营卫痹塞不通，肺失清肃，胃失降和，病情夹杂，非易图治，姑拟和营祛风，化痰通络。

紫丹参二钱　朱茯神三钱　光杏仁三钱　木防己二钱　炒黑荆芥一钱　远志肉一钱　象贝母三钱　夜交藤四钱　炒白薇二钱　西秦艽二钱　藏红花八分甜瓜子三钱　嫩桑枝四钱　泽兰叶二钱

李右　产后二十四天，营血已虚，恶露未楚，腹痛隐隐，纳谷减少，畏风怯冷，有汗不解，旬日未更衣，舌无苔，脉象濡细，卫虚失于外护，营虚失于内守，肠中津液枯槁，腑垢不得下达也，仿傅青主加参生化汤意，养营祛瘀，和胃润肠。

吉林参须一钱　紫丹参三钱　春砂壳八分　生熟谷芽各三钱　全当归三钱藏红花四分　全栝蒌四钱，切　益母草一钱五分　大川芎四分　炮姜炭三分　大麻仁四钱，研

朱右　产后八旬，寒热匝月，痰多纳减，脉象虚弦而数，气虚则寒，营虚则热，胃虚纳减，脾弱痰多，势成蓐痨，姑拟八珍汤加减，以望转机。

炒潞党参三钱　全当归二钱　银州柴胡八分　云茯苓三钱　大白芍二钱嫩

白薇一钱五分　米炒白术钱半　广橘白一钱　大熟地三钱　炮姜炭八分　生熟谷芽各三钱

张右　新产十一天，恶露不止，少腹作痛，咳嗽音声不扬，风寒包热于肺，宿瘀留恋下焦，脉象浮濡带滑，姑拟祛瘀生新，开胃化痰。

全当归二钱　抱茯神三钱　光杏仁三钱　嫩射干五分　紫丹参二钱　金铃子二钱　象贝母三钱　春砂壳八分　净蝉衣八分　延胡索一钱　藏红花八分　冬瓜子三钱

【卷八】

外 科

脑 疽

张左 正脑疽两候，疮口虽大，而深陷不起，疮根散漫不收，色红疼痛，舌质光红，脉象濡缓，气虚血亏，不能托毒外出，痰湿蕴结，营卫不从，症势重险，再拟益气托毒，和营化湿，冀其疮顶高起，根脚收缩，始有出险之幸。

生黄芪八钱　全当归三钱　抱茯神三钱　生首乌四钱　生潞党参三钱　京赤芍二钱　炙远志肉一钱　白茄蒂一钱　生草节八分　紫丹参三钱　鹿角霜三钱　陈广皮一钱　大贝母三钱

外用黑虎丹、九黄丹、补天丹、阳和膏。

钱左 脑疽三日，红肿寒热，外邪客于风府，蕴热上乘，邪热相搏。血瘀停凝，法当疏散。

荆芥穗钱半　青防风一钱　全当归二钱　京赤芍二钱　大贝母三钱　炙僵蚕三钱　羌活一钱　大川芎八分　香白芷八分

外用金箍散、冲和膏，陈醋、白蜜调，炖温敷。

三诊 投剂后，得大汗，热退肿减，再用和解。

全当归二钱　京赤芍二钱　大川芎八分　生草节八分　苦桔梗一钱　大贝母三钱　炙僵蚕三钱　晚蚕沙三钱，包　丝瓜络二钱　香白芷六分　万灵丹一粒，入煎

仍用金箍散、冲和膏。

柯左 脑旁属太阳，为寒水之府，其体冷，其质沉，其脉上贯巅顶，两旁顺流而下，花甲之年，气血已亏，加之体丰多湿，湿郁生痰，风寒侵于外，七情动于中，与痰湿互阻于太阳之络，营卫不从，疽遂成矣，所喜红肿高活，尚属佳象，起居调摄，尤当自慎。

生黄芪三钱　青防风一钱　生草节八分　苦桔梗一钱　陈广皮一钱　仙半夏二钱　大川芎八分　大贝母三钱　炙僵蚕三钱　羌活一钱　小金丹一粒，陈酒化服

外用金箍散、金黄散、冲和膏，陈醋、白蜜调，炖温敷。

二诊　脑疽偏者较正者难治，前方连服三剂，根盘略收，疮顶高突，有溃脓之势，今症位虽偏，形势尚佳，所喜疮头起发，胃纳健旺，人以胃气为本，有胃则生，书有明文，再拟消托兼施法。

生黄芪三钱　全当归二钱　京赤芍二钱　陈广皮一钱　仙半夏三钱　生草节八分　苦桔梗一钱　炙甲片钱半　皂角针钱半　笋尖三钱　大贝母三钱炙僵蚕三钱　香白芷八分

外用金箍散、黄散、冲和膏。

三诊　叠进提托之剂，得脓甚畅，四围根盘渐收，调养得宜，生机有庆。

生黄芪三钱　全当归二钱　京赤芍二钱　紫丹参二钱　陈广皮一钱　仙半夏三钱　云茯苓三钱　制首乌三钱　生草节八分　红枣二枚

外用九黄丹、海浮散，阳和膏。

夭　疽

唐左　夭疽肿硬，位在左耳之后，症由情志抑郁，郁而生火，郁火挟血瘀凝结，营卫不从，颇虑毒不外泄，致有内陷之变，急与提托，冀其速溃速腐，得脓为佳。

银柴胡一钱　全当归二钱　京赤芍二钱　川象贝各二钱　生草节八分　陈广皮一钱　炙远志一钱　炙僵蚕三钱　炙甲片钱半　皂角针钱半　琥珀蜡矾丸一粒，开水化服

二诊　前投提托透脓之剂，疮顶红肿高活，有溃脓之象，是属佳兆，惟恙从七情中来，务须恬恢虚无，心旷神怡，胜乞灵于药石也。

生黄芪三钱　全当归二钱　京赤芍二钱　紫丹参二钱　生草节八分　银柴胡八分　生香附一钱　皂角针钱半　川象贝各三钱　炙僵蚕三钱　笋尖三钱　琥珀蜡矾丸一粒，开水化服

三诊　疽顶隆起，内脓渐化，旋理调护，可保无虑矣。

全当归二钱　京赤芍二钱　银柴胡八分　生草节八分　川象贝各三钱　炙僵蚕三钱　陈广皮一钱半　夏曲二钱　制首乌三钱　香白芷六分

何右 天疽匝月，色黑平塌，神糊脉细，汗多气急，阴阳两损，肝肾俱败，疡症中之七恶已见，虽华佗再世，亦当谢不敏也，勉方冀幸。

吉林参二钱　生黄芪六钱　血鹿片八分　生白术二钱　清炙草八分　云茯苓三钱　炮姜炭五分　川贝母三钱　大熟地四钱　五味子六分　左牡蛎四钱　半夏曲三钱

二诊 服药后，神清思食，脉象弦硬，此系孤阳反照，不足恃也，勉宗前法，以冀万一。

原方加熟附片一钱。

骨槽风

周左 骨槽风肿硬不痛，牙关拘紧，缠绵二月余，此阴证也，位在少阳，少阳少血多气之脏，脉络空虚，风寒乘隙而入，痰瘀凝结，徒恃清凉无益也，法当温化，阳和汤主之。

净麻黄五分　肉桂心四分　大熟地四钱，二味同捣　炮姜炭五分　生草节八分　白芥子一钱，炒研　鹿角霜三钱　小金丹一粒，陈酒化服

外用生姜切片，上按艾绒灸之，再覆以阳和膏。

朱右 骨槽风破溃经年，脓积成骨，流水清稀，气血两亏，不能载毒外出，缠绵之症也，法与补托。

潞党参三钱　生黄芪四钱　全当归二钱　京赤芍二钱　云茯苓三钱　炮姜炭五分　陈广皮一钱　川贝母三钱　炙僵蚕三钱　香白芷六分

金右 骨槽风穿腮落齿，脓水臭秽，症属棘手。

西洋参二钱　北沙参三钱　川石斛四钱　赤白芍各钱半　金银花三钱　粉丹皮二钱　川贝母三钱　天花粉三钱　旱莲草二钱　黛蛤散六钱，包

施左 颐肿坚硬，寒热交作，牙关开合不利，骨槽风之渐也。宜与疏散。

荆芥穗钱半　青防风一钱　薄荷叶八分　炒牛蒡二钱　生草节八分　苦桔梗一钱　大贝母三钱　炙僵蚕三钱　晚蚕沙三钱，包　山慈姑片八分　万灵丹一粒，入煎

外用消核锭，陈醋磨敷。

二诊 寒热已退，肿硬渐消，此系风痰交阻络道所致，再与疏散。

荆芥穗钱半　青防风一钱　薄荷叶八分　炒牛蒡二钱　生草节八分　苦桔梗一钱　大贝母三钱　炙僵蚕三钱　小青皮一钱　光杏仁三钱　万灵丹一粒，

入煎

洪左 颊车漫肿焮红，且有寒热，肝胃之火升腾，风热之邪外乘，宜以清疏。

荆芥穗钱半　青防风一钱　薄荷叶八分　炒牛蒡二钱　生石膏四钱，打生草节八分　苦桔梗一钱　京赤芍二钱　大贝母三钱　炙僵蚕三钱　金银花三钱　茅芦根各一两，去心节

邹左 骨槽痛内外穿溃，腐烂已久，气阴两伤，少阴伏热上升，喉痹燥痛，蒂丁下坠，妨于咽饮，咳嗽痰浓夹红，舌质红绛。脉象濡小而数，加之手足浮肿，动则气喘，胸膺骨胀，肺络损伤，子盗母气，脾土薄弱，肺喜清润，脾喜香燥，治肺碍脾，治脾碍肺，棘手重症，勉拟培土生金，养肺化痰，未识能得应手否。

南沙参三钱　生甘草六分　栝蒌皮二钱　猪肤三钱，刮去油毛　淮山药三钱苦桔梗一钱　生苡仁四钱　冬瓜子皮各三钱　连皮苓四钱　川象贝各二钱　藏青果一钱

外用金不换吹喉搽腐。

牙 疳

谢左 肾主骨，齿为骨余，邪龈属胃，痘疹后，热毒内蕴肾胃两经，以致牙疳腐烂，苔黄，脉数，听其漫延，恐有穿腮落齿之险，重症也，姑拟芦荟消疳饮加味，清阳明而解热毒。

真芦荟八分　甘中黄八分　金银花四钱　活贯众三钱　川升麻三分　胡黄连四分　黑山栀一钱五分　京元参一钱五分　生石膏三钱，打　银柴胡八分　活芦根一尺，去节

外用走马牙疳散，桐油调敷。

牙 岩

何右 营血久亏，肝郁不达，郁从火化，火性上炎，致发牙岩，已延半载，虑其翻花出血，下部酸软乏力，拟养营清上。

小生地四钱　肥知母钱半　生甘草六分　粉丹皮二钱　京赤芍二钱　连翘壳三钱　川黄檗钱半　京元参二钱　大贝母三钱　生蒲黄三钱，包　藕节四枚

大头瘟

沈右 重感氲氲之邪，引动伏温，外发温毒，满面红肿，诱及后脑，耳根结块，久而不消，形寒身热，逾时得汗而解，胸闷不思饮食，舌苔薄腻微黄，脉象左弦数右濡数，虑其缠绵增剧，故拟清解伏温，而化痰瘀。

薄荷叶八分　朱茯神三钱　荆芥穗八分　鲜竹茹一钱五分　清水豆卷四钱　熟牛蒡二钱　江枳壳一钱　连翘壳三钱　大贝母三钱　净蝉衣八分　苦桔梗一钱　生赤芍二钱　板蓝根二钱

二诊 大头瘟复发，满面肿红焮痛，寒热日发两次，得汗而解，胸闷不思饮食，口干不多饮，耳根结块，久而不消，舌苔薄腻，脉象左弦数右濡数，伏温时气，客于少阳阳明之络，温从内发，故吴又可云："治温有汗而再汗之例。"体质虽虚，未可滋养，恐有留邪之弊，昨投普济消毒饮加减，尚觉获效，仍守原法为宜。

薄荷叶八分　朱茯神三钱　金银花三钱　生草节四分　板蓝根二钱　熟牛蒡二钱　苦桔梗一钱　连翘壳三钱　生赤芍二钱　净蝉衣八分　轻马勃八分　鲜竹茹二钱　通草八分

三诊 大头瘟之后，头面红色未退，睡醒后时觉烘热，逾时而平，舌苔干白而腻，脉象左弦数右濡滑，余温留恋少阳阳明之络，引动厥阳升腾，所有之痰湿阻于中焦。阳明通降失司，纳谷减少，小溲短赤，职是故也，滋阴则留邪，燥湿则伤阴，有顾此失彼之弊，再拟清泄伏湿为主，宣化痰湿佐之。

霜桑叶三钱　生赤芍二钱　赤茯苓三钱　夏枯花一钱五分　滁菊花三钱　连翘壳三钱　福泽泻一钱五分　枯碧竹三钱　薄荷炭八分　轻马勃八分　象贝母三钱　鲜竹茹一钱五分　金银花露六两，后入

四诊 昨投清泄伏温，宣化痰湿之剂，头面红色略减，烘热稍平，纳谷减少，舌干白而腻，余湿留恋阳明之络，厥阳易于升腾，痰湿互阻中焦，脾胃运输无权，已见效机，仍守原意出入，阴分虽亏，不可滋养，俾得伏温速清，则阴分自负。

冬桑叶三钱　象贝母三钱　轻马勃八分　碧玉散三钱，包　滁菊花三钱　生赤芍二钱　赤茯苓二钱　广橘白一钱　薄荷叶八分　连翘壳三钱　福泽泻一钱五分　鲜竹茹一钱五分　夏枯花一钱五分　金银花露六两，后入

五诊 面部红色渐退，烘热形寒，时作时止，胸闷不舒，纳谷减少，舌中微剥，后薄腻，脉象左濡小右濡滑，阴分本亏，肝经气火易升，湿痰中阻，胃失降和，络中蕴湿未楚，营卫失其常度，今拟清泄厥阳，和胃化痰，待伏温肃清后，再为滋阴潜阳可也。

冬桑叶三钱 朱茯神三钱 珍珠母五钱 仙半夏一钱五分 滁菊花三钱 生赤芍一钱五分 嫩白薇一钱五分 北秫米三钱，包 碧玉散三钱，包 川象贝各二钱 通草八分 嫩钩钩三钱，后入 鲜竹茹一钱五分 橘白络各八分

朱左 头面肿大如斗，寒热口干，咽痛腑结，大头瘟之重症也，头为诸阳之首，唯风可到，风为天之阳气，首犯上焦，肝胃之火，乘势升腾，三阳俱病，拟普济消毒饮加减。

荆芥穗钱半 青防风一钱 软柴胡八分 酒炒黄芩钱半 酒炒川连八分 苦桔梗一钱 连翘壳三钱 炒牛蒡二钱 轻马勃八分 生甘草八分 炙僵蚕三钱 酒制川军三钱 板蓝根三钱

二诊 肿势较昨大松，寒热咽痛亦减，既见效机，未便更张。

荆芥穗钱半 青防风一钱 薄荷叶八分 炒牛蒡二钱 酒炒黄芩一钱 酒炒川连八分 生甘草六分 苦桔梗一钱 轻马勃八分 大贝母三钱 炙僵蚕三钱 连翘壳三钱 板蓝根三钱

三诊 肿消热退，咽痛未愈，外感之风邪已解，炎炎之肝火未靖也，再与清解。

冬桑叶三钱 生甘草六分 金银花三钱 甘菊花二钱 苦桔梗一钱 连翘壳三钱 粉丹皮钱半 轻马勃八分 黛蛤散五钱，包 鲜竹叶三十张

陶右 头面温肿掀红，寒热日夜交作，前医投以承气，进凡三剂，病象依然不减，夫身半以上，天之气也，为诸阳荟萃之枢。外感风温之邪，引动少阳胆火上升，充斥清窍，清阳之地，遂如云雾之乡，承气是泻胃中之实热，病在上焦，戕伐无故，所以病势有进无退，东垣普济消毒饮专为此病而设，加厥与之。以观进退。

软柴胡八分 薄荷叶八分 炒牛蒡二钱 青防风一钱 生甘草八分 苦桔梗一钱 轻马勃八分 大贝母三钱 炙僵蚕三钱 炙升麻三分 酒炒黄芩一钱 酒炒川连五分 板蓝根三钱

杜左 巅顶之上，唯风可到，风温疫疠之邪，客于上焦，大头瘟头面掀红肿痛，壮热口干，溲赤便结，苔薄腻，脉郁滑而数，风属阳，温化热，如

烟如雾，弥漫清空，蕴蒸阳明，症非轻浅，亟拟普济消毒饮加味，清彻风邪，而通腑气，仿经旨火郁发之，结者散之，温病有下不嫌早之例。

薄荷八分　山栀钱半　马勃八分　银花三钱　豆豉三钱　大贝三钱　牛蒡二钱　生草八分　赤芍钱半　连翘三钱　桔梗八分　淡苓钱半　生军八分　板蓝根三钱

一剂腑通，去川军，服三剂愈。

陈左　大头瘟头面肿红掀痛，发热甚壮，口渴欲饮，头痛如劈，入夜谵语，舌灰糙，脉洪数，此时气疫疬客于上焦，疫邪化火，传入阳明之里，津液已伤，厥阳独亢，颇虑昏厥，亟拟生津清温，以制其焰。

鲜石斛三钱　薄荷八分　银花三钱　生甘草八分　鲜竹叶三十张　天花粉三钱　牛蒡三钱　连翘三钱　羚羊片五分，另冲服　生石膏三钱　大青叶三钱　马勃八分

时　毒

史左　时毒五天，寒热头痛，风邪痰瘀凝结，营卫不从，急拟疏散消解。

荆芥穗一钱　青防风一钱　薄荷叶八分　炒牛蒡二钱　生草节八分　苦桔梗一钱　轻马勃八分　大贝母三钱　炙僵蚕三钱　生蒲黄三钱，包　山慈姑片八分　万灵丹一大粒，入煎

瘰　疬

高右　瘰疬于耳后，头痛，脉弦，少阳胆火上升，挟痰凝结，拟清解化痰法。

羚羊尖八分　京元参二钱　薄荷叶八　分川贝母三钱　生牡蛎六钱　连翘壳三钱　淡海藻钱半　海蛤粉四钱　夏枯草二钱

外用消核锭，陈醋磨敷。

翟左　瘰疬之生也，多由于胆汁之不足。丹溪云："瘰疬皆起于少阳胆经。"少阳风火之府也，内寄相火，风气通肝，与少阳相合，少阳属木，木最易郁，郁未有不化火者也。郁火与相火交煽，胆汁被其消烁，炼液成痰，痰即有形之火，火即无形之痰，痰火相聚为患，成为瘰疬，发于耳后颈项之间，延今已有半载，屡屡失瘥，时时头痛，一派炎炎之象，非大剂清化，不足以平其势，非清怀宽畅，不足以清其源，二者并施，或可消患于无形，此正本清源之治也。

羚羊尖八分　大生地四钱　银柴胡一钱　京元参四钱　象贝母四钱　生牡

蛎四钱　竹沥半夏二钱　海蛤粉四钱　淡海藻二钱　夏枯草二钱　紫菜二钱　陈海蜇皮二两，漂淡　大荸荠二两，洗打二味煎汤代水

外用海浮散、九宝丹，九仙丹，太乙膏。

郑右　病疡自颈窜至胸膺，胛窝破溃深大，内热脉数，经闭，谷饮不香，势入损门，急宜养阴清热。

南沙参三钱　川石斛四钱　炙鳖甲三钱　青蒿梗钱半　地骨皮三钱　粉丹皮二钱　云茯苓三钱　川贝母四钱　功劳子三钱　甘蔗一两

外用桃花散、海浮散、太乙膏。

朱右　瘰疬窜发，未溃者肿硬疼痛，已溃者脓水不多，经停半载，寒热食减，肝脾肾三者并亏，难治之症也，肝藏血，脾统血，肾藏精，三经精血大亏，血脉干涩，经水不通，经不通则气不行，气不行则瘰疬成矣，当补益三阴，怡养性情。

吉林参须钱半　银柴胡一钱　大生地四钱　炙鳖甲三钱　地骨皮三钱　生牡蛎六钱　广橘红一钱　云茯苓三钱　生白术钱半　京元参二钱　夏枯草二钱　川象贝各四钱　红枣四枚

二诊　寒热已退，纳谷略增，项间累累成串，彼没此起，此敛彼溃，三阴精血不足，损症之根萌也，还宜填补三阴，怡养性情，庶溃易敛而肿易消矣。

吉林参须钱半　云茯苓三钱　生白术钱半　清炙草八分　广橘白一钱　仙半夏二钱　厚杜仲三钱　川断肉三钱　大生地四钱　元武板四钱　川象贝各四钱　生牡蛎四钱　红枣四枚

黄左　阴虚肝火上升，肺经痰热入络，颈间瘰疬肿大，内热咳呛，涕中夹红，拟滋阴清肝，养肺化痰。

南沙参三钱　川石斛四钱　石决明四钱　粉丹皮二钱　光杏仁三钱　象贝母三钱　京元参二钱　栝蒌皮三钱　鲜竹茹二钱　夏枯草二钱　海蛤粉四钱　枇杷叶三钱，去毛包

外用消核锭，酒磨敷。

痰　核

陈右　阴虚痰热结于脉络，项左痰核破溃，近及结喉，腑骨肿痛，四肢酸楚，阴血亏耗，营卫不能流通，拟养阴清络法。

羚羊尖八分　小生地四钱　炙鳖甲三钱　全当归二钱　粉丹皮二钱　京元

参二钱　京赤芍二钱　天花粉三钱　川黄檗一钱　丝瓜络二钱　大贝母三钱　竹二青二钱

外用海浮散，太乙膏。

黄右　少阳相火，挟痰上升，颈左痰核，肿突坚硬，劳则作痛，并起水泡，防其破溃，拟养阴清肝。

羚羊尖八分　粉丹皮二钱　京赤芍二钱　全当归二钱　京元参二钱　大贝母三钱　炙僵蚕三钱　夏枯草二钱　广橘红八分　海蛤粉四钱　淡海藻二钱　连翘壳三钱　海蜇皮二两，漂淡　大荸荠二两，洗打二味煎汤代水

痰　毒

费右　盘颈痰毒半月，势将成脓。

熟牛黄二钱　大贝母三钱　炙蚕三钱　粉丹皮二钱　京赤芍二钱　酒炒黄芩二钱　陈广皮一钱　粉甘草六分　夏枯草二钱　竹二青二钱　小金丹一粒，陈酒化服

外用金箍散、金黄散、葱汁、白蜜调炖温敷。

鲍左　锁喉痰毒，漫肿疼痛，根盘焮红，风温痰热，蕴结上焦，拟辛凉清解。

荆芥穗一钱　青防风一钱　薄荷叶八分　炒牛蒡二钱　生草节八分　苦桔梗一钱　轻马勃八分　大贝母三钱　炙僵蚕三钱　金银花三钱　连翘壳三钱　海蛤粉四钱　六神丸十粒，吞服

二诊　清解后，证象较松，药既合病，仍宗原法进步。

薄荷叶八分　生草节八分　大贝母三钱　熟牛蒡二钱　苦桔梗一钱　炙僵蚕二钱　青防风一钱　轻马勃八分　京赤芍二钱　金银花三钱　海蛤粉三钱　山慈姑片八分　六神丸十粒，吞服

周左　痰毒漫肿作痛，酿脓之兆，宜与和托，以冀一溃，症自安矣。

薄荷叶八分　熟牛蒡二钱　京赤芍二钱　生草节六分　苦桔梗一钱　轻马勃八分　大贝母三钱　炙僵蚕三钱　山慈姑片八分　炙甲片钱半　皂角针钱半　丝瓜络二钱

痰　瘤

钱左　阳明痰气，循经上升，结于上腭，发为痰瘤，肿大且坚，鼻旁高突，迄今年余，势须破溃，拟化痰清热。

法半夏二钱　广橘红八分　大贝母三钱　炙僵蚕三钱　京元参二钱　京赤芍二钱　苦桔梗一钱　连翘壳三钱　海蛤粉四钱　淡昆布钱半　淡海藻钱半　竹二青二钱　海蜇皮一两，漂淡　荸荠二十枚，洗打二味煎汤代水

外用中白散搽。

血　瘤

汪左　肝火逼血上行，凝结少阳之分，右耳根血瘤有年，骤然胀大，坚肿色红，日夜掣痛，有外溃之势，症属不治，勉拟凉血清肝。

羚羊尖一钱　小生地三钱　粉丹皮二钱　京赤芍二钱　上川连四分　黑山栀钱半　京元参二钱　侧柏叶钱半　生蒲黄三钱，包　大贝母三钱　连翘壳三钱　藕节四枚

气　瘿

王左　肩膀肿大如盆，名曰气瘿，难治之症也，治宜调营顺气。

潞党参二钱　云茯苓三钱　生白术一钱　全当归二钱　太白芍二钱　大川芎八分　陈广皮一钱　仙半夏一钱　制香附钱半　淡昆布二钱　淡海藻二钱　红枣四枚　生姜二片

外用冲和膏。

孙左　痰气凝于肉里，右臂膊发为气瘿，肿大如盆，不易调治，拟养营流气，而化痰于。

全当归二钱　大白芍二钱　大川芎八分　大生地三钱　杭菊花钱半　紫丹参二钱　制香附钱半　川续断三钱　柏子仁三钱　小金丹一粒，陈酒化服

发 背

宋左 中发背腐溃，得脓不多，大似覆碗，肉坚肿，疮顶深陷，临晚寒热壮，纳谷减少，舌苔薄腻，脉象虚弦，背脊属督脉所主，脊旁为太阳之经，督阳已衰，太阳主寒水之化，痰湿蕴结，营血凝塞，此阴疽也，势勿轻视，急拟助督阳以托毒，和营卫而化湿，冀其疮顶高起，脓毒外泄，始能入于坦途。

生黄芪五钱　朱茯神三钱　陈广皮一钱　鹿角胶一钱五分　紫丹参三钱仙半夏二钱　大贝母三钱　生草节五分　全当归三钱　红枣四枚　生熟谷芽各三钱

洗方

全当归二钱　生草节六分　独活二钱　大川芎二钱　石菖蒲二钱　鲜猪脚爪一枚，劈碎

煎汤洗之。

外用九黄丹、海浮散，阳和膏。

二诊 中发背腐溃，得脓不多，大如覆碗，疮顶不起，四围肿硬色紫，纳谷减少，舌苔薄腻，脉象濡滑，少阴阴阳本亏，痰湿蕴结太阳之络，营卫凝塞，肉腐为脓，前投助阳托毒和营化湿之剂，尚觉合度，仍守原意出入。

生黄芪六钱　朱茯神三钱　陈广皮一钱　春砂壳八分　生草节四分　紫丹参三钱　炙远志肉一钱　全当归三钱　生熟谷芽各三钱　鹿角胶三钱　仙半夏三钱　大贝母三钱　红枣四枚

三诊 中发背腐溃，腐肉渐脱，脓渐多，四围肿硬略减，舌苔白腻，脉象虚弦而滑，少阴阴阳本亏，痰湿凝结太阳之络，营卫循序失常，仍拟助阳益气，化湿托毒，冀其正气充足，则脓自易外泄。

生黄芪六钱　朱茯神三钱　全当归三钱　生草节四分　紫丹参二钱　陈广皮一钱　春砂壳八分　炙远志肉一钱　炒赤芍一钱五分　仙半夏二钱　红枣四枚　鹿角霜二钱　大贝母三钱　生熟谷芽各三钱

外用九黄丹、呼脓丹、海浮散，阳和膏。

四诊 中发背腐肉渐脱，脓亦多，根脚肿硬亦收，苔薄腻，脉虚滑，少阴阴阳两亏，痰湿稽留太阳之络，营卫循序失常，饮食喜甜，中虚故也，再拟助阳益气，化湿托毒，佐入和胃之品。

生黄芪六钱　云茯苓三钱　全当归三钱　光杏仁三钱　紫丹参二钱　炙远

志肉一钱　陈广皮一钱　红枣五枚　生草节四分　仙半夏三钱　春砂壳八分　鹿角霜二钱　川象贝各二钱　生熟谷芽各三钱

五诊　中发背腐肉渐脱，得脓亦多，根脚肿硬亦松，惟胃纳不旺，脉象左虚弦右濡滑，少阴阴阳两亏，蕴毒痰湿，稽留太阳之络，脾胃运化，失其常度，再拟益气托毒，和胃化湿。

生黄芪四钱　全当归二钱　仙半夏三钱　鹿角霜四钱　红枣五枚　紫丹参二钱　云茯苓三钱　陈广皮一钱　炙款冬一钱五分　生姜一片　生草节四分　炙远志肉一钱　春砂仁一钱　生熟谷芽各三钱

六诊　中发背腐已去其半，得脓亦多，根脚肿硬亦松，胃纳不旺，脉象左弦右濡滑，少阴阴阳两亏，蕴毒痰湿留恋，一时未易清彻，再拟益气托毒，和胃化痰。

生黄芪四钱　生草节四分　仙半夏一钱五分　紫丹参二钱　抱茯神三钱陈广皮一钱　全当归二钱　鹿角霜三钱　生熟谷芽各三钱　杜赤豆五钱　红枣五枚
洗药方

全当归三钱　生草节三钱　石菖蒲一钱五分　猪脚爪一枚，劈碎　紫丹参三钱　生赤芍三钱　蜂房窠二钱　煎汤洗之

外用红肉上补天丹、海浮散，腐肉上桃花散、九黄丹，外贴阳和膏。

七诊　中发背腐肉已去其半，得脓亦多，四围根脚渐平，纳谷不旺，临晚足跗浮肿，牙龈虚浮，脉象左濡弦右濡滑，气血两亏，脾胃不健，余毒蕴湿未楚，再拟益气托毒，崇土化湿。

生黄芪四钱　抱茯神三钱　全当归二钱　紫丹参二钱　陈广皮一钱　冬瓜皮三钱　生白术一钱五分　生草节四分　焦谷芽三钱　红枣五枚

外用海浮散、九黄丹、补天丹、九仙丹，阳和膏。

八诊　中发背腐肉十去七八，四围脚跟，亦觉渐收，牙龈虚浮，临晚足跗微肿，脉象左虚弦不柔，右濡滑，气血两亏，浮火易升，脾弱清气下陷，余毒留恋，再拟益气托毒，崇土化湿。

生黄芪四钱　抱茯神三钱　淮山药三钱　冬瓜皮三钱　紫丹参三钱　全当归三钱　生白芍一钱　红枣五枚　生草节四分　陈皮一钱　生熟谷芽各三钱

外用海浮散、桃花散、九黄丹、补天丸，阳和膏。

九诊　中发背腐肉已去七八，根脚亦平，脓水亦少，惟纳谷不香，牙龈虚肿，面部虚浮，脉左弦右濡滑，气血两亏，津少上承，脾胃不健，运化失常，

再拟益气托毒，理脾和胃。

生黄芪四钱　云茯苓三钱　大贝母三钱　冬瓜子三钱　紫丹参二钱　陈广皮一钱　佩兰梗一钱五分　红枣四枚　全当归二钱　生草节四分　生熟谷芽各三钱

外用桃花散、九黄丹、补天丹，阳和膏。

十诊　中发背腐肉已除，新肉已生，纳谷衰少，口舌糜点，牙龈肿痛，妨于咽纳，便溏似痢，苔腻布，脉象左虚弦右濡点，牙龈肿痛，妨于咽纳，便溏似痢，苔腻布，脉象左虚弦石濡滑，此乃气阴两亏，无根之火，易于上升，脾胃不运，湿浊留恋，人以胃气为本，再拟和胃运脾，宣化湿浊。

炒淮药三钱　炒扁豆衣三钱　佩兰梗一钱五分　藏青果一钱　云茯苓三钱　新会皮一钱五分　谷麦芽各三钱　干荷叶一角　野蔷薇花露二两　香稻叶露二两，二味后入

龙脑薄荷一支剪碎泡汤洗口舌糜腐处。再用珠黄散搽之。

十一诊　中发背腐肉已去七八，新肉已生，便溏似痢亦止，惟口舌糜点碎痛，牙龈虚浮，妨于咽饮，纳谷减少，苔薄腻，左脉弦象略缓，右部濡滑，此气阴两亏，虚火挟湿浊上浮，脾胃运化无权，人以胃气为本，再拟和胃清宣。

炒淮药三钱　川象贝各二钱　通草八分　佩兰梗一钱五分　云茯苓三钱陈广皮一钱　炒谷麦芽各三钱　香稻叶露三两　蔷薇花露三两，二味后入

十二诊　中发背腐肉虽去七八，新肉生长迟迟，皆由正气亏虚，不能生长肌肉，口舌糜腐碎痛，牙龈腐烂，妨于咽饮，谷食衰少，苔粉腻，虚火挟湿浊上浮，脾胃生气无权，还虑正虚不支，致生变迁，再拟和胃清化。

真芦荟八分　甘中黄五分　赤茯苓三钱　京元参一钱五分　胡黄连五分活贯众三钱　川象贝各三钱　通草八分　生熟谷芽各三钱　蔷薇花露三两　香稻叶露三两，二味后入

乳　岩

庄右　脉左寸关弦数不静，右寸关濡滑而数，舌苔剥绛，乳岩肿硬已久，阴液亏而难复，肝阳旺而易升，血不养筋，营卫不得流通，所以睡醒则遍体酸疼，腰腿尤甚，连投滋阴柔肝清热安神之剂，尚觉合度，仍守原意出入。

西洋参二钱，另煎汁冲服　朱茯神三钱　蛤粉炒阿胶一钱五分　丝瓜络二钱　霍山石斛三钱　生左牡蛎八钱　嫩白薇一钱五分　鲜竹茹二钱　大麦冬二钱　青

龙齿三钱　全栝蒌四钱，切　鲜枇杷叶三张，去毛包　鲜生地四钱　川贝母二钱
生白芍一钱五分　香谷芽露半斤，后入

外用金箍散、冲和膏，陈醋、白蜜调敷。

二诊　脉象尺部细弱，寸关弦细而数，舌质红绛，遍体酸痛，腰膝尤甚，
纳谷减少，口干不多饮，腑行燥结，小溲淡黄，乳岩依然肿硬不消，皆由阴
液亏耗，血不养筋，血虚生热，筋热则酸，络热则痛，况肝主一身之筋，筋
无血养，虚阳易浮，腹内作胀，亦是肝横热郁，阳明通降失司，欲清络热，
必滋其阴，欲柔其肝，必养其血，俾得血液充足，则络热自清，而肢节之痛，
亦当轻减矣。

西洋参二钱，另煎汁冲服　生左牡蛎八钱　蛤粉炒阿胶一钱五分　霍山石斛
三钱　青龙齿二钱　羚羊片四分，另煎汁冲服　大麦冬三钱　生白芍二钱　嫩白
薇一钱五分　鲜生地四钱　甜瓜子三钱　鲜竹茹二钱　嫩桑枝一两丝瓜络五钱，
二味煎汤代水

另珍珠粉二分，用嫩钩钩三钱，金器一具，煎汤送下。

三诊　遍体酸疼，腰膝尤甚，溲黄便结，纳谷减少，口干不多饮，乳岩
依然肿硬不消，皆由阴液亏耗，血不养筋，筋热则酸，络热则痛，病情夹杂，
难许速效，再拟养血清络。

西洋参二钱　羚羊片八分，另煎汁冲服　黑芝麻三钱　霍山石斛三钱　左牡
蛎八钱　青龙齿三钱　蛤粉炒阿胶二钱　大地龙三钱，酒洗　大麦冬二钱　生白
芍一钱五分　首乌藤三钱　鲜生地四钱　川贝母五钱　甜瓜子三钱嫩桑枝一两
丝瓜络五钱，二味煎汤代水

另珍珠粉二分，用朱灯芯两札，金器一具，煎汤送下。

四诊　乳岩起病，阴血亏虚，肝阳化风入络，肢节酸疼，心悸气逆，时
轻时剧，音声欠扬，舌质光红，苔薄腻黄，脉象左弦数右濡数，病情夹杂，
还虑增剧，姑拟养肝体以柔肝木，安心神而化痰热。

西洋参一钱五分　朱茯神三钱　川象贝各二钱　柏子仁三钱　黑芝麻三钱
霍山石斛三钱　青龙齿三钱　栝蒌皮二钱　凤凰衣一钱五分　夜交藤四钱　珍珠
母六钱　生地三钱，蛤粉拌　嫩钩钩三钱，后入　蔷薇花露一两　香稻叶露四钱，
二味后入

另珍珠粉二分，朱灯芯两札，煎汤送下。

王右　肝郁木不条达，挟痰瘀凝结，乳房属胃，乳头属肝，肝胃两经之

络，被阻遏而不得宣通，乳部结块，已延三四月之久，按之疼痛，恐成乳岩，姑拟清肝郁而化痰瘀，复原通气饮合逍遥散出入。

全当归二钱　京赤芍二钱　银柴胡八分　薄荷叶八分　青陈皮各一钱　苦桔梗一钱　全栝蒌四钱，切　紫丹参二　钱生香附二钱　大贝母三钱　炙僵蚕三钱　丝瓜络二钱　青橘叶钱半

肝 疽

郑左　肝疽生于左胁肋，漫肿而硬，按之疼痛，大如手掌，此气阴两亏，肝郁挟痰湿凝结，营卫不从，有酿脓之象，宜消托兼施，消未成之毒，托已成之脓也，如脓从外泄则吉，破膜则危。

生黄芪六钱　生草节八分　川象贝各二钱　皂角针一钱　全当归二钱　苦桔梗一钱　炙僵蚕三钱　陈广皮一钱　生赤芍三钱　银州柴胡一钱　炙甲片一钱

外用十将丹、平安散，阳和膏。

二诊　前投益气消托之剂，肝疽肿硬疼痛，较前大减，可望消散，惟神疲肢倦，形肉消瘦，脉象濡软，气血两亏，痰湿未能尽化，既见效机，仍守原意出入。

生黄芪六钱　云茯苓三钱　川象贝各二钱　杜赤豆一两　全当归三钱　生草节六分　柴丹参二钱　生苡仁四钱　生赤芍三钱　陈广皮一钱　鲜荷叶一角

肺 疽

王右　肺疽已成，漫肿如盆，疼痛不已，胸闷气结，汗多肢冷，脉象濡细，初由风邪痰瘀，蕴结肺俞，继则酿脓，肺炎叶举，清肃之令不得下行，颇虑正不支持，致虚脱之变，勉拟扶正托毒，清肺化痰，尽人力以冀天眷耳。

生黄芪四钱　抱茯神三钱　京赤芍二钱　丝瓜络二钱　生草节八分　炙远志肉一钱　象贝母三钱　冬瓜子二钱　苦桔梗一钱　全当归二钱　炙僵蚕三钱　栝蒌皮二钱　水炙桑皮二钱

鼻 痔

傅右　阳明湿浊上升，鼻痔壅塞，头目不清，畏风怯冷，肢体作酸，肺胃气虚，拟营卫并调，兼肃肺胃。

潞党参钱半　全当归二钱　大白芍钱半　陈辛夷八分　苍耳子钱半　大川

芎八分　藿香梗钱半　云茯苓三钱　生白术一钱　陈广皮一钱　煨姜二片

外用柳花散。麻油调搽。

鼻 疳

贾左　肺胃积热，酿成鼻疳，迎香腐缺，鼻准已塌，内外之肿不消，防其崩陷，拟再造散加减。

羚羊尖一钱，另煎汁冲服　大麦冬三钱　天花粉三钱　京元参二钱　京赤芍二钱　酒炒黄芩一钱　寒水石三钱　连翘壳三钱　大贝母三钱　夏枯花三钱　鲜竹叶三十片　干芦根一两，去节

外用治疳结毒灵药。

疔 疮

李右　掌心疔顶虽溃，未曾得脓，四围肿硬疼痛，湿火蕴结，血凝毒滞，症势非轻，急拟清解托毒。

甘菊花五钱　地丁草三钱　京赤芍二钱　薄荷叶八分　生草节六分　大贝母三钱　炙僵蚕三钱　金银花三钱　连翘壳三钱　草河车钱半　丝瓜络二钱　外科蟾酥丸二粒，开水化服

外用九黄丹、太乙膏，四周用玉露散，菊花露调敷。

湿 疮

徐左　湿瘰发于遍体，浸淫作痒，延今已久，血虚生热生风，脾弱生湿，风湿热蕴蒸于脾肺两经也，姑拟清营祛风，而化湿热。

净蝉衣八分　小生地四钱　粉丹皮钱半　肥玉竹三钱　茯苓皮三钱　通草八分　六一散三钱，包　苦参片钱半　绿豆衣三钱

外用皮脂散，麻油调敷。

痔 疮

吴左　外痔焮痛已止，脱肛未收，气虚不能收摄，阴虚湿热下注，大肠不清，传导变化乏力，苔薄腻，脉濡滑，姑拟补中益气，育阴清化。

米炒南沙参二钱　蜜炙升麻五分　清炙黄芪二钱　炒扁豆衣三钱　朱茯神三钱　水炙桑叶三钱　净槐米三钱，包　生白术二钱　土炒当归三钱　杜赤豆一

两　灶心黄土一两，荷叶包煎汤代水

潘左　外痔焮痛，脱肛便血，气阴两虚，大肠湿热留恋，今拟调益气阴，清化湿热。

细生地四钱　粉丹皮钱半　京赤芍二钱　净槐米三钱，包　抱茯神三钱地榆炭三钱　肠连丸一钱，包　橘白络一钱　生苡仁三钱　全当归二钱　杜赤豆一两干柿饼三钱

外用黄连膏。

缩脚阴痰

高右　伤筋起见，变为缩脚阴痰，顶虽溃未尝得脓，根脚肿硬疼痛，痛引少腹，小溲不利，腑行燥结，身热晚甚，口有甜味，舌苔薄腻，脉象濡滑，蕴湿宿瘀，凝结厥阴之络，营卫不从，症属缠绵，姑拟益气托毒，化湿通络。

生黄芪三钱　茯苓皮三钱　炙甲片一钱　清水豆卷四钱　当归尾三钱　福泽泻一钱五分　泽兰叶一钱五分　光杏仁三钱　桃仁泥钱半，包　赤芍药二钱通草八分　象贝母三钱　苏木一钱五分　陈广皮一钱

外用九黄丹、阳和膏，并用金箍散、冲和膏，敷其四周。

二诊　伤筋起见，变为缩脚阴痰，肿硬疼痛，连及少腹，咳嗽则痛更甚，小溲不利，身热晚甚，舌苔薄腻，蕴湿凝结厥阴之络，营卫不从，缠绵之症，再拟和营去瘀，化湿通络。

清水豆卷四钱　藏红花八分　福泽泻一钱五分　通草八分　当归尾三钱桃仁泥钱半，包　黑白丑各八分　泽兰叶一钱五分　生赤芍三钱　连皮苓四钱　炙甲片八分　大贝母三钱　苏木一钱五分　醒消丸一钱，吞服

三诊　缩脚阴痰，肿硬疼痛，上及少腹，下及腿侧，皮色不变，右足曲而不伸，寒热晚甚，舌苔薄腻，脉弦小而迟，寒湿痰瘀。凝结厥阴之络，营卫不从，缠绵之症也，今拟阳和汤加减，温化消解，冀望转阴为阳，始能出险入夷。

净麻黄三分　大熟地四钱，二味同捣　肉桂心五分　生草节一钱　炮姜炭五分　银柴胡一钱　白芥子三钱，炒研　鹿角胶二钱，陈酒化冲服　醒消丸一钱，吞服

膏　方

徐先生　精气神者，人身之三宝也，论先天之生化，则精生气，气生神，论后天之运用，则神役气，气役精。人身五藏，各有所藏，心藏神，肾藏精。精藏于肾，而主于心，心君泰然，肾精不动，是为平人。尊体气阴两亏，坎离失济，心虚易动，肾虚不藏，神动于中，精驰于下，此梦遗旧恙所由起也，递进膏滋，遗泄渐减，药能应手，未始无功，惟是补牢已晚，亡羊难复。久遗之后，肾阴大伤，肾者主骨，骨中有髓，肾之精也，腰为肾之外候，脊乃肾之道路，肾精走失，骨髓空虚，脊痛腰酸，在所必见。肝为乙木，中寄阳魂，胆为甲木，内含相火，肾水既亏，岂能涵木，木失所养，水走火飞，相火不能潜藏，肝阳易于上亢，清空不空，则为头眩，清窍阻塞，则为耳鸣，阴虚于下，火浮于上，上实下虚，亦势所必然矣。症势各类，治本一途，挈要提纲，补精为重，补精必安其神，安神必益其气，治病必求其本也。壮水以涵其木，滋阴以潜其阳，子虚补母，乃古法也。仍宗前意，再订新方，补气安神，育阴固摄，仿乙癸同源之治，为坎离固济之谋，复入血肉有情，真益精髓，复原精之走失，补奇脉之空虚，为日就月将之功，作一劳永逸之计，是否有当，即正高明。

台参须一两五钱　潞党参三两　大熟地六两，砂仁拌　炙绵芪四两　炒淮药二两　朱茯神三两　酸枣仁三两　炙远志肉一两　清炙草六钱　明天冬二两　大麦冬二两　厚杜仲三两，盐水炒　甘杞子二两　川断肉二两，盐水炒　桑葚子三两　制首乌四两　陈广皮一两　仙半夏二两　北秫米三两，炒包　宁子淡四两　煅牡蛎四两　紫贝齿四两　紫石英三两　胡桃肉二十枚，盐水炒去　紫衣　五味子六钱　金樱子一两，包　剪芡实三两　川黄檗一两熟女贞二两　猪脊髓二十条，酒洗　红枣四两　鳔胶二两，溶化收膏

上药煎四次，取浓汁，加龟板胶四两，清阿胶四两，均用陈酒炖烊，再将鳔胶和入白文冰半斤熔化收成膏，每早晚各服二匙，均用开水化服，如遇伤风停滞等症，暂缓再服可也。

罗先生　始患痔漏，继则不寐，痔漏伤阴，阴伤及气，气阴不足，气不能配阳，阴虚及阳，故为不寐。不寐之因甚多，而大要不外乎心肾。离中一阴，是为阴根，阴根下降，是生水精。坎中一阳，是为阳根，阳根上升，则为火母。

坎离交济，水火协和，阳入于阴则为寐，阳出于阴则为寤也，肾阴不足，水不济火，心火不能下通于肾，肾阴不能上济于心，阳精不升，水精不降，阴阳不交，则为不寐，此不寐之本也。肝为乙木，内寄阳魂，胆为甲木，内含相火。平人夜卧，魂归于肝，阳藏于阴也。肾阴亏耗，水不涵木，肝不能藏其阳魂，胆不能秘其相火，神惊火浮，亦为不寐，此不寐之兼见也。离处中宫，坎居下极，位乎中而职司升降者脾胃也，胃以通为补，脾以健为运，脾失健运，胃失流通，中宫阻塞，不能职司升降，上下之路隔绝，欲求心肾之交，不亦难乎。故经云："胃不和则卧不安。"胃不和者，不寐之标也，道书云："离为长女，坎为少男。"而为之媒介者坤土也，是为黄婆。其斯之谓乎错综各说，奇偶制方，益气以吸阳根，育阴以滋水母，升戊降己，取坎填离，益气即所以安神，育阴亦兼能涵木，标本同治，以希弋获，是否有当，即正高明。

清炙绵芪四两　上潞党参四两　大生地四两　抱茯神三两，朱砂拌　大熟地四两　炙远志肉一两　清炙草六钱　酸枣仁三两　仙半夏二两　北秫米三两，包明天冬一两五钱　大麦冬一两五钱　炒淮药二两　甘杞子二两　广橘白一两　白归身三两　大白芍三两　花龙骨二两　青龙齿二两　紫石英三两　炙鳖甲三两　川石斛三两　马料豆三两　潼蒺藜三两　紫丹参二两　川贝母二两，去心另研末收膏　制首乌六两　合欢花一两五钱　莲子二两　红枣六两　鸡子黄十枚，另打搅收膏

上药煎四次，取浓汁，加龟板胶四两，清阿胶四两，均用陈酒炖化，白冰糖半斤熔化，再将川贝、鸡子黄依次加入，搅和收膏，每早晚各服二匙，均用白开水冲服，如遇伤风停滞等症，暂缓再服可也。

张先生　每冬必咳，气急不平，天暖则轻，遇寒则甚，此阳虚留饮为患也。阳为天道，阴为地道，人生贱阴而贵阳。经云："阳气者，若天与日，失其所则折故土而不彰。"素体阳虚，脾肾两病，肾虚水泛，脾虚湿聚，水湿停留，积生痰饮，年深不化，盘踞成窠，阻塞气机，据为山险，上碍肺金右降之路，下启冲气上逆之机，不降不纳，遂为气急，饮为阴邪，遇寒则阴从阳属。虎借风威，遇暖则阴弱阳强，邪势渐杀矣。痰饮生源于土湿，土湿本源于水寒，欲化其痰，先燥土湿，欲燥土温，先温水寒，书所谓外饮治脾，内饮治肾也。肺主气，胃为化气之源，肾为纳气之窟，肺之不降，责之胃纳，肾之不纳，责之火衰，欲降其肺，先和其胃，欲纳其肾，先温其阳，书所谓上喘治肺，下喘治肾是也。症属阳虚，药宜温补，今拟温肾纳气，温肾则所以强脾，和

胃降逆，和胃功兼肃肺，但得土温水暖，饮无由生，胃降金清，气当不逆，气平饮化，咳自愈矣。症涉根本，药非一蹴能治，仿前贤方乃三思而定，略述病由，以便裁夺。

别直参三两　云茯苓四两　潜白术三两　清炙黄芪三两　清炙草八钱　炙远志肉一两　大熟地四两　川桂枝六钱　五味子八钱，淡干姜四钱同捣熟附块一两　川贝母三两　甜光杏三两　蛤蚧尾五对，酒洗　砂仁末八钱　范志曲三两　陈广皮一两　仙半夏三两　旋覆花一两五钱，包　代赭石四两煅补骨脂二两　核桃肉二十枚，二味炒拌炒　炙白苏子二两　淮山药三两　山萸肉三两　福泽泻一两五钱　厚杜仲三两　川断肉三两　甘杞子三两

上药煎四次，取极浓汁，加鹿胶四两，龟板胶四两，均用陈酒炖烊，白冰糖半斤，熔化收膏，每早服三钱，临卧时服三钱，均用开水冲服，如遇伤风停滞等，暂缓再服可也。

丁甘仁医案续编

卷一　内科医案

时病篇

伤　风

韩左　肺为脏腑之华盖，主清肃之令，灌溉百脉。风寒之邪，由皮毛而入，内蕴于肺，肺气窒塞不宣，咳痰不爽，音喑无声。舌苔薄白，脉象浮濡而滑。已延二十一天。先哲云：伤风不醒便成痨，即此证也。今仿金实不鸣，治宜轻开法。

蜜炙麻黄三分　光杏仁三钱　象贝母三钱　抱茯神三钱　炙远志一钱　生甘草六分　轻马勃八分　瓜蒌皮三钱　净蝉衣八分　嫩射干八分　炙兜铃一钱　冬瓜子三钱　胖大海三枚　竹衣三分

二诊　咳嗽已有三候，音喑不能出声。舌中薄白边淡红，脉象浮濡而滑。风寒包热于肺，痰浊交阻，肺气窒塞。肺为娇脏，位于上焦，治上焦如羽，非轻不举，理宜轻开伏邪，宣肺化痰，失机不图，致客邪愈伏愈深，金实不鸣。前投华盖汤加减，尚觉合度，仍宜原意出入，尚希裁正。

净蝉衣八分　嫩射干八分　光杏仁三钱　抱茯神三钱　炙远志一钱　象贝母三钱　轻马勃八分　福橘络一钱　冬瓜子三钱　炙紫菀八分　炙兜铃一钱　瓜蒌皮（炒）三钱　胖大海三枚　竹衣三分

候左　外感风邪，引动湿痰，逗留肺、胃，形寒咳嗽，纳谷减少。舌苔薄腻，脉象濡滑。先宜疏邪化痰，宣肺、和胃。

嫩前胡钱半　仙半夏二钱　炒黑荆芥一钱　冬桑叶三钱　赤茯苓三钱　水炙远志一钱　陈广皮一钱　光杏仁三钱　象贝母三钱　炙款冬钱半　炒谷麦芽（各）三钱　佩兰梗钱半

伤　寒

吴左　虚体受寒，太阳为病。形寒骨楚，有汗不解，胸闷纳少，肢节酸楚。宜解肌达邪。

川桂枝五分　炒赤芍二钱　生甘草四分　清水豆卷五钱　赤茯苓三钱　炒枳壳一钱　苦桔梗一钱　陈广皮一钱　紫苏梗钱半　炒谷麦芽（各）三钱荷叶一角　炒荆芥一钱

杨右　阴虚质体，感受外邪，阳明为病。昨起寒热，头胀且痛，胸闷不思饮食，肢节酸痛。先宜疏邪治标。

荆芥穗钱半　淡豆豉三钱　象贝母三钱　薄荷叶八分　霜桑叶三钱　炒谷芽三钱　赤茯苓三钱　江枳壳一钱　甘菊花三钱　白通草八分　苦桔梗一钱　鲜荷叶一角　地枯萝三钱

任左　午后寒热，胸闷纳少，脉象弦滑带数。伏邪移于少阳，营卫循序失常。姑拟柴葛解肌汤加减。

软柴胡八分　粉葛根钱半　清水豆卷四钱　仙半夏二钱　赤茯苓三钱　炒枳壳一钱　苦桔梗一钱　藿香梗钱半　陈广皮一钱　炒谷麦芽（各）三钱黑山栀皮钱半　白通草八分　姜竹茹钱半

丁右　伏邪痰湿逗留募原，少阳阳明为病。寒热晚甚，胸闷泛恶，口干欲饮，咳嗽咯痰不爽。舌苔干腻，脉象弦滑带数，症势非轻。姑拟和解枢机，芳香化湿。

软柴胡一钱　仙半夏钱半　酒炒黄芩一钱　左金丸（包）七分　赤茯苓三钱　白蔻壳八分　枳实炭一钱　炒谷麦芽（各）三钱　白通草八分　藿香钱半　佩兰钱半　姜竹茹钱半　甘露消毒丹四钱（包煎）

朱右　寒热夜半而作，清晨得汗而解，胸闷纳少，小溲短赤，四五日未更衣。舌质红，苔白腻而黄，脉象弦小而数。伏邪痰热蕴结，少阳少阴为病。今拟青蒿鳖甲汤合小柴胡汤加减，从阴引阳，而化痰湿。

青蒿梗钱半　炙鳖甲三钱　软柴胡八分　赤茯苓（朱砂拌）三钱　仙半夏二钱　川象贝（各）二钱　白通草八分　炒竹茹钱半　炒苡仁三钱　清水豆卷四钱　佩兰梗钱半　炒谷麦芽（各）三钱　甘露消毒丹（包煎）四钱

许右　新寒外束，厥阳升腾，挟痰浊内阻，神明无以自主，战汗怵冷，心悸头眩，筋惕肉瞤。脉象弦小而滑。虑其增剧，姑拟调和营卫，安神涤痰。

川桂枝五分　大白芍二钱　左牡蛎四钱　花龙骨三钱　云茯苓三钱　仙半夏二钱　枳实炭一钱　煨天麻八分　炙远志一钱　炒枣仁三钱　九节石菖蒲八分　嫩钩钩（后入）三钱　磁朱丸（包）三钱

服药后一小时，当饮热粥汤

姜小姐　伤寒十六天，邪已陷入三阴，厥阴不能藏血，太阴不能统血，血渗大肠，便血成升成斗，色紫黑，汗多肢冷，脉象微细，气随血脱，真阳外亡。脉症参合，危在旦夕。勉拟回阳驱阴，敛阳崇土，冀望真阳内返，脉起肢温，始有转机之幸。尚希明正。

别直参一钱　熟附子块一钱　炮姜炭八分　清炙草五分　抱茯神三钱　煅牡蛎四钱　花龙骨三钱　米炒白术钱半　陈广皮一钱　土炒白芍二钱　陈仓米一合，荷叶包煎汤代水。

二诊　昨夜回阳驱阴、敛阳崇土之剂，真阳已得内返，脉起肢温，便血亦止，佳兆也。而口干欲饮，腹痛时作，舌苔干糙无津，阳回而阴液未复，津少上承，陷入厥阴之邪，未得外达，宿瘀留恋下焦，不通则痛。险岭虽逾，未入坦途，再宜回阳救阴，和解祛瘀，尚希明正。

吉林参须八分　熟附片五分　炮姜炭四分　抱茯神三钱　生甘草六分　生白术二钱　紫丹参二钱　炒赤芍二钱　焦楂炭三钱　陈广皮一钱　银柴胡一钱　嫩白薇（炒）钱半　干荷叶一角　炒谷芽四钱

三诊　回阳后阴液已伤，厥少之邪已达少阳阳明。身热不退，口干欲饮，便血止，腹痛根株未除。舌苔灰糙无津，脉象左弦数右濡数。还虑津涸致变。今宜生津和解，冀伏邪能得从气分而解为幸。

天花粉三钱　生甘草六分　银州柴胡一钱　抱茯神三钱　炒扁豆衣三钱　银花炭三钱　赤芍药二钱　嫩白薇钱半　生谷芽三钱　干荷叶一角　白通草八分

四诊　回阳后阴液已伤，津少上承，厥阴之邪已返少阳阳明之经。昨投生津和解之剂，身热渐轻，腹痛亦除，惟口干欲饮，舌苔糙黄，脉象濡数。既见效机，仍守原意出入，能得不增变化，可望入于坦途。尚希明正。

南沙参三钱　银柴胡一钱　生甘草五分　天花粉三钱　抱茯神三钱　生扁豆衣三钱　炒银花四钱　赤芍药二钱　嫩白薇钱半　白通草八分　干芦根一两　生谷芽四钱

暑　温

朱右　秋温伏暑，阳明为病。发热十天，汗泄不畅，口干欲饮。脉象濡数，舌质红，苔黄。症势非轻，姑拟清解伏温。

粉葛根二钱　银柴胡一钱　薄荷叶八分　霜桑叶三钱　朱茯神三钱　金银花四钱　连翘壳三钱　清水豆卷四钱　黑山栀二钱　鲜藿香钱半　甘菊花二钱　炒竹茹钱半　白茅根（去心）二扎

二诊　发热渐退，有汗不解，口干欲饮，烦躁少寐。舌质红，苔黄，脉象濡数。伏温内陷，阳明为病，阴液暗伤，肝火内炽。还虑增剧，今拟生津清解。

天花粉三钱　银柴胡一钱　薄荷叶五分　朱茯神三钱　金银花三钱　连翘壳三钱　肥知母二钱　霜桑叶三钱　白通草八分　甘菊花钱半　鲜竹茹钱半　活芦根（去节）一尺

邹右　夏伤于暑，秋冒风凉，挟湿痰交阻募原。寒热日作，午后入夜更甚，胸闷泛恶。舌苔腻黄，脉象濡滑而数。高年患此，势非轻浅，姑拟和解枢机，芳香化湿。

软柴胡八分　仙半夏二钱　酒炒黄芩一钱　赤茯苓三钱　枳实炭一钱　白蔻壳八分　福泽泻钱半　制川朴八分　六神曲三钱　鲜藿香钱半　鲜佩兰钱半　姜水炒竹茹钱半　甘露消毒丹五钱（荷叶包煎、刺孔）

刘左　秋凉外束，伏暑湿滞内阻，太阳少阳为病。寒热七天，午后尤甚，汗泄不畅，胸闷泛恶。舌苔薄腻，脉象濡滑而数。症势非轻，姑拟和解伏邪，芳香化湿。

淡豆豉三钱　陈香薷六分　软柴胡一钱　赤茯苓三钱　仙半夏钱半　枳实炭一钱　福泽泻钱半　六神曲三钱　光杏仁三钱　象贝母三钱　鲜藿香钱半　鲜佩兰钱半　甘露消毒丹五钱（鲜荷叶包煎、刺孔）

刘右　伏温暑湿内蕴，少阳阳明为病，阴液暗伤，津少上承。身热二十余天，朝轻暮重，口干欲饮，夜不安寐。舌中剥绛，边薄腻，脉象濡数。症势非轻，姑拟生津和解。

天花粉三钱　银柴胡一钱　粉葛根钱半　朱茯神三钱　金银花四钱　连翘壳三钱　川象贝（各）二钱　益元散（包）三钱　嫩白薇钱半　白茅根（去心）二扎　鲜荷叶一角　鲜荷梗一尺

黄右 身热九天，朝轻暮重，渴喜热饮，大便溏泄。脉濡细，舌质红，苔薄腻。伏邪暑湿内蕴，太阴阳明为病，还虑增剧，宜解肌达邪，和中化湿。

粉葛根钱半　酒炒黄芩一钱　银柴胡一钱　赤茯苓三钱　炒扁豆衣三钱生苡仁三钱　六神曲三钱　象贝母三钱　仙半夏钱半　银花炭三钱　大腹皮二钱炒车前子三钱　甘露消毒丹（包煎）四钱

湿　阻

姜左 气湿内阻，脾胃运化失常，胸闷纳少，神疲肢倦。姑拟运脾化湿，和胃畅中。

白蒺藜三钱　陈广皮一钱　厚朴花钱半　赤茯苓三钱　炒枳壳一钱　春砂壳八分　炒谷麦芽（各）三钱　地枯萝二钱　佩兰梗钱半　陈佛手八分

黄左 湿阻中焦，脾胃运化失常。胸脘痞闷，不思饮食，小便不畅。舌苔薄白而腻。当宜运脾和胃，芳香化湿。其病不在大肠，徒攻无益也。

清水豆卷四钱　藿香梗钱半　陈广皮一钱　制小朴一钱　赤茯苓三钱　福泽泻钱半　白通草八分　白蔻壳八分　六神曲三钱　炒谷麦芽（各）三钱佩兰梗钱半　生熟苡仁三钱

朱左 伏邪蕴湿内阻，脾胃不和。形寒头胀，胸闷泛恶。苔薄腻，脉濡滑。宜解肌达邪，和胃化湿。

川桂枝五分　炒赤芍钱半　清水豆卷六钱　藿香梗钱半　陈广皮一钱　赤茯苓三钱　仙半夏二钱　枳实炭一钱　白蔻仁五分　六神曲三钱　炒谷麦芽（各）三钱　佩兰梗钱半　生姜一片

二诊 痰湿内阻，脾胃运化失常。胸闷纳少，渴喜热饮。舌苔薄腻，脉象濡滑。宜理脾和胃，化湿畅中。

陈广皮一钱　制苍术一钱　制小朴一钱　赤茯苓三钱　仙半夏钱半　白蔻壳八分　福泽泻二钱半　六神曲三钱　炒谷麦芽（各）三钱　佩兰梗钱半陈佛手八分

湿　热

毛右 复感氤氲之邪，湿热痰滞内阻。肺、胃为病，胸痹不舒，食入作梗，形寒咳嗽。舌苔白腻，脉象浮濡而滑。姑拟疏邪化痰，宣肺，通胃。

炒荆芥一钱　清水豆卷四钱　嫩前胡钱半　光杏仁三钱　赤茯苓三钱　水炙远志一钱　象贝母三钱　瓜蒌皮三钱　薤白头一钱　仙半夏钱半　炙枳壳一钱炒谷麦芽（各）三钱　冬瓜子三钱　干芦根（去节）一两

李左　伏邪湿热滞内阻、阳明通降失司。胸闷泛恶，腹内作胀，溲赤便结。舌苔薄腻而黄，脉象濡滑而数。宜疏邪化湿。

清水豆卷四钱　仙半夏钱半　白蒺藜钱半　赤茯苓三钱　福泽泻钱半　枳实炭一钱　制川朴八分　大腹皮二钱　地枯萝三钱　鲜佩兰钱半　鲜藿香钱半炒麦芽三钱　鲜佛手六分　姜水炒竹茹钱半

孙先生　太阳之邪未罢，湿热内阻，脾胃不和，畏风怯冷，有汗不解，胸闷纳少，甚则泛恶。舌苔灰腻，脉象浮滑。虑其增剧，姑拟解肌达邪，芳香化湿。

川桂枝八分　清水豆卷四钱　藿香梗钱半　仙半夏二钱　赤茯苓三钱　枳实炭一钱　苦桔梗一钱　制川朴一钱　白蔻壳八分　炒谷麦芽（各）三钱西秦艽钱半　姜水炒竹茹钱半　福泽泻钱半　荷叶边一圈

董先生　病延十八天，始发红疹，继布白㾦，今表不热而里热，胸闷溲赤，渴喜热饮，肌肤色黄。舌苔薄腻而黄，脉象濡滑带数。此湿遏热伏，蕴蒸募原，气机宣化失司。先哲云："湿不化则热不清，气不宣则湿不化。"今宜宣气化湿，苦寒泄热。

光杏仁三钱　炒黄芩一钱　飞滑石（包）三钱　赤茯苓三钱　生泽泻钱半西茵陈三钱　白通草八分　佩兰梗钱半　炒谷麦芽（各）三钱　清水豆卷四钱甘露消毒丹（包煎）四钱　佛手露（后入）一两

二诊　病延十九天，红疹后续发白㾦，胸闷不思饮食，渴喜热饮，小溲短赤，脉象濡滑而数。今日形寒怯冷，营卫循序失常，口舌干燥，津少上承，湿热蕴蒸募原，气化不及州都，故渴喜热饮，小溲短赤也。欲滋阴则助湿，欲燥湿则伤阴，大有顾此失彼之势。今取蒌贝养营生津不助湿，茵陈四苓化湿不伤阴之意。尚希明正。

瓜蒌皮三钱　川贝母三钱　银州柴胡八分　清水豆卷四钱　赤茯苓三钱生泽泻钱半　西茵陈二钱　白通草八分　嫩白薇钱半　佩兰梗钱半　生熟谷芽（各）三钱　荸荠梗钱半　佛手露（冲服）一两

史左　秋凉引动伏邪，挟湿滞内阻，阳明为病，身热六天，未曾得汗，胸闷泛恶，口干不多饮。脉象濡滑而数，舌苔灰腻而黄。虑其增剧，宜芳香化浊，疏解伏邪。

淡豆豉三钱　荆芥穗钱半　薄荷叶八分　枳实炭一钱　赤茯苓三钱　六神曲三钱　仙半夏钱半　苦桔梗一钱　连翘壳三钱　鲜藿香钱半　鲜佩兰钱半　姜竹茹钱半

二诊　得汗寒热较轻，恶呕亦减，头胀且痛。舌苔灰腻而黄，脉象濡滑而数。伏邪湿热未楚，阳明为病。再宜辛凉清解，芳香化湿。

淡豆豉三钱　赤茯苓三钱　金银花三钱　炒竹茹钱半　象贝母三钱　嫩前胡钱半　薄荷叶八分　枳实炭一钱　仙半夏二钱　连翘壳三钱　六神曲三钱　白通草八分　鲜藿香钱半　鲜佩兰钱半

黎小姐　素体两天不适，伏邪湿热内蕴，少阳为病，肺胃宣化失司。寒热日作，早轻暮重，已延三候，口干不多饮，咳嗽咯痰不爽。舌苔薄腻，小溲短赤，脉象濡滑而数。本虚标实，显然可见，颇虑正不胜邪，致生变端。姑拟和解枢机，宣肺化痰。尚希明正。

南沙参三钱　软柴胡一钱　仙半夏二钱　赤茯苓三钱　新会皮钱半　生泽泻钱半　光杏仁三钱　象贝母三钱　冬桑叶三钱　佩兰梗钱半　冬瓜子三钱　炒谷麦芽（各）三钱　甘露消毒丹四钱（包煎）

温　证

翁左　伏温三候，邪不外达而陷入三阴。神志模糊，表热不扬而里热尚炽，自汗频频。舌干糙无津，脉数而乱。手指蠕动，曾经循衣摸床。内闭外脱，危在旦夕间矣。勉拟一方，尽人事以冀天眷。尚希明正。

西洋参钱半　银柴胡钱半　左牡蛎三钱　花龙骨三钱　朱茯神三钱　川象贝（各）二钱　天竺黄钱半　水炙远志钱半　鲜石菖蒲八分　嫩钩钩（后入）三钱　淡竹沥（冲服）一两　至宝丹一粒，去壳研末服

二诊　伏温化热，由气入营，伤津劫液，厥少之火内炽，鼻衄甚多，白疹布于胸膺颈项之间。舌糙无津，脉弦数，左甚于右，还虑痉厥之变。今宜犀角地黄汤合白虎汤，生津增液，清营凉气。

犀角尖五分（另煎汁冲服）　鲜生地八钱　西洋参三钱　天竺黄二钱　鲜铁皮石斛三钱　熟石膏三钱　朱茯神三钱　石菖蒲八分　天花粉三钱　益元散(包)三钱　京元参二钱　川象贝（各）二钱　冬桑叶三钱　粉丹皮二钱　活芦根（去节）一尺　卷心竹叶三十张　紫雪丹五分，吞服

陈左　伏温挟痰滞交阻，阳明为病，肺失清肃。寒热七天，入夜更甚，咳嗽胸闷。舌苔薄腻而黄，脉象濡滑而数。邪势正在鸱张，虑其增剧，姑拟清解伏温，宣肺化痰。

淡豆豉三钱　黑山栀二钱　嫩前胡钱半　粉葛根钱半　薄荷叶八分　枳实炭一钱　苦桔梗一钱　地枯萝三钱　光杏仁三钱　象贝母三钱　连翘壳三钱　冬瓜子三钱　朱茯神三钱　炒竹茹钱半

张左　伏温两候，阳明里热为病。身灼热无汗，大便溏泄黄水，口干欲饮，加之鼻衄，齿垢唇燥。舌灰糙无津，左脉濡数，右脉滑数。湿邪化热由气入营，逼血妄行，热迫注泄，颇虑邪热内陷昏厥之变。急宜清营透气，苦寒泄热，以望转机，尚希明正。

天花粉三钱　粉葛根二钱　生甘草八分　炒黄芩一钱　川雅连四分　薄荷叶八分　金银花六钱　连翘壳三钱　生赤芍二钱　赤茯苓三钱　陈莱菔英三钱　鲜竹茹二钱　茅根芦根（各）四两　干荷叶一角

竺左　阴分素亏，伏温内蕴，邪气入营，阳络损伤则血上溢，吐血内热，咳嗽气急，身热不退。脉数而促。症势重险，姑拟生津清温，清肺去瘀。

天花粉三钱　冬桑叶三钱　粉丹皮二钱　抱茯神三钱　金银花四钱　连翘壳三钱　茜草根二钱　侧柏炭二钱　川象贝（各）二钱　鲜竹茹钱半　白茅根（去心）二扎　白茅花（包）钱半　仙鹤草三钱　鲜藕节二枚

二诊　吐血渐止，身热亦减，咳呛气逆，动则更甚。脉数而促。素体阴虚，肝火内炽，伏温痰热逗留。还虑增变，仍宜生津清温，清肺祛瘀。

天花粉三钱　冬桑叶二钱　粉丹皮二钱　抱茯神三钱　金银花三钱　连翘壳三钱　茜草根二钱　仙鹤草三钱　川象贝（各）二钱　鲜竹茹二钱　鲜藕节二枚　白茅根（去心）二扎　加枇杷叶露（后入）四两

陈左　伏温由营及气，引动肝火上升，阳络受损则血上溢，吐血身热。脉象芤数。症势非轻，姑拟清营凉气，祛瘀生新。

霜桑叶三钱　粉丹皮三钱　生石决八钱　茜草根三钱　侧柏炭二钱　金银花六钱　连翘壳三钱　仙鹤草三钱　鲜竹茹三钱　川象贝（各）二钱　轻马勃八分　白茅根（去心）两扎　白茅花（包）钱半

另参三七三分，鲜藕汁二两，炖温，同冲服

二诊　吐血渐减，咳呛咯痰不爽，身热未退。脉象芤数。伏温由营及气，阳络损伤，肺失清肃，还虑增剧，再宜清营凉气，祛瘀生新。

霜桑叶二钱　粉丹皮钱半　金银花三钱　连翘壳三钱　茜草根钱半　侧柏炭二钱　栝蒌皮三钱　川象贝（各）二钱　轻马勃八分　仙鹤草三钱　生石决五钱　鲜竹茹钱半　白茅根（去心）二扎　白茅花（包）钱半　加蚕豆花露、枇杷叶露（后入）各四两

陆右　伏温挟湿，内蕴募原，少阳为病。身热匝月，朝轻暮重，胸闷泛恶。脉象濡小而数，舌苔薄腻而黄。症势非轻，姑拟和解枢机，芳香化湿。

吉林参须一钱　银柴胡钱半　仙半夏二钱　云茯苓三钱　陈广皮一钱　白蔻壳八分　藿香梗钱半　炒谷麦芽（各）三钱　白通草八分　姜水炒竹茹钱半　左金丸（包煎）六分

萧先生　身热十五天，有汗，热势较轻而不能退，口干欲饮，甚则咯血。舌质红、苔黄，脉象濡数。伏温化热，蕴蒸阳明之里，阳络损伤则血上溢，书曰红汗。宜生津清温，清肺化痰。

冬桑叶三钱　粉丹皮二钱　天花粉三钱　金银花四钱　连翘壳三钱　益元散（包）三钱　朱茯神三钱　光杏仁三钱　象贝母三钱　白通草八分　嫩钩钩（后入）三钱　鲜竹茹二钱　茅芦根（各）一两

张左　身热匝月，朝轻暮重，白疹布于肌肤，二旬未更衣。伏温内陷，宿滞内阻，肠中浊垢不得下达也。虑其增剧，宜清金清温，而通腑气。

天花粉三钱　银柴胡一钱　青蒿梗钱半　茯苓皮三钱　白通草八分　全栝蒌（切）四钱　连翘壳三钱　黑山栀二钱　郁李仁（研）四钱　大麻仁（研）四钱　冬瓜皮三钱

二诊　身热匝月，朝轻暮重，白疹布而渐回，二旬余未更衣。苔薄腻黄，脉濡小而数。余邪湿热留恋募原，肠中宿垢不得下达也。还虑增变，再宜清解余邪，而通腑气。

清水豆卷四钱　黑山栀钱半　青蒿梗钱半　茯苓皮三钱　白通草八分　连翘壳三钱　光杏仁三钱　全栝蒌（切）四钱　郁李仁三钱　冬瓜皮三钱　脾约麻仁丸（包煎）六钱

萧先生　身热不退，神志时明时昧，梦语偭语，夜不安寐，口干不多饮。舌苔薄腻微黄，脉象濡滑而数。伏温未楚，痰浊蒙蔽清窍，神明无以自主。还虑缠绵增剧，宜清温涤痰，而安神志。

清水豆卷四钱　霜桑叶三钱　象贝母三钱　朱茯神三钱　竹沥半夏二钱炒竹茹二钱　枳实炭一钱　益元散（包）三钱　水炙远志一钱　九节石菖蒲七分

紫贝齿三钱　天竺黄二钱　川郁金钱半　金器（入煎）一具

邵左　伏温挟湿内蕴，太阴阳明为病。身热两候，腹鸣便溏。舌光绛，脉濡数。口燥气阴暗伤，津少上承，症势非轻。姑拟生津达邪，和中化湿。

南沙参三钱　银柴胡一钱　川石斛三钱　煨葛根一钱　酒炒黄芩二钱半鲜荷叶一角　生甘草八分　水炒川连四分　银花炭三钱　赤茯苓三钱　焦楂炭三钱

周先生　伏温蕴湿，化燥消灼阴液，津少上承，痰热逗留肺、胃，清肃之令不行。身热十一天，有汗不解，口干欲饮，痰多胸闷。舌前半红糙，中后薄黄，脉濡滑而数。耳聋失聪，与少阳经邪耳聋者不同。颇虑内陷昏厥之变，急宜生津清温，清肺化痰。

天花粉三钱　肥知母钱半　冬桑叶二钱　朱茯神三钱　金银花三钱　连翘壳三钱　川象贝（各）二钱　枳实炭一钱　鲜竹茹二钱　冬瓜子三钱　青蒿梗钱半　嫩白薇钱半　活芦根（去节）一尺

李右　身热三候余，朝轻暮重，口干欲饮，腑行溏薄，夜不安寐。舌质红绛，脉象濡数。津液已伤，伏温内陷，太阴阳明为病。还虑增剧，宜生津和解。

川石斛三钱　天花粉三钱　嫩白薇（炒）钱半　朱茯神三钱　金银花四钱　银柴胡一钱　粉葛根一钱　酒炒黄芩一钱　益元散（包）三钱　川象贝（各）二钱　生苡仁四钱　生谷芽四钱　白茅根（去心）两扎　鲜荷叶一角

罗左　昨投养正和解、安神化痰之剂，梦语俨语已见减轻，稍能安睡，惟身热不退，咳嗽咯痰不爽，口干欲饮。唇燥苔薄腻而黄，脉象虚细而数。阴液已伤，伏温内蕴，不得外解，少阳阳明表里为病。宜原意出入。

南沙参三钱　银柴胡一钱　嫩白薇钱半　朱茯神三钱　紫贝齿三钱　益元散（包）三钱　川象贝（各）二钱　连翘壳三钱　天花粉三钱　粉葛根钱半　银花炭三钱　嫩钩钩（后入）三钱　白茅根二扎　干荷叶一角

春　温

冯奶奶　春温伏邪挟痰滞内阻，太阳阳明为病。寒热五天，头胀骨楚，胸闷泛恶。舌苔薄腻边红，咯痰不爽，胸膺牵痛。邪势正在鸱张，虑其增剧。《经》云："体若燔炭，汗出而散。"宜辛凉汗解，宣肺化痰。

淡豆豉三钱　粉葛根钱半　荆芥穗钱半　薄荷叶八分　赤茯苓三钱　枳实炭一钱　苦桔梗一钱　川郁金钱半　嫩前胡钱半　光杏仁三钱　象贝母三钱　焦

麦芽三钱　姜水炒竹茹钱半　连翘壳三钱

董少爷　春温十四天，表热渐退，而里热未清，口干欲饮，白痦迭布，七日未更衣，小溲色黄。舌中剥苔黄，脉濡数。阴液暗伤，阳明之温、太阴之湿，蕴蒸募原，温多湿少，肠中干燥，浊垢不得下达也。拟清温化湿，而通腑气。

南沙参三钱　熟石膏三钱　肥知母钱半　朱茯神三钱　益元散（包）三钱　净蝉衣八分　光杏仁三钱　全栝蒌三钱　生赤芍二钱　淡竹叶钱半　活芦根一尺　生谷芽三钱　更衣丸（包）一钱

风　温

谢司令　感受风温之邪，引动伏气，挟痰滞内阻，太阳阳明为病。昨起寒热，至今不退，头胀且痛，蒂丁下坠，胸闷不思饮食。舌苔薄腻微黄，脉象浮滑而数。邪势正在鸱张。虑其增剧，急宜辛凉汗解。

荆芥穗二钱　淡豆豉三钱　象贝母三钱　薄荷叶八分　嫩前胡钱半　江枳壳一钱　苦桔梗一钱　净蝉衣八分　嫩射干八分　光杏仁三钱　轻马勃八分　炒竹茹钱半

二诊　寒热已退，咽喉肿痛白腐，偏于左关，妨于咽饮。苔薄腻黄，脉象濡滑而数。此乃一阴一阳之火上升，外邪虽解，伏温痰热蕴袭肺胃两经。今宜辛凉清解，而化疫毒。

薄荷叶八分　京元参二钱　冬桑叶三钱　象贝母三钱　甘中黄八分　细木通八分　川雅连五分　金锁匙八分　金银花三钱　连翘壳三钱　生赤芍三钱　藏青果一钱　鲜竹叶三十张　活芦根一尺　凉膈散（包）三钱

冯太太　旧有痰饮，风温引动伏邪，挟痰交阻，阳明为病。肺热叶举，清肃之令失司，发热无汗，气喘咳嗽，咯痰不爽，胸膺牵痛。脉象浮紧滑数，舌中灰黄，边薄腻，口干欲饮。症势非轻，急宜麻杏石甘汤加减，清解伏邪而化痰热。

净麻黄（先煎去白沫）四分　熟石膏三钱　光杏仁三钱　生甘草六分　淡豆豉三钱　象贝母三钱　嫩前胡二钱半　炙兜铃一钱　竹沥半夏二钱　炒竹茹二钱　川郁金二钱半　冬瓜子三钱　活芦根一尺　枇杷叶露（冲服）四两　真猴枣粉（冲服）二分

二诊　昨投麻杏石甘汤加减，得汗表热较轻，而里热尚炽，咳嗽气逆，喉有痰声，难以平卧，口干不多饮。脉象滑数而促。风温伏邪挟痰瘀阻塞肺络，肺炎叶举，清肃之司不得下行，恙势尚在险途，未敢轻许不妨。再宜清解伏邪，宣肺化痰，冀热退气平为幸。

水炙桑叶皮（各）钱半　光杏仁三钱　川象贝（各）二钱　熟石膏三钱竹沥半夏二钱　炒竹茹钱半　旋覆花（包）钱半　炙白苏子钱半　马兜铃一钱　栝蒌皮三钱　冬瓜子三钱　炙远志一钱　活芦根一尺　枇杷叶露四两（冲服）

惠珠小姐　风温伏邪，蕴袭肺、胃。身热四天，得汗不解，胸闷咳嗽。舌边红，苔薄腻，脉浮滑而数。宜宣肺化痰，辛凉疏解。

淡豆豉三钱　荆芥穗一钱　薄荷叶八分　苦桔梗一钱　连翘壳三钱　嫩前胡钱半　净蝉衣八分　光杏仁三钱　熟牛蒡二钱　象贝母三钱　冬瓜子三钱　炒枳壳一钱

朱先生　风温伏邪，挟湿热内蕴，太阴阳明为病。身热五天，咳嗽胸闷，头痛眩晕，小溲短赤。舌苔薄腻而黄，脉象濡滑而数。有汗不解，非风即湿。宜清解宣肺，淡渗湿热。

清水豆卷四钱　粉葛根一钱　嫩前胡钱半　象贝母三钱　鸡苏散（包）三钱　赤茯苓三钱　江枳壳八分　苦桔梗一钱　净蝉衣八分　黑山栀皮钱半光杏仁三钱　白通草八分　冬瓜子三钱

二诊　风温伏邪，挟湿热内蕴、阳明为病，肺失宣化之权。身热六天，朝轻暮重，有汗不解，咳嗽咯痰不爽，胸闷不思饮食，小溲短赤。舌苔粉白而腻，脉象濡滑而数。书云：汗出而热不解者，非风即湿。又曰：湿为粘腻之邪，最难骤化，所以身热而不易退也。再宜疏解伏邪，宣肺淡渗。

炒豆豉三钱　黑山栀皮钱半　鸡苏散（包）三钱　连翘壳三钱　福泽泻钱半苦桔梗一钱　赤茯苓三钱　江枳壳一钱　净蝉衣八分　光杏仁三钱　象贝母三钱熟大力子二钱　甘露消毒丹（包煎）四钱

三诊　风温伏邪，挟痰热内蕴，阳明为病，肺失清肃。身热七天，朝轻暮重，汗泄不畅，咳嗽咯痰不爽，胸闷不思饮食，口干不多饮，小溲短赤，三日未更衣。舌苔薄腻，脉象濡滑而数。仍宜解肌达邪，宣肺化痰，冀伏邪从气分而解。

炒豆豉三钱　粉葛根钱半　净蝉衣八分　江枳壳一钱　熟大力子二钱薄荷叶八分　苦桔梗一钱　嫩前胡一钱　光杏仁三钱　象贝母三钱　白通草八分　冬瓜子三钱

房左　临晚寒热，咳嗽气逆，胸闷脘痛，脉象弦细。此风温燥邪凝结肺络，肺热叶焦，清肃之令不得下行。恙势尚在险途，虑其增变，宜清燥救肺而化痰热。

水炙桑皮叶（各）钱半　川象贝（各）二钱　炙远志一钱　炙兜铃一钱光杏仁三钱　朱茯神三钱　栝蒌皮三钱　白通草八分　冬瓜子三钱　干芦根（去节）一两　枇杷叶露（后入）四两　猴枣粉一分、淡竹沥一两，炖温冲服

蓝右　风温伏邪，蕴袭肺、胃。寒热头痛，咳嗽胸闷，且有泛恶，脉象浮濡而滑。姑拟辛凉疏解，宣肺化痰。

炒荆芥钱半　清水豆卷四钱　嫩前胡钱半　炒竹茹钱半　冬瓜子三钱　炒薄荷八分　净蝉衣八分　朱茯神三钱　熟牛蒡二钱　光杏仁三钱　象贝母三钱　江枳壳一钱　白通草八分　炒谷麦芽（各）三钱　荷叶边一圈

宋右　风温伏邪，蕴袭肺、胃，移于小肠。临晚寒热，咳嗽痰多，经闭四月。颇虑外感而致内伤，入于虚损一途。

银柴胡一钱　炙远志一钱　白通草八分　清水豆卷四钱　仙半夏钱半　炒谷麦芽（各）三钱　光杏仁三钱　水炙桑叶皮（各）钱半　冬瓜子三钱　象贝母三钱　赤茯苓三钱　茺蔚子二钱　鲜荷叶一角

许右　风温伏邪，蕴袭肺胃。胸闷泛恶，咳嗽膺痛，苔薄黄。脉濡数。症势非轻，宜辛凉疏解，宣肺化痰。

炒豆豉三钱　嫩前胡钱半　净蝉衣八分　冬桑叶三钱　赤茯苓三钱　枳实炭一钱　光杏仁三钱　象贝母三钱　连翘壳三钱　黑山栀皮钱半　冬瓜子三钱　鲜枇杷叶（去毛）三片

赵左　风温伏邪，蕴蒸阳明之里。身热晚甚，咳痰不爽，口渴头眩。脉象濡小而数，舌质红苔黄。阴液暗伤，津少上承。虑其增剧，姑拟生津清解，宣肺化痰。

天花粉三钱　冬桑叶三钱　甘菊花三钱　嫩前胡钱半　薄荷叶八分　朱茯神三钱　光杏仁三钱　象贝母三钱　金银花三钱　连翘壳三钱　冬瓜子二钱　活芦根一尺

李左　风温燥邪，蕴袭肺胃。寒热咽痛，头痛眩晕，咳嗽无痰。宜辛凉疏解，宣肺化痰。

荆芥穗一钱　淡豆豉三钱　净蝉衣八分　薄荷叶八分　甜苦甘草（各）五分苦桔梗一钱　嫩射干八分　轻马勃八分　炒银花三钱　连翘壳三钱　象贝母三钱藏青果一钱　熟牛蒡二钱　鲜竹茹钱半

徐右　风温疫疠之邪，蕴袭肺、胃。胸闷呕泛，咳嗽晋暗，大便溏泄，舌苔薄腻。症势非轻，姑拟辛凉疏散，宣肺化痰。

荆芥穗一钱　青防风八分　净蝉衣八分　粉葛根钱半　苦甘草八分　苦桔

梗一钱　轻马勃八分　象贝母三钱　银花炭三钱　焦楂炭三钱　炒竹茹钱半　干荷叶一角

魏左　风温燥邪，蕴袭肺、胃。入夜寒热，咳嗽纳少。先宜辛凉疏解，宣肺化痰。

炒黑荆芥一钱　净蝉衣八分　嫩前胡钱半　桑叶三钱　抱茯神三钱　炙远志一钱　光杏仁三钱　象贝母三钱　江枳壳一钱　苦桔梗一钱　清水豆卷四钱　通草八分　冬瓜子三钱

蔡右　风温伏邪，挟痰滞交阻，肺胃为病。寒热头胀，咳嗽呕恶。宜邪化痰，宣肺和胃。

荆芥穗钱半　淡豆豉三钱　嫩前胡钱半　光杏仁三钱　赤茯苓三钱　炒枳壳一钱　苦桔梗一钱　炒谷麦芽（各）三钱　象贝母三钱　净蝉衣八分　熟大力子二钱　炒竹茹钱半　川郁金钱半　另用玉枢丹二分，开水磨冲服

刘左　风温伏邪，蕴袭肺、胃。身热八天，有汗不解，咳嗽胁痛，鼻衄口干。苔黄，脉滑数。症势非轻，姑宜辛凉清解，宣肺化痰。

薄荷叶八分　净蝉衣八分　冬桑叶三分　粉丹皮钱半　金银花四钱　连翘壳三钱　天花粉三钱　轻马勃八分　光杏仁三钱　象贝母三钱　冬瓜子三钱　炙兜铃一钱　鲜竹茹钱半　活芦根（去节）一尺

庄左　温邪挟湿痰逗留肺、胃，身热九天不解。咳嗽气逆，胸闷不思饮食。舌尖绛，苔薄腻，脉濡滑而数。宜解肌达邪，宣肺化痰。

淡豆豉三钱　粉葛根二钱　薄荷叶八分　嫩前胡钱半　象贝母三钱　赤茯苓三钱　水炙远志一钱　银花炭三钱　连翘壳三钱　六神曲三钱　光杏仁三钱　冬瓜子三钱　炒竹茹钱半

邵左　风温燥邪，蕴袭肺、胃。初起寒热，继则咳嗽胸闷，入夜梦语如谵，脉象濡滑而数。虑其增剧，姑拟辛凉清解，宣肺涤痰。

嫩前胡钱半　冬桑叶三钱　光杏仁三钱　象贝母三钱　朱茯神三钱　炙远志一钱　竹沥半夏二钱　通草八分　石菖蒲八分　冬瓜子三钱　天竺黄钱半　陈胆星八分　鲜竹茹钱半（枳实炭七分同拌）

马右　身热咳嗽，咯痰不爽，心悸少寐，口干欲饮。苔薄腻黄，脉象濡滑而数。风温伏邪未楚，肺胃为病。宜辛凉清解。

炒豆豉三钱　黑山栀二钱　冬桑叶三钱　甘菊花三钱　朱茯神三钱　金银花三钱　连翘壳三钱　冬瓜子三钱　光杏仁三钱　象贝母三钱　马兜铃一钱　鲜竹茹钱半　活芦根（去节）一尺　枇杷叶（去毛）三张

杨左　风温伏邪，挟痰滞交阻，肺、胃为病。寒热头胀，咳嗽膺痛，胸闷泛恶。苔薄腻而黄，脉濡滑而数。虑其增剧，姑拟辛凉汗解，宣肺化痰。

淡豆豉三钱　荆芥穗一钱　嫩前胡钱半　净蝉衣八分　赤茯苓三钱　江枳壳一钱　象贝母三钱　光杏仁三钱　苦桔梗一钱　川郁金钱半　连翘壳三钱　冬瓜子三钱　炒竹茹钱半

二诊　形寒咳嗽已见轻减，腹痛便溏带红，邪痰未楚，肺与大肠为病。再宜祛风化痰，宣肺和胃。

炒黑荆芥一钱　嫩前胡钱半　象贝母三钱　净蝉衣八分　赤茯苓三钱　水炙远志一钱　炒扁豆衣三钱　六神曲三钱　陈广皮一钱　大腹皮二钱　苦桔梗一钱　炒谷麦芽（各）三钱　干荷叶一角

马右　风温伏邪化热，蕴蒸阳明之里。身热十三天，朝轻暮重，咳嗽痰多，口干咽痛。脉象滑数，舌苔灰黄。虑其增剧，宜辛凉清解，宣肺化痰。

银柴胡钱半　粉葛根二钱　薄荷叶八分　朱茯神三钱　金银花三钱　连翘壳三钱　天花粉三钱　光杏仁三钱　象贝母三钱　生甘草五分　苦桔梗一钱　冬瓜子三钱　活芦根（去节）一尺

任童　风温身热，咳呛不止，气逆喉有痰声。苔黄脉数。风化热，热生痰，上阻于肺，肺失清肃之令。宜清肺气化痰热。

桑皮叶（各）钱半　光杏仁三钱　生甘草五分　川象贝（各）二钱　栝蒌皮二钱　炙兜铃一钱　冬瓜子三钱　炒竹茹钱半　天花粉二钱　活芦根一尺　荸荠汁一两　枇杷叶露四两（后入）

湿　温

白宝山湿温挟滞，太阴阳明为病。身热三天，胸闷泛恶，腹鸣、泄泻红水，口干欲饮。舌苔腻黄，脉象濡数。症势非轻，姑拟清解伏温，芳香化湿。

淡豆豉三钱　藿香梗二钱半　大腹皮二钱　炒黑荆芥一钱　银花炭三钱　赤茯苓三钱　六神曲三钱　生苡仁四钱　炒赤芍二钱　连翘壳三钱　焦楂炭三钱　炒车前子三钱　荷叶一角

马孙少爷　春温伏邪，挟湿滞交阻，阳明为病。身热四天，有汗不解，早轻暮重，头胀且痛，胸闷不思饮食，小溲短赤。脉象濡滑而数，舌苔腻布。书云：有汗而热不解，非风即湿。湿与滞交阻，有胶结难解之象，湿不去则热不退，气不宣则湿不化。今拟疏解伏温，化湿消滞，去其有形，则无形之伏邪易于解散。尚希明正。

清水豆卷四钱　净蝉衣八分　炒薄荷八分　赤茯苓三钱　枳实炭一钱　苦桔梗一钱　生泽泻三钱　白通草八分　苍耳子钱半　六神曲三钱　地枯萝三钱　光杏仁三钱　荷叶边一圈　甘露消毒丹（包）四钱

二诊　身热五天，汗泄不畅，头胀且痛，胸闷不思饮食，腹痛阵作，小便不利。舌苔腻布，脉象濡滑而数。此无形之伏温，与有形之湿滞互阻，阳明为病。伏温循经上升，扰犯清空，故头胀且痛也。湿为粘腻之邪，还虑缠绵增剧，再拟清解伏温，宣化湿滞，尚希明正。

炒香豆豉三钱　粉葛根钱半　薄荷叶八分　冬桑叶二钱　赤茯苓三钱枳实炭一钱　苍耳子钱半　甘菊花二钱　福泽泻钱半　六神曲三钱　地枯萝三钱　炒麦芽三钱

三诊　湿温六天，有汗身热不解，头胀且痛较轻，胸闷不思饮食，腹痛阵作，大便溏薄，小溲不利。舌苔腻布，脉象濡滑而数。阳明之温，太阴之湿，挟滞交阻，三焦宣化失司。叶香岩云：湿为粘腻之邪，最难骤化。吴又可云：温病有汗而再汗之例。仍宜清解伏温，而化湿滞。尚希明正。

清水豆卷四钱　粉葛根钱半　鸡苏散（包）三钱　地枯萝三钱　赤茯苓三钱枳实炭一钱　大腹皮二钱　细青皮一钱　福泽泻钱半　六神曲三钱　鸡金炭二钱银花炭二钱　干荷叶一角

四诊　湿温七天，有汗不解，身热略减，头痛亦除，惟腹痛阵作，胸闷不思饮食，大便溏泄，小溲不利。苔腻布不化，脉弦滑。湿与温合，互阻挟滞，太阴阳明为病。湿郁生虫，虫攻动而作痛也。还虑传变增剧，今拟疏邪化湿，和中杀虫。

清水豆卷四钱　荆芥穗一钱　青防风一钱　赤茯苓三钱　制川朴一钱　大腹皮二钱　细青皮一钱　焦楂炭三钱　带壳砂仁八分　使君子三钱　陈鹤虱钱半白雷丸钱半　干荷叶一角

五诊　湿温八天，身半以上有汗，发热不退，胸闷不思饮食，溏泄渐减，腹痛时作，小溲浑赤，口干不多饮。舌尖边淡红，中后腻布，脉象左弦滑右濡数。阳明之伏温与太阴之湿，挟滞互阻，有如胶如漆之象。温由早伏之邪，非一汗可解，湿为粘腻之邪，滞乃有形之物，有形之湿滞不化，则无形之温自难解散。若能布出白㾦，则伏温湿邪有路可出。昨假星若先生，议投疏解伏邪，宣化痰滞之剂，服后尚觉平平，仍守原意出入。尚希明正。

炒香豆豉三钱　粉葛根钱半　银花炭三钱　朱茯神三钱　枳实炭一钱　陈广皮一钱　六神曲三钱　焦楂炭三钱　白通草八分　使君子三钱　大腹皮二钱地枯萝三钱干荷叶一角

六诊　湿温九天，身热略减不退，便泄一次，小溲浑赤，舌边淡红，中后薄腻，且有梦语，口干不多饮，寐不安神。左脉弦小而数，右脉濡数。温与湿合，挟滞互阻，太阴阳明为病。还虑增剧，再拟清解伏邪，化湿消滞。尚希明正。

炒香豆豉三钱　银花炭三钱　鸡苏散（包）三钱　朱茯苓三钱　陈广皮一钱　大腹皮二钱　焦楂炭三钱　焦麦芽三钱　通草八分　连翘壳三钱　生苡仁三钱　地枯萝三钱　干荷叶一角　甘露消毒丹（包煎）四钱

何先生　湿温七天，有汗寒热不解，咳嗽痰多，胸闷泛恶，渴不多饮，腑行溏薄。舌苔薄腻，脉象左弦右濡滑。伏邪移于少阳，痰湿中阻，肺胃肃化失司。还虑传经增变，宜和解枢机，芳香化湿。

软柴胡一钱　仙半夏二钱　嫩前胡钱半　象贝母三钱　赤猪苓（各）三钱　福泽泻钱半　枳实炭一钱　六神曲三钱　制川朴一钱　白蔻仁八分　大腹皮二钱　藿香梗钱半　玉枢丹四分，开水磨冲

二诊　湿温八天，寒热较轻，咳嗽泛恶，口干欲饮，心烦少寐，小溲色黄。舌苔薄腻，脉象濡滑而数。伏邪湿热挟滞内阻，少阳阳明为病。还虑增变，再宜和解枢机，芳香化湿。

软柴胡八分　仙半夏二钱　嫩前胡钱半　象贝母三钱　赤茯苓三钱　福泽泻钱半　白蔻仁（研）八分　六神曲三钱　制川朴一钱　大腹皮二钱　藿香梗钱半　白通草八分　姜水炒竹茹钱半

夏先生　寒热渐解，而未能尽退，头痛亦减，而咳嗽痰内带红，胸闷不思饮食，腹鸣泄泻，小溲短少。舌中后薄腻，脉象左弦数右濡缓。风温之邪，蕴袭上焦，湿滞内阻，太阴阳明为病，清不升而浊不降也。还虑缠绵增剧，再宜清温化痰，和中分利。清其温，即所以退其热；利小便，正所以实大肠也。

煨葛根一钱　银花炭三钱　象贝母三钱　赤猪苓（各）三钱　炒扁豆衣三钱　大腹皮二钱　陈广皮一钱　焦楂炭三钱　炒车前子三钱　范志曲三钱陈菜菔英三钱　炒苡仁四钱　干荷叶一角　藕节三枚

二诊　湿温八天，身热时轻时剧，胸闷不思饮食，腹鸣泄泻黄水，小溲短赤，口干欲饮。舌苔干腻，脉象濡滑而数。伏温蕴湿挟滞交阻，太阴阳明为病，清不升而浊不降也。昨投清温化痰，和中分利之剂，尚觉合度，仍守原意出入。

煨葛根一钱　银花炭三钱　象贝母三钱　赤猪苓（各）三钱　炒扁豆衣三钱　大腹皮二钱　陈广皮一钱　焦楂炭三钱　炒车前子三钱　炒谷芽三钱炒苡仁三钱　陈莱菔英三钱　干荷叶一角

郑先生　湿温九天，身热早轻暮重，渴喜热饮，腹痛泄泻，纳谷减少。舌苔薄白而腻，四肢微冷，脉濡无力。水谷之湿内蕴挟滞交阻，时气之邪外受，太阳太阴为病。湿流关节，故遍体酸疼；湿多成五泄故便泄不止。身热不渴，阴盛格阳之见象。湿为阴邪，非温不化。今拟助阳化湿，和中消滞。

熟附片五分　赤猪苓（各）三钱　生白术二钱　大腹皮二钱　陈广皮一钱焦楂炭三钱　藿香梗钱半　鸡金炭二钱　炮姜炭五分　春砂壳八分　炒谷芽三钱炒苡仁三钱　清水豆卷四钱　干荷叶一角

二诊　湿温十天，四肢已温，身热略减，腹痛泄泻略见轻减。咯痰不爽，渴喜热饮。舌苔薄腻，脉象濡滑。太阳阳明之邪传入太阴，湿滞内阻，清气不升。湿为粘腻之邪，最难骤化。再宜健运太阴，温化湿邪。

清水豆卷四钱　炮姜炭五分　生白术二钱　清炙草五分　大腹皮二钱　陈广皮一钱　煨木香四分　煨葛根一钱　炒谷芽三钱　炒苡仁三钱　干荷叶一角

陈　左　湿温十天，呕恶较减，胸闷渴喜热饮。舌苔白腻，脉象濡滑。少阴有寒，太阴有湿。昨投温经达邪，芳香化浊之剂，颇为合度，仍宗原法进步。

熟附片八分　清水豆卷六钱　藿香梗钱半　赤茯苓三钱　仙半夏二钱　枳实炭一钱　福泽泻钱半　六神曲三钱　白蔻壳八分　佩兰梗钱半　甘露消毒丹四钱（包煎）

陶　左　湿温十二天，身热有汗不解，朝轻暮重，口干不多饮。温在阳明，湿在太阴。还虑增剧，宜清解伏温，化湿消滞。

清水豆卷四钱　黑山栀二钱　鸡苏散（包）三钱　银柴胡一钱　赤茯苓三钱苦桔梗一钱　通草八分　六神曲三钱　地枯萝三钱　冬瓜皮三钱　鲜荷叶一角甘露消毒丹（包）三钱

欧阳先生　温邪十三天，身热不退，汗泄不畅，口干欲饮。舌质红，苔薄腻。梦语如俨，早用凉下，致大便泄泻七八次，小溲短赤。伏温化热，蕴蒸阳明，因下之后，邪不外达，而反内移大肠，颇虑昏厥之变。脉象濡数。姑拟辛凉解肌，使伏温之邪得从气分而解为幸。

粉葛根二钱　天花粉三钱　鸡苏散（包）三钱　赤茯苓三钱　金银花三钱连翘壳三钱　象贝母三钱　霜桑叶三钱　炒扁豆衣三钱　生熟谷芽（各）三钱

地枯萝三钱　白茅根（去心）二扎　干荷叶一角

二诊　温邪十四天，得汗身热较轻，口干欲饮，腹痛便溏。舌质红，苔罩白，脉濡数。小便短赤，胸闷痞塞。《伤寒论》云："太阳病误下，致成痞气。"邪传太阴，清气不升，而为腹满下痢也。恙势尚在重途，还虑变迁，再宜解肌达邪，和中分利。

煨葛根钱半　银花炭三钱　连翘壳三钱　赤茯苓三钱　炒扁豆衣三钱　生苡仁四钱　六神曲三钱　陈广皮一钱　大腹皮二钱　炒赤芍二钱　陈莱菔英三钱　干荷叶一角

三诊　温邪十五天，有汗身热较轻不退，腹痛泄泻亦减，而未能尽正，口干不多饮，小溲短少，夜不安寐。舌苔糙白，脉象濡滑而数。伏温蕴湿逗留募原，太阴阳明为病。还虑变迁，再宜解肌达邪，和中分利。

煨葛根钱半　赤茯苓三钱　六神曲三钱　大腹皮二钱　连翘壳三钱　清水豆卷四钱　银花炭三钱　益元散（包）三钱　炒扁豆衣三钱　陈广皮一钱苦桔梗一钱　生苡仁四钱　干荷叶一角

四诊　温邪十六天，身热较轻不退，汗不至足，腹痛阵作，泄泻止转为便黑，渴喜热饮，小溲短少，夜不安寐。苔薄腻黄，脉滑数。此无形伏温，与有形湿滞互阻，少阳阳明为病。大便色黑，挟宿瘀也。能得不生他变，可望入于坦途。再宜和解清温，去湿去瘀。

银柴胡一钱　粉葛根一钱　炒豆豉三钱　赤茯苓（朱砂拌）三钱　福泽泻钱半　枳实炭一钱　炒银花三钱　连翘壳三钱　炒赤芍二钱　焦楂炭三钱白通草八分　炒竹茹二钱　干荷叶一角

五诊　湿温二十四天，身热十去其九，口干不多饮，小溲短赤，五日未更衣。苔薄黄，脉濡数。面黄无华，夜不安寐，气阴暗伤，余温湿热未楚，胃不和则卧不安。兼之肛痛肿痛，亦是湿热下注所致。一波将平，一波又起。宜清温化湿，和胃祛瘀。

青蒿梗钱半　嫩白薇钱半　西茵陈钱半　赤茯苓（朱砂拌）三钱　益元散（包）三钱　白通草八分　生赤芍二钱　连翘壳三钱　广橘白一钱　炒竹茹二钱炒谷芽三钱　杜赤豆一两

陈右　湿温两候，身热朝退晚作，咳嗽呕恶。舌苔腻布，脉象濡滑。蕴湿挟滞内阻，太阴阳明为病。宜芳香化湿。

清水豆卷四钱　藿香梗钱半　光杏仁三钱　象贝母三钱　赤茯苓三钱　福

泽泻钱半　仙半夏二钱　枳实炭一钱　白蔻仁八分　生苡仁四钱　炒麦芽三钱
佩兰梗钱半　冬瓜皮三钱

张左　湿温两候，有汗身热不解，腹鸣泄泻，口干不多饮，烦躁少寐。舌苔干燥无津，脉象濡数无力。此正虚不能托邪外出，津无上承，太阴为湿所困，清气下陷。还虑正不胜邪，致生变迁。宜养生清温，和中化湿。

南沙参三钱　生甘草八分　炒青蒿梗钱半　赤茯苓三钱　炒扁豆衣三钱　炒怀药三钱　生苡仁四钱　炒银花四钱　炙粟壳三钱　嫩钩钩（后入）三钱　鲜荷叶一角　香稻叶露（后入）四两　生白术二钱　嫩白薇（炒）钱半

郭小姐　伏温挟湿挟滞，太阴阳明为病。发热十八天，汗泄不畅，口干不多饮，小溲短赤，腹痛泻痢，夹血甚多。舌质红，苔薄腻微黄，脉象濡数。伏温蕴蒸阳明，湿热滞郁于曲肠，气机窒塞，表里同病。拟解肌清温，而化湿浊。

粉葛根钱半　炒黑荆芥一钱　炒赤芍二钱　炒银花三钱　连翘壳三钱　净蝉衣八分　细青皮一钱　鸡苏散（包）三钱　苦桔梗一钱　焦楂炭三钱　象贝母三钱　香连丸（包）一钱　干荷叶一角

二诊　湿温十九天，得汗表热略减，腹痛泻痢次数亦少，胸闷气粗，口干欲饮，小便短数，白㾦布于胸膺之间。舌质红，苔薄腻黄，脉象濡数。咳嗽、咯痰不爽，伏温湿热蕴蒸气分，肺胃宣化失司，湿浊郁于曲肠，气机流行窒塞。再宜前法进治。

粉葛根钱半　金银花三钱　连翘壳三钱　鸡苏散（包）三钱　净蝉衣八分　苦桔梗一钱　象贝母三钱　炒赤芍二钱　焦楂炭三钱　香连丸（包）一钱　白通草八分　荸荠梗钱半　干荷叶一角

杨先生　湿温十八日，身热时轻时剧，未曾得汗，口干欲饮，大便溏泄黄水。苔干白而腻，脉濡数无力。此乃正气已虚，伏热逗留少阳阳明。湿在太阴，清气不升，颇虑正不胜邪，邪陷少阴，致昏厥之变。姑拟扶正达邪，和中分利，冀望应手为幸。尚希明正。

南沙参三钱　银州柴胡一钱　粉葛根钱半　赤茯苓（朱砂拌）三钱　炒扁豆衣三钱　生白术二钱　银花炭三钱　焦楂炭三钱　炒谷芽三钱　炒苡仁三钱　炒黑荆芥一钱　干荷叶一角

二诊　湿温十九天，身热早轻暮重，口干不多饮，腹鸣便泄，日夜五六次，形瘦神疲。脉象濡数无力，舌苔干腻。气阴已伤，不能托邪外出，邪入太阴，清气上升，还虑正不胜邪，致生变迁。再宜养正达邪，和中化湿，冀望泄止热减，始能出险入夷。尚希明正。

南沙参三钱　生甘草五分　银柴胡一钱　粉葛根二钱　赤茯苓三钱　炒扁豆衣三钱　生白术二钱　嫩白薇（炒）钱半　银花炭三钱　焦楂炭三钱　炒怀药三钱　炒谷芽三钱　炒苡仁三钱

三诊　湿温二十天，身热朝轻暮重，口干不多饮，肠鸣泄泻，日夜五六次。痧子已布，形瘦神疲。脉象濡数无力，苔薄腻。气阴已伤，不能托邪外出，邪入太阴，清浊混淆。还虑正不胜邪，致生变迁。再宜养正达邪，和中化湿。

南沙参三钱　生甘草六分　银柴胡一钱　粉葛根一钱　赤茯苓（朱砂拌）三钱　炒扁豆衣三钱　生白术二钱　炒黑荆芥一钱　银花炭三钱　焦楂炭三钱　青龙齿三钱　炒谷芽三钱　炒苡仁三钱　戊己丸（包）一钱　干荷叶一角

郁小姐　湿温十九天，有汗身热，时轻时剧，手指逆冷，渴喜热饮，白㾦布而即隐，舌苔干腻而黄，胸闷泛恶，谷食不进，神疲委顿。脉象左细弱模糊，右濡滑而数，重按无神。此气阴两伤，津无上承，湿热痰浊逗留中焦，肺胃宣化失司。颇虑正不胜邪，致厥脱之变。勉拟养正和胃而化痰湿，未识能得转机否？

南沙参三钱　吉林参须八分　川象贝各二钱　赤茯苓三钱　广橘白一钱炒竹茹钱半　白通草八分　嫩白薇钱半　嫩钩钩（后入）三钱　枇杷叶（去毛）四张　鲜建兰叶（去毛）五张　香稻叶露（后入）四两　佛手露（冲服）一两

解太太　湿温五候，身热较轻不退，咳嗽痰多泛恶，不能饮食。舌苔薄腻，脉象濡滑带数。余邪蕴湿酿痰，逗留上中二焦，肺胃宣化失司。还虑正不胜邪，致生变迁。今拟和解枢机，宣气淡渗，尚希明正。

银柴胡一钱　嫩白薇钱半　仙半夏二钱　赤茯苓（朱砂拌）三钱　白蔻壳八分　姜竹茹二钱　福泽泻钱半　光杏仁三钱　象贝母三钱　炒谷麦芽（各）三钱　佩兰梗钱半　冬瓜子三钱　枇杷叶（去毛）四张

胡太太　湿温挟滞，太阴阳明为病。身热两候，得汗不解，胸闷泛恶，口干不多饮，遍体骨楚。舌边红，苔薄白而腻，脉濡滑而数。此无形之温，与有形之湿蕴蒸募原，湿不化则气不宣，气不宣则湿不化。拟解机达邪，芳香化湿。

粉葛根钱半　炒豆豉三钱　藿香梗钱半　枳实炭一钱　制小朴一钱　仙半夏二钱　赤茯苓三钱　白蔻壳八分　福泽泻二钱　炒麦芽三钱　姜竹茹二钱　甘露消毒丹（包煎）四钱

姚先生　湿温三候，身热入夜甚壮，汗多不解，口干不多饮，小溲短数，神志似有模糊之状。唇焦舌苔薄腻，脉象濡滑而数。此温在阳明，湿在太阴，蕴蒸气分，漫布三焦，白疹隐隐，湿热有暗泄之机。虑其缠绵增剧，拟苍术白虎汤加减，清阳明之温，化太阴之湿。

制苍术七分　生石膏三钱　净蝉衣八分　赤茯苓（朱砂拌）三钱　枳实炭一钱　地枯萝三钱　炒竹茹二钱　光杏仁三钱　白通草八分　块滑石三钱冬瓜子三钱

二诊　湿温二十三天，身热朝轻暮重，汗多不解，咽喉黏痰已少，口干欲饮，小溲短赤，唇焦。苔干腻而黄，左脉弦数，右脉濡滑而数。风温挟湿热逗留募原，阳明为病，湿亦化燥，消灼津液，津少上承，白㾦布而不多，还虑变迁。今拟生津清温，清肺化痰。

天花粉三钱　鸡苏散（包）三钱　青蒿梗钱半　朱茯神三钱　金银花三钱连翘壳三钱　白通草八分　鲜竹茹二钱　枳实炭八分　象贝母三钱　嫩白薇钱半净蝉衣八分　活芦根一尺

三诊　湿温二十七天，壮热渐减，口干欲饮，唇焦。舌质红，苔糙黄无津，脉象濡滑而数。少阴阴液暗伤，津少上承，伏温化热蕴蒸阳明之里，津液被火炼而为痰，痰热阻于肺胃，故咯痰不爽，而音声不扬也。白疹布而不多，还虑增变。再宜生津清温，清肺化痰。尚希明正。

天花粉三钱　肥知母钱半　青蒿梗钱半　朱茯神三钱　金银花三钱　连翘壳三钱　川象贝（各）二钱　鲜竹茹二钱　白通草八分　白茅根（去心）二扎枇杷叶露（后入）六两

四诊　湿温二十九天，壮热十去七八，渴不多饮，咽喉痰阻亦减，神疲肢倦，唇焦，耳聋失聪，红疹渐布，六七日未更衣。苔薄腻，舌尖红，脉象濡小而数。阴液暗伤，伏邪未楚。稍有泛恶，胃有痰浊故也。再宜清温涤痰，宣肺和胃，去疾务尽之意。

川象贝（各）二钱　栝蒌皮三钱　嫩白薇钱半　朱茯神三钱　连翘壳三钱冬桑叶三钱　光杏仁三钱　鲜竹茹二钱（枳实炭八分拌）　白通草八分生熟谷芽（各）三钱　淡竹沥（冲服）一两　白茅根一扎　鲜枇杷叶三张

王太太　湿温三候，身热朝轻暮重，有汗不解，胸痞泛恶，小溲短少，腑行溏薄。舌苔白腻，脉象濡滑而数。此无形之伏温，与有形之痰湿互阻募原，太阴阳明为病。还虑缠绵增剧，姑拟疏阳明之经邪，化太阴之蕴湿。

清水豆卷四钱　粉葛根钱半　藿香梗钱半　赤猪苓（各）三钱　福泽泻二钱制川朴一钱　仙半夏三钱　大腹皮二钱　六神曲三钱　白蔻仁八分　佩兰叶钱半甘露消毒丹（包）四钱

二诊 湿温二十三天，身热有汗不解，朝轻暮重，口干不欲饮，且有甜味，腑行不实，小溲短少。脉象左弦、右濡滑。此无形之伏邪，与有形之痰湿，互阻募原、少阳阳明太阴为病。湿为阴邪，阴盛格阳，故身热而不欲饮也。还虑缠绵增剧，今拟和解枢机，助阳化湿。尚希明正。

银州柴胡一钱 清水豆卷四钱 熟附片八分 赤猪苓（各）三钱 福泽泻钱半 仙半夏二钱 陈广皮一钱 制苍术一钱 大腹皮二钱 白蔻仁八分 制川朴一钱 范志曲二钱 佩兰梗钱半

三诊 湿温二十四天，身热上午已减，下午依然，有汗不解，口干不欲饮，咳嗽痰多，且有甜味，小溲短少。舌苔薄腻，脉象左弦、右濡。伏邪痰湿逗留募原，少阳阳明太阴三经为病。湿痰渍之于肺，清肃之令不得下行，故咳嗽气逆也。还虑缠绵增剧，再宜助阳化湿，宣气淡渗。

熟附片八分 清水豆卷四钱 光杏仁三钱 赤茯苓三钱 生泽泻钱半 仙半夏二钱 陈广皮一钱 制苍术一钱 制川朴一钱 炒苡仁四钱 佩兰梗一钱 白蔻仁八分 冬瓜子皮（各）三钱

四诊 湿温二十五天，身热上午轻减，下午依然，入夜更甚。苔腻稍化，咳嗽加盛，脉象濡滑而数。伏邪蕴湿酿痰由募原而上，渍之于肺，清肃之令不得下行，且蕴湿为熏蒸，粘腻之邪，最难骤化，所以身热而不易退也。还虑缠绵增剧，再宜和解渗湿，宣肺化痰。

嫩前胡钱半 仙半夏二钱 银柴胡一钱 赤茯苓三钱 水炙远志一钱 水炙桑叶皮（各）钱半 光杏仁三钱 象贝母三钱 白通草八分 福泽泻钱半 薄橘红一钱 生苡仁四钱 冬瓜子三钱

郑世兄 湿温三候，身热得汗不解，腑行溏薄，口干不欲饮，唇燥齿垢，神志昏糊，始而俨语，继则不言，红疹白㾦，布而不透，㾦色枯暗。苔灰黄，脉细小而数，重按模糊，趺阳脉濡细，太溪脉不现。此里气早虚，邪陷厥阴，不得外达。微有气逆，肺金化源欲竭之象。脉症参合，危险万分，勉拟柴胡牡蛎龙骨救逆汤加减，扶正达邪，安神定志，冀其有效。

吉林参须钱半 银州柴胡钱半 嫩白薇钱半 朱茯神三钱 煅牡蛎四钱 花龙骨齿（各）钱半 水炙远志一钱 川象贝（各）二钱 炒扁豆衣三钱 莲子心五分 干荷叶一角

二诊 湿温三候余，身热不解，神志昏糊，始而谵语，继则不言，烦躁无片刻之宁。红疹白㾦，稀而不现，㾦色枯暗，舌灰腻而黄，干燥无津，唇红，腑行溏薄，脉细小而数。跌阳脉濡细，太溪脉似伏似现。此里气早虚，邪陷厥阴少阴，神不安舍，灵机堵塞。脉症参合，还虑厥脱。再宜扶正托邪，清神化痰，冀望万一之幸，尚希前诊先生正之。

吉林参须一钱　银柴胡钱半　嫩白薇钱半　朱茯神三钱　生甘草六分　川雅连四分　紫贝齿三钱　水炙远志一钱　川象贝（各）二钱　炒银花四钱　莲子心五分　炒扁豆衣二钱　真猴枣粉二分　西黄粉二分，二味冲服

三诊　湿温二十三天，身灼热虽淡，而神志昏糊依然，不言不语，烦躁时轻时剧，腑行溏薄，唇燥齿垢。苔灰黄，脉象濡小而数，跌阳脉濡小。咳嗽咯痰不出，里气早虚，伏温深陷厥阴，痰热蒙蔽心包，清窍堵塞，症势尚在险关。还虑意外变迁，再宜养正和解。清神涤痰而开肺气。

南沙参三钱　银柴胡一钱　嫩射干八分　朱茯神三钱　炙远志一钱　净蝉衣八分　霜桑叶二钱　川象贝（各）二钱　银花炭三钱　嫩白薇钱半　胖大海三枚　炒竹茹二钱　莲子心五分　枇杷叶露（后入）八两

陈左　湿温二十七天，表不热而但觉里热，痰多泛恶，口甜喜热饮，胸闷窒塞，咳嗽胁痛，小溲浑赤，舌苔干腻，面色萎黄，汗多，颧红，脉象沉细。邪客少阴，阴盛格阳，湿蕴太阴，肺胃气机窒塞不宣。恙势尚在重途，未敢轻许不妨。宜助阳化湿，宣肺畅中。

熟附片六分　煅牡蛎三钱　青龙齿三钱　云茯苓三钱　仙半夏二钱　象贝母三钱　嫩白薇钱半　川郁金钱半　福泽泻钱半　西茵陈二钱　光杏仁三钱　谷麦芽（各）三钱　佩兰梗钱半　佛手露（冲）一两

二诊　湿温二十八天，汗多表不热，而自觉里热，痰多泛恶，口甜渴不多饮，胸闷窒塞，胁肋牵痛，小溲浑赤，面黄两颧时红。舌苔干白而腻，脉象沉细。邪客少阴，阴盛格阳，蕴湿酿痰，逗留肺胃，气机窒塞不宣。还虑变迁，再宜助阳化湿，宣气畅中，尚希明正。

熟附块钱半　煅牡蛎三钱　花龙骨三钱　光杏仁三钱　云茯苓三钱　仙半夏二钱　陈广皮钱半　大砂仁（研）八分　生泽泻钱半　西茵陈二钱　川郁金钱半　生白术二钱　炒谷麦芽（各）三钱　佩兰梗钱半

三诊　湿温初愈，脾阳、胃阴两伤，余湿留恋，虚阳易升，入夜胸部烘热，头眩神疲，口干欲饮，纳谷减少，痰多咳嗽，小溲浑浊，夜不安寐。脉象左虚弦右濡滑。还虑增变，今拟养胃柔肝，运脾化湿。

南沙参三钱　稽豆衣三钱　嫩白薇（炒）钱半　朱茯神三钱　炙远志一钱

仙半夏钱半　光杏仁三钱　广橘白一钱　象川贝（各）二钱　粉萆薢三钱　佩兰
根钱半　冬瓜子三钱　炒谷芽三钱　炒扁豆三钱　炒苡仁三钱　生白术二钱

四诊　湿温后脾不运化，胃不流畅，余湿酿痰逗留肺胃，咳嗽虽减，而未能
尽止，胸部烘热已除，纳谷减少，夜则少寐，小便浑浊。脉象左弦右濡。人以胃
气为本，再宜健运和胃，安神化痰。

南沙参三钱　朱茯神三钱　嫩白薇钱半　炒谷芽三钱　生白术二钱　仙半
夏二钱　川象贝（各）二钱　炒苡仁三钱　广橘白一钱　炒枣仁三钱　光杏仁三
钱　佩兰梗钱半　粉萆薢三钱

陈小姐　湿温匝月，正虚邪陷三阴，虚阳外越，神不守舍，脉伏肢冷，神糊
谵语，气逆喉中痰声辘辘。舌质红，无津。肺金化源告竭，阴尽津枯，则危在旦
夕间矣。勉拟回阳救阴，敛阳安神，亦不过尽人力，以冀天佑。

别直参钱半　大麦冬三钱　五味子五分　熟附块钱半　煅牡蛎四钱　花龙
骨三钱　朱茯神三钱　生白术二钱　半川象贝（各）二钱　干荷叶一角　炙远志
一钱　真猴枣粉二分（冲服）

张左　湿温月余，身热已退，大腹微满，脉象虚细。正气已伤，余湿未楚，
脾胃运化失常，再宜养正健脾，而化余湿。

吉林参须一钱　川象贝（各）二钱　栝蒌皮三钱　抱茯神三钱　广橘白一钱
光杏仁三钱　佩兰梗钱半　白通草八分　冬瓜子皮（各）三钱　生熟谷芽（各）
三钱　资生丸（包煎）三钱

项太太　湿温后气阴两亏，余湿留恋，脾胃不和，口有甜味，脘中嘈杂，纳
少，小便短赤，汗多心悸，动则头眩。舌前半红绛，中后微腻，脉象细弱。宜养
正和胃，苦化湿热。

西洋参钱半　川雅连（水炒）三分　川贝母二钱　栝蒌皮三钱　朱茯神三钱
青龙齿三钱　白通草八分　广橘白一钱　佩兰梗钱半　生熟谷芽（各）三钱　浮
小麦四钱　嫩钩钩（后入）四钱

丁老兄　复病湿温，已有十天，有汗身热不退，渴喜热饮，小溲淡黄而长，
神志模糊，谵语妄言，或时喜笑。舌苔干腻无津，脉象滑数而乱。咳痰不爽，客
邪挟痰湿逗留募原，蒙蔽清窍，神明无以自主，症势危笃。勉拟清解伏邪，清神
涤痰，尚希明正。

银州柴胡一钱　银花炭三钱　嫩白薇钱半　朱茯神三钱　枳实炭一钱　炒
竹茹钱半　川象贝（各）二钱　益元散（包）二钱　天竺黄二钱　陈胆星八分

紫贝齿三钱　鲜石菖蒲一钱　万氏牛黄丸一粒，研末冲服

二诊　复病湿温，已有十一天，身灼热，得汗不解，渴不知饮，神志模糊，不能言语。舌干燥黄无津，脉数而乱。伏邪湿热化燥，伤阴劫津，邪陷厥阴，肝风内动，内闭外脱，即在旦夕间矣。勉拟生津清温，开窍涤痰，尽人力以冀天眷。尚希明正。

鲜铁皮石斛四钱　羚羊片（另煎冲）四分　生石膏四钱　金银花四钱　枳实炭一钱　鲜竹茹钱半　川象贝（各）二钱　石菖蒲一钱　竹沥半夏二钱天竺黄二钱　紫雪丹八分（冲服）　淡竹沥一两（冲服）

聂左　湿温十九天，壮热，渴喜热饮，红斑满布，肤目皆黄，小溲短赤。舌质红，苔老黄，脉象濡数。阴液已伤，津少上承，伏温湿热逗留募原，肺失输布之权，能得不生变端，可望出险入夷。宜生津清温，淡渗湿热。尚希明正。

鲜石斛五钱　天花粉三钱　肥知母二钱　茯苓皮四钱　西茵陈二钱　青蒿梗钱半　川象贝（各）二钱　益元散（包）三钱　连翘壳三钱　黑山栀二钱　嫩白薇钱半　白通草八分　鲜竹茹二钱　茅芦根（各）一两　枇杷叶露（后入）四两　野蔷薇花露（后入）四两

盛小姐　发热六天，表不热而里热甚，气急胸闷，口干引饮，心中不了了，胆怯如见鬼状。适值经来，行而不多，腑气六日未行，邪热不得从外而解，反陷血室，挟痰热蒙蔽心窍，神明无以自主；阴液暗伤，津少上承，症势重险，颇虑痉厥之变。

炒黑荆芥一钱　银柴胡一钱　粉丹皮二钱　炒赤芍二钱　朱茯神三钱　炙远志一钱　金银花三钱　连翘壳三钱　枳实炭一钱　石菖蒲八分　天花粉三钱　杜红花八分　桃仁泥（包）三钱　延胡索一钱

崔左　湿温类疟，寒热屡发，胸闷泛恶，舌苔白腻，脉象弦滑而数，是秋温伏邪蕴于募原；大便溏薄，阳明少阳太阴三经为病。症属缠绵，宜和解枢机，芳香化湿。

软柴胡一钱　仙半夏二钱　炒豆豉三钱　枳实炭一钱　赤茯苓三钱　大腹皮二钱　福泽泻钱半　六神曲三钱　制川朴八分　广藿香钱半　佩兰梗钱半　甘露消毒丹五钱（包煎）

吴左　湿温挟滞，少阳阳明为病，有汗寒热不解，胸闷泛恶，腹痛隐隐。脉象濡滑，舌苔白腻。姑拟和解枢机，宣气化湿。

软柴胡八分　仙半夏二钱　清水豆卷四钱　赤茯苓三钱　枳实炭一钱　白

通草八分　福泽泻钱半　藿香叶钱半　姜水炒竹茹一钱　甘露消毒丹（包）四钱
苦桔梗一钱

陆右　湿温绵延两月，身热不扬，渴喜热饮，咳嗽痰多，四肢厥冷。舌苔薄白而腻，脉象濡细。正气已伤，蕴湿留恋募原，阴盛格阳，内真寒而外假热也。恙势尚在险途，宜扶正助阳，和胃化湿。尚希明正。

吉林参须八分　熟附片八分　清水豆卷四钱　云茯苓三钱　水炙远志一钱
仙半夏钱半　陈广皮一钱　大砂仁（研）五分　藿香梗钱半　炒谷麦芽（各）三
钱　佩兰梗钱半　象贝母三钱　冬瓜子三钱　酒炒桑枝三钱

大头瘟

沈太太　大头瘟复发，头面肿红掀痛，寒热日发两次，得汗而解，胸闷不思饮食，口干不多饮，耳根结块，久而不消。舌苔薄腻，脉象左弦数右濡数。伏温时气客于少阳阳明之络，温从内发，故吴又可云：温病有汗而再汗之例。体质虽虚，未可滋养，恐有助桀为疟之弊。拟晋济消毒饮加减。

薄荷叶八分　熟牛蒡二钱　净蝉衣八分　生草节六分　苦桔梗一钱　朱茯
神三钱　轻马勃八分　生赤芍二钱　金银花三钱　连翘壳三钱　鲜竹茹二钱　白
通草八分　板蓝根二钱

余奶奶　风湿疫疠之邪，客于上焦，大头瘟头面肿红掀痛，身热呕恶，口干不多饮。舌苔粉白而腻，脉象濡滑而数。邪势正在鸱张，虑其增剧，急宜普济消毒饮加减。尚希明正。

薄荷叶八分　生草节五分　金银花三钱　天花粉三钱　熟牛蒡二钱　川雅
连五分　生赤芍二钱　轻马勃八分　苦桔梗一钱　炙僵蚕三钱　板蓝根三钱　鲜
竹茹二钱　活芦根一尺　连翘壳三钱

二诊　大头瘟头面肿红掀痛，昨投普济消毒饮加减，呕恶渐止，口干亦止，形寒身热，时轻时剧，咳痰不爽，胸闷气粗。舌苔粉白而腻，脉象濡滑而数。风温疫疠之邪，客于上焦，肺胃宣化失司，还虑变迁。即见效机，仍守原法出入。

薄荷叶八分　熟大力子二钱　荆芥穗一钱　银柴胡一钱　生草节六分　苦
桔梗一钱　轻马勃八分　象贝母三钱　金银花三钱　连翘壳三钱　炙僵蚕三钱
京赤芍二钱　板蓝根三钱　鲜竹茹钱半

袁左　厥少之火上升，风温疫疠之邪外乘，始由耳疖起见，继则瘟毒漫肿疼痛，寒热晚甚。虑其增剧，姑拟普济消毒饮加减。

薄荷叶八分　熟牛蒡二钱　生赤芍二钱　生甘草五分　金银花三钱　炙僵蚕二钱　苦桔梗一钱　连翘壳三钱　轻马勃八分　黑山栀二钱　大贝母三钱　板蓝根二钱　鲜竹茹钱半　外敷如意散、玉露散，内用金丝荷叶汁，加冰片

王先生　瘟毒发于左耳，面漫肿焮红，临晚潮热，咳嗽咯痰不爽，时有气粗，口干欲饮，梦语如谵。舌质绛，苔粉腻，脉象左弦数，右濡数。阴液已伤，津少上承，伏温疫疠，客于上焦，痰热恋肺，肺炎叶举，清肃之令，不得下行，还虑增变。拟生津清温，清肺化痰，尚希明正。

鲜生地四钱　鲜石斛三钱　天花粉三钱　京元参二钱　朱茯神三钱　金银花四钱　连翘壳二钱　鸡苏散（包）三钱　川象贝（各）二钱　霜桑叶三钱　轻马勃八分　板蓝根四钱　滁菊花三钱　活芦根一尺　珠黄散（冲服）二分　真猴枣粉（冲服）一分　枇杷叶露四两

二诊　潮热十去七八，左耳肿红亦觉渐退，小溲短少，寐不安宁，咳嗽咯痰不爽。脉象小数，舌质光红。阴液已伤，厥阳升腾，余温痰热尚未清澈，仍宜生津清温，清肺化痰。

鲜石斛三钱　京元参钱半　天花粉三钱　肥知母二钱半　鸡苏散（包）三钱　朱茯神三钱　金银花三钱　夏枯花二钱半　连翘壳三钱　生石决八钱生赤芍二钱　白通草八分　板蓝根四钱　川象贝（各）二钱　活芦根一尺　珠黄散（冲服）二分

三诊　瘟毒渐愈，复感新风，少阳余邪未楚，营卫循序失常，形寒微热，旋即得汗而解，舌尖碎痛，小溲短赤，阴液已伤，虚火上升，寐不安宁，心肾不得交通。舌光红，脉濡小带数。再宜生津和胃，清肺安神。

鲜石斛三钱　天花粉三钱　京元参二钱　连翘壳三钱　生石决八钱　朱茯神三钱　银柴胡一钱　鸡苏散（包）三钱　炒黑荆芥一钱　生赤芍二钱　金银花三钱　川象贝（各）二钱　活芦根（去节）一尺　白通草八分　枇杷叶露四两白菊花露四两（二味后入）

疟　疾

安左　伏邪蕴湿内阻，太阳阳明为病，临晚寒热，继则身热大汗而解，欲成疟疾之状，胸闷，纳少。宜桂枝汤加减。

川桂枝四分　炒赤芍钱半　清水豆卷三钱　赤茯苓三钱　仙半夏三钱　陈广皮一钱　福泽泻钱半　白通草八分　炒谷麦芽（各）三钱　干荷叶一角佩兰梗钱半

惠右　间日疟又发，先寒后热，胸闷纳少，伏邪痰湿逗留募原。再宜桂枝白虎汤加减。

川桂枝八分　熟石膏三钱　仙半夏三钱　云茯苓三钱　陈广皮一钱　煨草果八分　炒谷麦芽（各）三钱　生姜二片　红枣四枚　佩兰梗钱半　甘露消毒丹（包）五钱　白蔻壳八分　象贝母三钱

藏左　伏邪挟痰湿逗留募原，太阴阳明为病。间日疟先寒后热，胸闷纳少。宜桂枝白虎汤加减。

川桂枝五分　熟石膏四钱　仙半夏二钱　云茯苓三钱　陈广皮一钱　煨草果八分　象贝母三钱　炒谷麦芽（各）三钱　佩兰梗钱半　生姜三片　红枣三枚甘露消毒丹五钱（包煎）

段左　间日疟先寒后热，胸闷不思饮食。舌苔白腻，脉象弦滑。客邪痰湿留恋募原，太阳少阳为病，拟柴桂各半汤主之。

软柴胡一钱　川桂枝七分　酒炒黄芩一钱　仙半夏二钱　赤茯苓三钱　炒枳实一钱　制苍术钱半　制川朴一钱　煨草果一钱　海南子钱半　鲜藿香钱半鲜佩兰钱半　炒谷麦芽（各）三钱　甘露消毒丹四钱（荷叶包煎刺孔）

关左　三日疟已延三月余，寒多热少，胸闷纳少，脉象濡滑。邪在三阴，湿痰内阻，营卫循序失常。姑拟温经达邪而化痰湿。

熟附块一钱　炙鳖甲三钱　炒党参一钱　清炙草五分　银柴胡一钱　云茯苓三钱　仙半夏二钱　鹿角霜三钱　煨草果八分　川桂枝五分　炒赤芍钱半　炒谷麦芽（各）三钱　陈广皮一钱　佩兰梗钱半　生姜二片　红枣四枚

须右　劳倦感邪，引动伏气，挟湿交阻，太阳阳明为病，形寒身热，得汗而解，胸闷泛恶，渴不多饮，肢节酸疼，小溲短小。舌质红苔薄腻，脉象濡滑。脉症参合，轻则成疟，重则湿温。姑拟泄气分之邪，化中焦之湿。

清水豆卷四钱　藿香梗钱半　仙半夏二钱　赤茯苓三钱　炒枳壳一钱　白蔻壳八分　福泽泻钱半　白通草八分　大腹皮二钱　姜炒竹茹钱半　炒谷麦芽（各）三钱　甘露消毒丹（包）五钱

张小　久疟不愈，脾土大伤，客邪蕴湿，逗留募原，三阴为病，寒热晚甚，大腹饱满，右胁下疟母作痛，腑行溏薄，小溲浑浊，形瘦纳少。脉象弦细，舌苔薄腻而黄，势成劳疟。姑拟扶正和解，健运分消。

炒党参钱半　鳖血炒柴胡五分　仙半夏二钱　带壳砂仁八分　云茯苓三钱　生白术钱半　熟附片七分　使君肉二钱　福泽泻钱半　陈广皮一钱　大腹皮二钱　炒谷芽三钱　鳖甲煎丸（包）三钱　白雷丸钱半

李奶奶　正虚邪恋少阳，肝脾气滞，类疟寒热，已有数月之久，腹痛隐隐，纳谷减少，形瘦神疲。舌苔薄腻，脉象弦细。经事愆少，势将成痨。姑拟扶正和解，理气和营。

潞党参（炒）三钱　软柴胡五分　仙半夏二钱　云茯苓三钱　陈广皮一钱　制香附钱半　肉桂心三分（研细末，饭丸吞服）　春砂壳八分　紫丹参二钱　清炙草五分　茺蔚子三钱　炒谷麦芽（各）三钱　生姜一片　红枣四枚

穆左　正虚邪恋少阳，营卫循序失常，寒热屡发，有似疟疾之状，肢节酸痛。宜扶正和解，而化痰湿。

炒党参钱半　仙半夏二钱　软柴胡一钱　清炙草六分　云茯苓三钱　煨草果八分　陈广皮一钱　象贝母三钱　西秦艽二钱　桑寄生三钱　生姜一片红枣二枚

痢　疾

徐奶奶　初起寒热泻痢，上为呕恶，脘腹作痛拒按，里急后重，今泻痢次数虽减，而腹痛依然，欲吐不吐，渴喜热饮，自汗肢冷。左脉弦小而数，右脉沉细，舌苔干白而腻。此乃邪陷三阴，虚阳逼津液而外泄，湿滞内阻曲肠，气机塞窒不通，厥气失于疏泄，脾胃运化无权。颇虑阳亡厥脱，勿谓言之不预。急拟参附回阳，龙牡敛阳为主，寒热并用，去其错杂为佐，冀望阳气内藏，气和滞化，始能出险入夷。尚希明正。

吉林参须八分　熟附片六分　陈广皮一钱　煅牡蛎四钱　花龙骨三钱　带壳砂仁八分　仙半夏二钱　水炒川连三分　淡吴萸三分同拌　焦楂炭三钱金铃子二钱　延胡索一钱　炒扁豆衣三钱　浮小麦四钱

二诊　汗已止，四肢渐温，便泻痢亦止，惟胸闷泛恶，脘腹作痛，不能饮食。舌边红，中后苔薄腻。陷入三阴之邪，已得外达，湿滞内阻，肝失疏泄，脾胃运化失常。还虑变迁，今宜泄肝理气，和胃化浊。

炒赤白芍（各）钱半　金铃子二钱　延胡索（炒）一钱　大腹皮二钱　朱茯

神三钱　仙半夏二钱　左金丸（包）六分　白通草八分　陈广皮一钱　带壳砂仁八分　焦楂炭三钱　陈佛手八分　另服秘制定痛丸、神仁丹

周左　感受外邪，湿邪郁于曲肠，煅炼成积，赤白痢日夜五六十次，腹痛里急后重，咳嗽呕恶。舌质红苔腻，脉象濡滑而数。姑拟疏邪化浊，通因通用之义。

炒黑荆芥钱半　银花炭三钱　炒赤芍二钱　青陈皮（各）一钱　全栝蒌（切）三钱　苦桔梗一钱　六神曲三钱　焦楂炭三钱　白头翁三钱　仙半夏钱半　生姜一片　陈红茶一钱　枳实导滞丸（包煎）五钱　另给通痢散两包，两次开水冲服

二诊　腹痛痢下次数已减，纳少泛恶。舌质红，苔腻黄，脉象濡数。伏邪湿热挟滞，郁于曲肠，气流行窒塞。再宜疏邪化浊，通因通用。

炒黑荆芥钱半　黄芩炭一钱　炒赤芍二钱　仙半夏二钱　青陈皮（各）一钱　陈红茶一钱　全栝蒌（切）三钱　苦桔梗一钱　银花炭三钱　焦楂炭三钱　六神曲三钱　白头翁三钱　春砂壳八分　生姜一片　枳实导滞丸（包煎）一钱

夏奶奶　初起寒热，继则痢下，血多白少，腹痛里急后重，口干不多饮，纳少泛恶。舌中剥边薄黄，脉象左弦小而数、右滑数。客邪湿热郁于曲肠，煅炼成积；热郁血分，血渗大肠。症势非轻。姑拟白头翁汤加减。

白头翁三钱　北秦皮二钱　炒黄芩钱半　炒赤白芍（各）二钱　银花炭三钱　扁豆花三钱　全当归三钱　春砂壳八分　焦楂炭三钱　陈广皮一钱　苦桔梗一钱　戊己丸（包煎）钱半　荠菜花炭三钱　炒竹茹钱半

二诊　昨投白头翁汤以来，痢血次数略减，少腹痛亦轻，里急后重，口干不多饮，纳谷衰少，夜不安寐。舌花剥，苔薄腻黄，咽喉糜腐。客邪湿热郁于曲肠，气机流行窒塞，阴液暗伤，虚火上浮。恙势尚在重途，还虑呃逆之变，再宜和胃化浊，清营调气。

白头翁三钱　炒黄芩钱半　炒赤白芍（各）二钱　全当归二钱　银花炭三钱　扁豆衣三钱　苦桔梗一钱　焦楂炭三钱　春砂壳八分　陈广皮一钱　佩兰梗钱半　戊己丸（包）一钱　荠菜花炭三钱加香谷芽露、野蔷薇花露各四两　龙脑薄荷一支，剪碎泡汤漱口

三诊　痢下两候，血虽止，次数不减，里急后重，口干不多饮，纳谷减少。舌花剥，苔薄腻而黄，咽喉糜腐渐减，脉象濡数。此阴液已伤，虚火上浮，湿热滞郁于曲肠，气机窒塞。仍宜清胃养阴，而化湿浊。

南北沙参（各）二钱　川石斛三钱　炒黄芩钱半　大白芍二钱　银花炭三钱　炒扁豆衣三钱　全当归二钱　春砂壳八分　生甘草六分　苦桔梗一钱水炒川连六

分　焦楂炭三钱　荠菜花炭三钱　苦参子七粒（熟桂圆肉包吞）

吴左　腹痛痢下，宜和中化浊，通因通用，去疾务尽之意。

炒黑荆芥一钱　炒赤芍二钱　酒炒黄芩一钱　银花炭三钱　细青皮一钱全栝蒌（切）四钱　春砂壳八分　全当归二钱　六神曲三钱　焦楂炭三钱　佩兰梗钱半　红茶叶一钱　枳实导滞丸（包煎）四钱　生姜一片

陈左　休息痢久而不愈，脾脏受寒，湿浊郁于曲肠，兼之痞痰溃后，根脚肿硬不消，缠绵之证。拟温脾饮加减。

炒潞党三钱　生白术二钱　熟附子块一钱　炮姜炭四分　清炙草六分　全当归二钱　炒赤白芍（各）二钱　仙半夏二钱　焦楂炭三钱　陈广皮一钱春砂壳八分　炒扁豆衣三钱　干荷叶一角

刘太太　便痢虽减未止，腹痛里急后重，口干不多饮，谷食衰少。舌苔薄腻而黄，脉象左弦小而紧，右濡迟。此乃湿热滞留未楚，肝失疏泄，太阴健运失常，阳明通降失司，气阴暗伤，湿浊不化，颇虑口糜呃逆之变。人以胃气为本，姑拟和胃化浊，泄肝理气，冀痢止能进饮食为幸。尚希明正。

银花炭三钱　炒赤白芍各二钱　全当归三钱　陈广皮一钱　春砂壳八分苦桔梗一钱　焦楂炭三钱　炒谷麦芽（各）三钱　佩兰梗钱半　荠菜花炭三钱　炒扁豆衣三钱　金铃子二钱　炒延胡索八分　香连丸一钱（包煎）

二诊　肠澼转为溏泄黄水，日夜五六次，腹痛隐隐，内热不思饮食，口干不多饮。脉象左弦小而数，右濡细，苔薄腻而黄。此脾阳胃阴两伤，肠中湿热滞留未楚，肝经气火内炽，还虑口糜呃逆之变。今宜养胃健脾，兼化湿浊，冀望泄止能进谷食，方有转机。尚希明正。

炒怀药三钱　生白术二钱　炒扁豆衣三钱　赤茯苓三钱　银花炭三钱　炒赤白芍（各）二钱　陈广皮一钱　春砂壳八分　苦桔梗一钱　炒谷芽三钱炒苡仁三钱　戊己丸（包）一钱　干荷叶二角　银柴胡八分　佩兰梗钱半

韩右　脾弱欠运，肝失疏泄，脏中之湿浊留恋，休息痢赤白相杂，已延七八月，胸闷纳少，屡发寒热。宜温运太阴，泄肝化浊。

生白术三钱　炮姜炭四分　清炙草六分　土炒当归二钱　炒赤白芍（各）二钱　银柴胡一钱　陈广皮一钱　春砂壳八分　焦楂炭三钱　地榆炭钱半　驻车丸三钱，吞服

崔右　寒热渐退，痢下红多白少。苔薄腻黄，脉象濡滑而数。湿热滞郁于曲肠，煅炼成积，宜理脾和胃而化湿浊。

炒黑荆芥一钱　炒赤芍二钱　银花炭三钱　陈广皮一钱　苦桔梗一钱　六神曲三钱　白头翁三钱　槐花炭三钱　地榆炭二钱　焦楂炭三钱　北秦皮二钱　条芩炭一钱　干荷叶一角

霍　乱

萧奶奶　寒中厥阴，少腹陡然攻痛，胸闷微恶。舌苔薄腻，脉象濡细而迟。此干霍乱之重证也。急宜芳香化浊，温通气机。尚希明正。

藿香梗钱半　仙半夏二钱　陈广皮一钱　制川朴一钱　枳实炭一钱　大腹皮二钱　带壳砂仁（研）八分　白蔻壳八分　淡吴萸四分　焦谷芽三钱　佩兰梗钱半　玉枢丹四分，开水冲服。

张先生　寒湿滞内阻，脾胃两病，清浊混淆，吐泻交作，腿足转筋。舌苔薄腻，脉象濡迟。姑拟四逆汤合藿香正气饮加减。

熟附子一钱　炮姜炭五分　藿苏梗（各）钱半　赤猪苓（各）三钱　大腹皮二钱　制川朴一钱　制苍术一钱　姜半夏二钱　六神曲三钱　春砂壳八分　焦楂炭三钱　炒车前子三钱　灶心黄土（荷叶包）五钱

杂病篇

中　风

张左　阳虚脾弱，湿痰入络，手足麻痹无力，舌根时强，言语不爽，脉象濡细。防成中风，宜助阳和营，化痰通络。

吉林参须八分　熟附片八分　生甘草六分　嫩桑枝三钱　云茯苓三钱　仙半夏二钱　陈广皮一钱　炙远志一钱　生黄芪四钱　全当归二钱　大川芎八分　紫丹参二钱　川桂枝六分　指迷茯苓丸（包）四钱

傅右　中风舌强不能言语，口角流涎，左手足麻木不仁。阳虚挟湿痰直中经络，阻于廉泉。宜小续命汤加减。

川桂枝八分　熟附块一钱　全当归三钱　大川芎八分　云茯苓三钱　仙半夏二钱　生白术二钱　大麻仁四钱　新会皮钱半　全栝蒌（切）四钱　生草节八分　风化硝五分　嫩桑枝四钱

胡左 中风已久，舌强言语蹇塞，右手足无力形寒身热，胸闷不思饮食，神志时清时寐。舌苔腻布，脉象沉细而滑。阳虚外风乘隙入中，痰湿上阻廉泉。症势非轻，姑拟小续命汤加减。

川桂枝八分　熟附块钱半　全当归二钱　云茯苓三钱　制半夏二钱　大川芎八分　陈广皮一钱　大砂仁八分　光杏仁三钱　嫩桑枝四钱　炒谷麦芽（各）三钱

费左 脉象左弦小而滑，右沉细。见症项强不能转侧，舌强言语蹇塞，口角流涎。痰湿阻于廉泉，恙久根深，非易速痊。拟星附六君汤加减。

陈胆星八分　竹节白附子钱半　仙半夏三钱　云茯苓三钱　生白术二钱陈广皮一钱　煨益智钱半　炙僵蚕三钱　炙远志一钱　白蒺藜三钱　炒谷麦芽（各）三钱　稽豆衣三钱　蝎尾（酒洗）五枚

耿左 先天本亏，惊骇伤肝，肝阳化风，挟痰入络，右手足时时振动，口角歪斜，时时流涎，脉象弦细。宜益肾柔肝，熄风化痰。

生白芍二钱　稽豆衣三钱　左牡蛎四钱　青龙齿三钱　竹沥半夏二钱　朱茯神三钱　炙远志一钱　煨天麻一钱　炒竹茹钱半　川象贝（各）二钱　陈胆星八分　陈广皮一钱　陈木瓜二钱　潼白蒺藜（各）钱半　嫩桑枝三钱嫩钩钩（后入）三钱　蝎尾（酒洗）五枚

王左 呕恶已止，饮食渐香，头痛眩晕，口角歪斜。毒风上升，扰犯阳明之络。宜清泄风阳，和胃化痰。

仙半夏钱半　煨天麻八分　生石决六钱　稽豆衣三钱　朱茯神三钱　苍耳子钱半　炒杭菊钱半　广橘白一钱　焦谷芽三钱　嫩钩钩（后入）三钱　金器（入煎）一具　蝎尾（酒洗）五枚　薄荷炭八分　炒竹茹钱半

类　中

朱左 高年营阴亏耗，肝阳易于上升，痰热阻于廉泉，舌强言语蹇塞，头晕眼花，右手指麻痹，类中根萌。姑拟养阴柔肝，和营通络。

大生地三钱　生白芍二钱　黑稽豆衣三钱　生石决八钱　抱茯神三钱　竹沥半夏二钱　煨天麻一钱　川象贝（各）二钱　炙僵蚕三钱　鲜竹茹钱半炒杭菊钱半　嫩钩钩（后入）三钱　嫩桑枝四钱　黑芝麻三钱

钟先生 类中偏左，左手足不用，神志虽清，舌强言蹇，咬牙嚼齿。舌红绛，脉象弦小而数。牙缝渗血，加之呃逆，阴分大亏，肝风化火上扰，痰热阻于廉泉，肺胃之气失于下降。羔势尚在重险，未敢轻许不妨。仿地黄饮子合竹沥饮加减。

　　鲜生地四钱　大麦冬二钱　西洋参钱半　抱茯神三钱　川贝母二钱　栝蒌皮三钱　川石斛三钱　生蛤壳六钱　鲜竹茹二钱　嫩钩钩（后入）三钱　柿蒂十枚　枇杷叶四张　活芦根一尺　淡竹沥一两（冲服）　另用珍珠粉一分，真猴枣粉一分，冲服

　　董先生　心开窍于舌，肾脉络舌本，脾脉络舌旁。外风引动内风，挟痰湿阻于廉泉，横窜络道，左半身不遂已久，迩来舌强不能言语。苔薄腻，脉弦小而滑。类中风之重证，姑宜熄风化痰，和营通络。

　　左牡蛎三钱　花龙骨三钱　仙半夏三钱　煨天麻八分　朱茯神三钱　炙远志一钱　枳实炭一钱　川象贝（各）二钱　炙僵蚕三钱　陈胆星一钱　西秦艽二钱　嫩钩钩（后入）三钱　淡竹沥（冲服）一两

　　居左　舌强言语蹇涩，延今已久，此乃虚风挟湿痰上阻廉泉。宜星附六君汤加减。

　　吉林参须八分　生白术钱半　云茯苓三钱　生甘草四分　仙半夏二钱　炙远志一钱　陈胆星八分　竹节白附子一钱　川象贝（各）二钱　炙姜蚕三钱　陈广皮一钱　稽豆衣三钱

　　汪左　左半身不遂，高年气血两亏，虚风湿痰入络，营卫闭塞不通。姑拟益气和营，化痰通络。

　　生黄芪五钱　生白术二钱　全当归二钱　大川芎八分　云茯苓三钱　仙半夏二钱　西秦艽二钱　紫丹参二钱　茺蔚子三钱　怀牛膝二钱　嫩桑枝四钱　红枣五枚　如舌苔淡白，口不渴，可加熟附块一钱、桂枝四分、炙甘草六分，以助阳气

　　顾先生　阴虚体质，肝阳升腾，流火湿毒。瘀结下焦，两足浮肿色红，甚则破烂、渗水、出血，不能步履。神志不明，舌根强，言语蹇涩，头脑空虚。舌苔薄黄，脉象弦小而数。症属缠绵，宜清营化湿，清泄厥阳。尚希明正。

　　紫丹参二钱　生赤芍二钱　连皮苓三钱　生苡仁四钱　忍冬藤三钱　连翘壳三钱　木防己二钱　川象贝（各）二钱　川牛膝二钱　南沙参二钱　稽豆衣三钱　冬瓜子三钱　丝瓜络二钱　杜赤豆一两

眩　晕

陆左　《经》云："诸风掉眩，皆属于肝。"肝阴不足，肝阳上扰，头疼眩晕，心悸筋惕，屡屡举发，脉象细弱。再宜滋肾阴而柔肝木，和胃气而安心神。

阿胶珠二钱　生白芍二钱　左牡蛎四钱　青龙齿三钱　朱茯苓三钱　炒枣仁三钱　柏子仁三钱　炒杭菊钱半　煨天麻八分　潼蒺藜三钱　黑芝麻三钱　磁殊丸（包）三钱

盛右　营血亏耗，肝阳上升，头痛眩晕，心悸咳嗽，胁痛腰痛，带下绵绵。宜养血柔肝，清肺束带。

生白芍二钱　黑穞豆衣三钱　生石决六钱　南沙参三钱　抱茯神三钱　怀山药三钱　川象贝（各）二钱　栝蒌皮三钱　厚杜仲三钱　乌贼骨三钱　橘白络（各）一钱　嫩钩钩（后入）三钱　黑芝麻三钱

吴右　营阴亏虚，肝阳上扰清空，燥邪痰热逗留肺络，咳痰不爽，头疼眩晕。脉象弦细，舌苔淡白。宜养血柔肝，润肺化痰。

生白芍二钱　黑穞豆衣二钱　左牡蛎四钱　煨天麻八分　朱茯神三钱　炙远志一钱　仙半夏钱半　炒杭菊钱半　薄荷炭八分　川象贝（各）二钱　栝蒌皮三钱　嫩钩钩（后入）三钱　黑芝麻三钱　甜光杏三钱

杨右　少腹作胀，纳谷不香，头眩且胀，血虚肝阳上升。宜养血柔肝，理脾和胃。

生白芍二钱　紫丹参二钱　潼白蒺藜（各）钱半　黑穞豆衣三钱　云茯苓三钱　陈广皮一钱　薄荷炭八分　芜蔚子三钱　炒杭菊二钱半　生熟谷芽（各）三钱　嫩钩钩（后入）三钱　荷叶边一圈

黄左　脊乃肾之路，肾虚则脊痛，肝阳上扰清空，头眩眼花。宜益肾、柔肝而潜厥阳。

生白芍二钱　黑穞豆衣三钱　左牡蛎四钱　潼蒺藜三钱　朱茯神三钱　杭菊花（炒）二钱　薄荷炭八分　厚杜仲三钱　杜狗脊三钱　甘杞子三钱　熟女贞三钱　嫩钩钩（后入）二钱　荷叶边一圈

张左　头晕眼花，纳少泛恶，唇舌麻木，脉象弦滑。肾水本亏。肝阳上扰清空，湿痰中阻，胃失降和。宜柔肝潜阳，和胃化痰。

生白芍二钱　黑穞豆衣三钱　炒杭菊钱半　生石决八钱　朱茯神三钱煨天

麻八分　潼蒺藜三钱　炒竹茹钱半　焦谷芽三钱　仙半夏钱半　薄荷炭八分　槐花炭二钱

张左　水亏不能涵木，肝阳上扰清空，头晕眼花，心悸少寐，脉象虚弦。肝为刚脏，非柔养不克。

生白芍二钱　黑穞豆衣三钱　左牡蛎四钱　青龙齿三钱　朱茯神三钱　生枣仁四钱　煨天麻八分　炒杭菊钱半　潼蒺藜三钱　熟女贞三钱　川石斛三钱　炒竹茹钱半　嫩钩钩（后入）三钱　琥珀多寐丸钱半，吞服

冯右　肝阳上升，湿滞未楚，脾胃不和，心悸头眩，胸闷纳少，午后潮热。舌苔薄腻，脉象弦小而滑。宜清泄风阳，和中化湿。

霜桑叶三钱　黑穞豆衣三钱　炒谷麦芽（各）三钱　甘菊花三钱　朱茯神三钱　全栝蒌（切）四钱　佩兰梗钱半　薄荷炭八分　枳实炭一钱　紫贝齿三钱　广橘白一钱　嫩钩钩（后入）三钱　荷叶边一圈

黄左　肾阴不足，肝阳上升，湿痰阻于中焦；肺气失于下降。初起头眩跌仆，继则神志时明时昧，入夜气逆，难于平卧，脉象弦细而滑。羔根已深，非易速瘳。姑拟益肾柔肝，清神涤痰。

左牡蛎四钱　炙远志一钱　青龙齿三钱　竹沥半夏二钱　朱茯神三钱　陈胆星八分　甘杞子三钱　枳实炭一钱　川象贝（各）二钱　天竺黄钱半　嫩钩钩（后入）三钱　九节菖蒲八分　另用白金丸三分吞服

黄左　肾阴不足，肝阳上扰清空，头晕眼花，心悸少寐。宜养阴柔肝，和胃安神。

生白芍三钱　黑穞豆衣三钱　青龙齿三钱　左牡蛎四钱　朱茯神三钱　炙远志一钱　炒枣仁三钱　潼蒺藜三钱　熟女贞三钱　炒杭菊二钱半甘杞子三钱　嫩钩钩（后入）三钱　黑芝麻三钱

二诊　肝阳渐平，头晕眼花较前轻减。惟营血亏虚，难以骤复。再宜养血柔肝，和胃安神。

生白芍二钱　黑穞豆衣三钱　生石决四钱　左牡蛎四钱　朱茯神三钱　炒枣仁三钱　炒杭菊钱半　煨天麻八分　薄荷炭八分　潼蒺藜三钱　广橘白一钱　生熟谷芽（各）三钱　嫩钩钩（后入）三钱　荷叶边一圈

陈太太　胁为肝之分野，肝气入络，胁肋痛起，咳嗽痰多，纳谷减少，肝阳上升，扰犯清空，头疼眩晕，甚则眼花，泛恶，脉象左弦、右濡滑。宜清泄风阳，和胃化痰。

冬桑叶三钱　滁菊花三钱　黑稽豆衣三钱　薄荷叶炭八分　抱茯神三钱广橘白一钱　炒竹茹二钱　竹沥半夏二钱　象贝母三钱　光杏仁三钱　煅石决六钱煨天麻八分　嫩钩钩（后入）三钱　荷叶边一圈

二诊　脘胁胀轻而复甚，胃纳醒而复呆，腑行不畅。舌中后薄腻，脉细涩。形瘦神疲，且有自汗。皆由血虚不能养肝，肝气横逆，犯胃克脾，升降失其常度。肝为刚脏，非柔养不克，胃以通为补。再宜养血柔肝，运脾和胃。

大白芍二钱　仙半夏二钱　炒谷麦芽（各）三钱　潼白蒺藜（各）二钱炒枣仁三钱　真獭肝八分　乌梅（炙）五分　春砂壳八分　合欢花钱半　朱茯神三钱橘白络（各）一钱　炒川贝二钱

心　悸

陈先生　心悸气逆时发，咳嗽不爽，昨日上为呕吐，下为泄泻。吐伤胃，泻伤脾，中土既伤，肝木乘胜，纳谷减少，腹疼隐隐。脉象虚弦，舌光无苔。本虚标实，显然可见。人以胃气为本，今宜和胃健脾，纳气安神。

大白芍二钱　煅牡蛎四钱　青龙齿三钱　朱茯神三钱　炙远肉一钱　炒枣仁三钱　广橘白一钱　炒扁豆衣三钱　炒谷芽三钱　炒苡仁三钱　干荷叶一角

二诊　心悸气逆，难于平卧，咳嗽痰多，足跗浮肿。脉象虚弦而滑，舌光无苔。肾虚冲气逆肺，脾弱积湿下注。今拟培土生金，肃肺化痰，佐入纳气归肾之品。

南沙参三钱　连皮苓三钱　生白术二钱　炙远志一钱　左牡蛎三钱　青龙齿三钱　川象贝（各）二钱　栝蒌皮三钱　甜光杏三钱　炙款冬钱半　冬瓜子皮（各）三钱　生熟苡仁（各）三钱

三诊　足跗浮肿略减，咳嗽气逆，不能安卧，不时心悸。舌质光红，脉象虚弦。肾虚冲气逆肺，脾弱痰湿留恋。再宜培土生金，顺气纳气。

南沙参三钱　连皮苓四钱　生白术二钱　炙远志一钱　川石斛三钱　甘杞子三钱　川象贝（各）二钱　左牡蛎四钱　青龙齿三钱　栝蒌皮三钱　甜光杏三钱　灵磁石四钱　冬瓜子皮（各）三钱

真猴枣粉一分，珍珠粉一分，吞服

俞左　咳嗽已延数月，迩来气急，不能平卧，心悸跳跃。脉象弦硬不柔，无胃气之象。肾虚不能纳气，冲气逆肺，肺失肃降，症势重险。姑拟扶土化痰，顺气纳气。

　　南沙参三钱　炙白苏子二钱　甜光杏三钱　朱茯神三钱　仙半夏二钱　炙远志一钱　左牡蛎四钱　花龙骨二钱　花龙齿二钱　厚杜仲三钱　炙款冬钱半金沸花（包）钱半　补骨脂钱半（核桃肉二枚，拌炒）　磁朱丸三钱（包煎）

　　鲍右　牙关拘紧偏右，头痛且胀，心悸少寐，脉象弦细。血虚肝阳上扰，肝风袭于阳明之络。宜养阴熄风，祛风化痰。

　　全当归二钱　紫丹参三钱　煅石决六钱　明天麻八分　朱茯神三钱　苍耳子钱半　薄荷炭八分　象贝母三钱　炒荆芥一钱　炒杭菊钱半　黑豆衣三钱　炙僵蚕三钱　茵陈散（包）三钱

胸　痹

　　朱右　诊脉左弦、右涩，胸痹心痛，痛引背俞，食入梗胀，甚则泛吐，舌苔白腻。此寒客中焦，厥气上逆，犯胃贯膈，浊阴闭塞所致。拟栝蒌薤白半夏汤加味。

　　栝蒌皮三钱　薤白头（酒炒）钱半　仙半夏三钱　云茯苓三钱　枳实炭一钱广陈皮一钱　豆蔻壳八分　大砂仁（研）八分　制川朴一钱　范志曲二钱　生姜二片　陈香橼皮八分

　　袁左　胸痛彻背，背痛彻胸，脘胀肠鸣，甚则泛吐。舌苔薄白，脉象沉迟而涩。此寒客阳位，阴邪充斥，厥气横逆，食滞互阻，脾胃运行无权。急宜温通气机为主，畅中消滞佐之。

　　熟附子一钱　淡干姜四分　淡吴萸四分　肉桂心三分　姜半夏二钱　云茯苓三钱　广陈皮一钱　大砂仁（研）一钱　范志曲二钱　薤白头（酒炒）钱半川厚朴一钱

　　二诊　前投温通气机畅中消滞之剂，胸背痛已见轻减，泛吐亦止，而脘闷作胀，不能饮食，脉沉小涩迟。脾不健运，胃不流通，肝气拂郁，寒滞未能尽化也。今按原意进取。

　　肉桂心四分　炒白芍钱半　栝蒌皮二钱　薤白头（酒炒）一钱　云茯苓三钱姜半夏二钱　广陈皮一钱　川厚朴一钱　广木香五分　大砂仁（研）一钱　范志曲二钱　谷麦芽（炒）（各）三钱

　　吴左　胸痹嗳气，食入作梗，稍有咳嗽，肝气上逆，犯胃克脾，肺失清肃，脉象左弦、右涩。宜平肝理气，宣肺通胃。

　　代赭石三钱　旋覆花（包）钱半　白蒺藜三钱　大白芍二钱　云茯苓三钱

仙半夏二钱　陈广皮一钱　栝蒌皮三钱　薤白头（酒炒）钱半　制香附钱半　春砂壳八分　光杏仁三钱　象贝母三钱　陈佛手八分

陆右　营血不足，肝气上逆，犯胃克脾，胸痹不舒，食入作梗，头眩心悸，内热口干。宜养血柔肝，和胃畅中。

生白芍二钱　薤白头（酒炒）一钱　川石斛三钱　栝蒌皮三钱　朱茯神三钱青龙齿三钱　珍珠母四钱　川贝母二钱　潼蒺藜钱半　白蒺藜钱半　广橘白一钱青橘叶一钱　嫩钩钩（后入）三钱

瞿左　胸痹脘痛较轻，呕恶亦觉渐止，屡屡嗳气。舌苔薄腻，脉象左弦右细。厥气升腾，浊阴上干阳位。再宜泄肝和胃，温通气机。

肉桂心四分（研末饭丸吞服）　大白芍钱半　薤白头（酒炒）钱半　栝蒌皮二钱　云茯苓三钱　仙半夏三钱　陈广皮一钱　沉香片四分　春砂仁八分　熟附片四分　代赭石（煅）三钱　金沸花（包）钱半　陈香橼皮八分　炒谷麦芽（各）三钱

二诊　胸痹不舒，食入作梗，半月未更衣。苔薄白，脉沉细。此中阳不运，阴结于内。恙势尚在重途，还虑变迁，再宜温运中阳，而通腑气。

熟附块二钱　栝蒌皮三钱　薤白头（酒炒）钱半　仙半夏二钱　云茯苓三钱福泽泻钱半　陈广皮一钱　春砂仁八分　炒谷麦芽（各）三钱　佩兰梗钱半　郁李仁（研）四钱　大麻仁四钱　半硫丸（吞服）钱半

三诊　腑气已通，纳谷浅少，脉象濡。再宜温运中阳而化湿浊。

熟附子块二钱　淡干姜六分　栝蒌皮三钱　薤白头（酒炒）钱半　云茯苓三钱　福泽泻钱半　新会皮钱半　仙半夏二钱　春砂仁（研）一钱　炒谷麦芽（各）三钱　生熟苡仁（各）三钱　佩兰梗钱半　陈佛手八分

脚　气

陶左　脚气浮肿，步履重坠，络中蕴湿未楚，营卫痹塞不通。宜理脾和胃，化湿通络。

生白术三钱　连皮苓四钱　福泽泻二钱　陈广皮一钱　陈木瓜三钱　汉防己二钱　大腹皮二钱　西秦艽三钱　川牛膝三钱　嫩桑枝三钱　生熟苡仁（各）五钱

胸胁痛

孙左 左胸膺骨胀漫肿，按之疼痛，痛引背俞。肝气挟痰瘀交阻络道，营卫不从，缠绵之证也。

全当归二钱　川象贝（各）二钱　光杏仁三钱　京赤芍二钱　仙半夏二钱　冬瓜子三钱　紫丹参二钱　炙僵蚕三钱　福橘络一钱　指迷茯苓丸（包煎）四钱　加陈海蜇皮（漂淡）二两，煎汤代水

吴右 清晨咯痰不爽，胸膺牵痛，午后头眩。肝气肝阳上升，燥痰袭于上焦，肺胃肃降失司。宜清肺化痰，清泄厥阳。

川贝母二钱　抱茯神三钱　生白芍二钱　栝蒌皮三钱　竹沥半夏钱半　金沸花（包）钱半　黑稽豆衣三钱　生牡蛎四钱　福泽泻钱半　嫩钩钩（后入）三钱　潼白蒺藜（各）钱半　炒杭菊钱半　荷叶边一圈

萧左 便血后脾肾两亏，肝气上逆，胸膺牵痛，转侧不利。再宜养血柔肝，化痰通络。

川石斛三钱　抱茯神三钱　生熟谷芽（各）三钱　生白芍二钱　川贝母二钱　丝瓜络二钱　清炙草五分　广橘白一钱　天花粉三钱　全当归二钱　冬瓜子三钱　鲜藕（去皮入煎）二两

吴右 肝气入络，湿痰交阻，脾胃不和，胁肋牵痛。舌苔薄腻，脉象弦小而数。宜泄肝理气，和中化饮。

当归须二钱　半大白芍二钱　旋覆花（包）钱半　真新绛八分　云茯苓三钱　仙半夏二钱　陈广皮一钱　金铃子三钱　延胡索一钱　紫降香四分　炒谷芽三钱　制香附二钱　春砂壳八分　川郁金钱半

王左 脾肾阴阳两亏，肝气入络，左胁牵痛，连及胸脘，纳少形瘦。脉象弦细而涩，舌苔薄腻而黄。病情夹杂，非易图功。宜培养脾肾，理气通络。

炒怀药三钱　旋覆花（包）钱半　真新绛八分　川郁金钱半　云茯苓三钱　大白芍二钱　炒谷麦芽（各）三钱　冬瓜子三钱　生熟苡仁（各）三钱丝瓜络二钱

不　寐

沈左 辄夜不寐，头眩神疲，胸闷纳少。舌苔薄腻，脉濡小而滑。湿痰中阻，

胃不和则卧不安。拟半夏秫米汤合温胆汤加味。

仙半夏三钱　北秫米（包）三钱　煨天麻钱半　朱茯神三钱　炙远志一钱
姜竹茹二钱　煅石决四钱　青龙齿三钱　黑穞豆衣三钱　嫩钩钩（后入）三钱
灯芯（朱砂拌）两扎　夜交藤三钱　炒枣仁（枳实炭一钱　同捣）三钱

文右　营血亏耗，肝气郁结，阳升于上，心肾不得交通，入夜不寐，纳少神疲，腑行燥结，脉象细弱。宜养血柔肝，和胃安神。

生白芍二钱　黑穞豆衣三钱　青龙齿三钱　朱茯神三钱　炙远志一钱　炒枣仁三钱　柏子仁三钱　仙半夏钱半　北秫米（包）三钱　合欢花钱半　夜交藤四钱

二诊　夜寐稍安，心神不宁，纳谷减少，舌苔干白，脉象弦细。血虚肝阳上升，神魂不得安宁。再宜柔肝潜阳，和胃安神。

生白芍三钱　柏子仁三钱　炒枣仁三钱　炒竹茹钱半　左牡蛎四钱　青龙齿三钱　朱茯神三钱　炙远志一钱　仙半夏二钱　北秫米（包）三钱　阿胶珠二钱　川连四分（生甘草四分拌）　黑芝麻三钱　金器一具　朱灯芯两扎　真珍粉一分　另保心丹四分

多　寐

倪左　脉象左虚弦右濡滑，多寐梦语，睡中起坐。此肝阳升腾，痰浊上蒙清窍，清阳之气失旷。缠绵之证，姑拟柔肝潜阳，运脾化痰。

左牡蛎四钱　青龙齿三钱　煨天麻八分　云茯苓三钱　竹沥半夏二钱　炙远志一钱　陈胆星八分　天竺黄钱半　赖氏红一钱　淡竹沥二两　生姜汁三滴　白金丸四分（吞服）

癫　狂

谭延恺　心肾阴亏，肝火上升，火灼津液为痰，痰热上蒙清空，神不安舍，内热口干，多疑多虑。脉象弦小而滑。宜养阴凉肝，清神涤痰。

南北沙参（各）二钱　生石决八钱　青龙齿三钱　朱茯神三钱　炙远志一钱　竹沥半夏二钱　川象贝（各）二钱　栝蒌皮三钱　天竺黄二钱　天花粉三钱　鲜竹茹二钱　嫩钩钩（后入）三钱　珍珠粉（冲服）一分　琥珀粉（冲服）二分　朱灯芯二扎　金器一具　另保心丹四分

吴右 惊骇抑郁伤肝，肝阳上扰清空，痰热内阻，心神不得安宁，神志时明时昧，谵语妄言，心悸脑眩。脉象濡滑而数。虑成癫证，姑拟柔肝潜阳，清神涤痰。

天花粉三钱　生石决六钱　青龙齿三钱　川象贝（各）二钱　朱茯神三钱　竹沥半夏二钱　川雅连（酒炒）四分　天竺黄钱半　细木通八分　枳实炭一钱　炒竹茹二钱　鲜石菖蒲八分　淡竹沥（冲服）一两　金器一具

二诊 神志时明时昧，谵语妄言，脉象濡滑而数。阴虚质体，肝火挟痰热上蒙清窍，神明无以自主。投剂合度，仍守原意出入。

生石决六钱　青龙齿三钱　朱茯神三钱　天花粉三钱　川雅连（酒炒）四分　细木通（酒炒）八分　竹沥半夏二钱　鲜竹茹二钱、枳实炭一钱（同炒）天竺黄钱半　川象贝（各）二钱　石菖蒲八分　淡竹沥（冲服）一两　大地粟（洗打）二两　活芦根（去节）一尺　金器一具

蒋右 痰浊上蒙清窍，神明无以自主，神志模糊，梦语妄言。舌苔白腻，脉象弦滑。宜清神涤痰，而通神明。

竹沥半夏二钱　枳实炭一钱　炒竹茹钱半　朱茯神三钱　炙远志一钱　细木通（酒炒）八分　九节菖蒲一钱　川雅连（酒炒）四分　天竺黄钱半　合欢花钱半　白金丸（吞服）四分

蒋左 肝郁化火，挟痰浊上蒙清窍，神明无以自主，神糊谵语，夜不安寐。脉象弦小而滑。先宜清神涤痰。

大麦冬二钱　川雅连（酒炒）四分　细木通（酒炒）八分　朱茯神三钱竹沥半夏二钱　枳实炭一钱　川贝母三钱　天竺黄钱半　陈胆星八分　炒竹茹钱半　金器（入煎）一具　九节石菖蒲一钱　礞石滚痰丸（包煎）四钱

刘右 神智不灵，舌强言语塞涩。舌为心苗，肾脉络舌本，脾脉络舌旁，心火痰热阻于脾络，易于蒙蔽清窍。当宜清心涤痰而通络道。

上川雅连（酒炒）四分　细木通（酒炒）八分　竹沥半夏二钱　朱茯神三钱　炙远志一钱　炒枣仁三钱、枳实炭八分（同打）　川贝母八钱　天竺黄钱半　川郁金钱半　南沙参三钱　炒竹茹钱半　合欢花钱半　九节石菖蒲八分

二诊 舌强言语涩，神明无主，时明时昧，清晨气逆，临晚腿肿。脾弱生湿，湿痰逗留络道。再宜理脾和胃，清神化痰。

生白术钱半　连皮苓四钱　紫丹参二钱　竹沥半夏二钱　炙远志一钱　九节菖蒲一钱　川象贝（各）二钱　陈胆星八分　生熟苡仁（各）四钱　冬瓜子皮（各）三钱　杜赤豆一两

郁　证

徐左　无故悲泣，脾虚脏躁，神不安舍，痰热居之，神志时清时昧，谵语郑声。脉象虚弦而滑。宜养阴柔肝，清神涤痰。然非旦夕可以图功也。

生白芍二钱　左牡蛎四钱　青龙齿三钱　炒枣仁三钱　炙远志一钱　朱茯神三钱　竹沥半夏二钱　天竺黄钱半　川象贝（各）二钱　合欢皮钱半　黑穞豆衣三钱　淮小麦四钱　红枣五枚　炒竹茹钱半、枳实炭一钱　（同拌）

陈先生　抑郁伤肝，肝气化火，湿郁生痰，痰火蒙蔽清窍，神明无以自主，自寻短见，已有两次，始服洋烟，继饮硝强，据述西法治疗，而痰火郁热依然留恋中焦，胃气不得降和，纳谷减少，夜不安寐。脉象左弦数右濡滑，舌苔薄腻。书云："凡百怪病，皆属于痰。"痰为火之标，火为痰之本；欲化其痰，必清其火；欲清其火，必凉其肝；仿此为法，尚希明正。

黑山栀二钱　生石决八钱　川贝母二钱　川雅连四分　朱茯神三钱　竹沥半夏二钱　炙远志一钱　白通草八分　炒竹茹钱半　炒枣仁三钱　（枳实炭一钱同捣）　天竺黄钱半　川郁金钱半　淡竹沥（冲服）一两

二诊　抑郁伤肝，思虑伤脾，气郁化火，脾湿生痰，痰浊上蒙清窍，胃失降和，心肾不得交通，夜不安寐，心悸筋惕，纳少。舌苔薄腻，脉弦滑。投剂合度，仍拟解郁化痰，和胃安神。

仙半夏二钱　川郁金钱半　合欢花钱半　川贝母二钱　朱茯神三钱　炙远志一钱　炒枣仁三钱（枳实炭一钱同捣）　炒竹茹二钱　青龙齿三钱　天竺黄钱半　生石决八钱　嫩钩钩（后入）三钱　淡竹沥（冲服）一两　琥珀多寐丸（吞）钱半

傅左　阴分本亏，肝阳化风，挟痰热上蒙清窍，头晕眼花，神志模糊，甚则抽搐。舌苔薄腻而黄，脉象弦小而滑。症属缠绵，姑拟熄风涤痰，清神开窍。

生石决八钱　紫贝齿三钱　朱茯神三钱　炙远志一钱　竹沥半夏二钱　枳实炭钱半　炒竹茹钱半　川贝母二钱　天竺黄钱半　陈胆星七分　淡竹沥（冲服）一两　嫩钩钩（后入）三钱　九节菖蒲八分　羚羊片三分，另煎汁冲服

二诊　阴分本亏，惊骇伤肝，肝阳上扰，挟痰热上蒙清窍，神明无以自主，神志模糊，甚则四肢抽搐。投剂合度，仍宜熄风潜阳，清神涤痰。

生石决八钱　紫贝齿三钱　生白芍二钱　朱茯神三钱　炙远志一钱　川贝

母二钱　竹沥半夏二钱　陈胆星七分　九节菖蒲八分　炒竹茹钱半　嫩钩钩（后入）三钱　淡竹沥（冲服）一两　枳实炭一钱　羚羊片三分，另煎汁冲服　礞石滚痰丸（包）四钱　天竺黄钱半

痹　证

杨左　风寒湿三气杂至，合而为痹。左腿足痹痛，不便步履。宜和营祛风，化湿通络。

全当归二钱　西秦艽二钱　怀牛膝二钱　紫丹参二钱　云茯苓三钱　生苡仁四钱　青防风一钱　木防己三钱　川独活八分　延胡索钱半　杜红花八分　天仙藤钱半　嫩桑枝三钱

陈先生　气虚血亏，风湿入络，营卫痹塞不通，肢节酸痛，时轻时剧。宜和营祛风，化湿通络。

全当归二钱　西秦艽二钱　生黄芪三钱　云茯苓三钱　怀牛膝二钱　陈木瓜二钱　光杏仁三钱　象贝母三钱　甜瓜子三钱　嫩桑枝三钱　红枣四枚

施右　风湿挟痰瘀入络，营卫痹塞不从，左手背漫肿疼痛，曾经寒热，不时腿足酸痛，书所谓风胜为行痹是也。当宜祛风化湿，通利节络。

清水豆卷六钱　青防风钱半　西秦艽二钱　晚蚕沙三钱　海桐皮三钱　片姜黄八分　忍冬藤三钱　连翘壳三钱　生赤芍二钱　嫩桑枝四钱　指迷茯苓丸（包）六钱

姜左　风湿热稽留阳明之络，营卫痹塞不通，右手背肿红疼痛，不能举动。虑其增剧，宜桂枝白虎汤加减。

川桂枝三分　熟石膏四钱　生甘草五分　晚蚕沙（包）三钱　海桐皮三钱　忍冬藤三钱　连翘壳三钱　生赤芍二钱　茺蔚子三钱　嫩桑枝三钱　指迷茯苓丸（包）五钱

顾左　气虚血亏，风湿痰入络，营卫痹塞不通，左肩胛痹痛，不能举动。症属缠绵，姑宜益气祛风，化湿通路。

生黄芪六钱　青防风一钱　仙半夏二钱　生白术二钱　紫丹参二钱　片姜黄八分　大川芎八分　全当归三钱　陈木瓜二钱　海桐皮三钱　陈广皮一钱　五加皮三钱　嫩桑枝四钱　指迷茯苓丸（包）八钱

罗左　左膝蔓肿，步履不便，屈伸不能自如，络中风湿未楚，营卫不能流通。

拟益气祛风，和营通络。

全当归二钱　生黄芪四钱　生苡仁四钱　西秦艽二钱　青防风一钱　怀牛膝二钱　紫丹参二钱　木防己二钱　川独活二钱　炙鳖甲一钱　陈木瓜三钱　杜红花八分　油松节（切片）二钱

辛右　风湿痰入络，营卫闭塞不通，项颈痹痛，举动不利，稍有咳嗽。宜和营祛风，化湿通络。

全当归二钱　西秦艽二钱　大川芎八分　竹沥半夏二钱　海桐皮三钱　光杏仁三钱　象贝母三钱　冬瓜子三钱　福橘络一钱　嫩桑枝三钱　指迷茯苓丸（包煎）八钱

郑左　腰为肾之腑，肾虚则风湿入络，腰痛偏左，咳嗽则痛更甚。宜益肾祛风，化痰通络。

厚杜仲三钱　川断肉三钱　当归须钱半　紫丹参二钱　赤茯苓三钱　陈广皮一钱　延胡索一钱　川独活四分　川郁金钱半　丝瓜络二钱　桑寄生二钱

痛　风

马右　未产之前，已有痛风，今新产二十一天，肢节痹痛更甚，痛处浮肿，痛甚于夜，不能举动，形寒内热，咳嗽痰多，风湿痰乘隙而入络道，营卫痹塞不通，肺失清肃，胃失降和。病情夹杂，非易治也。宜和营祛风，化痰通络。

紫丹参二钱　炒黑荆芥一钱　嫩白薇一钱　抱茯神二钱　炙远志一钱　西秦艽二钱　光杏仁三钱　象贝母三钱　藏红花八分　木防己二钱　甜瓜子三钱　夜交藤三钱　嫩桑枝四钱

历节风

陈右　风湿痰入络，营卫痹塞不通，右手背漫肿疼痛，连及手臂，不能举动，形寒身热。舌苔白腻，脉象濡滑而数。症属缠绵，姑宜祛风化痰，祛瘀通络。

清水豆卷四钱　青防风一钱　西秦艽二钱　仙半夏二钱　枳实炭一钱　炒竹茹钱半　晚蚕沙三钱　片姜黄八分　海桐皮三钱　生赤芍二钱　大贝母三钱　藏红花八分　嫩桑枝四钱　指迷茯苓丸（包）五钱

二诊　右手背漫肿疼痛，连及手臂，不能举动。苔薄腻滑。风湿痰入络，营卫痹塞不通。再宜祛风化湿，和营通络。

清水豆卷八钱　青防风一钱　西秦艽二钱　生赤芍二钱　连翘壳三钱　忍冬藤三钱　晚蚕沙三钱　片姜黄八分　海桐皮三钱　川桂枝四分　熟石膏（打）三钱　鲜竹茹二钱　嫩桑枝四钱　指迷茯苓丸（包）八钱

三诊　右手背漫肿疼痛，连及手臂，不能举动，风湿稽留络道，营卫痹塞不通。再宜和营祛风，化湿通络。

川桂枝三分　熟石膏（打）三钱　生赤芍二钱　青防风一钱　晚蚕沙三钱　片姜黄八分　赤茯苓三钱　荆芥穗一钱　白蒺藜三钱　海桐皮三钱　丝瓜络二钱

四诊　历节风右手背漫肿疼痛，连及手臂，不能举动，邪风湿痰，稽留络道，营卫痹塞不通。再宜和营祛风，化湿通络。

川桂枝四分　熟石膏五钱　生赤芍二钱　青防风一钱　西秦艽二钱　嫩白薇钱半　仙半夏二钱　海桐皮三钱　嫩桑枝四钱　片姜黄八分　晚蚕沙三钱　大贝母三钱　茺蔚子三钱　指迷茯苓丸（包）八钱

五诊　历节风痛去七八，漫肿未消，举动不能自然，湿痰逗留络道，营卫痹塞不通。再宜和营祛风而化痰湿。

全当归二钱　紫丹参二钱　茺蔚子三钱　京赤芍二钱　晚蚕沙三钱　生草节六分　忍冬藤四钱　海桐皮三钱　大贝母三钱　炙僵蚕三钱　杜红花八分　嫩桑枝四钱　指迷茯苓丸（包）四钱

孔左　邪风湿热，挟痰稽留阳明之络，营卫痹塞不通，两肩胛痹痛，左甚于右，左手腕漫肿疼痛，势成历节风。症属缠绵，拟桂枝白虎汤加减。

川桂枝四分　熟石膏三钱　生甘草五分　嫩桑枝三钱　肥知母钱半　仙半夏二钱　紫丹参三钱　海桐皮三钱　生黄芪四钱　全当归二钱　西秦艽二钱　大川芎八分　青防风一钱　指迷茯苓丸（包煎）八钱

痿　证

李左　阴分不足，津少上承，余湿留恋络道，营卫循序失常，头眩目花，咽喉干燥，腿足不便步履。宜养阴柔肝，通利络道。

西洋参三钱　川石斛三钱　甘杞子三钱　滁菊花三钱　朱茯神三钱　西秦艽钱半　防己二钱　广橘白一钱　厚杜仲三钱　川断肉三钱　怀牛膝二钱嫩桑枝三钱　生熟谷芽各三钱　嫩钩钩（后入）三钱

谢右　血不养筋，风湿入络，左腿足痹痛，入夜更甚，不便步履，旧有气喘。

宜和营通络。

全当归二钱　大白芍二钱　西秦艽二钱　怀牛膝二钱　云茯苓三钱　陈木瓜二钱　木防己二钱　厚杜仲三钱　五加皮二钱　甜瓜子三钱　嫩桑枝三钱　川断肉三钱　丝瓜络三钱

奚左　两足无力，不便步履，甚则跌仆，防成痿躄。肝肾两亏，络热则痿。宜益肝肾，而清络热。

全当归二钱　西秦艽二钱　怀牛膝二钱　南沙参三钱　抱茯神三钱　怀山药三钱　黄檗炭八分　五加皮三钱　厚杜仲三钱　川断肉三钱　陈木瓜二钱　络石藤二钱　嫩桑枝三钱

潘左　始而腿足浮肿，继而两足皆酸，不便步履，脉象虚弦。气血两亏之体，湿热入络，《经》所谓："湿热不攘，大筋软短，小筋弛长，软短为拘，弛长为痿"是也。宜益气和营，化湿通络。

生黄芪四钱　生白术二钱　全当归二钱　连皮苓四钱　陈广皮一钱　陈木瓜三钱　怀牛膝二钱　络石藤三钱　生苡仁四钱　西秦艽二钱　嫩桑枝四钱

刘左　肝主筋，肾主骨，肝肾两亏，筋骨失养，络有湿热，两足痿软无力，久成痿痹。宜滋养肝肾，清络和营。

南北沙参（各）三钱　云茯苓三钱　怀山药三钱　小生地三钱、红花五分（同拌）　厚杜仲三钱　川断肉三钱　陈木瓜二钱　怀牛膝二钱　络石藤三钱　桑寄生三钱　虎潜丸（包）三钱

陆右　腹胀食入难化，脊背腰股酸楚，不便步履。良由血虚不能养筋，肝脾气滞。今宜益气和营，理脾和胃。

生黄芪四钱　全当归二钱　怀山药三钱　西秦艽二钱　连皮苓四钱　生白术二钱　厚杜仲三钱　陈木瓜二钱　陈广皮一钱　春砂壳八分　乌贼骨三钱　炒谷麦芽（各）三钱　嫩桑枝三钱

麻　木

赵左　两手麻木，左甚于右，脉象左弦、右濡涩。此气虚血瘀，痰湿入络，营卫痹塞不通。当宜益气活血，化痰通络。

生黄芪四钱　全当归二钱　大川芎八分　仙半夏二钱　陈广皮一钱　西秦艽二钱　陈木瓜二钱　嫩桑枝四钱　紫丹参三钱　藏红花八分　五加皮三钱　指

迷茯苓丸（包）八钱

赵右 高年血虚，营卫不和，痰湿入络，心神不得安宁，形寒怯冷，四肢麻木，心悸跳跃，食入难化，脉象弦细。宜二加龙骨牡蛎汤加减。

川桂枝三分　大白芍二钱　清炙草四分　朱茯神三钱　左牡蛎四钱　花龙骨三钱　陈广皮一钱　仙半夏二钱　全当归三钱　嫩桑枝三钱　红枣四枚生姜一片　口干，加川石斛三钱

厥　证

刘姑 肝为将军之官，其体阴，其用阳。血亏不能养肝，肝阳化风上扰清空，湿痰中阻；胃失降和，陡然晕厥，逾时而醒，心悸跳跃，纳少泛恶，加之咳嗽。舌苔薄腻，脉象弦细而滑。风燥之邪，乘隙袭肺，滋阴收敛，尚非其时，姑拟清泄风阳，和胃化痰。

霜桑叶三钱　滁菊花二钱　煅石决六钱　朱茯神三钱　炙远志一钱　仙半夏钱半　紫贝齿三钱　光杏仁三钱　象贝母三钱　稽豆衣三钱　煨天麻八分　焦谷芽三钱　炒竹茹钱半　嫩钩钩（后入）三钱　黑芝麻三钱　金器（入煎）一具

曹先生 素有胃病，迩来肝气，晕厥一日半而醒，风虽平而胃病复发，脘痛胸闷。继则寒热，纳谷减少，小溲短赤。舌苔薄腻，脉弦细而滑。肝气挟痰湿交阻中焦，胃失和降，膀胱宣化失司。人以胃气为本，今宜和胃化痰，柔肝渗湿。

仙半夏二钱　陈广皮一钱　白蒺藜三钱　云茯苓三钱　春砂壳八分　炒谷麦芽（各）三钱　佩兰梗钱半　通草八分　稽豆衣三钱　嫩钩钩（后入）三钱　佛手八分

虚　损

余左 正虚邪恋，营卫循序失常，身热十天，时轻时剧；胸闷纳少，脉象濡数。颇虑延入损途，姑拟养正和解，调胃畅中。

南沙参三钱　银柴胡一钱　嫩白薇钱半　赤茯苓三钱　仙半夏钱半　陈广皮一钱　春砂壳八分　福泽泻钱半　白通草八分　炒谷麦芽（各）三钱　大腹皮二钱　佩兰梗钱半　地枯萝三钱

王右 卫虚失于外护，营虚失于内守，虚寒虚热，屡次举复，肝经气火上升，肺金受制，清肃之令不行，咳嗽吐血，脉象虚弦而数。颇虑入损，故拟养阴清肝，

调和营卫。

　　南沙参三钱　银柴胡一钱　抱茯神三钱　怀山药三钱　茜草根二钱　侧柏炭钱半　甜光杏三钱　紫丹参二钱　蛤粉炒阿胶二钱　青龙齿三钱　川贝母二钱粉丹皮钱半　藕节三枚

　　吕左　身热月余，时轻时剧，咳嗽痰多，口疮碎痛，形瘦骨立，脉滑数。阴液已伤，风温伏邪蕴蒸肺胃，外感而致内伤，渐入虚损一途。姑拟人参白虎汤意。

　　南北沙参（各）钱半　熟石膏一钱　炒知母二钱　朱茯神三钱　生甘草六分竹沥半夏二钱　水炙桑叶皮（各）钱半　光杏仁三钱　川象贝（各）二钱　冬瓜子三钱　鲜竹茹二钱　北秫米（包）三钱　干芦根（去节）一尺枇杷叶露（后入）四两

　　颜左　脾肾两亏，痰饮恋肺，咳嗽已久，腰酸骨楚，纳少便溏。舌苔薄腻，脉象濡滑。颇虑入损，姑拟培土生金，肃肺化痰。

　　炒怀药三钱　云茯苓三钱　生白术钱半　仙半夏二钱　象贝母三钱　炙款冬钱半　水炙远志一钱　炒补骨脂钱半　熟附片四分　厚杜仲三钱　炒谷芽三钱炒苡仁三钱　干荷叶一角　薄橘红一钱

　　邱左　吐血虽止，咳嗽痰多，动则气逆。舌苔薄腻，脉象细数。肾虚冲气上升，肺虚痰热留恋，势将成损，恐难完璧。今拟清上实下主治。

　　怀山药三钱　川象贝（各）二钱　抱茯神三钱　甜光杏三钱　茜草根二钱旱莲草三钱　栝蒌皮三钱　潼蒺藜三钱　北秫米（包）三钱　冬瓜子三钱　鲜竹茹二钱　水炙桑叶钱半　水炙桑皮钱半　鲜藕节二枚　六味地黄丸一两（包煎）

　　吴左　失血后咳嗽已延数载，清晨气逆，脉象弦细。肾虚于下，肝火挟冲气上升，肺金受制，清肃之令不得下行。已成损怯，非易图治。姑宜清上实下，培土生金。

　　蛤粉炒阿胶二钱　左牡蛎四钱　花龙齿三钱　抱茯神三钱　怀山药三钱潼蒺藜三钱　米炒白术一钱　熟女贞三钱　川贝母二钱　北秫米（包）三钱七味都气丸（包煎）五钱

　　汪左　吐血屡发，咳呛已延半载，难于平卧。脉象弦细而数。阴分本亏，肝火上升，肺失清肃，木旺金制，颇虑入损。姑拟养阴柔肝、清肺祛瘀。

　　蛤粉炒阿胶二钱　甜光杏三钱　川贝母二钱　左牡蛎四钱　抱茯神三钱粉丹皮二钱　茜草根二钱　旱莲草一钱　栝蒌皮二钱　冬瓜子三钱　鲜竹茹钱半潼蒺藜二钱　鲜藕节二枚　枇杷叶膏三钱（冲服）

王左　吐血后季春咳嗽，至冬益甚，动则气逆，腑行溏薄，形肉消瘦。脉象虚弦，舌苔干腻。肺脾肾三阴俱亏，冲气上升，已成损怯，恐鞭长莫及。勉拟培土生金。

南沙参三钱　云茯苓三钱　炒怀药三钱　煅牡蛎四钱　花龙骨三钱　川贝母二钱　炙粟壳三钱　诃子皮三钱　炒苡仁三钱　炒谷芽三钱　炒冬术钱半　干荷叶一角

郑左　脏阴营液亏耗，木火刑金，脾虚木乘，运化失常，咳嗽已久，大腹胀满，内热口干，形肉消烁。脉象弦细，舌光无苔。脉症参合，已入不治之条，勉方冀幸。

南沙参三钱　川石斛三钱　生白术二钱　连皮苓四钱　陈广皮一钱　怀山药三钱　川贝母三钱　甜光杏三钱　冬瓜子三钱　炒谷芽三钱　炒苡仁三钱　陈葫芦瓢三钱

陈右　阴分久亏，木火上升，肺金受制，咳嗽已久，内热咽痛，舌有糜点。脉象濡滑而数。势将成损，恐鞭长莫及矣。姑拟补肺阿胶汤加减。

蛤粉炒阿胶二钱　川象贝（各）二钱　甜光杏三钱　蜜炙马兜铃二钱　抱茯神三钱　怀山药三钱　川石斛三钱　南沙参三钱　左牡蛎四钱　冬瓜子三钱　藏青果一钱　北秫米（包）三钱　野蔷薇露（后入）四钱　枇杷叶膏（冲服）三钱

韩左　劳力伤脾，汗出遇风，肺脾肃运无权，痰湿蕴结募原之间，脐旁痞块已久，不时作痛，入夜盗汗，耳鸣头眩，咳嗽痰多。脉象左弦细，右紧滑，舌苔薄腻。颇虑入于损途。

熟附片五分　煅龙骨三钱　煅牡蛎三钱　云茯苓三钱　炙远志肉一钱　仙半夏钱半　光杏仁三钱　象贝母三钱　炙款冬钱半　带壳砂仁八分　黑穞豆衣三钱　炒谷麦芽（各）三钱　浮小麦四钱

胡左　卫虚失于外护，营虚失于内守，虚寒虚热已久，咳嗽纳少，耳鸣神疲，脉濡小而滑。势将成损，姑拟培土生金，助阳和解。

吉林参须一钱　银柴胡一钱　仙半夏二钱　炙远志一钱　生白术二钱　抱茯神三钱　川象贝（各）二钱　炒怀药三钱　熟附片七分　煅牡蛎四钱　花龙骨三钱　炒谷芽三钱　炒苡仁三钱　蜜姜二片　红枣四枚

李左　咳嗽已延三月，动则气逆，曾经痰红，脉象弦细而数。形寒内热，营卫两虚，肝火上升，肺金受制，肺病及肾，肾不纳气。脉症参合，已入损途。姑拟培土生金，养肺化痰。

南沙参三钱　银柴胡一钱　瓜蒌皮二钱　怀山药三钱　抱茯神三钱　北秫

米（包）三钱　炙远志一钱　水炙桑叶钱半　甜光杏三钱　川象贝（各）二钱　六味地黄丸（包）六钱

周先生　脉象细小而数，舌苔干腻。吐血之后咳嗽气逆，纳谷减少，形瘦神疲，小溲短赤。此阴分早亏，木火升腾，阳络损伤则血妄行；肾虚冲气逆肺，故气促而鼻煽也。脉症参合，已入损怯一门，勉拟培土生金，养肺化痰。未识能挽回否？尚希明正。

怀山药三钱　南沙参三钱　甜光杏三钱　炙远志一钱　抱茯神三钱　川贝母二钱　栝蒌皮三钱　左牡蛎三钱　潼蒺藜三钱　北秫米（包）三钱　七味都气丸（包煎）六钱

二诊　脉象细小短数，舌苔干白而腻。咳嗽咯痰不爽，气喘不能平卧，形瘦神疲，纳谷减少，小溲短赤，额汗甚多，肌肤灼热，阴阳两亏，冲气逆肺，肺金化源告竭。颇虑喘脱之变，勉拟纳气归肾，和胃肃肺，亦不过尽人力以冀天眷耳。

蛤蚧尾（入煎）八分　花龙骨三钱　左牡蛎四钱　抱茯神三钱　炙远志一钱　怀山药三钱　川贝母二钱　甜光杏三钱　广橘白一钱　浮小麦四钱　生熟谷芽各三钱　七味都气丸（包煎）六钱

李先生　脉象虚弦而数，咳嗽咯痰不爽，吐血屡发，不时寒热。舌质红，苔薄腻而黄。据述初病伤于酒，酒性本热，热则伤阴，阴伤木火易于升腾，扰犯营络，络损血溢，肺受火刑，清肃之令不行，损怯根萌。姑拟滋养三阴，以柔肝木；润肺化痰，而祛宿瘀。

蛤粉炒阿胶三钱　生左牡蛎四钱　侧柏炭钱半　茜草根二钱　抱茯神二钱　旱莲草二钱　川贝母二钱　怀山药三钱　嫩白薇钱半　甜光杏二钱　冬瓜子三钱　冬虫夏草三钱　葛氏十灰丸（包）二钱　鲜藕（去皮）二两切片煎

徐先生　吐血渐止，咳嗽依然，潮热纳少。舌中剥绛，苔薄腻而黄，脉象弦细而数。肺阴已伤，湿热酿痰留恋，宿瘀郁蒸为热，损证根萌已著，非易图治。再宜培土生金，养肺去瘀，未识能挽回否？尚希明正。

南沙参三钱　抱茯神三钱　怀山药三钱　嫩白薇钱半　茜草根二钱　紫丹参二钱　生苡仁四钱　川象贝（各）二钱　栝蒌皮三钱　甜光杏三钱　冬瓜子三钱　生熟合牙（各）三钱

陈右　久恙少阴，阴阳两亏，火不生土，脾胃正气不振，血不养心，心肾不能交通，少寐，纳谷不旺，形瘦神疲，面无华色。舌苔干腻，脉象濡细。颇虑延入损途，姑拟培补阴阳和胃安神。

吉林参须八分（另煎汁冲）　熟附片八分　煅牡蛎四钱　青龙齿三钱　朱茯神三钱　仙半夏二钱　广橘白一钱　佩兰梗钱半　焦谷芽三钱　夜交藤三钱　炙远志一钱　合欢花钱半　春砂壳八分

痨　瘵

沈左　脉象左弦右濡滑而数，咳久伤肺，肺病及肾，肾不纳气，咳痰不爽，动则气逆，咳甚多汗。舌质红，苔薄腻微黄。颇虑入于肺损一途，肺为娇脏，最畏火刑。宜培养脾土，生金养肺，虚则补母之义。

南沙参三钱　抱茯神三钱　怀山药三钱　蛤粉炒阿胶二钱　炙远志一钱橘蒌皮三钱　炙款冬钱半　甜光杏三钱　煅牡蛎三钱　潼蒺藜三钱　冬瓜子三钱　川象贝（各）二钱　北秫米（包）三钱　核桃肉（去紫衣）二枚

朱左　初病风热，包热于肺，咳嗽音喑；继则肺阴渐伤，音哑愈甚。颇虑延成肺痨。姑宜培土生金，开肺化痰。

怀山药三钱　抱茯神三钱　南沙参三钱　生甘草五分　川象贝（各）二钱　橘蒌皮三钱　净蝉衣八分　嫩射干八分　轻马勃八分　蜜炙兜铃一钱　凤凰衣钱半　玉蝴蝶一对　蛤粉炒阿胶二钱

二诊　咳嗽音哑，咯痰不爽，外感而致内伤，已入肺损一途。再宜培土生金，开肺化痰。

蛤粉炒阿胶钱半　生甘草五分　抱茯神三钱　蜜炙兜铃一钱　南沙参三钱　怀山药三钱　轻马勃八分　川象贝（各）二钱　橘蒌皮二钱　甜光杏三钱　净蝉衣八分　嫩射干八分　凤凰衣钱半　竹衣三分

陈左　脾肾两亏，痰饮恋肺，咳嗽一载有余。动则气逆，形瘦神疲，不时遗泄。舌苔薄腻，脉象虚滑。虑成肺痨，宜培土生金，肃肺化痰。

怀山药三钱　抱茯神三钱　炙远志一钱　仙半夏二钱　甜光杏三钱　川象贝（各）二钱　炙款冬钱半　煅牡蛎四钱　冬瓜子三钱　北秫米（包）三钱　核桃肉（去紫衣）三枚　鹅管石（煅）一钱

沈右　仲夏咳嗽起见，至初冬更甚，屡屡痰中夹血，夕憾而致内伤，渐入肺损一途。姑拟补肺阿胶汤加减。

蛤粉炒阿胶二钱　甜光杏三钱　炙远志一钱　蜜炙马兜铃一钱　川象贝（各）二钱　抱茯神三钱　怀山药三钱　冬瓜子三钱　广橘白一钱　紫丹参二钱

茺蔚子三钱　北秫米（包）三钱　炒竹茹钱半

　　马左　久咳肺伤，音声不扬，形瘦神疲，脉象虚弦而数。肛痈脓水淋漓，损怯已著，恐鞭长莫及，勉拟培土生金，养肺化痰。

　　蛤粉炒阿胶二钱　左牡蛎四钱　川贝母二钱　甜光杏三钱　抱茯神三钱炙远志一钱　怀山药三钱　南沙参三钱　栝蒌皮二钱　广橘白一钱　冬瓜子三钱北秫米（包）三钱　凤凰衣钱半

　　宋左　肺肾两亏，脾多湿痰，咳嗽已延一载，虚热久而不愈，顾虑延入损途。姑拟培土生金，养肺化痰。

　　南沙参三钱　抱茯神三钱　怀山药三钱　炙远志一钱　仙半夏二钱　川象贝（各）二钱　甜光杏仁三钱　左牡蛎三钱　花龙骨三钱　炙款冬钱半　北秫米（包）三钱　冬瓜子三钱　枇杷叶膏三钱（冲服）

　　顾左　咳嗽已久，音声不扬，临晚潮热、颧红。脉象濡滑而数。外感而致内伤，已入肺损一途。姑拟补肺阿胶汤，未识能得挽回否？

　　蛤粉炒阿胶二钱　怀山药三钱　熟女贞三钱　蜜炙兜铃一钱　川象贝（各）二钱　抱茯神三钱　牡蛎三钱　花龙骨三钱　潼蒺藜三钱　冬瓜子三钱　北秫米（包）三钱　凤凰衣钱半

　　徐左　肺脾两亏，肃运无权，氤氲之邪外袭，咳嗽音声不扬，形寒内热，四肢浮肿，形瘦色萎。脉象濡小而数，舌光无苔。势将成损，恐难完璧。姑拟培土生金，开肺化痰。

　　抱茯神三钱　怀山药三钱　炙远志一钱　连皮苓四钱　川象贝（各）二钱光杏仁三钱　炒黑荆芥一钱　水炙桑叶钱半　水炙桑皮钱半　净蝉衣八分　冬瓜子三钱　生熟苡仁（各）三钱　广橘白一钱　凤凰衣钱半

　　陈左　咳嗽已有一载，音声欠扬，外感而致内伤，渐入肺损一途。姑拟培土生金，清肺化痰。

　　南沙参三钱　抱茯神三钱　炙远志一钱　川象贝（各）二钱　甜光杏三钱净蝉衣八分　栝蒌皮二钱　冬瓜子三钱　怀山药三钱　黑稆豆衣三钱　轻马勃八分　北秫米（包）三钱　凤凰衣钱半

　　仲左　久咳伤肺，肺病及肾，咳呛动则气逆，腑行不实，脾土亦弱。脉象虚弦而数，舌苔白腻而黄。外感而致内伤，已入肺痨一途。姑拟培土生金，摄纳肾气。

　　炒怀药三钱　抱茯神三钱　煅牡蛎四钱　花龙骨三钱　炙远志一钱　炙白苏子钱半　甜光杏三钱　川象贝（各）二钱　仙半夏二钱　炙款冬钱半　广橘白

一钱　核桃肉（去紫衣）三枚　生熟谷芽（各）三钱

杨左　肺以能食便结者为吉，今咳嗽已久，曾经吐血，迩来纳少便溏。脉象濡小带数。土败金伤，子盗母气。脉症参合，恐难全璧。治宜培土生金。

南沙参三钱　抱茯神三钱　怀山药三钱　米炒白术钱半　炒扁豆衣三钱　川象贝（各）二钱　煅牡蛎四钱　花龙骨三钱　诃子皮（炒）二钱　御米壳（炒）三钱　广橘白一钱　炒谷芽三钱　炒苡仁三钱　干荷叶一角

朱先生　咳嗽已久，动则气逆，形瘦神疲。脉象濡细，舌光无苔。脾肾久亏，冲气逆肺，今日上吐下泻，中土败坏，清气下陷。颇虑久虚成损，损而不复，延成虚痨。宜培土生金，摄纳肾气。

潞党参三钱　米炒于术钱半　怀山药三钱　煅牡蛎三钱　云茯苓三钱　仙半夏二钱　炙远志一钱　福橘白一钱　炙款冬钱半　炒川贝二钱　炒补骨脂二钱　炙粟壳钱半　炒谷麦芽（各）三钱　干荷叶一角

二诊　吐泻虽则渐止，惟咳嗽痰多不时气逆，形瘦神疲，四肢浮肿。舌光微有糜苔，脉象濡细无力。纳谷衰少，肺肾久亏，脾土亦败，颇虑虚中生波。再宜培土生金，摄纳肾气。

米炒党参三钱　米炒白术二钱　炒怀药三钱　煅牡蛎三钱　云茯苓三钱　炙远志一钱　仙半夏二钱　炙款冬钱半　潼蒺藜三钱　炒补骨脂钱半　炒川贝二钱　炒谷芽三钱　炒苡仁三钱　冬瓜子皮（各）三钱　冬虫夏草钱半

咳　嗽

林左　复感氤氲之邪，蕴袭肺经，咳嗽又发，昨有形寒。先宜祛风清金，治其标也。

净蝉衣八分　嫩前胡钱半　霜桑叶三钱　抱茯神三钱　象贝母三钱　光杏仁三钱　栝蒌皮二钱　福橘络一钱　冬瓜子三钱　鲜荷叶边一圈　鲜藕二片

张左　伏风湿热，酿痰逗留肺、胃，甚则气逆，纳谷减少。宜疏邪化痰，肃降肺气。

嫩前胡钱半　仙半夏二钱　光杏仁三钱　象贝母三钱　云茯苓三钱　水炙远志一钱　薄橘红一钱　水炙桑皮钱半　佩兰梗钱半　炒谷麦芽（各）三钱　冬瓜子三钱

叶左　风温伏邪，化燥伤阴，肺胃为病，枢机窒塞不行，身热咳嗽，腹痛胁痛，口干欲饮。舌红绛，脉滑数。症势非轻，姑拟生津清温，宣肺化痰。

天花粉三钱　肥知母二钱　冬桑叶三钱　光杏仁三钱　象贝母二钱　川贝母二钱　抱茯神三钱　金银花四钱　连翘壳三钱　川郁金钱半　福橘络一钱　冬瓜子三钱　丝瓜络二钱　鲜石斛三钱　活芦根一尺

二诊　临晚寒热，咳嗽胁痛，口干欲饮，不时呃逆。舌红绛，脉浮数。风温伏邪，挟痰热交阻肺胃，阴液暗伤，木火上升。还虑增变，仍宜生津清温，清肺化痰。

天花粉三钱　肥知母二钱　银柴胡一钱　川石斛三钱　连翘壳三钱　抱茯神三钱　金银花三钱　川象贝（各）二钱　光杏仁三钱　冬桑叶三钱　西茵陈钱半　冬瓜子三钱　活芦根（去节）一尺　柿蒂十枚

胡右　血虚有热，经事行而不多，风邪袭肺，清肃之令不行，咳嗽痰多。先宜祛风化痰，和营调经。

炒黑荆芥钱半　净蝉衣八分　嫩前胡钱半　冬桑叶三钱　朱茯神三钱　炙远志一钱　光杏仁三钱　活贯众炭三钱　象贝母三钱　紫丹参二钱　青龙齿三钱　茺蔚子三钱　冬瓜子皮（各）三钱

二诊　伤风咳嗽，轻而复重，昨晚形寒，经事行而太多，有似崩漏之状。冲任亏损，血不归经，虚气散逆，为面浮足肿也。今拟标本同治。

炒黑荆芥炭一钱　冬桑叶三钱　象贝母三钱　炙远志一钱　朱茯神三钱青龙齿三钱　炒扁豆衣三钱　生白术钱半　阿胶珠钱半　炮姜炭四分　焦楂炭三钱　炒谷芽三钱　炒苡仁三钱　莲蓬炭三钱

吴左　阴虚质体，津少上承，内热口燥，咳嗽咯痰不爽。宜祛风清金而生津液。

冬桑叶二钱　光杏仁三钱　象贝母三钱　抱茯神三钱　炙远志一钱　天花粉三钱　栝蒌皮二钱　炙兜铃一钱　广橘白一钱　冬瓜子三钱　生熟谷芽（各）三钱

戴左　外感风邪，引动湿痰，逗留肺、胃，咳嗽气逆又发。舌苔腻布，脉象浮滑。姑拟疏邪化痰，宣肺和胃。

嫩前胡钱半　仙半夏二钱　旋覆花（包）钱半　光杏仁三钱　象贝母三钱　炙兜铃一钱　赤茯苓三钱　水炙远志一钱　鹅管石（煅）一钱　薄橘红一钱　炙款冬钱半　冬瓜子三钱

何先生　湿温初愈，湿痰未楚，肺、胃宣化失司，咳嗽咯痰不爽，纳谷减少，夜不安寐，胃不和则以不安。脉象濡滑。宜理脾和胃，安神化痰。

仙半夏二钱　生熟苡仁（各）三钱　新会皮钱半　云茯苓三钱　水炙远志一

钱　白蔻壳八分　福泽泻钱半　光杏仁三钱　象贝母三钱　佩兰根钱半炒谷麦芽（各）三钱　旋覆花（包）钱半　生姜一片　上桂心一分，川雅连一分，二味研，饭丸吞服。

张左　肺阴已伤，客邪痰热留恋，身热虽减不退，痰多咳嗽，气逆鼻煽。舌边红，苔薄腻，脉濡数。恙势尚在险途，未敢轻许，不妨，养肺达邪而化痰热。

南沙参三钱　银柴胡一钱　光杏仁三钱　朱茯神三钱　川象贝（各）二钱水炙桑皮钱半　生甘草五分　炙兜铃一钱　冬瓜子三钱　嫩钩钩（后入）三钱干芦根一尺　淡竹沥一两（炖温冲服）

胡左　邪痰交阻，肺、胃为病，寒热头胀，咳嗽胸闷。舌苔薄腻，脉象浮濡而滑。虑其增剧，姑拟疏邪化痰。

炒荆芥一钱　炒豆豉三钱　嫩前胡钱半　光杏仁三钱　象贝母三钱　江枳壳一钱　苦桔梗一钱　赤茯苓三钱　炒谷芽三钱　冬瓜子三钱　地枯萝三钱　炒竹茹一钱

邵老先生　初起寒热，继则蜜煎通便而致泄泻，痰多气逆，汗多肢冷，谵语郑声，咳嗽胁肋牵痛。脉象濡细，舌苔灰腻。汗多亡阳，神不守舍，湿痰上泛，互阻肺、胃，肃降之令失司。脉症参合，颇虑正气不支，致虚脱之险，勿谓言之不预。姑宜回阳敛阳，安神化痰，未识能得挽回否？尚希星若道兄正之。

吉林参须八分　熟附子块八分　煅牡蛎三钱　花龙骨二钱　朱茯神三钱姜半夏二钱　生白术二钱　炙远志一钱　炙款冬钱半　川郁金钱半　旋覆花钱半炒谷芽三钱　炒苡仁三钱　鹅管石（煅）一钱　浮小麦四钱　另用牡蛎粉合龙骨粉等份，以绢包，拍汗处

二诊　阳已渐回，四肢渐温，脉亦渐起。惟痰多咳嗽，胁肋牵痛，口干不多饮，舌苔灰腻。气阴暗伤，蕴湿酿痰，逗留肺胃，清肃之令不行。神志时明时昧，谵语郑声，一因神不守舍，一因痰浊上蒙清窍也。恙势尚在重途，仍宜和胃宣肺，安神化痰。

仙半夏二钱　炙远志一钱　紫贝齿三钱　朱茯神三钱　薄橘红一钱　生苡仁四钱　象贝母三钱　炙款冬钱半　冬瓜子三钱　旋覆花（包）钱半　川郁金钱半　方通草八分　浮小麦四钱　鹅管石（煅）一钱

三诊　阳回之后，身热复作，汗多不解，痰多咳嗽，胁肋牵痛，口干欲饮，神志时明时昧，谵语郑声，精神委顿。舌苔糙腻而黄，脉濡滑而数。气阴两伤，客邪湿热蕴蒸募原，痰浊逗留肺胃，上蒙清窍，神明无以自主。虑正不胜邪，致

内闭外脱之险。

冬桑叶三钱　金银花三钱　连翘壳三钱　朱茯神三钱　象贝母三钱　方通草八分　淡竹沥二两　鲜竹茹二钱　浮小麦四钱　枇杷叶（去毛）四张　仙半夏二钱　旋覆花（包）钱半　光杏仁三钱

陆左　风燥之邪袭肺，清肃之令不行，咳呛咯痰不爽，已有一月。宜祛风清金而化痰热。

冬桑叶三钱　光杏仁三钱　象贝母三钱　栝蒌皮二钱　抱茯神三钱　炙远志一钱　福橘络一钱　炙兜铃一钱　冬瓜子三钱　炒竹茹二钱　干芦根（去节）一两　枇杷叶膏三钱（冲服）

郑老太太　年逾耄耋，阴血亏耗，肝阳易于上升，头痛眩晕，时轻时剧，咽喉干燥，加之咳嗽，风燥之邪乘虚入肺也。脉左弦细，右浮濡而滑。先宜养阴柔肝，祛风清金。

川石斛二钱　霜桑叶二钱　滁菊花二钱　光杏仁三钱　云茯苓三钱　炙远志一钱　象贝母三钱　嫩前胡钱半　冬瓜子三钱　稽豆衣三钱　薄荷炭八分　焦谷芽三钱　荷叶边一圈　嫩钩钩（后入）三钱

吴左　阴虚质体，风燥伏邪，蕴袭肺、胃，身热晚甚，咳嗽鼻红。宜辛凉清解，宣肺化痰。

清水豆卷四钱　嫩前胡钱半　薄荷叶八分　净蝉衣八分　江枳壳一钱　苦桔梗一钱　冬桑叶三钱　光杏仁三钱　象贝母三钱　熟牛蒡二钱　连翘壳三钱　冬瓜子三钱　活芦根（去节）一尺

何左　痰火内郁，风燥外束，肺、胃为病，咳嗽咯痰不爽，腑行不实，脉象濡滑而数。姑拟疏邪化痰。

炒黑荆芥一钱　光杏仁三钱　象贝母三钱　炙白苏子钱半　赤茯苓三钱炙远志一钱　竹沥半夏二钱　炙款冬钱半　炙兜铃一钱　旋覆花（包）钱半炒栝蒌皮三钱　冬瓜子三钱

廉左　痰火内郁，风邪外束，肺气窒塞，失其下降之令，咳嗽气急又发。口干舌黄，脉弦滑带数。先拟疏邪化痰，肃降肺气，俾得邪解气顺，则痰火自平。

嫩前胡钱半　仙半夏二钱　光杏仁三钱　象贝母三钱　炙白苏子二钱　云茯苓三钱　炙远志一钱　桑叶皮（水炙）（各）三钱　栝蒌皮三钱　海浮石三钱　旋覆花（包）五钱　炙兜铃一钱　活芦根一尺　冬瓜子三钱

董左　风燥之邪，挟痰热逗留肺、胃，临晚潮热，咳嗽呕恶，甚则鼻红，脉象濡滑而数。宜和解枢机,清肺化痰。

银柴胡一钱　冬桑叶二钱　嫩前胡二钱　冬瓜子三钱　抱茯神三钱　炙远志一钱　光杏仁三钱　鲜竹茹二钱　象贝母三钱　栝蒌皮三钱　炙兜铃一钱　白茅花钱半　枇杷叶露(后入)四两

咳　血

徐左　咯痰挟红色紫,阴虚肝火上升,阳虚不能导血归经,而血上溢也。腑行燥结,宜金匮侧柏叶汤加减。

蛤粉炒阿胶二钱　侧柏炭钱半　炮姜炭二分　茜草根二钱　紫丹参二钱仙鹤草三钱　川贝母二钱　全栝蒌三钱　鲜竹茹二钱　黑芝麻三钱　藕节炭两枚　葛氏十灰丸(包)二钱

刘左　旧伤络有宿瘀,肝火上升,咳嗽痰内带红,胸膺痹痛,内热口燥。脉象濡数。虑其增剧,姑拟清肝祛瘀。

冬桑叶三钱　粉丹皮二钱　紫丹参二钱　茜草根二根　侧柏炭二钱　川贝母二钱　栝蒌皮二钱　甜光杏三钱　鲜竹茹二钱　白茅根二扎　白茅花(包)一钱　鲜藕节三枚　参三七(研细末)三分、鲜藕汁二两,炖温冲服

张左　头痛咳嗽,屡屡痰红,阴虚于下,木火犯肺。宜清燥救肺,而降肝火。

蛤粉炒阿胶钱半　川象贝(各)二钱　抱茯神三钱　栝蒌皮三钱　甜光杏三钱　炙远志一钱　蜜炙马兜铃一钱　生石决八钱　黑穞豆衣三钱　冬瓜子三钱　北秫米(包)三钱　鲜藕节三枚　水炙桑叶皮(各)钱半　枇杷叶膏三钱(冲服)

管左　咳嗽痰红又发,阴分早亏,木火上升,肺金受制,阳络损伤。先宜清肝肺祛瘀。

冬桑叶二钱　粉丹皮二钱　生石决六钱　抱茯神三钱　茜草根二钱　侧柏炭钱半　川贝母二钱　甜光杏三钱　仙鹤草三钱　鲜竹茹三钱　白茅花(包)钱半　藕节三枚　蚕豆花露(后入)四两

滕左　客岁初冬咳嗽起见,继则音暗咯红,至今咳嗽不止,痰红又发。脉象左弦、右濡数。肺阴已伤,燥邪痰热留恋。颇虑外感而致内伤,入于肺损一途。

南沙参三钱　冬桑叶二钱　粉丹皮二钱　抱茯神三钱　茜草根二钱　侧柏炭钱半　川象贝(各)二钱　栝蒌皮三钱　仙鹤草三钱　鲜竹茹二钱　生石决四钱　葛氏十灰丸(包)三钱

肺 痈

沈左 肺痈已成，咳嗽痰臭，面浮肢肿，大便溏薄。舌光红，脉弦数。肺叶已伤，脾土薄弱。脉症参合，已入不治之条，勉方冀幸。

南沙参三钱　连皮苓四钱　炒怀药三钱　川象贝（各）二钱　水炙桑叶钱半　水炙桑皮钱半　炒扁豆衣三钱　生苡仁四钱　冬瓜子皮（各）三钱　北秫米（包）三钱　干芦根（去节）一两　干荷叶二角　另用一茶杯芥菜露，冲一茶杯豆腐浆，炖温服

郑先生 肺痈已成，咳嗽痰臭，气喘不能平卧，肺病及脾，清气下陷，腹疼便泄，纳少泛恶，形瘦骨立，脉细如丝，汗多肢冷。阴不敛阳，阳不摄阴，喘脱之变，即在旦夕间矣。勉拟一方，聊尽人事，以冀天眷。

炒潞党二钱　米炒白术钱半　炒怀药三钱　云茯苓三钱　煅牡蛎三钱　花龙骨三钱　生苡仁四钱　冬瓜子三钱　川象贝（各）二钱　浮小麦四钱　炙粟壳三钱　陈广皮一钱　干荷叶一角

王奶奶 肺痈已成，漫肿如盆，疼痛不已，胸闷气急，汗多肢冷，脉象濡细。初由风邪痰瘀蕴结肺俞，继则酿脓，肺炎叶举，清肃之令不得下行。颇虑正不支持，至虚脱之变。勉拟扶正托毒，清肺化痰，尽人力以冀天佑。

生黄芪四钱　生草节六分　苦桔梗一钱　抱茯神三钱　炙远志一钱　全当归三钱　京赤芍二钱　大贝母三钱　炙僵蚕三钱　丝瓜络二钱　冬瓜子五钱　栝蒌皮三钱　水炙桑皮二钱

音 喑

颜右 体丰之质，多湿多痰，风寒包热，干于肺系，咳嗽失音，咽痛蒂坠，气逆胸闷，泛恶纳少。苔腻，脉本六阴，按之沉细而滑。肺气窒塞，金实不鸣。拟麻杏石甘汤加味。

净麻黄五分　光杏仁三钱　熟石膏二钱　嫩射干八分　薄荷叶八分　生甘草八分　苦桔梗一钱　轻马勃八分　枳实炭一钱　仙半夏二钱　炒竹茹钱半　象贝母三钱　胖大海三个

二诊 服药三帖，音声渐开，咽痛亦减，咳呛咯痰不爽，纳少泛恶。苔腻已化，脉沉细而滑。今制小其剂，从症不从脉也。

净蝉衣八分　嫩射干八分　薄荷叶八分　熟牛蒡二钱　生甘草八分　桔梗一钱　仙半夏钱半　轻马勃八分　马兜铃一钱　光杏仁三钱　象贝母三钱枳实一钱　竹茹钱半　胖大海三个

杨小姐　去秋跌后，音喑无声，会厌受伤，恐难为力。姑拟养肺开肺，而化痰热。

南沙参三钱　苦桔梗一钱　轻马勃八分　栝蒌皮三钱　生甘草六分　抱茯神三钱　川象贝（各）二钱　冬瓜子三钱　凤凰衣钱半　竹衣三分　玉蝴蝶一对

戴左　咳嗽已久，音声不扬，肺肾两亏，土不生金，迩来形寒，纳少泛恶，舌苔灰腻。风邪乘隙而入也。再宜标本同治。

炒黑荆芥一钱　水炙桑叶二钱　甜光杏三钱　抱茯神三钱　炙远志一钱象贝母二钱　仙半夏钱半　炙款冬钱半　生苡仁三钱　广橘白一钱　北秫米（包）三钱　冬瓜子三钱　凤凰衣钱半

哮　证

余右　哮喘咳嗽音喑，喉中痰声辘辘，脉象弦滑，新寒引动痰饮，堵塞肺俞，清肃之令不行，症势非轻。姑宜开肺化痰。

旋覆花（包）钱半　净蝉衣八分　嫩前胡钱半　嫩射干八分　光杏仁三钱炙白苏子钱半　云茯苓三钱　仙半夏二钱　炙远志一钱　象贝母三钱　莱菔子二钱　白芥子（炒不开）钱半　炙款冬钱半　淡竹沥（冲服）一两

喘　证

陈左　脉象虚弦而数，舌光苔黄。不能平卧，卧则气逆而喘，心中懊侬恍惚，似中无所主之象。口干不多饮，此少阴阴分早亏，肝阳挟冲气逆肺，肺失清肃之令，咳嗽咯痰不爽，肺燥津液不布为痰也。书云：喘之病在肺为实，在肾为虚喘也。颇虑喘极而汗脱，急宜纳气归肾为主，清燥救肺佐之。

甘杞子三钱　生牡蛎四钱　青龙齿三钱　南沙参三钱　朱茯神三钱　炙远志一钱　竹沥半夏钱半　川石斛三钱　川贝母二钱　栝蒌皮三钱　甜光杏三钱水炙桑叶皮（各）钱半　枇杷叶露六两　珍珠粉、真猴枣各一分，二味冲服

二诊　气逆渐平，心悸恍惚，夜寐不安。舌质红绛，脉象虚弦。少阴阴阳两亏，津少上承，肝阳冲气易于上升，心肾不得交通。再宜填补肾阴，以柔肝木，

俾得水火既济，阴平阳秘则诸恙渐愈。

大生地四钱　甘杞子三钱　生牡蛎六钱　青龙齿三钱　朱茯神三钱　炒枣仁三钱　五味子四分　怀山药三钱　西洋参钱半　川石斛三钱　大麦冬二钱　川贝母二钱　珍珠粉（冲服）二分　甜光杏三钱　琥珀多寐丸（包）钱半

王左　肾虚不能纳气，湿痰逗留肺、胃，行动则气急，咳嗽痰多。舌苔白腻，脉象细滑。宜顺气化痰，纳气归肾。

甘杞子三钱　厚杜仲三钱　仙半夏三钱　陈广皮一钱　云茯苓三钱　炙远志一钱　象贝母三钱　炙款冬钱半　旋覆花钱半　沉香片三分　银杏（去皮壳）七粒　核桃肉（去紫衣）二枚

痰　饮

麦左　风邪引动痰饮，渍之于肺，咳嗽气逆，屡次举发。姑拟华盖汤加减。

蜜炙麻黄三分　光杏仁三钱　清炙草六分　象贝母三钱　云茯苓三钱　炙远志一钱　仙半夏二钱　炙款冬钱半　旋覆花（包）钱半　水炙桑皮钱半海浮石三钱　鹅管石（煅）一钱　炙白苏子钱半　银杏（去皮壳）七粒

杨左　痰饮咳嗽多年，气喘不能平卧，大腹胀满，腿足浮肿。此脾肾阳虚，水湿泛滥；痰饮恋肺，喘肿重症。拟温肾运脾、而化水湿。

熟附片八分　生白术四钱　连皮苓四钱　陈广皮一钱　仙半夏二钱　炙白苏子三钱　光杏仁三钱　金沸花（包）钱半　炙款冬钱半　厚杜仲三钱　冬瓜子皮（各）三钱　鹅管石（煅）一钱　补骨脂三钱（核桃肉二枚同炒）医门黑锡丹八分，吞服

二诊　痰饮咳嗽有年，迩来气急，不能平卧，大腹胀满，脾肾两虚，水湿泛滥，痰饮恋肺。恙势尚在险途，再宜温肾运脾，而化水湿。

熟附子块钱半　仙半夏二钱　炙白苏子钱半　厚杜仲三钱　连皮苓四钱生白术三钱　陈广皮一钱　炙远志一钱　光杏仁三钱　金沸花（包）钱半　冬瓜子皮（各）三钱　鹅管石（煅）一钱　补骨脂三钱（核桃肉二枚同炒）金匮肾气丸八钱（包煎）　另加医门黑锡丹八分，吞服

三诊　气喘咳嗽，腹胀腿肿均已轻减。惟脾肾阳虚，难以骤复。再宜温肾运脾，而化水湿。

熟附子块钱半　连皮苓四钱　旋覆花（包）钱半　生白术钱半　厚杜仲三钱

仙半夏二钱　生熟苡仁（各）三钱　陈广皮一钱　冬瓜子皮（各）三钱　炙远志一钱　炙白苏子钱半　鹅管石（煅）一钱　补骨脂钱半（核桃肉二枚同炒）　金匮肾气丸八钱（包煎）

　　黄左　素有痰饮咳嗽，迩来气急不能平卧，面浮足肿，大腹胀满，梦语如讫。脉象虚细。肺脾肾阴阳俱亏，神不守舍，颇虑喘脱之变。姑拟扶土化饮，降气纳气。

　　连皮苓四钱　生白术三钱　仙半夏二钱　陈广皮一钱　煅牡蛎四钱　花龙骨三钱　冬瓜子皮（各）三钱　炒怀药三钱　炙远志一钱　补骨脂钱半（核桃肉二枚，拌炒）　金匮肾气丸八钱（包煎）

　　殷左　脾肾两亏，痰饮恋肺，咳嗽气逆，潮热心悸，头晕眼花。舌质红，苔灰黄，脉象弦小而数。恙久根深，非易图功，姑宜养阴柔肝，清肺化痰。

　　南北沙参（各）三钱　川石斛三钱　左牡蛎四钱　青龙齿三钱　朱茯神三钱　炙远志一钱　川象贝（各）二钱　竹沥半夏二钱　栝蒌皮二钱　甜光杏三钱　炒枣仁三钱　嫩白薇钱半　北秫米（包）三钱

　　宁右　脾弱生湿，湿郁生痰，渍之于肺，咳嗽有年，交冬更甚，脉象濡滑。宜扶土化痰，肃降肺气。

　　云茯苓三钱　仙半夏二钱　炙远志一钱　生白术二钱　炒扁豆衣三钱　炙款冬钱半　旋覆花（包）钱半　五味子三分　淡干姜三分　补骨脂钱半　鹅管石（煅）一钱

　　吴右　肾主纳气，肺主降气，痰饮咳嗽有年，交冬更甚，痰饮阻塞肺络，肺气不得下降，肺病及肾，肾少摄纳之权，是以咳嗽气喘，难于平卧，纳谷减少，腑行溏薄，小溲不利，腿足浮肿，诸恙所由来也。经事不应至而窒，甚则有崩漏之状，带下绵绵，此乃冲任亏损，血不归经，带脉失于约束也。左脉微细，右脉濡小而滑，按之无神，舌质光红。少阴水火两亏，火不生土，脾土愈弱，堤防不固，水气泛滥，灌注络脉，正气不到之处，即是水湿凝聚之所。症情夹杂，最难着手，择其要者而治之，勉以崇土化水，顺气纳气，六君子合肾气丸，复方图治。冀望中土有权，土能制水，水湿有路可出，始能转危为安。尚希明正。

　　吉林参须一钱　连皮苓四钱　米炒白术钱半　炒怀药三钱　法半夏二钱　煅牡蛎四钱　花龙骨三钱　炙款冬钱半　炙粟壳三钱　炒谷芽三钱　炒苡仁三钱　炒补骨脂钱半　蛤蚧尾一对　金匮肾气丸六钱（包煎）

　　二诊　旧有痰饮咳嗽，去岁又患崩漏，动则气逆，难于平卧，腑行不实，小溲短少，腿足浮肿，脐腹胀满，纳谷减少。左脉微细，右脉濡小而滑。脾为生痰之源，肺为贮痰之器，痰之标在肺，痰之源在肾。肾虚水泛为痰，脾弱水积，积湿生痰，痰饮渍之于肺，肺病及肾，肾不纳气。肾为水火之脏，少火不能生土，土不制水，水湿泛滥横溢，灌浸腠理，喘肿所由来也。崩漏固是冲任阴伤，喘肿又属脾肾阳虚，少阴水火两亏，显然可见。欲滋阴清肺则伤阳，欲温肾运脾则伤阴，大有顾此失彼之弊。昨进崇土化水、顺气纳气之剂，尚觉合宜，仍守原意出入，冀中土有权，土能制水，水方有出路，始能出险入夷。

吉林参须一钱　连皮苓四钱　米炒白术钱半　炒怀药三钱　法半夏二钱新会皮一钱　煅牡蛎四钱　花龙骨三钱　炙款冬钱半　炒川贝二钱　冬瓜皮子（各）三钱　炒谷芽三钱　炒苡仁三钱　凤凰衣钱半　金匮肾气丸六钱（包煎）

三诊　崩漏根株不除，冲任亏损，带下绵绵，带脉失于约束。旧有痰饮咳嗽，动则气逆，难于平卧。腑行虽结，小便不多，少腹胀满。肾虚不能纳气，肺虚不能降气，痰饮随气上泛，清肃之令不行，少阴阴阳两伤，气化不及州都，故小溲不利而腿足浮肿也。诊脉左部微细如丝，右部濡小而滑，重按无神。脉症参合，未敢轻许不妨。再宜培土生金，以化痰饮；调摄冲任，而纳肾气。冀望中土有权，水湿下行，始能转危为安。

吉林参须一钱　连皮苓四钱　米炒白术钱半　凤凰衣钱半　左牡蛎四钱花龙骨三钱　北秫米（包）三钱　怀山药三钱　炙款冬钱半　法半夏二钱　藕节炭三枚　炒川贝二钱　薪会皮一钱　冬瓜子皮（各）三钱　蛤粉炒阿胶二钱　济生肾气丸八钱（包煎）

孟左　腿足浮肿，咳嗽气逆，不能平卧。脉象沉细。肾虚冲气上升，痰饮留肺，宜纳气顺气，崇土化饮。

甘杞子三钱　蛤蚧尾（入煎）八分　厚杜仲三钱　连皮苓四钱　仙半夏二钱炙远志一钱　炙白苏子钱半　煅牡蛎四钱　甜光杏三钱　炙款冬钱半补骨脂钱半（核桃肉二枚拌炒）　冬瓜子皮（各）三钱　鹅管石（煅）一钱金匮肾气丸（包煎）八钱　医门黑锡丹五分临睡时空心吞服

二诊　腿足浮肿渐减，气急略平，咳嗽亦减。脉象沉细。肾虚不能纳气，痰饮恋肺。再宜顺气纳气，崇土化湿。

甘杞子三钱　蛤蚧尾一对　厚杜仲三钱　煅牡蛎四钱　仙半夏二钱　炙远志一钱　炙白苏子钱半　连皮苓三钱　炙款冬钱半　补骨脂钱半（核桃肉二枚拌炒）　冬瓜子皮（各）三钱　鹅管石（煅）一钱　银杏（去皮壳）七粒　金匮肾气丸八钱（包煎）　医门黑锡丹五分，吞服

郑先生 心悸而烦，纳谷不旺。脉左弦细，右濡滑，苔微腻。皆由思虑过度，劳伤于脾，脾弱，水谷入胃易于生湿生痰，生气不振。欲化其湿，必健其脾，俾得脾胃强健，自能生化精微，灌溉于五脏，洒陈于六腑者也。

仙半夏二钱　陈广皮一钱　青龙齿三钱　云茯苓（朱砂拌）三钱　炙远志一钱　炒枣仁三钱　春砂壳八分　焦谷芽四钱　佩兰根钱半　炒川贝二钱合欢皮钱半　绿萼梅八分

金老先生 脉象短小而滑，舌苔薄腻而黄。气喘咳嗽，不能平卧，口干不欲饮，小溲短赤，纳谷衰少。高年肾虚，不能纳气，痰饮阻塞肺络，清肃之令不得下行，四肢逆冷，正虚阳气不得通达。颇虑喘脱之变，不谓言之不预也。宜纳气归肾，顺气化痰，未识能挽回否？

蛤蚧尾一钱　仙半夏二钱　化橘红八分　云茯苓三钱　炙远志一钱　川象贝（各）二钱　炙款冬钱半　旋覆花（包）钱半　海浮石三钱　浮小麦三钱　冬瓜子三钱　淡竹沥一两五钱　真猴枣粉二分冲服

二诊 昨投纳气顺气温化痰饮之剂，四肢渐温，自汗亦少，唯气逆不能平卧，咳痰不爽，口干不多饮。舌苔灰腻而黄，脉象濡细而滑。肾虚不能纳气，新寒引动痰饮，渍之于肺，肺失清肃，还虑正气不支，致生变迁。再宜纳气归肾，顺气化痰。尚希明正。

蛤蚧尾（入煎）一钱　仙半夏二钱　赖氏红八分　云茯苓三钱　炙远志一钱象贝母二钱　炙款冬钱半　旋覆花（包）钱半　光杏仁三钱　鹅管石（煅）一钱　银杏（去皮壳）七粒

沈先生 素有痰饮，咳嗽气逆，迩来胸膺脘痛，纳谷减少，遍体酸楚。舌苔薄腻，脉象左弦，右濡滑。足跗微肿，此脾肾本亏，痰饮恋肺，饮与气阻，阳失运行，浊阴上干，胃气失于下降故也。本虚标实，最难着手，饮为阴邪，非温不化，姑宜温化痰饮，顺气和胃。

仙半夏三钱　旋覆花（包）钱半　真新绛八分　云茯苓三钱　水炙远志一钱川郁金钱半　沉香片三分　带壳砂仁八分　炒谷麦芽（各）三钱　橘皮络（各）一钱　鹅管石（煅）一钱

二诊 前投温化痰饮顺气和胃之剂，胸膺脘痛已见轻减，而咳嗽咯痰不爽，动则气逆，自汗盗汗，神疲如迷，睡则惊悸。左脉弦细，右脉濡滑。此乃气阴本亏，虚阳逼津液而外泄，肾不纳，肺不降，痰饮随气而上泛也。脉症参合，颇虑虚中生波。今拟养正纳气，以敛浮阳；扶土化痰，而顺气机。冀望汗收气和，始克有济，尚希明正。

　　吉林参须一钱　　左牡蛎四钱　　花龙骨三钱　　五味子四分　　朱茯苓三钱　　仙半夏二钱　　炙远志一钱　　橘白络（各）一钱　　沉香片三分　　旋覆花（包）钱半　　炒川贝二钱　　鹅管石（煅）一钱　　浮小麦四钱　　真猴枣粉一分，珍珠粉一分，二味冲服

　　三诊　投药两剂，胸膺脘痛渐减，盗汗自汗亦减，而咳嗽咯痰不爽，动则气逆，神疲似迷，睡则惊悸，纳谷减少。脉象濡细而滑。此气阴本亏，虚阳逼津液而外泄，痰饮恋肺，肺失肃降，肺病及肾，肾气不纳也。仍守原意出入。

　　吉林参须五分　　煅牡蛎四钱　　花龙骨四钱　　朱茯神三钱　　炙远志一钱　　仙半夏二钱　　橘白络（各）一钱　　沉香片四分　　旋覆花（包）钱半　　炙款冬钱半　　炒川贝二钱　　焦谷芽三钱　　鹅管石（煅）一钱　　浮小麦四钱

　　四诊　自汗盗汗虽减未止，气逆亦减，咳嗽不爽，睡后口燥，形瘦神疲，腰酸骨楚。舌淡红，脉弦细而滑。肾阴久亏，不能纳气，津少上承，痰饮恋肺，清肃之令不得下行，还虑虚中生波。再宜扶土化痰，顺气纳气。

　　南北沙参（各）三钱　　川象贝（各）二钱　　炙款冬钱半　　甜光杏三钱　　抱茯神三钱　　煅牡蛎四钱　　竹沥半夏钱半　　炙远志一钱　　栝蒌皮三钱　　鹅管石（煅）一钱　　旋覆花（包）钱半　　蛤蚧尾（入煎）八分　　浮小麦四钱　　糯稻根须一两，煎汤代水

　　朱先生　肾虚不能纳气，痰饮上泛，肺失清肃，脾弱积湿下注，痰饮咳嗽已久。迩来气喘不能平卧，腿足浮肿，纳谷无味。舌苔薄腻，脉象弦紧而硬，如无和缓之气。书云：无胃两目失明，精气无以上承也。喘肿重证，急宜温化水湿，顺气纳气，冀望气平肿消，始能出险入夷。尚希明正。

　　肉桂心四分　　连皮苓四钱　　生白术二钱　　清炙草六分　　仙半夏三钱　　炙远志一钱　　五味子三分（干姜二分同捣）　　甘杞子三钱　　补骨脂钱半（核桃肉二枚拌炒）　　代赭石三钱　　旋覆花（包）钱半　　上沉香片三分　　熟附块二钱　　蛤蚧尾一对，酒洗，烘研，饭丸服

　　崔左　脾弱欠运，水谷之湿，酿成留饮，清晨痰多，右胁下有痞。舌苔薄腻，脉象弦细而滑。宜理脾和胃，温化痰饮。

　　姜半夏二钱　　淡吴萸五分　　陈广皮一钱　　云茯苓三钱　　白蔻壳八分　　春砂仁八分　　炒谷麦芽（各）三钱　　藿香梗钱半　　白蒺藜三钱　　陈香橼皮八分

　　二诊　清晨泛吐痰饮，右胁下有痞，按之作痛，且有遗泄。脉象左弦右濡滑，

肝旺脾弱，水谷之湿，酿蒸痰饮，结于募原之间，再宜平肝理气，和中化饮。

代赭石三钱　旋覆花（包）钱半　仙半夏二钱　云茯苓三钱　陈广皮一钱　白蔻壳八分　制香附钱半　白蒺藜三钱　炒谷麦芽（各）三钱　煅牡蛎四钱　花龙骨三钱　紫丹参二钱　陈香橼皮八分

何右　痰饮咳嗽，甚则气急，遇感而发，畏风纳少。舌苔薄腻，脉象浮弦而滑。新邪引动宿饮，上搏于肺，肺气不得下行。阴虚肝旺之体，难用温剂，姑拟疏邪化痰，而降肺气。

炒荆芥二钱　炙白苏子二钱　光杏仁三钱　云茯苓三钱　炙远志一钱　仙半夏三钱　薄橘红八分　象贝母三钱　旋覆花（包）五钱　炙款冬一钱　鹅管石（煅）一钱

陈左　痰饮咳嗽已久，迩来气逆不能平卧，四肢浮肿，大腹胀满。脾肾阳虚，痰饮恋肺，水湿泛滥，症势沉重。姑拟温肾运脾而化水湿。

川桂枝六分　连皮苓四钱　生白术二钱　陈广皮一钱　仙半夏二钱　大腹皮二钱　水炙桑皮二钱　熟附块钱半　炙白苏子钱半　炒补骨脂钱半　旋覆花钱半　福泽泻二钱　冬瓜子皮（各）三钱　淡姜皮五分

吐　血

林左　吐血屡发，内热口干。舌苔薄腻而黄，脉象弦芤而数。阴分本亏，木火上升，阳络损伤则上溢也。滋阴已久，络瘀不化，新血不得归经，颇虑缠绵，入于损途。姑仿《金匮》侧柏叶汤加减，冀血止为第一要义。

蛤粉炒阿胶二钱　侧柏炭钱半　炮姜炭三分　朱茯神三钱　茜草根二钱紫丹参二钱　川贝母二钱　鲜竹茹钱半　生左牡蛎三钱　白茅花（包）钱半鲜藕二两　葛氏十灰丸（包）二钱

须左　痰饮咳嗽，已延两载，迩来吐血。舌苔白腻，脉象芤滑。此阳虚不能导血归经而血妄溢也。今拟侧柏叶汤合苏杏二陈汤加减，顺气化痰，祛瘀生新。

侧柏炭钱半　炮姜炭三分　甜光杏三钱　炒荆芥八分　茜草根钱半　蛤粉炒阿胶二钱　炙白苏子钱半　真新绛八分　仙半夏钱半　仙鹤草三钱　象贝母三钱　旋覆花（包）钱半　藕节炭二枚

蔡先生　旧有痰饮咳嗽，迩来吐血数口，神疲肢倦。脉象左弦细，右芤滑而数，舌苔干腻。木火升腾，肺金受制，阳络损伤，则血上溢。虑其增剧，暂拟凉肝清肺，祛瘀生新。

霜桑叶二钱　粉丹皮二钱　生石决四钱　紫丹参二钱　茜草根二钱　侧柏炭钱半朱茯神三钱　鲜竹茹钱半　川贝母二钱　栝蒌皮三钱　甜光杏三钱　白茅花（包）一钱　藕节三枚　蚕豆花露四钱（后入）　葛氏十灰丸（包）三钱

何左　水亏不能涵木，肝火上升，阳络损伤，则血上溢，吐血内热。脉象芤数。虑其增剧，急宜凉肝、清肺、祛瘀。

大麦冬二钱　粉丹皮二钱　茜草根二钱　旱莲草二钱　生石决八钱　冬桑叶三钱　侧柏炭钱半　川贝母二钱　怀牛膝二钱　鲜竹茹三钱　白茅根二扎　白茅花（包）钱半　蚕豆花露四两（后入）　另用参三七粉二分，藕汁一两，炖温冲服

陈左　痰饮咳嗽有年，迩来吐血。脉象濡小而数。气火升腾，阳络损伤，则血上溢，症势非轻。气为血帅，故宜降气祛瘀，肃肺化痰。

炙白苏子钱半　甜光杏三钱　川象贝（各）钱半　紫丹参二钱　茜草根二钱侧柏炭钱半　粉丹皮钱半　怀牛膝二钱　仙鹤草二钱　抱茯神三钱　鲜竹茹钱半白茅花（包）一钱　鲜藕节三枚

胡左　咳嗽吐血渐见轻减。脉象芤数不静，舌苔薄黄。阴亏质体，秋燥引动肝火，燥犯阳络，肺失清肃。再宜养阴凉肝，清燥救肺。

蛤粉炒阿胶二钱　霜桑叶三钱　粉丹皮二钱　川贝母二钱　生石决六钱茜草根二钱　侧柏炭二钱　仙鹤草三钱　栝蒌皮三钱　甜光杏三钱　鲜竹茹二钱白茅根（去心）二扎　白茅花（包）钱半　鲜藕节三枚　另加枇杷叶露、蚕豆花露（各）四钱（后入）

胃脘痛

甘左　少阴阴阳两亏，厥气挟浊阴上干，胃失降和，脘痛吞酸，时轻时剧，脊背畏冷。脉象弦紧。今拟助阳驱阴而和肝胃。

别直参一钱　熟附块一钱　仙半夏二钱　淡吴萸五分　云茯苓三钱　陈广皮一钱　制香附钱半　花龙骨三钱　带壳砂仁八分　炒白芍二钱　煅牡蛎四钱炒谷麦芽（各）三钱　生姜一片

二诊　脊背畏冷略减，吞酸渐止，头痛脑鸣，腑行溏薄。少阴阴阳两亏，肝阳易于上升，脾胃运化失常。再宜培补阴阳，柔肝运脾。

别直参一钱　熟附子块一钱　仙半夏二钱　左金丸六分　云茯苓三钱　陈广皮一钱　煅牡蛎四钱　花龙骨三钱　炒白芍二钱　春砂壳八分　黑稽豆衣三钱　炒谷麦芽（各）三钱　金匮肾气丸四钱（包煎）

姜左　脘痛气升，纳谷不香，食入之后，易于便溏，肝旺脾弱，运化失其常度。宜平肝理气，扶土和中。

焦白芍二钱　白蒺藜三钱　生白术二钱　云茯苓三钱　陈广皮一钱　大腹皮二钱　煨木香八分　春砂仁八分　六神曲三钱　干荷叶一角　炒谷芽三钱　炒苡仁三钱

二诊　脘痛已止，纳谷减少。再宜平肝理气，和胃畅中。

紫苏梗钱半　炒白芍二钱半　金铃子二钱　白蒺藜二钱　云茯苓三钱　炒枳壳一钱　陈广皮一钱　制香附钱半　带壳砂仁八分　炒谷芽三钱　陈佛手八分　佩兰梗钱半

陈右　肝气横逆，犯胃克脾，胸闷脘痛又发，食入作胀，心悸少寐，右肩胛酸痛，痰湿入络也。宜平肝理气，和胃化痰。

大白芍二钱　金铃子二钱　延胡索一钱　制香附钱半　春砂壳八分　云茯苓三钱　陈广皮一钱　仙半夏二钱　沉香片四分　紫降香四分　嫩桑枝三钱　焦谷芽三钱

肖右　营血亏耗，肝气横逆，脘胁作痛，痛引背俞，纳谷减少。宜柔肝理气，和胃畅中。

全当归三钱　大白芍二钱　金铃子二钱　延胡索一钱　云茯苓三钱　陈广皮一钱　仙半夏三钱　制香附一钱　带壳砂仁八分　煅瓦楞四钱　荜澄茄八分　紫降香四分

傅左　阴虚质体，肝气横逆，脘腹胀痛，纳少便溏，易于伤风咳嗽。舌质淡红，脉象虚弦而滑。症势非轻，姑拟标本同治。

川石斛三钱　生白术二钱　荆芥炭钱半　嫩前胡钱半　赤茯苓三钱　炒扁豆衣三钱　陈广皮一钱　象贝母三钱　制香附钱半　春砂壳八分　川郁金钱半　炙粟壳二钱　炒谷芽三钱　炒苡仁三钱　干荷叶一角

袁右　肝气横逆，犯胃克脾，胸闷脘痛，泛泛呕恶，头眩心悸。脉象弦细，舌光无苔。宜养血柔肝，和胃畅中。

大白芍钱半　仙半夏二钱　赤茯苓四钱　春砂壳钱半　生石决四钱　炒竹茹钱半　陈广皮一钱　制香附八分　青龙齿三钱　嫩钩钩（后入）三钱　左金丸

（包）七分　金铃予三钱　延胡索一钱　炒谷麦芽（各）三钱

吴右　脊背形寒怯冷，背属太阳之脉，肾阳不充，太阳之阳失于外护，脉象沉细。今拟助阳益气，调和营卫。

吉林参须一钱（另煎冲服）　清炙草五分　陈广皮一钱　大白芍二钱　熟附片八分　云茯苓三钱　左牡蛎四钱　鹿角霜三钱　生白术钱半　仙半夏钱半　川桂枝四分　花龙骨三钱　蜜姜二片　红枣四枚

二诊　脊背畏冷，少阴阳虚，脘痛吞酸，厥气犯胃，头脑响鸣，浮阳上升。脉象虚弦。病情夹杂，非易速痊。再宜培补阴阳，而和肝胃。

别直参一钱　仙半夏二钱　云茯苓三钱　大白芍二钱　熟附块一钱　左金丸（包）七分　陈广皮一钱　春砂壳八分　煅牡蛎四钱　花龙骨三钱　鹿角霜三钱　潼白蒺藜（各）钱半　金匮肾气丸四钱（包煎）

黄左　中虚受寒，肝脾气滞，胸脘作痛，饥则更甚，得食则减。舌苔薄腻，脉象弦迟。宜小建中汤加减。

肉桂心四分（研末，饭丸，吞服）　炒白芍二钱　清炙草六分　云茯苓三钱　陈广皮一钱　仙半夏二钱　制香附钱半　带壳砂仁八分　焦谷芽四钱煨姜二片　红枣四枚　饴糖四钱（烊冲）

万太太　身热已退，脘痞撑胀略减，腑行不实，纳谷减少。舌质红，苔薄腻，脉象左虚弦、右濡滑。营血本亏，肝气肝阳上升，湿痰逗留中焦，肺胃肃运无权。能得不生枝节，可望人于坦途。再宜柔肝理气，和胃畅中；至于夜不安寐，亦是胃不和之故也。

炒白芍二钱　代赭石三钱　旋覆花（包）钱半　朱茯神三钱　炒枣仁三钱　炙远志一钱　仙半夏三钱　陈广皮一钱　煨木香六分　黑穞豆衣三钱　炒扁豆衣三钱　炒谷芽三钱　炒苡仁三钱　干荷叶一角　炙乌梅四分

呕　吐

谭左　肝气挟痰饮交阻中焦，胃失降和，气升胸闷，食入呕吐。脉象弦细。入夜口干，脾不能为胃运其津液输布于上也。姑拟吴茱萸汤合复赭二陈汤加减。

炒党参钱半　仙半夏二钱　淡吴萸三分　云茯苓三钱　陈广皮一钱　旋覆花（包）钱半　代赭石三钱　淡干姜三分　炒谷麦芽（各）三钱　佩兰梗钱半　白蔻壳八分　陈香橼皮八分　姜水炒川连三分

嗳 气

倪奶奶 脉象左弦涩，右濡滑，舌边红中薄腻。见症胸闷气升，嗳气泛恶，食入作梗，痰多咳嗽，十余日未更衣，经居八旬未至。良由营血亏耗，肝阳上逆，克脾犯胃，湿痰逗留中焦，肺、胃肃降无权。恙延匝月，急宜平肝通胃，顺气化痰。

代赭石三钱　旋覆花（包）钱半　仙半夏二钱　云茯苓三钱　左金丸（包）七分　水炙远志一钱　栝蒌皮三钱　薤白头（酒炒）一钱　川象贝（各）二钱　炒荆芥一钱　银柴胡一钱　炒谷芽三钱　姜竹茹钱半　佛手露（冲服）一两

黄左 食入呕吐，咽痛蒂坠，嗳气频频，肝气化火上升，胃失降和。宜柔肝和胃而化痰湿。

全当归二钱　大白芍二钱　代赭石三钱　旋覆花（包）钱半　云茯苓三钱　仙半夏二钱　陈广皮一钱　制香附钱半　春砂壳八分　生甘草四分　京元参钱半　藏青果一钱　炒谷麦芽（各）三钱　佛手片八分

呃 逆

陈左 寒客于胃，胃气不降，呃逆频频，甚则泛恶。宜丁香柿蒂合旋覆代赭石汤加减。

公丁香四分　大柿蒂三枚　代赭石三钱　旋覆花（包）钱半　云茯苓三钱　仙半夏二钱　陈广皮一钱　川郁金钱半　春砂壳八分　姜竹茹钱半　枇杷叶三钱（去毛，姜水炒）

石左 肝气上逆，饮湿中阻，胃失降和，呃逆频频，胸闷纳少。脉象弦小而滑。虑其增剧，宜覆赭二陈汤加减。

旋覆花（包）钱半　代赭石三钱　陈广皮一钱　仙半夏二钱　云茯苓三钱　川郁金钱半　春砂壳八分　炒谷麦芽（各）三钱　刀豆壳二钱　姜竹茹钱半

郁右 中脘作胀，胸闷不思饮食，时时呃逆，脉象沉细。此中阳不运，厥气上逆，浊阴互阻，胃失降和。兼以经行不多，带下绵绵，症势沉重。姑拟温运中阳而化浊阴，和营调经而束带脉。

熟附片八分　代赭石（煅）三钱　旋覆花（包）钱半　云茯苓三钱　陈广皮一钱　仙半夏二钱　带壳砂仁八分　刀豆壳（炒）三钱　紫丹参二钱　茺蔚子三钱　丁香四分　大白芍钱半　柿蒂五枚　青橘叶钱半

腹 痛

朱左 受寒引动厥气，脾胃不和，腹痛已久，纳谷减少。脉象弦小而紧，舌苔白腻。宜温胃和中而泄厥气。

大白芍二钱 淡吴萸四分 制香附钱半 炒谷麦芽（各）三钱 肉桂心四分（研末，饭丸，吞服） 云茯苓三钱 带壳砂仁八分 煅瓦楞四钱 仙半夏三钱 陈广皮一钱 台乌药钱半 荜澄茄一钱 乌梅安胃丸（包煎）三钱

李右 寒湿气滞，互阻脾胃，运化失常，腹痛且胀，胸闷泛恶。舌苔白腻，脉象濡迟。姑拟芳香化浊，温通枢机。

霍苏梗（各）钱半 仙半夏二钱 大砂仁八分 制川朴钱半 赤茯苓三钱 枳实炭一钱 苦桔梗一钱 白蔻壳八分 六神曲三钱 象贝母三钱 大腹皮二钱 玉枢丹三分（冲服）

李左 新寒引动厥气，脾胃不和，胸闷脐腹隐痛，痛引背俞，形寒怯冷。宜疏邪泄肝，和胃畅中。

川桂枝四分 大白芍钱半 金铃子三钱 延胡索一钱 云茯苓三钱 陈广皮一钱 仙半夏钱半 制香附钱半 带壳砂仁八分 炒谷麦芽（各）三钱青橘叶钱半

陈右 腹痛偏右，纳谷减少。宜泄肝理气，和胃畅中。

全当归二钱 炒赤白芍（各）二钱 金铃子三钱 延胡索一钱 云茯苓三钱 细青皮一钱 台乌药八分 制香附钱半 春砂壳八分 紫丹参三钱 炒谷麦芽（各）三钱 佩兰梗钱半 细橘叶钱半

李右 太阴为湿所困，运化失常，腹痛便溏，已延匝月。脉象濡细。拟附子理中汤。

熟附块一钱 炮姜炭五分 生白术二钱 云茯苓三钱 炒怀药三钱 炒扁豆衣三钱 春砂仁八分 六神曲三钱 炒谷芽三钱 炒苡仁三钱 干荷叶一角 清炙草八分 陈广皮一钱

严右 新寒引动厥气，肝脾不和。初寒热，继则胸腹作痛，痛引腿股，小溲不利，腑行不爽。宜疏泄厥气，而渗湿热。

柴胡梢七分 炒赤芍二钱 清水豆卷四钱 金铃子二钱 延胡索一钱 陈橘核四钱 绛通草八分 茺蔚子二钱 黑山栀钱半 春砂壳八分 两头尖钱半

枸橘（打）一枚　路路通二钱　滋肾通关丸（包煎）二钱

田右　脐腹胀痛，纳少，二便不利。脉沉细而涩，舌苔薄腻。此脾阳不运，肝失疏泄，宿瘀痰湿凝结募原之间，症势甚重。宜温运分消，理气祛瘀。

熟附片八分　大白芍二钱　肉桂心三分　连皮苓三钱　金铃子二钱　延胡索一钱　细青皮一钱　小茴香八分　春砂仁八分　台乌药八分　大腹皮二钱　谷麦芽（炒）（各）三钱　乌梅安胃丸（包）三钱

刘左　新寒引动厥气，挟湿滞内阻，脾胃运化失常，胸闷腹胀且痛，纳少溲赤。舌苔薄腻，脉象濡细。宜疏邪理气，和胃畅中。

炒荆芥钱半　紫苏梗钱半　藿香梗钱半　赤茯苓三钱　枳实炭一钱　制川朴一钱　福泽泻钱半　春砂仁八分　六神曲三钱　炒谷麦芽（各）三钱　大腹皮二钱

丁少奶奶　少腹为厥阴之界，新寒行动厥气，气逆于上，胃失降和，少腹痛又发，痛引胸脘，纳少微恶，不时头眩。脉弦细而数，舌光无苔。阴血亏虚，宜养血泄肝，和胃畅中。

大白芍二钱　金铃子二钱　延胡索一钱　白蒺藜（去刺炒）三钱　赤茯苓三钱　陈广皮一钱　炒竹茹二钱　焦谷芽三钱　制香附钱半　春砂壳八分煅瓦楞四钱　嫩钩钩（后入）三钱　青橘叶钱半　紫丹参二钱

泄　泻

李景林督办子　初起寒热往来，继则大便溏泄，次数甚多，腹痛隐隐，里急后重，纳谷衰少，泛泛呕恶，汗多肢冷。舌苔灰腻而黄，口干不多饮，面色萎黄，腿足浮肿，脉象左部弦小而数，右部濡数无力。此乃少阳之邪，陷入太阴，脾不健运，清气下陷，湿浊郁于曲肠。颇虑正不胜邪，致生虚脱之变。仲圣云：里重于表者，先治其里，缓治其标。姑拟理中汤加减，温运太阴而化湿浊，尚希明正。

炒潞党参二钱　熟附片八分　土炒白术二钱　云茯苓三钱　仙半夏二钱陈广皮一钱　炮姜炭五分　炙粟壳二钱　六神曲三钱　带壳砂仁八分　炒谷麦芽（各）三钱　戊己丸（包）一钱二分　灶心黄土四钱荷叶包煎

二诊　初起寒热往来，继则大便溏泄，次数甚多，腹内响鸣，肛门坠胀，纳谷减少，口干不多饮，面色萎黄，腿足浮肿。舌苔薄腻而黄，脉象左弦小右濡滑无力。此乃少阳之邪，陷入太阴，脾不健运，清气下陷，湿浊不化。还虑正气不支，致生变迁。再宜温运太阴而化湿浊；佐入分利，利小便正所以实大肠也。尚希督帅裁政。

炒潞党参二钱　熟附子块一钱　炮姜炭六分　六神曲三钱　炒怀药三钱云猪苓（各）三钱　陈广皮一钱　炒车前子三钱　土炒白术二钱　仙半夏二钱　大腹皮二钱　香连丸（包）钱半　炙粟壳三钱　灶心黄土（包）四钱

徐右　脾肾两亏，清气不升，便溏已久，腿足酸楚，头眩神疲，形瘦色萎。脉象濡细。恙根已深，非易图功，先宜扶土和中。

炒党参一钱　炒怀药三钱　云茯苓三钱　生白术三钱　炒扁豆衣三钱炙粟壳三钱　熟附片七分　煅牡蛎二钱　花龙骨二钱　六神曲三钱　象贝母三钱　干荷叶一角

吴右　肝旺脾弱，运化失常，便溏屡发，脘痛纳少，头晕眼花。脉象弦细。宜抑肝扶脾。

炙乌梅五分　焦白芍二钱半　云茯苓三钱　生白术二钱　炒怀药三钱　炒扁豆衣三钱　煨木香五分　禹余粮三钱　春砂壳八分　六神曲三钱　炙粟壳三钱炒谷芽三钱　炒苡仁三钱　干荷叶一角

赵左　泄泻止而复作，清晨泛恶，湿滞未楚，脾胃运化失常，再宜理脾和胃，芳香化湿。

藿香梗钱半　陈广皮一钱　仙半夏二钱　佩兰梗钱半　制小朴一钱　大腹皮二钱　六神曲三钱　焦楂炭三钱　煨木香五分　春砂壳八分　炒车前子三钱赤猪苓（各）三钱　荷叶一角

吕左　脾弱欠运，湿滞未楚，肝气横逆，胸闷不舒，腹鸣便泄。脉象左弦右濡。宜温运太阴而化湿滞。

生白术二钱　炮姜炭四分　熟附片六分　炒补骨脂钱半　云茯苓三钱　陈广皮一钱　大腹皮二钱　炒怀药三钱　六神曲三钱　煨木香八分　带壳砂仁八分煨益智钱半　灶心黄土（干荷叶包）三钱

姚太太　受寒挟湿停滞，太阴阳明为病，清不升而浊不降，以致胸闷泛恶，腹鸣泄泻。舌苔薄腻，脉象濡迟，纳谷不香。宜和中化浊，分理阴阳。去其浊，即所以升其清；利小便，即所以实大便。

藿香梗钱半　陈广皮一钱　仙半夏二钱　赤猪苓（各）三钱　大腹皮二钱制川朴一钱　白蔻仁八分　春砂壳八分　炒车前子三钱　六神曲三钱　焦楂炭三钱　佩兰梗钱半　干荷叶一角　生姜二片

周左　感邪停滞，脾胃运化失常，胸闷纳少，曾经便溏。舌苔薄腻，脉象濡滑。宜和胃理脾。

炒黑荆芥一钱　藿香梗钱半　陈广皮一钱　赤茯苓三钱　炒扁豆衣三钱仙半夏二钱　福泽泻二钱　绛通草八分　炒谷麦芽（各）三钱　佩兰梗钱半生熟苡仁（各）三钱

徐右　感邪停滞，太阴阳明为病，腹痛便泄，纳少泛恶，头痛且胀。先宜疏邪和中而化滞。

炒黑荆芥一钱　炒防风八分　薄荷炭八分　藿香梗一钱　赤猪苓（各）三钱陈广皮一钱　大腹皮二钱　炒扁豆衣三钱　六神曲三钱　焦楂炭三钱春砂壳八分炒车前子三钱　干荷叶一角

便　秘

李叟　燥邪袭肺，肺燥则大肠亦燥。八日未更衣，头痛眼花，舌中苔黄，脉濡滑而数。宜清燥润肺而通腑气。

天花粉二钱　肥知母二钱　甘菊花三钱　冬桑叶三钱　蜜炙枳壳一钱　全栝蒌（切）四钱　郁李仁四钱　大麻仁四钱　光杏仁三钱　福橘红一钱　蜜炙苏子一钱　黑山栀二钱　生梨（去核）半枚　松子肉五十粒

刘右　阴分不足，宿滞郁于曲肠，腑行燥结，欲解不得。宜养营导滞，增水行舟之意。

全当归三钱　光杏仁三钱　全栝蒌（切）四钱　蜜炙枳壳一钱　苦桔梗一钱　大麻仁四钱　郁李仁三钱　川贝母二钱　冬瓜子三钱　松子肉三十粒福橘络一钱

便　血

郑左　肾主二便，肾阴不足，湿热郁于大肠，便结带血。宜养阴润肠，清化湿热。

全当归二钱　京赤芍二钱　小生地三钱　侧柏炭二钱　槐花炭三钱　炒黑荆芥一钱　生首乌三钱　全栝蒌四钱　大麻仁三钱　干柿饼三钱　杜赤豆一两

姚左　阴分不足，肝火入营，血渗大肠，便血内热，咽喉干燥，头胀眩晕。宜养阴清营。

西洋参钱半　生甘草六分　炒黑荆芥一钱　槐花炭三钱　抱茯神三钱　天花粉三钱　肥知母二钱　小生地三钱　生白赤芍（各）二钱　川贝母二钱甘菊花三钱　嫩钩钩（后入）三钱　黑芝麻三钱　干柿饼三枚

胡先生　风淫于脾，湿热入营，血渗大肠便血又发，内热溲赤，纳谷不旺。苔白腻黄，脉象濡滑而数。虑其缠绵增剧，急宜清营祛风，崇土化湿。

炒黑荆芥炭一钱　槐花炭三钱　侧柏炭钱半　云茯苓三钱　生白术二钱生甘草六分　西茵陈三钱　生苡仁四钱　焦谷芽三钱　干柿饼三钱　杜赤豆一两陈广皮一钱　藕节炭二枚

张左　气虚脾弱，统摄无权，血渗大肠，便血脱肛坠胀，纳谷不香。宜益气扶土，佐以清营。

潞党参二钱　生黄芪三钱　清炙草五分　生白术钱半　全当归二钱　炒赤白芍（各）钱半　苦桔梗一钱　炒黑荆芥炭三钱　侧柏炭三钱　槐花炭钱半　陈广皮一钱　阿胶珠钱半　干柿饼三钱　藕节炭二枚

史右　胃火上升，湿热入营，便血屡发，唇肿时轻时剧。舌质红，苔薄腻。宜清胃疏风，清营化湿。

天花粉三钱　薄荷叶八分　冬桑叶三钱　甘菊花三钱　赤茯苓三钱　炒荆芥八分　槐花炭钱半　侧柏炭钱半　生赤芍二钱　大贝母三钱　杜赤豆一两

二诊　旧有便血，屡次举发，唇肿时轻时剧，阴虚胃火上升，湿热入营。再宜清胃汤合槐花散加减。

小生地三钱　生赤白芍（各）钱半　熟石膏二钱　川升麻二分　生甘草六分薄荷叶八分　天花粉三钱　炒黑荆芥一钱　槐花炭二钱　侧柏炭钱半甘菊花三钱川象贝（各）二钱　活芦根一尺　杜赤豆一两

钱右　脾虚不能统血，肝虚不能藏血，血渗大肠，便血屡发，头痛眩晕，心悸少寐。脉象细弱。拟归脾汤加减。

潞党参钱半　米炒白术钱半　清炙草五分　白归身二钱　大白芍二钱　朱茯神三钱　炒枣仁三钱　阿胶珠三钱　炒黑荆芥一钱　槐花炭三钱　左牡蛎四钱花龙骨三钱　藕节炭两枚　干柿饼三钱

杨右　心生血，肝藏血，脾统血。肝脾两亏，藏统失职，血渗大肠，粪后便血，已有两载。面色萎黄，血去阴伤；肝阳上升，头晕眼花所由来也。脉象虚弦。宜归脾汤合槐花散，复方图治。

炒党参三钱　清炙草五分　白归身（土炒）二钱　阿胶珠二钱　煅牡蛎四钱

炒赤白芍（各）二钱　炙黄芪三钱　米炒白术二钱　抱茯神三钱　槐花炭三钱
黑荆芥一钱　炒枣仁三钱　藕节炭二枚　脏连丸一钱，吞服

　　王右　便血虽减，根株未楚。脉象濡弦，舌苔淡白。肝热脾寒，藏统失司，血渗大肠。前投归脾汤加减，尚觉获效，今拟原法合黄土汤。

　　炒党参三钱　米炒白术三钱　朱茯神三钱　炒枣仁三钱　白归身（土炒）三钱　炒白芍二钱　炙黄芪三钱　阿胶珠二钱　炮姜炭五分　炙甘草五分　炒荆芥一钱　陈广皮一钱　灶心黄土一两（包煎）

胀　满

　　丁左　脾虚木乘，浊气凝聚，脘腹胀满，内热口燥，腑行燥结。脉象弦细，舌质红绛。症势沉重，宜健运分消而泄厥气。

　　南沙参三钱　川石斛三钱　连皮苓四钱　生白术二钱　陈广皮一钱　白蒺藜三钱　大腹皮二钱　地枯萝三钱　炒香五谷虫三钱　冬瓜皮三钱　陈葫芦瓢四钱

　　陆右　经居三月，胸闷泛恶，形寒内热。今经事已行，胸闷腹胀。此肝气横逆，犯胃克脾。且理气畅中。

　　炒荆芥一钱　藿香梗钱半　陈广皮一钱　槐花炭三钱　赤茯苓三钱　炒枳壳钱半　白蔻壳八分　佛手片八分　制香附钱半　春砂壳八分　大腹皮二钱　仙半夏钱半

昔　疸

　　郭左　蕴湿内阻，与阳明浊气相并，胸闷纳少，遍体色黄。姑拟茵陈四苓加味。

　　西茵陈三钱　连皮苓四钱　猪苓二钱　福泽泻钱半　陈广皮一钱　制苍术八分　制川朴一钱　黑山栀二钱　清水豆卷四钱　炒谷麦芽（各）三钱　佩兰梗钱半　白通草八分　佛手片八分

　　朱左　湿热蕴于募原，脾胃为病，胸闷不思饮食，遍体发黄，小便短赤，宜茵陈四苓合平胃散加减。

　　西茵陈钱半　福泽泻钱半　制川朴一钱　黑山栀二钱　连皮苓四钱　陈广皮一钱　赤猪苓（各）三钱　制苍术八分　佩兰梗钱半　白通草八分　枳实炭一钱　甘露消毒丹四钱（包煎）

汪左 抑郁伤肝，肝木克脾，脾弱生湿，水湿泛滥，遍体浮肿，胸闷纳少，小溲短赤，肌肤姜黄，似兼阴疸之象。宜茵陈四苓散合滋肾通关。

西茵陈钱半 福泽泻钱半 汉防己二钱 冬瓜皮四钱 熟附片八分 陈广皮一钱 生白术三钱 连皮苓四钱 猪苓三钱 大腹皮二钱 炒谷麦芽（各）三钱 滋肾关通丸钱半（包煎）

二诊 腿足浮肿，大腹胀满，肌肤色黄，纳少溲赤。脉象沉细。脾肾阳虚，水湿泛滥，浊阴上干阳位，症势非轻。再拟茵陈术附和五苓散加减。

西茵陈钱半 熟附块一钱 生白术钱半 川桂枝六分 福泽泻钱半 大腹皮钱半 汉防己三钱 生熟苡仁（各）三钱 连皮苓四钱 赤猪苓（各）三钱 陈广皮一钱 淡姜皮五分 冬瓜皮四钱 陈葫芦瓢四钱

罗左 脾土不运，蕴湿留恋，面浮足肿，小溲泽黄。脉象濡滑。宜健脾化湿。

生白术三钱 连皮苓四钱 猪苓二钱 福泽泻钱半 西茵陈钱半 陈广皮一钱 大腹皮二钱 汉防己三钱 生熟苡仁（各）三钱 冬瓜子皮（各）三钱 淡姜皮五分 杜赤豆一两

二诊 面浮足肿，临晚更甚。脉象左弦右濡。脾土虚弱，蕴湿留恋。再宜运脾化湿。

生白术三钱 连皮苓四钱 陈木瓜二钱 福泽泻钱半 西茵陈钱半 大腹皮二钱 川牛膝二钱 冬瓜子皮（各）二钱 汉防己二钱 淡姜衣五分 生熟苡仁（各）三钱

李右 脾阳不运，蕴湿内阻，纳谷减少，神疲肢倦，面色萎黄。脉象濡滑，舌苔灰腻。湿为阴邪，非温不化。今拟温运太阴，芳香化湿。

生白术二钱 连皮苓四钱 熟附片五分 陈广皮一钱 福泽泻钱半 春砂壳八分 炒谷麦芽（各）三钱 藿香梗钱半 佩兰梗钱半 请水豆卷四钱 陈佛手八分

二诊 蕴湿略化，谷食渐香，而泛泛作恶，神疲肢倦。舌苔灰腻，脉象濡滑。脾阳不运，胃有痰浊。仍宜温运中阳，芳香化湿。

生白术二钱 连皮苓四钱 熟附片七分 福泽泻钱半 陈广皮一钱 仙半夏二钱 炒谷麦芽（各）三钱 藿香梗钱半 佩兰梗钱半 春砂壳八分 陈香橼皮八分

陈左 脾阳不运，湿浊凝聚募原之间，腹胀如鼓，纳谷减少，目黄溲赤。症势沉重，姑拟健运分消。

生白术三钱　福泽泻钱半　大腹皮二钱　连皮苓四钱　西茵陈钱半　猪苓二钱　陈广皮一钱　鸡金炭三钱　生熟苡仁（各）三钱　地枯萝三钱　冬瓜子皮（各）三钱　陈葫芦瓢四钱　炒香五谷虫三钱　鼓胀丸八十一粒，每次服九粒，每日服三次

二诊　添入小温中丸钱半（吞服）。

黄左　脾虚生湿，湿郁生虫，虫积腹痛，时作时止，食入之后更甚，目珠黄，小溲赤。宜理脾和胃，化湿杀虫。

连皮苓四钱　生白术二钱　猪苓二钱　福泽泻钱半　西茵陈二钱　陈广皮一钱　使君肉三钱　春砂壳八分　陈鹤虱三钱　白雷丸钱半　炒赤芍二钱炒谷芽三钱　炒苡仁三钱

郑左　黄疸渐愈，腹痛时作，阴囊肿胀。肝失疏泄，清气不升。仍宜泄肝扶土。

连皮苓四钱　西茵陈钱半　全栝蒌（切）四钱　金铃子二钱　紫丹参二钱　生白术二钱　川石斛三钱　陈橘核四钱　全当归二钱　西秦艽二钱　荔枝核（炙）五枚　枸橘（打）一枚

陈左　呕恶已止，胸闷略舒，口干渴喜热饮，目黄身黄，小溲短赤。寒化为热，挟湿互阻中焦，脾胃为病。虑其增剧，再宜理脾和胃，芳香化湿。

连皮苓四钱　猪苓二钱　藿香梗钱半　福泽泻二钱　陈广皮一钱　佩兰梗钱半　仙半夏钱半　枳实炭一钱　绵茵陈钱半　白蔻壳八分　炒谷芽三钱炒麦芽三钱　清水豆卷四钱　甘露消毒丹四钱（荷叶包刺孔）

肿　胀

叶左　肺有伏风，痰气壅塞；脾有湿热，不能健运。咳呛咯痰不爽，其则夹红，遍体浮肿。姑拟疏运分消。

连皮苓四钱　生熟苡仁（各）三钱　赤猪苓二钱　生泽泻钱半　陈广皮一钱　大腹皮二钱　桑白皮二钱　光杏仁三钱　象贝母三钱　地枯萝三钱　汉防己三钱　枯碧竹三钱　冬瓜子三钱

陈左　气逆咳嗽，大腹饱满，腿足浮肿。脉象沉细。此脾肾阳虚，水湿泛滥。拟温肾运脾而化水湿。

连皮苓四钱　甜光杏三钱　汉防己三钱　水炙桑皮钱半　炙远志一钱　胡芦巴钱半　生冬术三钱　仙半夏二钱　熟附片八分　陈橘核四钱　补骨脂三钱

（核桃肉二枚同炒）　济生肾气丸一两（包煎）　医门黑锡丹五分，吞服

薛二小姐　面浮肢肿，胸闷纳少，蒂丁下坠。蕴湿痰热未楚，肺胃肃运无权。拟肃运分消。

生苡仁四钱　福泽泻钱半　连皮苓四钱　陈广皮一钱　光杏仁三钱　大腹皮二钱　象贝母三钱　桑叶皮（水炙）（各）钱半　甜甘草六分　冬瓜子三钱　藏青果一钱

张左　肺有伏风，脾有蕴湿，咳嗽气逆，面浮胸闷，食入作胀，虑其喘肿。姑拟疏运分消。

光杏仁三钱　薤白头（酒炒）一钱　生熟苡仁（各）三钱　象贝母三钱栝蒌皮二钱　赤茯苓三钱　陈广皮一钱　大腹皮二钱　炒枳壳钱半　炒谷麦芽（各）三钱　冬瓜子皮（各）三钱　水炙桑叶钱半　水炙桑皮钱半

臌　胀

王右　脾阳不运，浊阴凝聚，大腹胀满，鼓之如鼓，纳谷减少。脉象濡迟，舌苔白腻。症势非轻，姑宜温运分消。

生白术三钱　连皮苓四钱　熟附块一钱　淡干姜五分　清炙甘草五分　陈广皮一钱　大腹皮二钱　福泽泻钱半　带壳砂仁八分　炒谷麦芽（各）三钱　冬瓜子三钱　陈葫芦瓢四钱

谢右　脾阳不运，肝木来侵，厥气散逆；腹胀如鼓，青筋显露，谷纳减少。脉象濡细。症势沉重，姑仿塞因塞用之法。

吉林参须一钱　生白术三钱　连皮苓四钱　清炙草五分　陈广皮一钱　带壳砂仁八分　炒谷麦芽（各）三钱　生熟苡仁（各）三钱　冬瓜子皮（各）三钱　陈葫芦瓢四钱　金匮肾气丸一两（包煎）

夏先生　吐血便血起见，中土已伤，脾不健运，肝木来侮，清气下陷，浊气凝聚，大腹胀满如鼓，腹疼便溏，如痢不爽，纳少泛恶。脉象左濡弦右虚缓，舌光而干，渴不欲饮。阴阳两伤，已可概见。脉症参合，已入不治之条，勉拟温运中州，而化浊湿。

炒党参二钱　炮姜炭六分　生白术三钱　连皮苓四钱　陈广皮一钱　带壳砂仁八分　苦桔梗一钱　炒怀药三钱　范志曲三钱　陈葫芦瓢四钱　炒谷芽四钱　炒苡仁四钱

二诊 吐血便血之后，大腹胀满如鼓，腹痛便溏似痢，纳少泛恶。脉象虚弦，舌光无苔，渴不欲饮。此乃脾肾阴阳两亏，肝木克土，清气下陷，浊气凝聚。症势甚重，再宜温运中都而化湿浊。

炒党参三钱　炮姜炭六分　生白术二钱　陈广皮一钱　连皮苓四钱　炒怀药三钱　大腹皮二钱　冬瓜子三钱　范志曲三钱　带壳砂仁八分　炒谷芽三钱　炒苡仁三钱　陈葫芦瓢四钱

胡左 呃逆已止，而腹胀如鼓，青筋显露，纳少形瘦，小溲短赤。脉虚弦无力，舌苔干腻微黄。脾肾阴阳两亏，肝木来侮，湿浊凝聚募原之间也。恙势尚在重途，未敢轻许无妨。宜健运分消，泄肝化湿，尚希明正。

南沙参三钱　连皮苓四钱　生白术二钱　新会皮钱半　大腹皮二钱　生泽泻钱半　仙半夏二钱　猪苓三钱　春砂壳八分　冬瓜子三钱　炒谷麦芽（各）三钱　炒苡仁三钱　陈葫芦瓢四钱　济生肾气丸（包）八钱

二诊 单腹胀已久，青筋显露，脾虚木侮，湿浊凝聚募原之间，兼之吐血咳嗽，自汗频频。脉象芤弦而数。木郁化火，扰犯阳明之络，络损则血上溢也。前波未平，后波又起，恐正虚不能支持，致生变端。再宜引血归经，运脾柔肝，尽人力以冀天眷，尚希明芷。

蛤粉炒阿胶二钱　侧柏炭三钱　左牡蛎三钱　花龙骨三钱　紫丹参二钱　茜草根二钱　怀牛膝二钱　连皮苓四钱　川贝母三钱　仙鹤草三钱　白茅花（包）钱半　鲜竹茹二钱　鲜藕二两　葛氏十灰丸（包）三钱

钱先生 初起寒热，继则脐腹鼓胀，右臂部酸痛，连及腿足，不能举动。舌苔腻黄，小溲短赤，腑行燥结，脉象濡滑而数。伏邪湿热挟滞互阻募原，肝气乘势横逆，太阴健运失常，阳明通降失司。痹痛由于风湿，书云：非风不痛，非湿不重也。经络之病，连及脏腑，症非轻浅。姑拟健运分消，化湿通络，冀望应手为幸。尚希明正。

清水豆卷四钱　嫩白薇钱半　郁李仁三钱　木防己三钱　茯苓皮四钱　白通草八分　大麻仁四钱　肥知母钱半　枳实炭一钱　全栝蒌（切）四钱　西秦艽钱半　地枯萝三钱

癥　瘕

周右 肝气挟湿交阻中焦，脾胃运化失常，胸腹不舒，食入饱胀，少腹有瘕，腑行燥结。脉左弦细，右濡迟，苔薄腻。宜泄肝理气，和胃畅中。

全当归二钱　连皮苓三钱　制香附钱半　全栝蒌四钱　熟附片八分　陈广皮一钱　春砂壳八分　大麻仁三钱　生白术钱半　大腹皮二钱　炒谷麦芽（各）三钱　佩兰梗钱半　半硫丸（吞服）五分　痕上贴达仁堂狗皮膏

疝　气

赵左　厥阴之脉，循阴器而络睾丸，厥气失于疏泄，右胯痃癖，时作胀痛，卧则入腹，势成狐疝。缠绵之症，难于痊愈，姑拟疏泄厥气。

全当归二钱　炒赤芍二钱　柴胡梢七分　金铃子二钱　陈橘核四钱　小茴香八分　细青皮一钱　紫丹参二钱　葫芦巴钱半　枸橘（打）一枚　丝瓜络二钱

蒋左　狐疝卧则入腹，坐则出腹，惊骇伤肝，厥气下注，缠绵之证。宜泄肝理气。

全当归二钱　京赤芍钱半　金铃子二钱　小茴香八分　陈橘核四钱　柴胡梢七分　葫芦巴钱半　路路通钱半　丝瓜络二钱　枸橘（打）一枚　荔枝核（炙）五枚

孙左　偏疝坠胀疼痛，小溲淡黄，腑行燥结。宜泄肝理气，淡渗湿热。

全当归二钱　京赤芍二钱　柴胡梢八分　全栝蒌三钱　黑山栀二钱　金铃子三钱　延胡索一钱　丝瓜络二钱　陈橘核四钱　白通草八分　路路通二钱　陈木瓜二钱　枸橘（打）一枚　荔枝核（炙）五枚

淋　浊

王左　脾肾本亏，肝火挟湿热下注，膀胱宣化失司，小溲淋浊，夜不安寐。先宜和胃安神，化湿祛瘀。

仙半夏钱半　北秫米（包）三钱　炙远志一钱　黑山栀二钱　朱茯神三钱　白通草八分　飞滑石三钱　生草梢八分　川草薢二钱　小川连四分　冬葵子三钱　琥珀屑（饭丸吞）八分　通天草钱半

钱左　脾肾两亏，湿热瘀精，留恋下焦，膀胱宣化失司，小溲淋浊，溺时管痛。先宜清肝渗湿，而祛瘀精。

肥知母钱半　川黄檗钱半　黑山栀二钱　粉草薢三钱　甘草梢八分　飞滑石三钱　瞿麦穗三钱　篇蓄草钱半　苦桔梗一钱　冬葵子三钱　石韦钱半琥珀屑

（饭丸，吞服）六分

另用萹蓄草一钱半，通草八分，六一散（包）三钱、通天草五分，煎汤代茶。

陆左 小溲淋浊，已有匝月，湿热瘀精，留恋下焦，膀胱宣化失司。宜清肝渗湿，而祛瘀精。

粉萆薢三钱　赤茯苓三钱　瞿麦穗钱半　飞滑石三钱　黑山栀二钱　生草梢八分　萹蓄草钱半　石韦钱半　梗通草八分　炙远志一钱　冬葵子二钱肥知母钱半　琥珀屑六分（饭丸、吞服）

张左 尾闾酸痛，小溲混浊均已轻减；胸膺不舒，纳少头痛。脾肾阴阳两亏，排泄失司，络有痰瘀。再拟培养脾肾，化湿通络。

厚杜仲三钱　川断肉三钱　杜狗脊三钱　白通草八分　淡苁蓉三钱　赤茯苓三钱　生白术二钱　旋覆花（包）钱半　怀山药三钱　福泽泻钱半　粉萆薢钱半　真新绛八分　鹿角霜三钱　金匮肾气丸（包）五钱

陈左 《经》云："水亏于下，火动于中，乃为白淫。"即精浊之类也。耳鸣心悸少寐，四肢清冷，口燥不多饮，肾虚津少上承，厥阳易于升腾，胃纳不旺。姑拟甘平益肾，以柔肝木；调理脾胃，而和营卫。

甘杞子三钱　厚杜仲三钱　左牡蛎四钱　花龙骨三钱　朱茯神三钱　炒枣仁三钱　大白芍二钱　熟女贞三钱　广橘白一钱　淡苁蓉三钱　核桃肉（去紫衣）三枚　生熟谷芽（各）三钱　潼蒺藜三钱　鹿茸粉二分（饭丸，吞服）

陈左 阴分不足，肝阳上扰，湿热瘀精，留恋下焦，小溲夹浊，已有两月，头晕且胀。宜育阴柔肝，清化湿热。

生白芍二钱　黑山栀二钱　炒杭菊钱半　白通草八分　赤茯苓三钱　薄荷炭八分　六一散（包）三钱　粉萆薢钱半　稆豆衣三钱　生石决六钱　嫩钩钩（后入）三钱　石韦钱半　琥珀屑六分（饭丸，吞服）

萧左 血淋半载，溺时管痛，形瘦内热。脉象细数。阴分不足。心移热于小肠，湿热宿瘀留恋膀胱。症势非轻，姑拟泻心导赤，滋肾通关。

小生地四钱　细木通八分　生草梢六分　飞滑石三钱　川雅连四分　桃仁泥一钱　粉丹皮二钱　生赤芍二钱　小蓟根三钱　当归尾二钱　荸荠梗钱半　蒲黄炭钱半　鲜藕二两　滋肾通关丸（包）二钱　另用车前子汁二两，藕汁二两，同炖温服

张左 小溲淋塞渐爽，夹有血水，阴虚心移热于小肠，下焦宣化失司。今宜导赤汤加减。

小生地三钱　生草梢八分　京赤芍钱半　苦桔梗一钱　黑山栀二钱　粉丹皮钱半　肥知母钱半　白通草八分　小蓟根八分　通天草一钱　滋肾通关丸（包）三钱

佘小　溲血渐止，膏淋溺时管痛，阴虚湿热，宿瘀留恋下焦，膀胱宣化失司。再宜祛瘀化湿，滋肾通关。

怀山药三钱　生白术钱半　黑山栀二钱　小生地三钱　生草梢八分　飞滑石三钱　梗通草八分　海金沙（包）三钱　紫丹参二钱　冬葵子三钱　光杏仁三钱　象贝母三钱　荸荠梗钱半　滋肾通关丸（包）二钱

钱左　海底作痛，已见轻减，膏淋依然，溺时管痛，腑行溏薄。气阴两亏，湿热留恋下焦，膀胱宣化失司。再宜益气养阴，滋肾通关。

生黄芪四钱　南北沙参（各）二钱　生白术二钱　炒怀药三钱　赤茯苓三钱　小生地三钱　生赤芍二钱　小蓟根钱半　白通草八分　生草梢六分　海金沙（包）三钱　冬葵子三钱　荸荠梗钱半　滋肾通关丸钱半（吞服）

张左　气阴两亏，肾关不固，虚淋已延一载，溺管痛。宜益气养阴，固摄精关。

潞党参三钱　炙黄芪三钱　炒白术钱半　清炙叶五分　抱茯神三钱　炙远志一钱　大生地三钱　煅牡蛎四钱　花龙骨三钱　怀山药三钱　竹沥半夏钱半　炒杭菊钱半　白莲须钱半

溲　血

程左　三阴不足，心移热于小肠，逼血下行，溲血已久，时轻时剧，内热口干。恙根已深，非易速痊。姑拟滋养三阴，凉营祛瘀。

小生地五钱　大麦冬三钱　京元参三钱　炙龟板四钱　炙鳖甲四钱　生白芍二钱　阿胶珠二钱　生草梢六分　粉丹皮钱半　天花粉三钱　血余炭三钱　鲜藕（去皮）四两　白茅根（去心）两扎

遗　泄

张左　旧有鼻渊病痰，迩来遗泄频频，头晕眼花，阴虚精关不固，肝阳易于上升，今宜益肾固精，柔肝化痰。

左牡蛎四钱　花龙骨三钱　明天冬二钱　小生地三钱　朱茯神三钱　春砂壳八分　黄蘗炭一钱　金樱子三钱　黑穭豆衣三钱　炒杭菊钱半　潼蒺藜三钱

嫩钩钩（后入）三钱　白莲须钱半

王左　梦遗渐减，清晨痰有腥味。肾阴亏耗，肺有燥邪。宜益肾固精，清肺化痰。

南沙参三钱　川贝母二钱　栝蒌皮二钱　抱茯神三钱　怀山药三钱　潼蒺藜三钱　左牡蛎四钱　花龙骨三钱　剪芡实三钱　熟女贞三钱　冬瓜子三钱　白莲须钱半　三才封髓丹（包）五钱

叶左　心肾阴亏，肝火内炽，精宫不固，遗泄频频，左手臂酸楚。投剂合度，仍宜育阴固摄，和营通络。

大生地四钱　明天冬二钱　潞党参二钱　朱茯神三钱　黄檗炭一钱　春砂壳五分　左牡蛎四钱　花龙骨三钱　剪芡实三钱　潼蒺藜三钱　紫丹参二钱　西秦艽钱半　白莲须钱半　夜交藤四钱

吴左　肾阴不足，肝火内炽，屡屡遗泄、多梦，头眩神疲。脉象弦小而数。拟三才封髓丹合金锁固精意。

明天冬三钱　大生地三钱　潞党参二钱　抱茯神三钱　左牡蛎四钱　花龙骨三钱　春砂壳八分　黄檗炭一钱　潼蒺藜三钱　剪芡实三钱　白莲须钱半

刘　左　胸脘胀闷，食入难化，甚则泛唾白沫，且有头眩，不时遗泄。脾肾两亏，精关不固，湿痰逗留中焦。宜和中化饮而摄精关。

生白术二钱　云茯苓三钱　仙半夏钱半　陈广皮一钱　带壳砂仁八分　潼白蒺藜（各）钱半　黑稽豆衣三钱　煅牡蛎三钱　花龙骨三钱　炙远志一钱　沉香曲（包）三钱　白莲须钱半　陈佛手八分

另五倍子一两，生晒研细粉，每用二分，用津唾做丸，每晚塞脐中，外以无药膏盖之，每晚换一次，以一月为度。

张　左　脾不健运，胃不流通，肝气入络，胸闷纳少，不时胁痛头眩。姑宜理脾和胃，而平肝木；兼之遗泄，佐以固涩精关。

生白芍二钱　潼白蒺藜（各）钱半　左牡蛎四钱　花龙骨三钱　云茯苓三钱　陈广皮一钱　春砂壳八分　炒谷麦芽（各）三钱　佩兰梗钱半　陈佛手八分　黑稽豆衣二钱　白莲须钱半

另用固精丹每次二分，用唾做成丸，放于脐中，再以太乙膏盖之，一日一换，须侧眠。

卷二 妇产科医案

调 经

经事超前

杨右 血虚有热，脾弱积湿下注，经事超前，行而甚多，纳少便溏，腿足浮肿，朝轻暮重。宜养血调经，崇土化痰。

白归身（盐炒）二钱 大白芍二钱 连皮苓四钱 生白术三钱 陈广皮二钱 大腹皮二钱 陈木瓜二钱 川牛膝二钱 汉防己二钱 冬瓜皮四钱 生熟苡仁各五钱

汪右 肺阴已伤，燥邪痰热留恋，咳嗽已久，时轻时剧，经事超前，血室有热也。宜清肺化痰而调奇经。

霜桑叶三钱 光杏仁三钱 川象贝（各）二钱 栝蒌皮三钱 抱茯神三钱 炙远志一钱 嫩白薇钱半 丹皮炭钱半 冬瓜子三钱 鲜藕二两 枇杷叶膏三钱（冲服）

黄右 经事超前，淋漓不止，腑行燥结，冲任亏陨，血室有热也。拟芩荆四物汤加减。

炒荆芥一钱 炒条芩一钱 白归身二钱 生白芍二钱 生地黄（炒）三钱 阿胶珠钱半 侧柏炭二钱 川石斛三钱 抱茯神三钱 莲蓬炭三钱 藕节炭三枚 贯众炭三钱

张右 血室有热，经事超前，行而不多，带下绵绵。宜清营祛瘀，而化湿热。

小生地二钱 粉丹皮钱半 生赤芍钱半 赤茯苓三钱 生苡仁四钱 乌贼骨三钱 侧柏叶钱半 紫丹参二钱 茺蔚子三钱 藕节两枚 青橘叶钱半

汪右 血虚有热，带脉不固，经行超前，腰酸带下，肢节酸楚。宜养血清热，崇土束带。

全当归二钱　大白芍二钱　生地炭三钱　抱茯神三钱　炒丹皮钱半　嫩白薇钱半　厚杜仲三钱　乌贼骨三钱　西秦艽二钱　生白术钱半　陈广皮一钱　焦谷芽三钱

经事超前落后

乔右　经事超前落后，腹痛隐隐，多年不育，冲任亏损，肝脾不和。宜养血调经。

潞党参二钱　云茯苓三钱　生白术二钱　清炙草六分　全当归二钱　大白芍二钱　大熟地三钱　抚川芎八分　紫丹参二钱　茺蔚子三钱　月季花八分　红枣五枚　妇科八珍丸六两，间日服三钱

朱右　营阴不足，肝阳上升，冲任不调，经行腹痛，或前或后，头晕眼花。宜养血柔肝，理气调经。

生白芍三钱　黑穞豆衣三钱　川石斛三钱　生石决六钱　朱茯神三钱　炒杭菊钱半　薄荷炭八分　茺蔚子三钱　紫丹参二钱　生香附钱半　炒怀牛膝二钱　嫩钩钩（后入）三钱　青橘叶钱半

经事愆期

沈右　脉象左弦右涩，舌质红绛，苔薄黄。见症气升呕吐，屡次举发，内热口干，经事愆期，行而不多，夜不安寐，此抑郁伤肝，肝气横逆，脾胃受制，中焦所生之血，既无以养心，又不能下注冲任也。《经》云："二阳之病发心脾，有不得隐曲，一传为风消，再传为息贲也。"肝为刚脏，非柔不克，胃以通为补，当宜柔肝通胃，养血调经。

生白芍二钱　紫丹参三钱　银柴胡一钱　朱茯神三钱　仙半夏二钱　左牡蛎三钱　左金丸（包）七分　川石斛三钱　炒枣仁三钱　青龙齿三钱　茺蔚子三钱　广橘白一钱　生熟谷芽（各）三钱

郭右　胸闷纳少，腹痛便溏，脾胃不和，经事愆期，脉象濡迟。宜疏邪和中，祛瘀通经。

炒黑荆芥一钱　紫苏梗钱半　清水豆卷四钱　紫丹参二钱　赤茯苓三钱　炒扁豆衣三钱　陈广皮一钱　炒苡仁三钱　炒谷芽三钱　焦楂炭三钱　春砂壳八分

茺蔚子二钱 干荷叶一角

刘右 血虚受寒，肝脾气滞，经事愆期，腰酸腹痛，腿足酸楚。舌苔薄腻，脉弦小而紧。宜温营理气，而调奇经。

全当归二钱 茺蔚子三钱 怀牛膝二钱 杜红花八分 紫丹参二钱 广艾绒八分 云茯苓三钱 青橘叶钱半 制香附钱半 春砂壳八分 绛通草八分

经 闭

吴右 脐腹胀渐减，胸脘胀依然，屡屡作痛，食入难化，头晕目花，血亏肝气横逆，犯胃克脾，浊气凝聚，经闭四月，气不通则血不行电。恙根已深，非易图治。再宜养血泄肝，健运分消。

全当归二钱 炒赤白芍（各）钱半 紫丹参三钱 春砂壳八分 连皮苓四钱 陈广皮一钱 大腹皮二钱 茺蔚子三钱 栝蒌皮三钱 薤白头一钱 仙半夏二钱 炒谷麦芽（各）三钱 陈葫芦瓢三钱 嫩钩钩（后入）三钱

葛右 产后冲任亏损，脾弱不运，经事六载不行，形瘦便溏。脉象弦细，舌苔白腻。已成干血痨重证。姑拟培养中土，而调冲任。

炒潞党参一钱 熟附块八分 炮姜炭五分 清炙草四分 米炒白术二钱 云茯苓三钱 陈广皮一钱 大砂仁八分 范志曲三钱 炙粟壳三钱 紫丹参二钱 炒谷麦芽（各）三钱 灶心黄土四钱（荷叶包煎）

二诊 腹痛便溏渐见轻减，形瘦纳少，经事六载不行，头眩神疲。脉象细弱。冲任亏损，脾胃不运，于血痨重证。再宜培养中土，而调奇经。

炒潞党参钱半 熟附块八分 炮姜炭五分 清炙草四分 云茯苓三钱 米炒冬术二钱 炒怀药三钱 带壳砂仁八分 陈广皮一钱 炙粟壳三钱 紫丹参二钱 范志曲二钱 焦谷芽三钱 焦苡仁三钱 干荷叶一角

三诊 腹胀满，便溏泄，纳少形瘦，经闭六载，呕恶带血。脉象弦细。脾土败坏，肝木来侮。症脉参合，已入不治之条，勉方冀幸。

炒潞党参三钱 炮姜炭五分 怀山药三钱 米炒白术钱半 云茯苓三钱 炒谷芽三钱 带壳砂仁八分 炒苡仁三钱 陈广皮一钱 炙粟壳三钱 范志曲三钱 清炙草五分 乌梅炭五分 干荷叶一角 金匮肾气丸五钱（包煎）

徐右 类疟后脾胃两伤，无血以下注冲任，经闭三月，面色萎黄，屡屡头痛。脉象弦细。虑成干血痨重症。宜培养中土，以生营血。

　　炒党参二钱　　云茯苓三钱　　清炙草五分　　全当归二钱　　怀牛膝二钱　　紫丹
参二钱　　广艾绒八分　　绛通草八分　　生于术二钱　　大白芍二钱　　茺蔚子二钱　　藏
红花八分　　月季花八分　　妇科八珍丸六两，每早服三钱，米饮汤送下

　　许右　咳嗽音声不扬，形瘦经闭，盗汗颧红，脉象细数。腑行溏薄，肺、脾、
肾三阴俱亏，无血以下注冲任也。已成损怯，恐难完璧，仍宜培土生金，和营通经。

　　蛤粉炒阿胶二钱　　左牡蛎四钱　　花龙骨二钱　　川象贝（各）二钱　　怀山药三
钱　　云茯苓三钱　　紫丹参二钱　　茺蔚予三钱　　米炒于术钱半　　炮姜炭三分　　诃子
皮二钱　　御米壳二钱　　浮小麦四钱

　　王右　冲任亏损，肝胃不和，经闭五月，纳少泛恶，形瘦神疲，此干血痨证
也。宜培养气血，和胃平肝。

　　潞党参二钱　　云茯苓三钱　　生白术二钱　　陈广皮一钱　　紫丹参二钱　　炒谷
麦芽（各）三钱　　茺蔚子三钱　　全当归二钱　　大白芍二钱　　陈佛手八分　　妇科八
珍丸三两，间日服三钱

　　戴右　血虚脾弱，宿瘀留恋，经事数月不行，腹痛便溏，形瘦潮热。脉象弦
细。势成千血痨之重症，姑拟扶土养血，祛瘀通经。

　　炒潞党参二钱　　生白术三钱　　云茯苓三钱　　紫丹参二钱　　炮姜炭五分　　清
炙草六分　　茺蔚子三钱　　煨木香八分　　延胡索一钱　　焦楂炭三钱　　杜红花八分
炒怀药三钱　　干荷叶一角　　红枣五枚

　　陈右　新寒引动厥气，经行中止，血为气滞，少腹作痛拒按，日晡寒热，稍
有咳嗽。姑拟疏邪理气，祛瘀生新。

　　紫丹参二钱　　炒赤芍二钱　　金铃子二钱　　延胡索一钱　　云茯苓三钱　　制香
附钱半　　春砂壳八分　　生蒲黄（包）三钱　　五灵脂钱半　　绛通草八分　　光杏仁三
钱　　象贝母三钱　　青橘叶钱半　　两头尖（酒浸包）钱半

　　二诊　少腹痛较减，腰脊酸痛，日晡寒热，稍有咳嗽。新寒外束，肝失疏泄，
宿瘀交阻，不通则痛。再宜疏邪理气，祛瘀生新。

　　炒黑荆芥一钱　　金铃子二钱　　延胡索一钱　　赤茯苓三钱　　春砂壳八分　　制
香附钱半　　紫丹参二钱　　生蒲黄（包）三钱　　五灵脂钱半　　藏红花八分　　光杏仁
三钱　　象贝母三钱　　绛通草八分　　两头尖（酒浸包）钱半

　　刘右　头晕眼花，时轻时剧，经闭十月，内热口干。冲任亏损，肝阳易于升
腾。姑宜养阴柔肝，和营通经。

　　阿胶珠二钱　　生白芍二钱　　熟女贞三钱　　左牡蛎四钱　　川石斛三钱　　黑芝

麻三钱　朱茯神三钱　炒枣仁三钱　月季花八分　潼蒺藜三钱　紫丹参二钱　茺蔚子三钱　怀牛膝二钱　妇科八珍丸六两，每日服四钱

章右　右胁下痞块渐消，经事两月不行，胸闷脘胀，肝胃不和。宿瘀留恋，再宜泄肝理气，和营通经。

全当归二钱　紫丹参二钱　金香附钱半　云茯苓三钱　茺蔚子三钱　广艾炭六分　藏红花八分　怀牛膝二钱　桃仁泥钱半　月季花八分　青橘叶钱半

王右　肝失疏泄，湿热宿瘀留恋下焦，膀胱宣化失司，少腹作痛，经阻二月，小溲不利。宜泄肝理气，滋肾通关。

银柴胡一钱　炒赤芍二钱　金铃子二钱　延胡索一钱　赤茯苓三钱　制香附钱半　春砂壳八分　细青皮一钱　茺蔚子三钱　紫丹参二钱　绛通草八分　炒谷麦芽（各）三钱　滋肾通关丸（包）三钱

崩　漏

王右　经事淋漓太多，有似崩漏之状。脉象弦细。冲任亏损，血不归经。宜胶艾四物合三甲饮加减。

阿胶珠三钱　广绒炭八分　白归身二钱　大白芍二钱　抱茯神三钱　生地炭三钱　活贯众炭三钱　左牡蛎四钱　花龙骨三钱　炙鳖甲三钱　陈棕炭三钱　莲蓬炭三钱　藕节炭三枚

曹右　肝虚不能藏血，脾虚不能统血，经行太多，似有崩漏之象，腰酸骨楚，头眩少寐。脉象细弱。拟归脾汤合胶姜饮加减。

潞党参二钱　生黄芪三钱　白归身二钱　陈广皮一钱　朱茯神三钱　炒枣仁三钱　生白术二钱　厚杜仲三钱　阿胶珠三钱　炮姜炭六分　大白芍二钱　活贯众炭三钱　红枣四枚　藕节炭三枚

余右　冲任亏损，血不归经，经事淋漓，行而太多，有似崩漏之状，目白红赤，肝火升腾。姑拟调摄奇经而清肝火。

阿胶珠三钱（蒲黄四分同炒）　白归身二钱　大白芍二钱　左牡蛎四钱抱茯神三钱　荆芥炭一钱　花龙骨三钱　象贝母三钱　滁菊花二钱　青葙子钱半　陈棕炭三钱　血余炭（包）三钱　藕节炭二枚　活贯众炭三钱

二诊　经行太过，似有崩漏之象，头眩心悸，胸闷纳少。脉象左弦、右细。

舌苔白腻。此冲任亏损，血不归经，肝气肝阳上升，胃失和降。仍宜养血柔肝，调摄奇经。

生白芍二钱　白归身二钱　阿胶珠二钱　朱茯神三钱　左牡蛎四钱　花龙骨三钱　黑穞豆衣三钱　潼蒺藜三钱　厚杜仲三钱　活贯众炭三钱　广橘皮一钱　生熟谷芽（各）三钱　藕节炭二枚　嫩钩钩（后入）三钱

三诊　目白红赤已见轻减，崩漏虽减，未能尽止。冲任亏损，血不归经。仍宜调摄奇经，而清肝热。

清阿胶三钱（蒲黄炭同炒）　白归身二钱　大白芍二钱　抱茯神三钱　左牡蛎四钱　花龙骨三钱　厚杜仲三钱　陈棕炭三钱　血余炭（包）钱半　乌贼骨三钱　贯众炭三钱　嫩白薇钱半　藕节炭三枚

方右　产后冲任亏损，经事淋漓不止，腰酸腹痛。脉象细弱。宜调摄冲任，而潜浮阳。

吉林参须一钱　抱茯神三钱　米炒白术二钱　清炙草六分　白归身二钱大白芍二钱　生地炭三钱　厚杜仲三钱　川断肉三钱　阿胶珠二钱　春砂壳八分乌贼骨三钱　藕节炭二枚

陶右　经事淋漓不止，腰酸头眩，冲任亏损，血不归经，肝阳易于上升，兼之咳嗽。宜调摄奇经，清肺化痰。

阿胶珠三钱　左牡蛎四钱　花龙骨三钱　黑穞豆衣三钱　抱茯神三钱　厚杜仲三钱　炒杭菊三钱　冬瓜子三钱　冬桑叶二钱　光杏仁二钱　象贝母三钱　贯众炭三钱　藕节炭三枚

奚右　经事淋漓，头晕眼花，脉象细数。冲任亏损，血不归经。姑宜胶艾四物汤加减。

阿胶珠三钱　侧柏炭钱半　生白芍二钱　白归身二钱　朱茯神三钱　生地炭三钱　花龙骨三钱　左牡蛎四钱　黑穞豆衣三钱　贯众炭三钱　藕节炭二枚

梦见丁夫子治病方按记：

气能生血，血能养气，髫龄之年，血气未充，千里跋涉，劳伤其气，由气虚而致血虚，冲任虚寒，汛来淋漓，无有宁日，羌经十载，未归赵璧，不至而至，是谓太过，外似有余，而内实不足也。气能行血止血，血能耗气阻气，但益其气，不顾其血可也。

炮姜炭二钱　潞党参二钱　清炙草五分　川断肉三钱　厚杜仲三钱　艾绒炭钱半　焦野术二钱　花龙骨三钱　左牡蛎四钱　陈年墨、萝中丝棉各四钱按：病人姓韩，年十夕乙，于九岁时由申至广东，水道中经风得恙，以致十载淹滞，观病人不胜惨楚，吾师为之诊治曰：服三十帖可以愈矣。余为之二书方，忽念丁师去世，一惊而觉不胜奇异，姑录之。

带　下

池小姐　血虚肝火内炽，脾虚湿热入于带脉，带下绵绵，赤白相杂。宜养血清热，崇土束带。

白归身二钱　赤白芍（各）三钱　生地炭三钱　云茯苓三钱　生白术二钱怀山药三钱　乌贼骨三钱　生苡仁四钱　黄檗炭一钱　粉萆薢三钱　藕节炭三枚

徐右　血室有热，脾弱生湿，带下夹红，经事超前，大腹作胀，腑行燥结，头眩内热。宜养血清热，化湿束带。

阿胶珠钱半　白归身钱半　生白芍二钱　生地炭三钱　朱茯神三钱　炙远志一钱　炒枣仁三钱　象贝母三钱　左牡蛎四钱　光杏仁三钱　乌贼骨三钱　贯众炭三钱　炒黑荆芥炭一钱　炒竹茹钱半

二诊　带下夹红已止，纳谷减少，内热苔黄，血虚有热，脾虚有湿。仍宜养血清热，化湿束带。

阿胶珠钱半　朱茯神三钱　生地炭三钱　黄檗炭钱半　生白芍钱半　生苡仁三钱　白归身二钱　怀山药三钱　乌贼骨三钱　广橘白一钱　厚杜仲三钱　生熟谷芽（各）三钱　藕节二枚

倪右　痰饮逗留肺络，咳嗽已久，入夜更甚，带下绵绵，下部患疡瘙痛。此脾肾本亏，湿热下注也。宜标本同治。

炙白苏子钱半　光杏仁三钱　象贝母三钱　云茯苓三钱　炙远志一钱　炙款冬钱半　生苡仁四钱　乌贼骨三钱　北秫米（包）三钱　怀山药三钱　冬瓜子皮（各）三钱　核桃肉（去紫衣）二枚

洗方：

地肤子三钱　稀莶草三钱　白鲜皮三钱　苦参片钱半　六一散（包）三钱煎水洗痒处。

另用八宝月华丹掺疡上。

洪右　湿热宿瘀留恋下焦，膀胱宣化失司，经事行而复止，带下混浊，少腹作痛。宜祛瘀化湿，滋肾通关。

紫丹参二钱　茺蔚子三钱　清水豆卷四钱　赤茯苓三钱　金铃子二钱　延胡索一钱　杜红花八分　绛通草八分　两头尖（包）钱半　青橘叶钱半　京赤芍二钱　通天草钱半　滋肾通关丸钱半（包煎）

胎　前

恶　阻

刘奶奶　经居五旬，胸闷泛恶，头眩且胀，脘胀纳少，恶阻，浊气上干，胃气不能降和。先宜泄肝理气，和胃畅中。

生白芍钱半　黑稽豆衣三钱　仙半夏钱半　左金丸（包）七分　赤茯苓三钱　炒杭菊钱半　薄荷炭八分　制香附钱半　陈广皮一钱　炒竹茹钱半　炒谷麦芽（各）三钱　春砂壳八分　嫩钩钩（后入）三钱　荷叶边一圈

王右　经居两月，脉象弦滑，妊娠恶阻之象。宜保生汤加减。

生白术二钱　炒条芩一钱　全当归二钱　云茯苓三钱　陈广皮一钱　大白芍二钱　制香附钱半　春砂壳八分　焦谷芽三钱　陈佛手八分　桑寄生二钱

朱右　经居二月，胸闷泛恶，不思饮食，恶阻浊气上干，胃失降和。脉象弦小而滑，似妊娠之象。姑宜平肝和胃，辛开苦降。

仙半夏钱半　左金丸七分　陈广皮一钱　赤茯苓三钱　枳实炭八分　姜竹茹钱半　炒谷麦芽（各）三钱　佩兰梗钱半　白蔻壳八分　陈佛手八分　柿蒂五枚

咳　嗽

施右　怀麟五月，胎火逆肺，清肃之令不行，咳嗽咯痰不爽，胸膺牵痛。宜清胎火润肺金。

桑叶皮（各）钱半　光杏仁三钱　川象贝（各）二钱　炒条芩钱半　抱茯神三钱　炙远志一钱　生甘草五分　肥知母钱半　栝蒌皮二钱　炙兜铃一钱　冬瓜子三钱　北秫米（包）三钱　干芦根一两　枇杷叶膏三钱（冲服）

邱右　怀麟八月，风寒包热于肺，咳嗽音声不扬，内热口干。宜轻开肺邪，而化痰热。

净蝉衣八分　嫩射干八分　光杏仁三钱　象贝母三钱　抱茯神三钱　炙远志一钱　栝蒌皮二钱　炙兜铃一钱　冬瓜子三钱　炒条芩一钱　鲜竹茹二钱　轻马勃八分　胖大海三枚

吴右　怀麟七月，手太阴司胎，胎火上升，风燥之邪袭肺，咳嗽两月，甚则吐血。宜祛风清金，而降肝火。

冬桑叶三钱　炒条芩一钱　光杏仁三钱　川象贝（各）二钱　栝蒌皮二钱　茜草根二钱　侧柏炭钱半　鲜竹茹二钱　冬瓜子三钱　白茅花（包）一钱　活芦根（去节）一尸　枇杷叶露（后入）四两

咳　血

余右　风温燥邪，蕴袭肺胃，咳呛痰内带红，内热形寒。舌质红，苔黄，脉濡滑而数。怀麟八月，宜辛凉清解，宣肺化痰。

炒荆芥一钱　嫩前胡钱半　光杏仁三钱　象贝母三钱　抱茯苓三钱　炒黄芩一钱　轻马勃八分　栝蒌皮三钱　马兜铃一钱　冬瓜子三钱　水炙桑叶皮（各）钱半　鲜竹茹二钱　活芦根（去节）一尺

咳呛、头眩、头痛

杨右　怀麟五月，肝阳升腾，风燥之邪袭肺，咳呛咯痰不爽，头眩且痛。先宜清泄风阳，清肺化痰。

桑叶皮（水炙）（各）钱半　川贝母二钱　栝蒌皮三钱　光杏仁三钱　抱茯神三钱　肥知母钱半　炙远志一钱　黑稽豆衣三钱　薄荷炭八分　冬瓜子三钱　福橘络一钱

头痛、眩晕、不寐

薛太太　怀麟七月，肝气肝阳上升，时令之湿热内阻，阳明通降失司，以致头痛眩晕，胸闷不思饮食，且有甜味，甚则泛恶。舌质淡红，苔薄腻而黄，脉滑数。夜不安寐，胃不和则卧不安也。宜清泄风阳，和胃化湿。

冬桑叶二钱　滁菊花三钱　薄荷炭八分　佩兰梗钱半　清水豆卷三钱　仙半夏二钱　水炙远志一钱　川雅连三分　枳实炭一钱　炒竹茹二钱　嫩钩钩（后

入）三钱　夜交藤三钱　荷叶边一圈

漏　红

许右　腰酸骨楚，漏红已延四五月，时轻时剧，脉象细弱。小便不利，冲任亏损，气化不及州都。宜益气摄血，滋肾通关。

生黄芪三钱　阿胶珠二钱　生地炭三钱　乌贼骨三钱　北沙参（米炒）三钱　白归身二钱　厚杜仲三钱　桑寄生三钱　生白术二钱　生白芍二钱　川断肉三钱　黑芝麻三钱　滋肾通关丸（包）钱半

藏右　怀麟三月，屡屡漏红，肝肾两亏，血室有热也。虑其堕胎，姑宜养血清热，以保胎元。

白归身二钱　大白芍二钱　生地炭三钱　阿胶珠二钱　侧柏炭二钱　半生白术二钱　炒条芩钱半　厚杜仲三钱　川断肉三钱　桑寄生三钱　鲜藕（去皮入煎）二两

脚气浮肿

陈右　湿浊下受，脚气浮肿，步履重坠。少腹作胀，防上冲之险。怀麟三月，仿鸡鸣散意。

紫苏梗　苦桔梗　连皮苓　陈广皮　陈木瓜　汉防己　大腹皮　淡吴萸飞滑石　连皮生姜三片　冬瓜皮一两　河水煎鸡鸣散

湿热下注

杨右　阴虚湿热下注，膀胱宣化失司，小便频数夹红，溺时管痛。宜清肺化湿，滋肾通关；怀麟八月，佐以保胎。

南沙参三钱　生草梢六分　炒条芩一钱　黑山栀二钱　生赤芍钱半　梗通草八分　蒲黄炭（包）钱半　细川连四分　小生地三钱　小蓟根钱半　苦桔梗一钱　冬葵子三钱　滋肾通关丸（包）三钱

漏胎（过期不产）

汪右　怀麟二十月，屡屡漏红，过期不产，此漏胎也。迩因风邪袭肺，形寒头胀，咳嗽则遗溺，本虚标实显然可见，先宜祛风化痰。

炒荆芥一钱　嫩前胡钱半　冬桑叶三钱　光杏仁三钱　象贝母三钱　炙远志一钱　苦桔梗一钱　薄橘红一钱　净蝉衣八分　冬瓜子三钱　荷叶边一圈

流　痰

张右　据述病状，手臂腿足酸痛，胸际一块突起，如栗子大。良由血不养筋，气火挟痰蕴结，势成流痰之象。况怀麟足月，舌质红绛，阴分素亏可知。书云：胎前宜清肝化痰，和营通络治之。然此恙决非旦夕所能图功，姑勉一方。

南沙参三钱　川石斛三钱　炒条芩一钱　川象贝（各）二钱　栝蒌皮三钱　海蛤壳三钱　全当归二钱　西秦艽二钱　甜瓜子三钱　鲜竹茹二钱　丝瓜络二钱　嫩桑枝三钱　指迷茯苓丸六钱（包煎）　陈海蜇皮二两，漂淡；大荸荠二两，二味煎汤代水

产　后

恶露不尽

蒋右　产后四月，恶露淋漓不止，腿足酸痛，头晕眼花。此冲任亏损，血不归经。宜调摄冲任，助以益气。

潞党参二钱　抱茯神三钱　米炒白术钱半　清炙草六分　白归身二钱　大白芍二钱　左牡蛎四钱　花龙骨三钱　阿胶珠二钱　川断肉三钱　厚杜仲三钱　潼蒺藜三钱　藕节炭三枚

二诊　产后四月，恶露淋漓不止，腿足酸楚，头晕眼花。此冲任亏损，血不归经。前投调摄奇经，尚觉获效，仍宜原法进步。

潞党参钱半　抱茯神三钱　米炒白术钱半　清炙草五分　左牡蛎四钱　花龙骨三钱　阿胶珠二钱　大白芍二钱　川断肉三钱　厚杜仲三钱　白归身二钱　活贯众炭三钱　石莲子三钱　莲蓬炭三钱

刘右　小产后恶露淋漓不止，腹胀纳谷减少，宿瘀未去，新血不得归经。宜加参生化汤加减。

吉林参须八分　炒荆芥一钱　全当归二钱　大川芎（炒）八分　朱茯神三钱　紫丹参二钱　炮姜炭五分　炒谷麦芽（各）三钱　佩兰梗钱半　春砂壳八分　广

橘白一钱　藕节炭二枚

二诊　小产后恶露淋漓不止，纳少形寒，脉象虚弦。投剂合度，宜加参生化汤合胶姜汤出入。

前方加阿胶珠一钱五分，杜仲三钱，青龙齿三钱，去佩兰、春砂壳、全当归

郑右　产后四旬，少腹作痛，痛甚拒按。舌苔薄腻，脉象濡迟。营血已亏，恶露未楚，气机不得流通，兼之咳嗽，宜和营祛瘀，宣肺化痰。

全当归二钱　大川芎八分　紫丹参二钱　杜红花八分　延胡索钱半　炮姜炭五分　嫩前胡钱半　光杏仁三钱　象贝母三钱　炒竹茹钱半　薄橘红八分　冬瓜子三钱　益母草二钱

咳嗽、少寐、盗汗

卢右　产后四旬，营血亏虚，虚阳迫津液而外泄，入夜少寐，盗汗甚多；加之咳嗽，风邪乘隙入肺也。宜养阴潜阳，清肺化痰。

白归身二钱　光杏仁三钱　炒枣仁三钱　浮小麦四钱　橹豆衣三钱　朱茯神三钱　象贝母三钱　苦桔梗一钱　霜桑叶三钱　炙远志一钱　栝蒌皮二钱　冬瓜子三钱　糯稻根须一两，煎汤代水

寒　热

薛右　产后气血两亏，宿瘀未楚，营卫循序失常。寒热叠发，已有数月，肢节酸痛，纳谷减少。宜扶正和解，调治营卫，不致延成劳症方吉。

潞党参钱半　炙柴胡五分　仙半夏二钱　云茯苓三钱　陈广皮一钱　象贝母三钱　生首乌三钱　煨草果一钱　紫丹参二钱　鹿角霜三钱　蜜姜二片红枣四枚　净槐米（包）四钱

少腹痛

戴右　产后匝月，营血已亏，风寒乘隙而入。宿瘀交阻，少腹作痛拒按，形寒纳少，腑行溏薄。宜和营祛风，理气化瘀。

炒黑荆芥一钱　紫丹参二钱　炮姜炭四分　云茯苓三钱　延胡索一钱　藏红花五分　焦楂炭三钱　全当归二钱　大川芎八分　失笑散（包）三钱　春砂壳八分

肠 覃

金右 血虚气滞，肝脾不和，经事行而不多，脐腹作胀，似怀孕之状，脉象不滑，此肠覃症也。姑拟和营理气，调畅中都。

全当归二钱　紫丹参二钱　茺蔚子三钱　光杏仁三钱　云茯苓三钱　陈广皮一钱　大腹皮二钱　象贝母三钱　制香附钱半　春砂壳八分　绛通草八分　冬瓜子三钱

卷三　小儿科医案

麻　疹

洪左　风温时气引动伏邪，蕴袭肺胃两经，寒热头胀，咽痛咳嗽，痧子隐隐，布而不透。脉浮滑而数。邪势正在鸱张。虑其增剧，急宜清凉疏透，开肺化痰。

荆芥穗一钱　净蝉衣八分　薄荷叶八分　熟牛蒡二钱　苦甘草五分　苦桔梗一钱　嫩射干八分　轻马勃八分　连翘壳三钱　生赤芍二钱　光杏仁三钱　象贝母三钱　炒竹茹钱半　淡豆豉三钱

吴小　发热三天，咳嗽痰多，痧子布而不透。舌质红，苔粉白，脉滑数。伏温时气之邪，蕴袭肺胃。宜辛凉清解，宣肺化痰。

荆芥穗一钱　淡豆豉三钱　粉葛根一钱　薄荷叶八分　净蝉衣八分　熟牛蒡二钱　生赤芍二钱　炒竹茹钱半　光杏仁三钱　象贝母三钱　连翘壳三钱　冬瓜子三钱

痧子布而不透，冬桑叶不可用，茅根亦不宜早用。

王家桂　痧子布而不透，身灼热烦躁咽痛，甚则时明时昧，曾经泄泻。舌质红，脉滑数。温邪疫疠蕴袭肺胃，不得泄越于外，而返陷大肠。症势非轻，拟辛凉汗解。

粉葛根一钱　薄荷叶八分　荆芥穗一钱　净蝉衣八分　生甘草六分　苦桔梗一钱　金银花三钱　连翘壳三钱　生赤芍二钱　轻马勃八分　鲜竹茹二钱　干荷叶一角　白茅根两扎

马幼　风温疫疠之邪，蕴袭肺胃，寒热无汗，咳嗽音声不扬，腹鸣泄泻，痧子隐隐，布而不透。脉象濡滑而数。宜辛凉汗解，宣肺化痰。

荆芥穗钱半　淡豆豉三钱　粉葛根二钱　赤茯苓三钱　苦桔梗八分　银花炭三钱　连翘壳三钱　象贝母三钱　焦楂炭三钱　生赤芍二钱　六神曲三钱　炒竹茹一钱　干荷叶一角　净蝉衣八分　熟牛蒡三钱

方小 痧子布而渐回，身热较轻未退，咳嗽音声不扬，四日未更衣。痧火痰热逗留肺胃，再宜清肺化痰，而通腑气。

薄荷叶四分 京元参一钱 冬桑叶皮（各）钱半 光杏仁三钱 金银花三钱 连翘壳三钱 生赤芍钱半 象贝母二钱 全栝蒌三钱 马兜铃一钱 冬瓜子三钱 大麻仁三钱 活芦根一尺 枇杷叶露（后入）四两

朱少爷 身热十天，未曾得汗，痧子隐隐，布而不透，咳嗽音声不扬，甚则气逆鼻煽，时时迷睡。舌质红，苔干白而腻，脉象郁滑而数。此无形之风温伏邪，与有形之痰滞互阻，肺胃为病。痰浊上蒙清窍，清阳之气失旷，邪热不得从阳明而解，返由逆传厥阴之险，颇虑痉厥之变。宜涤痰清温，开肺达邪。

嫩射干八分 净蝉衣八分 薄荷叶八分 枳实炭一钱 鲜竹茹钱半 生甘草六分 光杏仁三钱 象贝母三钱 冬瓜子三钱 连翘壳三钱 生赤芍二钱 淡竹沥一两 真猴枣粉（冲服）五厘 活芦根一尺（去节，用蜜炙麻黄三分，入于芦根内扎好）

二诊 痧子十三天，布而不透，隐而太早，咳嗽痰多，甚则气逆鼻煽，小溲渐清，迷睡依然。舌苔白而干腻，脉象沉细带滑。良由风温伏邪不得从阳明而解，而返陷入少阳，卫阳不得外达，气逆鼻煽，是肺阴暗伤，而痰浊不化，似有阴躁之象，手足逆冷，势成慢惊。叠进清解涤痰之剂，未曾一效，不得不改变方针，以冀戈效。今宜温经达邪，养肺化痰，是背城一战耳。

熟附片三分 蛤粉炒阿胶二钱 光杏仁三钱 炙远志一钱 水炙桑叶皮（各）钱半 川象贝母（各）二钱 九节菖蒲七分 淡竹沥一两（生姜汁两滴，炖温冲服） 姜竹茹钱半

三诊 痧子十六天，温经达邪，已投三剂，迷睡已减，神志亦清。惟咳嗽痰多，微有泛恶。小溲浑浊亦清，舌中腻黄亦减，哭泣无泪。肺阴已伤，痰浊恋留肺胃，一时未易清彻。今拟滋养肺阴，和胃化痰。

蛤粉炒阿胶一钱 川象贝（各）二钱 光杏仁三钱 蜜炙马兜铃八分 竹沥半夏二钱 栝蒌皮三钱 赤茯苓三钱 水炙远志一钱 炒竹茹二钱 水炙桑叶皮（各）钱半 冬瓜子三钱

丁小 痧子已布，身热不退，咽喉焮痛，项颈结块，咳嗽痰多。风温疫疠之邪，蕴袭肺胃两经。增剧可虑，急宜辛凉疏解。

薄荷叶八分 熟牛蒡二钱 荆芥穗一钱 净蝉衣八分 苦桔梗一钱 甜苦甘草（各）五分 象贝母三钱 炙僵蚕三钱 淡豆豉三钱 生赤芍二钱 鲜竹茹

二钱

张小　痧子已回，身热已退，夜不安寐，稍有咳呛。脉象濡小而数，舌质淡红。阴液已伤，虚火易升，肺胃宣化失司。今拟仿吴氏蒌贝养营意，清养肺胃，而化痰热，更当避风节食，则不致反复为要。

川贝母二钱　栝蒌皮三钱　京元参钱半　天花粉三钱　朱茯神三钱　桑叶皮（各）钱半　光杏仁三钱　生赤芍二钱　冬瓜子三钱　嫩白薇钱半　生甘草八分　活芦根一尺　枇杷叶露（后入）四两

薛小姐　痧子十三天，痧回里热不清，咽喉内关白腐，肢节肿痛。脉象细数。少阴阴液已伤，阳明余热留恋，能得不生变端。可望转危为安，拟生津清温。

天花粉三钱　京元参钱半　桑叶皮（各）钱半　川象贝（各）二钱　金银花三钱　连翘壳三钱　嫩白薇钱半　鲜竹茹钱半　生赤芍二钱　鲜石斛三钱　丝瓜络三钱　肥知母钱半　活芦根一尺　枇杷叶露（后入）四两

二诊　痧子十五天，里热未清，咽喉内关白腐渐退，右手足肢节疼痛，脉象细小而数。少阴阴液已伤，阳明余热留恋，还虑变迁，再拟生津清温，而通络道。至于牙齿脱落，亦胃热之故也，清其胃即是固其齿之意。

天花粉三钱　京元参二钱　熟石膏四钱　肥知母钱半　桑叶皮（各）钱半　川象贝（各）二钱　连翘壳三钱　生赤芍二钱　金银花四钱　嫩白薇钱半　丝瓜络二钱　鲜竹茹二钱　活芦根一尺

三诊　痧子十七天，咽喉白腐渐愈，肢节疼痛亦减，而里热仍炽，续发红疹，布于胸膺脐腹之间，咳呛咯痰不爽。舌质淡红，脉象濡数。阴液已伤，第二层之伏温渐渐外达，肺失清肃之令。再宜生津清温，而通络道。

天花粉三钱　京元参钱半　熟石膏（打）二钱　生甘草五分　桑叶皮（各）钱半　净蝉衣八分　金银花三钱　连翘壳三钱　生赤芍二钱　光杏仁三钱　川象贝（各）二钱　丝瓜络二钱　活芦根（去节）一尺

李幼　痧子后咳嗽音暗，咽痛蒂坠，痧火痰热蕴袭肺胃。症势非轻，姑拟轻开肺邪，而化痰热。

净蝉衣八分　嫩射干五分　桑叶皮（各）钱半　光杏仁二钱　象贝母二钱　生甘草五分　苦桔梗一钱　轻马勃八分　马兜铃八分　炒银花三钱　连翘壳二钱　鲜竹茹钱半　胖大海二枚

此症忌气喘。

周小　痧后身热不退，有汗不解，咳嗽音暗，烦躁不安，甚则气逆鼻煽。脉象濡数。此风温伏邪，挟湿热蕴蒸募原，少阳阳明为病。肺失清肃，治节无权，颇虑延成瘵痨。拟小柴胡合竹叶石膏汤加减。

银柴胡一钱　嫩白薇钱半　生甘草五分　水炙桑皮叶（各）钱半　熟石膏三钱　淡竹叶三十张　光杏仁三钱　川象贝（各）二钱　炙兜铃一钱　净蝉衣八分　冬瓜子三钱　北秫米（包）三钱　胖大海三枚

二诊　瘵后身热退而复重，咳嗽音暗，脉象滑数。因食红枣，伏温复聚，少阳阳明为病，肺失清肃。还虑增变，再拟小柴胡汤合竹叶石膏汤加减。

银柴胡一钱　淡水豆卷四钱　嫩白薇钱半　净蝉衣八分　桑叶皮（各）钱半　熟石膏三钱　淡竹叶钱半　冬瓜子三钱　光杏仁三钱　川象贝（各）二钱　炙兜铃一钱　生甘草五分　胖大海二枚　荸荠汁一两，冲服

干女　瘵子后误服补食，水谷之湿化热生痰，互阻于肺，肺不能通调水道，下输膀胱，致肾水泛滥横溢，咳嗽气急，遍体浮肿，身热口干。苔黄，脉濡滑而数。姑拟泻白散合五皮饮加减。

桑叶皮（各）钱半　光杏仁三钱　象贝母三钱　连皮苓三钱　陈广皮一钱　大腹皮二钱　肥知母钱半　冬瓜子皮四钱　六一散（包）三钱　地枯萝三钱　枯碧竹三钱　福泽泻钱半　活芦根一尺

史小　瘵起后脾胃为病，水湿泛滥，面浮肢肿，腹大饱满，且有咳嗽。姑拟疏运分消。

川桂枝五分　连皮苓四钱　生白术一钱　猪苓三钱　福泽泻钱半　陈广皮一钱　大腹皮三钱　水炙桑皮二钱　六神曲三钱　淡姜皮五分　冬瓜子三钱

何小　瘵疹后身热不退，咳嗽痰多，口干不多饮，脉象弦细。寒凉叠进，邪陷三阴，在太阴则泄泻无度，在厥阴则四肢厥冷，在少阴则神志模糊，谵语郑声。自汗频频，趺阳不起，阳热变为阴寒，似有阴阳脱离之势，勿谓言之不预。急宜扶正敛阳，崇土和中。

炒党参钱半　煅牡蛎四钱　花龙骨三钱　云茯苓（朱砂拌）三钱　怀山药三钱　川象贝（各）二钱　陈广皮一钱　生白术二钱　炮姜炭四分　热附片八分　炙粟壳三钱　范志曲三钱　陈仓米（包）五钱

朱小　身热呕恶，胸闷懊侬，咳呛咯痰不爽，胃中嘈杂，不思饮食。舌质红，苔薄黄，脉象濡数不静。瘵后挟痰热逗留肺胃，厥气乘势横逆，胃受肝侮，通降之令失司。拟清解余邪，宣肺和胃。

薄荷叶四分　桑叶皮（各）钱半　光杏仁三钱　川象贝（各）二钱　枳实

炭一钱　炒竹茹二钱　橘白络（各）八分　栝蒌皮三钱　连翘壳三钱　炙兜铃一钱　白通草八分　冬瓜子三钱　肥知母钱半　活芦根一尺　枇杷叶露四两，两次冲服。

二诊　身热渐退，胸闷懊侬亦减，呕恶亦觉渐止，咳嗽咯痰不爽，临晚尤甚，口干不多饮，项颈结核。舌质淡红，脉象虚数。痧后余邪挟痰瘀逗留肺胃，阴液暗伤，虚火内炽。再宜生津清温，清肺化痰。

天花粉三钱　肥知母钱半　薄荷叶四分　桑叶皮（各）钱半　光杏仁三钱　川象贝（各）二钱　全栝蒌三钱　冬瓜子三钱　白通草八分　橘白络（各）一钱　炙兜铃一钱　嫩白薇钱半　活芦根一尺　水炒竹茹钱半　枇杷叶露六两，两次冲服

薛小　痧子后身热不清，咳痰不爽，腑行不实，小溲短赤。苔薄腻，唇焦，右手腕微肿疼痛，尾臀之上褥疮腐烂，形瘦骨立，脉象濡小而数。阴液暗伤，津少上承，风温伏邪挟痰热恋肺，清肃之令不行。还虑正不胜邪，致生变迁。宜生津清温，清肺化痰。尚希明正。

天花粉三钱　嫩白薇钱半　川象贝（各）二钱　抱茯神三钱　炒银花三钱　连翘壳三钱　桑叶皮（水炙）（各）钱半　生赤芍钱半　丝瓜络二钱　活芦根一尺　枇杷叶露（后入）四两

唐绍仪女公子　痧子后寒热往来，如疟疾之状，已延两月有余，咳嗽咯痰不爽，耳聋失聪，神疲肢倦。舌质红，苔薄黄，形肉消瘦，脉象濡小而数。气阴两伤，余邪留恋募原，营卫循序失常。渴喜热饮，挟湿故也。脉症参合，渐入痧痨一途。拟清养肺胃，以撤伏匿；调和营卫，而化痰湿。

南沙参三钱　蜜炙黄芪二钱　清炙草五分　抱茯神三钱　炙远志一钱　炒黑荆芥八分　肥玉竹二钱　炙鳖甲二钱　仙半夏钱半　桑叶皮（水炙）（各）钱半　川象贝（各）二钱　甜光杏三钱　蜜姜两小片　红枣四枚　另香谷芽露四两枇杷叶露四两（二味后入）

溃形以为汗法：

生黄芪五钱　熟附片八分　软柴胡钱半　生甘草钱半　炙鳖甲四钱　西秦艽二钱　净蝉衣钱半　荆芥穗钱半

上药煎水，温蒸肌肤，每日一次。

二诊　昨进清养肺阴，以撤伏匿；调和营卫，而化痰湿之剂，热度略减，咯痰不爽，耳聋失聪，神疲嗜卧，形肉消瘦。舌质红，苔薄腻而黄，脉濡小而数。

卫虚失于外护，营虚失于内守，余邪痰湿逗留肺胃，清肃之令不行，还虑虚中生波。前方尚觉合度，仍守原意出入。

　　南沙参三钱　吉林参须八分　炒黑荆芥八分　抱茯神三钱　炙远志一钱广橘白一钱　桑叶皮（水炙）（各）钱半　鲜竹茹二钱　肥玉竹二钱　川象贝（各）二钱　甜光杏三钱　冬瓜子三钱　生熟谷芽（各）三钱　枇杷叶露（后入）四两

　　三诊　痧子后寒热不解，已有两月之久，咳痰不爽，耳聋失聪，渴喜热饮，形瘦时寐，寐多醒少，舌质红，苔干白而腻，脉象濡小而数，左脉虚弦。杳不纳谷，卫虚失于外护则寒，营虚失于内守则热，肺虚则咳嗽，胃弱则不纳。仲圣云：少阴病，但欲寐。卫阳入阴不得外返则多寐；虚阳外越则头额多汗也。种种见症，颇虑正不支持，致阴阳脱离之变。勉拟助阳益阴，和胃化痰，尽人力以冀天佑。

　　吉林人参一钱　熟附片四分　炙鳖甲三钱　抱茯神三钱　炙远志一钱　嫩白薇钱半　川象贝（各）二钱　甜光杏三钱　广橘白一钱　清童便（冲服）一杯　香稻叶露四两　枇杷叶露四两　野蔷薇露四两　用三露煎药

　　薛小　痧子后咳呛胸闷，不思饮食，咽喉干燥，渴不欲饮。舌质红，苔薄腻而黄，脉濡滑而数。阴分本亏，津少上承，余邪痰热逗留中焦，肺胃宣化失司。拟清肺化痰，和胃畅中。

　　川象贝（各）二钱　栝蒌皮三钱　桑叶皮（各）钱半　朱茯神三钱　枳实炭一钱　炒竹茹钱半　绛通草八分　广橘白一钱　生熟谷芽（各）三钱　冬瓜子三钱　藏青果一钱　嫩白薇钱半　枇杷叶三张

天　痘

　　陈幼　天痘见点三天，点已满布，曾经寒热，舌苔薄腻。时气之邪引动先天蕴毒，由内达外，宜以疏解活血。

　　净蝉衣八分　熟牛蒡二钱　清水豆卷四钱　京赤芍二钱　苦桔梗一钱　苦甘草六分　光杏仁三钱　象贝母三钱　杜红花五分　粉葛根钱半　鲜笋尖三钱

　　洪幼　天痘已布，咳嗽音声不扬，痘顶起绽，有灌浆之意。姑拟养正托浆，和营解毒。

　　生黄芪四钱　京赤芍二钱　全当归二钱　净蝉衣八分　苦甘草五分　苦桔梗一钱　大贝母三钱　光杏仁三钱　紫草茸一钱　鲜笋尖三钱　连翘壳三钱　薄

荷叶四分

水　痘

吴幼　寒热渐退，水痘布而渐回，惟胸闷纳少、小溲淡黄。苔薄腻，脉濡数。余邪湿热未楚，脾胃不和。再宜清疏宣化。

清水豆卷四钱　净蝉衣八分　嫩前胡钱半　京赤芍二钱　赤茯苓三钱　陈广皮一钱　象贝母三钱　白通草八分　佩兰梗钱半　炒谷麦芽（各）三钱地枯萝三钱　荷叶一角

疫喉痧

刘幼　喉痧七天，痧子早没，发热无汗，咽喉内关肿痛白腐，项外漫肿。舌红绛，脉弦数。温邪疫疠化热生痰，蕴袭肺胃，厥少之火上升。症势危笃，再宜清解败毒。

薄荷叶八分　甘中黄钱半　净蝉衣八分　大贝母三钱　熟石膏三钱　荆芥穗一钱　京元参二钱　天花粉三钱　金银花六钱　京赤芍二钱　连翘壳三钱　板蓝根二钱　茆芦根（去心节）各一两　鲜竹茹钱半　鲜竹叶三十张

二诊　喉痧八天，痧子早没，发热不退，项颈漫肿渐减。舌红绛，脉弦数。温邪袭里，化火生痰，蕴蒸肺胃。还虑增变，再宜清解败毒。

薄荷叶八分　甘中黄八分　金银花四钱　大贝母三钱　熟石膏三钱　京元参钱半　连翘壳三钱　京赤芍二钱　荆芥穗一钱　天花粉三钱　川雅连四分　粉葛根钱半　茆芦根（去心节）（各）一两　板蓝根二钱　珠黄散吹喉。

金小　风温疫疠引动伏邪，挟痰热蕴袭肺胃两经，疫喉肿红，内关白腐，气喘鼻煽，喉中痰声辘辘。脉象欲伏，舌苔薄黄。症势危笃，勉方冀幸。

净麻黄三分（先煎，去白沫）　生石膏三钱　嫩射干八分　薄荷叶八分光杏仁三钱　生甘草八分　京元参钱半　冬瓜子三钱　桑叶皮（各）钱半　马兜铃一钱　活芦根（去节）一尺　淡竹沥一两（冲服）　真猴枣粉二分（冲服）。　贴起泡膏，吹金不换

林宝宝　风温时气之邪，引动伏邪，蕴袭肺胃两经，痹痧八天，布而渐回，

身热咳嗽，音声不扬，梦语如谵，咽喉努掀痛。苔薄腻黄，脉象濡数。虑其增剧，姑拟辛凉清解，宣肺化痰。尚希明正。

荆芥穗一钱　薄荷叶八分　净蝉衣八分　金银花四钱　连翘壳三钱　生赤芍二钱　光杏仁三钱　象贝母三钱　全栝蒌（切）三钱　冬瓜子三钱　马兜铃一钱　活芦根一尺　朱灯芯二扎

疰　咳

蓝小　疰咳痰多，已延匝月，食积化火，上逆于肺。宜清肺化痰。

水炙桑叶皮（各）钱半　光杏仁三钱　象贝母三钱　赤茯苓三钱　水炙远志一钱　栝蒌皮三钱　兜铃一钱　橘红一钱　冬瓜子三钱　炒竹茹二钱　莱菔子（炒研）二钱　十枣丸一分（研化服）

春　温

沃宝宝　春温伏邪蕴蒸阳明之里，少阳经邪不达，心脾之火内炽，身热十七天，烦躁少寐，梦语如谵，小溲频数不多，咳嗽咯痰不爽，稍有泛恶。舌质淡红，唇焦，脉象濡数。温为阳邪，最易伤阴，津少上承，邪热愈炽，颇虑内陷痉厥之变。急宜生津和解，清肺化痰，以望转机，尚希明正。

天花粉三钱　银柴胡一钱　粉葛根一钱　朱茯神三钱　金银花四钱　连翘壳三钱　川象贝（各）二钱　冬桑叶二钱　甘菊花三钱　黑山栀二钱　肥知母钱半　光杏仁三钱　鲜竹茹二钱　活芦根一尺

二诊　伏温内蕴，由气入营，心肝之火内炽，阳明里热不解，身热晚甚，已有三候，烦躁不寐，口干欲饮，鼻干而聋，唇焦舌质淡红，小溲短赤。脉象濡小而数。一派炎炎之势，有吸尽西江之虑，急宜生津清温，清神涤痰。

鲜石斛四钱　天花粉三钱　肥知母钱半　京元参二钱　冬桑叶三钱　粉丹皮二钱　金银花四钱　连翘壳三钱　光杏仁三钱　川象贝（各）二钱　朱茯神三钱　鲜竹茹二钱　活芦根一尺　朱灯芯两扎

三诊　伏温三候，身热不退，耳聋鼻干，口干欲饮，唇焦烦躁少寐，小溲短赤。脉象弦小而数，舌质淡红。少阴阴液已伤，阳明伏温未解，还虑增变。今拟人参白虎汤加减，尚希明正。

西洋参钱半　鲜竹叶三十张　熟石膏四钱　肥知母二钱　朱茯神三钱　天花粉三钱　京元参二钱　粉丹皮二钱　光杏仁三钱　川象贝（各）二钱　冬桑叶三钱　鲜石斛三钱　活芦根一尺　生谷芽三钱

四诊　伏温三候余，身灼热，耳聋鼻干，口干欲饮，唇焦，烦躁少寐，小溲渐通。舌质红绛，脉象弦小而数。少阴阴液已伤，阳明伏温未解。还虑变迁，再宜生津达邪，清温化痰，尚希明正。

鲜石斛四钱　天花粉三钱　生甘草六分　朱茯神三钱　金银花六钱　连翘壳三钱　川象贝（各）二钱　冬桑叶三钱　薄荷叶八分　鲜茅芦根（各）一两　鲜竹叶茹（各）钱半

风　温

邹小　风温疫疠之邪，挟痰热蕴袭肺胃两经，身热不扬，哮喘咳嗽，喉有痰声，音喑。苔腻黄，脉郁滑而数，咽喉焮红。症势非轻，姑拟麻杏石甘汤加味。

净麻黄（先煎，去四分白沫）　光杏仁三钱　熟石膏三钱　生甘草六分嫩射干六分　马兜铃一钱　象贝母三钱　桑叶皮（各）钱半　冬瓜子三钱　胖大海三枚　活芦根（去节）一尺　另猴枣三分，淡竹沥一两，炖温冲服

彭小　风温伏邪，太阳阳明为病，肺气窒塞不宣，寒热三天，咳嗽胸闷，膺痛泛恶。脉象浮滑而数，苔薄腻而黄。姑拟疏解宣肺，和胃化痰。

炒荆芥一钱　嫩前胡钱半　炒豆豉三钱　赤茯苓三钱　江枳壳一钱　苦桔梗一钱　黑山栀皮钱半　连翘壳三钱　光杏仁三钱　象贝母三钱　川郁金钱半鲜竹茹钱半　炒谷麦芽（各）三钱

刘小　风温伏邪，蕴袭肺胃，身热不清，咳嗽痰多，腑行溏薄。宜疏邪化痰。

炒豆豉三钱　嫩前胡钱半　净蝉衣八分　象贝母三钱　赤茯苓三钱　炒枳壳一钱　苦桔梗一钱　焦楂炭三钱　炒黑荆芥八分　炒麦芽三钱　干荷叶一角冬桑叶二钱

吴小　咳嗽痰多，甚则泛恶，舌苔薄腻。伏风痰滞化热，上逆于肺。宜祛风清金而化痰滞。

嫩前胡钱半　冬桑叶二钱　象贝母三钱　光杏仁三钱　赤茯苓三钱　水炙

远志八分　薄橘红八分　仙半夏钱半　炙款冬钱半　冬瓜子三钱　枳实炭一钱　炒竹茹二钱　老枇杷叶（去毛）二张

罗小　风温伏邪，挟痰滞逗留肺胃，身热时作，咳嗽痰多，甚则泛恶。舌苔薄腻。虑其增剧，姑拟疏邪化痰，宣肺和胃。

炒豆豉二钱　净蝉衣八分　嫩前胡钱半　光杏仁二钱　赤茯苓二钱　江枳壳八分　苦桔梗八分　象贝母二钱　熟牛蒡二钱　莱菔子（炒研）二钱　薄橘红五分　炒麦芽三钱　炒竹茹一钱

郑童　风温伏邪，蕴袭肺胃，身热三候，咳嗽膺痛。脉象滑数，舌苔薄黄。形瘦神疲，颇虑外感而致内伤，致生变迁。姑拟清温化痰，宣肺和胃。

冬桑叶二钱　光杏仁三钱　象贝母三钱　抱茯神三钱　青蒿梗钱半　嫩白薇钱半　栝蒌皮三钱　炙兜铃一钱　川郁金钱半　活芦根一尺　冬瓜子三钱　枇杷叶露（后入）四两　银柴胡一钱

方小　风温伏邪，挟湿滞交阻，身热六天，咳嗽痰多，时时欲厥之状，腹鸣便泄。舌苔薄腻。虑其痉厥，姑宜辛凉疏解，而化痰滞。

淡豆豉三钱　净蝉衣八分　薄荷叶八分　嫩前胡钱半　赤茯苓三钱　苦桔梗一钱　象贝母三钱　焦楂炭三钱　银花炭三钱　连翘壳三钱　大腹皮钱半　炒竹茹钱半　干荷叶一角

李小　风温伏邪挟食滞交阻，太阴阳明为病，身热咳嗽，腹鸣泄泻。姑宜疏邪化痰，和胃畅中。

荆芥穗一钱　淡豆豉三钱　嫩前胡钱半　薄荷叶八分　赤茯苓三钱　苦桔梗一钱　焦楂曲三钱　大腹皮二钱　六神曲三钱　炒枳壳一钱　象贝母三钱　粉葛根钱半　干荷叶一角

程小宝宝　咽喉为肺胃之门户，饮食之道路，风寒包热于肺，挟痰交阻，肺气闭塞，肃降之令失司。乳蛾肿痛白点，妨于咽饮，气逆鼻煽，咳嗽音哑，喉中痰声辘辘。脉象郁滑而数，舌质红，苔黄。书云：气逆之为病，在肺为实，在肾为虚。病经三天，即气逆鼻煽，此肺实也，即肺闭也。金实不鸣，故音哑，非金破不鸣者可比。症势危笃，勉拟麻杏石甘汤加味，以冀一幸。

净麻黄三分　光杏仁三钱　熟石膏三钱　炙僵蚕三钱　生甘草六分　嫩射干八分　轻马勃八分　马兜铃八分　象贝母三钱　净蝉衣八分　胖大海三枚　淡竹沥一两　活芦根一尺　真猴枣粉（冲服）二分

徐小宝宝　咳嗽已有数月，肺阴早伤，迩来身热晚甚，有汗不解，舌前半淡红，中后白腻。脉象濡小而数。形瘦神疲，此先天本亏，风温伏邪，挟痰热逗留肺胃。前投清温化痰而宣肺气之剂，尚觉合度，仍守原意出入，尚希明正。

霜桑叶二钱　光杏仁钱半　川象贝（各）钱半　抱茯神二钱　炙远志八分　金银花二钱　连翘壳二钱　嫩白薇（炒）一钱　绛通草五分　活芦根（去节）五寸　冬瓜子三钱

刘小　身热咳嗽气喘，音喑喉有痰声，腑行溏薄，舌苔干腻。风温伏邪挟痰滞交阻，脾胃为病。恙势尚在险途，急宜宣肺祛风，和胃畅中。

淡豆豉三钱　净蝉衣八分　嫩射干八分　赤茯苓三钱　银花炭三钱　连翘壳三钱　薄荷叶七分　象贝母三钱　苦桔梗一钱　焦楂炭三钱　莱菔子（炒研）二钱　胖大海二枚　鲜荷叶一角　炒竹茹钱半

湿温（致成慢惊）

丁幼　秋温伏邪挟湿滞内阻，太阴阳明为病，身热有汗不解，腑行溏薄，时时迷睡，颇虑阳明之邪传入少阴，致成慢惊之变。急宜温经达邪，和中化浊。

熟附片八分　银柴胡一钱　粉葛根八分　赤茯苓三钱　生白术二钱　仙半夏二钱　焦楂炭三钱　春砂壳八分　炒谷芽三钱　炒苡仁四钱　吉林参须五分（先煎，冲服）

二诊　身热有汗不解，时时迷睡，口干欲饮。脉象濡小而数，舌苔白腻微黄。秋温伏邪始在阳明，继传少阴。昨投温经达邪之剂，尚觉合度，再守原意出入。

熟附片八分　银柴胡一钱　生白术钱半　赤茯苓三钱　煨葛根八分　焦楂炭三钱　春砂壳八分　嫩白薇钱半　炒谷芽三钱　炒麦芽三钱　鲜荷叶一角　吉林参须五分（先煎冲服）

三诊　迷睡大减，身热有汗不解，朝轻暮重，咳嗽痰多，腑行不实，白㾦布而不多，脉象濡小而数。少阴之邪已还，阳明挟湿，逗留募原，漫布三焦。能得不增变端，可望渐入坦途。

净蝉衣八分　银柴胡一钱　清水豆卷四钱　赤茯苓三钱　生白术钱半　生苡仁四钱　川象贝（各）二钱　焦楂炭三钱　冬桑叶二钱　甘露消毒丹四钱，荷叶包煎，刺孔

服药后病势加重，仍然迷睡，复宗温经达邪，和中化浊之意进治。

四诊 湿温十七天，邪已入于三阴，昨投附子理中合小柴胡汤加减，身热较轻，便泄色青亦止，小溲频数清长，咳嗽痰多。既见效机，仍宜原意出入。

吉林参须八分（另先煎冲服） 熟附片四分 生白术钱半 银柴胡一钱炒扁豆衣三钱 炒怀山药三钱 仙半夏二钱 川象贝（各）二钱 焦楂炭三钱 陈仓米（包）四钱 干荷叶一角

五诊 湿温十八天，邪已入于三阴，连进附子理中合小柴胡汤加减，身热大退，便泄亦止，惟咳嗽痰多，小便频数。再宗原法进步。

吉林参须八分 熟附片四分 生白术钱半 炒怀药三钱 炒扁豆衣三钱银柴胡一钱 嫩白薇（炒）钱半 仙半夏二钱 川象贝（各）二钱 炒谷麦芽（各）三钱 干荷叶一角

六诊 湿温二十天，身热退而复作，咳嗽痰多，甚则鼻煽，大便溏薄，小溲色白。阴盛格阳，脾虚肺阴亦伤，慢惊重症。再仿理中地黄汤意。

吉林参须八分 熟附片六分 川象贝（各）二钱 蛤粉炒阿胶一钱 怀山药三钱 焦楂炭三钱 银柴胡一钱 干姜炭四分 生白术二钱 陈仓米（包）四钱 干荷叶煎汤代水。

张童 腑气已通，身热朝轻暮重，白痦布而未回，鼻红口干。舌苔干腻微黄，脉象濡小而数。羌延数月，气阴两亏，伏温湿热，留于募原，还虑正不胜邪，致生变迁。再宜养正和解，淡渗湿热。

吉林参须五分 银柴胡钱半 青蒿梗钱半 朱茯神三钱 白通草八分 嫩白薇钱半 炒谷麦芽（各）三钱 佩兰梗钱半 冬瓜子三钱 甘露消毒丹四钱（包煎）

二诊 湿温月余，身热天明始退，白痦布而渐回。脉象濡细而数。气阴暗伤，余邪湿热留恋募原。再宜扶正和解，淡渗湿热。

吉林参须一钱 银柴胡钱半 青蒿梗钱半 朱茯神三钱 川象贝（各）二钱 嫩白薇钱半 佩兰梗钱半 广橘白一钱 白通草八分 生苡仁三钱 炒谷麦芽（各）三钱 冬瓜子皮（各）三钱

严幼 湿温月余，身热午后尤甚，咳嗽痰多。脉象濡小，苔白腻微黄，白痦隐隐。正虚脾弱，客邪湿热留恋。姑拟扶正和解，宣肺化痰。

炒潞党参一钱 象贝母三钱 陈广皮一钱 银州柴胡一钱 赤茯苓三钱佩兰梗钱半 炒谷麦芽（各）三钱 生白术钱半 炒苡仁四钱 浮小麦四钱鲜荷叶一角

赵宝宝 湿温十六天，有汗身热不解，朝轻暮重，口干欲饮，小溲短赤，腑行不实。舌前半淡红，中后灰腻而黄，脉象濡数，白疹布而即隐。此无形之伏温，与有形之湿，蕴蒸募原，挟滞交阻，少阳阳明为病。阴液虽伤，邪湿不化，还虑增剧。今拟和解枢机，清化湿热，冀温从外达，湿从下趋，白疹复布，邪始有出路。拟方明正。

银州柴胡一钱　粉葛根钱半　鸡苏散（包）三钱　赤茯苓三钱　金银花三钱　连翘壳三钱　枳实炭一钱　方通草八分　净蝉衣八分　嫩白薇钱半　生熟谷芽（各）三钱　地枯萝三钱　白茅根（去心）二扎

二诊 湿温十七天，身热早轻暮重，有汗不解，口干欲饮，小溲短赤。苔薄腻而黄，脉濡滑而数，白痦布而渐多。伏温湿热蕴蒸募原，少阳阳明为病，湿不化则热不退，气不宣则湿不化，还虑增剧。昨投和解枢机，清温化湿，尚觉合度，仍守原意出入。尚希明正。

银柴胡一钱　粉葛根钱半　鸡苏散（包）三钱　赤茯苓三钱　金银花三钱　连翘壳三钱　枳实炭一钱　方通草八分　净蝉衣八分　嫩白薇钱半　冬瓜子三钱　生熟谷芽（各）三钱　白茅根（去心）二扎

三诊 湿温十八天，汗渐多，白痦布于胸腹之间，虽是佳兆，无似身热不退，口干不多饮，耳聋失聪。舌苔灰腻而黄，脉象滑数。温与湿合，蕴蒸募原，漫布三焦。叶香岩先生云："湿为粘腻之邪，最难骤化，所以身热而不易退也。"今拟苍术白虎汤加减，尚希前诊先生正之。

制苍术七分　生石膏三钱　鸡苏散（包）三钱　赤茯苓三钱　枳实炭一钱　嫩白薇钱半　净蝉衣八分　方通草八分　冬瓜皮四钱　白茅根一扎　生谷芽四钱

四诊 湿温十九天，白痦布而复隐，身热不退，口干欲饮，耳聋失聪，且有鼻衄，大便溏泄。舌苔干腻，脉象濡滑而数，趺阳脉濡软无力。是气阴暗伤，不能托邪外出，温与湿合，互阻募原，漫布三焦。欲燥湿则伤阴，欲滋清则助湿，大有顾此失彼之弊。还虑增变，今拟扶正和解，宣气化湿。白痦复布，温从外解，湿从下趋则吉。

南沙参三钱　银柴胡一钱　粉葛根钱半　赤茯苓三钱　银花炭三钱　连翘壳三钱　鸡苏散（包）三钱　炒扁豆衣三钱　陈广皮一钱　干荷叶一角

五诊 湿温二十五天，身热较轻，而未能尽退。舌质红，苔干薄腻，口干欲饮，便溏亦结，白痦又布于颈项之间。脉象左弦数，右濡数。此气阴两伤，津少上承，伏温湿热逗留募原，肺经输布无权。再宜养正生津，清温化湿，尚希明正。

南沙参三钱　生甘草五分　天花粉三钱　赤茯苓三钱　金银花三钱　连翘壳三钱　川象贝（各）二钱　嫩白薇钱半　方通草八分　生熟谷芽（各）三钱　白茅根（去心）二扎　香青蒿钱半　鲜荷叶一角

惊　厥

杨幼　两目上视，时轻时剧，今晚角弓反张，脐腹疼胀，舌强吮乳不利。舌尖边淡红，中后薄腻，脉象细弱，哭泣音声不扬。气阴暗伤，虚风内动，痰热逗留肺胃，枢机窒塞，还虑增变。宜熄风安神，宣肺化痰。

煅石决三钱　青龙齿三钱　净蝉衣五分　朱茯神三钱　炙远志一钱　炙僵蚕三钱　川象贝（各）二钱　陈木瓜一钱　山慈姑片八分　珍珠粉（冲服）一分　嫩钩钩（后入）三钱　金器一具

吴幼　风痰堵塞肺络，清肃之令不得下行，痰多气逆咳嗽，声音不扬，虑成肺风痰惊。姑拟轻宣肺邪，而化痰热。

净蝉衣八分　嫩射干七分　光杏仁三钱　象贝母三钱　苦桔梗一钱　嫩前胡钱半　云茯苓三钱　炙紫菀八分　蜜炙麻黄二分　莱菔子（炒研）钱半另保赤丹二厘，白冰糖汤调下

二诊　咳嗽气逆，甚则鼻煽，哭不出声。风痰堵塞肺络，清肃之令不得下行。还虑变迁，再宜开肺化痰，尚希明正。

净蝉衣八分　嫩射干八分　光杏仁三钱　象贝母三钱　抱茯神三钱　炙远志一钱　霜桑叶三钱　川郁金钱半　炙紫菀八分　炙兜铃一钱　冬瓜子三钱

卢小　脾胃败坏，运化失常，纳少泛恶，腑行溏薄，阴盛格阳，身热形瘦，土不生金，咳嗽痰多，势成慢惊疳痨。姑拟理中地黄汤加减。

炒党参钱半　熟附片四分　米炒白术钱半　炒怀药三钱　炮姜炭四分　云茯苓三钱　仙半夏二钱　陈广皮一钱　蛤粉炒阿胶一钱　炒谷麦芽（各）三钱　焦楂炭三钱　炒川贝二钱　炙粟壳二钱　灶心黄土四钱（荷叶包）

淋　证

俞小　两天本亏，湿热滞内阻，脾胃运化失常，小溲淋涩不通，溺时管痛，

胸闷纳少，大便溏薄。苔薄腻，脉濡滑。症势非轻，宜和中化湿，分利阴阳。

煨葛根钱半　赤猪苓（各）三钱　苦桔梗一钱　炒扁豆衣三钱　陈广皮一钱　大腹皮二钱　六神曲三钱　焦楂炭三钱　炒车前子三钱　干荷叶一角　滋肾通关丸二钱（包煎）

童 痨

高幼　阴虚潮热，纳少形瘦。脉象弦小而数，是成童痨。勉宜养正和解，而醒脾气。

南沙参三钱　银柴胡二钱　嫩白薇钱半　抱茯神三钱　怀山药三钱　青蒿子钱半　陈广皮一钱　焦谷芽三钱　冬瓜子三钱　干荷叶一角

泄 泻

吴幼　感受时气之邪，挟乳滞内阻，太阴阳明为病，身热口干，腹鸣泄泻。苔薄腻黄，脉象滑数。症势非轻，姑拟疏邪和中而化湿滞。

荆芥穗八分　青防风八分　薄荷叶四分　粉葛根一钱　藿香梗一钱　赤猪苓（各）二钱　细青皮一钱　大腹皮二钱　焦楂炭二钱　银花炭二钱　六神曲二钱　炒车前子三钱　干荷叶一角

周孩　得汗身热较减不退，大便溏泄。伏邪湿滞未楚，阳明经腑为病。今拟葛根黄芩黄连汤加减。

粉葛根一钱　酒炒黄芩一钱　象贝母三钱　赤猪苓（各）三钱　细青皮一钱　苦桔梗一钱　六神曲三钱　焦楂炭三钱　清水豆卷四钱　银花炭三钱　大腹皮二钱　炒车前子三钱　干荷叶一角

蒋小　初病太阳阳明为病，继则邪陷太阴，清浊混淆，身热无汗，腹满便泄。舌苔白腻，脉象濡数。防成慢惊，姑拟温绎达邪，和中消滞。

熟附片五分　炮姜炭三分　生白术钱半　云茯苓三钱　细青皮一钱　大腹皮二钱　荆芥穗八分　青防风八分　粉葛根一钱　藿香梗一钱　焦楂炭二钱　象贝母三钱　灶心黄土四钱（干荷叶包煎）

二诊　昨投温经达邪和中消滞之剂，身热略减，未曾得汗，腹满泄泻。苔白腻，脉濡数。邪陷三阴，阴盛格阳，还虑生变，既见效机，仍守原意出入。

熟附片六分　炮姜炭四分　生白术钱半　大腹皮二钱　云茯苓三钱　荆芥穗一钱　青防风八分　粉葛根八分　焦楂炭三钱　象贝母三钱　银柴胡一钱　灶心黄土（荷叶包煎）四钱

三诊　连投温经达邪和胃消滞之剂，腹满泄泻渐减，寒热退而未清，咳嗽痰多。三阴之邪有外达之势，再守原意出入。

熟附片六分　炮姜炭四分　生白术钱半　嫩前胡钱半　赤茯苓三钱　细青皮一钱　大腹皮二钱　象贝母三钱　焦楂炭二钱　苦桔梗一钱　粉葛根一钱　银柴胡一钱　灶心黄土四钱（干荷叶包煎）

痢　疾

张小　湿热滞郁于曲肠，锻炼成积，腹痛痢下，赤白相杂，里急后重。姑拟和中化浊。

炒黑荆芥一钱　银花炭三钱　炒赤芍二钱　赤茯苓三钱　细青皮一钱　苦桔梗一钱　春砂壳八分　六神曲三钱　焦谷芽三钱　炒赤砂糖三钱　干荷叶一角　荠菜花炭三钱

霍　乱

周小　霍乱上吐下泻，手足逆冷。脉象沉细，渴喜热饮。寒疫客于三阴，阳气不能通达，症势重险。姑拟连萸汤加减。

熟附块八分　炮姜炭五分　淡吴萸三分　藿香梗钱半　制川朴一钱　炒川连四分　生白术钱半　仙半夏钱半　云茯苓三钱　大腹皮二钱　炒潞党参一钱　六神曲三钱　灶心土一两（干荷叶包煎）

陈小　霍乱后纳谷减少，两足畏冷。苔白腻，脉沉细。少阴有寒，太阴有湿，脾胃运化失常。宜温经运脾，芳香化湿。

熟附片六分　赤茯苓三钱　春砂壳八分　制川朴一钱　陈广皮一钱　福泽泻钱半　制苍术一钱　藿香梗钱半　炒谷麦芽（各）三钱　佩兰梗钱半　陈佛手八分

虫　积

王女孩　脾阳胃阴两伤，湿郁生虫，腹痛阵阵，午后潮热，形瘦神疲，大腹胀满，势成疳积。宜健脾养胃，酸苦杀虫。

生白术钱半　川石斛三钱　连皮苓三钱　陈广皮一钱　银柴胡一钱　使君子三钱　嫩白薇钱半　陈鹤虱钱半　白雷丸钱半　炒谷麦芽各三钱　陈葫芦瓢三钱

二诊　腹痛较减，入夜潮热，腹满便溏，兼之咳嗽，脾土薄弱，湿郁生虫，燥邪入肺。今拟扶土和中，清肺杀虫。

生白术钱半　连皮苓四钱　炒扁豆衣三钱　陈广皮一钱　大腹皮二钱　象贝母三钱　炒怀药三钱　六神曲三钱　使君子三钱　陈鹤虱钱半　白雷丸钱半　干荷叶一角　陈葫芦瓢三钱

吴幼　新寒引动厥气，挟宿滞虫积交阻，脾胃不和，胸闷呕吐，腹痛阵阵。苔薄黄，脉弦小而紧。症势非轻，姑拟和中化浊，辛开苦降，佐以杀虫。

藿香梗一钱　仙半夏二钱　水炒川连五分　淡吴萸一分　赤茯苓三钱　陈广皮一钱　枳实炭一钱　六神曲三钱　使君肉二钱　陈鹤虱三钱　白雷丸钱半　炒麦芽三钱　姜竹茹钱半　另玉枢丹二分，开水磨冲服

张童　腹痛时作时止。脾弱生湿，湿郁生虫，肝脾气滞。姑拟酸苦杀虫，而和肝脾。

大白芍二钱　川楝肉二钱　延胡索一钱　云茯苓三钱　新会皮一钱　春砂壳八分　使君肉三钱　陈鹤虱三钱　白雷丸钱半　开口花椒七粒　炙乌梅五分　煅瓦楞四钱

卷四　外科医案

疖

傅左　风邪挟痰瘀凝结，头颅疡疖，肿硬疼痛。虑其增剧，宜疏散消解。

薄荷叶八分　荆芥穗一钱　青防风一钱　生草节八分　苦桔梗一钱　京赤芍二钱　连翘壳三钱　大贝母三钱　炙姜蚕三钱　生蒲黄（包）三钱　山慈姑片八分

蟮瘰头

朱幼　蟮瘰破溃，脓水甚多，耳根结核，耳内流脓，寒热日作。厥少之火上升，湿热蒸腾，风邪外乘。症情夹杂，非易速痊，姑拟消托兼施。

薄荷叶八分　荆芥穗钱半　京赤芍二钱　生草节八分　苦桔梗一钱　连翘壳三钱　大贝母三钱　炙姜蚕三钱　银柴胡一钱　夏枯花钱半　方通草八分

疔　疮

口角疔

周左　口角疔顶如粟，根脚肿硬疼痛，湿火蕴结，血瘀毒滞。宜清解托毒。

甘菊花三钱　地丁草三钱　轻马勃八分　薄荷叶八分　生甘草六分　苦桔梗一钱　金银花三钱　连翘壳三钱　生赤芍二钱　大贝母三钱　炙姜蚕三钱　天花粉三钱　草河车三钱　外用太乙膏、上釜墨，膏用殊峰散、酥料

李右　口角疔顶如粟，根脚肿痛，湿火蕴结，血凝毒滞，虑其增剧。急宜清疏消解。

薄荷叶八分　熟牛蒡二钱　地丁草三钱　生草节六分　生赤芍三钱　金银花五钱　连翘壳三钱　草河车三钱　炙姜蚕三钱　另外科蟾酥丸三粒，吞服

人中疗

陈左　阳明结火上升，血凝毒滞，人中疗顶如粟，四围肿硬掀痛。症势非轻，急宜清解托毒。

甘菊花八钱　地丁草五钱　薄荷叶八分　熟牛蒡二钱　生甘草节八分　苦桔梗一钱　金银花六钱　生赤芍二钱　连翘壳三钱　大贝母三钱　炙姜蚕三钱　草河车三钱　生绿豆衣三钱

外科蟾酥丸吞服三粒，泻毒丸五粒，另送，大便通后去之。

红丝疗

何右　阴虚质体，肝阳内炽，湿火入络，血凝毒滞，红丝疗起于左大指，连及手臂，肿红掀痛，虑其增剧。急宜清疏消解。

薄荷叶八分　熟牛蒡二钱　甘菊花三钱　地丁草三钱　生草节六分　金银花五钱　连翘壳三钱　大贝母三钱　天花粉三钱　朱茯神三钱　青龙齿三钱　草河车三钱　生绿豆一两

吴左　红丝疗直线已达肘弯，左手大指脂水淋漓，颇虑由外入内，漫延走黄，急宜清火解毒。

甘菊花六钱　紫花地丁五钱　黄花地丁五钱　金银花八钱　连翘壳五钱生草节六分　大贝母三钱　炙姜蚕三钱　生赤芍三钱　生绿豆一两

脑　疽

葛左　脑疽腐溃，根脚虽收，腐肉未脱，气虚不能托毒外出，痰湿蕴结不化。宜益气和营，化湿托毒。

生黄芪六钱　全当归二钱　生草节六分　抱茯神三钱　炙远志一钱　苦桔梗一钱　大贝母三钱　炙姜蚕三钱　鹿角霜三钱　香白芷四分　紫丹参二钱　琥珀蜡矾丸一钱，吞服　另用全当归三钱，大川芎一钱五分，生草节一钱五分，石菖蒲一钱五分，鲜猪脚爪一枚劈碎，煎汤洗之　外用九黄丹、补天丹、黑虎丹、

阳和膏

陈左 脑疽七天，顶虽溃未曾得脓，根脚肿硬疼痛，日晡寒热。湿邪凝结督阳之络，血凝毒滞。症势非轻，拟和营托毒。

生黄芪四钱　全当归二钱　生草节八分　苦桔梗一钱　川桂枝五分　京赤芍二钱　大贝母三钱　炙天虫三钱　陈广皮一钱　白茄蒂五枚

上黑虎丹，贴退消膏，敷用金箍散、冲和膏

二诊 脑疽腐溃平坦，根脚散漫，肉色紫暗，气虚肝郁，挟痰湿蕴结督经，血凝毒滞。症势非轻，姑拟和营托毒。

生黄芪四钱　全当归二钱　紫丹参二钱　生草节六分　苦桔梗一钱　大贝母三钱　炙姜蚕三钱　鹿角霜三钱　陈广皮一钱　白茄蒂一钱　琥珀蜡矾丸一钱，吞服

外用阳和膏、九黄丹、黑虎丹。

如意散、蟾皮、金箍散以红茶白蜜调敷。

上搭手

寿左 上搭手腐去新生，口燥亦减。姑拟益气生新，调理脾胃。

生黄芪四钱　紫丹参二钱　生草节六分　抱茯神三钱　怀山药三钱　川石斛三钱　全当归二钱　川象贝各二钱　陈广皮一钱　丝瓜络三钱　红枣四枚　外用三妙膏、桃花散、海浮散

中搭手

潘左 中搭手破溃，得脓不多，四围肿硬疼痛，已见轻减。宜和营托毒。

生黄芪五钱　生草节八分　云茯苓三钱　全当归二钱　紫丹参二钱　生苡仁四钱　大贝母三钱　忍冬藤三钱　飞滑石三钱　丝瓜络二钱　杜赤豆一两

乳 痈

林右 乳痈根株未除，肝火湿热未清。宜和荣托毒。

全当归二钱　京赤芍二钱　紫丹参二钱　生草节八分　大贝母三钱　全栝蒌（打）三钱　忍冬藤三钱　连翘壳三钱　蒲公英三钱　青橘叶钱半　丝瓜络二钱

乳 疽

王右 肝不条达，胃热瘀凝，左乳生疽，肿硬疼痛。虑其增剧，急宜祛瘀消解。

当归尾三钱　赤芍药三钱　银柴胡一钱　青陈皮（各）一钱　全栝蒌三钱　生草节八分　忍冬藤三钱　连翘壳三钱　炙甲片一钱　蒲公英（包）三钱　青橘叶钱半　丝瓜络二钱

张右 外吹乳疽，初起结块疼痛。肝郁挟痰瘀凝结，营卫不从。宜解郁化痰。

全当归二钱　京赤芍二钱　银柴胡一钱　青陈皮（各）一钱　全栝蒌（打）四钱　生香附钱半　大贝母三钱　炙姜蚕三钱　蒲公英三钱　生草节八分　外贴硇砂膏

流 注

史左 胸膺流注已成，漏管脓水淋漓，延今一载，气血两亏，不能生肌，虑入疬痨一途。

八珍丸三两，每日用生黄芪三钱，煎汤，吞服三钱

戴左 风湿热稽留络道，血凝毒滞，右肘流注，漫肿疼痛，寒热不清。虑其增剧，姑拟疏散消解。

清水豆卷五钱　当归尾三钱　京赤芍三钱　杜红花八分　生草节八分　大贝母三钱　炙姜蚕三钱　忍冬藤三钱　连翘壳三钱　炙甲片钱半　嫩桑枝四钱　指迷茯苓丸（包煎）八钱

蜣螂疽

张左 蜣螂疽漫肿疼痛，不能屈伸，肢节酸痛。脾弱生湿，湿郁生痰，稽留络道。宜理脾和胃，化湿通络。

生白术二钱　云茯苓三钱　陈广皮一钱　仙半夏二钱　紫丹参二钱　大贝母三钱　生赤芍二钱　炙枳壳一钱　杜红花八分　陈木瓜二钱　嫩桑枝四钱　小金丹一大粒，研细末化服

顾小 病痰破溃，蜣螂疽漫肿疼痛，形寒潮热，大腹胀满。内外挟杂之症，非易图功。

生白术钱半　连皮苓四钱　炒怀药三钱　陈广皮一钱　大腹皮一钱　干蟾皮（酒洗）钱半　炒香附二钱　鸡金炭钱半　使君肉三钱　陈葫芦瓢三钱六君子丸（包煎）三钱

谈左 蜣螂疽生于手指，漫肿疼痛，不能屈伸，脾弱生湿，湿郁生痰，稽留络道，营卫不从。宜理脾和胃，化湿通络。

生白术钱半　云茯苓三钱　仙半夏二钱　陈广皮一钱　炙枳壳一钱　生赤芍二钱　大贝母三钱　炙姜蚕三钱　风化硝（后入）五分　嫩桑枝四钱　山慈姑片八分

肋 疽

宋左 肋疽漫肿疼痛，已有三月之久，内已酿脓，肝郁挟痰湿凝结。症势非轻，姑宜消托兼施。

生黄芪五钱　全当归二钱　生草节六分　抱茯神三钱　炙远志一钱　苦桔梗一钱　大贝母三钱　炙姜蚕三钱　炙甲片一钱　陈广皮一钱　外贴阳和膏

此症针破后有似脓非脓之油腻者，是内隔膜已坏，不治也。

二诊 肋疽漫肿疼痛，已延三月之久，内有酿脓之象，宜益气托毒，健运太阴。

生黄芪四钱　紫丹参二钱　生草节八分　赤茯苓三钱　生白术二钱　陈广皮一钱　六神曲三钱　炒扁豆衣三钱　大贝母三钱　炒赤芍二钱　炒谷芽三钱　炒苡仁三钱　金香附钱半　干荷叶一角

少腹疽

罗右 少腹疽已成，内已溃脓，肿红疼痛，湿热瘀凝，营卫不从。虑其增剧，姑拟和营托毒。

生黄芪四钱　紫丹参二钱　生草节八分　全当归二钱　京赤芍二钱　忍冬藤三钱　连翘壳三钱　大贝母三钱　方通草八分　飞滑石三钱　泽兰叶钱半　丝瓜络二钱　杜赤豆一两　退消膏上黑虎丹、九黄丹

甘　疽

徐小 甘疽虽愈，根株未除，大腹微满，皆由两天不足，健运不能如常。再拟培养两天，加以伤风，佐人祛风化痰之品。

怀山药三钱　炙远志一钱　霜桑叶三钱　苦桔梗一钱　抱茯神三钱　嫩前胡钱半　光杏仁三钱　象贝母三钱　福橘络一钱　冬瓜子三钱　陈葫芦瓢三钱

陈右 甘疽成漏，脓水淋漓，气血两亏，不能托毒外出。症势缠绵，姑宜培养气血，拔管托毒。

生黄芪六钱　生潞党参三钱　生甘草六分　全当归二钱　紫丹参二钱　苦桔梗一钱　大贝母二钱　抱茯神三钱　象牙屑（焙）三钱　红枣四枚　拔管以七仙条，须痛二分钟即止，至第三日自出

鹤膝疽

吴左 鹤膝疽已久，漫肿疼痛，皮色不变，难于步履。两天本亏，风邪痰湿稽留络道，营卫闭塞不通。姑拟益气祛风，化湿通络。

生黄芪五钱　全当归二钱　西秦艽二钱　怀牛膝二钱　晚蚕沙（包）三钱　海桐皮三钱　木防己二钱　陈木瓜二钱　白茄根二钱　川独活七分　生苡仁四钱　藏红花七分　油松节（切片）二钱　贴阳和膏

二诊 两天本亏，风邪痰湿稽留络道，营卫痹塞不通，左膝漫肿痹痛，不便步履，防成鹤膝，仍宜益气祛风，化湿通络。

生黄芪四钱　全当归三钱　怀牛膝二钱　西秦艽二钱　云茯苓三钱　生苡仁四钱　木防己二钱　广陈皮一钱　杜红花八分　虎胫骨（炙酥）二钱　松节（切片）二钱

环跳疽

吴童　环跳疽又发，脓水不多，疮旁又肿，良由两天不足，痰湿瘀凝，营卫不从。拟阳和汤加减。

净麻黄（先煎去白沫）三分　大熟地四钱　肉桂心四分　白芥子（炒开）二钱　怀牛膝三钱　炮姜炭四分　陈广皮一钱　紫丹参二钱　鹿角胶三钱

二诊　流注破溃已久，内已成管，左髀部漫肿疼痛。症属缠绵，以丸代煎，缓图功效。

净麻黄二钱五分　大生地四两　怀牛膝一两五钱　炮姜炭五钱　肉桂心五钱　陈广皮一两　白芥子二两　鹿角胶二两　生草节一两　生黄芪二两

上药共研细末，加鹿角胶和透，炼蜜为丸。每早晚各服一钱五分。

股阴疽

罗左　股阴疽肿硬疼痛，日晡寒热，虑其增剧。姑宜祛瘀消解。

京赤芍二钱　荆芥穗钱半　青防风一钱　全当归二钱　泽兰叶钱半　杜红花八分　生草节六分　炙甲片一钱　嫩桑枝三钱　大贝母三钱　炙乳没（各）八分　炙僵蚕三钱

附骨流疽

钱左　腑气已通数次，脐腹胀势大减，口干不多饮，小溲不利，右髀部结块痹痛，痛引腿胯，不能步履。苔白，脉濡小而数。阴液本亏，肝失疏泄，湿热气滞互阻募原，一时未能清楚，痰湿邪风凝结络道，营卫不能流通，防成附骨流疽，内外夹杂之证，勿轻视之。宜化湿祛瘀，疏运分消。

连皮苓四钱　生熟苡仁（各）三钱　陈广皮一钱　大腹皮二钱　地枯萝三钱　枳实炭一钱　西秦艽二钱　木防己二钱　陈橘核（打）三钱　益元散（包）三钱　路路通钱半　冬瓜皮三钱　小活络丹一粒（研末冲服）

腋　痰

倪右　湿热痰瘀凝结，营卫不从，腋痰肿硬疼痛，日晡寒热。虑其酿脓，姑拟祛瘀消解。

当归尾二钱　京赤芍二钱　银柴胡一钱　清水豆卷四钱　赤苓三钱　仙半夏二钱　杜红花八分　大贝母三钱　炙僵蚕三钱　炙甲片一钱　嫩桑枝四钱　小金丹一大粒，化服

赵小　腋痰溃后，脓水清稀，四围肿硬疼痛。痰湿凝结，营卫不从。缠绵之症，姑拟和营托毒。

生黄芪四钱　紫丹参二钱　生草节八分　赤茯苓三钱　赤芍药二钱　全当归二钱　六神曲三钱　制香附钱半　大贝母三钱　丝瓜络二钱

疬　痰

何童　疬痰肿硬，两天不足，痰瘀凝结。症势缠绵，姑拟崇土化痰而通络道。

全当归二钱　京赤芍二钱　银柴胡一钱　生草节六分　苦桔梗一钱　生香附二钱　川象贝（各）二钱　炙僵蚕三钱　淡昆布钱半　藏红花五分　小金丹一大粒，化服　陈海蜇皮二两，漂淡，煎汤代水

魏小　咽痛蒂坠，颏下结核，咳嗽涕多，肝胆火升，痰瘀凝结络道，风热外乘。防成疬痰，姑拟清疏消解。

薄荷叶八分　净蝉衣八分　生甘草六分　轻马勃八分　京元参钱半　嫩前胡钱半　苦桔梗一钱　光杏仁三钱　连翘壳三钱　大贝母三钱　炙僵蚕三钱　藏青果一钱　京赤芍二钱　鲜竹叶三十张　鲜竹菇钱半

马刀疬

吕左 疝气屡发，马刀疬肿硬不消，形寒纳少，苔腻脉弦滑。肝失疏泄，痰瘀凝结。缠绵之证，宜泄肝渗湿，化痰通络。

金铃子一钱　延胡索一钱　生赤芍二钱　陈橘核四钱　福泽泻钱半　荔枝核（炙）五枚　赤茯苓三钱　大贝母三钱　炙僵蚕三钱　山慈姑片八分　清水豆卷五钱　枸橘（打）一枚

结　核

刘小姐 伏温愈后，咳嗽未止，纳少形瘦，白痦已回，大腿结核酸痛，左脉细弱，右脉濡滑。肺胃之阴已伤，痰热留恋，营卫循序失常。宜养正和胃，化痰通络。

南沙参三钱　川象贝（各）二钱　栝蒌皮三钱　抱茯神三钱　炙远志一钱　怀山药三钱　甜光杏三钱　生苡仁四钱　冬瓜子三钱　浮小麦四钱　北秫米（包）三钱　嫩桑枝三钱

谢右 痧后阴虚，肝火挟痰热，蕴结络道，风邪外乘，项颈结核，乍有寒热。虑其增剧，姑拟疏散消解。

薄荷叶八分　熟牛蒡二钱　荆芥穗一钱　京赤芍二钱　生草节五分　苦桔梗一钱　连翘壳三钱　大贝母三钱　炙僵蚕三钱　山慈姑片八分　鲜竹茹钱半　清水豆卷四钱

失　营

徐左 失营证破溃翻花，血水淋漓，内热口干，纳谷减少，阴分亏耗，肝郁挟痰瘀凝结，胃气不和。脉象细弱。已入不治之条，勉拟香贝养营汤加减。

川贝母三钱　生香附钱半　全当归二钱　大白芍二钱　紫丹参二钱　银柴胡一钱　川石斛三钱　粉丹皮钱半　广橘白一钱　生熟谷芽（各）三钱　藕节一两　马齿苋加平胬丹作饼贴之，一日一换

鸡肫疿

余叟　鸡肫疿浮肿痒痛，久而不愈，高年气虚，积湿下注，宿瘀不化。宜益气生津，化痰祛瘀。

生黄芪四钱　青防风一钱　荆芥穗八分　皂荚子七粒　净蝉衣八分　生草节六分　飞滑石三钱　京赤芍二钱　大贝母三钱　方通草八分　连翘壳三钱　黑山栀二钱　肥皂子七粒　青宁丸钱半（吞服）

横痃

徐左　湿热瘀凝，营卫不和，横痃肿硬疼痛，日晡寒热。宜消托兼施，消未成之毒，托已成之脓也。

生黄芪三钱　青防风一钱　当归尾三钱　京赤芍二钱　生草节八分　忍冬藤三钱　连翘壳三钱　杜红花八分　大贝母三钱　炙僵蚕三钱　炙甲片一钱　泽兰叶钱半　黑白丑（各）八分

姚左　横痃溃后，得脓渐多，四围肿硬渐消。宜和营托毒。

全当归二钱　紫丹参二钱　生草节六分　赤茯苓三钱　炒赤芍二钱　福泽泻钱半　大贝母三钱　炙僵蚕三钱　生黄芪三钱　香白芷五分　陈广皮一钱　丝瓜络二钱

肠痈

刘左　肠痈肿硬疼痛，右足屈而不伸，痰湿瘀凝，营卫不从。宜祛瘀消解。

当归须钱半　京赤芍二钱　桃仁泥三钱　生草节六分　全栝蒌三钱　炙甲片三钱　泽兰叶钱半　忍冬藤三钱　连翘壳三钱　黑白丑（各）八分　苏木八分　杜红花八分　醒消丸一钱（吞服）

肛门病

肛　痈

郭左　肛痈坠胀疼痛，小溲不利，寒热渐退，胸闷不思饮食。苔薄腻，脉濡滑。湿热蕴结下焦，气机窒塞不通。还虑增剧，今宜疏散消解，滋肾通关。

清水豆卷八钱　荆芥穗钱半　苦桔梗三钱　赤茯苓三钱　福泽泻钱半　江枳壳一钱　京赤芍二钱　泽兰叶钱半　大贝母三钱　方通草八分　炒谷麦芽（各）三钱　杜赤豆一两　滋肾通关丸（包煎）三钱

二诊　小溲渐利，肛门坠胀亦减，临晚寒热，胸闷不思饮食。苔薄腻，脉濡滑。湿热逗留下焦，膀胱宣化失司，肺为水之上源，源不清则流不洁。再宜开肺达邪，滋肾通关。

光杏仁三钱　苦桔梗三钱　荆芥穗一钱　清水豆卷八钱　赤茯苓三钱　粉草薢二钱　福泽泻钱半　江枳壳一钱　冬葵子三钱　方通草八分　泽兰叶钱半　炒谷麦芽（各）三钱　荸荠梗钱半　滋肾通关丸（包煎）三钱

郑左　肛痈初起，肿红掀痛，日晡寒热，阴虚质体，营卫不从，湿热凝瘀。宜清疏消解。

清水豆卷四钱　黑山栀二钱　当归尾二钱　京赤芍二钱　生草节八分　金银花三钱　连翘壳三钱　大贝母三钱　方通草八分　飞滑石三钱　泽兰叶钱半　丝瓜络二钱　杜赤豆一两

吕左　肛痈双发，破溃得脓不多，四围肿红疼痛，纳少苔腻。湿热蕴结下焦，营卫不从。症属缠绵，姑拟和营托毒而化蕴湿。

全当归二钱　京赤芍二钱　紫丹参二钱　忍冬藤二钱　茯苓皮三钱　方通草八分　大贝母三钱　生苡仁四钱　丝瓜络二钱　杜赤豆一两　佩兰梗钱半　用退消膏，上黑虎丹、呼脓丹、九黄丹

黄左　海底痈疮口渐敛，疮旁肿硬未消，小溲夹浊。舌质光红，脉象弦细。气阴两亏，引动湿热留恋。再宜益气托毒，和营化湿。

生黄芪三钱　全当归二钱　紫丹参二钱　抱茯神三钱　生草梢六分　京赤芍二钱　川石斛三钱　大贝母三钱　荸荠梗钱半　银柴胡一钱　琥珀屑五分（饭

丸吞服）

脱　肛

李左　脱肛坠胀，燥粪结于直肠，气虚阴亏，肠中宿垢不得下达，胃呆纳少。宜理脾通胃，升清降浊。

全当归三钱　炙升麻六分　淡苁蓉三钱　苦桔梗三钱　陈广皮一钱　炒谷麦芽（各）三钱　炙枳壳一钱　全栝蒌（切）三钱　郁李仁三钱　火麻仁四钱　白通草八分

杨右　气虚血亏，肝胃不和，肛门坠胀，欲解不得，胸闷纳少，甚则泛恶，舌苔薄腻。宜益气生津，和胃畅中。

生黄芪三钱　青防风一钱　蜜炙枳壳一钱　苦桔梗一钱　云茯苓三钱　仙半夏二钱　陈广皮一钱　春砂壳八分　白蔻壳八分　炒谷麦芽（各）二钱佩兰梗钱半　方通草八分　陈佛手八分

杨左　肛门坠胀疼痛，时轻时剧，大便或溏，皆由气虚肾亏，清阳不升。宜益气滋肾，升清化湿。

生黄芪四钱　潞党参三钱　炙升麻六分　生首乌三钱　蜜炙防己八分　生甘草六分　陈广皮一钱　净槐米（包）三钱　炒枳壳八分　苦桔梗二钱　全当归二钱　大白芍二钱　干柿饼三钱

皮肤病

湿　疮

王小　湿毒胎火，蕴袭脾肺两经，遍体湿疮，浸淫痒痛，头颅尤甚，身热咳嗽，入夜惊悸，虑其增剧。宜清化消毒。

西牛黄一分　胡黄连五分　甘中黄五分　共研末，和透，每服一分，白糖调下

纽扣风

黄右　血虚生热生风，脾弱生湿，纽扣风焮红起粟作痒。治风先治血，血行

风自灭也。

京赤芍二钱 白通草八分 苦参片钱半 肥玉竹三钱 肥知母二钱 鸡苏散（包）三钱 甘菊花三钱 黑芝麻三钱 小生地三钱 粉丹皮二钱 天花粉三钱 茯苓皮四钱

流　火

金左　湿火下注，营卫不从，左腿足流火肿红焮痛，不便步履，寒热晚甚，姑拟清疏消解。

清水豆卷八钱 荆芥穗钱半 京赤芍二钱 当归尾三钱 茯苓皮三钱 方通草八分 六一散包三钱 金银花三钱 连翘壳三钱 大贝母二钱 丝瓜络二钱 桃仁泥钱半 杜赤豆一两 流火药冷粥汤调敷

赤游丹

蓝小　咳嗽气逆，咯痰不爽，吮乳呕吐，赤游丹发于面部，肿红色紫，胎火上升，痰热逗留肺胃，生甫月余，犹小舟之重载也。

净蝉衣八分 象贝母二钱 炒银花二钱 胖大海二枚 赤茯苓二钱 连翘壳二钱 生赤芍一钱 嫩钩钩（后入）二钱 炙兜铃八分 薄橘红五分 炒竹茹一钱 淡竹沥五钱（冲服） 真猴枣粉一分（冲服）

水　瘰

李左　遍体水瘰，头面尤甚，形寒内热，风湿热蕴袭脾肺两经，缠绵之症。宜清营祛风而化湿热，以丸代煎，缓图功效。

净蝉衣五钱 荆芥穗五钱 小生地（炒）二两 京赤芍（炒）一两五钱 粉丹皮一两 茯苓皮（烘）一两五钱 六一散一两五钱 小胡麻（炒）一两五钱 制苍术五钱 苦参片（炒）八钱 肥玉竹（炒）一两五钱 紫丹参（炒）一两 白鲜皮（炒）一两 杜红花四钱 绿豆衣一两五钱 象贝母（去心）一两五钱

上药各研末，加冬瓜皮四两，煎汤泛丸。每早服三钱，午后半饥时服一钱五分，开水送下

麻 风

章幼 风湿热蕴袭肌肤之间，血凝毒滞，遍体湿瘰如水痘状，肌肉麻木，久成麻风。治风先治血，血行风自灭也。

净蝉衣八分　粉丹皮二钱　紫丹参二钱　京赤芍二钱　黑荆芥一钱　杜红花八分　茯苓皮四钱　方通草八分　苦参片钱半　六一散（包）三钱　全当归二钱　白鲜皮钱半　黑芝麻三钱

红 瘰

罗左 风湿热蕴于脾肺两经，肌肤红瘰作痒。宜祛风清营，而化湿热。

净蝉衣八分　粉丹皮钱半　生赤芍二钱　肥知母钱半　茯苓皮三钱　白通草八分　六一散（包）三钱　制苍术钱半　苦参片二钱　肥玉竹三钱　生苡仁四钱　冬瓜子三钱　绿豆衣三钱

燕窠疮

唐小 感受外邪，湿热内蕴，昨起寒热，胸闷纳少，小溲如泔，兼之燕窠疮浸淫痒痛。宜疏邪宣化。

荆芥穗一钱　净蝉衣八分　清水豆卷四钱　赤茯苓三钱　江枳壳一钱　苦桔梗一钱　制川朴七分　制苍术七分　福泽泻钱半　炒谷芽三钱　炒苡仁三钱　佩兰梗钱半　粉草薢三钱

臁 疮

朱先生 始由腰痛起见，继则形瘦骨立，内热口燥，神志不宁，谵语郑声。舌质红，苔糙黄无津，脉象细数无神。臁疮腐烂，气虚阴液枯竭，神不守舍。《经》云："九候虽调，形肉已脱难治，"况脉象细数无神乎？颇虑气血涣散，阴阳脱离之兆，勉拟益气生津，敛阳安神，尽人力以冀天眷。尚希明正。

吉林人参（另煎汁冲）钱半　煅牡蛎四钱　花龙骨三钱　朱茯神三钱　生黄芪三钱　川石斛三钱　川象贝（各）二钱　炙远志一钱　北秫米（包）三钱　浮小麦四钱

眼 病

王左 风温时气客于上焦，引动厥少之火升腾，睛明珠肿红焮痛，左目合缝，寒热苔腻。宜普济消毒饮加减。

薄荷叶八分 熟牛蒡二钱 荆芥穗一钱 甘菊花三钱 苦桔梗一钱 轻马勃八分 金银花三钱 连翘壳三钱 生赤芍二钱 炙僵蚕三钱 板蓝根三钱 犀黄醒消丸一钱，吞服

李右 目为肝窍，神瞳属肾，肾虚精不上承，两目无光，目珠生衣，形瘦神疲。宜益肾养血，明目消翳。

川石斛三钱 潼蒺藜三钱 黑芝麻三钱 熟女贞三钱 抱茯神三钱 谷精珠钱半 怀山药三钱 稽豆衣三钱 方石蟹三钱 象贝母三钱 夜明砂钱半

鼻 病

鼻 衄

金左 阴虚质体，风燥之邪袭肺，引动肝火上升，始而气短，继则鼻红。先宜清燥润肺而化痰瘀。

冬桑叶二钱 粉丹皮二钱 甘菊花三钱 生石决八钱 茜草根二钱 侧柏炭钱半 川象贝（各）二钱 鲜竹茹二钱 薄荷炭八分 黑稽豆衣三钱 白茅根两扎 白茅花（包）一钱 夏枯花钱半

鼻 疔

沈右 风热外乘，肺火上升，鼻孔生疔，肿红焮痛。虑其增剧，急宜清疏消解。

薄荷叶八分 甘菊花三钱 地丁草四钱 生草节八分 金银花四钱 连翘壳三钱 大贝母三钱 京赤芍二钱 天花粉三钱 夏枯草钱半 活芦根（去节）一两

鼻　渊

吴右　阴虚肝胆火升，风燥外乘，鼻渊腥涕，内热口干。拟育阴清泄。

京元参钱半　甘菊花三钱　苍耳子钱半　生石决五钱　净蝉衣八分　薄荷叶八分　生甘草六分　天花粉三钱　夏枯花钱半　苦桔梗一钱　冬桑叶三钱　陈辛夷八分　川象贝（各）二钱　活芦根一尺

另用陈辛夷八分，苍耳子一钱半，炒薄荷八分，青葱管一钱半，煎汤熏鼻。

朱左　水亏不能涵木，肝阳上升，清空逼脑液而下流，鼻渊腥涕，头胀眩晕，心悸少寐。脉象弦小而数，舌光绛。宜育阴潜阳而安心神。

川石斛二钱　明天冬二钱　大生地三钱　花龙骨三钱　左牡蛎四钱　酸枣仁三钱　朱茯神三钱　天花粉三钱　肥知母钱半　灵磁石三钱　夏枯花钱半　金器一具　琥珀多寐丸钱半（吞服）

耳　病

耳　痔

温左　耳痔焮痛流血，阴虚肝火湿热上蒸清窍所致。姑拟育阴清解。

小生地四钱　生赤芍二钱　粉丹皮二钱　薄荷叶八分　生甘草八分　白通草八分　金银花四钱　连翘壳三钱　天花粉三钱　银柴胡一钱　大贝母三钱　黑山栀二钱　夏枯花钱半　外用八宝月华丹、硇砂散

耳　痛

李左　耳痛已减，耳鸣欠聪偏右，肾阴亏耗，肝阳上升，充塞清道。宜清上实下主治。

小生地六钱　粉丹皮钱半　生牡蛎六钱　生石决八钱　抱茯神三钱　怀山药三钱　甘杞子三钱　滁菊花三钱　潼蒺藜三钱　黑穭豆衣三钱　熟女贞三钱　灵磁石三钱　黑芝麻三钱

耳　鸣

陈左　腰为肾腑，耳为肾窍，肾虚则腰酸耳鸣，阳胜则心悸跳跃，咽喉干燥。宜清上实下主治。

生白芍二钱　黑穞豆衣三钱　青龙齿三钱　左牡蛎四钱　朱茯神三钱　炙远志一钱　酸枣仁三钱　潼蒺藜三钱　熟女贞三钱　川石斛三钱　灵磁石三钱　嫩钩钩（后入）三钱　黑芝麻三钱　金器一具

陈先生　耳为肾窍，目为肝窍，肝肾两亏，精气不能上充，厥阳易于上扰，肾阳不得下藏，是以耳鸣目眩，足趾畏冷，久而不除。食入之后，痰沫时有，中阳不运，水谷入胃，易于生湿生痰也。脉象细弱，舌中后薄腻。姑拟培土养阳，佐以化痰。

吉林人参一钱　熟附片四分　花龙骨三钱　云茯苓三钱　仙半夏二钱　煅牡蛎四钱　生白术二钱　甘杞子三钱　灵磁石三钱　补骨脂钱半（核桃肉二枚拌炒）　淡苁蓉三钱　厚杜仲三钱　生姜一片　红枣四枚

耳　疳

童幼　耳疳流脓痒痛，肝胆之火挟湿热上蒸，风邪外乘。宜柴胡清肝汤加减。

薄荷叶八分　银柴胡一钱　赤茯苓三钱　六一散三钱（包）　连翘壳三钱　熟牛蒡二钱　生甘草一钱　白通草八分　天花粉三钱　黑山栀二钱　淡黄芩一钱　象贝母三钱　滁菊花三钱

耳后发

钱左　瘰后蕴毒留恋，挟痰瘀凝结，耳后发肿硬疼痛，耳内流脓，稍有咳嗽。宜清解消散而化痰瘀。

薄荷叶八分　熟牛蒡二钱　荆芥穗钱半　熟石膏二钱　生草节八分　苦桔梗一钱　忍冬藤三钱　连翘壳三钱　大贝母三钱　炙僵蚕三钱　生蒲黄（包）三钱　杜红花八分　板蓝根钱半　万灵丹一大粒，化服

口腔病

牙　痛

赵左　齿属肾，龈属胃，肾阴不足，胃火循经上升，牙痛内热。拟玉女煎加味。

大生地五钱　粉丹皮二钱　霜桑叶三钱　熟石膏四钱　生甘草八分　天花粉三钱　薄荷叶八分　甘菊花三钱　大贝母三钱　大青盐三分　鲜竹叶三十张　活芦根（去节）一尺

黄左　齿乃骨之余，肾虚则齿酸，入夜更甚，不时头痛。宜育阴清降，引火下趋。

大生地四钱　粉丹皮二钱　川石斛三钱　抱茯神三钱　生石决六钱　黑穭豆衣三钱　川象贝（各）二钱　天花粉二钱　怀牛膝二钱　甘菊花三钱　大青盐三分　生甘草六分

刘左　胃火循经上升，风热之邪外乘，牙痛龈肿，时轻时剧。宜清胃汤加减，清阳明疏风热。

小生地二钱　粉丹皮钱半　荆芥穗一钱　熟石膏三钱　生甘草七分　苦桔梗一钱　川雅连四分　薄荷叶八分　连翘壳三钱　大青盐三分　鲜竹叶三十张　活芦根（去节）一尺

另用川升麻三分，生石膏三钱，生甘草五分，薄荷叶八分，青盐三分，细辛三分，煎水，含牙痛处。

牙　衄

周右　心肝之火上升，疫疠之邪外乘，舌绛起泡，内热苔黄，齿衄口干，脉弦细而数。症势非轻，拟凉营解毒。

犀角尖五分（另磨汁冲服）　鲜生地六钱　京元参三钱　熟石膏五钱　甘中黄八分　生赤芍二钱　大青叶钱半　活贯众三钱　粉丹皮二钱　细木通八分　川雅连六分　黑山栀二钱　陈金汁一两（冲服）

张童　牙龈肿红，不时渗血，舌质淡红。此先天不足，胃火循经上升。当宜育阴清胃。

小生地四钱　天花粉三钱　生赤芍二钱　生甘草五分　连翘壳三钱　粉丹皮二钱　大贝母三钱　冬桑叶三钱　甘菊花三钱　薄荷叶八分　白茅根一扎　鲜藕二两

董左　齿属肾，龈属胃，肾阴亏耗，胃火循经上升，牙龈渗血，内热口燥。宜育阴清降。

鲜生地五钱　羚羊片四分（另煎汁冲服）　川石斛三钱　天花粉三钱　粉丹皮二钱　大麦冬（青黛拌）三钱　冬桑叶三钱　怀牛膝二钱　川贝母二钱　生石决八钱　鲜竹茹三钱　鲜藕四两（去皮切片入煎）　茅芦根（各）一两

陆右　牙龈渗血未止，葡萄疫发于腿足，红点满布，内热口燥。阴虚肝火内炽，疫疠之邪乘之。宜育阴清解。

小生地三钱　羚羊片五分　生赤芍二钱　粉丹皮三钱　金银花三钱　连翘壳三钱　天花粉三钱　大贝母三钱　丝瓜络二钱　杜赤豆一两　茅芦根（各）一两　鲜藕四两

牙疳

王右　丹痧后阳明积火上升，牙疳腐烂，颧面肿痛，身热晚甚。虑其增剧，拟芦荟消疳饮加减。

真芦荟八分　京元参钱半　荆芥穗一钱　活贯众三钱　熟石膏（打）三钱　甘中黄八分　胡黄连六分　银柴胡一钱　薄荷叶八分　金银花四钱　连翘壳三钱　犀角片（磨冲服）四分　川升麻四分　陈金汁（冲服）一两　鲜竹叶三十张　活芦根（去节）一尺

二诊　牙疳腐烂，颧面肿痛，身热咳嗽，手臂痧子隐隐。温邪疫疠蕴于阳明，积火上升。还虑穿腮落牙之变，再宜清温败毒。

前方去柴胡、升麻、陈金汁，加生赤芍

艾左　先天不足，胃火循经上升，牙疳腐烂，牙龈渗血。宜芦荟消疳饮加减。

内搽丁氏走马牙疳药

煎方：

真芦荟八分　京元参二钱　薄荷叶八分　熟石膏四钱　甘中黄八分　胡黄连五分　银柴胡一钱　金银花四钱　连翘壳三钱　苦桔梗一钱　活贯众三钱　粉丹皮钱半　鲜竹叶三十张　活芦根（去节）一尺

钱小 走马牙疳腐烂，颧面肿痛，身热不退。症势危笃，勉拟芦荟消疳饮清疳解毒，以尽人工。

真芦荟八分 京元参钱半 荆芥穗一钱 熟石膏四钱 甘中黄八分 苦桔梗一钱 银柴胡一钱 连翘壳三钱 金银花四钱 胡黄连四分 鲜竹叶三十张 薄荷叶八分 活贯众炭三钱 活芦根一尺

王小宝宝 痧子后痧火蕴毒结于阳明，走马疳腐烂偏左，左颧面肿硬疼痛，身热不退，咳嗽痰多。舌质红苔薄腻，脉象弦数，腑行溏薄。症势非轻，颇虑穿腮落牙之险，姑拟芦荟消疳饮合清疳解毒汤加减，尚希明正。

真芦荟八分 薄荷叶七分 荆芥穗七分 熟石膏（打）三钱 甘中黄八分 胡黄连五分 银柴胡一钱 连翘壳三钱 苦桔梗一钱 京元参二钱 生赤芍二钱 大贝母三钱 活贯众三钱 活芦根一尺

牙痈

叶小 牙痈已成，内外肿痛，胃火上升，风热外乘，势将酿脓。宜清疏消解。

薄荷叶八分 熟牛蒡二钱 荆芥穗一钱 京赤芍二钱 生草节八分 苦桔梗一钱 轻马勃八分 连翘壳三钱 象贝母三钱 炙僵蚕三钱 忍冬藤三钱 生蒲黄（包）三钱 活芦根（去节）一尺 吹玉钥匙，敷如意散，醋、蜜调

赵左 余毒湿热留恋，肝阳升腾，两耳响鸣失聪，牙痈溃脓，头痛眩晕。宜清解托毒而潜厥阳。

冬桑叶三钱 生赤芍二钱 甘菊花三钱 天花粉三钱 生草节八分 金银花四钱 连翘壳三钱 大贝母三钱 生石决八钱 京元参二钱 灵磁石五钱 嫩钩钩（后入）三钱 六味地黄丸（包）八钱

骨槽痈

周奶奶 始由头痛咽痛起见，继则颊车肿硬疼痛，连及颏下，牙关拘急。舌苔薄腻，脉象浮滑。胃火循经上升，风温之邪外乘，挟痰瘀凝结络道，血凝毒滞，势成骨槽痈之重证。急宜疏散消解而化痰瘀。

薄荷叶八分 熟牛蒡二钱 荆芥穗一钱 生草节六分 苦桔梗一钱 轻马勃八分 炙僵蚕三钱 连翘壳三钱 赤芍二钱 大贝母三钱 粉葛根二钱青防风一钱 茵陈散（包）三钱 生蒲黄（包）三钱

蔡左 骨槽痈漫肿疼痛，牙关拘紧，胃火循经上升，风寒外乘。虑其增剧，急宜疏散消解。

薄荷叶八分　熟牛蒡二钱　荆芥穗一钱　京赤芍二钱　生草节八分　苦桔梗一钱　大贝母三钱　抚川芎八分　炙僵蚕三钱　银柴胡一钱　粉葛根一钱　生蒲黄（包）二钱　茵陈散（包煎）三钱　外用如意散、干蟾皮、玉钥匙

骨槽风

朱左 骨槽风牙关拘急，牙龈腐烂，阴虚胃火上升，邪风挟痰入络所致。症属缠绵，姑拟和营祛风，化痰通络。

全当归二钱　京赤芍二钱　紫丹参二钱　生草节八分　苦桔梗一钱　大贝母三钱　炙僵蚕三钱　银柴胡一钱　粉葛根一钱　丝瓜络二钱

徐右 风邪痰热入于少阳阳明之络，牙关拘紧不舒，开合不利，防成骨槽风，姑拟疏解。

薄荷叶八分　熟牛蒡二钱　粉葛根一钱　银柴胡一钱　生草节八分　苦桔梗一钱　青防风一钱　赤芍二钱　象贝母三钱　炙僵蚕三钱　抚川芎八分福橘络一钱　茵陈散（包）三钱

穿腮毒

赵左 穿腮毒内外破溃，得脓不多，四围肿硬不消，肝郁挟痰，凝结少阳阳明之络。缠绵之症，拟和营托毒。

全当归二钱　京赤芍二钱　银柴胡一钱　云茯苓三钱　象贝母三钱　炙僵蚕三钱　生草节八分　苦桔梗一钱　福橘络一钱　山慈姑片八分　丝瓜络二钱外用退消膏、黑虎丹、九黄丹、冲和膏、金箍散

颊车疽

童左 颊车疽虽溃，得脓不多，根脚肿硬疼痛，痰瘀凝结，营卫不从。姑拟和营托毒。

全当归二钱　京赤芍二钱　紫丹参二钱　生草节八分　苦桔梗一钱　忍冬藤三钱　炙僵蚕三钱　连翘壳三钱　大贝母三钱　山慈姑片八分　丝瓜络二钱杜赤豆一两

张右　颊车疽成漏，脓水淋漓。宜益气和营，化管托毒。

生黄芪四钱　全当归二钱　生草节六分　抱茯神三钱　炙远志一钱　苦桔梗一钱　紫丹参二钱　大贝母三钱　陈广皮一钱　红枣四枚　象牙屑（焙）三钱

口　疮

邵小　口疮碎痛，妨于咽饮，阴虚胃火循经上升，风热之邪外乘。今拟导赤汤加味，引火下行。

鲜生地三钱　京元参二钱　薄荷叶八分　冬桑叶二钱　白通草八分　细木通八分　甘中黄八分　川雅连四分　金银花四钱　连翘壳三钱　川象贝（各）二钱　竹叶三十张　活芦根一尺

唇　肿

端木　旧有便血，屡次举发，唇肿不消。胃火上升，湿热入营。拟清胃汤加减。

小生地三钱　熟石膏三钱　川升麻三分　生甘草八分　薄荷叶八分　天花粉三钱　生赤芍二钱　大贝母三钱　甘菊花三钱　活芦根一尺　杜赤豆一两　苦桔梗一钱

屠右　传染毒火，右手臂肿红焮痛，不能举动，牙唇肿痛，寒热头胀。宜清火解毒。

薄荷叶八分　熟牛蒡二钱　甘菊花三钱　地丁草三钱　金银花四钱　连翘壳三钱　板蓝根二钱　天花粉三钱　生草节六分　大贝母三钱　炙僵蚕三钱　川雅连四分　白通草八分　活芦根（去节）一尺

另甘中黄四两，研细末，以金银花露、白蜜调敷手肿处。

紫金锭五角，用菊花露磨涂作底。

吹药柳花散、玉钥匙。

胡左　人中肿红作痒，目泡亦痒，目光模糊，肝肾本亏，风湿热客于上焦。宜清营祛风而化湿热。

小生地三钱　粉丹皮钱半　肥知母钱半　茯苓皮四钱　白通草八分　生赤芍二钱　光杏仁三钱　象贝母三钱　甘菊花三钱　生甘草五分　梧桐花钱半　黑芝麻三钱

重舌、舌根痈

孔宝宝　心脾之火上升，风热之邪外乘，挟痰瘀凝结上焦，重舌、舌根痈内外肿硬疼痛，寒热咳嗽，痧疹隐隐不透。舌质红苔薄腻，脉象滑数。内外夹杂之证，宜辛凉清解而化痰瘀。

薄荷叶八分　荆芥穗一钱　净蝉衣八分　生草节六分　苦桔梗一钱　连翘壳三钱　生赤芍二钱　象贝母三钱　炙僵蚕三钱　鲜竹茹钱半　山慈姑片八分

二诊　重舌肿势略减，舌根痈肿硬疼痛，连及颊车，身热有汗不解，咳嗽痰多，痧疹隐隐，布于背部。苔薄腻而黄，脉象滑数。风温时气挟痰瘀凝结上焦，血凝毒滞。再宜清疏消解而化痰瘀。

薄荷叶八分　荆芥穗一钱　净蝉衣八分　生草节六分　苦桔梗一钱　连翘壳三钱　轻马勃八分　象贝母三钱　炙僵蚕三钱　鲜竹茹二钱　生赤芍二钱　生蒲黄（包）三钱　白茅根（去心）一扎

施右　风邪挟痰瘀凝结，舌根痈肿硬疼痛。虑其增剧，宜疏散消解。

薄荷叶八分　大力子（炒）二钱　京赤芍二钱　荆芥穗一钱　生草节八分　苦桔梗一钱　轻马勃八分　象贝母三钱　连翘壳三钱　炙僵蚕三钱　生蒲黄（包）三钱　山慈姑片八分　梅花点舌丹一粒，去壳，研末化服

二诊　舌根痈硬疼痛，略见轻减，适值经行。再宜疏散消解，祛瘀通经。

前方去山慈姑、蒲黄、马勃，加杜红花、丹参、茺蔚子

三诊　舌根痈肿硬疼痛较前大减，结核未能尽消，舌质淡红。肝火挟痰瘀凝络道，营卫不从。再宜祛瘀化痰而疏风热。

紫丹参二钱　京赤芍二钱　熟牛蒡二钱　薄荷叶八分　生草节六分　苦桔梗一钱　川象贝（各）二钱　炙僵蚕三钱　连翘壳三钱　杜红花八分　福橘络一钱　炒竹茹钱半　大荸荠（洗打）五枚

舌　疳

黄右　舌疳腐烂偏左，痛引耳根，妨于咽饮。脉象细数。阴虚肝脾积火上升，症势沉重。宜育阴清降而化蕴毒。

吹金不换、柳花散、珠黄散

小生地四钱　生石决八钱　甘中黄八分　金银花三钱　京元参二钱　川象

贝各二钱　胡黄连六分　天花粉三钱　肥知母钱半　藏青果一钱　白通草八分
寒水石三钱　鲜竹叶三十张　活芦根（去节）一尺　野蔷薇露漱口

二诊　舌疳腐烂，头痛偏左。脉象弦小而数。阴分亏耗，积火上升。症势甚重，再宜育阴清降，佐入引火归原。

小生地四钱　生石决六钱　胡黄连四分　鲜竹叶三十张　栝蒌皮二钱　生甘草八分　川象贝（各）二钱　京元参二钱　白通草八分　金银花三钱　活芦根（去节）一尺　滋肾通关丸一钱五分，包煎

口舌碎痛

叶小　心脾湿火上升，口舌碎痛。拟导赤汤加味，引热下趋。

鲜生地三钱　京元参钱半　薄荷叶八分　生甘草六分　小川连四分　白通草八分　连翘壳三钱　象贝母三钱　冬桑叶三钱　鲜竹叶三十张　朱灯芯一扎

上腭碎痛

张左　上腭碎痛，咽饮不利，头眩屡发。舌质红苔黄，脉象濡数。阴虚厥少之火上升，风燥之邪外乘，宜育阴清解。

细生地四钱　京元参二钱　大麦冬二钱　薄荷炭六分　朱茯神三钱　生甘草八分　霜桑叶三钱　生石决六钱　青龙齿三钱　黑穞豆衣三钱　象贝母三钱　嫩钩钩（后入）三钱　藏青果一钱　朱灯芯两扎

二诊　上腭碎痛，咽饮不利，胸闷气塞，夜不安寐，脉象濡数。阴虚厥少之火上升，燥邪外乘。宜滋阴清肺而安心神。

鲜生地四钱　京元参二钱　大麦冬二钱　薄荷叶八分　朱茯神三钱　冬桑叶三钱　生甘草六分　川雅连四分　象贝母三钱　鲜竹叶三十张　活芦根（去节）一尺　藏青果一钱　朱灯芯二扎　内吹金不换

上腭痛

戴右　上腭痛虽溃，得脓不多，肿硬不消，左颧亦肿。肝火挟痰瘀蕴结阳明之络，血凝毒滞。症势非轻，姑拟解肝郁而化痰瘀。

薄荷叶八分　川象贝（各）二钱　炙僵蚕三钱　生草节八分　苦桔梗一钱　连翘壳三钱　生蒲黄（包）三钱　紫丹参二钱　京赤芍二钱　合欢花钱半　大地

栗（洗打）二两　陈海蜇皮二两，煎汤代水

咽喉病

喉　风

吴左　疫喉风肿痛白腐，腑行燥结。形寒内热，疫疬之邪引动厥少之火，蕴袭肺胃两经。宜辛凉清解。

京元参二钱　薄荷叶八分　冬桑叶三钱　生甘草六分　细木通一钱　川雅连四分　金银花三钱　连翘壳三钱　象贝母三钱　生赤芍二钱　藏青果一钱　凉膈散（包）三钱　鲜竹叶三十张　活芦根一尺

陆左　阴虚少阴伏热上升，疫疬之邪外乘，疫喉风白腐肿痛，身热晚甚，腑气不行。脉象数，舌苔黄。宜滋阴清肺而通腑气。

鲜生地五钱　冬桑叶三钱　川雅连五分　大贝母三钱　京元参三钱　生甘草八分　金银花四钱　凉膈散（包）三钱　薄荷叶一钱　细木通一钱　连翘壳四钱　黑山栀二钱　鲜竹叶三十张　活芦根（去节）一尺

王左　阴虚少阴伏热上升，疫疬之邪外乘，喉风肿痛白点，妨于咽饮，入夜身热。急宜滋阴清肺而解疫毒。

鲜生地（淡豆豉三钱同拌）四钱　京元参二钱　薄荷叶一钱　冬桑叶三钱　甘中黄八分　黑山栀二钱　细木通八分　川雅连五分　大贝母三钱　金银花三钱　连翘壳三钱　藏青果一钱　鲜竹叶三十张　活芦根（去节）一尺

陈右　阴虚厥少之火上升，风热之邪外乘，喉风锨红肿痛，内关白点，纳少便溏。舌苔干腻，脉象濡滑。宜辛凉疏解。

京元参钱半　薄荷叶八分　荆芥穗一钱　冬桑叶二钱　苦桔梗一钱　甜苦甘草（各）五分　炒银花二钱　连翘壳三钱　象贝母三钱　生赤芍二钱　焦楂炭二钱　鲜竹茹钱半　藏青果一钱　白通草八分

许左　少阴阴液本亏，厥少之火上升，喉风焮痛，妨于咽饮，延今一载。姑宜育阴清解。

小生地四钱　生甘草八分　金银花三钱　京元参二钱　苦桔梗一钱　连翘壳三钱　大麦冬二钱　肥知母钱半　象贝母三钱　活芦根（去节）一尺　藏青果

一钱　猪肤（刮去油毛）三钱

顾左　阴虚少阴伏热上升，疫疠燥邪外乘，喉风焮痛白点，身热晚甚。先宜滋阴清肺而化燥邪。

京元参钱半　薄荷叶八分　淡豆豉三钱　生甘草八分　苦桔梗一钱　金银花三钱　连翘壳三钱　黑山栀二钱　白通草八分　冬桑叶三钱　象贝母三钱　藏青果一钱　鲜竹叶三十张　活芦根（去节）一尺

杨小　慢喉风肿红焮痛，妨于咽饮，已有旬余，厥少之火上升，风热之邪外乘。急宜辛凉清解。

薄荷叶八分　京元参二钱　冬桑叶三钱　苦桔梗一钱　连翘壳三钱　生赤芍二钱　大贝母三钱　藏青果一钱　鲜竹叶三十张　活芦根（去节）一尺

喉　痈

李右　喉痈偏左，肿硬疼痛，妨于咽饮，延今匝月。肝火挟痰瘀蕴结上焦，风热外乘。急宜辛凉清解而化痰瘀。

薄荷叶八分　冬桑叶三钱　嫩射干八分　大贝母三钱　熟牛蒡二钱　甜苦甘草（各）六分　轻马勃八分　炙僵蚕三钱　京赤芍二钱　苦桔梗一钱　连翘壳三钱　生蒲黄（包）三钱　鲜竹叶三十张　活芦根（去节）一尺　贴起泡膏药，内吹玉钥匙

严右　厥少之火上升，风热之邪外乘，喉痈肿痛偏左，妨于咽饮。症势非轻，急宜辛凉清解。

薄荷叶八分　淡豆豉三钱　炙僵蚕三钱　轻马勃八分　熟牛蒡二钱　甜苦甘草（各）八分　嫩射干八分　淡竹叶三十张　荆芥穗一钱　苦桔梗一钱黑山栀二钱　连翘壳三钱　象贝母三钱　活芦根（去节）一尺　六神丸临晚吞服十粒

喉　疳

陈左　喉疳咽喉内关白腐，内热口燥。少阴伏热上升，燥邪外乘。急宜滋阴清肺而解燥邪。

鲜生地六钱　薄荷炭八分　甘中黄八分　通草八分　京元参二钱　冬桑叶三钱　川雅连四分　天花粉三钱　金银花三钱　连翘壳三钱　大贝母三钱凉膈散（包）四钱　鲜竹叶三十张　活芦根（去节）一尺

钱小 气喘渐平，咳嗽喉有痰声，咽喉内关白腐，项颈漫肿，脉数身热。还虑变迁，今拟清解伏邪，清肺化痰。

薄荷叶八分　川象贝（各）二钱　金银花五钱　板蓝根二钱　桑白皮二钱　京元参二钱　马兜铃一钱　京赤芍二钱　光杏仁三钱　生甘草八分　连翘壳三钱　冬瓜子三钱　茅芦根（去心节）（各）一两　真猴枣末二分，用陈金汁、淡竹沥各一两，炖温冲服

锁喉毒

王幼 锁喉痰毒，漫肿疼痛，牙关拘紧，妨于咽饮，寒热晚甚。风温时气之邪，挟痰瘀蕴结上焦。症势非轻，急宜疏散消解而化痰瘀。

薄荷叶八分　熟牛蒡钱半　荆芥穗一钱　生草节八分　苦桔梗一钱　轻马勃八分　连翘壳三钱　京赤芍二钱　大贝母三钱　炙僵蚕三钱　青防风一钱　生蒲黄（包）三钱　六神丸十粒，分二次服

二诊 锁喉痰毒，漫肿疼痛，连及颊车，牙关拘紧，寒热晚甚，腑行溏薄。还虑增剧，再拟疏散消解而化痰瘀。

薄荷叶八分　荆芥穗一钱　青防风七分　象贝母三钱　生草节八分　苦桔梗一钱　轻马勃八分　炒银花三钱　连翘壳三钱　京赤芍二钱　炙僵蚕三钱　生蒲黄（包）三钱　茵陈散（包煎）三钱（秘制）

杨左 锁喉毒内外肿痛，厥少之火上升，风热之邪外乘，挟痰瘀凝结，妨于咽饮。急宜疏散消解。

薄荷叶八分　荆芥穗一钱　象贝母三钱　轻马勃八分　熟牛蒡二钱　苦桔梗一钱　炙僵蚕三钱　生蒲黄（包）三钱　京赤芍二钱　连翘壳三钱　生甘草七分　山慈姑片八分　梅花点舌丹一粒，去壳，研末化服

锁喉疬痰

吴左 肝郁挟痰瘀凝结，时气之邪外乘，锁喉疬痰，肿硬疼痛，妨于咽饮。羔势非轻，姑拟消托兼施。

生黄芪三钱　全当归二钱　京赤芍二钱　生草节六分　苦桔梗一钱　连翘壳三钱　大贝母三钱　炙僵蚕三钱　淡昆布钱半　陈海蜇皮二两，漂淡，煎汤代水

喉 痹

陈右 喉痹燥痛，咳嗽咯痰不爽，头疼眩晕。产后阴液亏耗，厥少之火上升，肺失清肃。宜滋阴清肺而化痰热。

大生地三钱　京元参二钱　大麦冬二钱半　蛤粉炒阿胶钱半　生甘草八分苦桔梗一钱　霜桑叶三钱　川象贝（各）二钱　栝蒌皮三钱　甜杏仁三钱　藏青果一钱　冬瓜子三钱　猪肤（刮去油毛）三钱　干芦根（去节）一两

陶左 喉痹燥痛，咳嗽音声不扬。脉象细弱。肺肾阴亏，金碎不鸣。虑成肺损，宜培土生金，养肺化痰。

蛤粉炒阿胶二钱　川象贝（各）二钱　甜光杏三钱　蜜炙马兜铃一钱　抱茯神三钱　怀山药三钱　南沙参三钱　净蝉衣八分　冬瓜子三钱　冬桑叶三钱　栝蒌皮三钱　北秫米（包）三钱　凤凰衣钱半　猪肤（刮去油毛）三钱

李先生 喉痹燥痛已久，时轻时剧，厥阴之脉循喉，少阴之脉绕喉。少阴阴虚，厥阴火升，以致内热口燥，夜不安寐，微有泛恶，大便不实。舌边红，苔于腻黄。火灼津液为痰，痰浊中阻；肝热胆寒，心肾不得交通也。病情夹杂，非易速痊，姑拟滋阴清肺，涤痰安神，尚希明正。

京元参钱半　薄荷叶八分　冬桑叶三钱　川象贝（各）二钱　朱茯神三钱　枳实炭一钱　鲜竹茹二钱　川雅连三分　银花炭三钱　连翘壳三钱　炒山楂三钱　白通草八分　活芦根一尺　朱灯芯二扎

朱右 喉痹燥痛渐见轻减，色红未退，少阴阴伤，虚火易升。再宜育阴清解。

小生地四钱　霜桑叶二钱　苦桔梗一钱　栝蒌皮二钱　京元参钱半　生甘草六分　川象贝（各）二钱　白通草五分　藏青果一钱　北秫米（包）三钱　猪肤（刮去油毛）三钱

秦左 阴虚厥少之火升腾，风热之邪外乘，喉痛焮红白点，口舌破碎，妨于咽饮。脉象滑数苔黄。症势非轻，宜滋阴清肺而疏风热。

鲜生地四钱　京元参二钱　薄荷叶八分　冬桑叶三钱　甘中黄八分　细木通八分　川雅连四分　金银花三钱　连翘壳三钱　生赤芍二钱　大贝母三钱　凉膈散（包）三钱　活芦根（去节）一尺　鲜竹叶三十张

黄右 阴虚少阴伏热上升，胎火内阻，咽痛焮红，内关白点，妨于咽饮，咳呛咯痰不爽。宜滋阴清肺而化痰热。

小生地六钱　京元参二钱　薄荷叶五分　川象贝（各）二钱　冬桑叶三钱
生甘草五分　淡条芩八分　天花粉三钱　金银花三钱　连翘壳三钱　肥知母二钱
藏青果一钱　鲜竹叶三十张　活芦根（去节）一尺

李右　咽喉肿痛偏左，不时疼痛。肝火挟痰瘀蕴结，血凝毒滞，屡经清解化痰，未曾见效。今拟解肝郁消宿瘀。

银柴胡八分　生香附钱半　黛蛤散（包煎）四钱　生赤芍二钱　甜苦甘草（各）六分　炙僵蚕二钱　山慈姑片八分　川象贝（各）二钱　苦桔梗一钱　栝蒌皮二钱　生蒲黄（包）三钱　陈海蜇皮一两漂淡，煎汤代水

郑左　蕴毒湿热留恋，肝阳上扰清空，咳嗽咯痰不爽，咽喉干痛。宜清泄厥阳，解毒宣肺。

京元参二钱　薄荷叶八分　冬桑叶三钱　甘菊花三钱　苦甘草六分　苦桔梗一钱　光杏仁三钱　象贝母三钱　生石决五钱　苍耳子钱半　嫩钩钩（后入）三钱　藏青果一钱

二诊　蕴毒湿热留恋络道，肝阳化火升腾，肢节酸痛，腿足尤甚，咽痛头痛，咳嗽纳减。病情夹杂，非易速痊，再宜解毒通络，清泄厥阳。

京元参二钱　生石决四钱　冬桑叶二钱　甘菊花三钱　朱茯神三钱　苦甘草六分　苦桔梗一钱　光杏仁三钱　川象贝（各）二钱　威灵仙钱半　川牛膝钱半　嫩钩钩（后入）二钱　嫩桑枝三钱　活芦根一尺　五宝丹五分（吞服）

乳　蛾

翁左　乳蛾双发，肿红掀痛，左甚于右，风火痰热蕴袭肺胃两经，厥少之火升腾，妨于咽饮。虑其增剧，仿《经》旨火郁发之，结者散之之意。

薄荷叶八分　熟牛蒡二钱　荆芥穗钱半　淡豆豉三钱　甜苦甘草（各）八分　苦桔梗一钱　嫩射干八分　炙僵蚕三钱　轻马勃八分　连翘壳三钱　大贝母三钱　黑山栀二钱　鲜竹叶三十张　活芦根（去节）一尺

二诊　乳蛾双发，肿红焮痛，左甚于右，妨于咽饮。厥少之火上升，风邪外乘，痰热蕴袭肺胃。再宜辛凉清解而化痰热，去疾务尽之意。

前方去淡豆豉、黑山栀，加熟石膏四钱、生赤芍二钱

陈奶奶　乳蛾双发，肿痛白点，妨于咽饮，寒热头胀眩晕，口干欲饮。舌质红苔黄，小溲短赤，三四日未更衣，脉象滑数不静。少阴伏热上升，风温痰热蕴

袭肺胃两经。宜辛凉清解而通腑气，此表里双解之义。

薄荷叶八分　冬桑叶三钱　甘菊花三钱　京元参二钱　甘中黄八分　川雅连四分　白通草八分　象贝母三钱　炙僵蚕三钱　生赤芍二钱　连翘壳三钱　凉膈散（包）四钱　鲜竹叶三十张　活芦根（去节）一尺

吴右　乳蛾肿痛白点，偏于左关，妨于咽饮，形寒发热。厥少之火上升，风热之邪外乘。姑拟辛凉清解。

京元参一钱　荆芥穗一钱　连翘壳三钱　炙僵蚕三钱　薄荷叶八分　甜苦甘草（各）八分　京赤芍二钱　藏青果一钱　冬桑叶二钱　金银花三钱　大贝母三钱　鲜竹叶三十张　活芦根（去节）一尺

潘右　厥少之火上升，风热之邪外乘；乳蛾双发，焮红肿痛，形寒身热。急宜辛凉清解。

薄荷叶八分　淡豆豉三钱　轻马勃八分　炙僵蚕三钱　熟牛蒡二钱　甜苦甘草（各）六分　连翘壳三钱　生赤芍二钱　荆芥穗一钱　苦桔梗一钱　象贝母三钱　挂金灯八分　鲜竹茹钱半　活芦根（去节）一尺

王幼女　乳蛾屡发，经事不行。营血本亏，厥少之火上升，风热之邪外乘。先宜清温化痰，和营通经。

薄荷叶八分　熟牛蒡二钱　京元参二钱　冬桑叶三钱　苦桔梗一钱　连翘壳三钱　生赤芍二钱　象贝母三钱　紫丹参二钱　茺蔚子三钱　轻马勃八分　炙僵蚕三钱　藏青果一钱　月季花八分

章先生　《经》云：一阴一阳结，谓之喉痹。痹者闭也，即今之喉风、乳蛾是也。一阴者，少阴也；一阳者，少阳也。厥、少之火上升，风温疫疠之邪外乘，挟痰热蕴袭肺胃两经，乳蛾双发，肿红疼痛，妨于咽饮，身热畏风，有汗不解。舌质红，苔罩白，脉象濡滑而数。大便溏泄，肺邪不得外达而反移于大肠也。颇虑痰壅气逆之险症，急宜辛凉清解而化痰热，仿《经》旨火郁发之，结者散之。希高明正之。

薄荷叶八分　荆芥穗一钱　清水豆卷四钱　甜光杏二钱　甜苦甘草（各）八分　苦桔梗一钱　嫩射干八分　轻马勃八分　连翘壳三钱　京赤芍二钱　象贝母三钱　炙僵蚕三钱　挂金灯八分　鲜竹叶三十张　活芦根一尺

疫喉痧

喉科雄黄解毒丸《疫痧草》

明雄黄（选透明者，研极细，水飞，晒干）一两

郁　金（晒研）一钱

巴　豆（去壳，取白色肉十四粒，去皮炒熟，研如泥，用纸包去油）

以上三味，如法制后，合研匀，用米醋煎浓汁，面和为丸，绿豆大。每用四分，茶汤泡软，溶化送下。小人减半。专治缠喉、走马急证。雄黄能破结气，郁金能散恶血，巴豆斩关夺门，能下恶涎，下咽无不活者。但此属厉药，不得已而用之；若非急症，不可妄投。

淞沪商埠督办丁文江令郎疫喉痧六天，痧子已布，身灼热无汗，咽喉焮红肿痛，内关白腐，妨于咽饮，烦躁少寐。舌红绛无津，脉弦数。温邪疫疬化热，由气入营，伤阴劫液，厥少之火内炽，阴液已伤，津少上承，邪势尚在重途，还虑变迁。今拟凉气清营而化疫毒，尚希明正。

犀角片（另煎，冲服）四分　薄荷叶八分　京元参三钱　熟石膏（打）八钱　生甘草八分　金银花五钱　连翘壳三钱　天花粉三钱　生赤芍三钱　川象贝（各）三钱　鲜生地四钱　陈金汁（冲服）一两　鲜竹叶三十张　茅芦根（各）一两

李右　传染喉痧四天，痧子隐隐，布而不透，咽喉焮痛，寒热头胀，三四日未更衣。风温时气之邪，引动厥少之火上升，蕴袭肺胃两经。宜辛凉清解而通腑气。

薄荷叶八分　熟牛蒡三钱　藏青果一钱　京元参二钱　甜苦甘草（各）六分　象贝母三钱　生赤芍二钱　苦桔梗八分　鲜竹叶三十张　金银花四钱连翘壳三钱凉膈散（包）四钱

徐奶奶　疫喉痧四天，得汗身热轻，痧子布而不足，咽喉焮痛，内关白腐，妨于咽饮。舌质红，苔黄，脉象濡数。伏温疫疬，挟痰热蕴袭肺胃两经，厥、少之火上升，阴液暗伤，津少上承。虑其增剧，姑拟生津清解而化疫疬之毒。尚希明正。

薄荷叶八分　京元参钱半　净蝉衣八分　天花粉三钱　生甘草六分　川雅连四分　白通草八分　川象贝（各）二钱　金银花三钱　连翘壳三钱　生赤芍二钱　炙僵蚕三钱　鲜竹叶三十张　活芦根一尺

二诊 疫喉痧五天，痧子已布，身灼热亦减。惟咽喉肿红掀痛，内关白点，妨于咽饮。舌质红，苔灰黄，脉濡数。阴液已伤，厥、少之火上升，伏温疫疠之邪，挟痰热蕴袭肺胃两经。还虑增剧，再宜清营凉气而解疫毒。

鲜生地三钱　京元参二钱　薄荷叶八分　熟石膏三钱　甘中黄八分　川雅连四分　白通草八分　净蝉衣八分　金银花三钱　连翘壳三钱　川象贝（各）二钱　炙僵蚕三钱　鲜竹叶三十张　活芦根一尺

王左 疫喉痧四天，痧子虽布，头面不显，壮热头痛，汗泄不畅，胸闷懊侬泛恶，咽喉掀痛，妨于咽饮。舌苔粉白而腻，脉象濡滑而数。风温疫疠之邪，蕴袭肺胃，厥少之火升腾。还虑增剧，宜辛凉疏解，芳香化浊。

薄荷叶八分　净蝉衣八分　荆芥穗一钱　淡豆豉三钱　苦桔梗一钱　苦甘草五分　连翘壳三钱　生赤芍二钱　象贝母三钱　炙僵蚕三钱　枳实炭一钱　藿香梗钱半　炒竹茹钱半　玉枢丹（磨冲）一分

唐世兄 风温疫疠之邪，引动厥少之火，蕴袭肺胃两经，疫喉痧四天，痧虽布但布而不透，身灼热无汗，咽喉肿痛白腐，妨于咽饮，烦躁懊侬，难以名状。苔薄黄，脉濡数。汗少便泄，邪有内陷之象。症势危笃，急宜辛凉疏解而化疫毒，冀疫毒之邪，能得从气分而解为幸。

薄荷叶八分　净蝉衣八分　粉葛根二钱　荆芥穗一钱　生甘草八分　苦桔梗一钱　金银花五钱　连翘壳三钱　生赤芍二钱　大贝母三钱　炙僵蚕三钱　鲜石菖蒲八分　鲜竹叶三十张　鲜竹茹钱半　京元参钱半

蔡奶奶 怀麟八月，风温疫疠之邪，蕴袭肺胃两经，疫喉痧四天，寒热不退，痧子隐隐，布而不透，咳嗽泛恶，咽痛焮红。舌质红，苔粉白，脉象濡滑而数。邪势正在鸱张，适值腰酸漏红，颇虑不足月而产，致生变迁。急宜辛凉汗解，化痰宣肺。尚希明正。

荆芥穗钱半　薄荷叶八分　净蝉衣八分　熟牛蒡二钱　苦桔梗一钱　江枳壳一钱　轻马勃八分　淡豆豉三钱　连翘壳二钱　光杏仁三钱　象贝母三钱　鲜竹茹二钱　芫荽子钱半

叶少奶奶 疫喉痧四天，痧子布而不透，咽喉肿痛白腐，偏于右关，妨于咽饮。脉象濡数，舌苔灰黄。风温疫疠之邪，引起厥少之火，蕴袭肺胃两经。症势非轻，急宜辛凉清解，而化疫毒。

薄荷叶八分　京元参钱半　荆芥穗一钱　淡豆豉三钱　甜苦甘草（各）六分　苦桔梗一钱　金银花三钱　净蝉衣八分　连翘壳三钱　生赤芍二钱　象贝母三钱

藏青果一钱　鲜竹叶三十张　活芦根一尺

陈奶奶　时疫痧子虽回，灼热未退，口干欲饮，曾经模糊谵语，逾时渐清，咳嗽不爽，续发白㾦，布而不透。舌质红绛，脉象弦滑而数。伏邪化热，由气入营，阴液已伤，津少上承，阳明伏温未解。曾经小产，热搏营分所致。还虑变迁，急宜生津清营，清温凉气，冀营分之伏热得从气分而解为吉。

鲜生地五钱　京元参二钱　连翘壳三钱　熟石膏四钱　生甘草六分　川象贝（各）二钱　薄荷叶八分　铁皮石斛四钱　生赤芍二钱　天花粉二钱　金银花三钱　净蝉衣八分　鲜竹叶三十张　活芦根一尺

二诊　时疫痧子布而渐回，身灼热无汗，口干欲饮，神志模糊，谵语妄言，白㾦布而不透。舌质红绛，脉象洪滑而数。微有形寒之状，曾经小产，伏温化热，由阳明入于厥少，由气分而传人血分，即是热入血室。阴液已伤，邪火愈炽，颇虑风动痉厥之变。再宜生津清温，凉气清营，冀津生邪却，始能出险入夷。

羚羊片（另煎）四分　鲜生地六钱　粉丹皮二钱　生赤芍二钱　鲜石斛六钱　天花粉二钱　生石膏四钱　生甘草六分　银柴胡八分　粉葛根二钱　炒荆芥一钱　薄荷叶四分　鲜竹叶三十张　活芦根一尺　鲜茅根二两

郭世兄　疫喉痧十天，痧子布而已回，昨有鼻衄如涌，名日红汗。身热较轻，口干不欲饮。舌质红绛无津，项颈颊车结块，肿硬疼痛，势成痧毒，虑其酿脓。痧火由气入营，逼血妄行，痰热蕴结阳明之络，血凝毒滞。还虑增变，今拟生津清营，解毒清温。尚希明正。

鲜石斛三钱　天花粉三钱　京元参二钱　川象贝（各）二钱　冬桑叶三钱　粉丹皮二钱　生赤芍二钱　板蓝根三钱　甘中黄八分　金银花三钱　连翘壳三钱　犀角片（勇煎冲）三分　鲜竹叶三十张　活芦根一尺　茅根二扎

窦先生　痧子已布，表热较轻，而里热口干，时有呃逆。舌质红绛，脉象濡数无力。风温疫疠化热，蕴蒸肺胃，气火上升，阳明通降失司。宜生津清解，宣肺通胃。

天花粉三钱　净蝉衣八分　熟牛蒡三钱　生甘草六分　连翘壳三钱　金银花三钱　川象贝（各）二钱　柿蒂十枚　鲜竹茹二钱　活芦根（去节）一尺　生赤芍钱半　朱茯神三钱　鲜枇杷叶（去毛）四张

朱老太太　喉痧愈后复感新邪，袭于肺胃，初起身热，咳嗽胸闷泛恶，神志时明时昧，痧子透而暴回，大便溏泄，次数无度，四肢逆冷，口干欲饮。脉沉伏，苔薄腻。高年正不胜邪，其邪不得从三阳而解，反陷入三阴，书所谓：里气虚而表邪陷也。脉症参合，危险万分，勉拟扶正助阳，冀望转机为幸。

熟附块一钱　潞党参三钱　生白术二钱　云茯苓三钱　炒扁豆衣三钱　银柴胡一钱　煨葛根钱半　炙甘草五分　诃子皮（炒）钱半　御米壳（炒）钱半灶心黄土（包）一两

苏右　喉痧八天，痧子渐回，咽喉焮痛白腐，妨于咽饮，身热晚甚，温邪疫疬化热，蕴袭肺胃两经。症势非轻，宜滋阴清肺，而解疫毒。

鲜生地三钱　京元参二钱　薄荷叶八分　熟石膏三钱　生甘草五分　川雅连四分　白通草八分　金银花三钱　连翘壳三钱　川象贝（各）二钱　鲜竹叶三十张　活芦根（去节）一尺　陈金汁（冲服）一两　淡竹沥（冲服）一两　吹金不换、锡类散

王右　疫喉肿痛白点，妨于咽饮，寒热头眩。阴虚少阴伏热上升，风热之邪外乘。先宜辛凉清解。

薄荷叶八分　冬桑叶三钱　京元参钱半　荆芥穗一钱　淡豆豉三钱　生甘草六分　苦桔梗一钱　金银花三钱　连翘壳三钱　象贝母三钱　藏青果一钱　金锁匙（即苦甘草）八分

李小　传染喉痧，痧子已布，寒热不退，咽痛焮红，风温时气蕴袭肺胃，腑行溏薄，肺移热于大肠也。宜辛凉清透，宣肺化痰。

薄荷叶八分　净蝉衣八分　淡豆豉三钱　甜苦甘草（各）六分　苦桔梗一钱　轻马勃八分　金银花三钱　连翘壳三钱　生赤芍二钱　象贝母三钱　山楂肉二钱鲜竹叶三十张　干荷叶一角

二诊　传染痧子，布而渐回，身热晚甚，有汗不解，右颐颏下，肿硬疼痛，口角腐烂。颇虑延成牙疳，急宜清温解毒。

薄荷叶八分　京元参钱半　炙僵蚕三钱　金银花四钱　连翘壳三钱　板蓝根三钱　生甘草六分　苦桔梗一钱　熟石膏三钱　生赤芍二钱　大贝母三钱　鲜竹叶三十张　活芦根（去节）一尺　陈金汁一两（冲服）

三诊　传染痧子，布而渐回，身热未退，颐颏漫肿渐减，口疮腐烂。阳明积火上升，痧毒未楚。再宜清温解毒。

薄荷叶八分　连翘壳三钱　金银花四钱　京元参二钱　甘中黄八分　生赤芍二钱　熟石膏（打）三钱　苦桔梗一钱　大贝母三钱　炙僵蚕三钱　板蓝根三钱　鲜竹叶三十张　活芦根（去节）一尺　陈金汁一两（冲服）

四诊　传染痧子，布而渐回，身热渐退，咽喉内关白腐，咳嗽音暗，项颈漫

肿疼痛。温邪疫疠化热，蕴袭肺胃，厥少之火上升。还虑变迁，再宜清温解毒。

薄荷叶八分　京元参钱半　金银花四钱　连翘壳三钱　甘中黄八分　生石膏（打）四钱　生赤芍二钱　川象贝（各）二钱　炙僵蚕三钱　板蓝根二钱　鲜竹叶三十张　活芦根（去节）一尺　陈金汁一两（冲服）　淡竹沥一两（冲服）

五诊　传染痧子，布而渐回，身热较轻未退，咽喉内关白腐，咳嗽痰多，项颈漫肿。温邪疫疠化热，蕴蒸肺胃，厥少之火上升。还虑增剧，再宜气血双清而解疫毒。

鲜生地三钱　京元参钱半　薄荷叶八分　甘中黄八分　金银花四钱　连翘壳三钱　大贝母三钱　炙僵蚕三钱　生石膏四钱　板蓝根二钱　陈金汁（冲服）一两　淡竹沥（冲服）一两　鲜竹叶三十张　活芦根（去节）一尺

任小　疫喉痧六天，痧子虽布，布而未透，咽喉肿痛白腐，妨于咽饮，汗泄不多。脉数苔薄腻。湿邪疫疠蕴袭肺胃，厥少之火升腾。症势重险，急宜辛凉疏解。

荆芥穗一钱　薄荷叶八分　净蝉衣八分　淡豆豉三钱　甜苦甘草（各）六分　苦桔梗一钱　金银花三钱　连翘壳三钱　生赤芍二钱　象贝母三钱　炙僵蚕三钱　挂金灯八分　鲜竹叶茹（各）钱半　白茅根一扎

林童　痧子布而不透，咽喉内关白腐，项颈结块，身热无汗，咳嗽咯痰不爽。舌质红绛，脉象濡滑而数。风温伏邪蕴袭肺胃，营分之热已炽，卫分之邪不达。症势非轻，姑拟清温败毒，生津清肺，冀望应手为幸。

薄荷叶八分　京元参二钱　天花粉三钱　荆芥穗一钱　熟石膏三钱　生甘草六分　苦桔梗一钱　象贝母三钱　金银花四钱　连翘壳三钱　生赤芍二钱　板蓝根二钱　鲜竹叶三十张　活芦根（去节）一尺

二诊　痧子布而不透，咽喉内关白腐，项颈结块，咳嗽喉有痰声。舌质绛脉滑数。风温疫疠化热生痰，逗留肺胃，阴液暗伤。还虑变迁，再宜清营生金，清温败毒，而望转机为幸。

鲜生地五钱　京元参二钱　薄荷叶八分　熟石膏三钱　生甘草八分　天花粉三钱　金银花四钱　连翘壳三钱　象贝母三钱　生赤芍二钱　板蓝根二钱　冬桑叶三钱　鲜竹叶三十张　活芦根（去节）一尺　另陈金汁一两，淡竹沥一两，珠黄散二分，同冲炖温服之　锡类散同珠黄散和吹喉

卷五 膏方

案 例

两目干涩、四肢尖冷

杨左 目为肝之窍，赖精气以光明，四肢为脾之合，得阳气而温和。两目干涩，四肢尖冷，阳虚失运输之职，湿痰留恋，精少无上承之力，肝热有余也。当宜培益精气，以柔肝木；调理脾胃而化湿痰。

别直参一两（另煎汁收膏） 潞党参四两 云茯苓三两 米炒白术一两五钱 清炙草五钱 大生熟地（各）三两 山萸肉三两 白归身二两 大白芍二两 甘杞子三两 滁菊花一两五钱 怀山药三两 潼白蒺藜（各）一两五钱 熟女贞三两 制首乌三两 粉丹皮一两五钱 福泽泻一两五钱 制黄精三两 肥玉竹三两 血燕根三两 怀牛膝二两 仙半夏一两 广橘皮一两 厚杜仲三两 川断肉三两 稽豆衣三两 炙粟壳一两五钱 龟版胶（陈酒熔化）二两 黑芝麻三两 杜狗脊三两 紫丹参二两 嫩桑枝四两 红枣四两

上药煎四次，取浓汁，加清阿胶三两，鹿角胶二两，陈酒熔化，再入白冰糖半斤，烊化收膏。每早服三钱，伤风停滞，暂缓再服可也。

痔疮、便血、头眩

张左 脾弱生湿，肾虚生热，湿热下注大肠，大肠为传导之官，化物出矣。糟粕与湿热互郁曲肠，化物失司，以致痔疮便血，屡次举发。烦劳则头眩，阴亏于下，阳易上浮也。舌苔厚白，脉象弦细。当拟培养脾肾，清化湿热。

别直参一两（另煎汁收膏） 潞党参四两 炙黄芪三两 米炒白术一两五钱

清炙草五钱　云茯苓三两　怀山药三两　山萸肉三两　大生熟地（各）三两（砂仁末四钱拌）　血燕根三两　潼蒺藜三两　熟女贞三两　左牡蛎四两　陈广皮一两　福泽泻一两五钱　全当归二两　生赤白芍（各）二两　甘杞子三两　厚杜仲三两　川断肉三两　槐花炭三两　制首乌三两　生苡仁三两　肥玉竹三两　炒黑荆芥八钱　侧柏炭一两　杜赤豆三两　柿饼四两　红枣四两　莲子四两

上药煎四次，取极浓汁，加龟板膏四两，清阿胶四两，均用陈酒炖化，白冰糖半斤熔化，收成膏。每早晚各服二匙，均用白开水冲服。如遇伤风停滞等症，暂缓再服可也。

哮喘、咳嗽、痰饮

夏右　痰之标在肺胃，痰之本在脾肾，旧有哮喘，咳嗽气逆，屡次举发，其源实由于脾肾两亏，痰饮渍留肺胃。柯氏云："脾肾为生痰之源，肺胃为贮痰之器"是也。当拟培养两天以治本，温化痰饮以治标。

别直参一两（另煎汁收膏）　潞党参三两　米炒白术一两五钱　清炙草五钱　云茯苓三两　怀山药三两　大熟地三两（砂仁末三钱拌）　蜜炙麻黄三钱　仙半夏二两　陈广皮一两　炙白苏子一两五钱　全福花（包）一两五钱　炙远志一两　甘杞子三两　厚杜仲三两　川断肉三两　核桃肉（去紫衣）四两　潼蒺藜三两　淡干姜三钱　熟女贞三两　北秫米（包）三两　补骨脂一两五钱　炙款冬一两五钱　甜光杏三两　鹅管石（煅）一两　川象贝（各）二两　五味子三钱

上药煎四次，取浓汁，加龟板膏四两，清阿胶四两，均用陈酒炖化。白冰糖半斤，熔化收膏，每早晚各服二匙，均用白开水冲服。如遇伤风停滞等症，暂缓再服可也。

咳嗽气逆、脘中嘈杂

张右　女子以肝为先天，且肝为藏血之海，血虚不能养肝，肝气肝阳上升，肺失输布之权，胃乏坤顺之德，咳嗽已有数月，时轻时剧，动则气逆，脘中嘈杂。当此冬令收藏之时，宜滋养阴血，以柔肝木；崇土生金而化痰湿。

南北沙参（各）三两　白归身三两　潞党参三两　米炒白术一两五钱　抱茯神三两　怀山药三两　清炙草五钱　潼蒺藜三两　大白芍二两　川象贝（各）二两　栝蒌皮三两　炙远志一两　甜光杏三两　仙半夏二两　炙款冬一两五钱　血

燕根三两　　肥玉竹三两　　熟女贞三两　　煅牡蛎四两　　广橘白一两　　冬瓜子三两　制首乌三两　生苡仁三两　北秫米（包）三两　　红枣四两核桃肉（去紫衣）四两

上药煎四次，取极浓汁。加龟板膏四两，清阿胶四两，均用陈酒炖烊。入白冰糖半斤，熔化收膏。每早晚各服二匙，均用开水化服。如遇伤风停滞等症，暂缓再服可也。

脊背畏冷、头脑响鸣、脘痛吞酸

甘左　脊乃少阴之路，背为督脉所过之道，高年肾督亏虚，卫阳失于外护，以致脊背畏冷；肝阳上升，扰犯清空之所，则头脑响鸣；胃气不和，失其下降之职，则脘痛吞酸；脉象虚弦，弦为肝旺之征，虚乃阳衰之象。再宜补阴助阳，柔肝和胃。

别直参一两　　熟附块一两　　生白术二两　　云茯苓三两　　怀山药三钱　　陈广皮一两　　砂仁末六钱　　全当归二两　　仙半夏二两　　桂枝六钱、桂心二钱　　大白芍二两　　厚杜仲三两　　川断肉三两　　杜狗脊三两　　甘杞子三两　　潼蒺藜三两　　黑穭豆衣三两　　煅牡蛎四两　　花龙骨三两　　制香附一两五钱　　左金丸六钱　　制首乌三两　　肥玉竹三两　　山萸肉三两　　炙乌梅四钱　　鹿角胶（酒化）二两　　生姜二十片红枣四两

上药煎四次，取极浓汁。加龟板膏四两，清阿胶四两，鹿角胶二两，均用陈酒炖烊。入白冰糖半斤熔化收成膏。每早晚各服二匙，均用开水化服。如遇伤风停滞等症，暂缓再服可也。

两膝酸楚、湿瘰作痒、咳嗽

梁右　脾主肌肉，肾主骨髓，脾弱生湿，肾虚生热，营血不足，风湿热乘隙入络，两膝酸楚，湿瘰作痒；兼之咳嗽，根株未除，痰恋肺俞，肺气失于清润也。宜培养脾肾，以化痰湿；和营祛风而通络道。以丸代煎，缓图功效。

潞党参一两五钱　　生黄芪一两五钱　　炒白术一两　　云茯苓一两五钱　　陈广皮八钱　　怀山药一两五钱　　清炙草三钱　　全当归一两　　紫丹参一两　　生苡仁一两　西秦艽八钱　　怀牛膝一两　　木防己一两　　厚杜仲一两五钱　　大川芎四钱　　炒赤芍一两　　仙半夏八钱　　川象贝（各）一两　　光杏仁一两　　肥玉竹一两五钱

上药各研末，用桑枝四两，红枣四两，煎汤泛丸。

703

腰痛、头眩、耳鸣、心悸

陈左 腰为肾之府，耳乃肾之窍，肾虚血亏，筋骨失于营养，肝阳易升，扰犯清空之所，以致腰骨酸楚，头眩耳鸣也。血不养心，则心悸跳跃；津液不能上承，则咽喉干燥；津液无以下润大肠，而腑行燥结也。当宜滋益心肾之阴，以涵肝木；调和脾胃之气，而生津液。

西洋参一两五钱（另煎汁收膏） 潞党参四两 大生熟地（各）三两（砂仁末四钱，同捣） 明天冬二两 抱茯神三两 怀山药三两 生甘草六钱 山萸肉三两 左牡蛎四两 青龙齿三两 川石斛三两 白归身二两 黑穞豆衣三两 滁菊花一两五钱 熟女贞三两 珍珠母四两 大白芍二两 甘杞子三两 潼蒺藜三两 厚杜仲三两 川断肉三两 肥玉竹三两 杜狗脊三两 制首乌三两 血燕根三两 酸枣仁三两 柏子仁三两 广橘白一两 黑芝麻三两 全栝蒌（切）四两 白莲子四两 红枣四两

上药煎四次，取极浓汁。加清阿胶二两，龟板胶三两，均用陈酒炖烊。白冰糖半斤，熔化收膏。每早晚各服二匙，均用开水化服。如遇伤风停滞之症，暂缓再服可也。

遗泄、阳痿

张左 肝为将军之官，肾司封藏之本，肾水不足，肝木失于条达，气滞中州，脾胃运化失常，胸闷嗳气虽减，屡屡吞酸，职是故也。君相火动，精关不固，精不充其力，阳事不振，以致遗泄而阳痿也。当宜益肾柔肝，固摄精关。

别直参一两（另煎汁收膏） 潞党参四两 清炙草五钱 清炙黄芪三两 抱茯神三两 怀山药三两 米炒朴术一两五钱 明天冬三两 山萸肉三两 白归身二两 大白芍二两 甘杞子三两 厚杜仲三两 川断肉三两 杜狗脊三两 左牡蛎四两 大生熟地（各）三两 剪芡实三两 制黄精三两 覆盆子三两 菟丝子二两 肥玉竹三两 仙半夏一两五钱 春砂壳八钱 广橘白一两 红枣四两 莲子（去心）四两

上药煎四次，取极浓汁。加清阿胶一两五钱，鹿角胶一两五钱，龟版胶一两五钱，均用陈酒炖烊。白冰糖半斤，熔化收膏。每早晚各服二匙，均用开水冲服。如遇伤风停滞等症，暂缓再服可也。

方剂索引

二画

二陈汤（《和剂局方》）

半夏 陈皮（各）五两　白茯苓三两　炙甘草一两半　十枣丸（汤）（《伤寒论》）芫花　甘遂　大戟（各）等份

十灰丸（散）（《十药神书》）

大蓟　小蓟　荷叶　侧柏叶　茅根　茜草根　栀子　大黄　牡丹皮　棕榈皮（各）等份

二加龙骨牡蛎汤（《小品》）

附子　白薇　龙骨　牡蛎

丁香柿蒂汤（《症因脉治》）

丁香柿蒂（各）二钱　人参一钱　生姜五片

七仙条（《药奁启秘》）

白降　红昇　熟石膏　冰片少许　乳香　没药　血竭（各）等份

七味都气丸（《医宗己任编》）

熟地黄　山茱萸　山药　泽泻　牡丹皮　茯苓　五味子

八珍丸（《瑞竹堂经验方》）

当归　熟地黄　白芍药　川芎　人参　白术　炙甘草（各）一两

九黄丹（《外伤科学》）

制乳香　制没药　川贝母　牛黄　炒硼砂（各）二钱　煅石膏六钱　升丹三钱　朱砂一钱　冰片三分

人参白虎汤（《伤寒论》）

石膏（半熟）三钱　知母钱半　甘草五分　人参一钱　粳米一撮　竹叶十片

三画

三甲饮（《温病条辨》）

[别名]三甲复脉汤

生牡蛎五钱　生鳖甲八钱　生龟板一两　炙甘草六钱　干地黄六钱　白芍药六钱　麦冬（不去心）五钱　阿胶三钱　麻仁三钱

三妙膏（《外科方外奇方》）

紫荆皮二两　独活二两　白芷二两　赤芍二两　石菖蒲二两　红花　羌活　乌梅　川黄檗　大黄　麻黄　真贝母　肉桂　细辛　黄芪　片芩　当归防风　半夏　连翘　桃仁　续随子　荆芥　牙皂　柴胡　苦参　全蝎　牛膝汉防己　真川连　天虫　猬皮　大戟　天花粉　良姜　鳖甲　草乌　牛蒡子血余　甲片　白附子　海风藤以上各五钱　蛇蜕一条　蜈蚣三条　乳香　没药八钱　血竭　雄黄（各）五钱　木香　沉香　降香　枫香　藿香　麝香　母丁香　珍珠　冰片（各）一钱

三才封髓丹（丸）（《卫生宝鉴》）

天门冬　熟地黄　人参（各）五钱　黄檗三两　砂仁一两五钱　炙甘草七钱五分

万灵丹（《医宗金鉴》）

茅术八两　何首乌　羌活　荆芥　川乌　乌药　川芎　甘草　川石斛　全蝎（炙）　防风　细辛　当归　麻黄　天麻（各）一两　雄黄六钱

万氏牛黄丸（《痘疹世医心法》）

牛黄二分五厘　黄连五钱　黄芩三钱　栀子三钱　郁金二钱　朱砂一钱五分

小金丹（《外科全生集》）

白胶香　草乌　五灵脂　地龙　马钱子（制）（各）一两五钱　乳香（去油）　没药（去油）　当归（各）七钱五分　麝香三钱　墨炭一钱二分

小柴胡汤（《伤寒论》）

柴胡三钱　黄芩三钱　制半夏二钱　党参二钱　炙甘草一钱　生姜三片大枣三枚

小温中丸（《证治准绳》引朱丹溪方）

陈皮　半夏　炒陈曲茯苓（各）一两　白术二两　香附　醋炒针砂（各）一两　炒苦参　炒黄连（各）五钱　甘草三钱

小续命汤（《千金要方》）

麻黄　防己　人参　黄芩　桂心　甘草　白芍　川芎　杏仁（各）一两附子一枚

小活络丹（《和剂局方》）

制川乌　制草乌　地龙　制南星（各）六两　乳香　没药（各）二两二钱

小建中汤（《伤寒论》）

白芍药六钱　桂枝二钱　炙甘草二钱　生姜三钱　大枣十二枚　饴糖一两

四画

太乙膏（《外科正宗》）

肉桂　白芷　当归　玄参　赤芍药　生地黄　土木鳖　大黄（各）二两阿魏三钱　轻粉四钱　柳槐枝（各）一百段　血余一两　东丹四十两　乳香五钱　没药三钱　麻油五斤

五宝丹（马培之方）

琥珀　朱砂　梅片　珍珠　乳石

五皮饮（散）（《澹寮方》）

桑白皮　陈皮　生姜皮　大腹皮　赤茯苓皮（各）等份

六一散（《宣明论方》）

滑石六两　甘草一两

六君子丸（汤）（《妇人良方》）

陈皮一钱　半夏一钱　茯苓二钱　甘草一钱　人参二钱　白术二钱

六味地黄丸（《小儿药证直诀》）

熟地黄八钱　山药四钱　山茱萸四钱　茯苓三钱　泽泻三钱　牡丹皮三钱

六神丸（雷氏方）

麝香钱半　牛黄钱半　冰片一钱　珍珠钱半　蟾酥一钱　雄黄一钱

乌梅安蛔丸

乌梅三百六十枚　细辛六两　干姜十两　黄连十六两　当归四两　炮附子六两　蜀椒四两　桂枝六两　人参六两　黄檗六两

五画

玉女煎（《景岳全书》）

石膏三至五钱　熟地黄三至五钱　麦门冬二钱　知母一钱五分　牛膝一钱五分

玉枢丹（《霍乱论》）

山慈姑二两　五倍子二两　千金子霜二两　红芽大戟一两　麝香三钱

玉钥匙（丁甘仁氏方）

西瓜霜五钱　西月石五钱　飞朱砂六分　僵蚕五分　冰片五分

玉露散（验方）

芙蓉叶适量

甘露消毒丹（《温热经纬》）

滑石十五两　茵陈十一两　黄芩十两　石菖蒲六两　川贝母五两　木通五两　藿香四两　射干四两　连翘四两　薄荷四两　蔻仁四两

左金丸（《丹溪心法》）

黄连六两　吴茱萸一两

半硫丸（《和剂局方》）

半夏　硫黄（各）等份

平胬丹

乌梅肉（煅存性）　西月石（各）钱半　轻粉五分　冰片三分

平胃散（《和剂局方》）

苍术五斤　厚朴橘皮（各）三斤　甘草三十两

半夏秫米汤（《灵枢·邪客》）

半夏五合　秫米一升

戊己丸（《和剂局方》）

黄连　吴茱萸　白芍药（各）五两

白金丸（《外科全生集》马氏试验秘方）

白矾四两　郁金九两

白虎汤（《伤寒论》）

石膏一两　知母三钱　炙甘草二钱　粳米一两

白头翁汤（《伤寒论》）

白头翁四钱　黄檗二钱　黄连二钱　秦皮三钱

四逆汤（《伤寒论》）

干姜二钱　生附子二钱　炙甘草三钱

生化汤（傅青主方）

当归八钱　川芎三钱　桃仁十四粒　炙甘草五分　炮姜五分

加参生化汤

上方加人参

失笑散（《和剂局方》）

五灵脂　蒲黄（各）等份

归脾汤（严用和方）

白术　茯神　黄芪　龙眼肉　酸枣仁（炒）（各）一两　人参（或党参）木

香　当归　远志（各）半两　炙甘草二钱半

六画

阳和膏（马培之《外科传薪集》方）

香油十斤　鲜牛蒡根叶三斤　白凤仙梗四两

冲和膏（《外科正宗》）

紫荆皮（炒）五两　独活三两　赤芍二两　白芷一两　石菖蒲一两五钱

导赤汤（散）（《小儿药证直诀》）

生地黄　甘草　木通（各）等份

至宝丹（引《温病条辨》）

犀角一两（镑）　朱砂一两（飞）　琥珀一两（研）　玳瑁一两（镑）牛黄五钱　麝香五钱

竹沥饮（汤）（《成方切用》）

竹沥生葛汁二升　生姜汁二合

竹叶石膏汤（《伤寒论》）

竹叶五钱　石膏六钱　半夏三钱　麦冬三钱　人参二钱　炙甘草二钱　粳米五钱

华盖汤（散）（《和剂局方》）

苏子　赤茯苓　桑白皮　橘皮　杏仁麻黄（各）一两　甘草五钱　为粗末

如意散（马培之氏方）

大黄四两　陈皮二两　南星二两　姜黄四两　白芷三两　毛菇二两　白芨二两　天花粉四两　血竭二两　厚朴四两　甘草二两　陈小粉（炒黑）一斤　芙蓉叶四两　五倍子（焙）八两　赤芍四两

地黄饮子（《宣明论方》）

生地黄三两　巴戟天一两　山茱萸一两　肉苁蓉一两　石斛一两　炮附子一两　石菖蒲一两　远志一两　肉桂一两　麦门冬一两　五味子五钱

七画

鸡鸣散（《类编朱氏集验医方》）

槟榔七枚　陈皮　木瓜（各）一两　吴茱萸二钱　桔梗　生姜（各）五钱紫苏三钱

鸡苏散

滑石六两　甘草一两　薄荷少许

芦荟消疳饮（《外科正宗》）

芦荟　银柴胡　胡黄连　川黄连　牛蒡子　玄参　桔梗　山栀　石膏　薄荷　羚羊角（各）五分　甘草　升麻（各）三分

芩荆四物汤

当归（酒洗）二钱　生地黄二钱　芍药二钱　芎劳钱半　黄芩二钱　荆芥二钱

附子理中汤（《和剂局方》）

炮附子一钱　人参一钱　白术三钱　炮姜钱半　炙甘草二钱

吴茱萸汤（《伤寒论》）

吴茱萸一钱　人参一钱　大枣三枚　生姜五钱

更衣丸（《时方歌括》）

朱砂五钱　芦荟七钱

妙贴异功散（丁甘仁氏方）

斑蝥四钱　血竭六分　乳香六分　没药六分　全蝎六分　元参六分　麝香三分　冰片三分

补肺阿胶汤（《小儿药证直诀》）

阿胶一两五钱　牛蒡子二两五钱　甘草二两五钱　马兜铃五钱　杏仁七个　糯米一两

八　画

金不换　（丁甘仁氏方）

西瓜霜五钱　西月石五钱　飞朱砂六分　僵蚕五钱　冰片五分　人中白三钱　青黛三钱　西牛黄三钱　珠粉三钱

（马培之方）

西瓜霜六钱　青黛六钱半　人中白（煅）五钱　川黄檗三钱　硼砂三钱元明粉一钱半　大梅片五分

金箍散（《外科方外奇方》）

赤小豆一两　番木鳖二两　白及五钱　芙蓉叶二两　白薇五钱　生大黄五钱　黄檗五钱

又方：

凤仙花子　大黄　五倍子（各）十两　人中白一两五钱，如无用皮硝代陈小粉（炒黄）十三两

泻心汤（《金匮要略》）

大黄二钱　黄连一钱　黄芩一钱

泻白散（《小儿药证直诀》）

桑白皮　地骨皮（各）一两　生甘草五钱

呼脓丹（马培之氏方）

生僵蚕一两　冰片一分

虎潜丸（《丹溪心法》）

黄檗八两　陈皮二两　龟板四两　干姜五钱　知母二两　熟地黄二两　白芍药二两　锁阳一两五钱　虎骨一两

固精丹（《类证治裁》）

牡蛎　菟丝子　韭子　龙骨　五味子　桑螵蛸　白石脂　茯苓

金锁固精丸（《医方集解》）

沙苑蒺藜　芡实　莲须（各）二两　龙骨　牡蛎（各）一两

金匮肾气丸（《金匮要略》）

干地黄八两　山药四两　山茱萸四两　泽泻三两　茯苓三两　牡丹皮三两　肉桂一两　炮附子一两

侧柏叶汤（《金匮要略》）

侧柏叶　干姜（各）三钱　艾三把

青蒿鳖甲汤（《温病条辨》）

青蒿三钱　鳖甲五钱　知母二钱　牡丹皮二钱　桑叶二钱　天花粉二钱

驻车丸（《千金要方》）

黄连六两　干姜二两　当归三两　阿胶三两

九画

退消膏（经验方）

生川乌　生草乌　生南星　生半夏　生磁石　公丁香　肉桂　制乳没（各）五钱　制松香　硇砂（各）三钱　冰片　麝香（各）二钱

指迷茯苓丸（《医门法律》）

半夏二两　茯苓一两　枳壳五钱　风化硝二钱五分

香连丸（《和剂局方》）

黄连二十两　木香四两八钱八分

香贝养营汤（《医宗金鉴》）

白术（土炒）二钱　人参　茯苓　陈皮　熟地黄　川芎　当归　贝母（去心）香附（酒炒）　白芍（酒炒）（各）一钱　桔梗　甘草（各）五分

柳花散（《外科正宗》）

黄檗（净末）一两　青黛三钱　肉桂一钱　冰片二分

枳实导滞丸（《内外伤辨惑论》）

大黄一两　枳实　神曲（各）五钱　茯苓　黄芩　黄连　白术（各）三钱泽泻二钱

星附六君汤

陈胆星八分　竹节白附子钱半　人参一钱　白术二钱　云茯苓三钱　制半夏三钱　炙甘草一钱　陈皮一钱

保生汤（《济阴纲目》）

人参一钱　白术（炒）　甘草（炒）　香附　乌梅　橘红（各）五分

栝蒌薤白半夏汤（《金匮要略》）

全栝蒌五钱　薤白头五钱　制半夏三钱　白酒适量

济生肾气丸（《济生方》）

地黄五钱　山药　山茱萸　泽泻　茯苓　牡丹皮（各）一两　桂枝五钱炮附子二个　牛膝五钱　车前子一两

茵陈四苓散

茵陈蒿末十分　茯苓　猪苓　泽泻　白术（各）五分，为末

茵陈术附汤（《医学心悟》）

茵陈蒿一钱　白术二钱　附子五分　干姜五分　肉桂三分　炙甘草一钱

十画

铁桶膏（《外科正宗》）

铜绿五钱　明矾三钱　五倍子（微炒）一两　白及五钱　轻粉二钱　郁金二钱　麝香三分

桃花散（《外科传薪集》）

熟石膏一两　黄丹四钱

（王宝廉抄本《马培之经验方》）

生大黄四两　石灰八两

海浮散（《外科十法》）

制乳香（去油）　制没药（提炼）（各）等份

珠黄散（《马培之经验方》）

西牛黄五分　珠粉五分　海螵蛸八分　川贝三钱　西琥珀一钱　辰砂八分
煅龙骨二钱　大梅片二钱　生月石二钱　煅月石二钱　半川连一钱

附：加味珠黄散（丁甘仁氏方）

珠粉七分　西牛黄五分　琥珀七分　西瓜霜一钱

柴胡清肝汤（《外科正宗》）

川芎　当归　白芍　生地黄　柴胡　黄芩　山栀　天花粉　防风　牛蒡子
连翘　甘草节（各）一钱

胶艾四物汤（《金匮要略》）

川芎二钱　阿胶（熔化）二钱　甘草二钱　艾叶三钱　当归（酒洗）三钱
生地六钱　芍药四钱

桂枝汤（《伤寒论》）

桂枝三钱　芍药三钱　炙甘草二钱　生姜三钱　大枣十二枚

桂枝白虎汤

石膏（碎）　知母　生甘草　白粳米　桂枝

柴葛解肌汤（《伤寒六书》）

柴胡一钱　葛根四钱　甘草一钱　黄芩一钱　桔梗一钱　芍药一钱　羌活
钱半　白芷钱半　石膏二钱

秘制定痛丸（《外科传薪集》）

炙没药　炙乳香各二钱　甘草一钱　真绿豆一两

凉膈散（《和剂局方》）

连翘二斤半　大黄　甘草　芒硝（各）二十两　栀子　黄芩　薄荷（各）
十两

资生丸（缪仲淳方）

白术三两　人参三两　茯苓一两半　陈皮二两　山楂肉二两　神曲二两黄
连（姜汁炒）　豆蔻　泽泻（各）三钱　桔梗　炙甘草　藿香（各）五钱白扁豆
一两　莲肉一两　薏苡仁三两　山药　麦芽　芡实（各）一两半

脏连丸（《证治准绳》）

黄连二两　公猪大肠一段

十一画

朱峰散（王宝廉抄本《马培之经验方》）

墙丁（即墙上细螺蛳，又名石壁峰）三钱　大贝母二钱　银朱钱半　朱砂钱半

清魂散（《医方集解》引严氏方）

泽兰叶三钱　人参三钱　川芎五分　荆芥穗一钱　甘草三分

清宁丸

[别名]青麟丸

大黄六市斤　绿豆　车前草　白术　半夏　香附　黑豆　厚朴　桑叶　麦芽　橘皮　侧柏叶（各）二市斤半　桃树枝　牛乳（各）半市斤

清胃汤（散）（《成方切用》）

生地黄　牡丹皮　黄连　当归　升麻

清疳解毒汤（《医宗金鉴》）

人中黄　川黄连（生）　柴胡（各）五分　知母（生）　连翘（去心）牛蒡子（炒、研）　犀角（镑）　黑参　荆芥　防风各一钱　石膏（煅）一钱半

清燥救肺汤（《医门法律》）

桑叶三钱　石膏二钱五分　人参七分　甘草一钱　炒胡麻仁一钱　阿胶（熔化）八分　麦门冬一钱二分　枇杷叶（蜜炙）一片　杏仁七分

梅花点舌丹（《外科全生集》）

熊胆　冰片　雄黄　硼砂　血竭　葶苈子　沉香　乳香　没药（各）一钱珍珠二钱　牛黄　麝香　蟾酥　朱砂（各）二钱

硇砂散（《外科正宗》）

硇砂一钱　轻粉三分　冰片五厘　雄黄三分

硇砂膏

象皮六钱　穿山甲六钱　山栀子八十个　人头发一两二钱　血竭一钱　儿茶二钱　硇砂三钱　黄丹　香油　桑、槐、桃、柳、杏枝（各）五十寸

麻杏石甘汤（《伤寒论》）

麻黄一钱　杏仁三钱　炙甘草一钱　生石膏（打，先煎）五钱

旋覆代赭汤（《伤寒论》）

旋覆花（包）三钱　人参三钱　生姜三钱　代赭石（打）三钱　炙甘草二钱半夏三钱　大枣三枚

黄土汤（《金匮要略》）

甘草一钱　干地黄五钱　白术三钱　炮附子一钱半　阿胶（烊化）二钱黄芩

一钱　灶心土二两（煎汤代水）

理中汤（丸）（《伤寒论》）

人参一钱　白术三钱　炙甘草二钱　干姜一钱半

十二画

琥珀蜡矾丸（《外科正宗》）

白矾一两二钱　黄蜡一两　雄黄一钱二分　琥珀（另研极细）一钱　朱砂一钱二分　蜂蜜二钱临入

琥珀多寐丸（《外科传薪集》）

琥珀　羚羊　茯苓神　人参　白术　远志　甘草

黑虎丹（《外科诊疗学》）

磁石（醋煅）一钱五分　母丁香　公丁香（炒黑）（各）一钱　全蝎（炒过）七只（约一钱五分）　炒僵蚕七条　炙甲片三钱　炙蜈蚣二钱　蜘蛛（炒炭）七只　麝香五分　西牛黄二分　冰片一钱

黑锡丹（《和剂局方》）

沉香　炮附子　葫芦巴（酒炒）　阳起石　炮茴香　补骨脂（煨）　肉豆蔻　川楝子　木香（各）一两　肉桂五钱　黑锡　硫黄（各）二两

滋肾通关丸（《兰室秘藏》）

黄檗　知母各二两　肉桂五分

温胆汤（《千金要方》）

半夏　竹茹　枳实（各）二两　橘皮三两　生姜四两　甘草一两

温脾饮（汤）（《千金要方》）

大黄四两（后下）　人参　甘草　干姜（各）二两　附子一枚

葛根黄芩黄连汤（《伤寒论》）

葛根五钱　炙甘草二钱　黄芩三钱　黄连三钱

犀角地黄汤（《千金要方》）

犀角三分，研粉，冲服（或用广角三钱，也可用玳瑁五钱代替）　生地黄一两　芍药三钱　牡丹皮二钱

犀黄醒消丸（《外科全生集》）

牛黄三分　麝香一钱五分　没药　乳香（各）一两

脾约麻仁丸（《伤寒论》方）

麻子仁二升　芍药半斤　炙枳实半斤　大黄一斤　炙厚朴一尺　杏仁一升

紫雪丹（《和剂局方》）

石膏　寒水石　磁石　滑石（各）三斤　犀角　羚羊角　青木香　沉香（各）五两　玄参　升麻（各）一斤　甘草八两　丁香一两　朴硝十斤　硝石四升　麝香一两二钱五分　朱砂三两

普济消毒饮（《证治准绳》引李东垣方）

黄芩　黄连各五钱　陈皮　甘草　玄参各二钱　连翘　板蓝根　马勃　牛蒡子各一钱　薄荷　僵蚕　升麻各七分　柴胡　桔梗各二钱

蒌贝养营汤（《温疫论》）

知母　天花粉　贝母　栝蒌　橘红　白芍药　当归　苏子

十三画

锡类散（《金匮翼》引张瑞符方）

[别名] 烂喉痧方

牛黄五厘　冰片三厘　珍珠（制）三分　人指甲（焙）五厘　象牙屑（焙）三分　青黛（飞）六分　壁钱（泥壁上者）二十个

锡类散（丁甘仁氏方）

象牙屑四分　壁钱三十个　西牛黄七厘　冰片五厘　青黛七分　人指甲七厘　珠粉四分

槐花散（《成方切用》）

槐花（炒）　侧柏叶（杵）　荆芥（炒黑）　枳壳（炒）各等份，为末

十四画

磁朱丸（《千金要方》）

煅磁石二两　朱砂一两　神曲四两

十八画

礞石滚痰丸（《丹溪心法附余》引王隐君方）

金礞石一两　黄芩　大黄各八两　沉香五钱

十九画

藿香正气散（《和剂局方》）

大腹皮　白芷　紫苏　茯苓（各）一两　半夏曲　白术　橘皮　厚朴　桔梗（各）二两　藿香三两　甘草二两五钱

蟾酥丸（《外科正宗》）

蟾酥　雄黄（各）二钱　枯矾　寒水石（煅）　铜绿　乳香　没药　胆矾

麝香（各）一钱　朱砂三钱　轻粉五分　蜗牛二十一个

二十画

鳖甲煎丸（《金匮要略》）

鳖甲十一分　乌扇（即射干）　黄芩　鼠妇（即地虱）　干姜　大黄　桂枝
石韦　厚朴　紫葳　阿胶（各）三分　柴胡　蜣螂（各）六分　芍药牡丹皮

䗪虫（各）五分　瞿麦　桃仁（各）二分　半夏　人参　葶苈子（各）一分
蜂房四分　赤硝十二分